中华医学百科全书

基础医学

人体生理学

国家出版基金项目
NATIONAL PUBLICATION FOUNDATION

中国协和医科大学出版社

图书在版编目 (CIP) 数据

人体生理学 / 唐朝枢主编 . —北京：中国协和医科大学出版社，2017.7
（中华医学百科全书）
ISBN 978-7-5679-0668-6

Ⅰ . ①人… Ⅱ . ①唐… Ⅲ . ①人体生理学 Ⅳ . ① R33

中国版本图书馆 CIP 数据核字 (2017) 第 168636 号

中华医学百科全书·人体生理学

主 编：唐朝枢

编 审：张之生

责任编辑：孙文欣

出版发行：中国协和医科大学出版社
（北京东单三条九号　邮编 100730　电话 010-6526 0431）

网 址：www.pumcp.com

经 销：新华书店总店北京发行所

印 刷：北京雅昌艺术印刷有限公司

开 本：889×1230　1/16 开

印 张：26.75

字 数：700 千字

版 次：2017 年 7 月第 1 版

印 次：2017 年 7 月第 1 次印刷

定 价：310.00 元

ISBN 978-7-5679-0668-6

《中华医学百科全书》编纂委员会

总顾问　吴阶平　韩启德　桑国卫

总指导　陈　竺

总主编　刘德培

副总主编　曹雪涛　李立明　曾益新

编纂委员（以姓氏笔画为序）

许 媛	许腊英	那彦群	阮长耿	阮时宝	孙 宁	孙 光
孙 皎	孙 锟	孙长颢	孙少宣	孙立忠	孙则禹	孙秀梅
孙建中	孙建方	孙贵范	孙海晨	孙景工	孙颖浩	孙慕义
严世芸	苏 川	苏 旭	苏荣扎布	杜元灏	杜文东	杜治政
杜惠兰	李 龙	李 飞	李 东	李 宁	李 刚	李 丽
李 波	李 勇	李 桦	李 鲁	李 磊	李 燕	李 冀
李大魁	李云庆	李太生	李日庆	李玉珍	李世荣	李立明
李永哲	李志平	李连达	李灿东	李君文	李劲松	李其忠
李若瑜	李松林	李泽坚	李宝馨	李建勇	李映兰	李莹辉
李继承	李森恺	李曙光	杨 凯	杨 恬	杨 健	杨化新
杨文英	杨世民	杨世林	杨伟文	杨克敌	杨国山	杨宝峰
杨炳友	杨晓明	杨跃进	杨腊虎	杨瑞馥	杨慧霞	励建安
连建伟	肖 波	肖 南	肖永庆	肖海峰	肖培根	肖鲁伟
吴 东	吴 江	吴 明	吴 信	吴令英	吴立玲	吴欣娟
吴勉华	吴爱勤	吴群红	吴德沛	邱建华	邱贵兴	邱海波
邱蔚六	何 维	何 勤	何方方	何绍衡	何春涤	何裕民
余争平	余新忠	狄 文	冷希圣	汪 海	汪受传	沈 岩
沈 岳	沈 敏	沈 铿	沈卫峰	沈心亮	沈华浩	沈俊良
宋国维	张 泓	张 学	张 亮	张 强	张 霆	张 澍
张大庆	张为远	张世民	张志愿	张丽霞	张伯礼	张宏誉
张劲松	张奉春	张宝仁	张宇鹏	张建中	张建宁	张承芬
张琴明	张富强	张新庆	张潍平	张德芹	张燕生	陆 华
陆付耳	陆伟跃	陆静波	阿不都热依木·卡地尔		陈 文	陈 杰
陈 实	陈 洪	陈 琪	陈 楠	陈 薇	陈士林	陈大为
陈文祥	陈代杰	陈红风	陈尧忠	陈志南	陈志强	陈规化
陈国良	陈佩仪	陈家旭	陈智轩	陈锦秀	陈誉华	邵 蓉
邵荣光	武志昂	其仁旺其格	范 明	范炳华	林三仁	林久祥
林子强	林江涛	林曙光	杭太俊	欧阳靖宇	尚 红	果德安
明根巴雅尔	易定华	易著文	罗 力	罗 毅	罗小平	罗长坤
罗永昌	罗颂平	帕尔哈提·克力木		帕塔尔·买合木提·吐尔根		
图门巴雅尔	岳建民	金 玉	金 奇	金少鸿	金伯泉	金季玲
金征宇	金银龙	金惠铭	郁 琦	周 兵	周 林	周永学
周光炎	周灿全	周良辅	周纯武	周学东	周宗灿	周定标
周宜开	周建平	周建新	周荣斌	周福成	郑一宁	郑家伟
郑志忠	郑金福	郑法雷	郑建全	郑洪新	郎景和	房 敏
孟 群	孟庆跃	孟静岩	赵 平	赵 群	赵子琴	赵中振

赵文海	赵玉沛	赵正言	赵永强	赵志河	赵彤言	赵明杰
赵明辉	赵耐青	赵继宗	赵铱民	郝 模	郝小江	郝传明
郝晓柯	胡 志	胡大一	胡文东	胡向军	胡国华	胡昌勤
胡晓峰	胡盛寿	胡德瑜	柯 杨	查 干	柏树令	柳长华
钟翠平	钟赣生	香多·李先加		段 涛	段金廒	段俊国
侯一平	侯金林	侯春林	俞光岩	俞梦孙	俞景茂	饶克勤
姜小鹰	姜玉新	姜廷良	姜国华	姜柏生	姜德友	洪 两
洪 震	洪秀华	洪建国	祝庆余	祝陈晨	姚永杰	姚祝军
秦 川	袁文俊	袁永贵	都晓伟	晋红中	栗占国	贾 波
贾建平	贾继东	夏照帆	夏慧敏	柴光军	柴家科	钱传云
钱忠直	钱家鸣	钱焕文	倪 鑫	倪 健	徐 军	徐 晨
徐永健	徐志云	徐志凯	徐克前	徐金华	徐建国	徐勇勇
徐桂华	凌文华	高 妍	高 晞	高志贤	高志强	高学敏
高金明	高健生	高树中	高思华	高润霖	郭 岩	郭小朝
郭长江	郭巧生	郭宝林	郭海英	唐 强	唐朝枢	唐德才
诸欣平	谈 勇	谈献和	陶·苏和	陶广正	陶永华	陶芳标
陶建生	黄 峻	黄 烽	黄人健	黄叶莉	黄宇光	黄国宁
黄国英	黄跃生	黄璐琦	萧树东	梅长林	曹 佳	曹广文
曹务春	曹建平	曹洪欣	曹济民	曹雪涛	曹德英	龚千锋
龚守良	龚非力	袭著革	常耀明	崔 蒙	崔丽英	庾石山
康 健	康廷国	康宏向	章友康	章锦才	章静波	梁显泉
梁铭会	梁繁荣	谌贻璞	屠鹏飞	隆 云	绳 宇	巢永烈
彭 成	彭 勇	彭明婷	彭晓忠	彭瑞云	彭毅志	
斯拉甫·艾白		葛 坚	葛立宏	董方田	蒋力生	蒋建东
蒋建利	蒋澄宇	韩晶岩	韩德民	惠延年	粟晓黎	程 伟
程天民	程训佳	童培建	曾 苏	曾小峰	曾正陪	曾学思
曾益新	谢 宁	谢立信	蒲传强	赖西南	赖新生	詹启敏
詹思延	鲍春德	窦科峰	窦德强	赫 捷	蔡 威	裴国献
裴晓方	裴晓华	管柏林	廖品正	谭仁祥	谭先杰	翟所迪
熊大经	熊鸿燕	樊飞跃	樊巧玲	樊代明	樊立华	樊明文
黎源倩	颜 虹	潘国宗	潘柏申	潘桂娟	薛社普	薛博瑜
魏光辉	魏丽惠	藤光生				

梁文权　　梁德荣　　彭名炜　　董　怡　　温　海　　程元荣　　程书钧

程伯基　　傅民魁　　曾长青　　曾宪英　　裘雪友　　甄永苏　　褚新奇

蔡年生　　廖万清　　樊明文　　黎介寿　　薛　森　　戴行锷　　戴宝珍

戴尅戎

基础医学

总主编

刘德培　　　中国医学科学院北京协和医学院

本卷编委会

主　编

唐朝枢　　　北京大学医学部

学术委员

王　宪　　　北京大学医学部

朱大年　　　复旦大学上海医学院

闫剑群　　　西安交通大学医学部

副主编（以姓氏笔画为序）

王晓民　　　首都医科大学

范　明　　　军事医学科学院基础医学研究所

袁文俊　　　第二军医大学

曹济民　　　中国医学科学院基础医学研究所

编　委（以姓氏笔画为序）

王晓民　　　首都医科大学

戎伟芳　　　上海交通大学医学院

朱　毅　　　北京大学医学部

朱依纯　　　复旦大学上海医学院

刘先国　　　中山大学中山医学院

齐永芬　　　北京大学医学部

祁金顺　　　山西医科大学基础医学院

杜剑青　　　西安交通大学医学部

杨黄恬　　　中国科学院上海生命科学研究院

谷瑞民　　　哈尔滨医科大学

邹　原　　大连医科大学

张　翼　　河北医科大学

范　明　　军事医学科学院基础医学研究所

林默君　　福建医科大学

罗自强　　中南大学湘雅医学院

郑　煜　　四川大学华西基础医学与法医学院

袁文俊　　第二军医大学

夏　强　　浙江大学医学院

倪　鑫　　第二军医大学

徐国恒　　北京大学医学部

高　峰　　第四军医大学

唐朝枢　　北京大学医学部

曹济民　　中国医学科学院基础医学研究所

曾晓荣　　西南医科大学

谢俊霞　　青岛大学

主编助理

冯　娟　　北京大学医学部

前　言

《中华医学百科全书》终于和读者朋友们见面了！

古往今来，凡政通人和、国泰民安之时代，国之重器皆为科技、文化领域的鸿篇巨制。唐代《艺文类聚》、宋代《太平御览》、明代《永乐大典》、清代《古今图书集成》等，无不彰显盛世之辉煌。新中国成立后，国家先后组织编纂了《中国大百科全书》第一版、第二版，成为我国科学文化事业繁荣发达的重要标志。医学的发展，从大医学、大卫生、大健康角度，集自然科学、人文社会科学和艺术之大成，是人类社会文明与进步的集中体现。随着经济社会快速发展，医药卫生领域科技日新月异，知识大幅更新。广大读者对医药卫生领域的知识文化需求日益增长，因此，编纂一部医药卫生领域的专业性百科全书，进一步规范医学基本概念，整理医学核心体系，传播精准医学知识，促进医学发展和人类健康的任务迫在眉睫。在党中央、国务院的亲切关怀以及国家各有关部门的大力支持下，《中华医学百科全书》应运而生。

作为当代中华民族"盛世修典"的重要工程之一，《中华医学百科全书》肩负着全面总结国内外医药卫生领域经典理论、先进知识，回顾展现我国卫生事业取得的辉煌成就，弘扬中华文明传统医药璀璨历史文化的使命。《中华医学百科全书》将成为我国科技文化发展水平的重要标志、医药卫生领域知识技术的最高"检阅"、服务千家万户的国家健康数据库和医药卫生各学科领域走向整合的平台。

肩此重任，《中华医学百科全书》的编纂力求做到两个符合：一是符合社会发展趋势。全面贯彻以人为本的科学发展观指导思想，通过普及医学知识，增强人民群众健康意识，提高人民群众健康水平，促进社会主义和谐社会构建；二是符合医学发展趋势。遵循先进的国际医学理念，以"战略前移、重心下移、模式转变、系统整合"的人口与健康科技发展战略为指导。同时，《中华医学百科全书》的编纂力求做到两个体现：一是体现科学思维模式的深刻变革，即学科交叉渗透/知识系统整合；二是体现继承发展与时俱进的精神，准确把握学科现有基础理论、基本知识、基本技能以及经典理论知识与科学思维精髓，深刻领悟学科当前面临的交叉渗透与整合转化，敏锐洞察学科未来的发展趋势与突破方向。

作为未来权威著作的"基准点"和"金标准"，《中华医学百科全书》编纂过程中，制定了严格的主编、编者遴选原则，聘请了一批在学界有相当威望、具有较高学术造诣和较强组织协调能力的专家教授（包括多位两院院士）担任大类主编和学科卷主编，确保全书的科学性与权威性。另外，还借鉴了已有百科全书的编写经验。鉴于《中华医学百科全书》的编纂过程本身带有科学研究性质，还聘请了若干科研院所的科研管理专家作为特约编审，站在科研管理的高度为全书的顺利编纂保驾护航。除了编者、编审队伍外，还制订了详尽的质量保证计划。编纂委员会和工作委员会秉持质量源于设计的理念，共同制订了一系列配套的质量控制规范性文件，建立了一套切实可行、行之有效、效率最优的编纂质量管理方案和各种情况下的处理原则及预案。

《中华医学百科全书》的编纂实行主编负责制，在统一思想下进行系统规划，保证良好的全程质量策划、质量控制、质量保证。在编写过程中，统筹协调学科内各编委、卷内条目以及学科间编委、卷间条目，努力做到科学布局、合理分工、层次分明、逻辑严谨、详略有方。在内容编排上，务求做到"全准精新"。形式"全"：学科"全"，册内条目"全"，全面展现学科面貌；内涵"全"：知识结构"全"，多方位进行条目阐释；联系整合"全"：多角度编制知识网。数据"准"：基于权威文献，引用准确数据，表述权威观点；把握"准"：审慎洞察知识内涵，准确把握取舍详略。内容"精"："一语天然万古新，豪华落尽见真淳。"内容丰富而精炼，文字简洁而规范；逻辑"精"："片言可以明百意，坐驰可以役万里。"严密说理，科学分析。知识"新"：以最新的知识积累体现时代气息；见解"新"：体现出学术水平，具有科学性、启发性和先进性。

《中华医学百科全书》之"中华"二字，意在中华之文明、中华之血脉、中华之视角，而不仅限于中华之地域。在文明交织的国际化浪潮下，中华医学汲取人类文明成果，正不断开拓视野，敞开胸怀，海纳百川般融入，润物无声状拓展。《中华医学百科全书》秉承了这样的胸襟怀抱，广泛吸收国内外华裔专家加入，力求以中华文明为纽带，牵系起所有华人专家的力量，展现出现今时代下中华医学文明之全貌。《中华医学百科全书》作为由中国政府主导，参与编纂学者多、分卷学科设置全、未来受益人口广的国家重点出版工程，得到了联合国教科文等组织的高度关注，对于中华医学的全球共享和人类的健康保健，都具有深远意义。

《中华医学百科全书》分基础医学、临床医学、中医药学、公共卫生学、军事与特种医学和药学六大类，共计 144 卷。由中国医学科学院/北京协和医学院牵头，联合军事医学科学院、中国中医科学院和中国疾病预防控制中心，带动全国知名院校、科研单位和医院，有多位院士和海内外数千位优秀专家参加。国内知名的医学和百科编审汇集中国协和医科大学出版社，并培养了一批热爱百科事业的中青年编辑。

回览编纂历程，犹然历历在目。几年来，《中华医学百科全书》编纂团队呕心沥血，孜孜矻矻。组织协调坚定有力，条目撰写字斟句酌，学术审查一丝不苟，手书长卷撼人心魂……在此，谨向全国医学各学科、各领域、各部门的专家、学者的积极参与以及国家各有关部门、医药卫生领域相关单位的大力支持致以崇高的敬意和衷心的感谢！

《中华医学百科全书》的编纂是一项泽被后世的创举，其牵涉医学科学众多学科及学科间交叉，有着一定的复杂性；需要体现在当前医学整合转型的新形式，有着相当的创新性；作为一项国家出版工程，有着毋庸置疑的严肃性。《中华医学百科全书》开创性和挑战性都非常强。由于编纂工作浩繁，难免存在差错与疏漏，敬请广大读者给予批评指正，以便在今后的编纂工作中不断改进和完善。

刘德培

凡　例

一、《中华医学百科全书》（以下简称《全书》）按基础医学类、临床医学类、中医药学类、公共卫生类、军事与特种医学类、药学类的不同学科分卷出版。一学科辑成一卷或数卷。

二、《全书》基本结构单元为条目，主要供读者查检，亦可系统阅读。条目标题有些是一个词，例如"炎症"；有些是词组，例如"弥散性血管内凝血"。

三、由于学科内容有交叉，会在不同卷设有少量同名条目。例如《肿瘤学》《病理生理学》都设有"肿瘤"条目。其释文会根据不同学科的视角不同各有侧重。

四、条目标题上方加注汉语拼音，条目标题后附相应的外文。例如：

rénti shēnglǐxué
人体生理学（human physiology）

五、本卷条目按学科知识体系顺序排列。为便于读者了解学科概貌，卷首条目分类目录中条目标题按阶梯式排列，例如：

细胞 ··

　　细胞膜 ··

　　细胞器 ··

　　　　线粒体 ··

　　　　内质网 ··

　　　　溶酶体 ··

　　细胞核 ··

六、各学科都有一篇介绍本学科的概观性条目，一般作为本学科卷的首条。介绍学科大类的概观性条目，列在本大类中基础性学科卷的学科概观性条目之前。

七、条目之中设立参见系统，体现相关条目内容的联系。一个条目的内容涉及其他条目，需要其他条目的释文作为补充的，设为"参见"。所参见的本卷条目的标题在本条目释文中出现的，用蓝色楷体字印刷；所参见的本卷条目的标题未在本条目释文中出现的，在括号内用蓝色楷体字印刷该标题，另加"见"字；参见其他卷条目的，注明参见条所属学科卷名，如"参见□□□卷"或"参见□□□卷□□□□"。

八、《全书》医学名词以全国科学技术名词审定委员会审定公布的为标准。同一概念或疾病在不同学科有不同命名的，以主科所定名词为准。字数较多，释文中拟用简称的名词，每个条目中第一次出现时使用全称，并括注简称，例如：甲型病毒性肝炎（简称甲肝）。个别众所周知的名词直接使用简称、缩写，例如：B超。药物名称参照《中华人民共和国药典》2015年版和《国家基本药物目录》2012年版。

九、《全书》量和单位的使用以国家标准GB 3100~3102—1993《量和单位》为准。援引古籍或外文时维持原有单位不变。必要时括注与法定计量单位的换算。

十、《全书》数字用法以国家标准GB/T 15835—2011《出版物上数字用法》为准。

十一、正文之后设有内容索引和条目标题索引。内容索引供读者按照汉语拼音字母顺序查检条目和条目之中隐含的知识主题。条目标题索引分为条目标题汉字笔画索引和条目外文标题索引，条目标题汉字笔画索引供读者按照汉字笔画顺序查检条目，条目外文标题索引供读者按照外文字母顺序查检条目。

十二、部分学科卷根据需要设有附录，列载本学科有关的重要文献资料。

人体生理学卷缩略语表

缩略语	英文全称	中文
2, 3-DPG	2, 3-diphosphoglycerate	2, 3-二磷酸甘油酸
ACh	acetylcholine	乙酰胆碱
K_{Ach}	acetylcholine-sensitive potassium channel	乙酰胆碱敏感钾通道
APTT	activated partial thromboplastin time	活化的部分凝血活酶时间
APC	activated protein C	活化的蛋白质 C
ATP	adenosine triphosphate	腺苷三磷酸
ACE	angiotensin converting enzyme	血管紧张素转化酶
AT	angiotensin receptor	血管紧张素受体
Ang I	angiotensin I	血管紧张素 I
AQP	aquaporin	水孔蛋白
ABR	auditory brainstem response	听觉脑干反应
BT	bleeding time	出血时间
BMI	body mass index	身体质量指数
BNP	brain natriuretic peptide	脑钠肽
BFU-E	burst forming unit-erythroid	爆式红系集落形成单位
CGRP	calcitonin gene-related peptide	降钙素基因相关肽
CaM	calmodulin	钙调蛋白
HHbNHCOOH 或 $HbCO_2$	carbaminohemoglobin	氨基甲酰血红蛋白
CCK-RP	cholecystokinin-releasing peptide	缩胆囊素释放肽
CCK	cholecystokinin	缩胆囊素
COPD	chronic obstructive pulmonary disease	慢性阻塞性肺疾病
CT	clotting time	凝血时间
CFU	colony forming unit	集落形成单位
CNP	C-type natriuretic peptide	C 型利尿钠肽
CBS	cystathionine-β-synthase	胱硫醚-β-合成酶
CSE	cystathionine-γ-lyase	胱硫醚-γ-裂解酶
DFC	dense fibrillar component	致密纤维组分
DPPC	dipalmitoylphosphatidylcholine	二棕榈酰卵磷脂
DMT1	divalent metal transporter 1	二价金属转运体 1
DRG	dorsal respiratory group	背侧呼吸组
dmSCN	dorsomedial zone of SCN	视交叉上核背内区

缩略语	英文全称	中文
ERP	effective refractory period	有效不应期
EEG	electroencephalogram	脑电图
ET	endothelin	内皮素
EDHF	endothelium-derived hyperpolarizing factor	内皮超极化因子
E	epinephrine	肾上腺素
MHb	epithalamic medial habenula	上丘脑内侧缰核
ESR	erythrocyte sedimentation rate	红细胞沉降率
FC	fibrillar center	成纤维中心
FDP	fibrin degradation products	纤维蛋白降解产物
FEV	forced expiratory volume	用力呼气量
GIRK 通道	G protein inward rectifying K channel	G 蛋白内向性整流钾通道
GLUT	glucose transporter	葡萄糖转运体
GP	glycoprotein	糖蛋白
GC	granular component	颗粒组分
Hb	hemoglobin	血红蛋白
HUPO	human proteome organization	国际人类蛋白质组组织
HPP	human proteome project	人类蛋白质组计划
HIF-1	hypoxia-inducible factor 1	缺氧诱导因子 1
IGL	intergeniculate leaflet	膝状体小叶
ISBT	International Society of Blood Transfusion	国际输血协会
IUPS	International Union Of Physiological Sciences	国际生理科学联合会
I_{Ca-L}	L-type Calcium current	L 型钙电流
M6PR	mannose-6-phosphotase receptor	甘露糖-6-磷酸受体
MEF	maximal expiratory flow	最大呼气流量
MS 通道	mechanosensitive ion channel	机械敏感性离子通道
MEPP	miniature end-plate potential	小终板电位
M 型受体	muscarinic receptor	毒蕈碱受体
NCX	Na^+-Ca^{2+} exchanger	Na^+-Ca^{2+} 交换体
NPY	neuropeptide Y	神经肽 Y
N 型受体	nicotinic receptor	烟碱受体
NOS	nitric oxide synthases	一氧化氮合酶

缩略语	英文全称	中文
NE	norepinephrine	去甲肾上腺素
OVLT	organum vasculosum of lamina terminalis	终板血管器
HbO_2	oxyhemoglobin	氧合血红蛋白
OTR	oxytocin receptor	催产素受体
PAI-1	plasminogen activator inhibitor type-1	纤溶酶原激活物抑制物1
PDGF	platelet-derived growth factor	血小板源生长因子
PRG	pontine respiratory group	脑桥呼吸组
PGI_2	prostacyclin	前列环素
PT	prothrombin time	血浆凝血酶原时间
RBC	red blood cell	红细胞
RyR	Ryanodine receptor	钙释放通道
SERCA2	sarcoendoplasmic reticulum calcium-ATPase2	肌质网钙泵
SCF	stem cell factor	干细胞生长因子
SFO	subfornical organ	穹隆下器
SCN	suprachiasmartic nucleus	视交叉上核
TAFI	thrombin-activatable fibrinolysis inhibitor	凝血酶激活的纤溶抑制物
TPO	thrombopoietin	血小板生成素
TFPI	tissue factor pathway inhibitor	组织因子途径抑制物
tPA	tissue-type plasminogen activator	组织型纤溶酶原激活物
TRP	transient receptor potential	瞬时受体电位
UCP	uncoupling protein	解偶联蛋白
u-PA	urinary-type plasminogen activator	尿激酶型纤溶酶原激活物
u-PAR	urokinase-plasminogen activator receptor	尿激酶型纤溶酶原激活物受体
VEGF	vascular endothelial growth factor	血管内皮生长因子
VIP	vasoactive intestinal peptide	血管活性肠肽
VP-R	vasopressin receptor	血管升压素受体
VRG	ventral respiratory group	腹侧呼吸组
vlSCN	ventrolateral zone of SCN	视交叉上核腹外区
WBC	white blood cell	白细胞
α_2-AP	α_2-antiplasmin	α_2-纤溶酶抑制剂
α_2-MG	α_2-macroglobulin	α_2-巨球蛋白

目　录

réntǐ shēnglǐxué

人体生理学（human physiology）

研究正常人体从分子、细胞、组织、器官、系统到整体的功能和相互之间如何联系、协调工作的学科。从最简单和广义的角度讲，生理学是研究生物机体如何"工作"的一门学科。是生物科学的一个分支，也是基础医学的学科之一。从研究性质和方法来说，人体生理学属于自然科学和实验性科学，即有关人体生理学的知识主要是通过实验获得，涉及功能活动规律的任何理论和假设，必须通过设计完善的实验来检验、修正和发展。

简史　1628 年英国医生、生理学家威廉·哈维（William Harvey，1578～1657 年）所著的《动物心与血运动的解剖学研究》是实验生理学开端的代表作。他的发现为理论提供了实验依据，首次通过动物解剖结合数学分析准确地描述了血液是如何被心脏泵到全身的。生理学直到 19 世纪中叶才被公认为一门独立的采用解剖、生理和化学研究方法的学科，其中来自法国的生理学家克劳德·贝尔纳（Claude Bernard，1813～1878 年）和来自德国的约翰内斯·彼得·穆勒（Johannes Peter Müller，1801～1858 年）、尤斯图斯·冯·利比希（Justus von Liebig，1803～1873 年）和卡尔·路德维希（Carl Ludwig，1816～1895 年）被认为是现代生理学的奠基人。穆勒和贝尔纳认识到实验观察到的结果必须整合成科学知识，而自然哲学的理论又必须由实验验证。他们通过实验验证了提出的许多重要的生理学概念，如贝尔纳认识到细胞是生命的功能单位；提出了血液和体液组成内环境维持细胞活性的重要概念；

发现胰岛分泌的意义和肝糖原的功能，开辟了"内分泌"的新领域，并且推翻了"一个器官只有一种功能"的认识。穆勒首次将人体研究和比较解剖学及化学和其他物理学知识、技术及研究工具如显微镜相结合应用于生理学研究，确定了神经元的作用和感觉发生的机制，他的著作《生理学要素》成为 19 世纪的重要的生理学教科书。路德维希将当时的精密定量的物理学和化学的技术和概念引入到生理学的研究。从生理学的发展历史可见，生理学与其他自然科学的发展有着密切的关系，并且相互促进。尤其分子生物学的研究进展，包括人体基因组学、蛋白质组学的发展及新技术不断被应用于生理学实验，分子生物学和生理学的整合，结合影像学新技术和仪器设备的发展，极大地推动了生理学的发展。生理学不仅研究机体对内-外环境的刺激发生了什么反应，而且从基因、蛋白质水平探讨这些反应是如何产生的；同时，应用系统理论的观点和方法研究人体各个级别水平的生理活动特征和原理及生理系统的整体协调与规律，由此获得的知识使生理学的研究更趋深入、完整。

研究对象　①细胞：构成生物体的结构、功能和生命活动的基本单位。每个人均起源于单细胞，即受精卵。受精卵经过不断的复制和增殖，发育成为 200 多种具有不同结构和功能的细胞。根据细胞功能的不同，可分为肌细胞、神经细胞、上皮细胞和结缔组织细胞四大类。②组织：具有特定结构和功能的细胞与其他相似性质的细胞聚集形成多细胞结构。与细胞类型相对应的，可分为肌组织、神经组织、上皮组

织和结缔组织。③器官：上述四种组织和细胞外基质按不同比例和模式构成具有特定形态特点和生理功能的器官，如皮肤、肌肉、心、肝、肾、脑等。④系统：多个器官联合起来行使一种或几种生理功能从而构成系统，如口腔、咽、食管、胃、肠、消化腺等组成的消化系统。人体每一个系统，如运动系统、循环系统、呼吸系统、消化系统、泌尿系统、生殖系统、神经系统和内分泌系统等，均参与维持其他系统和整个机体的稳态，机体的正常运转依赖于各系统间有效的相互协作，任何一个系统都不能脱离其他系统而存活，任一系统的损伤都会导致其他系统的损伤。如神经系统与其他系统密切相关，下丘脑可刺激腺垂体释放多种激素，从而调节代谢和发育；交感和副交感神经则调节生理反应。此外，神经系统还可作用于消化系统（控制胃肠蠕动、胃液分泌），参与调节血压。因此，生理学涉及的范围极为广泛，小到研究某一蛋白质分子的功能，大到研究机体众多器官、系统间相互协调的复杂过程，及机体对环境变化发生各种反应的规律。从分子到整体各水平的研究是互相联系、互为补充的。因此，只有将不同水平研究所获得的知识整合起来，才能较全面的理解某一生理功能的机制，进而获得对人体功能的全面、系统的认识。

研究方法　生理学是一门实验性科学，即生理学的知识主要通过实验研究获得。生理学实验是在人工创造的条件下对生命现象进行客观观察和分析，以获取生理学知识的一种研究手段。按照研究对象的不同可分为动物实验和人体实验。由于实验往往会

给机体造成一定损伤，甚至危及生命，同时随着新技术不断被应用于生理学实验，如建立特定基因过表达、基因沉默或基因敲除的动物模型，故生理学实验主要在动物身上进行。动物实验可分为急性动物实验和慢性动物实验两大类。人体实验受到伦理学限制，仅在不损害健康，并得到受试者本人同意的情况下，才允许开展人体实验。生理学研究可在整体水平、器官和系统水平以及细胞和分子水平上进行。根据研究水平的不同，实验可分为离体实验和在体实验两种方法。离体实验是从机体取出所需的器官、组织、细胞或细胞中某种成分，置于保持其正常功能的人工环境中，观察人为干预因素对其功能活动的影响；在体实验是在机体观测完整机体或所需研究部分的生理功能在人为因素干预下的变化。而在细胞和分子水平上生理学知识的获取则来源于细胞生物学实验技术、分子生物学实验技术、分子与细胞亚器及细胞示踪、共聚焦显微镜、电子显微镜、电生理技术、放射性核素检测等方法。

同邻近学科的关系 人体生理学的形成和发展与医学有着极其密切的关系。法国生理学家贝尔纳曾经指出："医学是关于疾病的科学，而生理学是关于生命的科学"。疾病的状态可被认为是生理"出错"了，因此人体生理学是非常重要的医学科学基础。医生必须在了解正常人体各个组成部分功能的基础上，才能理解在各种疾病情况下机体发生的变化；更重要的是，医生在临床实践中将遇到许多新问题，而认识和处理这些新问题以促使医学科学向前发展，常需求助于生理学的理

论和其研究方法。所以，人体生理学是研究医学和行医的重要基础。随着生物物理、生物化学、分子生物学、系统生物学、计算机等学科的发展，以及大数据与精准医学的逐步运用，极大促进了生理学研究的深入和发展。

（杨黄恬　张　敏　王志华）

xīnchén dàixiè

新陈代谢（metabolism） 生物体与外界环境之间的物质和能量交换以及生物体内物质和能量的转变过程。生物体从环境摄取营养物转变为自身物质，同时将自身原有组成转变为废物排出到环境中，这是生物体的基本特征之一，为机体细胞或器官维持生存的化学物质转化的总称，包括物质代谢和能量代谢两方面，两者相互关联并伴随发生。新陈代谢也可指发生在生物体所有化学反应的总称，包括消化和物质在不同细胞间的转运。①物质代谢：是生物体与外界环境进行物质交换的过程，是生命活动的物质基础和生命的本质特征。物质代谢中各种化学反应的进行是细胞能够维持存活的保证。虽然物质代谢包含了上千种的化学反应，但是总体可分为合成代谢和分解代谢两大类。合成代谢是指生物体利用能量将小的前体或构件分子合成为较大分子的过程，如蛋白质的合成，能量通常由腺苷三磷酸（ATP）直接提供。分解代谢则是生物体将复杂的大分子分解为简单小分子并释放出能量的过程，如摄入食物中的糖类、脂肪和蛋白质等在细胞内被氧化，此过程伴随着大量能量的释放，部分能量为腺苷二磷酸（ADP）转化为ATP的反应吸收，并由ATP作为储能物质供机体所需。合成代谢和分解代谢是代谢过程的两

个方面，但作用相反，两者相互关联并伴随发生。分解代谢生成的ATP可供合成代谢使用，合成代谢的构件分子也常来自分解代谢的中间产物。②能量代谢：是指机体物质代谢过程所伴随的能量的释放、转移和利用。能量既不能被创造，也不能被毁灭，它只能从一种形式转换成另一种形式。提供能量是食物的主要营养功能之一。糖类、脂肪和蛋白质等营养物质在体内通过分解代谢和合成代谢过程进行能量转移，提供机体所需的能量或消耗能量构建细胞所需的"材料"。能量的摄入和产出存在着动态平衡，而这一平衡涉及能量的产生、消耗及调节等环节。

在新陈代谢过程中，既有同化作用，又有异化作用。①同化作用：生物体把从外界环境中获取的营养物质转变成自身的组成物质，并且储存能量的变化过程。又称合成代谢。同化作用可以分为自养型和异养型两种。蓝藻、硝化细菌、绿色植物等能够利用无机物合成自身的有机物来维持自身生命活动的进行，称为自养型；而人和绝大多数动物、真菌等只能依靠摄取外界环境中现成的有机物来维持自身的生命活动，属于异养型。②异化作用：生物体将复杂的大分子分解为简单小分子并释放出能量的过程。又称分解代谢。根据生物体在异化作用过程中对氧的需求情况，异化作用分为需氧型和厌氧型两类。绝大多数的动物和植物都需生活在氧充足的环境中，它们在异化作用的过程中，必须不断地从外界环境中摄取氧来分解体内的有机物，释放出其中的能量，此类型为需氧型。乳酸菌和寄生在动物体内的寄生虫等少数动物在缺

氧的条件下，仍能够将体内的有机物氧化，从中获得维持自身生命活动所需要的能量，此类型为厌氧型。

（杨黄恬　张　敏）

shìyìngxìng

适应性（adaptability）　生物体对所处生态环境的适应能力。生物对环境的适应性可表现为遗传改变。遗传物质具有稳定性，其不能随着环境条件的变化而迅速改变，因此环境因素导致的遗传改变是个长期的过程。长期环境应激产生的适应过程，会促进生物的进化。如对特定的应激显现出优越遗传特征的个体将生存更长时间，也会将更多的遗传信息传递给下一代，这就是通过自然选择产生的进化。而对环境应激更为有力的调节方式表现为在成长过程中生长和发育的变化，即机体的生理可塑性，通常发生在幼时并最终造成成年机体不可逆的解剖学和生理学变化。此外未成年和成年个体均可发生可逆的适应性调节以使生物体能更好地适应快速的环境条件的变化。上述几种调节方式通常不是单独存在而是伴随发生的。

（杨黄恬　张　敏）

nèihuánjìng

内环境（internal environment）围绕在多细胞动物体内细胞周围的体液。是细胞直接进行新陈代谢的场所、直接生活的环境。又称细胞外液。19 世纪法国生理学家克劳德·贝尔纳（Claude Bernard）首先提出此概念，以区别于整个机体所处的外环境。细胞外液约占体重的 20%，其中约 3/4 为组织液，分布在全身的各种组织间隙中，是血液与细胞进行物质交换的场所；其余的 1/4 为血浆，分布于心血管系统的管腔内，血浆与血细胞共同构成血液。内环境对于细胞的生存及维持细胞的正常生理功能非常重要。

内环境稳态是指内环境的理化性质保持相对恒定但并非固定不变，而是在一定范围内发生变动但又保持相对稳定的状态。即是动态的平衡。又称自稳态，是由美国生理学家沃尔特·布拉德福德·坎农（Walter Bradford Cannon）于 1926 年首次提出，用于表述内环境中的各种物理、化学性质保持相对稳定的现象及其调节过程。随着生理学的发展，稳态概念已不再局限于内环境的理化性质，而扩展到泛指体内从细胞和分子水平、器官水平和系统水平到整体水平的各种生理功能活动，在神经、体液等因素调节下保持相对稳定和协调的状态。

稳态具有十分重要的生理意义。由于比较稳定的内环境，机体在外环境不断变化的情况下仍能很好地生存。内环境稳态的维持是机体各细胞、器官和系统正常功能活动的综合；反之，内环境稳态是细胞维持正常生理功能的必要条件，也是机体维持正常生命活动的必要条件。内环境稳态失衡将影响细胞各种功能活动的正常进行，严重的可导致细胞死亡、引起疾病，甚至危及生命。为维持内环境的稳态，机体对内环境的调节主要有三种方式：神经调节、体液调节和自身调节。

（杨黄恬　张　敏）

shénjīng tiáojié

神经调节（neural regulation）机体主要通过神经系统的活动来实现对生理功能的控制、协调和统一的调节方式。其基本活动方式为反射。完成反射活动的结构基础称为反射弧。反射弧由五个基本部分组成，即感受器、传入神经纤维、神经中枢、传出神经纤维和效应器。机体有各种各样的感受器，每一种感受器能够感受体内外某种特定的变化，并将这种变化转变为一定的神经信号，以神经冲动的形式通过传入神经纤维传至相应的神经中枢，神经中枢对传入信号进行分析，并做出反应，再通过传出神经纤维改变相应效应器官的活动。神经调节的特点是调节过程迅速、作用准确和表现自动化，是体内最重要的调节方式。

（杨黄恬　张　敏　高峻）

fǎnshè

反射（reflex）　机体在中枢神经系统参与下，对内外环境变化所发生的规律性应答。此概念最早于 17 世纪由法国科学家勒内·德卡尔特（René Descartes）提出。反射的基本过程：感受器接受刺激，经传入神经将刺激信号传递给神经中枢，由中枢进行分析处理后，再经传出神经将指令传到效应器，产生效应。反射活动既有初级水平的整合活动，也有较高级水平的整合活动，通过多级水平的整合后，反射活动更具有复杂性和适应性。神经系统通过反射活动来控制和调节机体内部的生理过程，使机体作为完整的统一体，并且与外环境保持紧密的联系和相互平衡。俄国生理学家伊万·帕夫洛夫（Ivan Pavlov）将反射分为两类：条件反射和非条件反射。

（杨黄恬　张　敏）

tiáojiàn fǎnshè

条件反射（conditioned reflex）通过后天学习和训练而形成的高级反射活动。人和动物在其生活过程中，按照所处的生活条件，在非条件反射的基础上不断建立起来的，其数量是无限的，可强化，也可消退。条件反射是由条件刺激和非条件刺激在时间上的结合而建立起来的，此过程称为强化。非条件刺激若不能激动奖赏系统或惩罚系统，条件反射将很难建立；若能通过两个系统引起愉快或痛苦的情绪活动，则条件反射就比较容易建立。条件反射建立后，若多次只给予条件刺激，而不用非条件刺激强化，条件反射就会减弱，最后完全消失，此过程称为条件反射的消退。因此条件反射扩大了机体的反应范围，可随着环境的变化建立新的条件反射或者已建立的条件反射消退，这样使生物体能更灵活地适应生存环境的变化。

(杨黄恬 张 敏)

fēi tiáojiàn fǎnshè

非条件反射 （unconditioned re-flex）

生来就有、数量有限、形式低级的反射活动。如防御反射、食物反射、性反射等，都属于非条件反射。引起非条件反射的刺激称非条件刺激，如寒冷、伤痛、食物等。因此，该反射对每一个个体来说都是不学而会的，它的反射弧生来就已建立，是固定的神经联系。非条件反射活动由低级神经中枢来实现，其中枢主要在脊髓和脑干；可形成连锁反射，即第一个反射的反应可成为第二个反射的刺激，第二反射的反应又可成为第三个反射的刺激等，如吞咽和消化过程就是一连串很长的连锁反射。然而低级神经中枢受更高位中枢的调控，如果失去这些调控作用，反射活动会出现异常。非条件反射是人和动物在长期的种系发展中形成的，对于个体快速适应环境的变化和种系的生存具有重要的生理意义。

(杨黄恬 张 敏 高 峻)

jīsù tiáojié

激素调节 （hormonal regulation）

体内多种内分泌腺或散在内分泌细胞，分泌高效能生物活性物质——激素，介导细胞与细胞之间信息传递的调节方式。是体液调节的主要方式。随着生理学的发展，经典的激素概念有了很大的改变，一些神经递质、调质和细胞因子也被归于激素的范畴。多数激素经血液运输到远距离的靶组织或靶细胞而发挥作用，称为远距分泌；有些激素可不经血液运输，而经组织液扩散作用于邻近细胞，称为旁分泌；内分泌细胞分泌的激素在局部扩散，又返回作用于该细胞自身而发挥反馈作用，则称为自分泌；神经激素沿神经轴突借轴浆流动运送至末梢而释放入血液，称为神经分泌。激素兴奋或抑制机体新陈代谢、生长、发育、生殖及其他生理功能。激素在血液中的含量极其微小，通常每百毫升血中仅有几微克，但它们所产生的调节作用却非常显著。

(杨黄恬 高 峻)

quánshēnxìng tǐyè tiáojié

全身性体液调节 （systemic humoral regulation）

体内一些细胞生成并分泌的特殊化学物质通过体液途径影响全身生理功能的调节方式。是体液调节的一种方式。体液调节是指体内的一些细胞能生成并分泌某些特殊的化学物质（如激素、代谢产物、一氧化氮等），经体液运输到达全身的组织细胞或某些特殊的组织细胞，作用于具有相应受体的细胞，调节这些细胞的活动，分为全身性体液调节和局部性体液调节。体液调节是生物界比较原始的调节方式，在系统发生上出现得较早，在单细胞动物和没有神经系统支配的低等动物中只有体液调节。在进化过程中，神经系统的结构和功能才逐渐完善并发挥其主导作用。全身性体液调节的调节物质主要是激素，特点是缓慢、广泛、持久，调节新陈代谢、生长发育、生殖等功能。如胰岛 B 细胞分泌的胰岛素，是调节全身组织细胞糖代谢的激素，可调节组织、细胞的糖与脂肪的新陈代谢，有降低血糖作用。内环境血糖浓度之所以能保持相对稳定，主要依靠全身性体液调节。

(杨黄恬 高 峻)

jùbùxìng tǐyè tiáojié

局部性体液调节 （local humoral regulation）

某些组织细胞活动时产生的一些化学物质，只能作用于邻近组织细胞影响其活动的调节方式。此类化学物质如二氧化碳、乳酸、腺苷等，易被破坏，或经循环血液稀释后不再起作用，如肌肉收缩等过程所产生的代谢产物乳酸，可使局部血流增加，改善收缩肌肉的供血，维持收缩的时间和力度。此外，胃肠道中还发现大量具有内分泌功能的细胞，分泌各种肽类物质。其中有一部分肽类并不释放进入血液循环，仅通过细胞间隙扩散到邻近细胞，发挥局部的体液调节作用。局部性体液调节是全身体液调节的一种补充，能够使局部与全身的功能活动相互配合和协调。

(杨黄恬 高 峻)

shénjīng-tǐyè tiáojié

神经-体液调节 （neurohumoral regulation）

神经调节和体液调节相互协作、互为补充，共同参与机体调节活动的方式。神经调节的特点是以反射的形式来实现的，其效应一般比较迅速而短暂；而体液调节主要通过内分泌系统分泌激素，通过体液循环输送到全身各处而发挥调节作用，其效应相对缓慢而持久。有些内分泌腺直接或间接地受到神经系统的调节，在这种情况下，体液调节是神经调节的一个传出环节，是反射传出通路的延伸。同时，内分泌腺分泌的激素又可作为刺激，作用于反射弧的感受器，进而对神经调节产生影响。如肾上腺髓质接受交感神经的支配，当交感神经系统兴奋时，肾上腺髓质分泌的肾上腺素和去甲肾上腺素增加，可进一步兴奋交感神经，两者共同参与机体的调节。

（杨黄恬　高峻）

zìshēn tiáojié

自身调节（autoregulation）　许多组织、细胞不依赖于神经或体液因素，自身可对周围环境变化发生适应性反应的调节方式。如骨骼肌或心肌的初长（收缩前的长度）能对收缩力量起调节作用，当初长在一定限度内增大时，收缩力量会相应增加，而初长缩短时收缩力量就减小。一般来说，自身调节的幅度较小，也不灵敏，但对于维持细胞、组织和器官的生理功能稳态仍有重要意义。

（杨黄恬　高峻　张敏）

fǎnkuìxìng kòngzhì xìtǒng

反馈性控制系统（feedback control system）　控制部分或整合中心发出信号，控制受控部分活动，

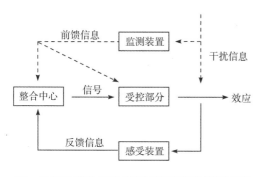

图　生理功能的反馈控制系统和前馈控制系统

而控制部分或整合中心自身的活动又受到受控部分返回信息调节的系统。人体生理活动最常见的控制系统，是闭环系统（图）。受控部分的活动通过感受装置将反馈信息送回到控制部分或整合中心，后者根据反馈信息来改变自己的活动，调整对受控部分的指令，这种由受控部分发出的信息反过来调节控制部分或整合中心活动的现象称为反馈。在生理活动调控过程中，反馈控制和前馈控制相辅相成，调控精细活动。控制部分在反馈信息还未到达前就已受到前馈信息的影响，及时纠正其指令可能出现的偏差，从而配合反馈控制使活动更加准确。在反馈系统中，根据反馈信号对控制部分的活动的不同调节作用，可以分为正反馈和负反馈两种调节方式。在正常人体内，绝大多数控制系统都是负反馈调节，只有少数是正反馈调节。

（杨黄恬　高峻）

fǎnkuì kòngzhì

反馈控制（feedback control）　根据系统输出变化的信息来进行控制，即通过比较系统行为（输出）与期望行为之间的偏差，并消除偏差以获得预期系统性能的方式。在反馈控制系统中，既存在由控制部分到受控部分的信号前向通路，也包含从受控部分到控制部分的信号反馈通路，两者组成一个闭合的回路。生物体中存在许多复杂的反馈控制过程。它们可使体温、血压、激素浓度等各种生理参数保持衡定，可通过视觉、听觉、

触觉等取得关于环境知识和动作偏差的信息，实现反馈控制以完成快速而准确的动作。许多生理控制过程须由大脑进行复杂的信息处理并通过多级递阶控制过程来实现。

（杨黄恬　高峻）

zhèngfǎnkuì

正反馈（positive feedback）　反馈控制系统中，反馈信息的作用与控制信息的作用方向相同，对控制部分的活动起增强作用的控制方式。受控部分发出的反馈信息促进或加强控制部分的活动，经过反馈调节，使受控部分继续加强向原来方向的活动。在正反馈情况下，受控部分的活动如果增强，可通过感受装置将此信息反馈至控制部分，控制部分再发出指令，是受控部分的活动更加加强，如此循环往复，使整个系统处于再生状态，其意义在于产生"滚雪球"效应，或促进某一生理活动很快达到高潮并发挥最大效应，如血液凝固过程、分娩过程等。由于正反馈控制的特性不是维持系统的稳态或平衡，而是破坏原先的平衡状态，在正常生理情况下，正反馈调节的情况有限。而在病理情况下，则会有许多正反馈情况发生，这类反馈过程常称为恶性循环。

（杨黄恬　高峻）

fùfǎnkuì

负反馈（negative feedback）　反馈控制系统中，反馈信息的作用与控制信息的作用方向相反，对控制部分的活动起制约或纠正作用的控制方式。受控部分发出的反馈信息减弱或抑制控制部分的活动，经过反馈调节，受控部分的活动朝着它原先活动的相反方向改变。在负反馈控制系统中，受控部分的活动可通过相应的感

受装置将这个信息反馈给控制部分，控制部分经分析后调节受控部分的活动，使受控部分的活动如血压、血糖和体温等维持在稳态而不会长期偏离正常范围。例如当某种原因引致血压过度上升时，这种变化的信号通过神经传入中枢，后者发出控制信息使心脏活动减弱及外周血管扩张，从而下调血压至正常范围；在人体血糖较高时，机体通过分泌胰岛素来降低血糖，从而使血糖维持在相对稳定的水平。故负反馈系统的作用是使系统的活动保持稳定。机体的内环境和各种生理活动之所以能维持稳态，就是因为体内有许多负反馈控制系统的存在和发挥作用。

(杨黄恬 张 敏 高 峻)

qiánkuì

前馈（feedforward） 控制部分在反馈信息还未到达前就已受到纠正信息的影响，及时纠正其指令可能出现的偏差，从而使活动更加准确的控制方式。纠正信息即前馈信号。在调控过程中，前馈控制和反馈控制常互相配合（见反馈性控制系统图）。一般来讲，在机体的调节过程中，反馈控制需较长的时间，而前馈控制对受控部分活动的调控比较迅速，控制部分可在受控部分活动偏离正常范围之前就收到前馈信号，及时地对受控部分的活动进行控制，因此受控部分活动的波动幅度比较小。如大脑发出神经冲动指令引起肌肉收缩，同时又发出前馈指令制约收缩的肌肉以防止其过度收缩，从而更精确地调节整个收缩动作；生物体见到食物出现唾液分泌，这种分泌比食物进入口中后导致的唾液分泌来得更快，而且富有预见性。但前馈控制引起的反应也有可能失误，

例如，生物体见到食物后并没有吃到食物，则此时唾液分泌就是一种失误。

(杨黄恬 张 敏 高 峻)

xìbāo

细胞（cell） 构成生物体的结构、功能和生命活动的基本单位，有膜包围并具有完整的代谢体系和特定功能，并能进行独立繁殖（图1）。20世纪60年代，美国细胞生物学家汉斯·里斯（Hans Ris）最先提出将细胞分为原核细胞和真核细胞两大类。原核细胞由质膜包绕，没有明确的核，内部结构简单，如细菌、支原体等。真核细胞的质膜内有丰富的内膜结构、细胞器、细胞骨架及有核膜包被的核。植物和动物都是由真核细胞构成的多细胞真核生物，是由原核细胞构成的原核生物进化而来的。哺乳类动物或人类属于高等生物，其个体是由约200多种、数万亿（约10^{14}）个细胞构成的复杂有机体。

研究简史 人们开始认识细胞迄今已有300多年的历史。1665年，英国物理学家、生物学家罗伯特·虎克（Robert Hooke，1635~1703年）用自制的显微镜观察了植物细胞的细胞壁结构（图2），第一次提出了"细胞"一词。1677年，荷兰科学家安东尼·菲利普·范·列文虎克（Antonie Philip van Leeuwenhoek，1632~1723年）用自制的高倍放大镜观察到了人和哺乳动物的精子、池塘和蛙肠管中的原生动物、细菌及纤毛虫。

19世纪中叶，德国科学家施莱登（Schleiden MJ，1804~1881年）、施万（Schwann T，1810~1882年）和鲁道夫·菲尔绍（Rudolf Virchow，1821~1902年）在前人研究的基础上，总结并提出了完整的细胞学说：所有生物都是由细胞构成的；所有生活细胞的结构都是类似的；所有细胞都是来源于已有细胞的分裂。细胞学说极大地推进了人类对于生命的认识和进一步研究。恩格斯将细胞学说、生物进化论和能量守恒定律并列为19世纪自然科学的三大发现。

20世纪30年代，由于电子显微镜、X线衍射等技术的发明，得以对细胞的亚微结构、超微结构、分子组成进行详细观察并获得了大量资料。自20世纪50年代以来，基于物理和化学技术的进步，使分子生物学技术、电生理技术获得了快速发展，细胞内的分子亚单位及其功能、单通道离子电流、基因序列及其功能、信号转导的分子机制等逐渐被揭示出来。对于细胞功能的认识，正从遗传密码、基因及功能基因组、蛋白质分子及功能蛋白组到细胞内器官、整个细胞以至细胞间联系进行既仔细深入、又系统

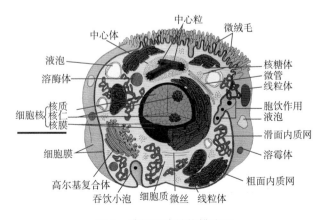

图1 动物细胞结构模式图

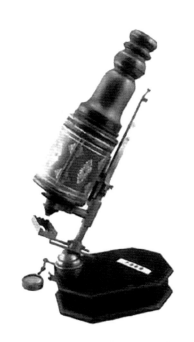

图2　罗伯特·虎克自制显微镜
（仿制品）

全面的研究，以期完全揭示细胞的组织结构及功能全貌。

功能　不同的细胞有不同的组织型式和生理特性。因此，细胞的功能也是复杂多样的，而功能的实现既可以由单细胞完成，也可能需要几种或多种细胞参与完成。

感受功能　在体表与体内组织中分布有各种各样的能感受内外环境变化或刺激的感受细胞或包含感受细胞的特殊结构，如温度觉感受器、痛觉感受器（一般为游离神经末梢）、机械牵张感受器（如血管压力感受器、心肺容量感受器、肌肉牵张感受器）、运动觉与位置觉感受器、触压觉感受器、化学（二氧化碳、H^+、低氧）感受器、光感受器（视网膜的视杆细胞与视锥细胞）及渗透压感受器等。通过感受器将感受到的信息首先转换成神经电信号，进而引起机体的感知觉，并可能触发机体作出反应。

兴奋功能　机体的神经细胞、肌细胞和腺体细胞在发生兴奋活动时都具有明显而共同的电活动表现即动作电位。因此将这些细胞统称为可兴奋细胞；动作电位被看做兴奋的根本性或特征性标志。兴奋即动作电位的产生才能实现神经的信息传导与传递，才能触发神经递质的释放、肌肉的机械性收缩和腺体的分泌。

收缩功能　骨骼肌、心肌及平滑肌在动作电位的触发下能发生机械性收缩。骨骼肌收缩在于维持身体姿势，实现躯体运动；心肌收缩实现射血，维持动脉血压及全身各组织的血液供应；胃肠平滑肌的收缩可维持其形态、压力并实现机械性消化功能。

合成、分泌功能　机体几乎所有的细胞都具有合成某一种或多种物质的功能。如内分泌细胞能合成并分泌各种激素；神经细胞能合成并释放神经递质及神经营养因子，还能合成并分泌激素；肝细胞能合成蛋白质及其他多种物质；皮肤色素细胞能合成黑色素；肺泡壁Ⅱ型细胞能合成并分泌肺泡表面活性物质（二棕榈酰磷脂）；红细胞能生成血红蛋白；嗜碱性粒细胞能合成肝素；淋巴细胞能合成免疫性抗体等。

支持、营养、修复功能　机体的骨骼、肌肉、神经胶质、上皮等多数器官组织的细胞都具有支持与修复功能。神经、脂肪、肝及血液细胞等可合成许多营养物质或释放各种营养因子，直接或间接地对其自身或其他组织发挥营养作用。

屏障、保护功能　表皮、器官或组织的内膜、被膜或外膜，以及骨关节、神经系统与内脏器官的鞘膜细胞、黏膜细胞等构成了许多不同的屏障，如血-脑屏障、血-睾屏障、胃黏膜屏障、隔膜与鞘膜屏障等。这些屏障能阻隔物质通透或对某些物质选择性通透，产生保护或适应生理活动的需要。在器官、组织间或其内部的隔膜或鞘膜，起到了保持密闭、稳定组织空间及润滑、缓冲等保护性作用。

防御、免疫功能　血液中的白细胞如淋巴细胞、神经的胶质细胞、肝的库普弗细胞等，对细菌、异物或组织碎片等具有吞噬、分解或杀灭作用，也可通过合成免疫性抗体产生免疫反应，以消除抗原的侵害。但红细胞表面的糖链携带有血型抗原，在遇到相对应的抗体时，如A抗原遇到抗A抗体时，则会引起红细胞凝集反应，导致机体溶血甚至死亡。

运输功能　血液中的红细胞可运输氧（O_2）和二氧化碳（CO_2）。O_2在红细胞内与还原血红蛋白（Hb）结合成氧合血红蛋白（HbO_2），从肺被运送到组织；CO_2在红细胞内经碳酸酐酶作用与水形成H_2CO_3，再解离成HCO_3^-，与Hb结合成氨基甲酰血红蛋白（$HHbNHCOOH$），从组织被运送到肺。神经的轴浆流动可运输神经递质、营养因子及其他物质。

通讯功能　在可兴奋细胞（神经、肌和腺体）的细胞之间通过兴奋传递或抑制性控制（神经元与神经元之间），实现信息传递即通讯功能。在多数细胞之间，如神经元与神经元之间的突触、或神经元与效应器细胞之间的接头，兴奋传递都需要化学递质的参与，即以电-化学-电的方式进行信息传递。但在某些神经元之间或心肌细胞之间的信息传递，则是以局部电流方式进行的，即电传递。在同一细胞的通讯表现为两种情况，一种情况是在细胞表面产生的兴奋以局部电流方式沿细胞膜进行传导；一种是跨细胞膜的信号转导。后者是指外来信号物质如激素或生物活性物质与其相应的细胞膜受体结合并激活该受体，经膜受体的介导，进而激活细胞内由一系列信号分子组成的特定信号通路，实现信号转导。有些信号分子可直接进入细胞内，依次与胞质受体、核受体结合并激活这些受体，通过影响基因的转录与表达，实现信号转导。同一细胞或细胞间的通讯是实现细胞自身或组织器官其他功能（如物质代谢、肌肉收缩、腺体分泌等）的必要条件。

遗传功能　细胞内的核酸，包括核糖核酸（RNA）和脱氧核糖核酸（DNA）是生物遗传的物质基础。其中DNA携带着控制细胞生命活动的全部信息，具有储存、复制和传递遗传信息的功能。通过DNA复制将遗传信息传递给子代细胞，使其获得与亲代细胞相同的结构形式与功能特性。哺乳类动物及人类的受精卵细胞携带有父母双亲的全部遗传信息，进而发育生长成具有父母亲遗传特征的子代个体。由于遗传功能的实现，使得生命种系或生命的自然特征得以保存和延续。实现这一过程的生殖或繁殖被认为是生命活动的基本特征之一。

(杜剑青)

xìbāomó

细胞膜（cell membrane）构成细胞的一部分并包绕细胞质外层的结构。又称质膜。质膜与细胞内各种细胞器的膜及细胞核膜都具有相同的分子结构，因此统称为生物膜，厚度为7~8nm。在真核细胞，它的干重占细胞干重的70%~80%。其中蛋白质占60%~80%，脂质占20%~40%，糖类约占5%。细胞膜由三种物质

分子即脂质、蛋白质和糖类在空间上有序组合而成。其中在细胞膜内外两侧由连续紧密排列的脂质分子双层构成细胞膜的骨架；蛋白质分子以不同方式镶嵌于其间，如有镶嵌在细胞膜外表面或内表面的，也有贯穿整个细胞膜的；糖类分子以不同的糖链形式，一端游离并伸向细胞间隙，另一端则与细胞膜外表面的蛋白质或脂质分子相连接，分别称为糖蛋白或糖脂。线粒体膜和核膜都具有同样的脂质双层结构，但有些细胞器的膜则由单层脂质膜构成，包含内质网、高尔基复合体、溶酶体膜等。

研究简史　1855年，耐格里（Mageli KW）发现细胞表面有阻碍染料进入的现象，并发现色素透入已损伤和未损伤的植物细胞的情况并不相同，提示膜结构的存在。他通过渗透特性研究细胞的边界，首次把细胞边界称为质膜。耐格里和克拉默（Cramer）通过实验发现细胞具有敏感的渗透特性，它的体积可以随着周围介质的不同渗透强度而改变，这种现象是与细胞质膜及其特性密切相关的。1897年，德国植物生理学家普费弗（Pfeffer W）通过对植物细胞的渗透行为进行了大量的试验，提出了两个重要结论：第一，细胞是被质膜包被着的；第二，这层质膜是水和溶质通过的普遍障碍。并很快又发现，细胞膜这个屏障对物质的通透具有明显的选择性。

1899年，英国生理学家奥弗顿（Overton C）发现化合物进入细胞的速度与其极性有关，发现细胞膜是脂肪性物质，其中含有固醇和其他脂类，认识到围绕着细胞的是一层脂质膜。到1925年，戈特（Gorter E）和格伦德尔

（Grendel F）又提出脂质膜具有双分子层的概念。1930~1950年，随着电子显微镜技术的发展，才发现细胞的边界膜是一个固体结构的实体，从而证实了细胞膜的存在。1931年，普洛威（Plowe）用微针触及和将微针穿过植物原生质体（质膜）的观察指出细胞有弹性膜，可伸展，不同于细胞质的部分；小的局部损伤可恢复，大量广泛的损伤导致细胞死亡。普洛威的工作不仅证明了细胞膜的存在，也证明了细胞膜具有保护作用。1959年，罗伯逊（Robertson JD）根据电子显微镜的观察，提出单位膜模型。他发现细胞膜是类似铁轨结构，两条暗线被一条明亮带隔开，显示围绕细胞外部排列的是暗-明-暗三层光亮度不同的结构，总厚度为7.5nm，中间层为3.5nm，内外两层各为2nm（图1）。并推测：暗层为蛋白质，透明层为脂肪，并建议将这种结构称之为单位膜。

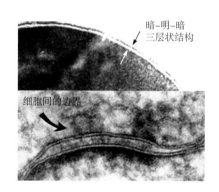

图1　电子显微镜下细胞膜结构

1972年，美国的辛格（Singer SJ）和尼科尔森（Nicholson G）提出膜结构的液态镶嵌模型学说。该学说认为：膜结构的共同特征是膜以液态的脂质双分子层为基架，其间镶嵌着不同结构和生理

功能的蛋白质；在膜表面有不同的糖链分别与蛋白质和脂类分子结合成糖蛋白和糖脂。由于脂质分子的液态流动特性，以及有序、紧密排列的双层结构模式，使得细胞膜既具有流动性，又具有一定的抗变形、抗张力的坚韧性。位于细胞膜表面或镶嵌于其中的蛋白质也因膜的液态流动性发生位移或位相改变（图2）。

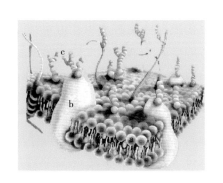

图2　细胞膜的液态镶嵌模型

功能　细胞的许多主要功能都是通过细胞膜实现的，如物质转运、产生兴奋或生物电、通讯、受体及其信号转导、迁移或运动、防御及免疫功能等。

脂质　在生物膜中脂质的量不及蛋白质的多，但其分子的数量则是最多的，估计约为蛋白质的100倍以上。大多数细胞膜中的脂质主要包括磷脂、胆固醇和少量糖脂。其中磷脂约占脂质总量的70%，胆固醇不到30%，糖脂少于10%。这些脂质分子都是两亲性分子，即分子的一端为亲水端，另一端为疏水端。脂质分子的亲水端为磷脂分子中的磷酸和碱基，胆固醇分子中的羟基和糖脂中的糖链；疏水端为脂肪酸烃链。在脂质双层膜结构中，亲水端朝向细胞外液或膜内的胞质；疏水端朝向膜的中间且彼此两两相对（图3）。

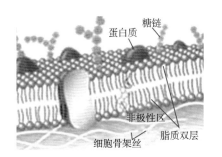

图3　细胞膜的脂质双分子层

磷脂是含有磷酸的脂质。在生物膜中的磷脂种类最多，如人的红细胞膜中就含有四种磷脂。但概括起来可归为两大类：由甘油构成的甘油磷脂和由神经鞘氨醇构成的鞘脂。磷脂一端的可与磷酸相连的取代基团胆碱或乙醇胺，形成亲水的头部；而另一端的脂肪酸烃链则构成疏水的尾部。根据头部基团的不同，甘油磷脂可被分为磷脂酰胆碱（PC）、磷脂酰丝氨酸（PS）、磷脂酰乙醇胺（PE）、磷脂酰肌醇（PI）、磷脂酰甘油（PG）和甘油磷脂酸（PA）等。鞘脂中不含甘油，其所含的鞘氨醇如被磷酸胆碱取代，则称为鞘磷脂。磷脂中含量最多的是PC，其次是PS和PE；含量最少的是PI（图4）。

1925年，戈特和格伦德尔首次从红细胞膜中提取出所含脂质，并测定这些脂质分子平铺开来时

的总面积，结果发现它几乎相当于一个红细胞表面积的二倍，这就为以后提出的脂质双分子层的膜结构模型提供了一个基本佐证。观测脂质分子在水中的排列时发现，脂质分子由磷酸和碱基构成的头端伸入到水中，而尾部即两条脂肪酸烃链则朝向空气。如果使脂质通过浸在水中的塑料板中间的小孔时，在小孔处会形成脂质双分子层，这两层脂质分子的头端分别朝向小孔两侧的水溶液，其尾部则两两相对，位于小孔的中间。当将脂质放在水中并扰动时，会形成一个含水的由脂质双分子层围成的小囊，称为脂质小体。这些现象说明脂质分子由磷酸和碱基构成的头端是亲水性的极性基团，而由两条脂肪酸烃链构成的尾端则是疏水性的非极性

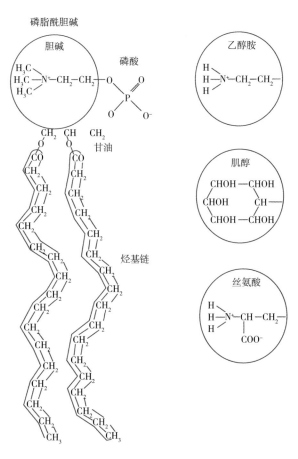

图4　膜磷脂的分子组成

基团（图5）。

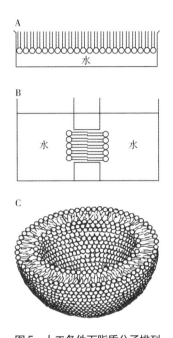

图5 人工条件下脂质分子排列

由于脂质分子的理化性质，使其显示出热力学上的流动性和稳定性。由于脂质的熔点较低，在体温条件下呈液态，因而细胞膜具有一定程度的流动性。膜的流动性是细胞实现某些功能所必需的，例如修复功能，包含细胞自身如物质胞吐或胞吞转运后，以及填充缺损；迁移（神经、肌细胞）甚至远距离（如白细胞）的"游走"功能等。脂质中胆固醇的含量与膜的流动性有关，一般胆固醇含量愈多，膜的流动性愈小。脂质分子的双嗜性及有序紧密排列使其自由能大大降低，这就限制了脂质分子在同一分子层中做"反向"或"侧向"排列，或"掉头"运动，因此使得细胞膜具有抗张力、抗变形、不易破损的稳定特性。由于脂质的化学性质，使得细胞膜对物质呈现选择性通透现象，即脂溶性物质易通透，而水溶性物质一般不能通透或通透性极小。细胞膜对物质的选择性通透对于维持细胞膜两侧许多物质的不均衡分布具有重要的作用。

蛋白质 细胞膜的一些重要功能都是通过膜蛋白质实现的。膜蛋白有两种存在方式，即表面蛋白（占20%~30%）和整合蛋白（占70%~80%）。红细胞膜的骨架蛋白主要存在于膜的内表面，而贯通于神经或肌细胞膜的离子通道蛋白属于整合蛋白。在膜内外的表面蛋白通过肽链的带电氨基酸残基以静电引力与脂质的极性基团相结合，或者以离子键与整合蛋白相结合。部分表面蛋白可插入到脂质双层中。整合蛋白的肽链可一次或多次跨越膜的脂质双层，肽链间以氢键相连接，并形成α螺旋结构。肽链具有两亲性，即可分为亲水性区段和疏水性区段。穿越脂质双层的肽段以疏水性氨基酸残基为主，而暴露于膜内、外表面的肽段则以亲水性的为主。多次跨膜的肽链就形成数个细胞外环和内环。例如G蛋白偶联受体蛋白的α螺旋肽链就7次穿越细胞膜（被称为7次跨膜受体），形成3个细胞外环和3个内环。细胞内、外环上的某些肽段很可能就是实现受体蛋白功能的重要活性部位（图6）。

膜蛋白质具有多种功能：①受体功能：有些膜蛋白是激素、神经递质或某些化学物质的特异受体。这些受体蛋白广泛存在于机体的组织细胞，主要是神经、肌和腺体细胞。膜受体被激活后，经信号转导引起一定的生物学效应。膜受体蛋白不仅可以沿膜平面垂直轴做旋转运动，还可以离开细胞膜进入细胞质，称为内化运动。受体的内化不仅使膜上受体的数量暂时减少，而且会使细胞对化学刺激暂时失去反应或敏感性。②物质转运功能：由膜蛋白构成的离子通道和载体允许某些物质（各种离子、葡萄糖和氨基酸）被动转运；有些膜蛋白则形成离子泵或转运体，利用能量进行主动转运。由水孔蛋白构成的水相孔道可控制水的跨膜移动。由于物质跨膜转运的发生，使可兴奋细胞（腺体、肌、神经）发生兴奋（或抑制）效应。由此认为，膜蛋白参与了细胞、组织、器官，乃至机体的兴奋（或抑制）功能。③酶功能：在各种效应器细胞膜或神经突触的前后膜上都存在有酶功能的膜蛋白，可以对神经递质或激素等化学物质进行分解灭活。有些膜蛋白起到了细胞骨架的作用，以维持细胞的基本形状。淋巴细胞表面的膜蛋白携带有免疫性抗原，遇到相应抗体时将发生免疫反应。

1838年，荷兰科学家格里特首次较全面地描述了蛋白质及其重要性。他观察到离开了蛋白质所有的生命体就不能存在。认为

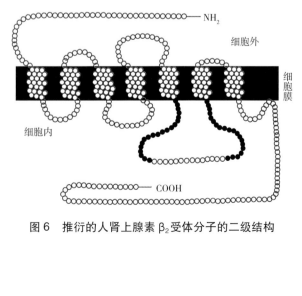

图6 推衍的人肾上腺素β₂受体分子的二级结构

蛋白质是生物体内极重要的高分子有机物，占人体干重的 54%。蛋白质由氨基酸组成，氨基酸的不同排列组合构成了不同的蛋白质（图 7）。关于膜蛋白的观察有赖于电子显微镜及冰冻蚀刻技术的发明。

1957 年，斯蒂尔（Steere）首次用冰冻断裂技术观察了一种植物病毒的泳冻断裂复型；1961 年，哈格斯（Hagsis）应用冷冻蚀刻技术研究了人红细胞的结构，从而使这项技术的原理和方法不断地得到完善。1970 年后已广泛应用于生物膜的研究。1978 年，中国生物物理所昊玉薇等人改装了一台简易的冷冻蚀刻装置。冷冻蚀刻，又称冷冻断裂。将标本置于−100℃的干冰或−196℃的液氮中，进行冷冻。然后用冷刀骤然将标本断开，升温后，冰在真空条件下迅即升华，暴露出断面结构，称为蚀刻。蚀刻后，向断面以 45°角喷涂一层蒸汽铂，再以 90°角喷涂一层碳，加强反差和强度。然后用次氯酸钠溶液消化样品，把碳和铂的膜剥下来，此膜即为复膜。复膜显示出了标本蚀刻面的形态，在电镜下得到的影像即代表标本中细胞断裂面处的结构。在细胞膜的断裂面上，用电镜可以观察到突起的小包，如施以蛋白水解酶，则发现原来的小包处呈现空泡状的凹窝。由此可证明膜蛋白的存在。

糖类　主要由碳（C）、氢（H）、氧（O）三种元素所组成，是一类多羟基醛或多羟基酮，或者是它们的缩聚物或衍生物。细胞膜上的糖类包括中性糖类、乙酰氨基糖类、氨基糖类、乙酰神经氨酸和岩藻糖，主要是一些寡糖和多糖链。其中寡糖可以水解为几个至十几个单糖的糖，主要包括：二糖（蔗糖、麦芽糖、乳糖）；三糖（棉籽糖和其他寡糖）。多糖可水解为多个单糖或其衍生物的糖，包括：水解为同一单糖的高分子聚合物（淀粉、糖原、纤维素、几丁质、糖苷等）。异多糖的水解产物不止一种单糖或单糖衍生物，如透明质酸、肝素、硫酸软骨素、硫酸皮肤素等。

糖类大部分以共价键的形式与膜蛋白结合成糖蛋白，少部分与脂类结合成糖脂。其中糖脂又分为甘油衍生的糖脂，类固醇衍生的糖脂，多萜醇衍生的糖脂，神经鞘氨醇衍生的鞘糖脂四类。细胞膜上的糖类仅存在于细胞的外表面，糖链像细胞的"天线"伸向细胞外，参与细胞的多种活动（图 8）。例如，形成细胞的抗原表型，如红细胞 ABO 血型抗原的特异性就是由红细胞膜上的糖蛋白或糖脂上所含的寡糖链决定的，如 H 抗原连接上一个 N−乙酰半乳糖胺，就形成 A 抗原；如替换为一个半乳糖基，就形成 B 抗原；在消化道或呼吸道上皮润滑、保护细胞；参与细胞识别、黏附、物质转运、信息传递、神经传导、生长及分化的调节、细胞迁移与归巢、创伤修复及再生、吞噬、自身免疫、细菌感染等过程。如卵子受精时，精子需识别卵子细胞膜上相应的糖蛋白。另外，霍乱毒素的受体就是一种称为 GM1（即单唾液酸四己糖神经节苷脂）的糖脂，受体的本质是糖蛋白，可能还有糖脂的参与。肿瘤细胞的表面抗原属糖蛋白。机体患病时，细胞表面的糖蛋白及糖脂可"脱落"到周围环境或进入血循环，它们可以作为异常的标志为临床诊断、特定靶向治疗、预后判断提供信息。

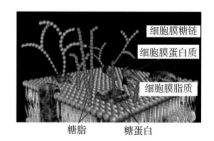

图 8　细胞膜糖链示意图

（杜剑青）

xìbāoqì

细胞器（organelle）　真核细胞内具有一定形态、执行特定功能的结构。真核细胞的细胞质中有多种细胞器，其形态结构与功能也各不相同。在电子显微镜下，可看到细胞质中有单位膜特征的膜

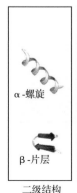
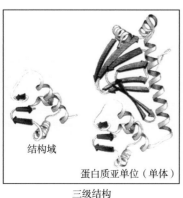
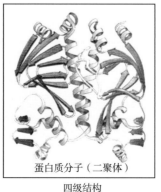

图 7　蛋白质分子的高级结构示意图

性结构的多种细胞器，如内质网和（或）肌质网、高尔基复合体、线粒体、溶酶体、过氧化物酶体及微管、微丝、中间丝、细胞核中的染色体、核骨架等结构。其中内质网或肌质网（在肌细胞内为肌质网）是合成多种化合物（如递质、激素）及储存、释放和再摄取 Ca^{2+} 的部位，参与细胞的兴奋-收缩/分泌偶联过程；高尔基复合体对来自内质网的合成物进行加工、包装；线粒体含有多种酶，进行能量的合成、转换、储存与供给；溶酶体内含有多种分解酶，是细胞内的消化与清理装置；过氧化物酶参与脂肪酸、毒物及一些代谢物的氧化分解与清除；微管、微丝、中间丝与组成细胞的骨架，并具有运输和信息传递作用；细胞核中的染色体是遗传物质的载体，含有 RNA、DNA、酶类及大量的微型元件。

(杜剑青)

xiànlìtǐ

线粒体（mitochondrion） 真核细胞中由双层高度特化的单位膜围成的细胞器。是普遍存在于真核细胞中合成与储存能量［即腺苷三磷酸（ATP）］的细胞器。线粒体的主要功能是通过氧化代谢，合成 ATP，并参与细胞凋（死）亡的调控。细胞的各种生命活动或功能活动所需能量的 95% 都是由线粒体合成的 ATP 提供的。故可将线粒体看作为细胞的"能量工厂"。线粒体的起源有两种假说，即内共生假说和分化假说。内共生假说认为：线粒体来源于被原始的前真核生物吞噬的细菌，这种细菌与前真核生物共生，在长期的共生过程中演化成了线粒体。分化假说则认为：线粒体在进化过程中发生质膜内陷，再经过一系列的分化与重构，最

终形成线粒体。

结构 构成线粒体的主要成分是蛋白质和脂类。蛋白质占线粒体干重的 65% ~ 70%，脂类占 25% ~ 30%，其余为核糖体及少量的 DNA、RNA 和辅酶。线粒体的蛋白质可分为可溶性蛋白（基质中的酶和膜的外周蛋白）和不溶性蛋白（膜的镶嵌蛋白、结构蛋白等）；脂类大部分为磷脂，如磷脂酰胆碱（卵磷脂）、磷脂酰乙醇胺（脑磷脂）及心磷脂等。此外，线粒体还含有多种特有结构的标记酶和参与物质代谢的酶类，如在线粒体外膜的标记酶有单胺氧化酶、犬尿氨酸羟化酶及脂类代谢酶等；内膜上有细胞色素氧化酶、琥珀酸脱氢酶、还原型烟酰胺腺嘌呤二核苷酸（NADH）脱氢酶、肉碱酰基转移酶、β-羟丁酸和β-羟丙酸脱氢酶、丙酮酸氧化酶及 ATP 合成酶系等；膜间隙有腺苷酸激酶、核苷酸激酶、亚硫酸氧化酶和二磷酸激酶等；基质中有苹果酸脱氢酶、异柠檬酸脱氢酶、谷氨酸脱氢酶、丙酮酸脱氢酶、柠檬酸合成酶、乌头酸酶、天冬氨酸氨基转移酶、延胡索酸酶、脂肪酸氧化酶系、蛋白质及核酸合成酶系等。

在多数细胞内，线粒体呈圆形、椭圆形、棒状或线状（图）。在电子显微镜下，线粒体为由内

外两层单位膜构成的封闭的囊状结构，并可分为外膜、内膜、膜间隙和基质四个部分。①外膜：是由含量几乎相等的蛋白质与脂类所构成的单位膜，对物质的通透性较高，可自由通透电解质、水、蔗糖和大至 10 000kD 的物质分子。外膜上有 2 ~ 3nm 的小孔，便于小分子物质通过。单胺氧化酶是线粒体外膜的特征性标志酶。②内膜：也是一个单位膜，其中的蛋白质含量占整个膜重量的 80% 左右，对物质有高度地选择性通透。经内膜的物质转运需依靠膜上特殊的载体帮助。部分内膜向线粒体腔内突出形成嵴。内膜的内表面排列着一些颗粒状结构，称为基粒。基粒可分为三个部分即头部（F1 因子，为水溶性蛋白质，具有 ATP 酶活性）、腹部（F0 因子，由疏水性蛋白质组成）和柄部（F1 与 F0 之间的结构），发挥偶联因子的作用，与内膜中的氧化呼吸链相联系。细胞色素氧化酶和琥珀酸脱氢酶是线粒体内膜的特征性标志酶。③膜间隙：位于内外膜之间，是由内外膜封闭而围成的小腔隙，其内充满无定形物，主要是反应底物、可溶性酶及辅助因子等。腺苷酸激酶是线粒体膜间隙的特征性标志酶。④基质：是由内膜包裹形成的内部空间结构，其中含有包

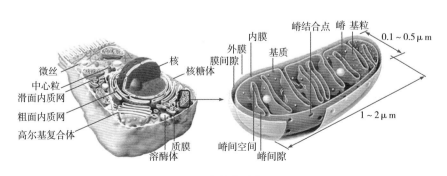

图 线粒体结构

括酶蛋白在内的多种蛋白质、脂类、核糖体、RNA 及 DNA。苹果酸脱氢酶是线粒体基质的特征性标志酶。

功能 包括以下几个方面。

生物氧化 是指细胞内的能源物质被彻底氧化而释放能量的过程。能源物质在氧化过程中要消耗氧（O_2），释放二氧化碳（CO_2）和生成水（H_2O），因此又称为细胞呼吸。生物氧化是在恒温条件下，由酶催化的一系列氧化还原反应；其中释放的能量储存于 ATP 中。在线粒体内膜上存在电子传递链，又称呼吸链，能将氧化代谢脱下的电子最终传递给氧并生成水，同时释放能量。在线粒体内膜中呼吸链的各组分多以分子复合物形式存在，并按一定的顺序和方向（氧化还原电位由低到高）严格排列，参与电子传递。糖、脂肪和氨基酸的代谢产物在线粒体基质中经三羧酸循环进行最终氧化分解，并产生烟酰胺腺嘌呤二核苷酸（NADH）和还原型黄素腺嘌呤二核苷酸（FADH2）两种高还原性的电子载体。在有氧条件下，通过线粒体内膜上呼吸链的电子传递作用，将 O_2 还原为 H_2O，并释放 CO_2；同时将电子传递过程中释放的能量传递给腺苷二磷酸（ADP），合成 ATP，少量能量以热能释放。

氧化磷酸化与 ATP 生成 通过氧化磷酸化生成 ATP 的机制，公认的学说是 1961 年英国学者米切尔（Mitchell P）提出的化学渗透假说：电子在线粒体内膜上的传递过程中，释放出的能量将质子从线粒体基质转移至膜间隙，在内膜两侧形成质子梯度。在这一质子梯度条件下，ATP 酶复合体及递氢、递电子体参与作用，驱动 ADP 磷酸化，合成 ATP。在

催化 NADH 氧化的呼吸链中，每传递 2 个电子，可生成 3 分子 ATP；而在催化琥珀酸氧化的呼吸链中，每传送 2 个电子，只生成 2 分子 ATP。

线粒体中的 DNA 分子呈环状，通常与线粒体内膜结合存在。线粒体中有 DNA 聚合酶，离体的线粒体在一定条件下也能合成新的 DNA。线粒体 DNA 也是按半保留方式进行复制的，其复制时间与核 DNA 不同，而与线粒体的分裂增殖有关。一般在核分裂前（G2）期，核 DNA 进行复制，其后线粒体 DNA 进行复制，随后线粒体分裂。

（杜剑青）

nèizhìwǎng

内质网（endoplasmic reticulum）

真核细胞细胞质内广泛分布的由膜构成的扁囊、小管或小泡连接形成的连续的三维网状膜系统。除红细胞外，内质网或多或少地见于各种细胞。内质网隔离于细胞质基质，在细胞核、细胞质与细胞膜之间起联系作用，合成并转运蛋白质等大分子物质，是重要的细胞器。内质网的发达程度与生命的旺盛程度呈正相关。内质网分为粗面内质网和滑面内质网两种类型（图）。内质网膜上的脂类主要为磷脂，占 50% ~ 60%，其中磷脂酰胆碱含量较高，而鞘磷脂含量较少，胆固醇极少。内质网膜上蛋白质约占 20%，约

有 30 多种膜结合蛋白，另有 30 多种蛋白质位于内质网腔，分布具有特异性，如核糖体结合糖蛋白只分布在粗面内质网，P450 酶系只分布在滑面内质网，葡萄糖-6-磷酸酶在内质网普遍存在，被认为是内质网的标志酶。

粗面内质网 又称糙面内质网、颗粒型内质网。多数为扁平的囊管状结构，其膜上含有两种核糖体亲和蛋白，因而能使大量的核糖体附着于质膜面上。核糖体能合成膜蛋白与分泌蛋白。粗面内质网不仅构成核糖体的支架，而且还构成分泌蛋白的运输通道。粗面内质网的主要功能是合成蛋白质大分子，并把合成的蛋白质转运到其他部位，如高尔基复合体。血浆白蛋白、免疫球蛋白、胰岛素等都主要是在粗面内质网的结合核糖体上合成的。神经细胞中的粗面内质网比较发达，可能与记忆活动有关。在病理情况下，粗面内质网的数量及形态可发生改变。如在细胞再生及病毒感染时，粗面内质网增多，其蛋

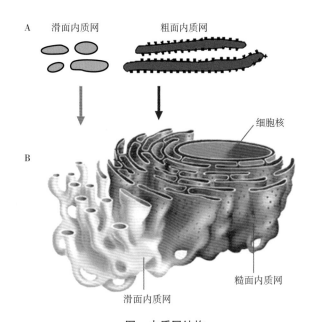

图 内质网结构
注：A. 内质网整体；B. 横剖面

白质合成与分泌也增加；在细胞萎缩及某些毒物蓄积的细胞，粗面内质网则会萎缩、减少。细胞损伤时，粗面内质网膜上的核糖体会脱落至胞质，蛋白质的合成减少以至停止；随着细胞损伤的修复，蛋白质的合成也逐渐恢复。粗面内质网含量的变化也常反映肿瘤细胞的分化程度。

滑面内质网 又称光面内质网。表面光滑，无核糖体附着，一般呈分支管状或小泡状。其功能是参与脂类及类固醇的合成与运输、糖代谢及解毒和激素的灭活等。细胞中的糖原可被酶转变为葡萄糖-1-磷酸，再转变为葡萄糖-6-磷酸，后者在葡萄糖-6-磷酸酶的作用下被水解为磷酸和葡萄糖，通过将葡萄糖向血液中的释放，可调节血糖浓度。骨骼肌和心肌细胞中的内质网是特化的滑面内质网，称为肌质网，是储存、释放和再摄取 Ca^{2+} 的重要场所；通过释放 Ca^{2+} 可引起肌肉收缩，起着兴奋-收缩偶联的作用。在睾丸和卵巢细胞中的滑面内质网特别发达，其作用与合成和分泌性激素有关。在机体受到细菌或病毒感染、或毒物侵害时，滑面内质网会增多。

（杜剑青）

róngméitǐ

溶酶体（lysosome） 真核细胞内由单层膜包绕的异质的消化性细胞器。大小不一，形态多样，直径 $0.2 \sim 0.8 \mu m$，膜厚 $6 \sim 8 \mu m$。内含多种水解酶，专司细胞内消化，可分解各种外源性和内源性的大分子物质，是细胞内的消化器官。标志酶是酸性磷酸酶。

分类 根据溶酶体完成生理功能的不同阶段，可将其分为初级溶酶体、次级溶酶体和残体三种（图）。

初级溶酶体 又称前溶酶体，膜厚 7.5nm，直径 $0.2 \sim 0.5 \mu m$，内含物质地均一，无明显颗粒，由高尔基复合体分泌形成。初级溶酶体中含有的水解酶约有 60 余种，包括核酸酶、蛋白酶、磷酸酶、脂酶、硫酸酯酶、磷脂酶类等，这些酶均属酸性水解酶，其反应所需的最适 pH 值为 5.0 左右。其周围环境中的 pH 值约为 7.2，因此，在一般情况下，这些酶不具有活性。只有当细胞破裂或细胞外物质进入时，这些酶才会被激活。此时，膜上的质子泵活性也增强，将 H^+ 泵入溶酶体，使其 pH 降低，以提供适宜的 pH 环境。初级溶酶体上的多数膜蛋白发生高度糖基化，其作用可能在于防止自身膜蛋白的降解。

次级溶酶体（或溶酶体） 是一些正在进行或完成消化作用的溶酶体，或称消化泡，其内含水解酶和相应的底物。根据溶酶体作用物的来源不同，将次级溶酶体分为异生性溶酶体（异噬溶酶体）、自生性溶酶体（自噬溶酶体），前者消化的物质来自细胞外环境，后者消化的物质来自细胞自身的各种组分。①异生性溶酶体：是指不能透过质膜的大分子溶液或病毒、细菌等，经质膜特殊的介导方式，进入胞质并与初级溶酶体融合而形成的次级溶酶体。大分子溶液通过胞饮作用，其中也包括受体介导的内吞作用，形成吞饮泡（或胞内体），病毒、细菌等通过吞噬作用形成吞噬泡，分别与初级溶酶体融合后形成次级溶酶体。②自生性溶酶体：是指包围了部分被损伤或衰老细胞器（包含线粒体、内质网碎片等）的自体吞噬体与初级溶酶体融合后形成的次级溶酶体。该次级溶酶体消化的物质是来自细胞自身即内源性物质。其内含不能被消化的残留物质的次级溶酶体，被称为残留小体。残留物质有的可以被排出，有的长期储留在细胞内不能被排出。

残体 又称后溶酶体，已失去酶活性，仅留未消化的残渣而故名。残体可通过外排作用被排出细胞，也可能留在细胞内逐渐增多，如肝细胞中的脂褐质。

发生 初级溶酶体是在高尔基复合体的成熟面或反面以出芽的形式形成的。其形成过程为：内质网核糖体合成溶酶体蛋白→进入内质网腔进行 N-连接糖基化修饰→进入高尔基复合体顺面（Cis 面）膜囊→N-乙酰葡糖胺磷酸转移酶识别溶酶体水解酶的信号斑→将 N-乙酰葡糖胺磷酸转移到 1~2 个甘露糖残基上→在中间

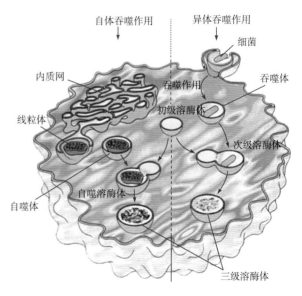

图　溶酶体系统的作用示意图

膜囊切去 N-乙酰葡糖胺，形成阳离子依赖型甘露糖-6-磷酸受体（M6PR）的配体（M6P 配体）→后者与反面膜囊上的受体 M6PR 结合→选择性地包装成初级溶酶体。初级溶酶体进入内消化过程，即对内吞物的分解消化，形成次级溶酶体。

功能　①主要在细胞内发挥消化作用，与细胞自溶、防御及对某些物质的利用均有关：所有白细胞均含有溶酶体，可杀灭侵入的微生物。某些颗粒或大分子物质通过内吞作用进入细胞，在溶酶体中被消化，其产物被自身利用或形成某种化合物，如内吞低密度脂蛋白后获得胆固醇。溶酶体通过自体吞噬，清除细胞中无用的生物大分子及衰老的细胞器。许多生物大分子的半衰期只有几小时至几天，肝细胞中线粒体的平均寿命约 10 天左右，这些均可能与溶酶体的内消化作用有关。②参与细胞凋亡过程：个体在发生过程中其组织或器官的改造或重建，如昆虫和蛙类的变态发育等，都是在基因控制下完成的。衰老细胞的清除可通过程序性细胞死亡即凋亡而实现。衰老或不成熟的细胞在被清除前，先以出芽形式形成凋亡小体，再被巨噬细胞吞噬并被溶酶体消化。在巨噬细胞内，通过溶酶体对吞入的病原体进行杀灭和降解，发挥防御作用。在甲状腺的腺泡腔内，溶酶体可降解甲状腺球蛋白，使其成为有活性的甲状腺素，从而对甲状腺激素的分泌进行调节。

与疾病关系　许多疾病的发生、发展与变化过程与溶酶体的作用及其变化相关。

硅沉着病　又称矽肺。二氧化硅（SiO_2）尘粒（矽尘）吸入肺泡后被巨噬细胞吞噬，含有矽尘的吞噬小体与初级溶酶体合并成为次级溶酶体。二氧化硅可以破坏溶酶体的膜，导致吞噬细胞的溶酶体崩解，细胞本身也被破坏，矽尘被释出，之后又被其他巨噬细胞吞噬，如此反复进行。受损或已破坏的巨噬细胞释放出"致纤维化因子"，并激活成纤维细胞，造成胶原纤维沉积，肺组织纤维化，导致换气障碍。

肺结核　结核杆菌的菌体成分——硫酸脑苷脂能抵抗胞内溶酶体的杀伤作用，使结核杆菌在肺泡内大量生长繁殖，导致巨噬细胞过度吞噬而裂解，释放出的结核杆菌再被吞噬，如此重复，最终引起肺组织纤维化。结核杆菌（包括麻风杆菌）可耐受溶酶体酶的作用，因而可在巨噬细胞内长期存活。

溶酶体贮积症　是遗传缺陷引起的。溶酶体的酶发生变异，功能丧失，导致底物在溶酶体中大量蓄积，进而影响细胞功能，常见的贮积症主要有下列几种：①GM2 神经节苷脂贮积症变异型 B：即泰-萨克斯（Tay-Sachs）病，又称家族性黑矇性痴呆。患者多为幼儿，常在 2～6 岁死亡。其病因是溶酶体缺少氨基己糖酯酶 A，导致神经节苷脂 GM2 在细胞内积累，影响细胞功能，造成精神痴呆。患者表现为渐进性失明、痴呆和瘫痪。②糖原贮积症 Ⅱ 型：属常染色体缺陷性遗传病，患者多为幼儿，常在 2 周岁以前死亡。因溶酶体缺乏 α-1,4-葡萄糖苷酶，糖原在溶酶体中积累，导致心、肝、舌肿大，骨骼肌无力。③脑苷脂贮积病：又称戈谢（Gaucher）病，患者常在 1 岁内死亡。起因是巨噬细胞和脑神经细胞的溶酶体缺乏 β-葡萄糖苷酶，造成大量的葡萄糖脑苷脂沉积在这些细胞的溶酶体内，使巨噬细胞变成戈谢细胞。患者的肝、脾、淋巴结等肿大，中枢神经系统发生退行性变化等。④细胞内含物病：是 N-乙酰葡糖胺磷酸转移酶单基因突变引起的疾病。这类患者成纤维细胞的溶酶体中没有水解酶，导致底物在溶酶体中大量贮积，形成包涵体，引发病毒或细菌感染性炎症。⑤类风湿关节炎：溶酶体膜很容易脆裂，其释放的酶导致关节组织损伤和炎症。

（杜剑青）

xibāohé

细胞核（nucleus）　真核细胞中遗传物质储存、复制和转录的场所。是双层膜封闭的膜状细胞器，是细胞的控制中心。哺乳类动物的细胞核是细胞内最大的细胞器，平均直径为 11～12μm，占据了细胞中约 10% 的体积。

结构　细胞核由核膜、核质及核仁构成（图 1）。①核膜：位于细胞核外层并将其内容物完全

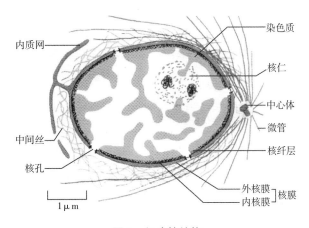

内质网　染色质　核仁　中心体　微管　核纤层　中间丝　核孔　外核膜　内核膜　核膜

1 μm

图 1　细胞核结构

包覆的双层膜，即内膜与外膜，两层膜以平行方式相互重叠排列，二者之间的距离10~50nm。核膜可使膜内物质与细胞质相隔离。核膜上有核孔，由核孔蛋白组成，作为物质进出的通道。核孔的直径约100nm，可让小分子与离子自由通透；而如核酸与蛋白质等较大的分子，不能自由通透，需载体或转运蛋白的帮助才能通过。典型的哺乳类动物细胞的核膜上，拥有3000到4000个核孔，每个核孔含有8个形状如圆圈样的环状对称构造，同时嵌于内、外膜之中。伴随这些环状构造的核篮，向内延伸进入核质；另外还有许多丝状结构伸入到细胞质中，其功能是与核运输蛋白结合辅助运输物质。②核质：细胞核内部的黏液，与核外的细胞质类似。核质中含有细胞多数的遗传物质，主要是DNA；还存在许多由特殊蛋白质、RNA及DNA复合而成的次核体。核DNA与多种蛋白质，如与组织蛋白复合形成染色质。而染色质在细胞分裂时，会浓缩形成染色体，其中所含的所有基因合称为核基因组。③核仁：有时称为次胞器，是细胞核内部无界膜包绕的染色浓度较高、由直径约5nm的纤丝紧密交织组成的网织状结构，其间隙填充着无定型的基质，并散在地分布着直径为15~20nm的致密颗粒。包围在核周围的染色质及伸入到核仁内部、载有核糖体核糖核酸（rRNA）基因的常染色质被统称为核仁相随染色质或异染色质。但其中以祥的形式伸展到核仁内部的一部分是常染色质。以上成分及其空间构象即使在同一个细胞中也会因其生理状态的不同而发生变化。在电子显微镜下，可观察到核仁有三层不同的结构，其中位于最内层的称为成纤维中心（FC），中间即FC的外层为致密纤维组分（DFC），最外层为颗粒组分（GC）。

功能 调控基因表达，并调节细胞周期中DNA的复制过程。细胞核是转录作用发生的部位，由于其可与细胞质中的转译成分隔离，因而使真核生物得以拥有一些原核生物所缺乏的基因调节能力。

遗传信息的储存和复制 核运输是细胞中最重要的功能之一。基因表现与染色体的保存，皆有赖于核孔上所进行的运输作用。许多蛋白质、核糖体亚单位或RNA，可在核转运蛋白运输因子的中介下通过核孔。其中帮助分子进入核内的称为输入蛋白；而帮助分子离开细胞核的则称作输出蛋白。类固醇激素如皮质醇、醛固酮及其他作为细胞信号的脂溶性分子，可通过细胞膜扩散进入细胞质，并与将要进入细胞核的核受体蛋白结合。这些受体与配体分子结合时具有转录因子的功用，若无配体，受体则通过对组织蛋白去乙酰化酶的作用，抑制基因表现。

动物细胞内有两种用来支撑细胞核的中间纤维：其中核纤维层为一种有系统的网状结构，分布于核膜内侧，对核膜起支撑作用；另一种缺乏较系统的支撑构造，位于核模的外侧。两种结构除了支撑与稳定核膜外，也是染色体与核孔赖以固定的位点。

遗传信息的转录 核仁的功能主要是合成rRNA并组成核糖体。核糖体组成的第一步，是核糖体脱氧核糖核酸（rDNA）的转录，参与此过程的酶素是RNA聚合酶Ⅰ。经转录作用生成rRNA前体，之后再被切割成四个次单元，分别是5S、5.8S、18S及28S的rRNA。核仁中的rRNA会在转录过程中聚集在一起，形成小核仁RNA（snRNA）分子，其部分结构是来自被剪接作用移出的内含子（原本属于mRNA前体）；此过程中的mRNA，由负责核糖体功能的基因转录而成。组装完成的核糖体次单元，是各种进出核孔的分子中体积最大者。当核糖体合成开始时，组成核仁的原料会快速聚合在一起，以辅助核糖体的合成，而核仁也因此成型。

rDNA的转录可发生于FC或是FC与DFC的边界上。因此当细胞中的rDNA正在转录时，会使FC的数量增加。而多数rRNA的分割与修饰，则发生在DFC部分，之后再于GC部位与蛋白质汇合（图2）。

(杜剑青)

rǎnsètǐ

染色体（chromosome） 染色质在细胞分裂时凝缩成的特定结构的小体。是细胞内由双股螺旋构成并具有遗传物质——基因的载

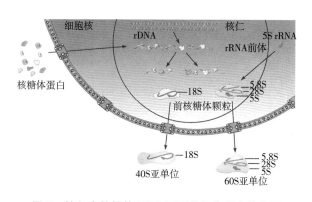

图2 核仁在核糖体RNA及亚单位合成中的作用

体。因其可被碱性染料染成深色而得名。染色体的外形为长短不等的棒状小体，其构成成分主要是脱氧核糖核酸（DNA）与五种称为组蛋白的蛋白质。

形态　染色体在细胞分裂之前形成。在细胞的代谢期或间期，染色体分散成一级结构或为伸展开的DNA分子，组成细胞核内的染色质或核质。每条染色体由两条染色单体组成，中间狭窄处称为着丝粒，又称主缢痕（从分裂期前期到后期，在染色体上出现的凹痕），它将染色体分为短臂（p）和长臂（q）。按着丝粒位置的不同，可将人类的染色体分为中着丝粒染色体、亚中着丝粒染色体和近端着丝粒染色体三种类型。近端着丝粒染色体的短臂末端有一个结构叫做随体，呈圆球形，其中间以细丝与短臂相连。有的染色体长臂上还可看到另一些较小的狭窄区，称为次缢痕。染色体两臂的末端都存在着一种结构称作端粒，具有保持染色体完整性的功能。

结构　超微结构显示染色体是由直径仅10nm的DNA-组蛋白高度螺旋化的纤维所组成。每一条染色单体可看作一条双螺旋的DNA分子。在有丝分裂间期，解螺旋而形成超长伸展的细丝，此时不易对染料着色，光学显微镜下呈无定形物质，称为染色质。有丝分裂时DNA高度螺旋化而呈现特定的形态，此时对碱性染料着深色，称为染色体。

核小体是构成染色体的最基本单位。核小体的核心是由四种组蛋白（H_2A、H_2B、H_3和H_4）各两分子构成的扁球状八聚体。DNA分子具有典型的双螺旋结构，伸展开就像是一条长长的飘带。DNA双螺旋依次在每个组蛋白八

聚体分子的表面盘绕约1.75圈，其长度约相当于140个碱基对。组蛋白八聚体与其表面上盘绕的DNA分子共同构成核小体。在相邻的两个核小体之间，有DNA连接线，长50～60个碱基对。在相邻的连接线之间结合着一分子组蛋白（H_1）。密集成串的核小体形成了核质中10nm的纤丝，这就是染色体的一级结构。在其中，DNA分子被压缩了约7倍。染色体的一级结构经螺旋化形成中空的线状体，称为螺线体或核丝，即为染色体的二级结构。其内径约10nm，外径30nm，相邻螺旋间距为11nm。螺线体的每一周螺线中包含了6个核小体，因此DNA的长度在这里再被压缩了6倍。二级结构的螺线体（30nm）再进一步螺旋化，形成直径为0.4μm的筒状体，称为超螺旋体。这就是染色体的三级结构。在这里，DNA的长度又再被压缩了40倍。超螺旋体进一步折叠盘绕后，形成染色单体即染色体的四级结构。两条染色单体组成一条染色体。到这里，DNA的长度又再被压缩了5倍。从染色体的一级结构到四级结构，DNA分子一共被压缩了8400倍（＝7×6×40×5）。如人染色体中的DNA分子伸展开

来的长度平均约几个厘米，而染色体能被压缩到只有几个微米（图）。

由于各种显带技术的出现，对染色体的识别变得更加容易。如中期染色体经过DNA变性、胰酶消化及荧光染色等处理，可显示沿其纵轴排列的明暗相间的带纹。按照染色体上特征性的标志，可将每一个臂从内到外分为若干区，每个区又可分为若干条带，每条带又再分为若干个亚带，如"9q34.1"就表示9号染色体长臂第3区第4条带的第1个亚带。每条染色体带纹的数目和宽度相对恒定，因此，根据带型的不同可识别出每条染色体及其片段。

数目　真核生物细胞核外的染色体的数量是不固定的，如线粒体内的小染色体或类质粒小染色体，可能数以千计。无性生殖的物种的所有细胞中只有一套染色体，这一套染色体在所有体细胞中都是相同的。有性生殖的物种的体细胞中有两套染色体，一套来自父方，一套来自母方。生殖细胞只有一套染色体，来自于具有两套染色体的精原细胞或卵母细胞的减数分裂。减数分裂进行时，一对匹配的染色体可能会互换，由此产生与父母双方都不

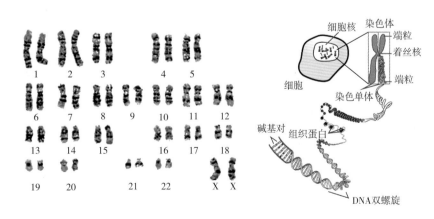

图　人类染色体的核型和DNA双螺旋链

完全一样即子代不能完全继承父方或母方的新染色体。人的染色体有 46 条，即 23 对，其中 22 对为常染色体，一对为性染色体。男性的性染色体为 XY，女性的为 XX。某些生物是多倍体，体细胞有三套甚至更多套染色体。

(杜剑青)

jīyīn

基因 (gene)

载有特定遗传信息的 DNA 片段。是细胞内遗传物质的最小功能单位。少数噬菌体和病毒的遗传物质是 RNA。基因的基本结构包括 DNA 编码序列、非编码调节序列和内含子。载有基因遗传信息的结构基础是 DNA 序列中特定的核苷酸排列顺序。基因的功能是为生物活性物质的组构及空间定位等编码，其产物是具有各种构象和不同功能的 RNA 和蛋白质。不同的生物细胞，其 DNA 所负载的遗传信息量不同，基因数目不同，所合成的蛋白质种类不同，因而形成了丰富多彩的生物物种。基因通过转录和翻译，决定了蛋白质的结构和功能；同时还通过复制将遗传信息传递给子代，即传代功能。

基因组：指携带有单倍体细胞或生物体的一整套遗传指令的核苷酸序列群。包括全套基因和间隔序列，即单倍体细胞核内的全部 DNA 分子。人类的基因组约有 3.0×10^{10} bp，只有 2 万~3 万个基因，仅是大肠杆菌 4000 个基因的 5~7 倍。人类基因组的 DNA 数量仅是蝾螈和百合花的 1/10，但人类基因组却比这些动植物更为复杂。与原核细胞相比，真核细胞之所以具有复杂多样的功能，是因为真核细胞基因组的复杂性和信息量远超过原核细胞。

真核生物体细胞基因组：分为细胞核基因组与细胞质基因组，

细胞核基因组含双份的（二倍体），即有两份同源的基因组，其 DNA 与蛋白质结合形成染色体。因此，除配子细胞外，体细胞有两个同源染色体（存在于细胞核内，是基因组遗传信息的载体）；细胞质基因组可有许多拷贝。线粒体基因组（mtDNA）是一个线粒体所包含的全部 DNA 分子。mtDNA 主要编码与生物氧化有关的一些蛋白质和酶，如呼吸链中的细胞色素氧化酶，该酶七个亚基中的三个亚基由 mtDNA 编码，其余四个亚基由核基因组 DNA 编码。线粒体基因组有自己的 rRNA，tRNA 及核糖体等系统，因此线粒体的一些蛋白质基因可以在线粒体内独立表达。

编码区与非编码区 在原核细胞和真核细胞中，组成基因的核苷酸序列可分为不同的区段，在基因表达过程中起不同的作用：①编码区：是指能够转录为相应的信使 RNA（mRNA）并指导蛋白质合成的基因区段。与原核细胞相比，真核细胞的编码区是间隔的、不连续的。能够编码蛋白质的序列被不能编码蛋白质的序列分隔开来，成为断裂的形式，包括内含子和外显子。②非编码区：指不能转录为 mRNA、不能指导蛋白质合成的基因区段。非编码区由编码区上游和下游的 DNA 序列组成。其上有许多调控遗传信息表达的核苷酸序列，包括启动子、终止子等，对遗传信息的表达都是不可缺少的。

真核细胞基因结构与特点

包括以下几方面（图 1）。

割裂基因 是由若干个内含子和外显子构成的不连续镶嵌结构的结构基因。即由若干个编码区和非编码区相互间隔开但又连续镶嵌而成的基因核苷酸序列，去除非编码区后再连接起来，可翻译出由连续氨基酸组成的完整蛋白质的若干基因。内含子是指插入在结构基因内能够被转录，但不能指导蛋白质合成的非编码顺序。外显子是指在结构基因中能够被转录，并能指导蛋白质合成的编码顺序。在第一个外显子和最后一个外显子的外侧是一段不被翻译的非编码区序列，称为侧翼顺序，含有调控基因活动的序列。

内含子-外显子接头 每个内含子与外显子的接头区都有一段高度保守的碱基顺序，即内含子的 5′末端多数是由鸟嘌呤与胸腺嘧啶（GT）开始，3′末端多数是腺嘌呤与鸟嘌呤（AG）结束，这种碱基顺序称为 GT-AG 法则。这是普遍存在于真核基因中 RNA 剪接的识别信号。

启动子 是 DNA 链上一段能被 RNA 聚合酶特异性识别与结合，并能起始 mRNA 合成的 DNA 序列，是基因表达不可缺少的重要调控序列。没有启动子，基因就不能转录与表达。

上游启动子序列 转录起始位点上游 -25 ~ -35bp 区段，由 7~10 个碱基组成并以 TATA 为核

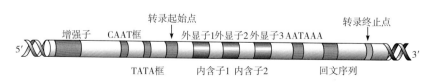

图 1 真核细胞的基因结构示意图

心的序列，称为 TATA 框。TATA 框是 RNA 聚合酶及其他蛋白质因子的结合位点，关系到转录起始的准确定位；若缺失，转录合成的 RNA 会有不同的 5′ 端。位于 TATA 框的上游，距离转录起始点 −70 ~ −80bp 区段含有 CCAAT 序列，及 −80 ~ −110bp 区段含有 GGGCGG 序列，这两段保守序列分别称为 CAAT 框和 GC 框，都是基因转录所必需的 DNA 序列，主要控制基因转录的起始频率，统称为上游启动子序列，又称上游启动子元件。真核生物典型的启动子是由 TATA 框及其上游的 CAAT 框和 GC 框组成的。

增强子 增加同它连锁的基因转录频率的 DNA 序列。能增强或提高启动子的活性，但不具有启动子的功能。主要特点：①可以从 5′→3′ 方向或从 3′→5′ 方向，无定向地影响启动子的活性。②能距启动子较远距离地影响转录启动的调控元件。③对启动子的影响无严格的专一性。

沉默子 又称沉默子元件，是能够对基因转录起阻遏作用、属于负性调控元件的 DNA 片段。其作用不受序列方向及距离的影响，也可影响异源基因的表达。

回文序列 或称回文结构，是双链 DNA 中的一段倒置重复序列，当该序列的双链被打开后，可形成局部"十"字形结构，这段序列被称为回文序列。5′ CAT-TATATAAG3′ 3′ GTAATATATTC5′ 会形成发夹结构，常见于基因的调控区和特异蛋白结合区。短的回文结构可能是特别的信号，如限制性内切酶的识别位点。较长的回文结构易转变成发夹结构，后者的形成可能有助于 DNA 与特异性 DNA 结合蛋白结合。

终止子 是给予 RNA 聚合酶转录终止信号的 DNA 序列。在一个操纵元中至少在结构基因群最后一个基因的后面有一个终止子。可分为两类：一类不依赖于蛋白质辅因子就能实现终止作用的转录终止子，又称本体转录终止子；另一类则依赖蛋白辅因子才能实现终止作用的转录终止子，或称 ρ-依赖转录终止子。其中的蛋白质辅因子称为释放因子，通常又称 ρ 因子。两类终止子有共同的序列特征，即在转录终止点前有一段回文序列。回文序列的两个重复部分（每个 7~20bp）由几个不重复的 bp 节段隔开。回文序列的对称轴一般距转录终止点 16~24bp。

基因表达与中心法则 基因表达是指通过 DNA 模板合成 RNA，再由携带 DNA 遗传信息的 RNA（或信使 RNA，mRNA）指导特定蛋白质合成的整个过程。终产物是蛋白质，也可以是 RNA。在基因表达过程中，遗传信息的传递方向是 DNA→RNA→蛋白质。这种遗传信息由 DNA 开始，经过 RNA 到蛋白质的单方向流动次序，称为分子生物学的中心法则。

中心法则的实现即基因表达中包括了基因的复制、转录及翻译几个相继发生的不同过程。其中 DNA 的复制是指 DNA 双链在细胞分裂以前进行的复制过程。复制的结果是一条 DNA 双链变成两条一样的双链，从而把遗传信息传给子代 DNA；包括引发、延伸和终止三个阶段。DNA 链间的氢键断裂，双链解旋而分开，每条链作为模板在其上合成互补链，经过一系列酶（如 DNA 聚合酶、解旋酶、链接酶）的作用生成两个新的 DNA 分子。复制合成的子代 DNA 分子中的一条链来自亲代 DNA，另一条链是新合成的。这

种复制 DNA 的方式被称为半保留复制。

基因转录 是在细胞核内以 DNA 的一条链为模板，按照碱基互补配对原则，由 RNA 聚合酶催化合成 RNA 分子的过程。通过转录将 DNA 的遗传信息传递给 RNA 分子。特点：①用于合成 RNA 的底物原料是四种 5′-三磷酸核糖核苷（NTP），即 ATP、CTP、GTP、UTP。②通过 RNA 聚合酶，作用于两个 NTP 之间 5′-ON 对 5′-P 的反应，生成磷酸二酯键。③在双链 DNA 分子任何一个特定区域的转录都是以单链为模板。④RNA 碱基顺序由模板 DNA 碱基顺序决定，合成的 RNA 链与模板链反向平行。⑤RNA 分子的合成不需引物。⑥合成 RNA 的方向是 5′→3′，游离的 NTP 只能连接到 RNA 链的 3′-ON 端。

转录后加工 是指将新生的、无活性的 RNA 初级产物或不成熟的产物经过加工修饰，转变成有活性的成熟的 RNA 的过程，又称为 RNA 的成熟。通过转录最初生成的 mRNA 的前体，称为不均一 RNA（hnRNA），其分子量比成熟 mRNA 大几倍至几十倍。hnRNA 经过在 5′-端加入"帽子"结构，在 3′-端加多聚腺苷酸（poly A）"尾"结构，以及剪接去除内含子，才能转变为成熟的 mRNA。（图 2）。

tRNA 的转录后加工 转运 RNA 即 tRNA，是具有携带并转运氨基酸功能的一类小分子核糖核酸，参与蛋白质生物合成所需氨基酸的转运。tRNA 的成熟：tRNA 前体，由 RNA 酶分别将 tRNA 前体的 5′-末端和相当于反密码子环的区域切除一定长度的多核苷酸链，最后由连接酶催化而拼接为成熟的 tRNA。tRNA 在加工过程

中还需要进行碱基的化学修饰及在 3'-端加上特有的 CCA 末端。(图 3)。

基因的翻译 是在 mRNA 指导下的蛋白质分子的生物合成过程；是在基因表达的第一步即 DNA 将遗传信息转录给 mRNA 之后进行的；是将核酸中四种核苷酸序列编码的遗传信息通过遗传密码破译的方式，解码为蛋白质一级结构中 20 种氨基酸排列顺序的过程。翻译过程需包括核糖体、mRNA、tRNA 及多种蛋白质因子在内的 300 多种生物大分子参与。mRNA 携带 DNA 的基因信息引导核糖体蛋白质的合成（图 4）。

(杜剑青)

xìbāomó wùzhì zhuǎnyùn

细胞膜物质转运（cell membrane transport） 气体分子、离子、葡萄糖和氨基酸等物质经细胞膜进行交换或转移的方式。细胞膜既是细胞内外环境之间的屏障，又是物质交换或转运的必经之路。细胞膜是半透膜，允许某些物质分子通过，而不允许另一些物质通过。由于膜脂质双层尤其是其中疏水区的存在，各种离子和水溶性分子不能自由通过细胞膜。膜内外的大分子物质或带电基团也不能自由通透。因此，在一般情况下，细胞膜内外各种物质的浓度不同，但保持着相对稳定；这对于维持内环境稳态及细胞的正常生理活动都具有重要的意义。不同的物质可在相同或不同的条件下可进行跨膜转运，但有其不同的转运机制。包括：①单纯扩散：脂溶性小分子或少数水溶性小分子物质可顺浓度差自由通过细胞膜。②易化扩散：离子、葡萄糖和氨基酸在膜特殊蛋白质（通道和载体）的帮助下，可顺浓度差和（或）电位差通过细胞膜。

③主动转运：离子由于细胞活动所造成的跨膜移动变化，可通过直接消耗能量，逆浓度差或逆电位差，被（离子泵）主动转运过膜，葡萄糖和氨基酸则利用离子泵所提供的离子浓度势能，即间接地消耗能量，被继发性主动转运过膜。④胞吐和胞吞：大分子或团块物质需经过复杂的膜结构变化才能出入细胞。细胞膜内外两侧物质的跨膜转运对于维持细胞的正常代谢和实现其功能都是必要的。

(杜剑青)

dānchún kuòsàn

单纯扩散（simple diffusion） 脂溶性或非极性小分子物质顺浓度差的简单跨膜转运方式。不需要生物膜的活动参与。如果在温度恒定的条件下，某种物质分子在膜两侧的分布存在浓度梯度（气体为分压差），则该物质就会从膜的高浓度一侧向低浓度一侧并按一定的速率进行跨膜扩散（图）。如在肺部，肺泡中的氧分压高于肺毛细血管，氧气（O_2）就在氧分压差的推动

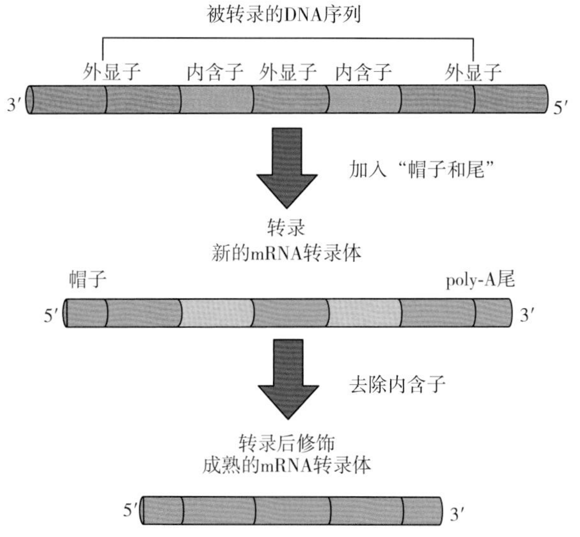

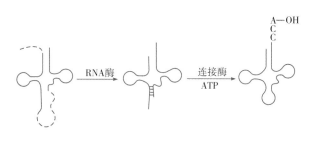

图 2 真核细胞的 mRNA 转录后的加工

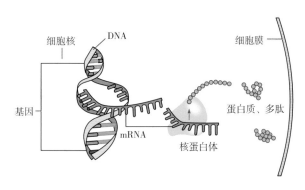

图 3 前体 tRNA 的剪接

图 4 mRNA 携带 DNA 的基因信息引导核糖体蛋白质的合成

下，通过呼吸膜从肺泡向肺毛细血管扩散；相反地，肺毛细血管中的二氧化碳（CO_2）分压高于肺泡，则 CO_2 在二氧化碳分压差的推动下，通过呼吸膜从肺毛细血管向肺泡扩散。这种肺部气体

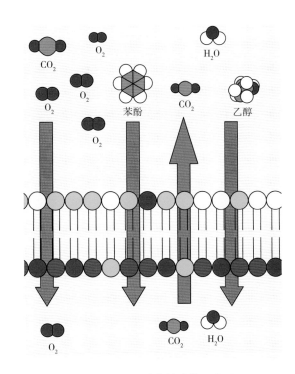

图　小分子物质单纯扩散示意图

交换的结果使流经肺部的静脉血液获得氧气，而排出二氧化碳。按照物理学原理，半透膜（细胞膜）两侧不同浓度的溶液，通过溶质分子的跨膜扩散，最终使膜两侧溶液的浓度达到平衡即浓度差为零；此时，溶质分子仍可能在膜两侧相互自由扩散，但扩散量相等即不再有跨膜的净移动。

影响因素　在体温相对恒定的条件下，决定并影响单纯扩散速率的因素有：①膜两侧物质的浓度梯度（或气体的分压差）：是物质分子跨膜扩散的驱动力，并决定扩散的速率与方向，即膜两侧的物质浓度梯度与扩散速率成正比。②膜对物质的通透性：与物质分子的扩散量成正比，也是与物质分子的脂溶性成正相关的，即可通透的物质分子的分子量一定时，膜对该物质的通透性越大或物质的脂溶性越大，则扩散量越大，反之就越小。③物质的分子量：可通透物质的理化性质相

同时，物质的分子量与扩散量成反比，即分子量小的物质分子易通透，分子量大的不易通透。④可通透膜的表面积：与物质分子的扩散量成正比。如正常时呼吸膜的面积是稳定的，不会影响肺部的气体交换。但是在肺纤维化、呼吸膜病变或肺叶阻塞时，可供气体交换的呼吸膜面积减小，气体扩散速率降低，可发生呼吸困难，甚至危及生命。又如小肠上皮细胞上的绒毛、微绒毛或与之类似的肾小管上皮细胞，都极大地扩大了物质的吸收面积，有利于对物质的吸收转运，也足以保证实现这些器官功能以至机体功能的需要。但在严重的肠道或肾小球病变时，可使吸收面积大大减小，则物质的吸收转运率明显减少。

通过单纯扩散跨膜转运的物质包括脂溶性、非极性小分子物质，如 O_2、CO_2、氮（N_2）、类固醇激素等；不带电荷的极性小分子物质，如乙醇、苯、尿素、甘油、脂肪酸、维生素 D 等。上述这些物质分子都极易通过细胞膜，他们的扩散速率与其各自在膜两侧的浓度差成正比关系。

转运特点　①扩散速率高：各种脂溶性小分子物质的扩散速度都普遍较快，尤其是气体分子中 CO_2 的扩散速度大大地快于 O_2，因此不会出现 CO_2 扩散障碍。②无饱和性：只要保持或

提高膜两侧物质分子的浓度梯度，则该物质分子的跨膜扩散就不会停止；不需膜特殊蛋白质的参与或帮助，也不需细胞主动消耗能量。

水分子是非脂溶性极性分子，但其分子小、不带电荷，因此可在一定限度内以渗透方式（依靠渗透压差的作用）自由通过细胞膜，属于单纯扩散。在有些细胞膜上有水通道蛋白，又称水孔蛋白，水经由这些蛋白构成的孔道能较快地通过细胞膜。肾小管上皮细胞中水孔蛋白的活动受血管升压素的调节，从而影响肾对水的重吸收和尿量。

（杜剑青）

yìhuà kuòsàn

易化扩散（facilitated diffusion）

较大的非脂溶性或亲水性物质分子及带电离子在细胞膜特殊蛋白质的协助下，顺浓度梯度或电化学梯度的跨膜转运方式。非脂溶性的物质分子主要是葡萄糖、氨基酸和核苷酸等，带电离子包括 Na^+、K^+、Ca^{2+}、Cl^- 等。这些物质分子和离子尽管有浓度差的驱动力，但不能自由通过细胞膜，而是需细胞膜上的特殊蛋白质的协助才能通过（图）。易化扩散属被动转运，不需细胞提供代谢产生的能量。由于膜特殊蛋白质所提供的协助方式不同以及被转运物质的性质、特征的不同，易化扩散分为两种形式，即由载体介导的易化扩散（即载体介导的转运）和由通道介导的易化扩散（即通道介导的转运）。

（杜剑青）

zàitǐ jièdǎo de zhuǎnyùn

载体介导的转运（carrier-mediated transport）

可溶性物质分子或离子在载体蛋白介导下顺浓度梯度进行的跨膜转运方式。载体

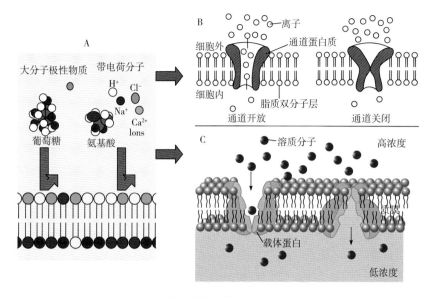

图 易化扩散示意图

注：A. 极性物质分子和带电荷的离子不能自由跨膜扩散；B. 通道介导的易化扩散：
通道开放时允许离子通过，通道关闭时离子不能通过；C. 载体介导的易化扩散：
葡萄糖、氨基酸、核苷酸等较大的物质分子与载体位点结合而被转运

蛋白简称载体，又称转运体，是运载物质分子或离子通过细胞膜的一类跨膜蛋白质。载体上有结合被转运物的特殊位点，一旦被转运物与该位点结合，就会引发载体的构象改变，其物质位点可向膜的内侧或外侧旋转，从而将物质转入到膜内或移出到膜外。载体只将一种物质从膜的高浓度一侧转运到低浓度一侧，如将葡萄糖从红细胞膜外转运到膜内，称为单转运，该载体也被称为单转运体。有些载体可同时转运两种或两种以上的物质，如在小肠上皮或肾小管上皮葡萄糖或氨基酸与 Na^+ 可同时结合到同一个载体被转运，称为联合转运。若联合转运的物质分子或离子都朝向同一个方向被转运，如上述的葡萄糖或氨基酸与 Na^+ 的转运，称为同向转运，该载体被称为同向转运体，如 Na^+-葡萄糖同向转运体；若被转运的物质分子或离子的去向相反，则称为反向转运、逆向转运或交换，如肾小管上皮

的 Na^+-H^+ 或 Na^+-K^+ 交换，这样的载体称为反向转运体或交换体。

转运特点 ①载体蛋白具有较高的结构特异性：如在同样浓度差的条件下，右旋葡萄糖的跨膜转运通量大大超过左旋葡萄糖；人体可利用的糖恰好都是右旋的。木糖几乎不能被跨膜转运。这些现象反映载体具有选择性转运的特点。②饱和现象：当被转运物的浓度达到一定水平时，该物质的转运量不再随其浓度的增高而增加，表明该转运已经达到饱和。如血糖浓度达到一定水平，使肾近球小管液中的糖浓度也达到一定水平，糖的重吸收可能达到极限，此时糖的转运达到完全饱和。与葡萄糖通过红细胞膜的被动转运不同，肾小管和小肠上皮对葡萄糖的转运间接地利用了细胞代谢产生的能量，为继发性主动转运方式。常用最大扩散速度（V_{max}）反映载体蛋白构象转换的最大速率；米氏常数（K_m，指达到最大转运速率的一半时所需的

被转运物的浓度）反映载体蛋白对被转运物的亲和力和转运效率。V_{max} 和 K_m 可从不同角度反映载体介导的转运的饱和特征。③竞争性抑制：若两种或两种以上的物质都能与某载体的特定位点结合且亲和力相近时，其中某一物质的加入则会减少载体对另一种或其他物质的结合与转运。如载体能与 A、B 两种物质结合且亲和力相近，若加入 A 物质就会减少载体对 B 物质的结合与转运；相反，B 物质的加入，也会减少载体对 A 物质的结合与转运。

转运种类 葡萄糖转运体（GLUT）是一类镶嵌在细胞膜上转运葡萄糖的载体蛋白，广泛分布于体内各种组织。根据转运葡萄糖的方式、特点分为两类：钠依赖的葡萄糖转运体：以主动方式逆浓度梯度转运葡萄糖，需要消耗能量；易化扩散的葡萄糖转运体：以被动方式顺浓度梯度转运葡萄糖，其转运过程不需细胞消耗能量。GLUT 已鉴定出数种亚型，分布于不同的组织，具有不同的功能。如 GLUT1 分布于血液、脑、胎盘等；GLUT2 主要分布于肝细胞、胰岛的 B 细胞、肾和小肠等；GLUT3 也分布于多种组织，在脑、神经等器官组织中表达较多；GLUT4 为胰岛素敏感的葡萄糖转运载体，主要分布于白色、棕色脂肪组织、骨骼肌和心肌中；GLUT5 是果糖转运载体，主要分布于空肠中。GLUT 的分布及数量与糖尿病的发生、发展具有极密切的关系。细胞中的糖来源取决于细胞对葡萄糖的摄取，葡萄糖不能自由通过细胞膜脂质双层进入细胞，因此需借助细胞膜上的 GLUT 来完成。GLUT 结构具有以下共同特点：①具有 12 个跨膜螺旋环。②螺旋环上存在 7

个保守氨基酸残基。③胞膜内侧面存在几个酸性和碱性氨基酸残基。④具有 2 个保守的色氨酸残基。⑤具有两个保守的酪氨酸残基。⑥均含有两个较大的环形结构，其中一个定位于第一、第二跨膜节段的细胞外区域，另一个定位于第六、第七跨膜节段的细胞内区域。其氨基末端及羧基末端均位于细胞膜的胞质面。

（杜剑青）

tōngdào jièdǎo de zhuǎnyùn

通道介导的转运（channel-mediated transport）

各种离子在通道蛋白介导下顺浓度梯度或电化学梯度进行的跨膜转运方式。通道蛋白简称通道或离子通道，是一类横跨细胞膜、含有亲水性孔道并可被特定因素调控的膜蛋白质，是可兴奋细胞产生电活动的基础。通过通道转运的离子包括 Na^+、K^+、Ca^{2+}、Cl^- 等；一般将转运某种离子的通道就称为该离子通道，如分别转运 Na^+、K^+、Ca^{2+} 的通道就相应地称为钠通道、钾通道、钙通道。当某种离子通道开放时，允许某种离子通过，则该离子就会在其浓度差或电化学梯度的推动下由膜的高浓度一侧向低浓度一侧移动；当离子通

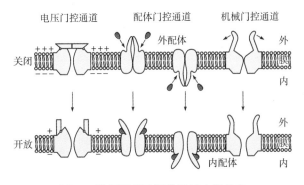

图 三种门控离子通道及其功能状态

注：电压门控通道：在静息电位即极化时关闭（上），去极化时开放（下）；配体门控通道：细胞内外配体未与位点结合时通道关闭（上），结合时开放（下）；机械门控通道：机械力未作用时通道关闭（上），作用时开放（下）

道关闭时，离子的转运就会停止（图）。

调控因素 由于离子通道的结构与功能特性不同，其所受到的调控或影响因素也就不同。有些离子通道的功能状态（如开放/激活与关闭/失活）受细胞膜电位差变化的控制，这类离子通道就称为电压门控离子通道，如神经元轴突膜上的钠通道及其末梢的钙通道；而受化学因素控制的离子通道就称为化学门控离子通道或配体门控离子通道，如突触后膜、肌细胞终板膜上的钠、钾通道；受机械力变化控制的离子通道（机械振动可使这种通道开放）则称为机械门控离子通道，如耳蜗毛细胞、血管内皮、肌肉感受器（肌梭）上的钠通道等。有些如嗅、味、痛觉等感受器虽然接受不同的刺激，但决定其感受器电位的都是化学门控离子通道。有些离子通道不受电、化学或机械因素的调控，经常处于开放状态，只要存在离子浓度差，离子就可以跨膜扩散，此类通道称为非门控离子通道。如安静时神经、肌细胞膜上的钾通道就经常处于开放状态，允许 K^+ 通过。离子通道的功能状态受调控因素或自身活动的变化而改变，如神经细胞一次兴奋过程，细胞上的钠通道可经历从正常到激活开放、失活关闭、再恢复到正常状态的周期性变化。钠通道的这些变化在影响 Na^+ 转运的同时，还影响该细胞的兴奋性，即兴奋能力的变化。

转运特点 ①对离子有相对特异的选择性通透。②具有门控特异性（极少数除外）。③对离子的转运速率快，可转运 $10^8 \sim 10^9$ 个离子/秒，远多于载体转运的 $10^3 \sim 10^5$ 个分子或离子/秒。④有一定的时间依赖性（个别除外），通道的开放（激活）过程，以及从通道开放、关闭（失活，不能被激活）到再次开放的过程，都需要一定的时间；其中也包含兴奋性变化的因素。

（杜剑青）

diànyā ménkòng lízǐ tōngdào

电压门控离子通道（voltage-gated ion channel）

受细胞膜两侧电位差及其变化控制的离子通道。又称电压依赖性离子通道、电压敏感性离子通道。常见的有钠通道、钾通道、钙通道，少部分氯通道等，它们以不同方式或时序参与神经、骨骼肌、心肌、平滑肌动作电位（兴奋）的形成。在一类通道中由于结构与功能特性及门控电位差的不同，又可以分出若干个亚型。其中钾通道的亚型是最多的。每种离子通道都有各自一定的激活电位。当膜电位变化经历某激活电位时，通过信息传递引起某种离子通道的构型发生改变，从而允许某种离子通过该通道内的亲水性孔道。带电离子经通道的转运又很快改变着膜电位，当其达到某一水平时，反过来影响该通道，使其失活而关闭，以终止其对离子的转运。关于离子通道激活过程的研究认为，在通道的底部有控制该通道的门，连接有分子开关样的电压传感器结构，实际上是一些带电氨基酸基团，它们可在膜电位变化时，因电场力的作用发生位移，进而引起通道构象变化，开放其

中的水相孔道允许离子通过。

钠通道（Nav） 由一个功能性 α 亚基和一个或多个辅助性 β 亚基（β₁～β₄）构成。推衍的 α 亚基结构显示，一个 α 亚基含有 4 个同源跨膜结构域（Ⅰ～Ⅳ），每个结构域含有 6 次跨膜的 α 螺旋（S₁～S₆），因此整个 α 亚基经过 24 次跨膜；α 亚基螺旋链的氨基（N）端和羧基（C）端都位于膜内的胞质侧；每个结构域中的 S₁、S₂ 和 S₃ 片段将通道与细胞膜连接起来，S₄ 片段为通道的电压传感器（又称激活门，m 门），含有精氨酸和赖氨酸残基，其在去极化跨膜电位的作用下使通道开放，S₅ 和 S₆ 片段之间的短肽链成发夹样 β 折叠构成水相通道的内壁。哺乳动物脑细胞钠通道 α 亚基的分子量为 260kD；Ⅰ 和 Ⅱ 结构域之间含有多个蛋白激酶的磷酸化位点，如 E387 位点磷酸化时可使钠通道开放，可一旦与河豚毒素结合，则可阻断钠通道。位于胞质区连接 Ⅲ 结构域的 S₆ 和 Ⅳ 结构域的 S₁ 片段之间由 45 个氨基酸组成的胞内环控制着通道的失活，其中 1488～1490 位的异亮氨酸、苯丙氨酸和蛋氨酸（IFM）短链是通道失活的关键；在膜持续去极化时这些氨基酸残基链位移，从膜内侧阻塞水相孔道，使钠通道失活，因而 IFM 短链可称为失活门（h 门）。虽然由 α 亚基构成钠通道的孔道，但 β 亚基却对其活动发挥着重要的调控作用。

钠通道 β 亚基的分子量较小，如哺乳动物脑细胞钠通道 β₁ 亚基的分子量为 36kD，β₂ 33kD，由一个单次跨膜的结构域和膜外 V 型 Ig-样基序以及膜内 C 端的尾部构成。共发现 4 种 β 亚基（β₁～β₄），其编码基因命名为 SCN1B-4B。β₁ 和 β₃ 亚基细胞外的 Ig-样基序含有成对的半胱氨酸并以共价键方式与 α 亚基结合；β₂ 和 β₄ 亚基含有非成对的半胱氨酸并以二硫键方式与 α 亚基结合。一般认为 β 亚基调节 α 亚基在细胞膜上的转运和定位，调节心肌钠通道的晚期电流，调节通道动力及电压门控。β 亚基的突变会影响 α 亚基在细胞的定位和表达并可能引起多种心血管和神经系统疾病。

钾通道（Kv） 由跨膜糖蛋白构成并由膜电位控制的通道，是已知的种类最多的离子通道家族。每种 Kv 都是由功能性 α 亚基和辅助性 β 亚基两部分构成的复合体。Kv 对离子通透有极高的选择性，其通透速率接近水的极限弥散率；它能在 1 毫秒内通透数百万个离子，且仅由一个通道完成。Kv 的 α 亚基有单体、多聚体或异多聚体。每个 α 亚基由四个同源结构域（Ⅰ～Ⅳ）构成；而每个结构域含有 6 次跨膜 α 螺旋段（S₁～S₆）。其中 S₁、S₂、S₃ 连接通道与胞质；S₄ 含有带正电荷的氨基酸残基，是电压传感器；S₄ 与 S₅ 之间的链接区段与 Kv 的电导率和失活有关；S₅ 与 S₆ 之间的短肽链参与孔道构成；S₆ 螺旋链中含有一个保守的脯氨酸-缬氨酸-脯氨酸（PVP）基序，起铰链作用，对 S₆ 的动力变形和 Kv 的电压敏感性起重要作用。在通道中 S₆ 对通道孔门的关闭被认为是关键结构，称为 S₆ 门。S₆ 门的门控机制：① S₆ 束交叉门控：由 4 个 S₆ 螺旋的细胞外端构成选择性滤器的支架，其底端在中心穴下方（细胞内入口处）会聚成右旋的束交叉；其收缩可关闭通道，可阻断从细胞内液到通道中心水相孔道中心穴的入口。② 球链门控：一些 Kv 仅在 S₆ 门开放之后，N 端肽段阻断通道之前，产生短暂的电导效应，称为 N 型失活。由于 N 型失活含有一个想象为球形的阻滞剂而抑制通道，因而称为球链门控机制。③ 选择性滤器门控：代替上述 N 型失活的是 C 端的 C 型失活，其通过引起狭窄的选择性滤器或孔门本身的收缩而关闭通道，但可产生短暂性 K⁺ 电导。C 型失活比 N 型失活慢，具有调节细胞重复放电的功能。

Kv 的 α 亚基螺旋链的 C 端和 N 端都位于膜的胞质区。其中在 C 端发现了一些功能序列，如 Kv2.1 通道定位的相关区和突触后密度蛋白（PSD-95）结合区。在 N 端发现还不完全清晰的 T1 结构域，可能与同源亚基的装配、Kv1.2 通道的开闭有关，并可能含有与 β 亚基结合的区域。在哺乳动物组织中发现有四种 β 亚基（β₁～β₄），大电导钙激活钾通道（BKca）β₁ 亚基是最先被证实的 BKca 通道相关蛋白。现已证实 BKca 通道 β 亚基（包括 β₁ 亚基）都有一种特征性的膜结构：两个跨膜结构域连接着一个膜外环形结构。该环形结构由 180 个氨基酸残基构成，并含有几个保守的可与 N 端连接的糖基化位点，且 N 端和 C 端都位于胞质区。在人、牛、狗、大鼠和小鼠 BKca 通道 β₁ 亚基由 191 个氨基酸残基组成的肽链序列，发现约有 71% 的一致性。BKca 通道 β₁ 亚基广泛分布于身体多种组织，尤其是主动脉、膀胱和子宫平滑肌表达丰富。

根据结构、功能特性及种系发生特点不同，Kv 可分为三大类：① Kv1～Kv6 和 Kv8、Kv9 家族。② Kv7 家族。③ Kv10～Kv12 家族。若主要根据功能特性可将 Kv 分为三类：① 延迟整流钾通道（电流 I_K）。② 瞬时外向钾通道

（电流 I_{to}）。③内向整流钾通道（电流 I_{kir}）。

延迟整流钾通道 其作用最为重要。对神经或肌肉通以内向刺激电流引起膜超极化时，膜的电阻并不随膜电流的强弱而变化，膜电位的变化与通电电流强度成正比。但当通以外向刺激电流时，膜的去极化随着电流增大而增大，膜电阻变小，但与刺激电流强度比率相比，仅产生了较小的去极化。这表明膜具有整流作用，并且由于这种整流作用在通电开始后稍为延迟出现，因此称为延迟整流。延迟整流属于外向整流，其特点是随着膜的去极化，钾通道的电导逐渐增强，结果是当动作电位时程进行到一定时刻时会克服内向电流的作用，使膜快速复极化，且不断加速复极化进程，这就成为动作电位去极相后急速复极的一个原因。

20 世纪 60 年代末，诺布尔（Noble D）和钱（Tsien RW）首次在羊浦肯野纤维标本上使用电压钳技术对 I_K 进行了初步分析，他们推测 I_K 可能含有两个成分，分别称为 I_{K1} 和 I_{K2}。1990 年，桑吉内蒂（Sanguinetti MC）等观察了 E24031 对豚鼠单个心室肌细胞 I_K 的影响，结果证实 I_K 确由两个成分组成，并根据它们对 E24031 不同的敏感性分别命名为快速激活的延迟整流钾通道和缓慢激活的延迟整流钾通道（电流 I_{Ks}）。普遍认为 I_K 包含三个成分，除了上述的两种电流外，还包含超快激活的延迟整流钾电流。产生 I_{Ks} 的为慢（延迟）钾通道，其单个通道的电导在 2～20ps，通道平均开放寿命为数十毫秒。该种通道可被四乙胺（TEA）等特异性阻滞，通道对 K^+ 有高度选择性，在神经轴突和骨骼肌细胞膜中有较高密度。

瞬时外向钾通道 该通道外向的 K^+ 流在膜去极化的早期就出现，表明通道的活化时间常数比慢钾通道小得多，但在 $-40mV$ 以上该通道即关闭。该通道可被较低浓度的 4-氨基吡啶阻滞，也可被 TEA 阻滞。

钙激活的钾通道（Kca）受到电压和 Ca^{2+} 的双重门控，其结构略有不同，有两个独特功能的结构区域，即一个保守的通道核心结构和一个特别长的与 Ca^{2+} 结合的 C 端。已知至少有 18 个编码钾通道 α 亚单位的基因表达于哺乳动物的神经系统。这些基因属于 6 个亚家族，与 6 个果蝇钾通道的基因相对应：Shaker/Kv1（KCNA）、Shab/Kv2（KCNB）、Shaw/Kv3（KCNC）、Shal/Kv4（KCND）、ether-a-go-go（HERG）和 Slowpoke，Slo（maxi K）。

内向整流钾通道 分子结构于 1993 年被阐明，由两次穿膜螺旋和夹于其间的 H 段构成，即只相当于电压门控钾通道分子的后半部，没有闸门和电压传感器（H_5）结构。Kir（已发现有 12 个相应基因：KCNJ1 ～ KCNJ11 和 KCNK）为超极化电流所激活。这类通道控制静息电位和输入电阻，但不阻止动作电位的发生，受神经递质或细胞内腺苷三磷酸（ATP）水平的调节。由于膜去极化时的 Na^+ 内流或膜内 Mg^{2+} 的影响，K^+ 的外流应该增加，但实际上 I_{RK} 在膜超级化时却显示为明显的内向电流，而在去极化时则为细小的外向电流，这种由于膜对钾电导的特性导致内向整流特性，对于心肌细胞动作电位 3 相复极、维持静息电位及防止钠钾泵的作用具有重要意义。Kir 电流在心肌主要有 I_{K1}、I_{K-ACh}、I_{K-ATP} 三种，其中又以 I_{K1} 为主。

I_{K1} Kir2.1 是形成心肌细胞 I_{K1} 的主要亚单位，心房和心室都有分布。KCNJ2 是编码 Kir2.1 的基因，定位于 17q23，全长 5397bp，由一个 5′非翻译区、一个编码区和一个 3′非翻译区三部分组成。Kir2.1 具有较强的内向整流特性。尼古拉（Nikolaj）发现 Kir2.1 的 N 端包含 20 个氨基酸长度的特异信号序列，负责从高尔基复合体到细胞膜的物质转运。詹姆斯（James）发现野生的 Kir2.1 仅表现慢门控，但近胞质孔的两个谷氨酸位点（E224 和 E229）突变后可诱发快门控。诺加（Noga）发现 Kir2.1 近胞质孔部分的跨膜螺旋通过稳定开放间期及开放期而影响孔道开放状态，孔区螺旋的底部及 TM2 部位的突变通过不同的机制稳定内向整流钾通道的开放状态。Kir2.2 亚单位零散地分布于心房和心室；其编码基因 KCNJ12 定位于 17p11.1。Kir2.2 也有强内向整流特性。Kir2.3 亚单位主要分布于心房；其编码基因 KCNJ4 定位于 22q13.1。Kir2.3 的内向整流特性不明显。

I_{K-Ach} 是乙酰胆碱（ACh）激活的钾电流，或 ACh 敏感的钾电流，或由 ACh 敏感钾通道（K_{Ach}）介导的钾电流。K_{Ach} 通道又称 G 蛋白门控型 Kir，是典型的通道-受体-酶组成的蛋白复合体，由 KCNJ3/KCNJ5 基因编码。它由孔道蛋白 Kir3 亚基（结构与 Kir2.1 亚基基本一样）和 G 蛋白偶联受体两部分构成。4 个 Kir3 和（或）Kir3.4 亚基构成离子孔道。K_{Ach} 主要分布在心房肌、窦房结和房室结，参与迷走神经对心脏功能的调节。在心房肌约有 50% 是由 Kir3.1 和 Kir3.4 亚基组成的杂合体；其余的 50% 则是完全由 Kir3.4 组成的纯合体。目前公认由 Kir3.1 和 Kir3.4 亚基组成的杂合体是心肌 K_{ACh} 的表现型；具有较强的内向整流作用，对 ACh 和 G 蛋白 βγ 亚单位（$G_{\beta\gamma}$）变化敏感，对胞内的 Na^+ 不敏感。Kir3.4 亚基纯合体 K_{ACh} 的基础开放水平较高，但内向整流作用较弱，并对 ACh 不敏感，而对胞内的 Na^+ 却非常敏感。研究发现 $G_{\beta\gamma}$ 能与 Kir3.1 亚基 C 端的亮氨酸（I262 和 I333）位点结合，增强通道的活性。胞内的 Na^+ 能与 Kir3.4 亚基 C 端的天冬氨酸或天门冬氨酸位点结合，激活 Kir3.4 亚基型通道。

I_{K-ATP} 是指 ATP 激活的钾电流，或 ATP 敏感的钾电流，或是由 ATP 敏感钾通道（K_{ATP}）介导的钾电流。K_{ATP} 通道是由 4 个互不相连的孔道亚基（Kir6）和 4 个磺脲类受体（SUR）构成的蛋白八聚体。Kir6 的分子量为 37~50kD，有两种亚型：Kir6.1 和 Kir6.2。Kir6.1 的编码基因 *KCNJ8*，定位于染色体的 12p12.1，主要分布于血管平滑肌、心肌和血管内皮细胞。Kir6.2 的编码基因 *KCNJ11*，定位于染色体的 11p15.1，主要分布于心肌、胰腺 B 细胞和脑神经元。SUR 的分子量为 160~175kD，也有两种亚型：SUR1 和 SUR2。根据对磺脲类药物的敏感性，SUR1 为高亲和力受体，SUR2 为低亲和力受体；又根据 RNA 剪接差异，SUR2 再被分为 SUR2A 和 SUR2B 两种亚型。不同的 K_{ATP} 通道，其 Kir6 与 SUR 的组合不同。在心肌细胞，主要是 Kir6.2 与 SUR2A 组合；在心房肌有少量 Kir6.2 与 SUR1 组合。已发现 Kir6 亚基的 C 端存在 RKR 区段，为内质网滞留信使。其功能是防止内质网中的蛋白质向细胞膜转运。

（杜剑青）

huàxué ménkòng lízǐ tōngdào

化学门控离子通道 (chemically-gated ion channel)

由细胞内外环境中的特定化学物质调控的离子通道。又称配体门控离子通道、受体型通道。此类离子通道都带有受体位点（与配体结合的位点），即同时具有受体功能。细胞内-外环境中的特定化学物质与相对应的特异通道上的受体位点结合时，将使该通道蛋白质分子的构象发生改变，引起该通道对某种特定离子的通透性增大，即通道被激活而开放，发生离子的跨膜移动，膜电位发生变化。随着该特定化学物质的清除，该离子通道失活、关闭，离子停止跨膜移动。能与特定离子通道上的受体结合并使该通道激活而开放的化学物质，称为激动剂；而能与特定离子通道上的受体结合并使该通道失活而关闭的化学物质，称为拮抗剂。特定的激动剂和相应的拮抗剂虽然其作用截然相反，但都能与某离子通道上的受体结合，因而被统称为该离子通道受体的配体。因此，此通道又可称为配体门控离子通道。由于配体的来源不同，可分为细胞外配体门控离子通道和细胞内配体门控离子通道两类。

此通道在体内组织中广泛存在，包括各种肌细胞膜、腺细胞膜、突触后膜及神经节的节后神经元膜，还有一些突触的突触前膜上，都存在此类通道。在激动剂的作用下，通过化学门控离子通道的活动，将化学信息转变成电信号或使细胞的电活动发生改变，进而引起特定的功能效应。乙酰胆碱受体型通道就是典型的例子之一。

乙酰胆碱受体型通道 能结合乙酰胆碱（ACh）并被激活，从而引起离子通透性及膜电位的变化。本型通道分为 M 型和 N 型两种亚型。

M 型胆碱受体 又称毒蕈碱受体（M 受体）。这类受体既能与 ACh 结合，又能与毒蕈碱结合。通过克隆 M 受体的 cDNAs，并对其转录成的不同氨基酸序列分析，发现存在五种不同基因编码的 M 受体亚型，分别命名为 M_1、M_2、M_3、M_4、M_5 受体，较为公认的是 M_1、M_2 和 M_3 三种亚型。这些亚型受体有不同的分布部位，如 M_1 受体主要分布于交感神经节的节后神经元和胃壁细胞；M_2 受体主要分布于心肌；M_3 受体分布于胃肠道平滑肌、外分泌腺和血管内皮 M_1 受体的拮抗剂是 MT17（一种非洲绿毒蛇毒素）、4-DAMP、tripitramine、哌仑西平等；M_2 受体的拮抗剂是 tripitramine、达非那新、AFDX384 和 4-DAMP 等；M_3 受体的拮抗剂是达非那新和 4-DAMP 等；M_4 受体的拮抗剂是 MT3、himbacine AFDX384 和 4-DAMP 等；M_5 受体的拮抗剂是 4-DAMP 和达非那新等。它们均能被阿托品阻断。由于分布部位及亚型的不同，不同的 M 受体可导致不同的生理效应，如心肌的 M_2 型受体被激活后，将引起心肌活动的抑制效应，可使心脏的自律性降低、心肌收缩力减弱、心输出量减少，血压下降。分布于胃肠道和汗腺的 M_3 受体被激活后，则引起兴奋效应，可使消化液分泌增加、胃肠蠕动增强、汗腺分泌等。

N 型胆碱受体 又称烟碱受体（N 受体）。这类受体既可与 ACh 结合，又可与烟碱结合。可分为 N_1 和 N_2 两种亚型。其中 N_1 受体分布于神经节的节后神经元上，可被六烃季铵阻断；N_2受体分布于骨骼肌细胞与运动神经元接头处的肌细胞终板膜上，可被十烃季铵阻断。N_1和N_2两种受体都能被筒箭毒碱（箭毒）或α-银环蛇毒所阻断。对结构了解最为清楚、研究最为充分的是N_2型胆碱受体。

N_2型胆碱受体又称N_2型乙酰胆碱受体阳离子通道，是由四种不同的亚单位（$\alpha_2\beta\gamma\delta$）组成的五聚体孔道结构。各亚单位的氨基酸序列高度同源，每个亚单位由一种mRNA编码，但均有相似的四个跨膜α螺旋结构的疏水片段，即$M_1 \sim M_4$，且每个跨膜α螺旋的C端和N端都位于细胞膜外

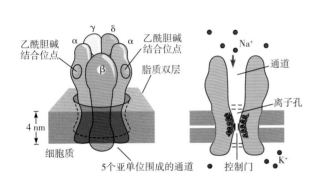

图1 N_2型胆碱受体通道结构模式图

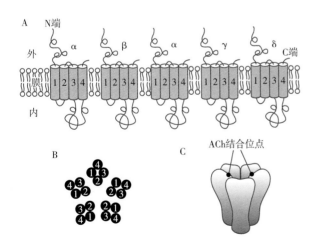

图2 N_2型胆碱受体通道结构示意图

注：A. 5个亚单位的二级结构；B. 5个亚单位在构成通道中的位置；C. 5个亚单位的三维结构

（图1、图2）。每个亚单位的M_2片段都位于孔道的内侧，五个M_2则构成孔道的内壁，在孔道被激活时允许Na^+和K^+通过。与N_2胆碱受体有关的疾病有：肌无力综合征、重症肌无力、有机磷中毒、阿尔茨海默病等。

其他受体型通道 除了乙酰胆碱受体通道外，还有氨基酸类神经递质，包括谷氨酸与天冬氨酸（结合并激活促离子型受体：NMDA受体、AMPA及KA受体）、γ-氨基丁酸和甘氨酸，以及5-羟色胺（结合并激活5-HT3受体，包括五种亚型即5-HT3A～5-HT3E受体）等，都可能通过此类受体通道机制发挥作用。

（杜剑青）

jīxiè ménkòng lízǐ tōngdào

机械门控离子通道（mechanically-gated ion channel）

对来自细胞环境的各种机械力变化发生反应的离子通道。又称机械敏感性离子通道（MS通道）。机械力变化包括牵张力或变形力、剪切力、摩擦力、压力或渗透压、重力等力学变化。当活细胞或有机体受到环境中的机械刺激时，机械信号随即转化成生物信号，使细胞作出适当反应，此过程被称为机械转导。自然界中，MS通道在各种生理过程中起到了机械力和电信号的分子转换器的重要作用。MS通道是一类开放概率随细胞膜张力变化呈现相应变化的离子通道，能够将施加在细胞膜上的机械信号转换成电信号或生化信号，进而引起细胞的生物学效应。比较明确的MS通道是由牵拉力激活或失活的离子通道和对剪切力敏感的离子通道。前者几乎存在于所有细胞的细胞膜，包括血管内皮细胞、骨骼肌与心肌细胞、耳蜗的毛细胞、神经细胞等，是具有随细胞膜张力变化而通道开放概率呈现相应变化的离子通道；后者主要见于血管内皮细胞及心肌细胞。对牵拉力敏感的离子通道的特点是对离子无特异选择性、无方向性、非线性、无潜伏期等。较为典型的MS通道见于耳蜗的毛细胞及血管的内皮细胞。

耳蜗毛细胞 是感受声波振动刺激的感受器，可视为机械-电换能器。在毛细胞的纤毛顶部膜上有机械敏感性阳离子通道，为非选择性阳离子通道。其主要通透K^+，对单价或二价阳离子，如Na^+、Ca^{2+}也能通透。当声波振动的机械力传到内耳并使基膜和内淋巴液振动时，可使纤毛变形弯曲，纤毛顶部的机械敏感性阳离子通道开放，K^+顺浓度差从细胞膜外（内淋巴液）流向膜内，使毛细胞除极化。毛细胞的除极化激活毛细胞侧膜上的电压门控钙通道，钙通道开放，Ca^{2+}内流，激活基底侧膜上的Ca^{2+}依赖性钾通道，使毛细胞内的K^+外流，导致毛细胞复极化。该过程中产生的毛细胞感受器电位，进而会引起听神经动作电位，声音信息由此传入听觉中枢而产生听觉。

血管内皮细胞 血管中血液

的流动对血管壁产生持续的作用力，分为剪切力、周向力和压力，其中剪切力对心血管系统的作用最为重要。有研究显示，微小剪切力作用于血管内皮时，可激活 K^+ 依赖的内向整流钾通道，K^+ 外流导致内皮细胞超极化，反应性降低，可使血流速率减低。这种通道可被 Ba^{2+}、Cs^+ 阻滞。血流对血管内皮的牵张或剪切力增大，可引起非选择性阳离子通道开放，Na^+ 或 Ca^{2+} 内流，使内皮细胞除极化，引起内皮细胞释放内皮舒张因子，使平滑肌舒张，血管口径增大，血流速度减慢，产生一种局部的负反馈调节。

细菌与背根神经节细胞 自从在胚胎鸡骨骼肌细胞和蛙肌细胞上发现 MS 通道以来，在许多类型的细胞上都发现了 MS 通道。当细菌遭受低渗透压作用时，MS 通道充当了安全阀的作用，当通道在感受到细胞的膨胀压上升时会开放孔道，使膨胀压降低，避免细胞被裂解。膜片钳技术的出现促使了 MS 通道的单通道电流的探测。1999 年，麦卡特（McCarter）首次在大鼠背根神经节上记录到了机械敏感性全细胞电流。机械信号作用于感觉神经的机械感受器，引起离子通道开放，从而传递感觉信号。背根神经节是躯体感觉初级传入神经元细胞体的聚集处，可对多种刺激起反应，如辣椒素、渗透压、温度变化和 pH 的变化等。背根神经节特殊的解剖位置、结构和生理特点，易于受到机械压迫刺激，从而产生根性疼痛。

（杜剑青）

zhǔdòng zhuǎnyùn

主动转运（active transport） 细胞通过消耗自身代谢产生的能量，将物质分子或离子逆着各自的浓度梯度和（或）电位梯度（或电化学梯度）跨膜转运的方式。能量来自细胞所合成储存的腺苷三磷酸（ATP）。ATP 含有高能磷酸键，在 ATP 酶的催化作用下高能磷酸键断裂，释放出能量供转运利用，同时 ATP 被水解为腺苷二磷酸（ADP）和磷酸根。如 ADP 获得能量并磷酸化，可合成 ATP 并储存起来，以备利用。主动转运的机构为细胞膜上一些具有 ATP 酶活性的不同结构的特殊蛋白质分子。根据直接利用能量还是间接消耗能量，将主动转运分为原发性主动转运和继发性主动转运两种。原发性主动转运是通过直接利用 ATP 分解释放的能量对物质进行的转运，转运的物质主要是各种离子，因此将进行转运的结构即特殊的酶蛋白称为离子泵；继发性主动转运是某种物质利用某种离子泵即原发性主动转运所提供的离子浓度势能（即间接耗能），逆浓度梯度进行的转运。例如小肠腔内的葡萄糖或氨基酸就是利用钠泵转运所提供的 Na^+ 浓度势能，通过同向转运体并与 Na^+ 伴联，逆浓度梯度转运入小肠上皮细胞。

（杜剑青）

yuánfāxìng zhǔdòng zhuǎnyùn

原发性主动转运（primary active transport） 细胞通过直接利用本身代谢所产生的能量，对物质进行逆电化学梯度跨膜转运的方式。其所利用的能量由腺苷三磷酸（ATP）供给。进行主动转运的蛋白质同时具有 ATP 酶及其特性，被激活后可分解腺苷三磷酸，释放能量。由于其所转运的物质主要是各种离子，又是逆电化学梯度转运，因此将进行转运的特殊结构比作泵，称为离子泵，实际上是一些具有 ATP 酶活性的特殊蛋白质。因其所转运的离子不同，而有不同的离子泵，如转运 Na^+、K^+ 的钠钾泵（或钠泵）、转运 Ca^{2+} 的钙泵、转运 H^+ 的质子泵（或氢泵）等。

（杜剑青）

nà-jiǎbèng

钠钾泵（sodium-potassium pump） 依赖于 Na^+、K^+ 激活并转运 Na^+、K^+ 的具有 ATP 酶活性的蛋白质。又称钠钾 ATP 酶（Na^+-K^+-ATPase）或 Na^+-K^+ 依赖式 ATP 酶。简称钠泵。哺乳类动物细胞外液中的 Na^+ 浓度大约是膜内的 12 倍，细胞内液中的 K^+ 浓度约为膜外的 30 倍。因此，Na^+ 总是有向细胞内扩散的趋势，而 K^+ 总是有向细胞外扩散的趋势。1957 年，丹麦生化学家延斯·斯科（Jens C Skou）在蟹的外周神经膜上分离出一种 ATP 酶，这种酶的不寻常之处是它在同时存在 Na^+ 和 K^+ 的条件下被激活，这与细胞内被 K^+ 激活的酶通常被 Na^+ 所抑制的规律不同。此外，此酶的活性还可被强心苷抑制。根据这些结果，他提出这种 Na^+-K^+-ATP 酶就是钠泵的设想，并在以后的大量实验中得到证实。斯科也因此获得 1997 年诺贝尔化学奖。

分子结构 一个钠泵分子结构中包括了一个 α 亚单位（亚基）和一个 β 亚单位。根据疏水性测定和抗体表位定位研究推断，人的 α 亚单位由 1022 个氨基酸残基构成，分子量 112kD，含有 10 个跨膜 α 螺旋片段，即 $H_1 \sim H_{10}$，其 N 端和 C 端都位于细胞内的胞质侧。α 亚单位包括四个亚型，即 α_1、α_2、α_3 和 α_4，其分布具有种属和组织特异性；α_1 分布于所有种属组织，称为看家亚型，它的一级结构已确定；α_2 分布于许多种属（包括人）的骨骼肌和脑组织，心肌有少量分布；α₃主要分布于脑组织，也存在于新生大鼠和成年人的心脏；α₄仅存在于人和大鼠的睾丸。在 α 亚单位的 H₄、H₅ 之间有一个很大的细胞内环，其上有 ATP 结合位点和磷酸化位点，它们分别位于 K501 和 D369 氨基酸残基上。点突变研究发现，结合与转运 Na⁺、K⁺ 的位点不局限于个别的氨基酸残基，而可能位于由许多氨基酸残基构成的结合小袋上，包括 S775、E779、D804 和 D808 等关键残基构成的 H₅、H₆ 区。普遍认为这一结构域在酶蛋白分子构象变化时发生移动，导致离子转运。

β 亚单位也称糖蛋白亚基，只有 1 次跨膜，由 303 个氨基酸残基构成，分子量 55kD，包括 β₁、β₂ 和 β₃ 三个亚型。β 亚单位的功能还不明确，它不直接参与酶的离子转运，但它与 α 亚单位形成 αβ 二聚体，对保持酶的活性是必需的，将 α 与 β 分离将不可逆地使酶失活。有研究表明，β 亚单位参与酶分子在内质网合成后的分泌、定向和在质膜上的组装过程。在人的肾和胰腺还有一个小的 q 亚单位，它是一个只有 1 次跨膜的小肽，由 58 个氨基酸残基构成，分子量 6.4kD。q 亚单位对钠泵的功能并非是必需的，但它可能对 α 和 β 亚单位起调节作用（图1，图2）。

转运机制 双构象机制模型：当有 Na⁺ 进入到细胞内，使细胞内的 Na⁺ 增加和（或）有多余的 K⁺ 移出到细胞外，使细胞外的 K⁺ 增加时，激活钠泵。如 ATP 酶（钠泵）磷酸化，则结合 Na⁺ 的位点在膜内，此时钠泵与 Na⁺ 的亲和力升高而结合 Na⁺；随即 ATP 酶分解 ATP 释放能量，即 ATP 酶去磷酸化；随着去磷酸化及能量的释放，钠泵的构象改变，结合 Na⁺ 的位点转到膜外，钠泵与 Na⁺ 的亲和力降低而解离 Na⁺，同时对 K⁺ 的亲和力升高而结合 K⁺ 导致钠泵构象改变，结合 K⁺ 的位点转向膜内，随之与 K⁺ 解离致钠泵再次磷酸化，又开始下一个转运过程。钠泵如此周期性的转运活动，称为钠泵周期。通过钠泵的耗能做功，逆着电化学梯度将 Na⁺ 泵出到细胞外，将 K⁺ 移回到细胞内，最终将恢复细胞膜两侧原有的 Na⁺、K⁺ 浓度分布。

钠泵 α 亚单位的作用：在细胞内侧钠泵的 α 亚单位与 Na⁺ 结合而促进 ATP 水解，产生磷酸使 α 亚单位上的一个天冬氨酸残基磷酸化，引起 α 亚单位构象发生变化，从而将 Na⁺ 泵出到细胞外；同时细胞外的 K⁺ 与 α 亚单位的另一位点结合，使得 α 亚单位残基去磷酸化，α 亚单位构象再度发生变化将 K⁺ 泵入细胞内，完成周期性循环。每个循环消耗一个 ATP 分子，泵出 3 个 Na⁺，移入 2 个 K⁺，每秒可发生大约 1000 次构象变化（图3，图4）。

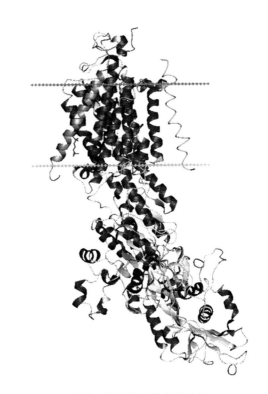

图1　钠泵分子结构模式图

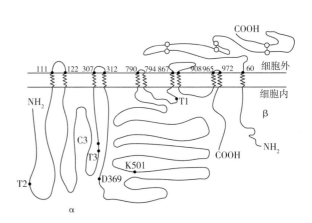

图2　推衍的羊的钠泵 α₁ 和 β₁ 亚型的跨膜结构示意图

转运特点　①逆浓度差的耗能转运。②对 Na⁺、K⁺ 的转运为偶联转运。③每分解 1 分子 ATP，可转运出去 3 个 Na⁺，移回 2 个 K⁺；由于不对等转运，因而具有生电作用，使膜电位超极化。④对 Na⁺、K⁺ 的转运与钠泵的磷酸化与去磷酸化及构象改变相关联。⑤呈周期性循环转运，转运效率高。

功能调节　促进钠泵活动的

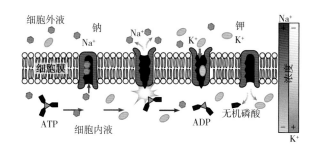

图3 钠泵主动转运示意图

因素有：膜的流动性增加或带负电荷的脂质（如磷脂酰丝氨酸、磷脂酰甘油等）增加，细胞的骨架蛋白如膜收缩蛋白、肌动蛋白、内收蛋白和锚蛋白等，以及肾上腺皮质激素、肾上腺素、去甲肾上腺素、胰岛素与上皮生长因子等。而多巴胺、甲状旁腺激素、心房钠尿肽和内皮素等则抑制钠泵的活动。强心苷与毒毛花苷是钠泵的特异性抑制剂。部分钠泵的 q 亚基能降低钠泵与 Na^+、K^+ 的亲和力，影响或调节钠泵转运。

生理意义 ①维持细胞内高

K^+ 浓度：是许多代谢反应的必需条件。如细胞内糖原、蛋白质和 ATP 的合成都需 K^+ 参与。据测算合成 1g 糖原需 24mg 钾，合成蛋白质时利用 1g 氮（约 16g 蛋白质的氮量）则需 120mg 钾。若 K^+ 浓度过低或无钾，这些代谢不能完成。②维持细胞内外正常的 K^+、Na^+ 浓度，维持正常的渗透压，维持细胞正常的形态及功能。③维持细胞内高 K^+、细胞外高 Na^+ 浓度的不均等分布：是细胞生物电活动的基础。因为在膜电位包括静息电位、局部电位和动作电位的产生过程中，K^+ 顺浓度差外流和 Na^+ 顺浓度差内流，都需其各自浓度差的势能储备条件。如果细胞内外 K^+、Na^+ 浓度过低，则不能引起细胞兴奋，也不能维持正常

的兴奋能力即兴奋性。血钾过低会引起心律失常。④维持细胞内外的酸碱平衡：当细胞内液缺钾或钾过低时，细胞外液的 H^+ 向细胞内转移，导致细胞内酸中毒和细胞外碱中毒。反之，当细胞外的 K^+ 进入细胞内液过多时，可使细胞内的 H^+ 向细胞外转移，导致细胞内碱中毒和细胞外酸中毒。⑤为继发性主动转运提供驱动力：钠泵转运所造成的细胞内外 Na^+ 浓度差的势能，即细胞外 Na^+ 浓度高于细胞内，是葡萄糖、氨基酸在小肠上皮和肾小管上皮逆浓度差重吸收所必需的。如果用毒毛花苷抑制钠泵的活动，则葡萄糖、氨基酸不能重吸收，同时还会造成细胞外的 H^+ 向细胞内转移，使细胞内的 H^+ 浓度升高，pH 降低而发生酸中毒。由于钠泵作用造成的 Na^+ 浓度势能，为其他离子的转运提供驱动力，如在心肌细胞可实现 Na^+-Ca^{2+} 交换，在肾小管上皮细胞可完成 Na^+-H^+/Na^+-K^+ 交换。

（杜剑青）

gàibèng

钙泵（calcium pump） 将 Ca^{2+} 从低浓度跨越生物膜往较高浓度耗能转运的由 1000 个氨基酸残基的多肽链形成的跨膜蛋白。又称钙 ATP 酶（Ca^{2+}-ATPase）或 Ca^{2+} 激活的 ATP 酶。（因该 ATP 酶常与 Mg^{2+} 结合存在，故又称 Ca^{2+}-Mg^{2+}-ATPase）其 Ca^{2+} 结合域是由 4 个 α 螺旋组成的跨膜区。钙泵分布在动、植物细胞的质膜、线粒体内膜、内质网膜及动物和人肌细胞的肌质网膜上。

分子结构 细胞膜与内质网或肌质网膜上有两种不同的钙泵。①质膜钙泵：是分子量为 140kD 的跨膜蛋白，其活性受钙-钙调蛋白（Ca^{2+}-CaM）复合体和蛋白激

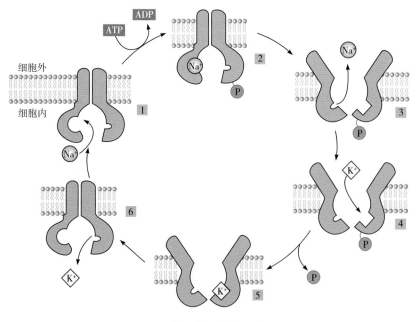

图4 钠泵转运周期示意图

注：1. Na^+ 与钠泵位点结合；2. ATP 酶磷酸化；3. 钠泵构象改变，释放 Na^+ 到细胞外；4. K^+ 与钠泵位点结合；5. ATP 酶去磷酸化；6. 钠泵构象恢复原来状态，释放 K^+ 到细胞内

酶 C（PKC）的调节。每分解 1 分子 ATP 可将胞质中的 1 个 Ca^{2+} 转运到细胞外，以维持细胞外液的 Ca^{2+} 浓度。②内质网膜或肌质网膜钙泵：是最早得到高分辨率三维解析的 P 型离子泵，是含 10 个跨膜螺旋（M1-10）的内在膜蛋白，由 ATP2A 基因编码，分子量为 100~110kD，共含 994 个氨基酸残基。它有很大一部分从肌质网或内质网伸出到胞质，还有一部分在内质网膜内起固定作用，整个形状像一个贯穿膜的通道。其胞质部分形成一个帽子结构，由三个独立的结构域组成。其中 P 结构域含有磷酸化位点 Asp351；N 结构域最大，约 27kD，含有 ATP 结合位点；A 结构域最小，约 16kD，为驱动器。钙泵的 Ca^{2+} 结合位点有 2 个，一个在 M5 和 M6 之间及 M8 尾部，另一个主要在 M4。此外，连接 M6 和 M7 的环 L67 也联系钙泵的各部分，影响 Ca^{2+} 结合及 ATP 水解。肌质网 Ca^{2+} 泵蛋白的活性受受磷蛋白的调控。其五聚体具有离子通道的功能，但调控机制尚不清楚（图）。

转运的机制 钙泵循环：钙泵将 Ca^{2+} 从胞质转运到肌质网腔的过程经历四个重要步骤：①阳离子结合位点释放 H^+ 并与胞质中的 Ca^{2+} 进行交换，导致磷酸化位点（P）和结合 ATP 的 N 结构域组装（为 H2-3E2-P-ATP 构象）。②Ca^{2+} 被捕捉且 Asp351 被磷酸化，A 结构域朝磷酸化位点旋转，使其与 P 结构域和 N 结构域紧密相连（成 Ca2E1~P 构象），进而拉动 M1-2 并推动 M3-4 使其方向改变。③管腔门开放，Ca^{2+} 与 H^+ 进行交换，即释放 Ca^{2+} 到肌质网腔内而结合 H^+（E2-P 构象）。④E2-P，H^+ 已被捕捉，A 结构域旋转且 P 结构域发生运动，在 TGES 模体刺激下发生去磷酸化，再结合 ATP 后磷酸基团被释放。整个过程完成一个钙泵循环，通过消耗 1 分子 ATP 从胞质将 2 个 Ca^{2+} 运进到肌质网腔。

不同细胞的 Ca^{2+} 转运机制有所不同。肌质网膜上的钙泵通过 ATP 酶与 Ca^{2+} 的结合，以 Ca^{2+}-ATP 酶的形式主动转运 Ca^{2+}，以维持肌质网腔内的高 Ca^{2+} 浓度。

红细胞胞质中 Ca^{2+} 的运出也是通过钙泵的主动转运，以维持红细胞膜内外较高的 Ca^{2+} 浓度梯度。线粒体膜依靠电子传递能量，以 1:1 的比例摄取 Ca^{2+} 和磷酸。小肠黏膜和肾小管上皮细胞通过其基底侧膜上钙泵的主动转运提供管腔与胞质之间的 Ca^{2+} 浓度势能，使大部分 Ca^{2+} 通过钙通道跨细胞进入到细胞质，再进而被钙泵泵出而吸收。还有少部分 Ca^{2+} 通过细胞旁途径进入细胞间隙，再进入血液而吸收。

生理意义 通常细胞质中的游离 Ca^{2+} 浓度很低，仅有 10^{-7}~10^{-8} mol/L。细胞外液游离 Ca^{2+} 浓度较高，约 $5×10^{-3}$ mol/L。细胞外的 Ca^{2+} 即使有少量进入到胞内都会引起胞质游离 Ca^{2+} 浓度显著升高。Ca^{2+} 是一种十分重要的信号物质，可作为第二信使，导致一系列生理反应。在线粒体内腔、肌质网、内质网样囊腔中的 Ca^{2+} 浓度大于 10^{-5} mol/L，名为钙库。在信号（电机械或 Ca^{2+}）作用下 Ca^{2+} 从钙库释放到细胞质，调节细胞运动、肌肉收缩及细胞的生长、分化等诸多生理功能。

（杜剑青）

zhìzǐbèng

质子泵（proton pump） 能逆浓度梯度转运 H^+ 通过细胞膜的膜整合糖蛋白。又称氢泵。属于一种 H^+、K^+ 依赖的 ATP 酶（H^+-K^+-ATP 酶）或 H^+ 依赖的 ATP 酶（H^+-ATP 酶），是存在于细胞膜或细胞器膜上的重要离子泵。功能是主动转运 H^+（或 K^+），并分解 ATP 使其释放能量（图）。

根据激活和功能差异，将质子泵分为两种：①H^+-K^+-ATP 酶：主要分布在胃腺的壁细胞膜、肾小管与集合管的闰细胞膜上，它被激活后，可与细胞内的 H^+ 结合，

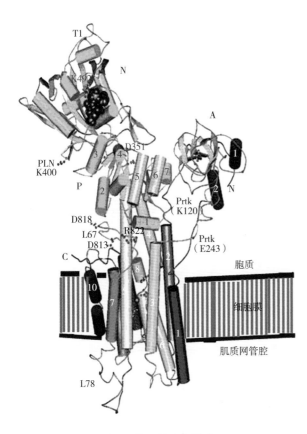

图 钙泵的三维结构模式图

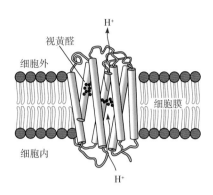

图　质子泵结构模式图

逆浓度梯度将 H^+ 转运出细胞，同时可交换 1 个 K^+ 进入细胞，即 H^+-K^+ 交换，为一对一的等电性交换。在肾小管和集合管上皮细胞还存在 Na^+-H^+ 逆向转运，即重吸收 Na^+ 与分泌 H^+ 相伴联并反向进行，并与 Na^+-K^+ 交换相互竞争，与 HCO_3^- 的重吸收和 NH_3 的分泌相关联。②H^+-ATP 酶：主要分布于各细胞器膜上，可将 H^+ 从细胞质主动转运至内质网或肌质网、突触囊泡、溶酶体等细胞器内，以平衡和稳定胞质的酸碱度。

根据存在部位及功能特点不同，将质子泵分为三类：①F 型质子泵：主要位于细菌质膜、线粒体内膜和叶绿体的类囊体膜上。它分解 ATP 所释放的能量与 ATP 合成偶联起来，因此，它不仅可利用水解 ATP 释放的能量转移质子，也可利用质子动力能将 ADP 转化成 ATP，即合成 ATP。②P 型质子泵：存在于真核生物的细胞膜上。因转运蛋白利用 ATP 使自身磷酸化而得名，即转运 H^+ 过程涉及磷酸化和去磷酸化，如植物细胞膜上的氢泵、位于胃表皮细胞的 H^+-K^+ATP 酶（分泌胃酸）等，通过构象改变来转移质子或其他离子。③V 型质子泵：位于溶酶体膜、动物细胞的内噬体、高尔基复合体的囊泡膜、植物液

泡膜等小泡的膜上，由许多亚基构成。其水解 ATP 产生能量，但不发生磷酸化，即在转运 H^+ 的过程中不形成磷酸化的中间产物。其转运的意义在于保持细胞质基质内的中性和细胞器内的酸性。

（杜剑青）

jìfāxìng zhǔdòng zhuǎnyùn

继发性主动转运（secondary active transport）

利用离子泵转运所提供的离子浓度梯度的势能，使被转运的物质逆浓度差和（或）逆电位差并经特定的转运体携载所进行跨膜转运的方式。转运的驱动力即驱动能量不是直接地、而是间接地利用 ATP 分解释放的能量。此转运需离子泵和转运体两种不同结构活动的联系，通过两种不同机制的关联参与完成。抑制离子泵或抑制转运体，均可阻断继发性主动转运。常见有与钠泵活动偶联的继发性主动转运和与质子泵活动偶联的继发性主动转运。

与钠泵活动偶联　通过钠泵即钠钾 ATP 酶的激活，分解 ATP 来供能，将 Na^+ 从细胞内转运出去，造成细胞内外 Na^+ 的浓度梯度，从而使其他物质分子（如葡萄糖、氨基酸）或离子（如 Ca^{2+}、Cl^-）逆电化学梯度并以与 Na^+ 伴联或交换的方式被转运入细胞。这种继发性主动转运在体内广泛存在，包括心肌细胞、小肠黏膜上皮细胞、肾小管上皮细胞等。

Na^+-葡萄糖同向转运与Na^+-氨基酸同向转运的机制相同。

葡萄糖和氨基酸在小肠黏膜上皮和肾小管上皮细胞的重吸收都是通过继发性主动转运方式完成的。在小肠黏膜上皮细胞的基底侧膜上存在钠泵，而在靠肠腔的顶端膜上存在 Na^+-葡萄糖同向转运体及 Na^+-氨基酸同向转运体。通过肠上皮细胞基底侧膜钠泵的主动转运，将 Na^+ 泵出到细胞外的组织液中，Na^+ 再经易化扩散进入血液被吸收，同时将 K^+ 移回到细胞内。由于钠泵转运造成肠腔与肠黏膜上皮细胞内液（低钠）之间的 Na^+ 浓度梯度势能，使得肠腔的 Na^+ 能顺浓度梯度进入肠上皮细胞，但需经 Na^+-葡萄糖同向转运体的转运。肠腔内的葡萄糖浓度低于肠上皮细胞，但葡萄糖可结合到 Na^+-葡萄糖同向转运体上，因而葡萄糖可逆浓度梯度伴随 Na^+ 一块被转运到肠上皮细胞内，再经易化扩散进入血液而被吸收。可见葡萄糖在小肠的吸收是间接地利用了钠泵活动所提供的 Na^+ 浓度势能。如用毒毛花苷抑制钠泵或用根皮苷抑制 Na^+-葡萄糖同向转运体，葡萄糖的跨膜转运不能进行，证明葡萄糖的转运对钠泵和 Na^+-葡萄糖同向转运体二者的依赖性及两种活动的偶联关系（图）。

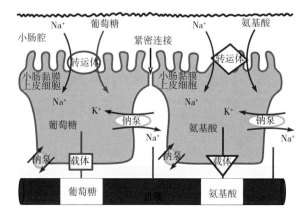

图　葡萄糖和氨基酸在小肠黏膜上皮细胞的继发性主动转运

Na^+-Ca^{2+} 逆向交换 在心肌细胞的兴奋及兴奋-收缩偶联过程中进入到细胞内的大部分 Ca^{2+} 由肌质网膜上的钙泵泵回到肌质网内，少部分由质膜钙泵和 Na^+-Ca^{2+} 交换被排出到细胞外。一般认为安静时主要通过 Na^+-Ca^{2+} 逆向交换，以维持细胞内较低的游离 Ca^{2+} 浓度并稳定细胞的兴奋性。Na^+-Ca^{2+} 逆向交换是通过与钠泵活动偶联的 Na^+-Ca^{2+} 交换体进行的。Na^+-Ca^{2+} 交换体是由 938 个氨基酸残基组成的 11 个疏水性跨膜片段的蛋白质。交换的机制：钠泵主动转运形成的细胞内外 Na^+ 的浓度梯度，Na^+ 依靠这种跨膜浓度梯度势能，由 Na^+-Ca^{2+} 交换体负载，从细胞外进入细胞，同时 Ca^{2+} 被交换而转运出细胞。在多数细胞，Na^+-Ca^{2+} 交换体可同时将 3 个 Na^+ 转入细胞，将 1 个 Ca^{2+} 转运出细胞。用毒毛花苷抑制钠泵活动，Na^+ 的跨膜浓度梯度将会降低，Na^+-Ca^{2+} 逆向交换速率减慢，细胞内的 Ca^{2+} 浓度升高；用 Na^+-Ca^{2+} 交换体的抑制剂 KB-R7943 或 benzamil（Na^+ 通道高效阻滞剂）可直接抑制 Na^+-Ca^{2+} 交换体的转运，使 Ca^{2+} 的转运减少。

$Na^+-K^+-2Cl^-$ 同向共转运 通过钠泵主动转运提供的 Na^+ 跨膜浓度梯度势能，使 $Na^+-K^+-2Cl^-$ 共转运体（或 $Na^+-K^+-2Cl^-$ 同向转运体，NKCC）可同时将 1 个 Na^+、1 个 K^+、2 个 Cl^- 同向共转运入细胞。已证实的 NKCC 有两种亚型，即 NKCC1 和 NKCC2。NKCC1 广泛分布于全身多种组织，NKCC2 主要分布在肾小管上皮细胞。在肾髓袢升支粗段，靠管腔的上皮细胞顶端膜上的 NKCC2 依靠小管上皮细胞基底侧膜钠泵主动转运提供的管腔与上皮细胞之间的 Na^+ 跨膜浓度梯度势能，同时与 1 个 Na^+、1 个 K^+、2 个 Cl^- 结合并将其同向转运入细胞，Na^+ 再被泵出到组织间液，Cl^- 经氯通道扩散出细胞，Na^+、Cl^- 最后进入血液而被吸收。通过此转运，将肾小管腔中的 NaCl 经小管上皮细胞和组织间液重吸收入血液，建立了肾外髓部组织间液的高渗梯度，为水的重吸收与尿浓缩提供了必要条件。呋塞米的利尿机制就是通过抑制 NKCC2 的转运，导致肾外髓部组织间液的高渗梯度降低，水的重吸收减少，排尿量增多。

Na^+-H^+ 与 Na^+-K^+ 逆向交换 通过利用钠泵主动转运形成的细胞内外 Na^+ 浓度梯度势能，Na^+-H^+ 或 Na^+-K^+ 交换体将 1 个 Na^+ 转运入细胞，同时将 1 个 H^+ 或 1 个 K^+ 排出细胞（H^+ 与 K^+ 竞争）。该功能过程主要见于肾远端小管和集合管，通过排 H^+，可维持或调节体液的酸碱平衡。

与质子泵偶联 通过质子泵的主动转运将 H^+ 转运出细胞，建立了 H^+ 的跨膜浓度梯度，从而使其他物质分子或离子经逆向转运进入细胞。如在肾上腺素能神经纤维末梢内被重摄取的去甲肾上腺素进入囊泡储存的过程中，就是利用囊泡膜上的质子泵转运提供的 H^+ 跨膜浓度梯度，通过囊泡膜单胺类递质转运体将 1 分子 NE 转运入囊泡，同时排出两个 H^+。

（杜剑青）

bāotǔ
胞吐（exocytosis） 运输小泡或分泌颗粒与质膜融合后，将内容物释放到细胞外的现象。又称外排。如神经末梢囊泡内的递质释放到突触间隙或神经-效应细胞间隙、内分泌腺合成的激素释放到组织液或血液、外分泌腺合成的酶原颗粒和黏液释放到腺导管腔等，都是通过胞吐实现的。

腺细胞分泌物的胞吐 一般腺体细胞的分泌物先在胞质中的粗面内质网的核糖体上合成，再转移到高尔基复合体上进行加工修饰和包装，形成膜性结构包裹的囊泡并储存在胞质中。腺细胞受到神经冲动或激素作用而兴奋时，细胞膜上的钙通道开放，Ca^{2+} 内流，胞质中的分泌囊泡就向腺细胞膜的内侧移动，靠近并与之融合，融合处的膜破裂，释放出其内容物，如激素或酶原分子等。在安静状态下，腺细胞的分泌囊泡或神经的递质囊泡，由于其一定的自由运动而有极少量（1~2 个囊泡）的释放（图 1）。

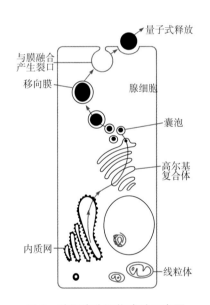

图 1 腺细胞分泌物胞吐示意图

神经递质的胞吐 突触前成分的神经末梢通常含有三类囊泡：①小而清亮透明的囊泡：内含乙酰胆碱或氨基酸类递质。②小而有致密中心的囊泡：内含儿茶酚胺类递质。③大而有致密中心的囊泡，内含神经肽类物质。研究多的是直径约 50nm 的小囊泡，1 个囊泡所含的递质是释放递质的"最小包装"，是量子式释放的基础。1 个小囊泡可含有 10 000 个乙酰胆碱分子，可作为1个量子一次全部被释放。

突触前神经末梢在未兴奋时成为囊泡的储存库，其内的递质囊泡被锚定在细胞的骨架网上。这一作用是由突触囊泡膜上的突触蛋白特异地与囊泡膜缔合蛋白缔合，再锚定于细胞骨架网的纤丝上（图2）。神经递质释放的具体步骤：①动员或起锚：突触前神经末梢兴奋时，神经末梢除极化，膜上的电压门控钙通道开放，Ca^{2+}由神经末梢的膜外流入到胞质内，Ca^{2+}与胞质中的钙调蛋白（CaM）结合成 Ca^{2+}-CaM 复合物，进而激活 Ca^{2+}-CaM 依赖性蛋白激酶Ⅱ，使突触蛋白磷酸化，使其与骨架丝的结合力减弱而分离，突触囊泡游离即由储存库的囊泡转变为待释放囊泡。②摆渡：已经游离的突触囊泡在一类小分子G蛋白 Rab3 或突触结合蛋白的帮助下，向突触前膜的活化区移动。③着位（或停靠）：被摆渡到活化区的囊泡通过其上的突触囊泡蛋白提供一条α螺旋与突触前膜上的靶蛋白相结合，即完成着位。④融合：由突触结合蛋白（或p65）在轴浆高浓度的 Ca^{2+} 作用下变构，以解除其对融合的阻滞作用，并调整融合位点，使突触囊泡膜与突触前膜融合。⑤胞吐：随着突触囊泡膜与突触前膜的融合，在融合处立即形成暂时性融合孔，其孔径可从 1nm 迅速扩大到 50nm，突触囊泡内的递质分子被快速释放到突触间隙，进而引起突触后电位的变化及特定的传递效应。

（杜剑青）

bāotūn

胞吞（endocytosis） 细胞通过质膜内陷形成膜泡，将胞外物质摄入胞内的现象。又称内吞。通过胞吞使细胞摄取营养物质、水或液体成分，也可消除代谢产物、有害物质及细菌、病毒等。根据胞吞的方式、机制及物质成分不同，可分为液相胞吞、受体介导胞吞、吞噬等。

液相胞吞 又称胞饮。细胞外液及其所包含的溶质成分，或小分子溶液，以吞饮小泡的形式连续不断地进入到细胞内的过程。吞饮小泡的直径只有 $0.1\sim0.2\mu m$。与胞吐的方向、过程相反，首先在细胞表面的液体小滴随着细胞膜内陷，进一步被质膜包裹形成吞饮小泡，然后靠胞质面的质膜破裂，将吞饮小泡中的内容物释放到细胞内液中；然后破裂处的质膜再融合，准备下一次的转运活动。如此反复进行，使细胞外液包括溶质成分不断地被摄入到细胞内。常见于肠道黏膜上皮细胞对大量消化液的吸收。

受体介导胞吞 细胞外的物质分子通过与膜上的受体特异性结合，然后被转运到细胞内的过程。其转运的速率与被转运的物质浓度成正比。其基本过程是：细胞外待入胞的物质分子经特异膜受体的识别，并与其特异性结合，一次可有数个分子与受体结合，然后发生结合的受体的所在细胞膜向内凹陷，待所有结合点都凹陷到细胞膜内侧后，靠细胞表面的质膜先断裂、再融合，并形成与质膜完全分离的内吞囊泡。内吞囊泡在胞质中发生位移，囊泡膜经断裂释放出所结合的物质分子，从而完成膜外特定物质分子的入胞。在胞质中已与胞吞物质分离的空载受体连同所在的小片膜再移回并插入或融合到细胞膜中，可用于下一次的介导入胞。通过该过程，形成介导转运的受体在细胞膜与胞质之间的循环，谓之受体再循环。通过受体介导入胞转运的物质一般为大分子物质，据估计有50余种，包括血浆低密度脂蛋白、运铁蛋白、维生

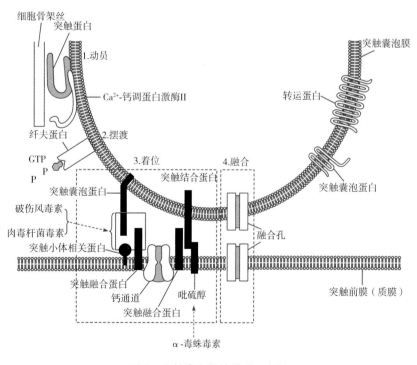

图2 突触囊泡释放递质示意图

素 B$_{12}$ 转运蛋白、多种生长调节因子和胰岛素等多肽类激素、某些细菌的毒素和抗体及一些病毒如脊髓灰质炎病毒和流感病毒等。低密度脂蛋白（LDL）受体介导的 LDL 胞吞（图 1）。

吞噬　一些特殊的细胞通过主动运动和变构，将细菌、病毒颗粒、异物或其他抗原物质、细胞的碎片等以吞噬泡的形式吞噬到细胞内的过程。具有吞噬功能的细胞分为两类：①小吞噬细胞，主要是白细胞中的中性粒细胞和嗜酸性粒细胞，它们能够吞噬细菌、病毒等病原体、抗原或抗原-抗体复合物等。②大吞噬细胞，主要是单核细胞，肝、脾、肺、淋巴结及浆膜腔内的巨噬细胞（可统称为单核吞噬细胞系统），以及神经系统的小胶质细胞等，它们能够吞噬和杀灭病原菌及吞噬细胞的碎片等。

中性粒细胞吞噬和杀灭病原菌的过程：病原菌侵入到机体的组织中后，由于病原菌释放某些化学物质，就会启动机体的防御系统，使血液中的白细胞主要是中性粒细胞变形游走，从毛细血管内皮的裂隙游出，向着病原菌所在部位游走，被称为化学趋向性；白细胞到达病原菌位点后，伸出两个伪足（质膜突起）并环抱住病原菌，然后伪足末端融合，形成吞噬泡，将病原菌包入到细胞内的胞质中。在包括白细胞在内的吞噬细胞的胞质内含有溶酶体，其中的溶菌酶、髓过氧化物酶、防御素、活性氧及活性氮等物质都能杀死病菌，而多糖酶、脂酶、蛋白酶、核酸酶等则可将菌体分解。不能消化的菌体残渣，将被排出到吞噬细胞外，某些可能沉积到细胞内（图 2）。溶酶体释放出的多种水解酶不仅能杀死病菌，也能对吞噬细胞自身以至邻近的细胞产生破坏，从而与病原菌一起被液化成脓液。

不完全吞噬：指被吞噬到细胞内的病原菌不能被杀灭的现象。某些病原菌如布氏菌、伤寒沙门菌、军团菌、结核分枝杆菌等，很容易适应在宿主细胞内寄居，成为长期寄居的胞内活菌。在缺乏特异免疫力的人体，这些病原菌虽然被吞噬细胞吞入，但不能被杀死，甚至获得保护，因而会长期致病，甚至随体液途径转移或扩散到身体其他部位，引发广泛病变。

（杜剑青）

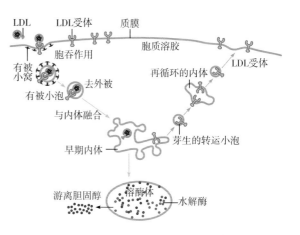

图 1　LDL 受体介导 LDL 胞吞示意图

注：箭头显示 LDL 入胞后的分解及 LDL 受体再循环；内体为溶酶体

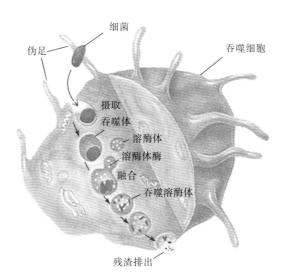

图 2　吞噬细胞对细菌的吞噬与杀灭过程示意图

xīngfènxìng

兴奋性（excitability）　神经、肌、腺体等可兴奋细胞接受刺激产生动作电位的能力或特性。可兴奋细胞其兴奋的最初和本质变化是产生动作电位，而其他的反应形式，如肌肉的收缩、腺体的分泌，都是由动作电位所触发的。

兴奋性是在应激性的基础上提出的。应激性是指细胞能够接受刺激、应答刺激的特性。它表现为可兴奋组织对刺激以加强或减弱物质代谢，以增强或减弱生长和繁殖来反应的特性。应激性所指的是泛指，包括兴奋和抑制两个方面；而兴奋性所指的"反应"确指兴奋。兴奋性的高低通常可用刺激的阈值或阈强度来衡量。阈值或阈强度是指引起细胞兴奋的最小刺激强度。刺激阈值与兴奋性之间呈反变关系，刺激阈值越高表明其兴奋性越低，反之则表明其兴奋性越高。兴奋性的高低还可用时值来衡量。时值是指在二倍基强度（足够长的刺激时间下，引起组织兴奋的最小刺激强度）时，引起组织细胞兴奋的最短持续刺激时间。时值与兴奋性之间呈反变关系。

同一细胞的兴奋性不是一成不变的，随着细胞兴奋或发生动作电位，其兴奋性发生周期性的变化。当细胞兴奋或动作电位产生的同时，其兴奋性急剧降低到零，此时任何强大的刺激均不能再次诱发动作电位，这段时间称为绝对不应期，与动作电位的锋电位相对应。随后，细胞的兴奋性逐渐恢复，但低于正常。此时比较强的阈上刺激就有可能诱发动作电位，这段时间称为相对不应期，与动作电位的负后电位前部相对应。随着兴奋性进一步恢复，细胞的兴奋性反而超过正常。此时低于阈值的刺激也有可能诱发动作电位，这段时间称为超常期，与动作电位的负后电位后部相对应。最后，兴奋性在恢复正常前又经历一个降低阶段。这段时间需要阈上刺激才能诱发动作电位，称为低常期（图）。

兴奋性是活细胞对刺激产生兴奋的一种内在功能特性。当细胞死亡时，其兴奋性随之消失。因此，兴奋性被认为是生命的基本特征之一。

（张　翼　马会杰）

xīngfèn
兴奋（excitation）

机体的组织（或细胞）接受刺激后所产生的生理功能加强的反应，即由相对静止状态转变为运动状态，或由运动弱状态转变为运动强状态。不同组织兴奋后的反应形式不同，如肌组织接受刺激兴奋后可由静止状态转变为收缩，或由弱收缩转变为强收缩；腺体接受刺激后可由静止状态转变为分泌，或由少量分泌转变为大量分泌。

电生理学研究表明，各种可兴奋细胞接受刺激兴奋时，虽然具有不同的外部表现，如骨骼肌细胞收缩、腺细胞分泌，但首先都出现一个共同的反应，即产生动作电位；而各种细胞所表现的其他外部反应，都是由动作电位所触发的。因此，近代生理学中，把动作电位作为兴奋一词的代名词或同位语。兴奋则是可兴奋组织（或细胞）产生动作电位的过程。通常，兴奋由刺激所触发。但体内有些组织（细胞），如心脏窦房结起搏细胞、中枢神经细胞和胃肠道细胞，可自动产生节律性兴奋，因此被称为自律细胞。这些自律细胞在机体内发挥各种重要的作用。

机体的反应除兴奋外，还有抑制，即兴奋的减弱或不易发生。因此，抑制是以兴奋为前提，没有兴奋就无所谓抑制。可兴奋组织（或细胞）接受刺激后，既可以产生兴奋，也可以产生抑制，其取决于刺激的性质、程度，以及组织所处的功能状态。机体内的兴奋和抑制既相互对立又彼此统一，从而维持机体的稳态。

（张　翼　马会杰）

cìjī
刺激（stimulus）

能够引起机体组织（或细胞）发生反应的各种内、外环境变化。根据刺激的性质，刺激可分为物理性刺激、化学性刺激、生物性刺激等类型，物理性刺激又可分为电刺激、光刺激、声刺激等多种。

任何刺激引起组织（或细胞）兴奋必须在三个方面达到某个最小值，即刺激需具备三个基本要素：刺激强度、刺激持续时间和强度对时间的变化率。这三个参数均非固定值，而是相互影响的。生理学研究和临床应用中，最常用的刺激是方波电刺激。方波电刺激的刺激强度-时间变化率设定后固定不变，可以自由选择调节刺激强度和刺激作用持续时间。在这种情况下，引起组织（或细胞）发生反应的最小刺激强度（阈值）与刺激作用持续时间呈"反变关系"，即当刺激强度较大时，只需很短的刺激作用持续时间就可引起组织兴奋；而当刺激强度较小时，则需较长时间的刺激作用持续时间才能引起组织兴奋。

（张　翼　马会杰）

yùzhí
阈值（threshold）

能够引起可兴奋组织（或细胞）发生动作电位或兴奋的最小刺激强度。刺激具有刺激强度、刺激持续时间和强度对时间的变化率三个基本要素。作为一个有效刺激，这三个要素必须达到某个最小值才能引起组织兴奋。当强度对时间变化率不

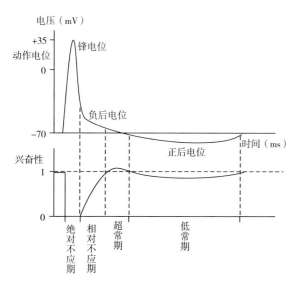

图　神经纤维动作电位期间兴奋性的变化

变时，刺激强度和刺激持续时间呈反变关系。若以刺激强度为纵坐标、刺激作用持续时间为横坐标，即可得到一条代表刺激强度和持续时间关系的强度–时间曲线。曲线向两端延伸达某一点后，即分别与纵、横坐标平行。曲线与 X 轴平行处到 X 轴的垂直距离，称为基强度。其代表足够长的刺激持续时间下，引起组织兴奋的最小刺激强度。曲线上的任何一点都代表一定刺激持续时间下的强度阈值。刺激除强度阈值外，还有时间阈值。在刺激的基强度下，引起组织兴奋所需的最短持续时间称为利用时，在两倍基强度下得到的利用时，称为时值（图）。阈值是衡量可兴奋组织或细胞兴奋性的重要指标。阈值与兴奋性呈反变关系：阈值越低，兴奋性越高；反之，阈值越高，兴奋性越低。

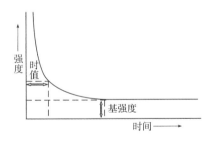

图 刺激的强度–时间曲线

（张 翼 马会杰）

yùcìjī

阈刺激（threshold stimulus） 刺激强度为阈值的刺激。根据阈值，将阈值以上的刺激称为阈上刺激，阈值以下的刺激称为阈下刺激。一般情况下，只有阈刺激和阈上刺激可引起可兴奋组织（或细胞）兴奋，阈下刺激只能引起组织（或细胞）的局部反应。但在正常人体内，阈下刺激所引起的局部反应可通过总和作用达到阈电位，从而引起组织（或细胞）兴奋。从电生理学角度看，动作电位是组织（或细胞）兴奋的本质变化，可作为组织（或细胞）兴奋的同位语。因此，阈刺激可认为是引起细胞膜发生去极化，正好达到阈电位，从而诱发动作电位的有效刺激。

（张 翼 马会杰）

fǎnyìng

反应（reaction） 机体组织（或细胞）接受刺激后所产生的包括内部代谢和外部形态变化等各种活动的总称。例如肌肉接受刺激后可发生收缩反应，腺体接受刺激后可发生分泌反应。反应包括兴奋和抑制两个方面：兴奋是指反应的加强，即由相对静止状态转变为运动状态，或由运动弱状态转变为运动强状态；抑制是指反应的减弱，即由运动状态转变为相对静止状态，或由运动强状态转变为运动弱状态。机体内的兴奋和抑制相互既对立又彼此统一，从而维持机体的稳态。

（张 翼 马会杰）

kěxīngfèn zǔzhī

可兴奋组织（excitable tissue） 兴奋性较高、接受刺激可迅速发生兴奋反应的器官组织。如神经、肌肉和腺体。同样，接受刺激可产生兴奋的细胞，称为可兴奋细胞。神经组织细胞接受刺激后可产生神经冲动，肌组织细胞接受刺激后可产生收缩，腺体细胞接受刺激后可发生分泌。可兴奋组织细胞兴奋的最初和本质变化是产生动作电位，而其他的反应形式，如肌肉的收缩、腺体的分泌，都是由动作电位所触发的。因此，将可兴奋组织可以理解为接受刺激能够产生动作电位的组织。

（张 翼 马会杰）

módiànwèi

膜电位（membrane potential） 正常情况下，细胞膜内外两侧存在的电位差。又称跨膜电位。是生物体在进行生理活动时所显示的电现象，即生物电现象。细胞的膜电位（或生物电）表现为三种基本形式，即安静状态下相对平稳的静息电位、介于静息电位和动作电位之间的局部电位和受刺激时迅速发生、短暂、并能向远方扩布的动作电位。膜电位通常可通过两种方法进行测量：①细胞内记录方法：将一个无关电极置于细胞膜外（通常接地使其保持零电位），而将另外一个玻璃微电极（或金属微电极）通过细胞膜插入细胞内，通过一个电位计或示波器即可将细胞内外的电位差测定出来。此方法既可测定静息电位，也可测定动作电位。②细胞外记录方法：将两个探测电极均放在细胞膜外，将细胞产生的动作电位描记下来，但不能测出静息电位。

（张 翼 马会杰）

jìngxī diànwèi

静息电位（resting potential） 活细胞在安静未受刺激状态下，存在于细胞膜内外的电位差。又称静息跨膜电位。除少数具有自动节律性细胞（如心脏起搏细胞和某些平滑肌细胞可自动产生兴奋）外，一般细胞的静息电位为直流电位，即只要细胞处于同样的静息状态，静息电位就能稳定在某一数值。静息电位表现为膜内较膜外为负，通常规定细胞外电位为零，以膜内负电位值表示静息电位数值。正常情况下，细胞静息电位数值大都在 $-10 \sim -100\,mV$，如枪乌贼巨大神经轴突的静息电位为 $-50 \sim -70\,mV$；哺乳动物神经和肌细胞的静息电位为 $-70 \sim$

−90mV；而人红细胞的静息电位为−6～−10mV。

静息电位的测定可采用细胞内记录的方法。1939年，美国学者科尔（Cole K）和英国神经生理学家艾伦·劳埃德·霍奇金爵士（Sir Alan Lloyd Hodgkin，1914～1998年）首次应用微细金属丝电极测定枪乌贼巨大神经轴突的静息电位。当将测量电极和参考电极放置在细胞膜外任意两点时，均未发现电位差，说明细胞膜外的电位是一致的。当参考电极置于细胞外，测量电极穿过细胞膜进入细胞内，即发现细胞膜内电位低于膜外若干毫伏（mV），其数值即为静息电位。单一神经纤维静息电位测定（图）。

1902年，德国生理学家伯恩斯坦（Bernstein J）首先用膜学说来解释静息电位的产生。根据膜学说，静息电位产生是膜内外离子分布不均匀和膜对不同离子通透性的不同造成某些离子跨膜转运的结果。对于神经和骨骼肌细胞而言，其静息电位主要是由于K^+外流的结果。静息状态下，细胞膜内K^+浓度比膜外高20～40倍，细胞膜对K^+的通透性极大。因此，细胞内K^+顺着浓度差通过钾通道外流，形成膜外高膜内低的电位差。此外高内低的电位差阻止K^+的进一步外流。当电位差阻止K^+外流的力量和浓度差促进

K^+外流的力量相等（电化学平衡）时，K^+外流停止，膜内外电位差则稳定于某一数值，即静息电位，相当于K^+平衡电位。此外，膜外Na^+通过渗漏通道进入膜内，以及细胞膜钠钾泵的产电作用也参与静息电位的产生，由此造成实际的静息电位数值略低于K^+平衡电位。静息电位的外正内负的电位差使细胞具有一种电位势能，是可兴奋细胞产生动作电位的必要前提，是维持细胞兴奋性的重要条件之一。

（张　翼　马会杰）

dòngzuò diànwèi
动作电位（action potential）

静息电位基础上，可兴奋细胞接受刺激时，产生迅速、短暂、并可扩布性的电位波动。是所有可兴奋组织细胞兴奋的本质反应，可作为细胞兴奋的标志。在动作电位期间，细胞膜经历了去极化和复极化两个过程。以神经或骨骼肌细胞为例，可看到当细胞受到刺激时，细胞膜首先发生去极化，膜内外电位差减小，以至发生反转。膜内电位迅速由静息电位的−70mV上升到30～40mV，其最高点称为超射值。整个电位变化为100～110mV，构成动作电位的上升支。随后，细胞膜发生复极化，膜内电位重新由超射值恢复到静息电位水平，构成动作电位的下降支。动作电位的主要部分其电压变化大而迅速，在阴极射线示波器上可描记出尖峰样的电位搏动曲线，故称为锋电位，通常代表动作电位。锋电位之后，电位恢复至静息电位之前，经历一

个缓慢、较小的电位搏动，称为后电位。后电位中，电位为恢复至静息电位之前部分称为负后电位，而电位恢复超过静息电位的部分称为正后电位。

产生机制　可用伯恩斯坦（Bernstein J）的膜学说来解释。以神经和骨骼肌为例，可知动作电位去极化的产生是由于Na^+内流，而复极化是由于K^+外流的结果。正常情况下，细胞外的Na^+浓度比细胞内要高约12倍左右，同时膜内外存在外正内负的静息电位。浓度差和电位差均促使细胞外Na^+内流。但在安静状态下，由于细胞膜钠通道处于关闭状态，对Na^+的通透性极低，胞外Na^+不能内流。当细胞接受刺激引起膜部分钠通道开放，少量Na^+内流使膜去极化达到阈电位时，则导致细胞膜大量的钠通道开放、大量Na^+内流造成膜电位迅速降低至零。这时电位差虽然消失，但在浓度差的促进下，Na^+依然内流，直至达到电化学平衡状态，Na^+内流停止，膜电位达到超射值。此超射值相当于Na^+平衡电位。随后，细胞膜某些钾通道开放导致膜对钾通透性增加。随着K^+的不断外流，膜电位逐渐恢复至静息电位水平（图1）。后电位中，负后电位是复极化过

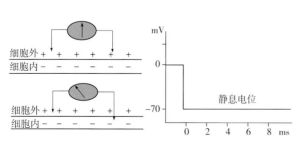

图　单一神经纤维静息电位测定示意图

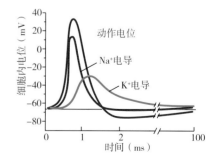

图1　动作电位产生与细胞膜的
　　Na^+和K^+电导

程中大量 K⁺ 外流堆积于膜外，暂时阻碍 K⁺ 外流，使膜复极化速度变慢所致；正后电位是产电性泵活动加强造成膜超极化的结果。单细胞动作电位产生具有显著的"全或无"特征，即刺激强度小于阈值时，不会产生动作电位（即为无）；而一旦刺激强度达到阈值，动作电位的大小固定不变，不再受刺激强度的影响（即为全）。

记录方法 有两种：①细胞内记录方法：即测量电极置于膜内，参考电极置于膜外。在细胞接受刺激产生动作电位过程中，可准确描记细胞内的电位变化过程，得到锋电位和后电位形状的单向动作电位。②细胞外记录方法：即两个电极均置于膜外。在动作电位传导过程中，膜电位的变化对两个电极的影响不同。当动作电位传导到第一个电极下方时，该处电位较第二个电极下方为负，引起一次电位偏转；当动作电位通过第一个电极到达第二个电极下方时，该处电位较第一个电极下方为负，引起二次电位偏转。由此得到两次相反电位偏转的双相动作电位。单一神经纤维动作电位测定(图2)。

锋电位和后电位的意义有所不同。锋电位是动作电位的主要部分，即代表动作电位，反映细胞的兴奋，是细胞各种生理反应的触发因素。而后电位与细胞兴

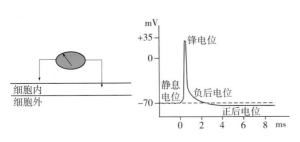

图 2　单一神经纤维动作电位测定的示意图

奋性恢复过程有关，且具有很大变异性，受代谢影响较大。

（张　翼　马会杰）

qùjíhuà

去极化（depolarization）　细胞膜电位向负值减小的电位变化过程。细胞在静息状态下，具有外正内负的静息电位，表明膜两侧处于外正内负的电荷极性状态，称为极化。细胞受到刺激产生兴奋或动作电位过程中，首先细胞膜发生去极化，导致细胞膜内外电位差消失，即原有的极化状态消失。随后，细胞膜内外又出现内高外低的电位差，说明膜发生了反极化。严格地说，去极化和反极化是有区别的，但动作电位上升支的电位变化是由膜的去极化和反极化共同形成的。因此，习惯将细胞膜去极化和反极化统称为细胞膜去极化。

细胞膜去极化可以是带正电荷离子内流或带负电荷离子外流，以及两者共同作用而引起。对于神经和肌肉组织，去极化通常是 Na⁺ 内流所引起。体内有些细胞，可产生自动去极化，则称为自律细胞。如心脏窦房结自律细胞，由于具有 4 期自动去极化，可自动产生动作电位而成为心脏的正常起搏点（图）。

（张　翼　马会杰）

fùjíhuà

复极化（repolarization）　细胞膜先发生去极化使静息电位朝负值减小方向发展，后又朝着使静息电位恢复的方向发展的极化状态。复极相初期的电位变化迅速，与去极化电位变化共同构成锋电位。复极相晚期出现

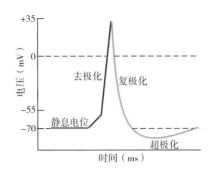

图　细胞膜去极化、复极化和超极化示意图

膜电位低幅缓慢的波动，称为后电位。细胞膜复极化通常是带正电荷离子由膜内向膜外流动产生。对于神经和骨骼肌细胞，复极化是 K⁺ 外流所引起。而对于心室肌细胞复极化过程中，膜外 Ca²⁺ 发生内流与 K⁺ 外流相对抗，从而形成平台期，导致动作电位复极化过程明显延长。

（张　翼　马会杰）

chāojíhuà

超极化（hyperpolarization）　细胞膜静息电位向膜内负值增大方向发展的电位变化过程。是极化状态的增强，表现为静息电位数值增大。在此状态下，由于静息电位远离于阈电位，当细胞膜接受刺激去极化时不易达到阈电位，因而不易产生动作电位或兴奋。对于绝大多数细胞而言，当细胞膜处于超极化状态时，细胞表现为抑制或不易兴奋。细胞膜的超极化状态主要是细胞内的 K⁺ 过多的由膜内流向膜外，导致细胞内原有的负电位增加。

（张　翼　马会杰）

fēngdiànwèi

锋电位（spike potential）　可兴奋细胞接受刺激时，细胞膜去极化和复极化所形成的一次短促而尖锐的电位波动。电位波动的上升支是细胞膜去极化引起，下降

支是细胞膜复极化引起。由于电位变化迅速、短暂，在阴极射线示波器上可描记出一个尖峰样的电位波动图形，故而得名为锋电位。以神经组织和骨骼肌为例，其锋电位的幅度为 90～130mV，持续时间仅为 0.5～2.0ms。锋电位是动作电位的主要部分，是可兴奋细胞兴奋的本质表现，通常即代表动作电位或兴奋。神经纤维传导的神经冲动即锋电位。对于心室肌细胞来说，其动作电位的 0 期去极化和 I 期复极化（快速复极初期）电位变化迅速，共同构成锋电位。

神经元或骨骼肌细胞锋电位的上升支，是由细胞膜 Na^+ 通道激活、开放，大量 Na^+ 内流所产生；锋电位上升支的 Na^+ 内流引起的膜去极化与 Na^+ 电导之间形成了正反馈，已不再接受外来刺激，锋电位的下降支是由细胞膜钠通道失活关闭，钾通道激活、开放，K^+ 外流所产生。因此，整个锋电位时期的上升支初期，钠通道处于开放状态，随后钠通道进入失活关闭状态。只有失活状态的钠通道经过一定时间恢复到静息或备用状态时，有效的刺激才有可能再次激活钠通道而产生锋电位。所以在锋电位期间，任何强大的刺激都不会再次使钠通道激活开放，再次产生锋电位。也就是说，无论刺激频率多么快，也不会造成锋电位的融合。锋电位期间细胞不会对任何刺激发生反应，即其兴奋性降低到零，所以这段时间被称为绝对不应期。

（张 翼 马会杰）

hòudiànwèi
后电位（after-potential）

可兴奋细胞兴奋后，锋电位完全恢复至静息电位水平之前所经历的幅度较低、变化缓慢、持续时间较长的电位波动。此电位波动出现于锋电位之后。后电位的前部分，膜电位较静息电位数值低，称为负后电位或去极化后电位；后电位的后部分，膜电位超过静息电位数值，称为正后电位或超极化后电位。负后电位是复极化迅速外流的 K^+ 蓄积在膜外，暂时限制 K^+ 外流的结果；而正后电位是 K^+ 电导增大，K^+ 外流增强，使膜电位出现轻度超极化状态的结果。负后电位前半部分，膜电位离阈电位较近，膜去极化易于达到阈电位诱发动作电位，即兴奋性高于正常。正后电位膜发生超极化，兴奋性降低。后电位与细胞兴奋后的恢复有关，具有易变性、易受细胞代谢因素影响等特点。

（张 翼 马会杰）

yùdiànwèi
阈电位（threshold potential）

刺激下，能使细胞膜去极化达到诱发动作电位产生的临界膜电位数值。当细胞膜达到阈电位时，细胞膜对 Na^+（神经、骨骼肌和心室肌细胞）或 Ca^{2+}（心脏窦房结自律细胞）通透性急剧增加，导致 Na^+ 或 Ca^{2+} 大量内流，产生动作电位。通常，阈电位水平比静息电位数值小 10～20mV。阈电位是一切可兴奋细胞的一个重要特征参数，表示一切刺激要引起细胞兴奋或产生动作电位，必须首先使细胞膜去极化达到阈电位。只要刺激强度达到阈值强度，就能使细胞膜去极化达到阈电位，从而爆发动作电位，而此时动作电位的大小与刺激强度完全无关。阈电位对于动作电位或兴奋的产生起到触发的作用，就像枪械的扳机一样，因此被称为触发器或扳机（图）。

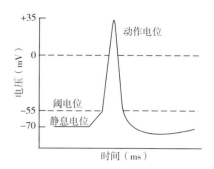

图　神经纤维阈电位示意图

（张 翼 马会杰）

pínghéng diànwèi
平衡电位（equilibrium potential）

生物体内，当某离子在浓度梯度的驱动下发生跨膜扩散而引起的扩散电位恰能平衡或对抗其浓度梯度驱使的扩散时，即达到电化学平衡时的膜电位，称为该离子的平衡电位。某离子的平衡电位也可理解为细胞内外某离子的电化学驱动力等于零时的膜电位。平衡电位可通过能斯特（Nernst）方程计算。如神经和骨骼肌细胞钾离子（K^+）的平衡电位 E_k 可由下列能斯特方程计算得出。这里，R 是通用气体常数（8.31J/mol·K），T 是绝对温度（273+室温），Z 是离子价，F 是法拉第常数 [96 500 库仑（Coulomb，C）]，ln 是自然对数（转换为常用对数为 2.3×lg），$[K^+]_o$ 和 $[K^+]_i$ 分别细胞膜外与细胞内的 K^+ 浓度（分别为 4 和 140mmol/L）。若以室温为 27℃，将以上各值带入公式，得出 $E_k = -91.7mV$。此值与实际测出的神经和骨骼肌细胞的静息电位非常接近，另外，在实验中人为地改变细胞外液 K^+ 浓度时（改变细胞内外 K^+ 浓度差），可引起静息电位相应的变化。因此从理论和实验中均证实静息电位主要是由细胞内 K^+ 外流而引起的。

$$E_k = \frac{RT}{ZF} \ln \frac{[K^+]_0}{[K^+]_i} (V)$$

$$= \frac{8.31 \times (273 + 27)}{1 \times 96500} \times 2.3 \lg \frac{4}{140} (V)$$

$$= 0.0594 \lg \frac{4}{140} (V)$$

$$= -91.7 (mV)$$

（张　翼　马会杰）

jiǎ pínghéng diànwèi

钾平衡电位（potassium equilibrium potential）　细胞内 K^+ 在浓度梯度的驱动下向膜外扩散所达到电化学平衡状态时的膜电位。细胞在安静状态下，膜内 K^+ 浓度高于膜外 20～40 倍，同时细胞膜对 K^+ 的通透性极大。这种内高外低的 K^+ 浓度梯度促使 K^+ 外流。随着 K^+ 的外流，产生的外高内低的电位梯度阻止 K^+ 外流。当促使 K^+ 外流的浓度梯度和阻止 K^+ 外流的电位梯度（电位差）相等时，即达到电化学平衡状态。此时 K^+ 的净移动为零，电位稳定在某一水平，即钾平衡电位。由于细胞静息电位主要是由 K^+ 外流的结果，一般从理论上说，静息电位水平即相当于钾平衡电位。当人为改变细胞内外的浓度差时，静息电位也发生相应的变化，因而为静息电位由于 K^+ 外流提供直接的证据。钾平衡电位可根据细胞内、外 K^+ 的浓度，通过能斯特（Nernst）方程计算出。在实际工作中，真正测出的静息电位数值略低于理论上的钾平衡电位。其原因主要有：①在 K^+ 由膜内向膜外扩散的同时，还有少量的 Na^+ 由膜外扩散（渗漏）入膜内，抵消了部分外流 K^+ 的作用。②产电性钠泵作用导致膜的超极化。因此更准确地说，静息电位是稳态电位，而非钾平衡电位。

（张　翼　马会杰）

nà pínghéng diànwèi

钠平衡电位（sodium equilibrium potential）　细胞外 Na^+ 在浓度梯度的驱动下向膜内扩散所达到电化学平衡状态时的膜电位。细胞在安静状态下，膜外高内低的 Na^+ 化学浓度梯度和外高内低的电位梯度（静息电位）都使膜外 Na^+ 具有内流的趋势，但由于膜对 Na^+ 相对不通透，不能引起 Na^+ 足够的内流。当细胞膜受到有效刺激去极化达到阈电位时，细胞膜对 Na^+ 的通透性急剧增大，大量 Na^+ 内流，使膜内外的电位梯度降低，以至消失。这时虽然电位梯度消失，但化学浓度梯度依然存在，促使 Na^+ 继续内流，致使膜内电位高于膜外。这种内高外低电位梯度阻止 Na^+ 的内流。当促使 Na^+ 内流的化学浓度梯度和阻止 Na^+ 内流的电位梯度相等时，即达到电化学平衡状态。此时 Na^+ 的净移动为零，电位稳定在某一水平，即钠平衡电位。由于细胞动作电位去极化过程是 Na^+ 内流所引起，一般从理论上说，动作电位的超射值即相当于钠平衡电位。当人为改变细胞内外的 Na^+ 浓度差时，动作电位的超射值也发生相应的变化。动作电位的超射值可根据细胞内、外 Na^+ 的浓度，通过能斯特（Nernst）方程计算出。实际工作中，真正测出的动作电位超射值（约+45mV）低于能斯特公式计算的钠平衡电位（+61mV）。其原因主要是在动作电位高峰时，虽然膜对 Na^+ 不能自由通透，但此时膜对 K^+ 的通透性（电导）已开始增加，导致动作电位超射值低于钠平衡电位。

（张　翼　马会杰）

diànjǐnzhāng diànwèi

电紧张电位（electrotonic potential）　神经纤维受到阈下刺激时，受刺激处的细胞膜首先发生去极化或超极化而出现的小的电位变化。完全由膜的被动电学特性所决定，具有一定的空间和时间分布特征。

根据膜本身的被动电学特性，如果在神经纤维的某一点向轴浆注入电流，该电流横向流过细胞膜，在细胞内外形成完整的电流通路。因此，细胞膜注入点处形成的跨膜电流可在膜上产生一个膜电位。在电流注入点以外的细胞膜上，由于轴向电阻的存在，不断分流的跨膜电流随轴向距离的增加或轴向电阻增大而不断减小，膜电位也逐渐减小。当全部注射电流都跨过细胞膜，没有任何轴向电流流动时，注射电流将不再影响膜电位。这样，膜电位便形成一个有规律的空间分布，在电流注入处幅度最大，而在注入点周围，膜电位将以距离的指数函数衰减。同时，由于膜电容的存在，跨膜电流通过时，其充、放电需一定时间，膜电位的上升或下降作为时间的函数达到稳定值。这种完全由膜的被动电学特性所决定的、具有一定的空间和时间分布特征的膜电位，就是电紧张电位。

如果用正、负两个电极在膜外侧施加电刺激，两个电极下方可同时产生电紧张电位，但在负电极下方产生去极化电紧张电位，当达到阈电位水平，即可引发动作电位。而正电极下方产生超极化电紧张电位，由于其远离阈电位，使动作电位不易产生，导致兴奋性降低。同样，电紧张电位可因细胞膜的被动电学特性不同而具有不同的空间常数 λ 和时间常数τ，进而影响动作电位的传导速度。λ 愈大，电紧张电位扩布的距离愈远；τ 愈小，电紧张电位的生成愈快。

(张　翼　马会杰)

júbù diànwèi

局部电位（local potential）　细胞受到阈下刺激所产生的小的电位变化。体内许多化学因素（如神经递质等）作用于化学门控离子通道改变膜电导而引起局部电位。根据细胞膜发生去极化或超极化，将其分为兴奋性局部电位和抑制性局部电位两种类型。前者如终板电位、兴奋性突触后电位、平滑肌细胞的慢波电位、感觉神经末梢上的启动电位；后者如抑制性突触后电位、感光细胞的感受器电位（图）。

局部电位具有电紧张电位的特征：①局部电位的产生是非"全或无"的，即局部电位的大小与刺激强度成正比，刺激越强，产生的局部电位越大。②局部电位不能向周围作远距离的转导，只能以电紧张性的方式向周围作短距离的扩布，即随着距离的增加，局部电位逐渐减小至消失。通常局部电位的影响范围不超过1mm。③没有不应期，因此可以发生总和。单个局部电位不能引起动作电位，但连续阈下刺激引起的局部电位可互相融合，从而达到一个较大的局部电位，当达到阈电位，则可诱发动作电位。在神经系统，神经元间兴奋的传递多是以总和方式进行的。如果连续阈下刺激引起的局部电位可叠加达到阈电位，从而诱发动作电位，这种总和称为时间性总和，多见于神经系统外周部分。如果同一部位同时接受阈下刺激引起的局部电位叠加达到阈电位，从而诱发动作电位，则这种总和称为空间性总和，多见于神经系统的中枢部分。局部电位可通过其幅度反映刺激强度，通过时间和空间总和实现其对信号的编码与整合，在体内信息传递中具有重要生理意义。

(张　翼　马会杰)

lízǐ tōngdào

离子通道（ion channel）　细胞膜上一类贯穿脂质双层、中央带有亲水性孔道、允许离子通过的跨膜糖蛋白。19世纪中叶，德国物理化学家威廉·奥斯特瓦尔德（Wilhelm Ostwald）首先提出细胞膜上可能存在转运水及可溶性小分子通道的假说。1902年，伯恩斯坦（Bernstein J）提出膜学说解释细胞生物电的产生。1955年，霍奇金（Hodgkin AL）和金斯（Keens）在研究神经轴突膜对钾离子通透性时发现，放射性钾跨轴突膜的运动很像是通过许多狭窄孔洞的运动，并明确提出"通道"的概念。1949年，科尔（Cole K）及马尔蒙（Marmont）设计出电压钳技术，经霍奇金、赫胥黎（Huxley A）和卡茨（Katz）改进后，成功用于枪乌贼巨轴突动作电位期间离子流的研究。他们直接测定了膜电流并分析了电流的离子成分，推算出动作电位期间钠电导和钾电导的变化，并提出了描述电压门控通道门控动力学过程的霍奇金-赫胥黎模型。鉴于出色的研究成果，他们荣获1963年度诺贝尔生理学或医学奖。1976年，德国生理学家埃尔温·内尔（Erwin Neher）和贝尔特·萨克曼（Bert Sakmann）发明了膜片钳技术，极大地促进了离子通道的研究，因此他们荣获1991年度诺贝尔生理学或医学奖。美国化学家彼得·阿格雷（Peter Agre）发现了细胞膜存在水通道，与研究离子通道的罗德里克·麦金农（Roderick MacKinnon）共享了2003年度的诺贝尔化学奖。

特征及分类　具有三个共同特征：①选择性：对转运离子的大小和电荷具有高度的选择性，不同的离子通道允许不同的离子通过。②高速转运性：驱动离子跨膜转运的动力来自离子的浓度梯度和电位梯度的结合，这种净驱动力决定离子跨膜的被动转运方向。③门控性：离子通道犹如生物膜上的"分子开关"，具有激活开放和失活关闭等状态，这些状态受膜电压、化学物质等多种因素的调控。离子通道可通过不同的方法进行分类。根据对通过离子的选择性，通道可分为阳离子通道与阴离子通道；根据门控机制的不同，通道可分为电压门控离子通道、配体门控离子通道和机械门控离子通道；根据通过

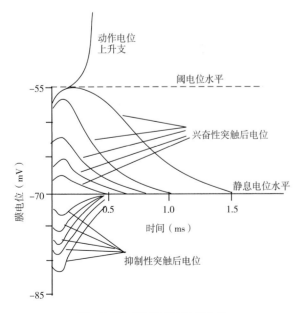

图　两种不同类型的局部电位

的离子种类，通道可分为钠通道、钾通道、钙通道、氯通道等。

结构　通道由多个蛋白质亚基构成，其中 α 或 α_1 亚基形成通道的孔道部分。如各种电压门控离子通道的 α 亚基都含有四个跨膜结构域（Ⅰ～Ⅳ），而每个结构域含有六次跨膜 α 螺旋（S1～S6）。S1、S2 和 S3 片段连接通道及细胞膜的脂质，S4 为通道的电压感受器，连接 S5 和 S6 的肽链形成水相孔道（孔道区或 P 区）。不同的通道还有 α_2、β、γ、δ 等辅助小亚基。β 亚基与通道失活有关。

功能　①是产生生物电活动的基础，兴奋产生和维持的基本条件。②通过调控细胞内钙水平，从而触发肌肉收缩、腺体分泌、神经传导等细胞反应。③作为重要的信息传导环节，参与、调控细胞的信号转导。④调控细胞内外离子平衡，维持细胞正常体积。在临床，有些疾病是离子通道结构的缺陷所引起，统称为离子通道病，如长 QT 综合征是心脏钾通道和钠通道缺陷导致的通道病。

（张　翼　袁　芳）

tōngdào jīhuó

通道激活（channel activation）

细胞膜离子通道由静息或备用状态转变为激活状态的过程。或者可理解为电压门控通道由关闭状态转变为开放状态的过程。电压门控通道在不同的条件下表现为不同的功能状态。以钠通道为例说明。根据霍奇金（Hodgkin）和赫胥黎（Huxley）提出的通道工作模型（Hodgkin-Huxley 模型），钠通道具有三种功能状态：①静息状态或备用状态：是刺激前通道尚未开放的状态。②激活状态：是刺激后通道的开放状态。③失活状态：是继激活状态后通道的

关闭状态，此时通道对刺激不发生反应。这三种状态乃是通道本身的激活闸门（m 门）和失活闸门（h 门）活动的结果。两个闸门呈串联排列，只有两个闸门同时打开，通道才能打开；而其中任何一个闸门未被打开，通道都处于关闭。在静息状态下，激活闸门完全关闭，失活闸门接近完全开放，通道是关闭的。当在刺激下细胞膜快速去极化，使静息电位达 +20mV 时，两个闸门都发生反应，激活闸门迅速打开，而失活闸门缓慢关闭。在失活闸门尚未关闭时，两个闸门同时处于开放状态，即为通道的激活状态。当失活闸门完全关闭，则通道处于失活状态。随着细胞膜的复极化，膜电位的恢复，激活门关闭、失活门开放，又恢复到原来的静息状态。钠通道的激活开放或失活关闭既依赖于电压，又依赖于时间，所以钠通道具有电压和时间依赖性。

电压依赖性钾通道，只有一个激活闸门（n 门）而没有失活闸门，可呈现两种功能状态：激活闸门关闭的静息状态和激活闸门开放的激活状态。激活闸门也是被去极化所打开，但激活或开放的速度慢，表现为延迟激活（图）。

（张　翼　袁　芳）

tōngdào shīhuó

通道失活（channel inactivation）

细胞膜离子通道由激活状态转变为失活状态的过

程。或者理解为通道由开放状态转变为关闭状态的过程。以钠通道为例，在静息状态下，激活闸门完全关闭，失活闸门接近完全开放，通道是关闭的。当在刺激下细胞膜快速去极化，使静息电位达 +20mV 时，两个闸门都发生反应，激活闸门迅速打开，而失活闸门缓慢关闭。在失活闸门尚未关闭时，两个闸门同时处于开放状态，即为通道的激活状态。当失活闸门完全关闭，则通道处于失活状态。因此可以说，钠通道的失活过程就是失活闸门关闭的过程（见通道激活）。有些通道，如某些钾通道，只有激活门而无失活门，因此只表现激活过程，而无失活过程。

（张　翼　袁　芳）

tōngdào fùhuó

通道复活（channel recovery from inactivation）

细胞膜离子通道由失活状态转变为静息或备用状态的过程。静息或备用状态的通道是关闭的，但与失活状态下关闭的通道截然不同。静息或备用状

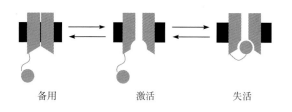

备用　　激活　　失活

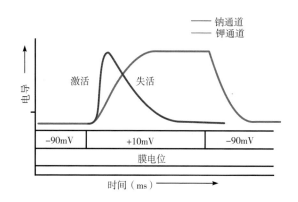

图　通道的门控通道激活和失活示意图

态的通道在刺激作用下可被激活开放，失活状态下的通道无论如何是打不开的。以钠通道为例，可知钠通道具有静息或备用、激活和失活三种不同的功能状态，通道处于何种状态决定于通道的激活闸门（m 门）和失活闸门（h 门）的活动。在静息状态时，通道的 m 门关，而 h 门开；在激活状态时，两个门都开；在失活状态时，m 门开，h 门关。失活状态通道的 m 门必须由开转变为关，h 门必须由关转变为开，即由失活状态恢复到静息或备用状态，才能够被激活开放。通道的复活过程实际就是两个闸门转换的过程。

（张 翼 袁 芳）

tōngdào qùjīhuó

通道去激活（channel deactivation） 通道激活闸门由开放转变为关闭的过程。以电压门控延迟整流钾通道为例，它只有一个闸门，即激活门（n 门）。在静息电位时是关闭的，通道处静息状态；当发生去极化时，n 门开放，称为激活；n 门关闭称为去激活，但去激活的通道可再次接受刺激而重新被激活，而失活的通道则不能。这就是去激活与失活的不同之处。通道去激活的测定通常采用尾电流方法。在一些没有失活或失活不完全的通道，如 HERG 通道（HERG 基因编码的钾通道），当由测试电位复极化到一定电位水平，如保持电位时，表现出一个尾电流，即代表通道的去激活。

（张 翼 袁 芳）

módiàndǎo

膜电导（membrane conductance） 细胞膜允许离子从一侧运动到另一侧的能力。通常用来反映膜对离子的通透性。但电导描述的离子流动是单向的，而通透性描述的离子流动可以是双向的。电荷或离子从一侧穿过膜向另一侧移动时，则产生离子电流。电流大小取决于膜的电导和膜两侧离子的平衡电位（E）与实际跨膜电位（E_m）之差。依据 E 与 E_m 之差，电流可向某一方向流动。因为 $E-E_m$ = 离子电流×电阻，根据欧姆定律，膜电导与膜电阻成反比，故 $E-E_m$ = 离子电流/电导，即电导 = 离子电流/（$E-E_m$）。因此，只有当膜电位保持恒定不变时，离子电流的大小才能反映膜通透性的大小。这时膜电导可作为通透性的同位语。膜电导改变的实质是离子通道的开放和关闭，因此具有电压依赖性和时间依赖性。

（张 翼 袁 芳）

diànyāqián

电压钳（voltage clamp） 通过反馈电路使膜电位保持在指定水平，并通过观测膜电流的变化分析膜对离子通透性（膜电导）的改变的技术。又称电压钳制、电压固定技术。用电压钳测定膜电导的原理是欧姆定律。根据欧姆定律，离子的膜电导（G_x，即膜电阻的倒数）、膜电流（I_x）和推动该离子移动的电化学驱动力（E_m-E_x）的关系可表示为：$G_x = I_x/（E_m-E_x）$。该公式表明，只有在推动该离子移动的（E_m-E_x）保持不变的情况下，I_x 的变化才能够真正反映 G_x 或通透性的变化。

在细胞兴奋或动作电位产生期间，离子平衡电位（E_x）基本不变，但膜电位（E_m）是在不断变化的，因而各种离子的（E_m-E_x）随之发生改变，不能保持恒定。这时所测到的 I_x 的变化就不能真正反映 G_x 或通透性的变化。为此，1949 年科尔（Cole K）在经典玻璃微电极技术基础上发明了电压钳技术，后经霍奇金（Hodgkin AL）和赫胥黎（Huxley A）加以完善，并成功应用于枪乌贼巨轴突膜电导的研究，直接测定了动作电位期间的膜电流，揭示动作电位去极化过程是 Na^+ 电导增加、Na^+ 内流的结果，动作电位复极化过程是 K^+ 电导增加、K^+ 外流的结果。电压钳研究中必须将两个微电极插入细胞，一个作记录电压用，另一个作注入电流用，因此只能应用于较大的细胞或较粗的神经纤维（图）。

（张 翼 袁 芳）

mópiànqián

膜片钳（patch clamp） 能够记录细胞膜中单一离子通道电流活动的技术。用于观察、记录单个离子通道的功能活动。由德国生理学家埃尔温·内尔（Erwin Neher）和贝尔特·萨克曼（Bert Sakmann）于 1976 年建立。至今已成为研究离子通道的重要工具，为此他们获得 1991 年度诺贝尔生理学或医学奖。膜片钳的工作原理是用一个玻璃微吸管电极尖端轻压在细胞膜上，电极内给予一定的负压，使电极尖端边缘与周围细胞膜形成高电阻封接，从而使电极尖端下的小片膜在电学上与周围膜完全隔离，其电位受钳制电流的控制。如果这一小片膜中包含一个或几个通道蛋白分子，则此电极就可以测量出单一通道开放时的电流和电导。

实际工作中，可根据不同的需要选用不同的记录方式。常用的膜片钳记录方式有：①细胞贴附式膜片：可在细胞完整无损的状态下记录细胞的单通道电流。②内面向外膜片：该模式有利于观察外源性第二信使物质或药物

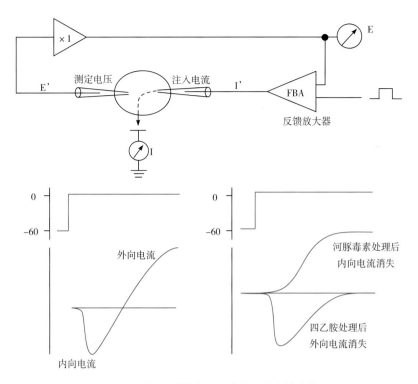

图　电压钳实验模式图和膜离子电流的变化

从胞质一侧对通道的调制。③外面向外膜片：适用于配体门控通道单通道活动的研究。④全细胞记录：可记录完整细胞的宏膜电流。另外，如采用膜片钳放大器中的电流钳方式，还可记录细胞的静息电位和动作电位。实际操作过程中，由于微电极未刺入细胞，不致造成细胞的损伤；另外，细胞膜电位的监测、钳制和膜电流的记录均由同一玻璃微吸管电极完成，通过运行专门软件快速完成各功能的转换。故膜片钳技术可适用于各种不同大小和类别的细胞。膜片钳实验模式图和单通道离子电流（图）。

（张　翼　袁　芳）

quán huò wú dìnglǜ

全或无定律（all-or-none law）

刺激诱发可兴奋细胞动作电位所遵循的规律。是动作电位的最主要特征之一，刺激引发可兴奋细胞或组织产生动作电位，需要一定的强度。该定律是由鲍迪奇（Bowditch HP）于1871年根据蛙的心脏实验首先提出的。

能引发动作电位产生的最小刺激强度称为阈值或阈强度。低于阈值的刺激（阈下刺激）只能产生局部反应，不能引发动作电位，这就是所谓的"无"。当刺激强度达到阈值（阈刺激和阈上刺激）就可引发动作电位，且动作电位的幅度达到最大，不会随刺激强度的增加而增加，这就是所谓的"全"。动作电位按照"全或无"的方式产生的，即要么不产生，产生就是最大的，这种现象称为全或无现象。同样，动作电位在同一细胞的传导也是按"全或无"方式进行的，即动作电位不产生就不会传导（无），一旦在细胞的某一部位产生，就会传遍整个细胞，就是使整个细胞的膜上都经历一次动作电位的过程（全）。动作电位以"全或无"方式产生是由细胞膜钠通道的性质所决定的。钠通道是电压依赖性通道，膜电位去极化达到阈电位就可引起大量的钠通道开放，通过再生性循环方式导致 Na^+ 大量内流，爆发动作电位。而动作电位引发后所能达到的幅度大小主要由膜内外 Na^+ 浓度梯度、电位梯度和产生后钠通道开放的数量和速度所决定的，与刺激强度无关。而且，导致动作电位传播的局部电流强度超过引发邻近部位动作电位产生所需阈强度的数倍以上。因此，以局部电流为基础的兴奋（动作电位）传导不会发生阻滞和衰减。

（张　翼　袁　芳）

xīngfèn chuándǎo

兴奋传导（conduction of excitation）

动作电位在单一细胞上的传导过程。动作电位一旦在细胞膜的某一点产生，就会沿着细胞膜向周围进行不衰减的传播，直到传遍整个细胞为止。有关动作电位传导的机制，普遍用局部电流学说来解释。以神经纤维动作传导为例，在动作电位产生部位，

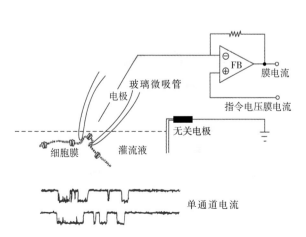

图　膜片钳实验模式图和单通道离子电流

膜两侧电位出现了逆转，由静息时的外正内负的极化状态转变为外负内正的反极化状态，而与它相邻的未兴奋部位仍处于静息的极化状态。因此，兴奋部位和未兴奋部位出现了电位差，并由此产生了电流，即局部电流。局部电流在膜内侧由兴奋区（电位高）流向未兴奋区（电位低），然后穿过膜到细胞外，再由未兴奋区（电位高）流向兴奋的起始部位（电位低），由此形成局部电流的完整回路。局部电流流动的结果使邻近未兴奋区发生去极化，达到阈电位，爆发动作电位，该部位成为新的兴奋区。新的兴奋区又以相同的方式使它前方的未兴奋区兴奋，如此反复下去就使动作电位不断向前推进（图）。

由于兴奋区和邻近未兴奋区之间的电位差（动作电位幅度）可达110mV左右，是邻近静息部位去极化到阈电位所需电位差（10～20mV）的数倍。故局部电流的刺激强度远大于细胞兴奋所需的阈值。因此，动作电位传导的安全系数非常大。动作电位传导的速度与神经纤维的直径、有无髓鞘有关。一般神经纤维越粗，由于纵向阻抗越小，越容易产生局部电流，传导速度越快。在有髓鞘神经纤维，局部电流产生于两个郎飞（Ranvier）结之间，呈现跳跃式传导，所以传导速度明显快于无髓鞘神经纤维。动作电位沿神经纤维传导的特征：①生理完整性：兴奋的传导要求神经纤维必须结构和功能完整。②双向性：神经纤维中段产生的动作电位可同时向两端传导。③绝缘性：神经干中的每条神经纤维之间的传导互不干扰。④不衰减性：动作电位传导不随纤维距离增加而减小。⑤相对不疲劳性：与肌肉相比较，神经纤维可较长时间接受刺激，产生和传导动作电位。

（张　翼　袁芳）

tiàoyuèshì chuándǎo

跳跃式传导

（saltatory conduction）有髓鞘神经纤维兴奋（动作电位）传导的方式。在脊椎动物所特有的有髓神经纤维上，其轴突外面包裹着多层不导电的髓鞘，每段髓鞘包裹的区域较长，1～2mm；两段髓鞘之间的裸露区较短，1～2μm，称为郎飞（Ranvier）结。结间段轴膜钠通道密度远较郎飞结区膜为小，缺乏兴奋性；而郎飞结处轴突膜直接与细胞外液接触，允许跨膜离子移动。因此，有髓鞘神经纤维受到刺激时，动作电位只能产生于郎飞结处，兴奋传导的局部电流也只能出现在相邻的两个郎飞结之间，而不能从节间段穿出，即在已兴奋的郎飞结与其邻近未兴奋的郎飞结之间形成局部电流。这样，动作电位就像跳跃一样从一个郎飞结传导下一个郎飞结不断向前传导（图）。因此，有髓鞘神经纤维的传导速度比无髓鞘神经纤维快得多。此外，由于动作电位只发生在郎飞结，跨膜流入的 Na^+ 和流出的 K^+ 数量少，故动作电位之后因主动转运恢复正常离子分布所

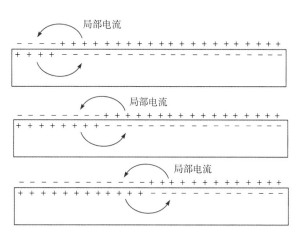

图　神经纤维兴奋传导的局部电流模式图

消耗的能量也就比较少。故跳跃式传导是即高效、又节能的传导兴奋的方式。

（张　翼　袁芳）

bùyìngqī

不应期

（refractory period）可兴奋细胞受到刺激产生兴奋后，其兴奋性急剧降低，对刺激的反应能力丧失和减弱的短暂时期。常用于表示细胞兴奋性水平的高低。不应期按先后分为绝对不应期和相对不应期。在不同的细胞，不应期时间差异较大，如神经和骨骼肌细胞的不应期仅有几个毫秒，而心室肌细胞的不应期可达数百毫秒。

不应期的产生与可兴奋细胞膜上引起膜去极化的离子通道

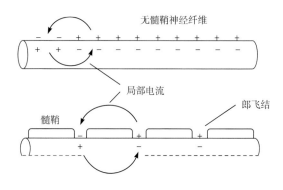

图　有髓鞘神经纤维动作电位的跳跃式传导示意图

（钠或钙通道）的功能状态密切相关。在神经和骨骼肌细胞，钠通道是绝大多数可兴奋细胞动作电位去极化产生的重要基础，是决定兴奋性的关键因素。钠通道具有三种不同的功能状态：备用或静息、激活和失活状态。在一次动作电位产生过程中，钠通道经历从备用状态→激活状态→失活状态，然后再恢复到备用状态的循环过程，兴奋性也随之发生周期性变化。当刺激达到阈强度就可使大量钠通道激活而开放，细胞外 Na^+ 顺着电化学梯度迅速内流，产生动作电位。钠通道激活后很快失活而关闭，且这种关闭无论如何不能被打开，这段钠通道处于失活状态的时间即为绝对不应期。随后，钠通道由失活状态逐渐恢复，但未达到正常的备用状态。此时钠通道虽然可被打开，但需的刺激强度超过阈值，这段钠通道恢复过程的时间即为相对不应期。

（张 翼 袁 芳）

juéduì bùyìngqī

绝对不应期（absolute refractory period） 可兴奋细胞接受刺激发生兴奋后，其兴奋性迅速降低至零的短暂时期。这时，刺激阈值无穷大，无论再用多么强大的刺激都不会产生兴奋。但不同种类细胞的绝对不应期长短时间不同：神经和骨骼肌细胞相当于锋电位的持续时间，$0.5 \sim 2.0ms$；但心室肌细胞相当于动作电位开始到膜电位复极化到 $-55mV$ 的时间，$200 \sim 400ms$。绝对不应期中兴奋性消失是钠（或钙）通道处于失活状态，不能够被激活的结果。由于绝对不应期的存在，使得在已有兴奋或动作电位期间绝对不会再次产生兴奋或动作电位，这就意味着不论细胞受到多么高频

率的连续刺激，锋电位永远不会发生融合。绝对不应期时间的长短决定着细胞在单位时间能够产生动作电位的最高频率。如蛙的有髓神经纤维绝对不应期时间约为 $2.0ms$，则从理论上说，它每秒钟内所能产生和传导的动作电位数量不会超过 500 次。实际上，神经纤维在体内传导神经冲动（动作电位）的频率远低于上述的理论数值（见兴奋性）。

（张 翼 袁 芳）

xiāngduì bùyìngqī

相对不应期（relative refractory period） 细胞在绝对不应期后，兴奋性逐渐由零向正常恢复的时期。此期，刺激阈值逐渐降低，兴奋性逐渐恢复，但仍低于正常。故此时额外的刺激有可能引发兴奋，但所需的刺激强度必须超过阈值。相对不应期中兴奋性较低的原因，是绝对不应期失活的钠（或钙）通道此时开始复活，但未完全复活到备用状态。电压门控钙通道复活所需的时间比钠通道要长，所以由钙通道激活所产生的动作电位的相对不应期也长。在神经纤维，相对不应期的时间相当于动作电位中负后电位的前半段，持续数毫秒。

（张 翼 袁 芳）

chāochángqī

超常期（supranormal period） 相对不应期后，出现的兴奋性轻度高于正常水平的时期。这时，刺激阈值低于正常阈值，兴奋性反而高于正常，故此时低于阈强度的刺激就有可能引发兴奋。超常期中兴奋性升高的原因，是电压门控钠（或钙）通道已完全复活到备用状态，而膜电位尚未恢复到静息电位水平，但距离阈电位水平较近。故刺激引起膜去极化时更容易达到阈电位而诱发动

作电位。此时产生的动作电位幅度要比正常稍低、持续时间稍短。在神经纤维，超常期的时间相当于动作电位负后电位的后半段。

（张 翼 袁 芳）

dīchángqī

低常期（subnormal period） 在神经纤维的超常期之后，还会出现一个兴奋性低于正常水平的时期。这时，刺激阈值高于正常阈值，兴奋性比正常低，故此时高于阈强度的刺激才有可能引发兴奋。低常期中兴奋性降低的原因，是由于钾通道开放的时间较长，一直开放到膜完全复极化后数十毫秒，从而使过多的 K^+ 弥散于膜外，膜内变得比静息电位时更负。实验证明，用四乙胺阻断 K^+ 通道，低常期不复出现。

（张 翼 袁 芳）

xīngfèn-shōusuō ǒulián

兴奋-收缩偶联（excitation-contraction coupling） 以动作电位为特征的兴奋和以肌丝机械滑行为基础的肌肉收缩之间的中介过程。实现兴奋-收缩偶联的组织结构是肌管系统，起关键的中介物是 Ca^{2+}。也可以说，兴奋-收缩偶联是肌膜动作电位通过 Ca^{2+} 为中介引发肌丝滑行的过程。此过程至少包括三个主要步骤：①肌膜动作电位通过横管传到细胞内部。②通过三联管结构将电信息（动作电位）转变为化学信息（肌质网 Ca^{2+} 释放）。③化学信息触发机械性活动。通常以横纹肌（骨骼肌和心肌）细胞为例介绍肌的兴奋-收缩偶联过程。

骨骼肌细胞接受运动神经纤维支配，运动神经纤维的动作电位通过神经-肌接头传递引起骨骼肌细胞膜产生动作电位。横管是由细胞膜向细胞内凹入而形成，肌细胞膜的动作电位可迅速通过

横管传入到细胞内部，导致横管膜上L型钙通道激活（但通道并未打开），通过分子自身的变构效应，直接通过机械偶联，导致纵管终池膜上钙释放通道（RyR1）开放，使终池（Ca^{2+}库）中的Ca^{2+}大量释放入胞质。胞质中Ca^{2+}可迅速增高100倍（由10^{-7} mol/L升高到10^{-5} mol/L），从而触发肌肉收缩。因此，骨骼肌的兴奋-收缩偶联也被称为电-机械偶联，而作为触发因素的胞内高浓度Ca^{2+}完全来自细胞内的肌质网。在钙升高引发肌肉收缩的同时，高浓度的Ca^{2+}也激活了肌质网膜上的钙泵，通过钙泵的主动转运，将胞质中升高的Ca^{2+}回收入肌质网，从而引起肌舒张。

心肌的兴奋-收缩偶联过程类似于骨骼肌，但与骨骼肌不同的是，心肌细胞兴奋-收缩偶联过程中，胞质内Ca^{2+}的升高是通过一种钙触发钙释放的方式。心肌细胞横管上的L型钙通道与骨骼肌细胞不同，可被激活开放，导致细胞外液中Ca^{2+}少量（10%~20%）进入胞质，从而激活终池膜上钙释放通道（RyR2），导致终池中大量的Ca^{2+}释放（80%~90%）。和骨骼肌类似，高浓度Ca^{2+}在诱发肌肉收缩的同时，一方面激活肌质网膜上钙泵，将大部分Ca^{2+}回收入肌质网；另一方面可通过细胞膜上钙泵和Na^+-Ca^{2+}交换机制将少量Ca^{2+}排出细胞外。

（张翼 关玥）

shénjīng-jī jiētóu chuándì

神经-肌接头传递（neuromuscular junction transmission） 运动神经纤维的兴奋通过神经-肌接头传递给骨骼肌细胞的过程。实现骨骼肌神经-肌接头传递的结构基础是由接头前膜、接头后膜（终板膜）和接头间隙所构成的神经-肌接头。传递的本质实际是电信号-化学信号-电信号的定向传递过程（图）。

当一个神经冲动（动作电位，AP）传到神经末梢时，引起接头前膜去极化，导致电压门控钙通道开放，Ca^{2+}内流，接头前膜胞质内Ca^{2+}浓度增加，导致大量含有神经递质乙酰胆碱（ACh）的突触囊泡向接头前膜移动、靠拢、与前膜融合，以"量子"方式释放ACh到接头间隙中。ACh分子通过扩散到终板膜，与膜上的ACh受体结合，导致终板膜对以Na^+为主的离子跨膜转运，使终板膜发生去极化，产生终板电位（EPP）。EPP以电紧张形式扩布到邻近的肌细胞膜，激活大量的电压门控性钠通道，引发肌细胞膜爆发动作电位，从而实现由前膜到后膜的一次兴奋传递过程。随后，所释放的ACh可被终板膜上的胆碱酯酶迅速分解破坏而失去作用。

生理情况下，骨骼肌神经-肌接头的电信号传递是以1:1的方式进行的，即一次神经冲动能有效地引起一次肌肉兴奋和收缩。这种传递具有很高的安全可靠性，主要取决于两个方面：①一次神经冲动到达神经末梢时，可引起100以上个突触囊泡几乎同时释放ACh。大量的ACh分子与终板膜的受体结合，可引起终板膜产生足够大的EPP（常大于50mV）。虽然由于终板膜不存在电压门控性钠通道，因而不会产生动作电位，但此EPP比正常所激发兴奋的量要大数倍，足以扩散到邻近肌细胞膜引发动作电位。②在终板膜与ACh受体结合的ACh很快被胆碱酯酶水解，通道随即关闭，肌细胞的兴奋和收缩也就停止。这时一次神经冲动仅引起一次肌肉兴奋和收缩，从而保证运动神经对机体运动控制的准确性。

神经-肌接头是特殊化的突触，因此它和神经元间化学性突触传递一样具有共同的特征：①单向传递：传递方向只能从前膜到后膜。②时间延搁：神经冲动通过神经递质释放而传递，所需时间相对长。③易疲劳：一定时间的连续刺激可耗竭神经递质，而使传递失效。④易受药物或其他因素的影响。

（张翼 关玥）

zhōngbǎn diànwèi

终板电位（end-plate potential, EPP） 骨骼肌神经-肌接头后膜（终板膜）去极化而产生的局部电位。在神经-肌接头传递过程中，神经冲动传导到神经末梢，首先引起接头前膜去极化，导致电压门控钙通道开放，Ca^{2+}内流，导

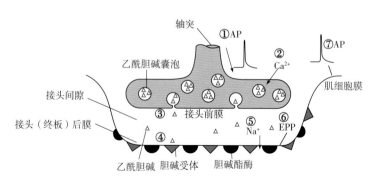

图 骨骼肌神经-肌接头的微细结构及传递过程示意图

致含有神经递质乙酰胆碱（ACh）的突触囊泡与接头前膜融合，释放 ACh。ACh 分子通过扩散到终板膜，与膜上的 N_2 型胆碱受体结合，引起终板膜对 Na^+、K^+ 等阳离子的通透性增高，主要以 Na^+ 为主，导致终板膜发生去极化，使该处原有的静息电位减小，这一电位变化称为终板电位。每个突触囊泡含有 6 000～10 000 个 ACh 分子，这些 ACh 分子被囊泡一次性全部释放出来（量子释放），可使终板膜 2000 个 N_2 型胆碱受体通道开放，使终板膜出现微小的去极化，称为小终板电位（MEPP）。MEPP 是终板膜释放单个量子神经递质产生的最小电位反应，而 EPP 则是由许多 MEPP 发生总和所致。EPP 扩散到邻近的肌细胞膜，通过激活电压门控性钠通道，导致肌细胞膜爆发动作电位（图）。

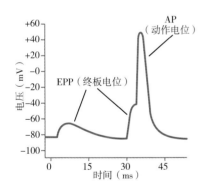

图　骨骼肌神经－肌接头终板膜的终板电位

EPP 属于局部电位或局部兴奋，具有与动作电位完全不同的特征：①产生是非"全或无"式的，EPP 的大小与接头前终末去极化程度和神经末梢释放的神经递质量成正比。②传播呈非"全或无"式的，可通过电紧张的方式向周围扩布较短距离。③无不应期变化，可发生总和现象。

（张　翼　关　玥）

jīsī huáxíng lǐlùn

肌丝滑行理论（myofilament sliding theory）

用于解释横纹肌收缩机制的理论。是 20 世纪 50 年代由英国生物学家安德鲁·菲尔丁·赫胥黎爵士（Sir Andrew Fielding Huxley）根据骨骼肌收缩过程中，肌小节长度的改变而提出的著名学说，已被众多实验结果所支持。

基本内容　横纹肌的肌原纤维由粗、细不等且相互平行排列的两种肌丝所构成，两者的排列呈一定的重叠交叉。当肌肉收缩或舒张其长度缩短和伸长时，肌丝的长度并没有改变，也未发生扭曲，而是通过粗肌丝和细肌丝在肌节内相互滑动所完成的。这一理论的最直接和有力证据是，当肌细胞收缩变短时，其暗带（肌原纤维中颜色较暗的区域）的总长度不变而明带（暗带两边颜色较亮的区域）缩短。同时 H 带（暗带中央的一段相对较亮区域）相应变窄或消失，而 H 带两侧的暗带相应变长。在肌肉收缩时，粗、细肌丝的长度都没有改变，只是细肌丝在粗肌丝之间向 M 线（暗带中央的一条横向带）方向滑入，增加了粗、细肌丝间的重叠（图）。

应用　粗肌丝由肌球蛋白组成；细肌丝由肌动蛋白、原肌球蛋白和肌钙蛋白组成。肌球蛋白分子头部称之为横桥，表现两种主要特性：①具有 ATP 酶活性，可结合并分解 ATP，释放的能量使横桥垂直于粗肌丝主体的杆状部，处于高势能状态，并可引起横桥摆动。②具有与细肌丝上肌动蛋白结合的位点，一旦与肌动蛋白结合，就可牵拉细肌丝向粗肌丝之间滑动。细肌丝中，许多球形的肌动蛋白分子聚合在一起构成一条双螺旋链，成为细肌丝的主体。肌动蛋白上有与肌球蛋白结合的位点，与肌丝滑行有关，所以与肌球蛋白一起被称为收缩蛋白。原肌球蛋白也以双螺旋形式缠绕在肌动蛋白构成的双螺旋沟壁上，覆盖肌动蛋白的结合位点，以阻止与肌球蛋白横桥的结合（位阻效应）。肌动蛋白上还存在能够结合钙的肌钙蛋白。原肌球蛋白和肌钙蛋白虽不直接参与肌丝的滑行，但可调控肌丝的滑行，因此被称为调节蛋白。当肌细胞的胞质中 Ca^{2+} 浓度升高时，肌钙蛋白与 Ca^{2+} 结合发生构象改变，使原肌球蛋白发生位移，暴露肌动蛋白结合位点（去位阻效应），导致横桥与肌动蛋白结合，横桥扭动，牵拉细肌丝向粗肌丝中间移动。在横桥与肌动蛋白的结合、扭动、解离和再结合、再扭动构成的横桥循环中，细肌丝不断向粗肌丝中央滑行，同时 ATP 分解供能完成肌肉收缩。当肌细胞质中 Ca^{2+} 浓度下降时，Ca^{2+} 与肌钙蛋白解离，原肌球蛋白的构象和位阻效应恢复，横桥周期停止，细肌丝恢复到收缩前

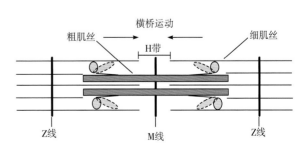

图　横桥摆动和肌肉收缩示意图

位置，完成肌肉舒张。

（张翼 关玥）

横桥周期 héngqiáo zhōuqī（cross bridge cycling）

肌丝滑行过程中，粗肌丝肌球蛋白横桥与细肌丝肌动蛋白结合、扭动、解离、复位、再结合的过程。可以说，肌肉的收缩过程就是横桥周期不断反复进行的过程。

横桥周期可分为几个阶段（图）：①横桥与肌动蛋白结合：肌细胞膜兴奋通过横管传入细胞内，通过三联管结构将信息传导至肌质网，引起钙释放通道（RyR）开放，肌质网 Ca^{2+} 释放，导致细胞质中 Ca^{2+} 浓度升高。Ca^{2+} 与细肌丝中肌钙蛋白结合，引起肌钙蛋白构象变化，进而引起原肌球蛋白构象改变，使原肌球蛋白在肌动蛋白双螺旋沟上的位置发生改变，从而暴露出肌动蛋白与肌球蛋白头部横桥的结合位点，这时获得能量后处于高势能垂直状态的横桥与细肌丝上肌动蛋白发生结合。②横桥摆动：横桥与肌动蛋白的结合导致横桥构象改变，其头部向体部 M 线方向扭动，拖动细肌丝向肌节中央滑行，将横桥储存的势能转变为

缩短肌节长度和克服负荷张力的动能；同时，腺苷二磷酸（ADP）和无机磷酸由横桥上解离下来。③横桥与细肌丝解离：在 ADP 解离的位点，横桥与腺苷三磷酸（ATP）结合，使横桥对肌动蛋白的亲和力降低，导致横桥与细肌丝解离。④横桥复位：横桥具有 ATP 酶活性，可将结合的 ATP 分解，利用其化学能使扭动的横桥重新竖起，与粗肌丝主干保持垂直而处于高势能状态；同时，ATP 水解产生的 ADP 和无机磷酸使横桥恢复对肌动蛋白的高亲和力。此时，如果细胞质中 Ca^{2+} 仍保持高浓度，横桥就与下一个细肌丝肌动蛋白结合位点结合，进入下一个横桥周期。如果细胞质中 Ca^{2+} 降低，则 Ca^{2+} 与肌钙蛋白分离，构象恢复，随之原肌球蛋白的构象恢复，竖起的横桥则不能与肌动蛋白下一个结合位点结合，肌肉依靠其本身的弹性重新恢复原来的长度，进入舒张状态。

（张翼 关玥）

钙触发钙释放 gài chùfā gài shìfàng（calcium induced calcium release）

由细胞外钙进入细胞内引起肌质网和终池释放钙，导致细胞内钙升高的过程。在肌肉收缩过程中，细胞质中 Ca^{2+} 浓度的升高是触发肌肉收缩的关键因素。而骨骼肌和心肌引起细胞质 Ca^{2+} 浓度升高的方式不同：骨骼肌细胞内是通过电触发钙释放，而心肌细胞内则通过这种钙触发钙释放

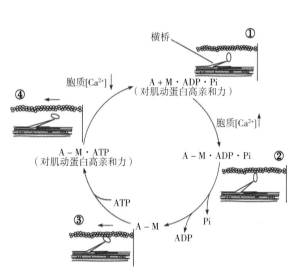

图 横桥周期模式图

的方式升高细胞内 Ca^{2+} 浓度。

在骨骼肌细胞，横管膜上的 L 型钙通道向胞质突出，与纵管膜上的钙释放通道（RyR1）的亚单位相接触，在横管膜和终池膜之间的胞质中形成一条条小梁，从而使终池膜上的 RyR 对横管膜上的 L 型钙通道构型变化十分敏感。细胞膜的兴奋导致横管膜上的 L 型钙通道激活时，可引起其构型的变化，通过小梁式的机械偶联，直接引起终池膜上 RyR1 钙释放通道开放，使钙库（即终池）中大量的 Ca^{2+} 释放入胞质，从而诱发肌肉收缩。胞质中的 Ca^{2+} 几乎 100% 通过这种电触发钙释放方式由肌质网释放。

与骨骼肌不同，心肌细胞横管膜上的 L 型钙通道属于另一种亚型，在心肌较长时间动作电位持续的条件下，有足够的时间被激活而开放。此外，横管膜上的 L 型钙通道也不与终池膜伸出的钙释放通道对接。终池膜的钙释放通道属于 RyR2，对 Ca^{2+} 十分敏感，与经 L 型钙通道内流的 Ca^{2+} 结合后，可引起通道开放和 Ca^{2+} 释放。细胞膜的兴奋传入细胞内，导致横管膜上的 L 型钙通道激活开放，少量的 Ca^{2+} 由细胞外流入胞质内，激活终池钙释放通道，导致终池中大量的 Ca^{2+} 释放到胞质中，使细胞质中 Ca^{2+} 浓度急剧升高，通过触发肌丝滑行，引起心肌细胞收缩（图）。

（张翼 关玥）

长度-张力曲线 chángdù-zhānglì qūxiàn（length-tension relation curve）

肌肉在不同前负荷（初长度）下进行收缩，肌肉收缩的初长度与收缩产生张力之间的关系曲线。肌肉的前负荷是指肌肉收缩前所承受的负荷，可用肌肉的初长度表示。保持后负

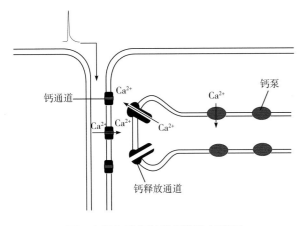

图　心肌细胞钙触发钙释放示意图

荷和收缩能力等不变的情况下，给予肌肉刺激使之发生等长收缩，可测定不同初长度下肌肉收缩产生的最大主动张力，从而得到一条类似抛物线样的肌肉初长度与主动最大张力的关系曲线，即长度-张力曲线。通过该曲线可看到在一定范围内肌肉收缩时产生的张力与初长度成正比。引起肌肉收缩效能最佳的初长度称为最适初长度。

肌肉的长度-张力关系是由肌节长度改变所致的粗肌丝和细肌丝重叠程度不等所决定的。在最适初长度时，粗肌丝和细肌丝处于最大可能的相互重叠状态，粗

肌丝上的横桥与细肌丝结合位点的结合数量达到最多，因而在进行等长收缩时产生的肌张力为最大。当小于或大于最适初长度时，都因发挥作用的横桥数目减少而导致产生的张力减小。

骨骼肌在体内的自然长度就是它的最适前负荷，肌节长度为 $2.0\sim2.2\mu m$，这时粗肌丝和细肌丝处于最好的相互重叠状态，使发挥作用的横桥数量最多，所产生的张力最大（图）。当前负荷过小时，肌节过短，两侧的细肌丝可能相互重叠，或在肌节重点 M 线附近卷曲，从而影响部分横桥与细肌丝结合位点的结合，收缩产生张力减少。当前负荷过大时，肌节被拉长，粗肌丝和细肌丝重叠程度降低，结合位点数量减少，收缩张力减小。如果肌节初长度超过了正常肌节的最大长度，细肌丝完全由粗肌丝中拉出，横桥完全不能与细肌丝上结合位点结合，这时肌肉不能收缩，产生的张力为零。其特点为：①有升支也有降支。②自然长度接近于最适初长度。③在最适初长度下产生的静息张力很小。

心肌的长度-张力曲线，又称为心室功能曲线，与骨骼肌

不同，没有明显的降支。心肌的初长度用心室舒张末期压力或容积表示。心室的正常舒张末期容积或自然初长度远低于其最适初长度，表明心室具有较大的长度-张力储备力，可通过初长度的增加导致搏出量增加。另外在最适初长度或最适前负荷下，可产生较大的静息张力，足以对抗肌节的进一步拉长，保持每搏量或搏出功基本不变，所以功能曲线不表现明显降支。

（张　翼　关　玥）

zhānglì-sùdù qūxiàn

张力-速度曲线（force-velocity relation curve）

肌肉在不同后负荷情况下进行收缩，肌肉收缩产生的张力与肌肉缩短速度之间的关系曲线。后负荷是肌肉开始收缩后所遇到的负荷，是肌肉收缩的阻力和做功对象，能影响肌肉收缩产生的张力和速度。肌肉在有后负荷的情况下收缩，总是先产生张力以克服后负荷的阻力，才有长度的缩短和缩短速度。一旦肌肉开始缩短，其张力则不再增加，与后负荷等值而保持恒定（等张收缩）。后负荷愈大，肌肉产生的张力愈大，收缩的等长相愈长，开始缩短的时间愈晚，缩短的总长度和速度也愈小。反之亦然。如果以同一肌肉在不同后负荷下产生的张力为纵坐标，以缩短速度为横坐标，即得到两者之间的关系曲线（图）。

根据张力-速度关系曲线，可看到在一定后负荷范围内，肌肉缩短的速度与后负荷呈反变关系，即后负荷愈大，产生张力愈大，缩短速度愈慢；而后负荷愈小，产生张力愈小，缩短速度愈快。当后负荷过大，如 $P=P_0$（最大张力）时，肌肉完全没有缩短，收缩速度为零，此时肌肉作等长收

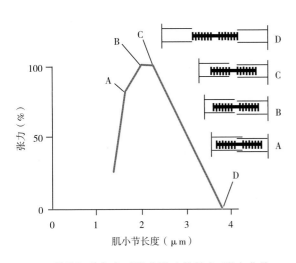

图　骨骼肌前负荷对张力影响的长度-张力曲线

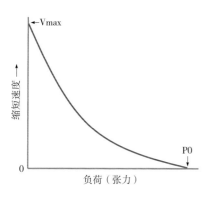

图　肌肉后负荷对缩短速度影响的张力–速度曲线

缩，未作外功。当负荷过小，如 P＝0 时，则肌肉缩短速度最大，则肌肉不需克服阻力而缩短速度达最大值。因为记录系统和肌肉本身具内摩擦力，所以这种情况实际是不存在的。肌肉的后负荷增大引起收缩速度减小和肌张力增大的原因分别是横桥周期的延长和参与活动的横桥数目增加的缘故。

（张　翼　关　玥）

děngcháng shōusuō
等长收缩（isometric contraction）

肌肉收缩表现为只有张力的增加而无长度变化的收缩形式。肌肉收缩时的外在整体表现为张力产生的大小、肌肉收缩的程度以及产生张力或肌肉缩短的速度。根据肌肉所受到的后负荷大小不同，肌肉收缩呈现不同的外部表现。当肌肉收缩的阻力或后负荷较大时，肌肉收缩产生的张力不足以克服阻力负荷时，肌肉收缩表现为只有张力的增加而无长度的变化，即等长收缩。如实验条件下，将肌肉两端固定给以刺激，由于肌肉不能缩短只能产生张力，这时肌肉的收缩以张力的形式表现出来。张力的大小可通过张力计所测出。肌肉在处于最适前负荷或最适初长度的情况下作等长

收缩，可产生最大张力。

等长收缩时肌肉产生的力不使负载移动，所以没有做功。不过此时肌肉内部有些肌小节实际上有缩短，从而将另一些肌小节拉长，只是因为对肌小节做的功和施加于另一肌小节的功相等，因此可认为整个肌肉或肌纤维没有做净功。另一方面，由于肌肉的收缩单元和非收缩单元的弹性串联，虽然这些串联弹性体的应力–应变图形是非线性的，相当小的牵拉就可达到它们的顺应的极限，但收缩单元还是对抗负荷而缩短，因此也做了功（内功）。在人体内，一些与维持身体固定姿势或抵抗外力或重力有关的肌肉，如比目鱼肌、项肌等，收缩时主要易产生张力为主，接近于等长收缩。

（张　翼　关　玥）

děngzhāng shōusuō
等张收缩（isotonic contraction）

肌肉在以一定收缩张力保持不变的情况下进行收缩的形式。根据受到的阻力或负荷大小不同，肌肉收缩呈现不同的表现形式，既可以是等长收缩，也可以是等张收缩。当肌肉在一定阻力负荷情况下收缩时，首先张力增加，如产生的张力等于或大于阻力负荷时，肌肉开始以一定的速度缩短，一旦肌肉开始缩短，其张力则不再变化。此即为等张收缩。肌肉等张收缩时既产生张力又发生肌肉缩短，可使负载移动，是做了外功的，其做功量等于移动距离和负荷重量的乘积。体内一些与肢体的运动和屈曲有关的肌肉，则随负荷的

大小不同而表现为不同程度的等张收缩。

（张　翼　关　玥）

qiángzhí shōusuō
强直收缩（tetanus）

快速重复刺激使肌肉产生的持续收缩和张力明显增高的收缩形式。又称复合收缩或时间总和。当肌肉接受单个的阈上刺激时，在动作电位的触发下，表现一次短暂的缩短和舒张，称为单收缩。如果接受连续的刺激，当刺激时间的间隔短于单收缩时程时，则后一刺激就可能在前一刺激引起的肌肉缩短和舒张完成前作用于肌肉，使肌肉在一定程度收缩状态的基础上再次收缩，从而引起更强的收缩，产生更大的张力和缩短，此即为强直收缩。

分类 可分为两种类型：不完全强直收缩和完全强直收缩。当刺激频率较低时，总和发生在前一次收缩过程的舒张期内（即舒张期总和），表现既有缩短期又有舒张期，记录的收缩曲线呈锯齿状，称为不完全强直收缩，也称为非融合强直。当刺激频率达到一定程度时，总和发生在前一次收缩过程的缩短期内（即收缩期总和），表现只有缩短期没有舒张期，记录的收缩曲线平滑而连续，无单个刺激引起的波动，称为完全强直收缩，又称为融合性强直。通常所说的强直收缩即是指完全强直收缩（图）。

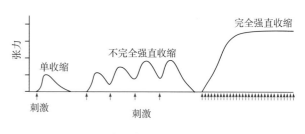

图　骨骼肌的单收缩和强直收缩

能够引起肌肉发生强直收缩的最小刺激频率，称为临界融合频率。肌肉临界融合频率的大小，完全取决于该肌肉单收缩，尤其是缩短期的时程。单收缩时程越长，缩短期越长，临界融合频率越小。机体中快肌的单收缩时程较短，临界融合频率较高；反之慢肌单收缩时程较长，临界融合频率较低。如腿部快肌腓肠肌的单收缩时程为 25~40ms，临界融合频率约为 100 次/秒；而慢肌比目鱼肌的单收缩时程为 90~120ms，临界融合频率约为 30 次/秒。骨骼肌单收缩时程的长短，主要取决于骨骼肌肌质网的钙释放周期，即 Ca^{2+} 释放到重新回收所需要的时间。钙释放周期越短，单收缩时程越短，临界融合频率越大。

功能　在生理条件下，骨骼肌的收缩几乎都是强直收缩，因此强直收缩是骨骼肌收缩的正常形式。完全性强直收缩可产生更大的收缩张力，其产生的张力比单收缩要大 3~4 倍，更有利于骨骼肌做功。相反，心室肌细胞的收缩绝对不会发生融合，即绝对不会发生强直收缩。这对于完成间断射血的心室来说，其意义是不言而喻的。两种肌肉收缩形式的不同决定于绝对不应期或有效不应期的不同。骨骼肌细胞的绝对不应期一般只有 2~3ms，远远小于其缩短期时间，即在缩短期可发生再次收缩而形成融合。但心室肌细胞的绝对不应期或有效不应期可长达 250ms 以上，相当于缩短期和舒张早期的时间，因此心肌绝对不可能在收缩的基础上再次收缩而形成完全的强直收缩。

（张　翼 关 玥）

xuèyè

血液（blood）　存在于心血管系统内的流体组织，由具有不同功能的血细胞和血浆组成。正常成年人的血液总量相当于体重的 7%~8%。在心脏舒缩活动的推动下血液沿血管在体内循环流动，起着运输物质和沟通各部分组织液的作用。因此，各器官发生疾病时常出现血液的成分或性质发生特征性变化。

组成　由血浆和血细胞组成。

血浆　是血液的液体部分，由水及溶于其中的各种溶质（如电解质、代谢物和蛋白质等）组成。血浆含水量约为 93%，主要无机盐是氯化钠（NaCl）和碳酸氢钠（NaHCO$_3$）。血浆中小分子溶质和水都很容易透过毛细血管的管壁，所以血浆中电解质的含量与组织液的基本相同（表 1）。检测血浆中各种电解质的浓度，可大致反映组织液中这些物质的浓度。细胞外液中的离子在维持细胞膜兴奋性、细胞外液渗透压和缓冲细胞外液 pH 的变化等方面有重要作用。正常人血浆 pH 值为 7.35~7.45。血浆 pH 的相对恒定，有赖于血液内的缓冲物质。缓冲物质主要包括 $NaHCO_3/H_2CO_3$、蛋白质钠盐/蛋白质和 Na_2HPO_4/NaH_2PO_4 三个缓冲对，其中最重要的是 $NaHCO_3/H_2CO_3$。只要血浆 $NaHCO_3/H_2CO_3$ 的比值保持 20/1，就能维持血浆正常 pH。血浆 $NaHCO_3/H_2CO_3$ 正常比值的维持有赖于肺和肾的正常功能活

动。此外，红细胞内还存在多种缓冲对，也参与维持血浆 pH 的恒定。当血浆 pH 值低于 7.35 时称为酸中毒，高于 7.45 时称为碱中毒。血浆 pH 值低于 6.9 或高于 7.8 时都将危及生命。血浆渗透压约为 300mOsm/（kg·H$_2$O），相当于 770kPa 或 5790mmHg。在临床和生理学实验使用的各种溶液中，如果其渗透压与血浆的渗透压相等，称为等渗溶液；而渗透压高于或低于血浆渗透压的溶液则分别称为高渗溶液或低渗溶液。血浆渗透压的 99.5% 来自于血浆中的晶体物质，称为晶体渗透压，余下 0.5% 由血浆蛋白质所形成，称为胶体渗透压。由于细胞外液中的晶体物质大部分不易通过细胞膜，因此保持细胞外液的晶体渗透压相对稳定对于保持细胞内、外水的平衡和细胞的正常体积极为重要。胶体渗透压虽只有 1.3mOsm/（kg·H$_2$O），约相当于 25mmHg，却是吸引组织液水分进入血管的重要因素。血浆蛋白浓度的变化所引起的血浆胶体渗透压的变化可影响血管内、外水的平衡和改变血浆容量。当肝、肾疾病或营养不良导致血浆蛋白降低时，可因血浆胶体渗透压的降低使毛细血管处组织液滤过增多而出现组织水肿。血液的黏度是形成血流阻力的重要因素。血浆的相对黏度为 1.6~2.4（以水的

表 1　人体各部分体液中电解质的含量（mmol/L）

正离子	血浆	组织液	细胞内液	负离子	血浆	组织液	细胞内液
Na$^+$	142	145	12	Cl$^-$	104	117	4
K$^+$	4.3	4.4	139	HCO$_3^-$	24	27	12
Ca^{2+}	2.5	2.4	<0.001（游离）	蛋白质*	14	0.4	54
Mg^{2+}	1.1	1.1	1.6（游离）	其他	5.9	6.2	53.6
总计	149.9	152.9	152.6	总计	149.9	152.9	152.6

* 蛋白质以 mEg/L 表示，而不是 mmol/L。

黏度为 1），而全血的相对黏度为 4～5。血浆的黏度主要取决于血浆蛋白的含量，全血的黏度主要取决于血细胞比容的高低。

血浆蛋白是血浆中多种蛋白质的总称。用盐析法可将血浆蛋白分为白蛋白、球蛋白和纤维蛋白原三类；电泳法又可进一步将球蛋白区分为 α_1-球蛋白、α_2-球蛋白、β-球蛋白和 γ-球蛋白等。血浆蛋白是血浆中含量最高的溶质。正常成年人血浆蛋白含量为 65～85g/L，其中白蛋白为 40～48g/L，球蛋白为 15～30g/L。除 γ-球蛋白来自浆细胞外，白蛋白和多数球蛋白主要由肝产生；γ-球蛋白由 B 淋巴细胞产生。肝病时常引起血浆白蛋白/球蛋白的比值下降（正常人为 1.5～2.5）。血浆蛋白的主要功能有：①形成血浆胶体渗透压，参与维持正常的血浆量：在血浆蛋白中，白蛋白的分子量小，其分子数量远多于球蛋白，故血浆胶体渗透压的 75%～80% 来自白蛋白。若血浆中白蛋白的数量减少，即使其他蛋白增加保持血浆蛋白总量不变，血浆胶体渗透压也将明显降低。②作为载体参与多种物质运输：血浆中的白蛋白可作为非特异性载体蛋白与胆红素、非酯化脂肪酸、Ca^{2+}、Cu^{2+}、Zn^{2+}、类固醇激素及多种药物等结合。白蛋白与胆红素的结合可避免胆红素对细胞的毒性损伤。有些血浆蛋白还可高亲和性、高专一性地结合相应配体，从而作为相应配体的储存库，控制配体的运输及分布。如甲状腺激素、肾上腺皮质激素、性激素等可与相应特异性结合蛋白结合，使血浆中的这些激素不会很快地经肾排出，从而维持这些激素在血浆中相对较长的半衰期；血浆中的维生素结合蛋白和运铁蛋白分别是维生素 A 和铁的转运载体。③参与血液凝固、抗凝和纤溶等生理过程（见血液凝固和纤维蛋白溶解）。④血浆中的免疫球蛋白、补体是机体固有免疫和适应性免疫应答系统的重要组分，是机体抵御病原微生物（如病毒、细菌、真菌）入侵的重要防御分子。

血细胞　是血液的有形成分，分为红细胞（RBC）、白细胞（WBC）和血小板三类，其中红细胞的数量最多，约占血细胞总数的 99%，白细胞最少（表 2）。正常人血细胞的数量可因年龄、生活环境和机体功能状态的不同而不同。例如，儿童低于成年人（但新生儿高于成年人）；高原居民高于平原居民；妊娠后期因血浆量增多而致红细胞数量相对减少。正常人血液中的白细胞和血小板有昼夜波动，下午白细胞和血小板数稍高于早晨。剧烈运动后和妊娠晚期白细胞和血小板数升高。新生儿血液中的白细胞主要为中性粒细胞，以后淋巴细胞逐渐增多，可占 70%，3～4 岁后淋巴细胞逐渐减少，至青春期时与成年人基本相同。血细胞在血液中所占的容积百分比称为血细胞比容。正常成年男性的血细胞比容为 40%～50%，成年女性的为 37%～48%。由于血液中白细胞和血小板仅占总容积的 0.15%～1%，故血细胞比容可反映血液中红细胞的相对浓度。贫血患者血细胞比容降低。由于红细胞在血管系统中的分布不均匀，大血管中血液的血细胞比容略高于微血管中的。正常情况下血液各主要成分被机体精确调控，浓度保持相对稳定。

造血过程　即各类血细胞发育和成熟的过程。成年人的血细胞均起源于骨髓造血干细胞。一般把造血过程分为造血干细胞、定向祖细胞和形态可辨认的前体细胞三个阶段（图 1）。造血干细胞具有自我复制和多向分化的能力，通常只进行不对称性有丝分裂，所产生的两个子细胞一个依旧保持干细胞的全部特征不变，从而保持造血干细胞数量的稳定；另一个子细胞则分化为定向祖细胞，既使得自身的数量不扩增，又不断产生各系祖细胞。正常人有 $2×10^4$ 个造血干细胞，在正常生理情况下，90%～99.5% 的造血干细胞处于不进行细胞分裂的相对静止状态（G_0 期）。一旦机体需要，可以迅速动员更多的造血干细胞从 G_0 期进入细胞周期，使得定向祖细胞的数目增多。因此，造血干细胞具有很强的增殖潜能。定向祖细胞已经限定进一步的分化方向。将各系列的定向祖细胞在体外培养时，可形成相应血细胞的集落，即集落形成单位（CFU）。定向祖细胞进行对称有丝分裂，边增殖边分化，其数量主要依赖于造血干细胞的分化而得到维持。由于定向祖细胞的分化与增殖同步进行，因此，定向

表 2　正常成年人外周血中血细胞的种类和数量

血细胞	数量
红细胞	$(4.0～5.5)×10^{12}/L$（男性）
	$(3.5～5.0)×10^{12}/L$（女性）
血小板	$(100～300)×10^9/L$
白细胞	$(4.0～10.0)×10^9/L$
中性粒细胞	50%～70%
嗜酸性粒细胞	0.5%～5%
嗜碱性粒细胞	0～1%
单核细胞	3%～8%
淋巴细胞	20%～40%

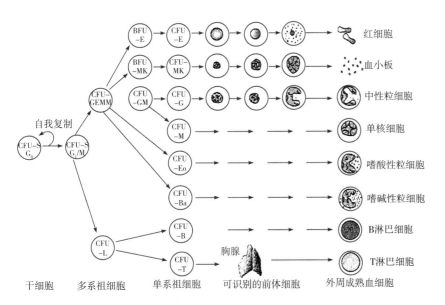

图1　血细胞生成模式图

注：CFU-S. 脾集落形成单位；CFU-GEMM. 粒红巨核巨噬系集落形成单位；BFU-E. 爆式红系集落形成单位；CFU-E. 红系集落形成单位；BFU-MK. 爆式巨核系集落形成单位；CFU-MK. 巨核系集落形成单位；CFU-GM. 粒－单核细胞系集落形成单位；CFU-G. 粒系集落形成单位；CFU-M. 巨噬系集落形成单位；CFU-Eo. 嗜酸系集落形成单位；CFU-Ba. 嗜碱系集落形成单位；CFU-L. 淋巴系集落形成单位；CFU-B. B淋巴细胞集落形成单位；CFU-T. T淋巴细胞集落形成单位；G_0. G_0期；G_1/M. G_1期/M期

祖细胞不是单一的群体，常处于不同的分化等级，其生物学特性不完全相同，如共同淋巴系祖细胞和共同髓系祖细胞分别只能向各淋巴系和髓系祖细胞分化；早期红系祖细胞和晚期红系祖细胞在体外培养时分别形成很大的爆式红系集落形成单位（BFU-E）和较小的红系集落形成单位（CFU-E）。由于造血干细胞和造血祖细胞无法采用形态学方法进行区分，只能通过细胞的生物学特性和细胞表面标志来识别。在前体细胞阶段，造血细胞已发育成为形态学上可辨认的各系幼稚细胞，这些细胞进一步分化成熟，便成为具有特殊功能的各类终末血细胞，然后有规律地释放入血液循环。

造血干/祖细胞主要存在于骨髓，临床上可抽取正常人的骨髓，给造血或免疫功能低下的患者进行骨髓造血干细胞移植（又称骨髓移植），在受者体内重建造血和免疫功能。祖细胞的寿命有限，只能短期重建造血，而长期重建造血和免疫功能有赖于造血干细胞。但祖细胞分化为成熟血细胞的过程比干细胞短，祖细胞移植后能比干细胞更早地改善外周血象。造血干细胞移植实际上是造血干/祖细胞移植。此外，在外周血液中也存在少量造血干/祖细胞。若采用适当的方法（如给予粒细胞刺激因子）将骨髓中造血干细胞动员释放到外周血，则可使外周血中造血干细胞的含量提高数十倍甚至百倍，此时在外周血中可获得足够数量的造血干/祖细胞进行外周血干细胞移植。在进行造血干/祖细胞移植时，经静脉输入外周血的造血干/祖细胞可通过内皮屏障，定位于骨髓的血管外间隙，并黏附于骨髓基质细胞和细胞外基质上，这一过程称为归巢。造血干/祖细胞的归巢需要有黏附分子的介导，也需要造血微环境所生成的趋化因子的参与。若设法上调与归巢相关的分子，则可以达到用少量的造血干细胞重建造血的目的。

正常的造血过程还需要适宜的造血微环境。造血微环境是指造血干细胞定居、存活、增殖、分化和成熟的场所（T淋巴细胞在胸腺中成熟），包括造血器官中的基质细胞（成骨细胞、内皮细胞、网状细胞、成纤维细胞、巨噬细胞和脂肪细胞）、基质细胞分泌的细胞外基质和各种造血调节因子，以及进入造血器官的神经和血管，在血细胞生成的过程中起调控、诱导和支持的作用。机体在受到物理因素（γ射线、X线）、化学因素（如氯霉素、苯等）和生物因素（如病毒）等损害时，造血干细胞可发生质的异常和量的减少，或造血微环境的缺陷，可引起再生障碍性贫血。

红细胞　正常的成熟红细胞无核，无细胞器，呈双凹圆碟形，直径为7~8μm。通过糖酵解产生腺苷三磷酸（ATP）是唯一途径，并以此来维持红细胞各种生理活动对能量的需求，如维持细胞膜上钠泵的活动，以保持红细胞内外 Na^+、K^+ 的正常分布、细胞容积和双凹圆碟状的形态。红细胞内的蛋白质主要是血红蛋白（Hb），它是红细胞实现其运输 O_2 功能的重要物质。中国成年男性血红蛋白浓度为120~160g/L，成年女性为110~150g/L。当外周红细胞数量、血红蛋白浓度低于正常时称为贫血。

红细胞具有可塑变形性、悬浮稳定性和渗透脆性等特征，这些特征都与红细胞的双凹圆碟形有关。正常红细胞在外力作用下具有变形的能力，而外力撤销后，变形的红细胞又可恢复其正常的双凹圆碟形，该特性称为可塑变形性。红细胞的可塑变形性有利于循环中的红细胞通过口径比它小的毛细血管和血窦孔隙。红细胞的变形性受其几何形状、细胞内的黏度和细胞膜弹性的影响，其中正常双凹圆碟形的几何形状最为重要，这使红细胞具有较大的表面积与体积之比，在受到外力时易于发生变形。遗传性球形红细胞增多症的患者，由于红细胞表面积与体积之比降低，变形能力就减弱。此外，当红细胞内的黏度增大（血红蛋白发生变性或细胞内血红蛋白浓度过高）或红细胞膜的弹性降低时，也会使红细胞的变形能力降低。红细胞的比重（1.090~1.092）大于血浆（1.025~1.030），但正常情况下将抗凝血静置时血液中红细胞下沉缓慢，表明红细胞能相对稳定地悬浮于血浆中，称为悬浮稳定性。悬浮稳定性的高低通常以红细胞在第一小时末下沉的距离即红细胞沉降率（ESR）来表示。ESR 愈快，表示红细胞的悬浮稳定性愈小。正常成年男性 ESR 为 0~15mm/h，成年女性 ESR 为 0~20mm/h。红细胞的悬浮稳定性也与双凹圆碟形的红细胞具有较大的表面积与体积之比有关。在某些疾病时（如活动性肺结核、风湿热等），由于红细胞彼此能较快地以凹面相贴而发生叠连，使红细胞团块的总表面积与总体积之比减小，红细胞沉降率加快。决定红细胞叠连快慢的因素不在于红细胞本身，而在于血浆成分的变化。通常血浆中纤维蛋白原、球蛋白和胆固醇的含量增高时，可加速红细胞的叠连和沉降率；

血浆中白蛋白、卵磷脂的含量增多时则可抑制叠连发生，使沉降率减慢。

红细胞在低渗盐溶液中发生膨胀破裂的特性称红细胞渗透脆性，简称脆性。红细胞在等渗的 0.85% NaCl 溶液中可保持其正常形态和大小。虽然红细胞在低渗 NaCl 溶液中可因渗透压差的作用让水渗入细胞，使其形态由正常双凹圆碟形逐渐胀大为球形，但只有当 NaCl 浓度降至 0.42% 时，部分红细胞才开始破裂（溶血）；当 NaCl 浓度降至 0.35% 时，则全部红细胞发生溶血。这表明红细胞对低渗盐溶液具有一定的抵抗力，且同一个体的红细胞对低渗盐溶液的抵抗力并不相同。生理情况下，衰老红细胞对低渗盐溶液的抵抗力低，即脆性高；而初成熟的红细胞抵抗力高，即脆性低。有些疾病可影响红细胞的脆性，如遗传性球形红细胞增多症患者的红细胞脆性变大。测定红细胞的渗透脆性有助于一些疾病的临床诊断。

红细胞的主要功能是运输 O_2 和 CO_2。红细胞运输 O_2 的功能是靠细胞内的血红蛋白来实现的，一旦血红蛋白逸出到血浆中，即丧失其运输 O_2 的功能。血液中 98.5% 的 O_2 是以与血红蛋白结合成氧合血红蛋白的形式而存在。血液中的 CO_2 主要以 HCO_3^- 和氨基甲酰血红蛋白的形式存在，分别占 CO_2 运输总量的 88% 和 7%。HCO_3^- 的生成有赖于红细胞内丰富的碳酸酐酶，它使得 CO_2 迅速与 H_2O 反应生成 H_2CO_3，后者再解离为 HCO_3^- 和 H^+。在红细胞的参与下，血液运输 CO_2 的能力可提高 18 倍。双凹圆碟形使红细胞具有较大的气体交换面积，由于细胞中心到大部分表面的距离都很

短，故有利于细胞内、外氧和 CO_2 的交换。此外，红细胞还参与对血液中的酸、碱物质的缓冲及免疫复合物的清除。

骨髓是成年人生成红细胞的唯一场所。正常成年人每天约产生 2×10^{11} 个红细胞。红骨髓内的造血干细胞首先分化成为红系定向祖细胞，再经过原红细胞、早幼红细胞、中幼红细胞、晚幼红细胞和网织红细胞的阶段，成为成熟的红细胞。一个原红细胞经 4~5 次有丝分裂可产生 32~64 个晚幼红细胞。晚幼红细胞不再分裂，细胞内血红蛋白的含量已达到正常水平，细胞核逐渐消失，成为网织红细胞，约需 3~5 天。机体贫血时细胞分裂加快，此过程仅需 2 天。网织红细胞在脾内停留 1~2 天，继续发育成熟后再进入血液循环。由于网织红细胞持续时间较短，外周血中网织红细胞的数量只占红细胞总数的 0.5%~1.5%。当骨髓造血功能增强时，大量网织红细胞释放入血，血液中网织红细胞计数可高达 30%~50%。临床工作中常通过外周血网织红细胞计数来了解骨髓造血功能的盛衰。

在红细胞生成的过程中，需要有足够的蛋白质、铁、叶酸和维生素 B_{12} 的供应。蛋白质和铁是合成血红蛋白的重要原料，而叶酸和维生素 B_{12} 是红细胞成熟所必需的。此外，红细胞生成还需要氨基酸、维生素 B_6、B_2、C、E 和微量元素铜、锰、钴、锌等。由于红细胞可优先利用体内的氨基酸来合成血红蛋白，故而单纯因缺乏蛋白质而发生贫血者较为罕见。

铁是合成血红蛋白的必需原料。成年人每天需要 20~30 mg 的铁用于红细胞生成，但每天仅需

从食物中吸收 1mg 以补充排泄的铁，其余 95% 来自于体内铁的再利用。衰老的红细胞被巨噬细胞吞噬后，血红蛋白分解所释放的铁可再利用于血红蛋白的合成。当铁的摄入不足、吸收障碍或长期慢性失血以致机体缺铁时，可使血红蛋白合成减少，发生缺铁性贫血。

叶酸和维生素 B_{12} 是合成 DNA 所需的重要辅酶。叶酸在体内需转化成四氢叶酸后作为一碳单位传递体参与脱氧胸腺核苷酸（dTMP）的合成，进而影响 DNA 的合成。叶酸的转化需要维生素 B_{12} 的参与。当维生素 B_{12} 缺乏时，四氢叶酸生成减少，叶酸的利用率下降。因此，当缺乏叶酸或维生素 B_{12} 时，出现 DNA 合成障碍，进而引起细胞核发育异常，导致巨幼细胞贫血。维生素 B_{12} 的吸收需要胃黏膜壁细胞产生的内因子的参与。当胃大部分切除或胃的壁细胞损伤时，机体缺乏内因子，或体内产生抗内因子抗体，或回肠远端（维生素 B_{12} 的吸收部位）被切除后，均可导致维生素 B_{12} 吸收障碍，进而引起巨幼细胞贫血。但在正常情况下，体内储存有一定量的维生素 B_{12} 和叶酸，当维生素 B_{12} 和叶酸吸收发生障碍时，分别于 3~5 年和 3~4 月后才出现贫血。

红系祖细胞向红系前体细胞的增殖分化是红细胞生成的关键环节。不同发育阶段的红系祖细胞因为细胞表面受体表达的差异而呈现出对不同造血调控因子的不同反应。干细胞生长因子（SCF）、白细胞介素-3（IL-3）和粒细胞巨噬细胞集落刺激因子（GM-CSF）可刺激 BFU-E 的增殖和发育为 CFU-E。CFU-E 因存在较密集的促红细胞生成素（EPO）受体而主要受 EPO 的调节，但 BFU-E 因 EPO 受体稀疏而较少受 EPO 的影响。促红细胞生成素是一种糖蛋白，由 165 个氨基酸残基组成，分子量约 34kD，具有多种生物学作用：促进 CFU-E 的增殖；激活血红蛋白等红系特异基因的表达，促进红系祖细胞向原红细胞分化及幼红细胞血红蛋白的合成；抑制 CFU-E 的凋亡；促进网织红细胞的成熟与释放。EPO 是机体红细胞生成的主要调节物。重组的人 EPO 已经成功应用于临床（图 2）。

正常人红细胞的平均寿命为 120 天。90% 的衰老红细胞被巨噬细胞吞噬。由于衰老红细胞的变形能力减退，容易滞留于脾和骨髓中而被巨噬细胞所吞噬破坏（血管外破坏）。巨噬细胞吞噬红细胞后，将血红蛋白消化，释出铁、氨基酸和胆红素，其中铁和氨基酸可被重新利用，而胆红素则由肝排入胆汁，最后排出体外。此外，还有 10% 的衰老红细胞在血管中受机械冲击而破损（血管内破坏）。血管内破坏所释放的血红蛋白立即与血浆中的触珠蛋白结合，进而被肝摄取。当血管内的红细胞大量破坏，血浆中血红蛋白浓度过高而超出触珠蛋白的结合能力时，未能与触珠蛋白结合的血红蛋白将经肾排出，出现血红蛋白尿。游离的触珠蛋白半衰期为 5 天，当溶血导致血红蛋白释放到血浆时，由于触珠蛋白的消耗增多可致触珠蛋白的浓度降低。

白细胞 为无色、有核的细胞，在血液中一般呈球形，不发生分裂，分为中性粒细胞、嗜酸性粒细胞、嗜碱性粒细胞、单核细胞、淋巴细胞五类。因中性粒细胞、嗜酸性粒细胞、嗜碱性粒细胞的胞质中含有嗜色颗粒，又总称为粒细胞。白细胞均具有伸出伪足做变形运动的能力，因此白细胞能够在内皮细胞连接处以阿米巴运动方式穿过毛细血管壁，该过程称为白细胞渗出，包括白细胞的附壁、黏着和游出三个主要步骤。白细胞与内皮细胞的黏着有赖于白细胞和内皮细胞表面的黏附分子及其受体的特异性结合。渗出到血管外的白细胞在趋化因子的吸引下，可借助变形运动迁移到炎症区发挥生理作用。白细胞朝向某些化学物质运动的特性，称为趋化性。人体细胞的降解产物、抗原-抗体复合物、细菌毒素和补体的激活产物等都具有趋化活性。白细胞吞入并杀伤或降解病原物及组织碎片的过程称为吞噬。具有吞噬作用的白细胞称为吞噬细胞。正常细胞表面光滑，其表面存在可以排斥吞噬

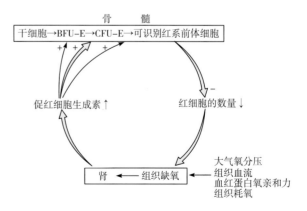

图 2 促红细胞生成素调节红细胞生成的反馈环

注：BFU-E. 爆式红系集落形成单位；CFU-E. 红系集
落形成单位
＋表示促进　－表示抑制

的保护性蛋白，故不易被吞噬。坏死的组织和外源性颗粒，因缺乏相应的保护机制而易被吞噬。此外，在特异性抗体和某些补体激活产物的调理下，白细胞对外源性异物的识别和吞噬作用加强。白细胞还可分泌白细胞介素、干扰素、肿瘤坏死因子、集落刺激因子等多种细胞因子，通过自分泌、旁分泌作用参与炎症和免疫反应的调控。

中性粒细胞和由单核细胞发育而成的巨噬细胞是重要的吞噬细胞。血管中的中性粒细胞约有一半随血液循环，称为循环池，通常白细胞计数即反映这部分中性粒细胞的数量；另一半则附着在小血管壁，称为边缘池。这两部分细胞可以相互交换，保持动态平衡。此外，在骨髓中还贮备有约 2.5×10^{12} 个成熟的中性粒细胞，为外周血液中性粒细胞总数的 15~20 倍。肾上腺素可促进中性粒细胞自边缘池进入循环池于 5~10 分钟使外周血中的中性粒细胞数增高 50%。糖皮质激素可促进骨髓内中性粒细胞的释放，抑制中性粒细胞的渗出，在给药 5 小时外周血中性粒细胞数目可增加 4.0×10^9/L。中性粒细胞在血管内停留的时间平均只有 6~8 小时，一旦进入组织，就不再返回血液，经 4~5 天后即衰老死亡，或经消化道排出。中性粒细胞可吞噬细菌、衰老的红细胞、抗原-抗体复合物及坏死的细胞等。血液中的单核细胞是尚未成熟的细胞，在血液中停留 2~3 天后迁移入组织中，发育成为吞噬能力更强的巨噬细胞，可吞噬更多（约 5 倍于中性粒细胞）、更大的细菌和颗粒，可以消化某些细菌（如结核杆菌）的脂膜，对肿瘤和病毒感染的细胞也具有强大的杀

伤能力。激活的单核-巨噬细胞也能合成、释放多种细胞因子，如集落刺激因子、白介素（IL-1，IL-3，IL-6 等）、肿瘤坏死因子（TNFα）、干扰素等，参与对其他细胞生长的调控。此外，单核细胞还可在组织中发育成具有最强抗原提呈作用的树突状细胞，启动机体特异性免疫应答。

嗜碱性粒细胞和嗜酸性粒细胞与变态反应的发生与调节有关。成熟的嗜碱性粒细胞存在于血液中，只有在发生炎症时受趋化因子的诱导才迁移到组织中。当嗜碱性粒细胞被活化时可释放肝素、组胺、嗜酸性粒细胞趋化因子 A 和白三烯等生物活性物质，引起荨麻疹、支气管哮喘等过敏反应。此外，嗜碱性粒细胞还参与机体抗寄生虫、抗肿瘤的免疫应答。血液中嗜酸性粒细胞的数目有明显的昼夜周期性波动，清晨细胞数减少，午夜时细胞数增多。这种周期性波动可能与血液中肾上腺皮质激素含量的昼夜波动有关。当血液中糖皮质激素浓度增高时，嗜酸性粒细胞数目减少。体内嗜酸性粒细胞主要存在于组织中，为血液中嗜酸性粒细胞的 100 倍。嗜碱性粒细胞分泌的嗜酸性粒细胞趋化因子 A 可吸引嗜酸性粒细胞聚集于局部。嗜酸性粒细胞一方面通过产生前列腺素 E 抑制嗜碱性粒细胞合成和释放生物活性物质；另一方面又通过吞噬嗜碱性粒细胞和肥大细胞排出的颗粒以及释放组胺酶和芳香硫酸脂酶等酶类，从而破坏嗜碱性粒细胞所释放的生物活性物质，限制嗜碱性粒细胞和肥大细胞在 I 型超敏反应中的作用。嗜酸性粒细胞还参与对蠕虫的免疫反应。当机体发生超敏反应及寄生虫感染时，常伴有嗜酸性粒细胞增多。此外，

在某些情况下，嗜酸性粒细胞也可导致组织损伤。嗜酸性粒细胞可释放多种促炎介质，释放的主要碱性蛋白对支气管上皮具有毒性作用，并能诱发支气管痉挛，因此，嗜酸性粒细胞被认为是在哮喘发生发展中组织损伤的主要效应细胞。

淋巴细胞在免疫应答反应过程中起核心作用。根据细胞生长发育的过程、细胞表面标志和功能的不同，可将淋巴细胞分成 T 淋巴细胞、B 淋巴细胞和自然杀伤（NK）细胞三大类（参见医学免疫学卷）。

由于白细胞主要在组织中发挥作用，淋巴细胞还可往返于血液、组织液及淋巴之间，并能增殖分化，故白细胞的寿命较难准确推断。一般来说，中性粒细胞进入组织后 4~5 天即衰老死亡，或经消化道排出。若有细菌入侵，中性粒细胞在吞噬过量细菌后，因释放溶酶体酶而发生自溶，与破坏的细菌和组织碎片共同形成脓液。单核细胞在组织发育成巨噬细胞，可生存约 3 个月。

血小板　无细胞核，呈双面微凸的圆盘状，直径为 2~3 μm。当血小板被激活时可伸出伪足而呈不规则形状。电镜下可见血小板内存在 α-颗粒、致密体和溶酶体等血小板储存颗粒。α-颗粒是血小板中可分泌蛋白的主要储存部位。α-颗粒的分泌产物具有促进血小板黏附聚集［冯·维勒布兰德因子（vWF）、纤维蛋白原、纤维连接蛋白、凝血酶敏感蛋白等］、促进细胞生长（血小板生长因子、血管内皮生长因子、转化生长因子 β、凝血酶敏感蛋白等）和调节凝血纤溶（血小板因子 4、β-血小板球蛋白、纤维蛋白原、凝血因子 V、凝血因子 XI、高分

子量激肽原、蛋白 S、溶酶原激活物抑制剂-1 等）的功能。致密体释放的物质主要有 ADP、ATP、5-羟色胺（5-HT）、Ca^{2+}。血小板溶酶体中含有多种酸性水解酶和组织蛋白酶。血小板膜上有多种糖蛋白（GP），它们具有受体功能，如 GP I b/Ⅸ/Ⅴ 是由 GP I b、GPⅨ 和 GP Ⅴ 通过非共价键组成的糖蛋白复合物，可与 vWF 结合。属于整合素家族的 GPⅡb/Ⅲa 复合物（整合素 α Ⅱ bβ3）为血小板膜上含量最为丰富的糖蛋白，可与纤维蛋白原及 vWF 结合。此外，GP I a/Ⅱ（整合素 $α_2β_1$）、GPⅥ 也可直接与内皮下胶原结合。GP I b/Ⅸ/Ⅴ、GP Ⅱ b/Ⅲa、GP I a/Ⅱ、GPⅥ 与相应配体的结合在引起血小板黏附、聚集及血小板内信号途径的活化中起重要作用。

血小板具有黏附、释放、聚集、收缩和吸附等生理特性（见生理性止血）。血小板与非血小板表面的黏着称为血小板黏附。血小板可与内皮下胶原、纤维连接蛋白、玻璃黏连蛋白、层黏连蛋白等多种基质成分结合，其中胶原起有重要作用。但血小板不能黏附于正常血管内皮的表面。正常内皮作为一个解剖屏障，可防止血小板与内皮下的成分接触，从而避免血小板的活化。血管内皮细胞可以合成、释放前列环素（PGI_2）和一氧化氮（NO），抑制血小板的聚集。内皮细胞膜上还有胞膜 ADP 酶，可以分解 ADP 而抑制血小板的激活。当血管内皮细胞受损时血小板才能黏附于内皮下暴露的基质成分。血小板膜上 GPI a/Ⅱ、GPⅥ、GPⅡb/Ⅲa 和 GP I b/Ⅸ/Ⅴ 等糖蛋白与血小板的黏附有关，并且还需要血浆中 vWF 的参与（图3）。

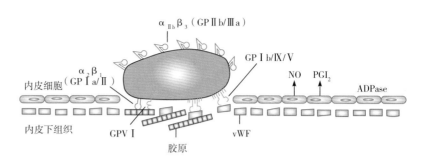

图3　血小板黏附机制

血小板受刺激后将储存在致密体、α-颗粒或溶酶体内的物质排出的现象，称为血小板释放或血小板分泌。此外，被释放的物质除来自于血小板颗粒外，也可以是临时合成并即时释放的物质，如血栓烷 A_2（TXA_2）。这些由血小板释放的物质大多可进一步促进血小板的活化、聚集，加速止血过程。临床上也可通过测定血浆 β-血小板球蛋白和 PF_4 的含量来了解体内血小板的活化情况。血小板与血小板之间的相互黏着，称为血小板聚集。血小板的聚集可分为第一聚集时相和第二聚集时相。前者发生迅速，也能迅速解聚，为可逆性聚集；后者发生缓慢，但不能解聚，为不可逆性聚集。血小板的聚集还受到 PGI_2 和 NO 的负性调节。血小板聚集需要纤维蛋白原、Ca^{2+} 和血小板膜上 GP Ⅱ b/Ⅲ a 的参与。在未受刺激的静息血小板膜上的 GPⅡb/Ⅲa 并不能与纤维蛋白原结合。当血小板黏附于血管

破损处或被致聚剂（如 ADP、肾上腺素、5-HT、组胺、胶原、凝血酶、TXA_2）激活时，活化的 GP Ⅱ b/Ⅲa 作为纤维蛋白原的受体，在 Ca^{2+} 的作用下纤维蛋白原充当桥梁连接相邻的血小板，使血小板聚集成团（图4）。GP Ⅱ b/Ⅲa 的异常（血小板无力症）或纤维蛋白原缺乏均可引起血小板聚集障碍。

血小板具有收缩能力。该能力与血小板的收缩蛋白有关。在血凝块中，血小板的伪足通过膜上活化的 GP Ⅱ b/Ⅲa 结合在纤维蛋白索上。当血凝块中的血小板发生收缩时，可使血块回缩。若

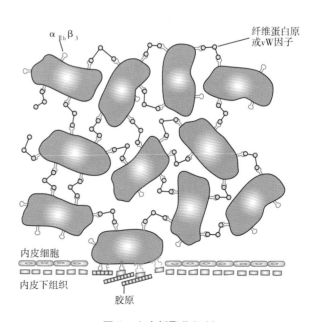

图4　血小板聚集机制

血小板数量减少或 GPⅡb/Ⅲa 缺陷，可使血块回缩不良。临床上可根据体外血块回缩的情况大致估计血小板的数量或功能是否正常。此外，血小板表面可吸附血浆中多种凝血因子（如凝血因子Ⅰ、Ⅴ、Ⅺ、Ⅻ等）。如果血管内皮破损，随着血小板黏附和聚集于破损的局部，可使局部凝血因子浓度升高，有利于血液凝固和生理性止血。

血小板有助于维持血管壁的完整性。当血小板数降至 50×10^9/L 时，患者的毛细血管脆性增高，微小的创伤或仅血压升高即可使之破裂而出现小的出血点。血小板还可释放血管内皮生长因子（VEGF）和血小板源生长因子（PDGF），促进血管内皮细胞、平滑肌细胞和成纤维细胞的增殖，促进受损血管的修复。循环中的血小板一般处于"静止"状态，当血管损伤时，血小板可被激活而黏附聚集在破损部位形成血小板止血栓，并促进凝血过程，因而在生理性止血过程中起重要作用（见生理性止血）。

血小板的生成来自于骨髓成熟的巨核细胞。造血干细胞首先分化为巨核系祖细胞，再分化为原始巨核细胞、幼巨核细胞及成熟巨核细胞。一个巨核细胞可产生 2000～5000 个血小板。从原始巨核细胞到释放血小板入血，需 8～10 天。进入血液的血小板，2/3 存在于外周循环血液中，其余储存在脾和肝。血小板生成素（TPO）是体内血小板生成调节最重要的生理性调节因子。TPO 分子量为 50～70kD，主要由肝细胞产生，肾也可少量产生。TPO 通过其受体 Mpl（为原癌基因 *c-mpl* 的表达产物）促进造血干细胞的存活和增殖，并刺激造血干细胞

向巨核系祖细胞分化，同时特异地促进巨核祖细胞增殖、分化以及巨核细胞的成熟与释放血小板，因而 TPO 是刺激巨核祖细胞增殖和分化作用最强的细胞因子。临床试验显示，重组人血小板生成素可有效促进血小板的生成。血小板进入血液后，其寿命为 7～14 天，但只在最初两天具有生理功能。衰老的血小板在脾、肝和肺组织中被吞噬破坏。此外，在维持血管内皮完整的过程（血小板融入血管内皮）及生理性止血的活动中，血小板聚集后，其本身将解体并释放出全部活性物质，这表明血小板除衰老破坏外，还可在发挥其生理功能时被消耗。

功能　血液循环流动于全身，维持着体内各器官间的相互联系，并通过呼吸、消化、排泄等器官保持整个机体与外界环境的相互联系，在维持机体内环境稳态中起着非常重要的作用：①运输功能：通过血液的运输作用，可将从肺和消化道获得的 O_2 和营养物质运送到各器官、细胞，将细胞代谢产生的 CO_2、热及代谢终产物运送到肺、皮肤及肾等器官排出或散发到体外。血液还可运输激素到相应靶细胞，内环境理化性质的微小变化也可通过血液作用于相应的感受器为机体稳态的调节提供反馈信息。因此，血液通过其运输功能参与机体呼吸、营养、排泄及神经、体液调节等生理过程。②缓冲功能：血液含有多种缓冲物质，可缓冲进入血液的酸性或碱性物质引起的 pH 变化。血液不仅可运输热量，还含有大量的水，由于水的比热大，可吸收代谢产生的热量，而本身温度升高不多，参与维持体温的相对恒定。③免疫防御功能：血液中的白细胞、抗体、补体是机

体抵御病原微生物和异物入侵的重要机制。④止血保护功能：血液中的血小板和凝血因子在机体生理性止血反应中起重要作用，可避免血管受损后血液的大量丢失，这对于整个机体稳态的维持同样具有重要意义。

（罗自强）

shēnglǐxìng zhǐxuè

生理性止血（hemostasis）　血管受损后机体启动的引起出血自行停止的过程。是机体重要的保护机制。血管受损时首先发生初期止血，其核心是血液与血管壁的相互作用，引起受损血管收缩和血小板止血栓的形成，导致血管局部创口的关闭或封闭。血小板血栓是不牢固的，需凝血系统的激活，形成凝血块以加固止血栓，称二期止血。血液经血管损伤处进入组织形成血肿引起血管外压力增高，或血管收缩导致血管内压下降时均有利于止血。不同大小的血管，生理性止血各环节的相对重要性不同。微血管，通过初期止血即可实现止血，而较大的血管则需血凝块的形成。大动脉血管因难以通过血小板血栓和凝血块形成而有效止血，血管收缩是减少出血的有效途径，而大失血所引起的血压下降则是机体减少失血的最后防线。临床上通过测定出血时间来了解生理性止血功能的状态。生理性止血功能减退时，可有出血倾向；而生理性止血功能过度激活，则可导致血栓形成。

止血过程　包括血管收缩、血小板血栓形成和血液凝固三个阶段（图）。

血管收缩　血管受损时，受损部血管及附近的小血管收缩，使局部血流减少。若血管破损不大，可使血管破口封闭，从而制

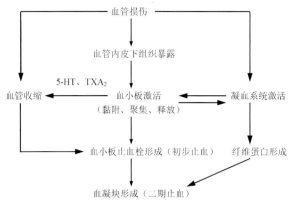

图 生理性止血过程

止出血。引起血管收缩的原因有三个方面：①损伤性刺激反射性使血管收缩。②血管壁的损伤引起局部血管肌源性收缩。③黏附聚集于损伤处的血小板释放5-羟色胺（5-HT）、血栓烷 A_2（TXA_2）等缩血管物质，引起血管收缩。

血小板血栓形成 血管损伤后，由于内皮下胶原的暴露，1~2秒内即有少量的血小板黏附于内皮下的胶原上，这是形成血小板止血栓的第一步。血小板膜上的糖蛋白GPⅠb/Ⅸ/Ⅴ、GPⅥ、GPⅠa/Ⅱ和GPⅡb/Ⅲa等与血小板黏附有关，其中GPⅠa/Ⅱ和GPⅥ可直接与内皮下胶原结合，GPⅡb/Ⅲa、GPⅠb/Ⅸ/Ⅴ需通过冯·维勒布兰德因子（von Wille-brand factor，vWF）的桥联间接结合于胶原上。GPⅥ和GPⅠb/Ⅸ/Ⅴ不需血小板的激活即可参与血小板的黏附。血管受损后，vWF首先与胶原纤维结合，在微血管内高切率血流的作用下引起vWF变构，对GPⅠb结合的亲和力增高，变构的vWF与GPⅠb快速而可逆地结合，使血小板流速减慢并在血管受损表面滚动，初步锚定于损伤部位的胶原表面。虽然GPⅥ与胶原结合的亲和力较低，但GPⅥ与胶原的结合可激活磷脂酶Cγ，导致血小板内三磷酸肌醇及二酰甘油生成增多，分别促进细胞内 Ca^{2+} 的释放和蛋白激酶C的激活，导致血小板骨架的重构和血小板伸展变形、GPⅠa/Ⅱ和GPⅡb/Ⅲa活化及释放反应。此外，vWF与GPⅠb/Ⅸ/Ⅴ的结合也能活化血小板内信号途径。活化的GPⅠa/Ⅱ和GPⅡb/Ⅲa分别直接或通过vWF的桥联间接与胶原结合，使血小板牢固结合于胶原上。因此，在血小板的黏附过程中，GPⅠb/Ⅸ/Ⅴ和GPⅥ分别作为vWF受体和胶原受体在启动黏附和活化血小板的过程中发挥重要作用，而GPⅠa/Ⅱ仅起辅助作用。血小板的黏附还需 Ca^{2+} 的参与。在GPⅠb缺损、vWF缺乏和胶原纤维变性等情况下，血小板的黏附功能就受损，机体具有出血倾向。血管受损后，局部受损细胞释放的ADP和局部凝血过程中生成的凝血酶也可通过相应G蛋白偶联受体促进血小板磷脂酶C的激活、GPⅡb/Ⅲa的活化及释放内源性ADP和 TXA_2。活化的GPⅡb/Ⅲa即可作为vWF的受体参与血小板的进一步黏附，也可作为纤维蛋白原的受体，通过纤维蛋白原的桥连作用使血小板聚集于已黏附锚定在内皮下胶原的血小板上，在血小板的聚集中发挥关键作用，形成血小板止血栓，从而将伤口堵塞，达到初步止血。因此，通过血小板的黏附，可"识别"损伤部位，使止血栓能准确定位；通过血小板释放的内源性ADP和 TXA_2 将进一步募集和激活更多的血小板相互黏着而发生不可逆聚集，放大血小板的聚集反应。此外，受损血管内皮的前列环素和NO生成减少，也有利于血小板的聚集。

血液凝固 血管受损也可启动凝血系统，在局部迅速发生血液凝固，使血浆中可溶性的纤维蛋白原转变成不溶性的纤维蛋白，并交织成网，网罗各种血细胞形成血凝块，以加固止血栓（见血液凝固）。最后，局部纤维组织增生，并长入血凝块，达到永久性止血。

生理性止血的三个过程相继发生并相互重叠，彼此密切相关。只有在血管收缩使血流减慢时，血小板聚集才易于实现；血小板激活后释放的5-HT、TXA_2 又可促进血管收缩。活化的血小板可为血液凝固过程中凝血因子的激活提供磷脂表面。血小板表面结合有多种凝血因子，血小板还可释放纤维蛋白原等凝血因子，从而提高局部凝血因子的浓度，大大加速凝血过程。而血液凝固过程中产生的凝血酶又可加强血小板的活化。此外，血凝块中血小板的收缩，可引起血块回缩，挤出其中的血清，而使血凝块变得更为坚实，牢固封住血管的破口。故三个过程彼此相互促进，使止血能及时而快速地进行。血小板与生理性止血过程的三个环节均有密切关系，因此血小板在生理性止血过程中居于中心地位。血小板减少或功能降低时，出血时间就会延长（图）。

出血时间 将皮肤刺破后，让血液自然流出到血液自然停止所需的时间。世界卫生组织推荐用模板法或出血时间测定器法测定，参考值为（6.9±2.1）分钟，超过 9 分钟为异常。出血时间的长短反映血小板的数量、功能及血管壁的通透性、脆性的变化。凝血因子对出血时间影响较小。血小板明显减少、血小板功能异常、血管异常如遗传性出血性毛细血管扩张症、服用抗血小板药物（如阿司匹林）均可导致出血时间延长。某些血液因子（如 vWF、凝血因子Ⅷ、凝血因子Ⅴ和纤维蛋白原）的严重缺乏也会导致出血时间延长。

（罗自强）

血液凝固 （blood coagulation）

血液由流动的液体状态变成不能流动的凝胶状态的过程。血液凝固后 1～2 小时，因血凝块中血小板的收缩使血凝块回缩，释出淡黄色的液体，称为血清。由于在凝血过程中一些凝血因子被消耗，故血清与血浆的区别在于前者缺乏纤维蛋白原及凝血因子Ⅱ、Ⅴ、Ⅷ、Ⅲ等，但也增添了少量凝血过程中血小板释放的物质。血液凝固是生理性止血过程的重要环节。血管受损，一方面要求迅速凝血形成止血栓以避免血液的流失；另一方面要使凝血反应局限在损伤部位，以保持全身血管内血液的流体状态。因此，生理性止血时的凝血过程是多种因子和机制相互作用，维持精确平衡的结果。

凝血过程 是一系列酶促反应的级联过程，不同凝血因子按一定顺序相继激活而生成凝血酶，最终使纤维蛋白原变为纤维蛋白。形成的纤维蛋白交织成网时，可把血细胞及血液的其他成分网罗在内，从而形成血凝块。凝血酶的生成是凝血酶原在凝血酶原酶复合物的激活下完成。因此，凝血过程可分为凝血酶原酶复合物

（又称凝血酶原激活复合物）的形成、凝血酶原激活和纤维蛋白生成三个基本步骤。

凝血酶原酶复合物的形成 凝血酶原酶复合物可分别通过内源性凝血途径和外源性凝血途径生成。两条途径的主要区别在于启动方式和参与的凝血因子不同（图）：①内源性凝血途径：参与凝血的因子全部来自血液，通常因血液与带负电荷的异物表面（如玻璃、白陶土、硫酸酯、胶原）接触而被启动，首先 FⅫ 被异物表面激活为 FⅫa，FⅫa 再激活 FⅪ 为 FⅪa，此过程称为表面激活。在 Ca^{2+} 存在的情况下，FⅪa 可激活 FⅨ 生成 FⅨa。FⅨa 再与 Ca^{2+}、FⅧa 在活化的血小板膜磷脂表面结合成复合物，即内源性途径因子 X 酶复合物进一步

激活 FX，生成 FXa。在此过程中，FⅧa 作为辅因子，使 FⅨa 对 FX 的激活速度提高 20 万倍。此外，FⅫa 还可激活前激肽释放酶为激肽释放酶；后者可反过来激活 FⅫ，生成更多的 FⅫa，由此形成表面激活的正反馈效应。表面激活还需高分子量激肽原的参与，它作为辅因子大大加速 FⅫ、前激肽释放酶和 FⅪ 的激活过程。②外源性凝血途径：由来自血液之外的组织因子与血液接触而启动的凝血过程，又称组织因子途径。组织因子是跨膜糖蛋白，广泛存在于多数非血管细胞表面及血管外膜层；在生理情况下，直接与循环血液接触的血细胞和内皮细胞不表达组织因子，但约有 0.5% 的 FⅦ 处于活化状态（FⅦa）。当血管损伤时，暴露的

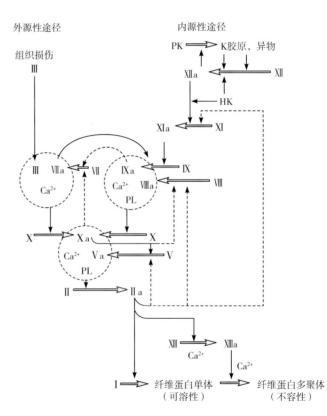

图　凝血过程示意图

注：PL. 磷脂；PK. 前激肽释放酶；K. 激肽释放酶；HK. 高分子激肽原；罗马数字表示相应凝血因子

→：催化作用　⟹：变化方向　----⟹：正反馈促进

组织因子先与血浆中微量存在的FⅦa结合形成FⅦa-组织因子复合物，再在磷脂和Ca^{2+}存在的情况下迅速激活FX生成FXa。在此过程中，组织因子既是FⅦ和FⅦa的受体，也是辅因子，一方面使FⅦa-组织因子复合物定位于损伤部位，另一方面又使FⅦa催化FX激活的效力增加1000倍。

凝血酶原激活 由内源性和外源性凝血途径所生成的FXa，在Ca^{2+}存在的情况下可与FVa在磷脂膜表面形成FXa-FVa-Ca^{2+}-磷脂复合物，即凝血酶原酶复合物，进而激活凝血酶原成为凝血酶，其中FVa为辅因子，可使激活凝血酶原的速度提高10 000倍。

纤维蛋白生成 凝血酶原激活为凝血酶后，一方面使纤维蛋白原转变为纤维蛋白单体；另一方面激活FⅩⅢ，生成FⅩⅢa。在Ca^{2+}的作用下，FⅩⅢa使纤维蛋白单体相互聚合，形成不溶于水的交联纤维蛋白多聚体凝块。

凝血过程的正反馈调节 由于凝血是一系列凝血因子相继有限蛋白酶解、激活的过程，引起由一系列凝血因子参与的瀑布式酶促级联放大效应。在此过程中，还存在一系列正反馈效应，使整个凝血过程呈现出强烈的放大现象，1分子FⅪa最终可产生上亿分子的纤维蛋白。如外源性凝血途径所生成的FXa可能反过来激活FⅦ，进而可使更多FX激活，FⅦa在组织因子的辅助下也能自身激活FⅦ为FⅦa，形成外源性凝血途径的正反馈效应；在凝血级联反应下游所形成的凝血酶可正反馈激活FV、FⅧ和FⅪ；凝血酶还可激活血小板，使带负电荷的磷脂（如磷脂酰丝氨酸等）翻转到外表面，为因子X酶复合物和凝血酶原酶复合物的形成提供有效的磷脂表面，加速凝血过程。此外，大量形成的凝血酶还可激活凝血酶激活的纤维溶解抑制物，抑制纤维蛋白的溶解，稳定凝血块（见纤维蛋白溶解）。

先天性缺乏FⅫ和前激肽释放酶或高分子量激肽原的患者，几乎没有出血症状，表明这些凝血因子并不是机体生理性止血机制所必需的，即这些因子所参与的表面接触激活过程在体内生理性凝血的启动中并不起重要作用。外源性凝血途径在体内生理性凝血反应的启动中起关键性作用，组织因子是生理性凝血反应过程的启动物。①组织损伤组织因子暴露时，组织因子与FⅦa结合成复合物后，可激活FX进而生成最初的凝血酶，从而启动凝血反应。但此时由于FXa对FV的活化能力远低于凝血酶，FⅧ也未激活，加之组织因子途径抑制物对FXa及FⅦa-组织因子复合物的抑制作用，最初由外源性凝血途径所形成的凝血酶太少，不足以引起凝血。②FⅦa-组织因子复合物在Ca^{2+}的参与下还可激活FⅨ生成FⅨa，且最初由外源性凝血途径形成的少量凝血酶也可以进一步激活FV、FⅧ、FⅪ和血小板而产生放大效应。③FⅨa不被组织因子途径抑制物抑制，且抗凝血酶对其抑制也较慢，所形成的FⅨa可扩散到邻近已活化的血小板上与FⅧa、Ca^{2+}和血小板膜磷脂形成内源性途径因子X酶复合物，大量激活FX，而FXa与FVa进一步形成凝血酶原酶复合物，在活化的血小板上大量激活凝血酶，产生增强效应。此外，凝血酶对FⅪ的激活使得凝血过程绕过FⅦ而激活FⅨ，通过"截短的"内源性途径形成大量因子X酶复合物，最终激活足量的FXa和凝血酶，完成纤维蛋白的形成过程。虽然外源性凝血途径所涉及的因子少、反应步骤短、活化生成FXa的速度快，但由FⅨa、FⅧa、Ca^{2+}和血小板膜磷脂所形成的内源性途径因子X酶复合物激活FX的效率比FⅦa-组织因子复合物高50倍。因此，体内外源性和内源性凝血途径相互激活，分别在损伤组织的细胞和血小板上完成凝血的启动、放大和增强三个阶段。这也就可理解为什么遗传性FⅪ缺乏（曾称为血友病C）患者的出血症状比血友病A（FⅧ缺陷）和血友病B（FⅨ缺陷）轻。

凝血时间 凝血时间正常值4~12分钟（试管法）；活化的部分凝血活酶时间，正常值31~43秒（手工法），均可反映内源性凝血途径的变化。FⅫ、FⅪ、FⅨ、FⅧ、FX、FV、FⅡ、激肽释放酶原、高分子量激肽原和纤维蛋白原缺乏均可引起凝血时间和凝血活酶时间延长。此外，循环抗凝物质增加、应用抗凝药及纤维溶解亢进时凝血时间和凝血活酶时间延长。血浆凝血酶原时间，正常值11~13秒（手工法），可反映内源性凝血途径的变化。先天性纤维蛋白原、凝血酶原、FV、FⅦ、FX缺乏或获得性凝血因子缺乏，如严重肝病、维生素K缺乏、纤溶亢进、使用抗凝药物和异常抗凝血物质等均可导致血浆凝血酶原时间延长。

（罗自强）

níngxuè yīnzǐ

凝血因子（blood coagulation factor） 血浆与组织中直接参与血液凝固的物质，多为蛋白质。已知的凝血因子有14种，其中12种已按国际命名法依照发现的先后顺序用罗马数字进行编号，即凝血因子Ⅰ～ⅩⅢ（简称 FⅠ～FⅩⅢ，其中 FⅥ是血清中活化的 FⅤa，已不再被视为一个独立的凝血因子）。在这些凝血因子中，除 FⅣ是 Ca²⁺外，其余均为蛋白质；除 FⅢ外，其他凝血因子均存在于新鲜血浆中，且多数在肝内合成；

FⅡ、FⅦ、FⅨ、FⅩ、FⅪ、FⅫ、FⅩⅢ和前激肽释放酶都是以无活性的酶原形式存在，当被其他酶的有限水解而暴露或形成活性中心后才具有酶的活性，这一过程称为凝血因子的激活。习惯上在凝血因子代号的右下角加一个"a"表示"活化型"。FⅢ、Ca²⁺、FⅤ、FⅧ和高分子激肽原在凝血反应中起辅因子的作用。此外，血小板磷脂（特别是磷脂酰丝氨酸）对凝血过程很重要，但并没有给予罗马数字命名，而统称为血小板因子 3（表）。

表　凝血因子的某些特性

因子	同义名	分子量 (kD)	血浆浓度 (μg/ml)	合成部位	主要激活物	主要抑制物	血浆半衰期 (h)	主要功能
Ⅰ	纤维蛋白原	340	2000～4000	肝细胞			72～120	形成纤维蛋白，参与血小板聚集
Ⅱ	凝血酶原	72	100～150	肝细胞（需维生素 K）	凝血酶原酶复合物	抗凝血酶	60～70	凝血酶促进纤维蛋白原转变为纤维蛋白；激活 FⅤ，FⅧ，FⅪ，FⅩⅢ和血小板，正反馈促进凝血；与内皮细胞上凝血酶调节蛋白结合，激活蛋白质 C 和凝血酶激活的纤溶抑制物（TAFI）
Ⅲ	组织因子	45	—	内皮细胞和其他细胞				作为 FⅦa 的辅因子，是生理性凝血反应过程的启动物
Ⅳ	钙离子（Ca²⁺）		—					辅因子
Ⅴ	前加速素易变因子	330	5～10	内皮细胞和血小板	凝血酶和 FⅩa，以凝血酶为主	活化的蛋白质 C	12	作为辅因子加速 FⅩa 对凝血酶原的激活
Ⅶ	前转变素稳定因子	50	0.5	肝细胞（需维生素 K）	FⅩa，FⅨa，FⅦa	组织因子途径抑制物，抗凝血酶	3～6	与组织因子形成Ⅶa-组织因子复合物，激活 FⅩ和 FⅨ
Ⅷ	抗血友病因子	330	0.1～0.2	肝细胞	凝血酶，FⅩa	不稳定，自发失活；活化的蛋白质 C	8～12	作为辅因子，加速 FⅨa 对 FⅩ的激活
Ⅸ	血浆凝血活酶	57	4～5	肝细胞（需维生素 K）	FⅪa，Ⅶa-组织因子复合物	抗凝血酶	18～24	FⅨa 与Ⅷa 形成因子 X 酶复合物激活 FⅩ
Ⅹ	Stuart-Prower 因子	56	8～10	肝细胞（需维生素 K）	Ⅶa-组织因子复合物，FⅨa-Ⅷa 复合物	抗凝血酶，组织因子途径抑制物	30～40	与 Ⅴa 结合形成凝血酶原酶复合物激活凝血酶原；FⅩa 还可激活 FⅦ，FⅧ和 FⅤ
Ⅺ	血浆凝血活酶前质	160	5	肝细胞	FⅫa，凝血酶	α₁抗胰蛋白酶，抗凝血酶	52	激活 FⅨ
Ⅻ	接触因子或 Hageman 因子	80	30	肝细胞	胶原、带负电的异物表面，激肽释放酶	抗凝血酶	60	激活 FⅪ；激活纤溶酶原；激活前激肽释放酶
ⅩⅢ	纤维蛋白稳定因子ⅩⅢA 链 因子ⅩⅢB 链	320	10 22	肝细胞和血小板	凝血酶		240	使纤维蛋白单体相互交联聚合形成纤维蛋白网
—	高分子量激肽原	120	70	肝细胞			150	辅因子，促进 FⅫa 对 FⅪ和前激肽释放酶的激活；促进前激肽释放酶对 FⅫ的激活
—	前激肽释放酶	85～88	50	肝细胞	FⅫa	抗凝血酶	35	激活 FⅫ

接触激活相关的凝血因子
FⅫ、FⅪ、前激肽释放酶和高分子激肽原参与内源性凝血途径的接触激活过程。FⅫ是内源性凝血途径最先被激活的凝血因子，可因与带负电荷的表面（如玻璃、高岭土、硅藻土、鞣花酸和胶原）结合而发生自激活或被激肽释放酶有限水解而激活为FⅫa。FⅫ为单链酶原，其分子中阳性氨基酸序列组氨酸-赖氨酸-酪氨酸-赖氨酸（His-Lys-Tyr-Lys）有介导FⅫ与阴性电荷表面结合的特性。FⅫa可分别激活FⅪ为FⅪa和前激肽释放酶为激肽释放酶，前者进一步激活内源性凝血途径的下游级联反应，后者进一步激活FⅫ，形成表面激活的正反馈。

依赖维生素K的凝血因子
FⅡ、FⅦ、FⅨ、FⅩ的生成需维生素K的参与，称为依赖维生素K的凝血因子。这些分子的N端含有10～12个γ-羧基谷氨酸残基，它通过Ca^{2+}与血小板膜磷脂（主要是磷脂酰丝氨酸）结合而参与凝血。这些γ-羧基谷氨酸残基在维生素K依赖性γ-羧化酶的催化下由分子中谷氨酸残基转化而来。维生素K参与γ-羧基化反应必须是还原形式。维生素K缺乏或华法林和双香豆素抑制维生素K的还原反应，使依赖维生素K的凝血因子中谷氨酸不能γ-羧基化时，导致凝血因子活性降低，从而引起凝血功能异常。FⅡ、FⅦ、FⅨ、FⅩ都是无活性的丝氨酸蛋白酶前体，必须被激活才具有丝氨酸蛋白酶活性。在Ca^{2+}存在的情况下，FⅪa可激活FⅨ生成FⅨa。FⅨa再与Ca^{2+}、FⅧa在活化的血小板膜磷脂表面结合成复合物（内源性途径因子Ⅹ酶复合物）进一步激活FⅩ，生成

FⅩa。与其他凝血因子不同，血浆中有微量的FⅦ处于FⅦa的活化状态（约0.5%）。当FⅦa与组织因子结合形成FⅦa-组织因子复合物后（外源性途径因子Ⅹ酶复合物），一方面迅速激活FⅩ生成FⅩa，另一方面可自激活Ⅶ为Ⅶa。而生成的FⅩa又能反过来激活FⅦ，进而可使更多FⅩ激活，形成外源性凝血途径的正反馈效应。FⅦa-组织因子复合物还可激活FⅨ生成FⅨa，通过内源性凝血途径放大凝血反应。凝血酶为多功能凝血因子，除催化纤维蛋白原转变为纤维蛋白单体外，还可激活血小板和FⅤ、FⅧ、FⅪ和FⅩⅢ，并通过与内皮细胞上凝血酶调节蛋白结合，激活蛋白质C和凝血酶激活的纤溶抑制物。

促凝辅因子 FⅨa、FⅩa和FⅦa的作用分别需FⅤ、FⅧ和组织因子的辅助。FⅤ主要由肝合成，血小板的α颗粒中也含有FⅤ，血小板活化时被释出。FⅧ主要由肝内皮细胞合成。在正常情况下，血浆中FⅧ与冯·维勒布兰德因子（von Willebrand factor，vWF）以非共价形式结合成复合物，该复合物可避免FⅧ被活化的蛋白质C降解，提高其稳定性。FⅤ和FⅧ为无活性的可溶性血浆蛋白，凝血酶（FⅡa）和FⅩa均可激活FⅤ和FⅧ成为FⅤa和FⅧa，分别在膜磷脂表面与FⅨa、FⅩa结合而大大提高FⅨa、FⅩa的催化活性。FⅧ被活化为FⅧa后，与vWF的亲和力降低1600倍，从vWF复合物上释放出来，进而结合于膜磷脂表面与FⅨa形成内源性途径因子Ⅹ酶复合物。FⅧ和FⅨ的缺陷分别称为血友病A和血友病B，FⅤ的缺陷曾被称为副血友病。vWF仅由内皮细胞和巨核细胞合成，因

此存在于血浆和血小板的α颗粒中。vWF缺陷时由于FⅧ降解增快，血浆FⅧ水平继发性降低，称之为血管性血友病。组织因子是血管损伤部位暴露出来的膜结合蛋白。组织因子可与FⅦ和FⅦa结合，既是FⅦ和FⅦa的受体，使FⅦa-组织因子复合物定位于损伤部位；组织因子又是辅因子，它能使FⅦa催化FⅩ并使FⅨ激活的效力增加10 000倍。正常情况下，与血液直接接触的内皮细胞和血细胞并不表达组织因子，炎症因子可以诱导内皮细胞和单核细胞表达组织因子。凝血酶对纤维蛋白原的作用和对FⅤ、FⅧ及血小板的激活不需要促凝辅因子的辅助。但凝血酶与存在于内皮细胞表面的凝血酶调节蛋白结合后可激活蛋白质C而引起抗凝作用（见抗凝物质）。

纤维蛋白凝块形成中的凝血因子 纤维蛋白原和FⅩⅢ参与纤维蛋白凝块形成的最后一步。人类纤维蛋白原为大分子糖蛋白，是由Aα、Bβ和γ链3条对称分布的肽链组成的二聚体，存在于血浆和血小板的α颗粒中。血浆中的纤维蛋白原由肝产生。巨核细胞并不能合成纤维蛋白原，血小板的α颗粒中纤维蛋白原是从血浆中所摄取。凝血酶分别裂解纤维蛋白原Aα、Bβ链的氨基端释出富含天冬氨酸、谷氨酸残基带有过量负电荷的纤维蛋白肽A和纤维蛋白肽B，产生纤维蛋白单体。由于这些过量负电荷的存在使得纤维蛋白原分子之间相互排斥。去除纤维蛋白肽A和纤维蛋白肽B的纤维蛋白单体通过非共价结合自发性形成不稳定的纤维蛋白多聚体，进而在FⅩⅢa的作用下使邻近的纤维蛋白单体间γ链和Aα链的赖氨酸和谷氨酸形

成 ε 赖氨酸而产生共价交联的稳定纤维蛋白。FXIII为半胱氨酸转谷氨酰胺酶原，在凝血酶的作用下被激活为 FXIIIa。FXIII缺乏的患者由于所形成的纤维蛋白不稳定而易于溶解，外伤后数小时才出血明显。

（罗自强）

kàngníng wùzhì

抗凝物质（anticoagulant） 体内具有抑制凝血过程的生理性物质。可分为丝氨酸蛋白酶抑制物、蛋白质 C 系统和组织因子途径抑制物（TFPI）三类，分别抑制激活的维生素 K 依赖凝血因子（FVIIa 除外）、激活的辅因子 FVa 和 FVIIIa 及外源性凝血途径。由于各种抗凝机制的存在，正常人在日常活动中发生轻微血管损伤时，体内常有低水平的凝血系统的激活，但循环血液并不凝固。即使当组织损伤而发生生理性止血时，止血栓也只局限于损伤部位，并不延及周围未损部位。这表明体内的生理性凝血过程在时间和空间上都受到严格的控制，并且是多因素综合作用的结果。

丝氨酸蛋白酶抑制物 凝血酶及 FVIIa、FIXa、FXa、FXIa、FXIIa 为丝氨酸蛋白酶。血浆中含有多种丝氨酸蛋白酶抑制物，如抗凝血酶（曾称抗凝血酶III）、C$_1$ 抑制物、α$_1$-抗胰蛋白酶、α$_2$-纤溶酶抑制剂、α$_2$-巨球蛋白及肝素辅因子 II 等。这些丝氨酸蛋白酶抑制物可与丝氨酸蛋白酶分子活性中心的丝氨酸残基结合形成 1∶1 的共价复合物而抑制其活性。抗凝血酶由肝和血管内皮细胞产生，是最重要的抑制物，负责灭活 60%~70% 的凝血酶，其次 α$_2$-巨球蛋白，可灭活 25% 的凝血酶。肝素能与抗凝血酶的赖氨酸基团结合，而使其抗凝作用增强 2000 倍以上。但正常情况下，循环血浆中几乎无肝素存在，抗凝血酶主要通过与内皮细胞表面的硫酸乙酰肝素结合而增强血管内皮的抗凝功能。抗凝血酶的主要靶分子为凝血酶、FIXa、FXa，但肝素辅因子 II 仅抑制凝血酶。游离的 FVIIa 可抵抗抗凝血酶的抑制，但在肝素的辅助下抗凝血酶可抑制 FVIIa-组织因子。抗凝血酶的缺乏，使静脉血栓形成的危险性增高。但肝素辅因子 II 的缺陷并无症状。

蛋白质 C 系统 主要包括蛋白质 C、凝血酶调节蛋白、蛋白质 S、内皮细胞蛋白质 C 受体和蛋白质 C 的抑制物。蛋白质 C 是该系统的关键组分，由肝合成，为维生素 K 依赖性丝氨酸蛋白酶原，凝血酶对其有限水解而被激活为活化的蛋白质 C（APC），进而灭活 FVIIIa 和 FVa，抑制 FX 及凝血酶原的激活，发挥抗凝血作用。凝血酶调节蛋白为膜蛋白，存在于血管内皮表面（特别是微血管内皮），是凝血酶激活蛋白质 C 的辅因子，凝血酶与之结合后激活蛋白质 C 的速度提高 1000 倍，并抑制凝血酶的促凝作用。因此，凝血酶调节蛋白是将凝血酶从促凝物转变为抗凝物的转换分子。此外，内皮细胞上还存在内皮细胞蛋白质 C 受体，它可进一步加强凝血酶-凝血酶调节蛋白对蛋白质 C 的激活。活化的蛋白质 C 还具有促进纤维蛋白溶解、抗炎及抗凋亡等多种作用。蛋白质 S 也为维生素 K 依赖蛋白，是蛋白质 C 的辅因子，可显著增强活化的蛋白质 C 对 FVIIIa 和 FVa 的灭活作用。蛋白质 C、蛋白质 S 的缺乏、FV 活性异常者（如 FV Leiden 由于基因的突变 APC 对其灭活速度较野生型慢 10 倍）易发生血栓形成。

组织因子途径抑制物 单链糖蛋白，其分子量为 34kD，主要由血管内皮细胞产生，是外源性凝血途径的特异性抑制物和体内主要的生理性抗凝物质。TFPI 含有三个库尼茨（Kunitz）型蛋白酶抑制物功能域，第一个和第二个库尼茨功能域分别与 FVIIa-组织因子复合物和 FXa 结合。但 TFPI 只有在与 FXa 结合后才能与 FVIIa-组织因子复合物结合形成 TF-FVIIa-TFPI-FXa 四合体，从而抑制 FVIIa-组织因子复合物。因此，TFPI 并不阻断组织因子对外源性凝血途径的启动，待到生成一定数量的 FXa 后，才通过与 FXa 的结合并进一步灭活 FVIIa-组织因子复合物，负反馈地抑制外源性凝血途径。TFPI 的 C 端富含带正电的氨基酸残基，可与内皮细胞表面的硫酸乙酰肝素结合，注射肝素可引起内皮细胞结合的 TFPI 释放，血浆 TFPI 水平可升高 7 倍。

肝素 硫酸化的葡萄糖胺聚糖，主要由肥大细胞和嗜碱性粒细胞产生。肝素的得名源于原始记载中肝的水提取物在体外具有抗凝作用。在肺和小肠黏膜中含量最高。生理情况下血浆中含量甚微。肝素具有强的抗凝作用，但主要是通过增强抗凝血酶的活性而发挥间接抗凝作用。此外，肝素还可促进血管内皮细胞释放 TFPI 而抑制凝血过程。天然肝素是分子量不均一（3~15kD）的混合物，对 FXa 和凝血酶有相同的抑制活性，并可抑制血小板功能，作用较复杂，且能产生明显的出血倾向。分子量在 7kD 以下的肝素称为低分子量肝素（平均分子量为 5kD，约为天然肝素的 1/3），对 FXa 的抑制强于对凝血酶的抑制，对血小板的影响小，不仅有较强的抗凝效果，而且半衰期长，较少引起出血倾向等副作用，所以更适于临床应用。

维生素 K 拮抗剂　维生素 K 依赖凝血因子 F Ⅱ、F Ⅶ、F Ⅸ、F Ⅹ 及抗凝物质蛋白质 C、蛋白质 S 的生物合成需在翻译后对其谷氨酸残基进行 γ 羧化修饰，转变为 γ 羧化谷氨酸后才具有生物活性。香豆素类药物华法林是维生素 K 的竞争性抑制剂，可以抑制 γ 羧化反应，使合成的 F Ⅱ、F Ⅶ、F Ⅸ、F Ⅹ 蛋白分子活性受损。使用华法林后，血浆中各凝血因子因其半衰期的长短不同而减少的速度各异，其中 F Ⅶ 减低最快（$t_{1/2}$ = 5h），F Ⅸ、F Ⅹ 次之（$t_{1/2}$ = 24h），F Ⅱ 最慢（$t_{1/2}$ = 72h），因此，待所有相关凝血因子降低约需几天，华法林的抗凝作用延迟。值得指出的是，因 F Ⅶ 降低最快，华法林治疗早期所出现的凝血酶原时间延长并不表示已经到达理想的抗凝效果。甚至因为抗凝物质蛋白质 C（$t_{1/2}$ = 8h）的迅速下降，理论上在治疗早期还可引起促凝血状态。

（罗自强）

xiānwéi dànbái róngjiě

纤维蛋白溶解（fibrinolysis）　纤维蛋白被分解、液化的过程。简称纤溶。正常情况下，组织损伤后所形成的止血栓在完成止血使命后纤维蛋白将溶解逐步消散，从而保证血管内血流畅通，也有利于受损组织的再生和修复。纤维蛋白溶解依赖于纤维蛋白溶解系统（简称纤溶系统）。纤溶系统主要包括纤维蛋白溶解酶原（简称纤溶酶原，又称血浆素原）、纤溶酶（又称血浆素）、纤溶酶原激活物与纤溶抑制物（表）。在纤溶酶（为丝氨酸蛋白酶）的作用下，

表 1　纤溶系统主要组成成分

成分	主要来源	染色体定位	分子量（kD）	血浆浓度（mg/L）
纤溶酶原	肝	6q26~27	92	200
纤溶酶	由纤溶酶原激活产生		85	
组织型纤溶酶原激活物	血管内皮细胞	8q12~11	68	0.005
尿激酶型纤溶酶原激活物	泌尿生殖上皮细胞	10q24	54	0.002
α_2-纤溶酶抑制剂	肝	17q13	70	70
α_2-巨球蛋白	肝	12p	725	2500
纤溶酶原激活物抑制物 1	血管内皮细胞	7p22.1	52	0.01
纤溶酶原激活物抑制物 2	胎盘	1q22.1	70	<0.005
凝血酶激活的纤溶抑制物	肝	13q14.11	60	5

不溶性纤维蛋白被水解为许多可溶性小肽，称为纤维蛋白降解产物（FDP）。生理条件下纤溶过程受到各种激活物、抑制物及辅因子的精确调控。纤溶可分为纤溶酶原的激活与纤维蛋白（或纤维蛋白原）的降解两个基本阶段（图）。

纤溶酶原的激活　纤溶酶原主要由肝合成，为纤溶酶的无活性前体，只有被纤溶酶原激活物转化为纤溶酶后才具有降解纤维蛋白的作用。因此，纤溶酶原的激活是纤维蛋白溶解的关键步骤。天然形式的纤溶酶原为单链，分子量约为 92kD，由于其氨基末端为谷氨酸，称为谷氨酸-纤溶酶原。在纤溶酶的作用下，谷氨酸-纤溶酶原经有限水解形成分子量略小的纤溶酶原，统称为赖氨酸-纤溶酶原。纤溶酶原的氨基末端含有赖氨酸结合部位，可与纤维蛋白、α_2-纤溶酶抑制剂（α_2-AP）和抗纤溶赖氨酸类似物（如 6-氨基己酸、氨基环酸）等结

合。羧基末端部分含丝氨酸蛋白酶活性，有由组氨酸、天冬氨酸和丝氨酸组成的催化三联体活性中心。正常成年人血浆中的纤溶酶原为谷氨酸-纤溶酶原，不含赖氨酸-纤溶酶原，其浓度为 140mg/L（1.5μmol/L）。

体内主要存在两种生理性纤溶酶原激活物，包括组织型纤溶酶原激活物（tPA）和尿激酶型纤溶酶原激活物（uPA）。tPA 和 uPA 有单链和双链两种形式，其中单链 tPA、uPA 的活性低于双链 tPA 和 uPA（见纤溶酶原激活物）。在纤溶酶原激活物作用下，于精氨酸[561]~缬氨酸[562]处裂解单链谷氨酸-纤溶酶原，形成由一条二硫键相连的双链分子，从而暴露出酶活性中心，形成谷氨酸-纤溶酶。谷氨酸-纤溶酶原转变为赖氨

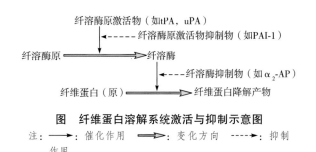

图　纤维蛋白溶解系统激活与抑制示意图

注：──→：催化作用　══▶：变化方向　----→：抑制作用

酸–纤溶酶原后被纤溶酶原激活物激活的速率可增高 $10\sim20$ 倍，与纤维蛋白的亲和性增高 10 倍。因此，赖氨酸–纤溶酶原的生成既是有效的正反馈机制，又有利于将纤溶限制在纤维蛋白生成的部位。此外，在许多细胞（如内皮细胞、循环中的单核细胞和血小板）表面存在纤溶酶原受体，纤溶酶原与之结合后因发生构象的变化而成为更易被激活的赖氨酸–纤溶酶原样结构，tPA 对其激活的速率可增高 10 倍。

纤维蛋白与纤维蛋白原的降解 纤维蛋白、纤维蛋白原及其降解过程的中间产物是纤溶酶最敏感的底物。在纤溶酶的作用下，形成的 FDP 依其降解底物（如纤维蛋白原、非交联纤维蛋白和交联纤维蛋白）的不同而略有差异。人类纤维蛋白原是由 Aα、Bβ 和 γ 链 3 条对称分布的肽链组成的二聚体，分子量为 340kD。在纤溶酶的作用下，分别在纤维蛋白原的 Aα 链的 C 端和 Bβ 链的 N 端脱下 Aα 片段和 $B\beta_{1\sim42}$ 片段（含纤维肽 B），形成分子量为 250kD 的 X 片段。然后在 Bβ 链的 C 端脱下 Bβ 链，再进一步分解产生分子量为 150kD 的 D-E 双结形式的 Y 片段和分子量为 100kD 的 D 片段。Y 片段再分解为 D 片段和 E 片段（分子量为 50kD）。因此，纤溶酶水解纤维蛋白原的产物为 X、Y、D、E、Aα 和 $B\beta_{1\sim42}$ 片段。由于纤维蛋白原在形成纤维蛋白的过程中已经被凝血酶水解出纤维蛋白肽 A 和纤维蛋白肽 B，纤维蛋白单体在纤溶酶的作用下产生 X′、Y′、D、E′片段。交联纤维蛋白由于纤维蛋白单体分子间的 D 和 E 片段已经发生交联，则在纤溶酶的作用下除产生 X′、Y′、D、E′片段外，还生成 D-二聚体及复合

物 DDE、DXD、DY 和 YY 等。纤维蛋白原降解产物和纤维蛋白降解产物通常不再发生凝固，并可抑制血小板的聚集和释放反应，其中部分小肽还具有抗凝血作用，如 Y（Y′）和 D 可抑制纤维蛋白单体的聚合。纤溶酶是血浆中活性最强的蛋白酶，其特异性较低，除主要降解纤维蛋白及纤维蛋白原外，对 FⅡ、FⅤ、FⅧ、FⅩ、FⅫ等凝血因子、补体等也有一定的降解作用。当纤溶亢进时，可因凝血因子的大量分解及 FDP 的抗凝作用而有出血倾向。

纤溶抑制物 体内有多种物质可抑制纤溶系统的活性，纤溶酶抑制物和纤溶酶原激活物抑制物分别在纤溶酶水平和纤溶酶原激活水平抑制纤溶系统的活性，实现机体对纤溶的负调控，避免止血栓的过早溶解和防止全身性纤溶亢进。

纤溶酶抑制物 α_2-抗纤溶酶（α_2-AP）又称 α_2-纤溶酶抑制剂，是体内主要的纤溶酶抑制物，属丝氨酸蛋白酶抑制物超家族，通过与纤溶酶以 1∶1 比例结合成共价复合物而抑制其活性。α_2-AP 为单链糖蛋白，分子量约 70kD，主要由肝产生。血小板 α 颗粒中也储存有少量 α_2-AP，但仅占循环中 α_2-AP 总量的 5% 左右。血小板中所含的 α_2-AP 在血小板活化时释放出来，可加强局部止血栓的稳定，避免过早溶解。在 α_2-AP 的作用下，纤溶酶的 $t_{1/2}$ 只有 $0.1\sim0.5s$。α_2-AP 仅对游离的纤溶酶具有强大的抑制作用。由于 α_2-AP 和纤维蛋白均可竞争性与纤溶酶结合，因此，纤溶酶一旦与纤维蛋白结合，纤溶酶上 α_2-AP 的作用部位即被纤维蛋白所占据，因而不易被 α_2-AP 灭活，其 $t_{1/2}$ 可延长 $2\sim3$ 个数量级。此外，

α_2-巨球蛋白（α_2-MG）也可抑制纤溶酶。α_2-MG 为二聚体糖蛋白，由两个相同的亚基组成，分子量为 725kD，主要由肝和巨噬细胞产生。α_2-MG 不是丝氨酸蛋白酶抑制物，与纤溶酶形成非共价复合物，通过其巨大分子所产生的空间位阻效应而抑制纤溶酶与底物的结合，其抑制纤溶酶的效率只有 α_2-AP 的 10%。α_2-MG 还可抑制纤溶酶原激活物 tPA 和双链 uPA。

纤溶酶原激活物抑制物 纤溶酶原激活物抑制物 1（PAI-1）是血浆中最重要的纤溶酶原激活物抑制物。PAI-1 是分子量为 52kD 的单链糖蛋白，属丝氨酸蛋白酶抑制物超家族，通过与 tPA 和 uPA 结合而使后者灭活，在纤维蛋白溶解调控中起关键作用，PAI-1 的先天缺乏可伴严重出血。PAI-1 的生成部位尚未确定，可能主要由血管内皮细胞和肝细胞产生。血小板 α-颗粒中也有高浓度的 PAI-1，虽然血小板 PAI-1 的活性低于血浆 PAI-1，但因其总量丰富，故血小板 PAI-1 的总活性占循环 PAI-1 总活性的 50%。血小板活化时释放出的 PAI-1 使局部 PAI-1 水平迅速升高，可能对富含血小板的凝块中 tPA 的活性起着生理性调控作用。PAI-2 也属于丝氨酸蛋白酶抑制物超家族，可有效抑制双链 tPA、双链 uPA，但对单链 tPA 的抑制作用弱，不抑制单链 uPA。PAI-2 可能主要来自胎盘滋养层上皮细胞。正常人血浆中几乎测不到 PAI-2。妇女在妊娠第 8 周后血浆 PAI-2 逐渐增高，分娩后 1 周降至正常水平。PAI-2 的生理意义尚不清楚，可能参与正常妊娠时的纤溶调控。

凝血酶激活的纤溶抑制物 为羧肽酶原，分子量为 60kD，主

要由肝脏合成，血小板也有少量TAFI。凝血酶与凝血酶调节蛋白结合后可激活凝血酶激活的纤溶抑制物（TAFI）为TAFIa。TAFIa的抗纤溶机制比较独特，并不直接抑制酶原的激活，而是通过改变纤维蛋白底物来抑制纤溶过程。纤溶酶是在赖氨酸残基处切断纤维蛋白，形成以赖氨酸为羧基末端的纤维蛋白部分降解的片段。而羧基末端的赖氨酸正是纤溶酶原的结合位点，纤溶酶原与之结合后可大大增强tPA对纤溶酶原的激活，进而剪切纤维蛋白形成更多羧基末端的赖氨酸，使得纤维蛋白结合更多的可被tPA激活的纤溶酶原，造成局部纤溶酶的富集和局部纤溶过程的"放大"。TAFIa通过切除纤维蛋白羧基末端赖氨酸残基，从而减少纤维蛋白与纤溶酶原的结合而抑制纤溶酶原的激活。凝血酶通过凝血酶调节蛋白激活TAFI可加强对纤溶的抑制，而使局部凝血和止血过程更为有效。

抗纤溶药物　氨基己酸和氨基环酸为合成的赖氨酸类似物。它们可以竞争性与纤溶酶原、tPA结合，从而阻碍纤溶酶原、tPA与纤维蛋白赖氨酸残基的结合而发挥抗纤溶的作用。由于氨基环酸有更高的结合亲和性，因此，氨基环酸的作用强度是氨基己酸的10倍。

纤溶的生理性调节　体内纤溶的生理调控主要在于调节纤溶酶激活的速率和激活的部位。正常安静情况下，由于缺乏纤维蛋白的存在，tPA对纤溶酶原的激活作用微弱，加之血管内皮细胞分泌PAI-1的量为tPA的10倍及α_2-AP对纤溶酶的灭活作用，血液中的纤溶活性很低。当血管壁上有纤维蛋白形成时，血管内皮

分泌tPA增多。同时，由于tPA和纤溶酶原结合于纤维蛋白上，既提高了tPA激活纤溶酶原的效率，也避免了PAI-1对tPA的灭活及α_2-AP对纤溶酶的灭活。此外，纤溶酶还可将低活性的单链uPA转化为高活性的双链uPA，进一步促进局部纤溶酶原的激活。因此，通过上述机制，既可确保纤溶酶的激活仅发生在纤维蛋白形成之后，也确保纤溶酶的生成和发挥作用被定位于纤维蛋白的局部，还使得纤溶酶激活的程度与纤维蛋白的量相一致。而凝血块中激活的血小板释放的PAI-1和α_2-AP以及凝血酶所激活的TAFIa可避免局部纤溶的过度激活。这样就能保证血栓形成部位既有适度的纤溶过程，又不致引起全身性纤溶亢进，从而维持凝血和纤溶之间的动态平衡。

（罗自强）

xiānróngméiyuán jīhuówù

纤溶酶原激活物（plasminogen activator）　可使无活性的纤溶酶原激活为有活性纤溶酶的物质。

生理特性　体内主要存在组织型纤溶酶原激活物（tPA）和尿激酶型纤溶酶原激活物（uPA）两种生理性纤溶酶原激活物。

组织型纤溶酶原激活物　属于丝氨酸蛋白酶，是血液中主要的内源性纤溶酶原活化物，分子量70kD。生理情况下，tPA主要由血管内皮细胞合成。凝血酶、缓激肽、内皮素、血小板活化因子、血管升压素、肾上腺素等都可刺激内皮细胞释放tPA。tPA主要被肝清除，其血浆半衰期为4~6分钟。tPA有单链和双链两种形式。刚分泌出来的tPA为单链tPA，其活性低于双链tPA，但纤溶酶可在275位精氨酸与276位异亮氨酸间水解肽键，转变为

双链tPA。在纤维蛋白的存在下，tPA可与吸附于纤维蛋白上的纤溶酶原形成三联体，tPA与纤溶酶原的亲和性大大增高，其促纤溶酶原激活的活性增加1000倍。tPA以非酶原的低活性形式分泌及与纤维蛋白结合后活性增加的特性，有利于确保纤维蛋白生成时纤溶的即刻启动和将纤溶限制于血凝块局部，并增强局部的纤溶强度。

尿激酶型纤溶酶原激活物　是血液中仅次于tPA的生理性纤溶酶原活化物，分子量为54kD。内皮细胞、巨噬细胞、肾上皮细胞及某些肿瘤细胞可表达uPA。uPA也有单链和双链两种形式，新生成的uPA为单链uPA（sc-uPA），在纤溶酶、激肽释放酶的作用下于158位赖氨酸与159位异亮氨酸间水解肽键，裂解为双链uPA（tc-uPA）。tc-uPA的活性为sc-uPA的100倍。因此，一般认为，在纤溶的早期uPA几乎不起作用，只有待tPA使少量纤溶酶原转变为纤溶酶，使sc-uPA转变为tc-uPA时才发挥有效作用。u-PA对纤维蛋白的亲和性低于tPA。uPA通过与细胞膜上的尿激酶型纤溶酶原激活物受体（u-PAR）结合（在单核细胞、巨噬细胞、成纤维细胞、内皮细胞及多种肿瘤细胞膜上存在uPAR），促进结合于细胞表面的纤溶酶原的激活。因此，uPA的主要功能是溶解血管外蛋白，如促进细胞迁移（排卵及着床、肿瘤转移等）和溶解尿液中的凝块，其次才是清除血浆中的纤维蛋白。tc-uPA存在高分子量和低分子量两种形式，后者是通过纤溶酶切断135位赖氨酸与136位赖氨酸间肽键所生成。高分子量和低分子量tc-uPA均具有激活纤溶酶原的作用，

但只有高分子量 tc-uPA 能与 uPAR 结合。

此外，在内源性凝血途径表面激活所生成的 FⅫa、激肽释放酶也可激活纤溶酶原，但正常情况下其激活活性不足总激活能力的 15%。因此，当血液与异物表面接触而激活 FⅫ 时，一方面启动内源性凝血系统，另一方面也通过 FⅫa、激活激肽释放酶而启动纤溶系统，使凝血与纤溶相互配合，保持平衡。在体外循环的情况下，由于循环血大量接触带负电荷的异物表面，此时 FⅫa、激肽释放酶可成为纤溶酶原的主要激活物。

功能　纤溶酶原激活物可用于纤溶治疗，通过注射高剂量纤溶酶原激活物加速纤溶酶原的激活，从而降解纤维蛋白，达到溶解血栓的目的。由于 tPA 在无纤维蛋白存在时活性较低，具有纤维蛋白相对特异性，但高剂量给药也可引起血浆纤维蛋白原的降解。阿替普酶是通过重组技术合成的 tPA，但其半衰期只有 5 分钟，需持续输注以维持血浆中的治疗浓度。通过重组技术合成的 tPA 突变体瑞替普酶和替奈普酶具有更高的纤维蛋白特异性和更长的半衰期（分别为 15 分钟和 30 分钟），可进行静脉推注。此外，tc-uPA 也被用于纤溶治疗，但比 tPA 易发生血浆纤维蛋白原的降解。来自于 β-溶血性链球菌的链激酶虽不具有酶的活性，但与纤溶酶原结合后可激活其他纤溶酶原。

（罗自强）

xuèxíng

血型（blood group）　红细胞膜上特异性抗原的类型。是由一个单基因位点或多个不发生（或很少发生）交换的紧密连锁基因位点上的等位基因编码的一组血型

抗原组成的血型系统。不同血型系统的基因是独立遗传的。自 1901 年奥地利生理学家卡尔·兰德施泰纳（Karl Landsteiner）发现第一个人类血型系统——ABO 血型系统以来，国际输血协会（ISBT）已经确认了 ABO、Rh、MNSs、Lutheran、Kell、Lewis、Duff 及 Kidd 等 30 个不同的红细胞血型系统，近 300 种抗原（表）。ABO 血型系统和 Rh 血型系统是医学上最为重要的血型系统。血型鉴定是安全输血的前提，也是器官移植必须考虑的问题。由于血型是由遗传决定的，血型鉴定对法医学和人类学的研究也具有重要的价值。兰德施泰纳也因为发现 ABO 血型系统获得 1930 年诺贝尔生理学或医学奖。

红细胞血型抗原　根据其抗原表位（即抗体识别位点）的生化性质可分为糖抗原和蛋白抗原两类。①抗原表位是糖抗原的血型主要有 ABO、Lewis、Ii、P 等血型系统。糖抗原不仅存在于红细胞上，还广泛分布于除中枢神经原以外的其他组织细胞、体液和分泌液中，也称之为组织血型抗原。机体通过特异的转移酶将特定的糖（或糖衍生物）以特殊的连接方式依次添加到特异的前体上，使之成为具有血型活性的多糖。因此，糖基转移酶是基因的直接产物，而糖抗原表位则是基因的间接产物。但红细胞并不合成 Lewis 抗原，而是血浆中 Lewis 抗原吸附到红细胞膜上所致。②抗原表位是多肽的蛋白抗原的血型主要有 MNS、Rh、Kidd、Kell 等血型系统。蛋白血型抗原仅存在于红细胞或骨髓造血干细胞来源的其他血细胞上，也称之为器官血型抗原。与组织血型抗原结构类似的多糖物质广

泛存在于自然界各种细菌、真菌、植物和动物细胞中，而器官血型抗原和类似的抗原只存在于人和少数高级哺乳动物细胞中。Rh 等器官血型抗原在人出生时已发育成熟，而 ABO 等组织血型抗原在出生后才逐渐发育成熟。

血型抗体　可分为天然抗体和免疫抗体两大类。天然抗体是无明确抗原刺激（即无输血、妊娠和输用血液制品史）而天然存在的抗体，多为 IgM 类抗体，主要存在于 ABO、LE、P 等血型系统。免疫抗体是异体红细胞抗原刺激所产生的抗体，多为 IgG 类抗体，一般通过输血、妊娠、注射三种途径接触相应血型抗原所引起。天然抗体的产生实际上是机体接触了环境中糖抗原类似物刺激所致，因此，更确切地应称之为天然发生抗体。红细胞抗体与溶血性输血反应及胎儿新生儿溶血病的发生有关。还要指出的是，并不是所有的血型抗体都具有临床意义，通常在 37℃ 温度下抗体与红细胞不发生反应者一般无临床意义，MNS、P 系统抗体在多数情况下不引起输血反应和新生儿溶血病。

其他　白细胞和血小板除了也存在一些与红细胞相同的血型抗原外，还有它们自己特有的血型抗原。如白细胞膜上的人类白细胞抗原，是引起器官移植后免疫排斥反应的最重要的抗原，也是法医学上用于鉴定个体或亲子关系的重要指标。人类血小板表面也有一些特异的血小板抗原系统，如 PI、Zw、Ko 等，与输血后血小板减少症的发生有关。

（罗自强）

ABO xuèxíng xìtǒng

ABO 血型系统（ABO blood group system）　根据红细胞膜上

表　红细胞血型系统

序号	常用名称	ISBT 符号	ISBT 基因名称（ISGN 如有不同）	染色体定位	CD
001	ABO	ABO	ABO	9q34.2	
002	MNS	MNS	MNS（GYPA，GYPB）	4q31.21	CD235
003	P	PI	P1	22q11.2-qter	
004	Rh	RH	RHD，RHCE（RH）	1p36.11	CD240
005	Lutheran	LU	LU	19q13.2	CD239
006	Kell	KEL	KEL	7q34	CD238
007	Lewis	LE	LE（FUT3）	19p13.3	
008	Duffy	FY	FY（DARC）	1q23.2	CD234
009	Kidd	JK	JK（HUT11，SLC4AI）	18q12.3	
010	Diego	DI	DI（SLC4A1；AE1）	17q21.31	CD233
011	Yt	YT	Yt（ACHE）	7q22	
012	Xg	XG	XG（XG，MIC2）	Xp22.33	CD99
013	Scianna	SC	SC（ERMAP）	1p34.2	
014	Dombrock	DO	DO（ART4）	12p12.3	CD297
015	Colton	CO	CO（AQP1）	7p14	
016	Landsteiner-Wiener	LW	LW（IC AM）	19p13.2	CD242
017	Chido/Rogers	CH/RG	C4A，C4B	6p21.32	
018	H	Hh	H（FUT1）	19q13.33	CD173
019	Kx	XK	XK	Xp21.1	
020	Gerbich	GE	GE（GYPC）	2q14.3	CD236
021	Cromer	CROM	CROM（DAF）	1q32.2	CD55
022	Knops	KN	KN（CR1）	1q32.2	CD35
023	Indian	IN	IN（CD44）	11p13	CD44
024	Ok	Ok	OK（BSB）	19p13.3	CD147
025	Raph	RAPH	MER2（CD151）	11p15.5	CD151
026	JMH	JMH	JMH（SEMA-L）	15q24.1	CD108
027	I	I	IGNT	6p24.2	
028	GLOB	Globoside	P（3GALNT 1）	3q26.1	
029	Gil	GIL	GIL（AQP3）	9p13.3	
030	RhAg	RHAG	RHAG	6p11.21.1	CD241

注：ISBT. 国际输血协会；ISGN. 国际基因命名协会

是否存在 A 抗原和 B 抗原而分型的血液类型系统。是第一个被发现的血型系统，其抗原性最强，为输血医学中最重要的血型系统。ABO 血型有 A 抗原和 B 抗原两种抗原，分为 A、B、O 和 AB 型四型。还有几种亚型，其中最重要的亚型是 A 型中的 A_1 和 A_2 亚型。A_1 型红细胞上含有 A 抗原和 A_1 抗原，而 A_2 型红细胞上仅含有 A 抗原；同理，AB 型血型中也有 A_1B 和 A_2B 两种主要亚型（表1）。

抗原　为多糖抗原，其特异性是由红细胞膜上的糖蛋白或糖脂上所含寡糖链的组成与连接顺序所决定的（图）。在 A 基因的控制下，细胞合成的 A 酶能使一个乙酰半乳糖胺基连接到 H 物质上，形成 A 抗原；而在 B 基因控制下合成的 B 酶，则能把一个半

乳糖基连接到 H 物质上，形成 B 抗原。O 基因由于存在一对碱基的突变，所生成的蛋白质无转移酶的活性，为无效基因。因此 O 型红细胞虽然不含 A、B 抗原，但有 H 抗原。因此，A 型或 B 型红细胞上的 H 抗原比 O 型红细胞上的少。而 H 抗原又是在另一个含四个糖基的前驱物质的基础上形成的。在 H 基因编码的岩藻糖

表 1 ABO 血型系统的抗原和抗体

血型		红细胞膜上的抗原	血清中的抗体
A 型	A_1	$A+A_1$	抗 B
	A_2	A	抗 B+抗 A_1
B 型		B	抗 A
AB 型	A_1B	$A+A_1+B$	无
	A_2B	A+B	抗 A_1
O 型		无 A, 无 B	抗 A+抗 B

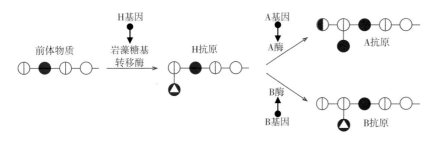

① 半乳糖　　◑ N-乙酰半乳糖胺　　○ 葡萄糖　　● N-乙酰葡萄糖胺　　△ 岩藻糖

图　ABO 抗原物质的化学结构

基转移酶的作用下，于前驱物质半乳糖末端上连接岩藻糖而形成 H 抗原。若 H 基因缺损，则不能生成 H 抗原，也就不能生成 A 抗原和 B 抗原，但红细胞上有前驱物质，称为孟买型。在 5~6 周龄的人胚胎红细胞膜上已可检测到 A 和 B 抗原。婴儿红细胞膜上 A、B 抗原的位点数仅为成年人的 1/3，到 2~4 岁时才完全发育。由于 A 基因产生的糖基转移酶多于 B 基因，A 型红细胞表面抗原数多于 B 型红细胞。

正常人 A 抗原和 B 抗原的抗原性终生不变。但若在某些疾病的情况下可因 A、B 抗原暂时性表达过弱而被误判。若外源性的类 B 抗原被吸附到 A 或 O 型红细胞表面可误判为 AB 型或 B 型；或因细菌产生的某些酶而改变红细胞膜上血型抗原的结构可引起暂时性血型变化，如去乙酰基酶可将 A 抗原上的 N-乙酰氨基半乳糖脱乙酰化为半乳糖，使之变成 B 抗原，这种情况称之为获得性 B 抗原。

遗传　人 ABO 血型基因位于 9 号染色体（9q34.1-q34.2），受 A、B 和 O 三个等位基因控制，组成六组基因型（表2），为常染色体显性遗传。由于 A 和 B 基因为显性基因，O 基因为隐性基因，故 ABO 血型只有四种表现型。利用血型遗传的规律，可推知子女可能有的血型和不可能有的血型，

表 2 ABO 血型的基因型和表现型

基因型	表现型
OO	O
AA, AO	A
BB, BO	B
AB	AB

用于推断亲子关系。但依据血型来判断亲子关系，只能做出否定的判断，而不能做出肯定的判断。

抗体　ABO 血型系统存在天然抗体和免疫性抗体。新生儿出生后 2~8 个月开始自发出现 ABO 血型系统天然抗体，8~10 岁时达高峰，多属 IgM 抗体，激活补体能力强，加之红细胞上 A、B 抗原表达水平高，因此，首次输入 ABO 不相容的血液即可引起严重的急性血管内溶血反应。免疫性抗体属于 IgG 抗体，分子量小，能通过胎盘进入胎儿体内。因此，母体的 ABO 血型与胎儿的血型不合时，可因母体内存在的免疫性抗 A 或抗 B 抗体进入胎儿体内而引起胎儿红细胞的凝集和破坏，使胎儿出生后出现黄疸、贫血等表现，称新生儿溶血症。由于血浆中大多存在可溶性 A 或 B 抗原物质，进入胎儿体内的 IgG 抗体可被这些可溶性抗原中和，加之胎儿红细胞膜上的 A 或 B 抗原的数目较少，只有成年人的 1/4，因此，虽然人群中母婴 ABO 血型不合的情况比较常见，但真正因 ABO 血型不合而发生新生儿溶血症者仅为少数。

鉴定　常规 ABO 血型的定型包括正向定型和反向定型。正向定型是用抗 A 与抗 B 抗体检测来检查红细胞上有无 A 或 B 抗原；反向定型是用已知血型的红细胞检测血清中有无抗 A 或抗 B 抗体（表3）。同时进行正向定型和反向定型是为了相互印证。

ABO 系统中除 A_1、A_2 亚型之外，还有 Ax 等亚型。Ax 红细胞与 B 型血清不发生凝集（或甚弱），但可与 O 型血清发生凝集，故加用 O 型血清可发现 Ax 型，避免误定为 O 型。加用 O 型标准红细胞可检出血清中是否含有与 ABO

表 3 红细胞常规 ABO 定型

正向定型			反向定型			血型
B 型血清（抗 A）	A 型血清（抗 B）	O 型血清（抗 A、抗 B）	A 型红细胞	B 型红细胞	O 型红细胞	
−	−	−	+	+	−	O
+	−	+	−	+	−	A
−	+	+	+	−	−	B
+	+	+	−	−	−	AB

血型系统无关的红细胞抗体。

血型抗原在人群中的分布依地域和民族的不同而有差异。在中欧地区的人群中，40% 以上为 A 型，近 40% 为 O 型，10% 左右为 B 型，6% 左右为 AB 型；而在美洲土著民族中，则 90% 为 O 型。中国各民族中，ABO 血型的分布也不尽相同，汉族人群中 A 型、B 型和 O 型各占 30% 左右，AB 型将近 10%。

（罗自强）

Rh xuèxíng xìtǒng

Rh 血型系统（Rh blood group system）

具有与恒河猴红细胞同样抗原的血液类型系统。是人类另一个重要的血型系统，其临床重要性仅次于 ABO 血型系统，由奥地利生理学家卡尔·兰德施泰纳（Karl Landsteiner）和亚历山大·所罗门·威纳（Alexander Solomon Wiener）于 1940 年发现。

抗原与分型 Rh 血型系统是红细胞血型中最复杂的一个系统，已发现 50 种 Rh 抗原，但临床最主要、最常见的是 D、E、C、c、e 五种。其中 D 抗原的抗原性最强，其抗原性的强弱依次为 D、E、C、c、e，D 抗原的抗原性超过 e 抗原至少 20 倍。在输血医学中，根据红细胞是否存在 D 抗原，将 Rh 血型分为 Rh 阳性和 Rh 阴性两类。Rh 血型抗原为蛋白抗原，基因位于 1 号染色体，由 RhD 和 RhCE 两个紧密连锁的基因构成，分别编码 D 抗原和 CE 抗原。CE 抗原可有不同组合，如 CE、ce、Ce、cE。D 抗原阳性的人有 RhD 和 RhCE 两个结构基因；D 抗原阴性者有 RhCE 基因，无 RhD 基因或为无功能的 RhD 基因。RhD 无等位基因，因此不存在 d 基因，故无 d 抗原和抗 d 抗体。RhD 和 RhCE 的表达产物均由 417 个氨基酸组成。RhCE 基因产物 C 与 c 抗原的差异在于 103 位氨基酸的不同，C 抗原是丝氨酸，c 抗原是脯氨酸。E 与 e 抗原的差异在于 226 位氨基酸，E 抗原是脯氨酸，e 抗原是丙氨酸。在中国汉族和其他大部分民族的人群中，Rh 阳性者约占 99%，Rh 阴性者只占 1% 左右。在有些民族的人群中，Rh 阴性者较多，如塔塔尔族为 15.8%，苗族为 12.3%，布依族和乌孜别克族为 8.7%。

特点与意义 与 ABO 系统不同，人的血清中不存在抗 Rh 的天然抗体，只有当 Rh 阴性者接受 Rh 阳性的血液后，才通过体液免疫产生抗 Rh 的免疫性抗体，输血 2~4 个月后血清中抗 Rh 抗体的水平达高峰。RhD 阴性的人输入 RhD 阳性血 200ml，85% 的人可产生抗 D 抗体。研究证实，给 RhD 阴性的人输入 RhD 阳性血 0.5ml 就可能产生抗 D 抗体，但产生的频率和量与注射的 D 抗原阳性血量成正比。因此，Rh 阴性受血者在第一次接受 Rh 阳性的血液后，一般不产生明显的输血反应；但第二次（甚至与首次接受 Rh 阳性的血液相隔数年之久）或多次再输入 Rh 阳性的血液时，即可发生抗原-抗体反应，输入的 Rh 阳性红细胞将被破坏而发生溶血。由于抗 Rh 抗体为 IgG，其激活补体的能力低于 IgM，故 Rh 血型不合时的 IgG 抗体与红细胞结合后通过结合于吞噬细胞的 Fc 受体，促进巨噬细胞吞噬破坏红细胞而引起血管外溶血，常发生于输血后的 2~10 天内。

Rh 系统的抗体主要是 IgG，其分子量较小，能透过胎盘。当 Rh 阴性的孕妇怀有 Rh 阳性的胎儿时，若母体内存在免疫性抗体（主要是抗 D 抗体），该抗体可透过胎盘进入胎儿的血液，使胎儿的红细胞发生溶血，造成新生儿溶血症，严重时可导致胎儿死亡。由于 Rh 抗原只存在于红细胞上，出生时已发育成熟，故母子 Rh 血型不合所引起的新生儿溶血症通常比 ABO 血型不合更为严重。因在妊娠过程中一般只有在妊娠末期或分娩时才有足量的胎儿红细胞进入母体，需 5~15 周才能产生 IgG 型抗 D 抗体，故 Rh 阴性的母体怀第一胎 Rh 阳性的胎儿时，很少出现新生儿溶血的情况；但在第二次怀有 Rh 阳性的胎儿时，母体内的抗 Rh 抗体有可能进入胎儿体内而引起新生儿溶血。若在 Rh 阴性母亲生育第一胎后，及时输注特异性抗 D 免疫球蛋白，中和进入母体的 D 抗原，避免 Rh 阴性的母亲致敏，可预防第二次妊娠时新生儿溶血的发生。

（罗自强）

shūxuè

输血（blood transfusion）

患者病情危重，且采用其他方法未能有效预防或治疗时，给予输注安全血液和血液制品的治疗方法。正常情况下体内的血量保持相对恒定，与正常平均值相差一般不超过 10%。如果失血量较少，不超过全身血量的 10% 时，由于心脏活动的加强、血管的收缩及储存血液的释放以补充循环血量等一系列代偿反应，机体可不出现明显的临床症状。如果失血量较多，达全身血量的 20% 时，机体的代偿功能将不足以保持血压于正常水平，就会出现一系列临床症状。如果失血量超过 30% 或更多，就可能危及生命。因此，输血是抢救患者生命和治疗某些疾病的重要手段。但是，若输血不当，发生差错，就会给患者造成严重的损害，甚至危及生命。

由来和发展 300 多年前人们开始探索动物-动物输血，英国医生理查德·洛厄（Richard Lower）在 1665 年开创了动物输血的先河。1667 年，法国哲学家德尼（Denis）是第一个进行动物-人的输血。直至 1818 年，英国医生布伦德尔（Blundell）为抢救大出血的产妇时才首次成功地进行了人-人输血，但盲目输血的成功率不到 50%。1900 年，奥地利生理学家卡尔·兰德施泰纳（Karl Landsteiner）首次发现人类 ABO 血型后，人们以血型理论指导选择供血者，大大提高了输血的成功率。最初由于没有适合的抗凝剂，输血时需将输血者与受血者的血管缝合起来进行直接输血。1914 年，人们成功采用枸橼酸钠进行抗凝，成为输血史上又一重要进展。1943 年，洛蒂特（Loutit）研制了 ACD（枸橼酸-枸橼酸钠-葡萄糖）配方，可使血液能在血库保存 3 周。传统的输血为输注全血，国际上一般以 450ml 为 1 单位，中国将 200ml 全血定为 1 单位。随着血液成分分离技术的广泛应用、成分血质量和血液保存技术的不断提高，输血疗法发展到成分输血和自体输血。

输血原则 为了保证输血的安全和提高输血的效果，必须遵守输血的原则，注意输血的安全、有效和节约。

坚持同型输血 首先必须鉴定血型，力争供血者与受血者的 ABO 血型相合。对于在生育年龄的妇女和需反复接受输血的患者，还必须使供血者与受血者的 Rh 血型相合，特别要注意 Rh 阴性受血者产生抗 Rh 抗体的情况。

必须交叉配血 为保证输血安全，即使已知 ABO 血型相同，还必须进行交叉配血试验，分别将供血者的红细胞与受血者的血清（主侧）及受血者的红细胞与供血者的血清（次侧）进行混合观察有无凝集反应。进行交叉配血试验既可检验血型鉴定是否有误，又能发现供血者和受血者的红细胞或血清中是否还存在其他不相容的血型抗原或血型抗体。如果交叉配血试验的主侧、次侧都没有发生凝集反应，即为配血相合，可进行输血；如果主侧发生凝集反应，则为配血不合，受血者不能接受该供血者的血液；如果主侧不发生凝集反应，而次侧发生凝集反应，称为基本相合，紧急情况下可谨慎少量输入。

谨慎异型输血 输血时主要考虑输入的红细胞不被受血者所破坏。紧急情况下无相同血型时，可选择 O 型血输给其他血型或将其他型血输给 AB 型血。因为 O 型血的红细胞上没有 A 抗原和 B 抗原，不会被受血者的血浆凝集和破坏；AB 型血浆中不含抗 A、抗 B 抗体，不会凝集和破坏供血者的红细胞。因此，曾把 O 型血和 AB 型血的人分别称为"万能供血者"和"万能受血者"。但这是不可取的，因为异型供血者的血浆中含有的抗 A、抗 B 抗体若未能被受血者的血浆足够地稀释，受血者的红细胞会发生广泛的凝集。因此，只能在紧急情况下才能缓慢少量输入异型血，以确保随供血者血浆输入的抗体能被有效稀释，并在输血过程中应密切观察受血者的情况，如发生输血反应，必须立即停止输注。

推广成分输血 成分输血是把人血中的各种不同成分分别制备成高纯度或高浓度的制品，如红细胞、粒细胞、血小板、血浆和不同的血浆成分（白蛋白、免疫球蛋白、冷沉淀、凝血因子Ⅷ浓缩剂、凝血酶原复合物、纤维蛋白原浓缩剂和抗凝血酶浓缩剂等），根据不同的患者对输血有不同的要求，针对性地为患者补充所缺成分，减少不必要的血液成分输入所致的输血反应，并能一血多用，提高疗效，减少不良反应，节约血源。

倡导自体输血 自体输血是采用患者自身血液成分，以满足本人手术或紧急情况下需要的输血疗法。采用自体输血时可于手术前若干日内定期反复采血储存以备手术之需；也可临手术前自体采血，并在使用血浆代用品维持患者正常血容量的条件下开展手术，然后在需要时输还给患者。此外，还可在手术过程中无菌收集出血，经适当处理后回输患者。自体输血不仅可避免异体输血的不良反应及并发症，还可扩大血源，是值得推广的安全输血方式。

全血的保存 一般指红细胞的保存，其目的是尽可能延长离体血液的有效期限。抽血后为了抗凝和保存红细胞的活性需加入血液保养液。保存温度为 4±2℃，其全血保存时间的长短因所使用的保养液种类各异。随着保存时间的延长，红细胞会发生一系列生化变化，统称为储存损伤，如红细胞中 ATP 和 2,3-二磷酸甘油酸（2,3-DPG）浓度降低。ATP 浓度降至 0~4mmol/L 以下时，红细胞内葡萄糖的磷酸化功能受损，活力丧失。2,3-DPG 的浓度降低，将导致血红蛋白对氧的亲和力增高，红细胞对组织供氧能力下降。各种保养液保存的有效期均是指红细胞在保存期末输入人体 24 小时后仍有 70% 以上的存活率。过去曾广泛使用 ACD 保存液。枸橼酸钠与 Ca^{2+} 形成可溶性螯合物，发挥抗凝作用；葡萄糖为红细胞的糖酵解提供供能的底物，延长红细胞保存期至 21 天；枸橼酸可酸化保养液，防止葡萄糖在高压灭菌时的氧化及抵消血液冷却到 4℃ 时 pH 的显著升高。在 ACD 保存液中加入磷酸盐后称为 CPD（枸橼酸－枸橼酸钠－磷酸二氢钠－葡萄糖）保存液。加入磷酸盐后 pH 有所提高，使得红细胞内 2,3-DPG 浓度下降速度减慢，红细胞可保存 28 天。若在 CPD 保存液加入腺嘌呤称之为 CPD-A（枸橼酸钠－葡萄糖－腺嘌呤）保存液。腺嘌呤可以促进 ATP 的生物合成，可使红细胞保存期延长到 35 天。CPD-A 是最常使用的抗凝保养液。

值得指出的是，血液保存条件是针对红细胞的特点而设计的，而血液中的白细胞、血小板及不稳定的凝血因子等有效成分会很快失活，如白细胞寿命只有 5 天，血小板在 24 小时内至少有 50% 丧失功能，FⅧ 和 FV 分别在 24 小时和 3~5 天失活 50%。因此，4℃ 保存 5 天的全血其基本成分仅

剩下了红细胞和血浆蛋白。

（罗自强）

xuèyè xúnhuán
血液循环（blood circulation）

生命活动的整个过程中，心脏不停跳动，推动血液在心血管系统内循环流动的周期现象。主要功能是完成体内的物质运输，即运输营养物质、代谢产物、氧和二氧化碳等，并在机体各个部位通过毛细血管进行物质交换，保证机体新陈代谢的不断进行；内分泌细胞分泌的各种激素及生物活性物质通过血液运输，作用于相应的靶细胞，实现机体的体液调节。此外，血液循环对维持机体内环境理化特性的相对稳定及机体防卫功能等也起重要作用。淋巴循环除将一部分组织液回收入循环血液外，还参与肠绒毛对脂肪的吸收；淋巴细胞则与机体的免疫功能有关。心血管系统受神经和体液因素的调节；同时，心血管系统自身对内、外环境的变化也有一定的适应性反应。机体通过这些调节活动，使血液循环与机体的代谢需求相适应，保证机体功能活动的整体协调。

心脏是推动血液流动的动力器官。心房和心室不停地进行有顺序的、协调的收缩和舒张交替的活动，是心脏实现泵血功能、推动血液循环的必要条件，而心脏节律性兴奋的发生、传播和协调的收缩与舒张的交替活动均与心脏的生物电活动有关。

（曾晓荣 谭晓秋）

xīnzàng de shēngwùdiàn xiànxiàng
心脏的生物电现象（cardiac bioelectricity）

心肌细胞在静息和活动时伴兴奋性、传导性和自律性等特性的生物电变化。心脏是中空的肌性器官，心壁由心内膜、心肌层和心外膜组成。心肌

层是构成心壁的主要部分。根据组织学和生理学特点，可将心肌细胞分为两类：①普通的心肌细胞：包括心房肌和心室肌。它们含有丰富的肌原纤维，具有兴奋性、传导性和收缩性，但一般不能自动地产生节律性兴奋，即不具有自动节律性或自律性；主要执行收缩功能，故又称为工作细胞。②组成心脏特殊传导系统的心肌细胞：包括窦房结细胞和浦肯野细胞，它们除了具有兴奋性、传导性外，还具有自动发生节律性兴奋的特性，所以这类细胞又称为自律细胞；含肌原纤维很少或完全缺乏，基本丧失收缩功能；主要功能是产生和传导兴奋，控制整个心脏的节律性活动。心脏的特殊传导系统由不同类型的特殊的心肌细胞组成，包括窦房结、房室交界、房室束和浦肯野纤维网。窦房结产生的节律性兴奋通过特殊传导系统扩布到心房肌和心室肌，引起心房和心室的节律性收缩。

根据心肌细胞动作电位去极化的快慢及其产生机制，又可将心肌细胞分成快反应细胞和慢反应细胞：①快反应细胞：包括心房、心室肌和浦肯野细胞，其动作电位的特点是去极化速度和幅度大，兴奋传导速度快，复极过程缓慢并且可分成几个时相，因而时程很长。②慢反应细胞：包括窦房结和房室结细胞，其动作电位特点是去极化速度和幅度小，兴奋传导速度慢，复极过程缓慢而没有明确的时相区分。在某些实验条件或病理情况下，快反应细胞和慢反应细胞可发生变化。

心肌细胞的电生理特性包括兴奋性（较长的不应期）、传导性和自律性，都是以心肌细胞膜的生物电活动为基础的。心肌细胞

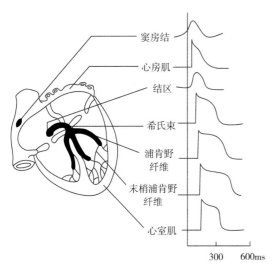

图　心脏各部分心肌细胞的跨膜电位

电活动的动物种属差异十分明显，人类更迥异于动物。心脏各部分心肌细胞的跨膜电位（图）。

（曾晓荣　谭晓秋）

gōngzuòxìbāo de kuàmó diànwèi

工作细胞的跨膜电位（transmembrane potential of working cardiomyocyte）

离子流跨越工作细胞的细胞膜流动而形成的电位差。细胞膜具有电阻抗性质，心肌细胞在静息状态和兴奋激动时，都有离子通过离子通道跨越细胞膜进行流动，称为跨膜离子流。跨膜离子流和细胞膜阻抗的变化，都会引起跨膜电位的变化。

分类　工作细胞在安静状态时细胞膜外电位正，膜内为负，处于极化状态，膜内外的电位差称为静息电位。特殊传导系统的心肌细胞因为有自动去极化现象，因此没有静息电位，只能用动作电位复极化到最大极化状态时的膜电位来表示，称为最大复极电位。心肌细胞兴奋时，产生一个可以扩布的电位变化，称为动作电位。

形成机制　心肌细胞动作电位及形成该电位的各种离子流，

在各种不同类型心肌细胞不尽相同，而在不同动物的相同细胞，在动作电位的形状上，也不完全相同。因而，作为其形成机制的离子流也有相当的差异。①跨膜离子流大多经由位于细胞膜上的通道蛋白所形成的孔道跨越细胞膜流动，是易化扩散的方式，推动离子流动的动力是细胞膜两侧的离子浓度差，但能否跨膜流动则取决于离子通道的孔道是否打开。离子通道的开放取决于膜两侧的电位差，则称为电压门控性通道；取决于细胞内、外的化学成分的变化，则称为化学门控性通道。②离子泵的主动转运，它逆浓度差，将离子从细胞膜的低浓度一侧转运到膜的高浓度一侧，此过程需耗能，如钠钾泵、钙泵等。③离子交换，如细胞内外的钠-钙交换，其动力既来自膜内外的离子浓度差，又取决于膜内外的电位差。

在电生理学中，正离子由细胞外向膜内流动或负离子由膜内向膜外流动，称为内向电流，增加细胞内的正电荷，促使膜电位去极化。相反，正离子由膜内向膜外流动或负离子由膜外向膜内流动，则称为外向电流，增加细胞内的负电荷，促使膜电位复极化或超极化。根据 0 期除极速度和幅度的大小，将动作电位分为快反应动作电位和慢反应动作电位，产生快反应动作电位的细胞称为快反应细胞，产生慢反应动

作电位的细胞称为慢反应细胞。

快反应动作电位　心房肌、心室肌、心房传导组织和房室束-浦肯野系统纤维的动作电位都属于此类。其去极化由 Na^+ 内流和 Ca^{2+} 内流两部分组成，主要是 Na^+。当膜电位下降到-70mV，首先钠通道开放，Na^+ 快速内流造成强大而短暂的电位变化。钠通道可为河豚毒素（TTX）所选择性阻滞；Na^+ 内流还可因细胞外 Na^+ 浓度降低或膜电位小于-60mV 造成的电化学梯度不足而失活。当细胞去极达-40mV 后，还激活钙通道，Ca^{2+} 内流特点是激活、失活皆慢，它的内流造成微弱而持久的电位变化，是形成平台期的原因，钙通道可为维拉帕米或锰、钴离子选择性阻滞。主要特点是：静息电位大；去极化幅度大，最大上升速度快，兴奋扩布传导快。

慢反应动作电位　窦房结和房室结的细胞表现为慢反应电位。其去极化过程由 Ca^{2+} 和 Na^+ 以慢通道内流造成，主要是 Ca^{2+}。这些细胞虽存在快钠通道，但由于膜电位过低而失活。Na^+ 只可通过慢通道缓慢内流。由于 Ca^{2+} 和 Na^+ 的内流形成较慢而弱的 0 期除极化，其除极幅度和速度都比快反应动作电位低。可被维拉帕米所选择性阻滞。主要特点是：静息电位小；去极化极度小，速度慢；兴奋扩布传导慢（表）。

快反应细胞和慢反应细胞在某些实验条件或病理情况下可发生变化。如以河豚毒素作用于浦肯野细胞，使 Na^+ 不能经快通道内流，而 Ca^{2+} 经慢通道内流的缓慢去极作用仍然存在，其结果是原来的快反应动作电位变为慢反应动作电位，原来属于快反应细胞的浦肯野细胞变为慢反应细胞。

表　快反应动作电位和慢反应动作电位的比较

活动性质	快反应动作电位 浦氏纤维，心室肌，心房肌		慢反应动作电位 P 细胞	
	AP 参数	离子电流	AP 参数	离子电流
平均最大复极电位（mV）	$-75\sim90$	I_K，I_{K1}	$-40\sim-79$	I_K
4 期自动去极化	速率慢或无	I_f，I_K $I_{b\text{-}Na}$?	速率快	I_f，I_K，$I_{Ca\text{-}T}$ $I_{b\text{-}Na}$，$I_{Na\text{-}Ca}$?
阈电位（mV）	$-70\sim-65$		$-50\sim-30$	
AP　0 期最大去极速率	$200\sim800$V/s		$1\sim10$V/s	
0 期的离子电流		I_{Na}，$I_{Ca\text{-}}$?		$I_{Ca\text{-}T}$，$I_{Ca\text{-}L}$
0 期峰值（mV）	$+30$		$0\sim10$	
1 期及其离子电流		I_{to}	无 1 期	
2 期及其离子电流	0mV 附近	$I_{Ca\text{-}L}$，I_K $I_{Ca\text{-}Na}$	无 2 期	
3 期及其离子电流		I_K，I_{K1} $I_{Na\text{-}Ca}$		I_K，$I_{Na\text{-}Ca}$
动作电位时程（ms）	$300\sim400$		<100	
不应期	0 期至复极中、末期		0 期至复极完成或稍后	
传导速度（m/s）	$0.5\sim3$		$0.01\sim0.1$	

在心脏病变或缺血以及某些药物中毒（如洋地黄中毒）情况下，由于心室肌细胞的静息电位过小（由-90mV 减至-60mV），快通道失活。此时快反应细胞的快反应动作电位消失，转而表现出慢反应动作电位活动，结果导致其自律性升高、传导性降低，易于造成心律失常。

（曾晓荣　谭晓秋）

xīnjī xìbāo jìngxī diànwèi

心肌细胞静息电位（cardiac resting potential）

心肌细胞在静息状态下，细胞膜内外存在的电位差。此时，膜外为正，膜内为负，呈极化状态。人和哺乳类动物心肌工作细胞如心房、心室肌细胞静息电位稳定，约为-90mV。细胞膜在静息状态下对 K^+ 有很大的通透性，而细胞内的 K^+ 浓度（140mmol/L）又远高于细胞外（4mmol/L），所以细胞内 K^+ 顺着浓度差（化学梯度）外流。与此同时，细胞内带负电的大分子物质不能透出细胞膜，于是 K^+ 的外流使膜外带正电而膜内带负电，形成了细胞膜内外电位差（电位梯度），这种电位梯度的形成阻碍 K^+ 的继续外流。最后，当化学梯度推动 K^+ 外流的量和电位梯度推动 K^+ 内流的量相等（电-化学平衡）时，不再有 K^+ 的净外逸，细胞膜内外的电位差达到一个稳定值，这就是静息电位。

心室肌细胞膜在静息状态时对 K^+ 有较高的通透性，是由于位于细胞膜上的内向整流钾通道（I_{K1}通道）在静息电位水平处于开放状态，而钠/钙通道都处于关闭状态的缘故。I_{K1} 通道属于非门控离子通道，不受电压和化学信号的控制，但开放程度可受膜电位的影响。由它引起的 K^+ 平衡电位是构成静息电位的主要成分。

心肌细胞膜在静息状态下除了对 K^+ 有较高的通透性外，对 Na^+ 等离子也有一定的通透性，这是由于钠背景电流和泵电流所致，

Na^+ 的内流部分地抵消了 K^+ 外流形成的电位差，所以静息电位偏离由能斯特（Nernst）方程计算所得的单纯由 K^+ 通透产生的钾平衡电位值。实验中如果用蔗糖代替细胞外液中的 Na^+，则静息电位值就会增加而接近钾平衡电位。因此，静息电位的大小主要取决于细胞内液和细胞外液的 K^+ 浓度差和膜对 K^+ 的通透性，K^+ 向膜外扩散形成的平衡电位是静息电位的主要来源。

（曾晓荣　谭晓秋）

xīnjī xìbāo dòngzuò diànwèi

心肌细胞动作电位（cardiac action potential）

心肌细胞在兴奋过程中产生的并能传布出去的电位变化。与神经、骨骼肌相比，心肌细胞动作电位的特点是持续时间长，形态复杂，各部分心肌细胞动作电位的形态、时程都各不相同，提示其发生机制也有不同，是各部分心肌具有不同生理特性的电生理基础。

心室肌细胞动作电位　典型的心室肌细胞动作电位由去极化和复极化两个过程五个时期组成：0 期（快速去极化期）、1 期（快速复极化初期）、2 期（平台期）、3 期（快速复极化末期）及 4 期（完全复极化期，或静息期）。形成动作电位变化的离子流却相当复杂。其中每个时期均有两种以上的离子流参与，不同心肌细胞，或不同动物心脏之间，还有相当的差别。

动作电位 0 期及其离子流　心室肌细胞受到刺激而兴奋时发生去极化，膜电位由静息状态的 $-90mV$ 迅速上升到 $+30mV$ 左右，构成动作电位的升支，其幅度约为 $120mV$。其中超过零电位的部分称为超射。0 期短暂，仅占 $1\sim2ms$，最大去极速率为 $200\sim400V/s$。0 期的产生是 Na^+ 快速内流（主要）和 Ca^{2+} 内流（次要）所致。

钠内向电流（I_{Na}）　当心肌细胞受刺激使膜去极化达阈电位水平（$-70mV$）时，膜上钠通道开放，于是 Na^+ 顺浓度和电位梯度快速进入膜内，使膜去极化。0 期去极的钠通道是快通道，不但激活很快，而且激活后很快失活，当膜去极化到一定程度（$0mV$ 左右）时，钠通道就开始失活而关闭，最后终止 Na^+ 内流。由于钠通道激活速度非常快，又有再生性循环出现，即膜去极化达到阈电位时，Na^+ 内向电流将超过 K^+ 外向电流，于是在净内向电流的作用下使膜进一步去极化，从而引起更多的 I_{Na} 通道开放，产生更大的 I_{Na}，形成 Na^+ 电流与膜去极化之间的正反馈，使膜在约 $1ms$ 时间内迅速去极化到接近钠平衡电位（E_{Na}）的水平，这就是心室肌细胞 0 期去极速度很快、动作电位升支非常陡峭的原因。快钠通道可被河豚毒素（TTX）阻滞，但由于其通道蛋白与神经细胞和骨骼肌细胞的 I_{Na} 通道分属不同的亚型，因此心肌细胞的 I_{Na} 通道对 TTX 的敏感性仅为神经细胞和骨骼肌细胞 I_{Na} 通道的 $1/1000\sim1/100$。

T 型钙电流（I_{Ca-T}）　0 期去极中的第二个离子流，参与 0 期末段的形成。这种钙离子流的激活电位与 I_{Na} 相似，并且也是快速的内向离子流。该离子流较弱，在促进心室肌 0 期去极过程中，作用不大。

当 I_{Na} 受抑制时，0 期最大去极速率降低。表现出去极化速率变慢，上升支幅度降低。其结果导致兴奋传导变慢。严重时，I_{Na} 完全被阻断，快反应动作电位变成慢反应动作电位。I 类抗心律失常药主要是以抑制 I_{Na} 的作用为其特征。

动作电位 1 期及其离子流　0 期以后，动作电位出现一个不太大的快速复极初期，即 1 期。在 1 期中，膜电位由 $+30mV$ 迅速下降到 $0mV$ 左右，占时约 $10ms$。在心室肌细胞，1 期终止于零电位附近，0 期和 1 期膜电位变化迅速，构成了锋电位。

瞬时外向电流（I_{to}）　动作电位 1 期的主要离子流。I_{to} 通道在膜电位去极化到 $-30mV$ 时被激活，携带的主要离子为 K^+，因此由 K^+ 负载的 I_{to} 是引起心室肌细胞 1 期复极化的主要外向电流。由于物种的不同，I_{to} 作用有大小。有些动物中 I_{to} 有两个成分：I_{to1} 及 I_{to2}；而有的动物，如牛心肌，则只有 I_{to2}，因此，1 期在不同动物心室肌的动作电位中有较大差别。例如豚鼠心室肌不具有 I_{to}，因而 1 期很小；而鼠类（大鼠、小鼠等）I_{to} 作用很强，使平台不显著，动作电位呈三角形。I_{to} 可以被钾通道阻滞剂 4-氨基吡啶选择性阻滞。

氯电流（I_{Cl}）　是另一个在 1 期中活动的离子流。不过，在正常条件下，该离子流强度小，因此，在 1 期中作用微弱而短暂。但是在儿茶酚胺作用下（或在交感神经兴奋下），I_{Cl} 的作用，就不能被忽略。

动作电位 2 期及其离子流　自 1 期复极接近零电位左右，进入动作电位的 2 期，又称平台期。在 2 期内，复极速度极为缓慢，几乎停滞在同一膜电位水平而形成平台。平台期的时程长短、电位水平及形态因不同种类的心肌细胞而异，在心室肌细胞占 $100\sim150ms$。平台期的存在是快反应心肌细胞动作电位时程显著长于神经、骨骼肌动作电位的主要原因，为心肌细胞动作电位所特有。此期参与的离子流最多，也是最复杂的一个时期，它既包含内向离子流也有外向离子流。

内向电流　① L 型钙电流（I_{Ca-L}）：是此期中主要去极化电流。钙通道的激活、失活及复活的过程均较缓慢，因此，又称慢通道。Ca^{2+} 缓慢而持久地内流是形成平台期主要原因。其活动的改变会明显影响动作电位的形状。钙通道的激动剂或阻滞剂，也主要影响动作电位的平台期，从而改变动作电位时程及收缩力。② 慢失活的钠电流（I_{Na}）：作用强度不太大，但在其受到激动时，或 I_{Na} 的失活受到阻碍时，可明显增强，致使动作电位难以复极，而出现动作电位时程延长，甚至出现第二平台。③ Na^+-Ca^{2+} 交换电流（I_{Na-Ca}）：在平台中也起一定作用。但由于动物不同，它在此期的作用也有差异。

外向电流　① 内向整流钾电

流（I_{K1}）：是造成平台期持续时间较长的重要原因。I_{K1}通道的活动呈电压依赖性，在静息电位水平时I_{K1}通道处于开放状态，K^+外流而形成膜外带正电、膜内带负电的极化状态。膜在超极化时，促进K^+内流的电场力大于促进K^+外流的浓度势能，I_{K1}内流。然而，当膜去极化时，I_{K1}通道的通透性降低，K^+外流减少。这种I_{K1}通道对K^+的通透性因膜的去极化而降低的现象称为内向整流，I_{K1}通道这一特性阻止了平台期细胞内K^+的外流，使平台期得以持续较长时间。②延迟整流钾电流（I_K）：随时间而逐渐加强的电流，是起重要作用的外向电流。在早期，I_K形成的外向电流主要起到抗衡以I_{Ca-L}为主的内向电流的作用，在晚期，I_K则成为导致膜复极化的主要离子电流。I_K的增强与减弱对平台的长短有重要意义。由于大部分I_{Ca-L}的阻滞同时也促进I_K增强，所以使平台的缩短更为显著。同时，钠泵的泵电流也是持续活动的外向电流，它的活动也不太强，对动作电位影响较小。如果钠泵受抑制，由于能使细胞内Ca^{2+}浓度增高，因而可继发的引起诸如迟后去极化等反应。

在2期早期，Ca^{2+}的内流和K^+的外流处于平衡状态，膜电位保持于零电位附近。随着时间的推移，钙通道逐渐失活，K^+外流逐渐增加，缓慢地复极，形成2期晚期。因此，2期中的Ca^{2+}、Na^+内向电流和K^+外向电流的轻微变化都会影响平台期的长短，同时影响到动作电位时程的长短。

动作电位3期及其离子流 在2期结束后，复极过程加快，进入快速复极化末期，直至膜电位恢复到静息电位水平。3期持续100～150ms。它是复极化的主要部分。离子流主要是外向电流。I_K的逐渐加强是促进复极的重要因素。外向K^+电流随时间而递增，是再生性的，促使膜内电位向负电性转化，而膜内电位越负，K^+电流就越大，这种正反馈过程，导致膜的复极越来越快，直至复极到原来膜电位水平。此外，I_{K1}在3期复极也起明显作用，它在3期中突然加强。I_{Na-Ca}、钠泵电流都参加了3期复极化过程。以上各电流的综合结果，导致膜电位的完全复极。任何能影响上述各电流的因素，都可使复极速率改变，使3期时程缩短或延长。如以抑制I_K为目的的Ⅲ类抗心律失常药，则使动作电位明显延长。

动作电位4期及其离子流 4期是膜复极完毕，即膜电位恢复后的时期，又称静息期。心室肌细胞动作电位的4期保持于稳定水平；有自律性的心肌细胞，其4期不稳定。

心室肌细胞动作电位的完全复极，并不意味着各种离子流的停息。实际上，静息电位是内向与外向电流平衡的结果。在动作电位期间有Na^+和Ca^{2+}进入细胞，而K^+流出细胞，因此，只有把进入细胞内的Na^+和Ca^{2+}排出，并把膜外的K^+摄入才能恢复细胞内外离子的正常浓度梯度，保持心肌细胞的正常兴奋性。这种逆浓度梯度的主动转运过程是依赖肌膜上钠泵和钙泵完成的。钠泵活动加强，完成Na^+的外运和K^+的内运，使细胞内外的离子浓度差得到恢复。钙泵和Na^+-Ca^{2+}交换体活动实现了Ca^{2+}的排出，Na^+-Ca^{2+}交换体将3个Na^+转运入膜内和1个Ca^{2+}移出至膜外相偶联形成Na^+-Ca^{2+}交换，进入细胞的Na^+则再由钠泵活动排出细胞。此外少量的Ca^{2+}也可通过钙泵主动排出细胞。因此，在静息电位期间，Na^+-Ca^+交换电流以内向电流方式将Ca^{2+}排除细胞外。Na^+-Ca^{2+}交换体和钠泵的活动是持续进行的，在动作电位的不同时相中其活动的强度可有所不同，这对维持细胞膜内外离子分布的稳态具有重要意义。

由此可知，在一次动作电位过程中，包括被动的离子转移和主动的离子转移两个过程。在被动离子转移过程中，生物膜通透性的改变（即离子通道的开和闭）起着关键性作用。各种离子流在心室肌细胞动作电位中的活动（图）。

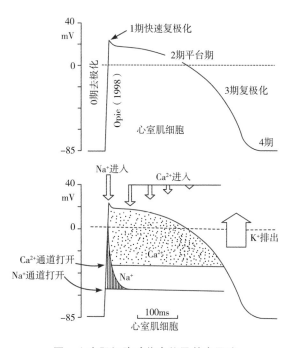

图 心室肌细胞动作电位及其离子流

心房肌细胞动作电位 除心室肌细胞外，心房肌细胞也是工作细胞。由于心房肌细胞膜上的 I_{K1} 通道密度稍低于心室肌，静息电位受 Na^+ 内漏的影响较大，因此细胞内的负电位较心室肌为小，其静息电位约 $-80mV$。心房肌细胞的动作电位，在形态上与心室肌细胞很相似。心房肌细胞无明显的 2 期，复极化较快，其动作电位时程稍短，仅为 $150 \sim 200ms$。心室肌细胞上各时相的离子流，在心房肌细胞上也都具备。一个很主要的不同，就是心房肌细胞上存在乙酰胆碱敏感性钾通道（I_{K-ACh}），在乙酰胆碱（ACh）作用下，I_{K-Ach} 通道大量激活开放，膜对 K^+ 的通透性增加，K^+ 外流增强，出现超极化，使心房肌细胞动作电位时程明显缩短。此外，心房肌细胞的 I_{to} 通道较发达，较大的 I_{to} 电流的影响可持续到 2 期，使平台期不明显，2 期和 3 期的区分也不明显。另外，心房肌表达相对特异的 I_{kur}、I_{sk} 等通道也参与心房肌细胞动作电位的形成。由于心房肌细胞膜的钾通道种类较多且受神经递质的调节，因此在体情况下心房肌细胞的静息电位容易发生改变。心房颤动时 I_{Ca}、I_{to}、I_{KAch}、I_{K1} 等多种离子电流发生改变，称为电学重构。

（曾晓荣　谭晓秋）

自律心肌细胞的跨膜电位（transmembrane potential of autorhythmic cell）

自律细胞兴奋时产生的电位。特殊传导系统的心肌细胞具有自动节律性，属于自律细胞。房室束、束支和浦肯野细胞属于快反应细胞，兴奋时产生快反应动作电位；窦房结和房室结细胞属于慢反应细胞，兴奋时产生慢反应动作电位。自律细胞与工作细胞跨膜电位的最大区别是在 4 期。自律性细胞动作电位 3 期复极化末在达到最大复极电位后，4 期的膜电位并不稳定于这一水平，而是立即开始自动去极化，并具有随时间而递增的特点。因此自律细胞无稳定的静息电位，在自律细胞中用动作电位复极化到最大极化状态时的最大复极电位值来代表静息电位值。4 期自动去极化是自律细胞产生自动节律性兴奋的基础。不同类型的自律细胞其 4 期自动去极化的速度和机制不尽相同。

（曾晓荣　谭晓秋）

浦肯野细胞跨膜电位（transmembrane potential in Purkinje cell）

浦肯野细胞兴奋时产生的快反应动作电位。与心室肌动作电位相似（图），其动作电位也可分为 0 期、1 期、2 期、3 期和 4 期五个时相，但 1 期较心室肌更明显。由于膜上内向整流钾电流（I_{K1}）通道密度较大，膜对 K^+ 的通透性较大，所以其最大复极电位较心室肌的静息电位更负。从动作电位时程看，在所有的心肌细胞中，浦肯野细胞的动作电位时程最长。

浦肯野细胞 4 期自动去极到阈电位水平（$-65 \sim -70mV$）时，钠通道开放，膜外 Na^+ 顺浓度差迅速内流，使膜电位迅速上升超过 0 电位，达到 $+30mV$ 左右，这是浦肯野细胞动作电位的 0 期。0 期的最大去极化速率达 $200 \sim 800V/s$，与心室肌细胞动作电位的 0 期一样，主要的离子电流是钠内向电流（I_{Na}），其次有少量的 T 型钙电流（I_{Ca-T}）。钠通道迅速失活，接着出现一过性的以 K^+ 为主的瞬时外向电流（I_{to}），这是最早的复极电流，使动作电位出现一个小小的切迹，紧接着 Ca^{2+} 从 L 型钙通道缓慢内流，与 K^+ 外流维持相对平衡，形成动作电位平台，随后 I_K 通道开放，K^+ 外流加速，构成动作电位的末期复极，并使膜电位达到最大复极电位。

浦肯野细胞是具有自发节律活动的细胞，这与心室肌有重要区别。浦肯野细胞 4 期自动去极化的形成机制包括外向电流的减弱和内向电流的增强两个方面，在动作电位 3 期复极化至 $-50mV$ 左右时，延迟整流钾电流（I_K）通道开始关闭，I_K 电流逐渐减小。由此同时，超极化激活内向离子电流（I_f）通道开始激活开放，由于具有电压依赖性和时间依赖性，其激活的程度随膜内负电位的加大和时间的推移而增强，至 $-100mV$ 左右时达到充分激活，I_f 电流达到最大值。与窦房结细胞相比，I_f 电流的增强在浦肯野细胞 4 期自动去极化过程中起主要作用。这是主要由 Na^+ 负载的内向电流，可被 Cs^{2+} 选择性阻滞。由于 I_f 通道密度过低，其激活开放

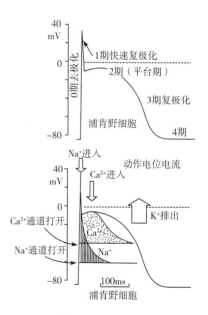

图　浦肯野细胞动作电位及其离子流

的速度较慢，4 期自动去极化速度很慢（0.02V/s），因此在正常窦性心律条件下，浦肯野细胞的节律性活动受到来自窦房结的超速驱动压抑，而受到明显的抑制。因此，即使窦性节律一旦停止，浦肯野细胞的自发节律也不能立即发生，而是需一定的时间才能开始。这也就是在 Ⅲ 度房室传导阻滞突然发生时，心室在一个时期内停搏的主要机制。

（曾晓荣 谭晓秋）

dòufángjié P xìbāo kuàmó diànwèi

窦房结 P 细胞跨膜电位

（transmembrane potential in P cell of sinoatrial node） 窦房结 P 细胞兴奋时产生的慢反应动作电位。窦房结内的自律细胞为 P 细胞，其含量十分丰富。窦房结细胞的动作电位属慢反应电位，其动作电位的形状与心室肌等快反应电位很不相同。

特点与机制 与浦肯野快反应自律细胞相比，窦房结细胞的跨膜电位具有下列特点：①最大复极电位（-70mV）和阈电位（-40mV）的绝对值均小于浦肯野细胞。②0 期去极化幅度较小（约 70mV），时程较长（约 7ms），去极化的速率较慢（约 10V/s）。③没有明显的复极 1 期和 2 期。④4 期自动去极化速度（约 0.1V/s）快于浦肯野细胞（约 0.02V/s）。因此，窦房结细胞的静息电位小，动作电位幅度小，无平台，只有 0、3、4 期。

0 期是 Ca^{2+} 内流形成的，所以受细胞外 Ca^{2+} 浓度的影响明显，并被钙通道阻滞剂（如维拉帕米）所阻断。窦房结 P 细胞缺乏瞬时外向电流（I_{to}）通道，因此其动作电位无明显的 1 期和 2 期，0 期去极化后直接进入 3 期复极化过程，其复极化主要依赖延迟整流

钾电流（I_K）通道来完成，I_K 的激活不仅使动作电位复极，并且使之超过静息电位水平，而达到最大复极电位。

动作电位 4 期自动去极是窦房结细胞自发节律性活动的基础（图）。参与 4 期自动去极化的离子流复杂，机制尚不完全明了。一般认为，当 P 细胞动作电位达到最大复极电位后，由于 I_K 外流逐步衰减和内向离子电流（I_f）的激活内流，引起 4 期自动去极化，当去极化达到 -50mV 左右时，T 型钙电流（I_{Ca-T}）的激活，产生进一步的内向电流，加速了 4 期自动去极化，达到 L 型钙电流（I_{Ca-L}）通道的阈电位时，I_{Ca-L} 通道激活，I_{Ca-L} 的内流引起一个新的动作电位。与此同时，Na^+-Ca^{2+} 交换电流（I_{Na-Ca}）在自动去极过程的后 1/3 期间也起作用。可见窦房结 P 细胞动作电位 4 期自动去极化机制体现在外向电流减弱和内向电流增强两个方面，其中 I_K、I_f、I_{Ca-T} 与 4 期自动去极化最为相关。凡能影响 I_K、I_f 和 I_{Ca-T} 三种电流的因素都可影响到自动去极的速率，从而对窦房结自律性发挥调控作用。如肾上腺素通过 β 受体增加 I_{Ca-T} 和 I_f，从而产生正性变时效应；乙酰胆碱通过 M 受体激活乙酰胆碱依赖性钾通道（I_{K-ACh}）引起膜超极化，同时通过抑制腺苷酸环化酶的活化，结果环腺苷酸（cAMP）的生成减少，进而减小了钙通道的磷酸化，结果使 I_{Ca} 减小。两者都产生负性变时效应，即自律性降低。

离子流 主要包括下列几种。

延迟整流钾电流（I_K） I_K 的进行性衰减是窦房结细胞 4 期自动去极化的重要离子基础。I_K 在动作电位复极到 -50mV 左右时逐步减小，使内向电流超过外向

电流，从而导致 4 期自动去极化。用 I_K 通道阻滞剂 E-4031，即使浓度低到 0.1μmol/L 也可减慢窦房结起搏频率。

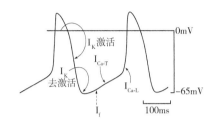

图 窦房结 P 细胞 4 期自动去极化和动作电位发生原理示意图

超极化激活内向离子电流（I_f） 是时间进行性增强的内向离子流，主要携带 Na^+ 内流。I_f 通道的最大激活电位约为 -100mV。正常情况下窦房结 P 细胞的最大复极电位为 -70mV，在此电位水平，I_f 通道的激活十分缓慢，形成的电流强度小，因此 I_f 在窦房结细胞 4 期自动去极化过程中所起的作用远不如 I_K 衰减。实验表明，用 Cs^+ 选择性阻滞 I_f 后，窦房结自发放电频率仅轻度降低，I_K 外流衰减与 I_f 两者对 4 期自动除极所作的贡献的比例为 6∶1。与此相反，I_f 在浦肯野细胞 4 期自动去极化过程中的作用却重要得多。

T 型钙电流（I_{Ca-T}） 是阈电位较低的快速衰减的内向电流。I_{Ca-T} 在窦房结 4 期自动去极化后期起作用。I_{Ca-T} 的生理作用在于使细胞继续去极化达到能使 L 型钙电流（I_{Ca-L}）激活的阈电位，后者的激活产生动作电位的上升支。T 型钙通道可被 Ni^{2+} 阻滞。一般的钙通道阻滞剂对 I_{Ca-T} 无阻滞作用。

此外，窦房结细胞上具有 I_{Na}，但由于其最大舒张期电位一般在 -60mV 左右，I_{Na} 不能被激

活。因此，它总是处于失活状态。窦房结细胞与心房肌细胞一样，也具有 I_{K-ACh}。在乙酰胆碱（ACh）作用下，最大舒张期电位增大，同时，I_{Ca-T} 受抑制，因而节律活动明显变慢。

（曾晓荣 谭晓秋）

心肌细胞的生理特性（physiological characteristics of cardiomyocyte）

心肌细胞具有兴奋性、传导性、自律性和收缩性等四种基本生理特性。其中兴奋性、传导性、自律性是以心肌细胞的生物电活动为基础的，属于电生理特性。心肌细胞收缩性是指心肌能够在肌膜动作电位的触发下产生以细胞内的收缩蛋白的功能活动为基础的收缩反应的特性，是心肌的机械特性。心脏的收缩功能是心脏泵血的重要基础，但心肌细胞的收缩性却受心肌细胞电生理特性的影响，所以心脏的电生理特性和机械特性是相互紧密联系的。心肌细胞在收缩前，会先有动作电位的产生，继而通过兴奋-收缩偶联，引起心肌收缩。心肌收缩活动改变的信息也可通过细胞器传递到细胞膜，影响心肌细胞的电活动。一些严重的心脏病理情况下，可出现心肌细胞有电活动但却不能产生收缩的现象，称为兴奋-收缩脱偶联。心肌细胞的这些生理特性决定了整个心脏活动的表现和特点。

（曾晓荣 谭晓秋）

心肌细胞兴奋性（excitability of cardiomyocyte）

心肌细胞对刺激的反应能力。表现为产生动作电位，或者说兴奋性是心肌细胞产生动作电位的能力。

周期性的变化 心肌细胞每产生一次兴奋，其膜电位将发生一系列规律性变化，膜离子通道由备用状态经历激活、失活和复活等过程，兴奋性也因之而产生相应的周期性变化。此变化是心肌细胞在不同时期内对重复刺激表现出不同的反应特性，对心肌兴奋的产生和传导甚至对收缩反应产生重要影响。以心室肌细胞为例说明在一次兴奋过程中兴奋性的周期性变化（图1）。

有效不应期 心肌细胞发生一次兴奋后，从去极化开始到复极3期膜电位达到 -55mV 这一时间内，无论给心肌多大的刺激，都不会引起去极化反应，此段时期称为绝对不应期（ARP）。从 -55mV 至 -60mV 期间，阈上刺激虽可引起局部反应，但不会产生新的动作电位，这一时期称为局部反应期。上述两段时期合称为有效不应期（ERP）。此期内心肌细胞兴奋性暂时缺失或极度下降，这是由于钠通道完全失活或尚未恢复到可被激活的备用状态的缘故。但兴奋性的下降是可逆的。心肌的 ERP 特别长，是兴奋性变化的重要特点。

相对不应期 从 ERP 完毕到复极化基本上完成（ -60 ~ -80mV）的这段期间，给予阈上刺激，可再次引起扩布性兴奋，称为相对不应期（RRP）。原因是此期膜电位绝对值高于有效不应期末的膜电位，但仍低于静息电位，这时钠通道已逐渐复活，但尚未完全复活到正常水平，故需强大的刺激方能引起一次新的兴奋。由于此时膜电位低于正常值，钠通道开放能力尚未恢复正常，故产生的动作电位其 0 期去极速度和幅度都低于正常水平，兴奋的传导速度也必然较慢，这一新的动作电位的时程较短，不应期也较短。此期内，心脏各部分的兴奋性恢复程度不一，产生的兴奋易于形成折返激动而导致快速性心律失常。

超常期 心肌细胞继续复极，膜电位由 -80mV 恢复到 -90mV，其膜电位值虽低于静息电位，由于此时膜电位水平与阈电位水平较接近，故一个低于阈值的刺激即可引起一次新的动作电位，此即为超常期（SNP）。由于此时膜电位低于正常值，故超常期内产生的动作电位其 0 期去极速度和幅度仍低于正常，兴奋的传导亦低于正常。

由上述可知，不应期的实质在于钠通道的失活，而超常期的实质在于其膜电位偏低。此外，不应期缩短则期前兴奋容易产生，兴奋折返易于形成，两者均可导致心律失常。反之，则有利于制止心律失常的发生。

ERP 和动作电位时程（APD）

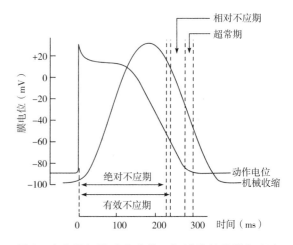

图1 心室肌细胞动作电位、机械收缩曲线与兴奋性变化的关系

常呈平行关系，但两者的影响因素不尽相同，故可有不同程度的改变。ERP 反映膜的去极化能力（gNa 的变化），APD 则主要反映膜的复极化速度（gK 的变化）。一般而言，ERP 的相对延长（ERP/APD 比值增大）有抗心律失常的效果（图2）。

影响因素 心肌细胞兴奋的产生包括细胞的膜电位达到阈电位水平及引起 0 期去极化的离子通道的激活两个环节。任何能影响这两个环节的因素均可改变心肌细胞的兴奋性。

静息电位或最大复极电位水平 若阈电位水平不变，而静息电位或最大复极电位的负值增大，则它与阈电位之间的差距就加大，因此引起兴奋所需的刺激强度增大，兴奋性降低。反之，静息电位的负值减小，使它与阈电位之间的差距缩短，因而引起兴奋所需的刺激强度减小，则兴奋性升高。但当静息电位显著减小时，则可由于部分钠通道失活使阈电位水平上移，兴奋性反而降低。

阈电位水平 阈电位实质是反映离子通道（钠通道及钙通道）的电位依赖性。如果静息电位或最大复极电位不变，而阈电位水平上移，则静息电位和阈电位之间的差距加大，引起兴奋所需的

刺激强度增大，兴奋性降低。反之，阈电位水平下移则可使兴奋性增高。

引起 0 期去极化的离子通道性状 引起快、慢反应动作电位 0 期去极化的钠通道和 L 型钙通道都有静息（备用）、激活和失活三种功能状态。这些通道处于哪种状态与当时的膜电位水平和该电位的时间进程有关，即这些通道都具有电压依赖性和时间依赖性。①在快反应动作电位，当膜电位处于静息电位水平时，钠通道虽处于关闭状态，但因处在备用状态，可被激活；当膜去极化达到阈电位水平时，大量钠通道激活开放，发生再生性循环，随后迅速失活关闭；处于失活状态的钠通道不能马上再次激活，要待膜电位复极化到 −60mV 或更负时，钠通道才开始复活，且复活需一个时间过程；只有当膜电位恢复到静息电位水平时，钠通道才全部恢复到静息（备用）状态。这就是落在有效不应期内的刺激不能产生有效兴奋的原因，因为此时钠通道正处于失活状态。可见，上述兴奋性的周期性变化主要决定于钠通道的功能状态。②在慢反应动作电位，细胞的兴奋性决定于 L 型钙通道的功能状态，但 L 型钙通道的激活、失活和复活速度均较慢，其有效不应期也较长，可持续到完全复极之后。钠通道、钙通道是否处于备用状态，是心肌细胞是否具有兴奋性的前提。钠通道、钙通道的状态还受许多药物的影响，使之激活或失活，

这是各种抗心律失常药物发挥作用的基础。

周期性变化与收缩活动的关系 与神经细胞和骨骼肌细胞相比，心肌细胞的 ERP 特别长，一直延续到心肌收缩活动的舒张早期。因此，心肌不会像骨骼肌那样发生完全强直收缩，而始终进行收缩和舒张交替的活动，保证心脏的泵血功能。

正常情况下，窦房结产生的每一次兴奋传到心房肌和心室肌时，心房肌和心室肌前一次兴奋的不应期均已结束，因此能不断产生新的兴奋，故整个心脏就按照窦房结的节律进行活动。如果在心室肌的 ERP 后、下一次窦房结兴奋到达前，心室受到一次外来刺激，则可提前产生一次兴奋和收缩，分别称为期前兴奋和期前收缩。期前兴奋也有其自身的 ERP，当紧接在期前兴奋后的一次窦房结兴奋传到心室时，如果正好落在期前兴奋的 ERP 内，则此次正常下传的窦房结兴奋将不能引起心室的兴奋和收缩，即形成一次兴奋和收缩的"脱失"，须待再下一次窦房结的兴奋传来时才能引起兴奋和收缩。这样，在一次期前收缩之后常会出现一段较长的心室舒张期称为代偿性间歇，然后再恢复窦性节律。但窦性心率较慢，下一次窦房结的兴奋也可在期前兴奋的 ERP 结束后才传到心室，在这种情况下，代偿性间歇将不会出现。

心肌不应期的离散度 单个心肌细胞的不应期主要反映细胞膜离子通道的状态。钠通道处于失活状态不能对传来的冲动发生反应，是不应期产生的内在原因。只分析单个心肌细胞的不应期长短，常不能反映不应性与动作电位在心肌细胞、全心脏传导中和

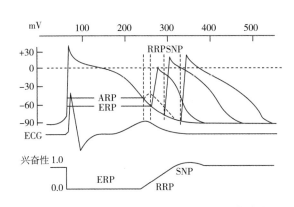

图2 心室肌细胞复极电位与不应期、兴奋性关系

心律失常中所起的作用，需分析一块心肌组织的不应期的长短。一块心肌中细胞的不应期是否均匀，其不应期的分散度如何，能说明心肌的不应期对于兴奋传导的影响。先天性长 Q-T 间期综合征患者电生理学检查 APD 时差增大，其 ERP 的分散度大大增加，在此基础上早后去极化，可触发导致尖端扭转型室性心动过速。

（曾晓荣　谭晓秋）

xīnjī xìbāo zìlǜxìng

心肌细胞自律性（autorhythmicity of cardiomyocyte）

心肌在无外来刺激存在的条件下能自动产生节律性兴奋的能力或特性。正常情况下，仅小部分心脏细胞具有自律性。能产生自律性的细胞属于特殊传导系统，包括窦房结、房室结、房室束及心室内的浦肯野细胞等。与心肌工作细胞不同，这些细胞在动作电位复极化 3 期末达到最大复极电位后，4 期的膜电位并不稳定于这一水平，而是立即开始自动去极化，当去极化达阈电位水平时，再产生一次新的动作电位。这种 4 期自动去极化的过程具有随时间而递增的特点。在不同的自律细胞，4 期自动去极化的速度和机制不完全相同。

心脏的起搏点　正常情况下并非每种自律细胞都能产生主动的冲动。产生冲动并控制整个心脏活动的自律组织通常是窦房结，称为正常起搏点，由窦房结起搏而形成的心脏节律称为窦性节律。其他的自律组织在正常情况下仅起兴奋传导作用，而不表现出它们自身的节律性，称为潜在起搏点。原因是潜在起搏组织在其本身的 4 期自动去极化达到阈电位之前，由窦房结扩布来的冲动已将其激活，所以潜在起搏点完全

不能作为起搏点而活动。潜在起搏点 4 期自动去极化的重要性，在正常起搏点或传导发生障碍时即显现出来。此时，由于某些潜在起搏点转为优势，并代替窦房结产生扩布性冲动而控制心脏的活动，生命才得以维持。此时，这些异常的起搏部位称为异位起搏点。

心脏自律组织中，以窦房结 P 细胞的自律性最高，每分钟约 100 次，但由于受心迷走神经紧张性的影响，其自律性表现为每分钟 70 次左右；房室交界和房室束每分钟分别为 50 次和 40 次；末梢浦肯野细胞的自律性最低，每分钟约 25 次。生理情况下，心脏活动总是按照自律性最高的组织所发出的节律性兴奋来进行的。

心脏自律组织间的关系　窦房结控制潜在起搏点的主要机制：①抢先占领或夺获，即窦房结的自律性高于其他潜在起搏点，因此潜在起搏点在其本身的 4 期自动去极化达到阈电位之前，由窦房结扩布来的冲动已将其激活而产生动作电位，从而控制心脏的节律活动。由于这种抢先占领的作用，使潜在起搏点自身的自律性不能显现出来。②超速驱动压抑，即当自律细胞在受到高于其固有频率的刺激时，就按外加刺激的频率发生兴奋，称为超速驱动。在外来的超速驱动刺激停止后，自律细胞不能立即呈现其固有的自律性活动，需经一段静止期后才逐渐恢复其自律性，这种现象称为超速驱动压抑。窦房结的活动对潜在起搏点自律性的直接抑制作用就是超速驱动压抑。具有频率依赖性，即超速驱动压抑的程度与两个起搏点自动兴奋频率的差值呈平行关系，频率差值愈大，压抑效应愈强，驱动中

断后，停止活动的时间也愈长。临床上常见的突然发生的窦性停搏时，常要间隔较长时间才出现房室交界性或室性的自主心律，就是这个原因。发生超速驱动压抑的原因之一，是心肌细胞膜上钠泵活动的增强。当自律细胞受到超速驱动时，由于单位时间内产生的动作电位数量远远超过按其自身节律应产生的动作电位数目，导致 Na^+ 内流和 K^+ 外流均增加，激活了生电性钠泵，所以产生的外向性泵电流增大，外排的 Na^+ 多于内流的 K^+，使细胞膜发生超极化（即最大复极化电位增大），因此自律性降低。当超速驱动压抑停止后，增强的钠泵活动并不立即终止，故膜仍保持超极化状态，此时其本身的 4 期自动去极化仍不能达到阈电位水平，故而出现一短暂的心搏暂停，待其本身的电活动恢复后，方可发生起搏活动。这一事实提示，心脏在人工起搏的情况下，若需暂时中断起搏器工作时，不应突然终止，而应逐渐降低起搏器的频率，然后再终止，否则将导致患者心搏骤停而危及生命。

决定和影响因素　既然自律性的实质是 4 期自动去极化，自律性高低则必然受到下述三个因素的影响（图）。

最大复极电位水平　当最大复极电位绝对值减小时，其与阈电位之间的差距减小，在去极化速率不变的情况下更易达到阈电位值，即达到阈电位水平所需时间缩短，故自律性增高。反之，则自律性降低。迷走神经兴奋时末梢释放的乙酰胆碱与膜受体结合，使窦房结细胞对 K^+ 通透性增加，结果最大复极电位增大，导致其自律性降低，心率减慢。

阈电位水平　阈电位（TP）

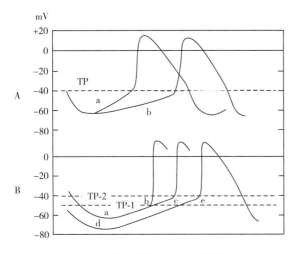

图　影响自律性的因素示意图

注：A. 4期自动去极化速率由a减到b时，自律性降低；
B. 最大复极电位由a超极化到d，或阈电位由TP-1升到TP-2时，自律性降低

水平上移，将加大阈电位与最大复极电位之间的距离。在去极化速度不变的情况下，达到阈电位所需的时间延长，导致自律性降低；反之，则自律性升高。细胞外Ca^{2+}浓度升高时，阈电位水平上移，结果自律性降低。

4期自动去极化速度　速度越快，达到阈电位所需时间越短，自律性越高；反之，则自律性降低。凡一切在4期自动去极化中使外向电流失活加速，或使内向电流激活加速的因素都使这种自动去极化加速；反之，则去极化速度降低。肾上腺素使T型钙电流和超极化激活内向离子电流增加，结果使自律性升高，乙酰胆碱增加外向钾电流而降低内向电流，结果使自律性降低。

（曾晓荣　谭晓秋）

xīnjī xìbāo chuándǎoxìng

心肌细胞传导性（conductivity of cardiomyocyte）　兴奋在同一心肌细胞内和不同心肌细胞间传导扩布的能力。心肌细胞之间虽有细胞膜将其分开，但在膜的某些部位存在缝隙连接，构成了沟通相邻细胞间的亲水性通道。此通道的直径较大，不仅离子可通过，而且分子量在1kD以下的物质［如环腺苷酸（cAMP）］也通过。因此一个细胞的化学物质或电位改变都可通过这种缝隙连接传给邻近细胞（分别称为化学偶联和电偶联）而实现细胞间通讯。化学偶联通过转运生物活性物质对细胞的生理特性发挥调控作用。电偶联则在心肌细胞兴奋的扩布上发挥主要作用。如果心肌细胞间发生脱偶联必将对兴奋在心肌细胞间的传导发生严重影响。

兴奋在心脏内的传导　心脏各个部分都能传导动作电位，但能力和速度不同。在种族进化和个体发育过程中，心脏分化出特殊传导系统，它包括窦房结、房室结、房室束、左右束支和浦肯野纤维网。动作电位的传导包括去极的传播和复极过程的推进，去极和复极的传导都是重要的。通常先去极的细胞先复极，后去极的心肌部位后复极，但在心室肌中，则是后去极的心肌先复极，这是由于心外膜下表层细胞与肌壁中和心内膜下细胞所处的环境不同，复极的速度不相同，动作电位时程（APD）的长短也不同。外膜下表层细胞APD短于内膜下和肌壁中层心肌M细胞，尽管内膜下细胞先于外膜下细胞开始复极，但完成复极时间落后于外膜下心肌。

兴奋在心内的传播是通过特殊传导系统而有序进行的。心脏内正常的起搏点为窦房结。起源于窦房结的兴奋能直接传给心房肌纤维，房内的传导速度为0.4m/s。心房中还有一些小的肌束组成优势传导通路，其传导速度更快（1.0~1.2m/s），可将兴奋直接传到房室结（AVN）。这些纤维传导速度之所以快是因为其纤维较粗、方向较直之故。

兴奋在房室结区的传导非常缓慢。兴奋从窦房结发生后约经0.5秒出现在房室束，其中约一半的时间消耗在非常细的连接纤维处，这些纤维的传导速度仅0.02m/s。房室结纤维的传导速度也很慢，仅约0.1m/s。这一区域的传导速度慢可能有三方面的原因：①纤维很细。②细胞间闰盘上的缝隙连接比普通心肌少，故降低了转运速度。③由更为胚胎型的细胞所构成，其分化程度低，也降低了冲动传导的能力。由于房室结是兴奋由心房传导向心室的唯一通道，因此兴奋由心房传至心室有一个时间延搁，称为房-室延搁，可使心脏的冲动不能过快地传进心室，保证心房的血液在心室收缩之前得以排入心室，有利于心室的充盈和射血。兴奋在房室结传导的这一特点，使房室结易成为传导阻滞的好发部位。

兴奋在浦肯野纤维内的传导速度很快，约4m/s，这些纤维呈网状分布于心室壁，故能将冲动迅速传到心室肌。这是由于浦肯野纤维十分粗大（70μm）且含肌原纤维很少，而缝隙连接数量很多，故离子很容易由一个细胞到另一个细胞，加快了动作电位的传布，兴奋从房室束到浦肯野纤维末端仅历时0.03秒。

兴奋在心室肌的传导速度约

为1m/s，由于心室肌纤维呈双螺旋状环绕心室腔而排列，故冲动不是直接向外表面传导，而是呈一定角度，沿螺旋方向传导。冲动由心内膜表面到心外膜表面需时约0.03秒。

决定和影响因素　包括结构和生理两方面因素。

结构因素　①心肌细胞的直径是决定传导性的主要结构因素，细胞直径与细胞内电阻呈反比关系，细胞直径大，电阻小，局部电流大，传导速度快。心房肌、心室肌和浦肯野细胞的直径都较大，尤其是末梢浦肯野细胞直径更大，所以传导速度很快。而窦房结P细胞的直径很小，传导速度则很慢。②细胞间的连接方式是决定传导性的又一重要结构因素。细胞间缝隙连接构成了细胞间的低电阻通道，细胞间结合越多，则传导性越良好。某些病理情况下，如心肌缺血时，细胞间的缝隙连接通道可关闭，兴奋传导也明显减慢。③传导性还受细胞分化程度的影响，分化程度低则传导慢。结构因素是决定传导性的固定因素，对于各种生理或某些病理情况下心肌传导性的变化，不起重要的作用。

生理因素　心肌细胞的电生理特性是决定和影响心肌传导性的主要因素。心脏内兴奋的传导过程即动作电位的传导过程，而动作电位的传导受到以下因素的影响。

动作电位0期除极速度和幅度　是影响心肌传导速度的最重要的因素。由于兴奋部位的0期去极，使得兴奋部位与邻近未兴奋部位之间出现一电位差，从而产生局部电流。①兴奋部位0期去极速度越快，局部电流的形成也越快，能很快地促使邻近部位

去极达到阈电位水平，从而产生新的动作电位，故传导能很快进行。②0期去极的幅度越大，兴奋与未兴奋部位之间的电位差也越大，局部电流也越强，能更有效地使邻近部位产生新的动作电位，故兴奋传导也越快。③局部电流大，其扩布的距离也大，使更远的部位受到刺激而兴奋，故传导加速。浦肯野细胞动作电位0期除极化速度比心室肌大一倍，是其传导速度很快的原因之一。任何生理、病理或药物因素，凡能减慢动作电位0期最大除极速率和动作电位幅度者，都会引起传导速度减慢。

膜电位水平　心肌细胞动作电位0期去极化的速度与幅度还受兴奋前膜电位水平的影响。在快反应细胞，钠通道性状决定着膜去极化达阈电位水平后通道开放的速度与数量，从而决定膜0期去极化的速度和幅度。钠通道的效率（可利用率）具有电压依赖性，依赖于受刺激前的静息膜电位值。在正常静息电位值（-90mV）条件下，膜受刺激达阈电位后，钠通道快速开放，0期去极化最大速度可达500V/s。膜电位降低则去极化最大速度显著降低。当膜电位降至-55mV时，则0期去极化最大速度几乎为零，钠通道已失活关闭。如果膜电位大于正常值，最大去极化速度并不增加，这可能是钠通道效率已达最大值之故。可见正常静息电位值条件下，钠通道处于最佳可利用状态。当静息电位减小时，动作电位0期的幅度和速度都降低，这将导致传导的减慢乃至障碍。在心脏传导障碍中，膜电位降低是较常见的原因。期前兴奋的传导减慢，正是期前兴奋在膜电位较小的条件下发生的缘故。

邻近未兴奋部位膜的兴奋性　兴奋的传导是细胞依次发生兴奋的过程，因此未兴奋部位兴奋性的高低必然影响到兴奋沿细胞的传导。当静息膜电位（在自律细胞为最大复极电位）增大或阈电位水平抬高时，都可导致兴奋性降低。在此条件下，膜去极达到阈电位所需时间延长，故传导速度减慢；反之，则传导加快。此外，如果邻近未兴奋部位膜电位过低，使其钠通道处于失活的状态，则兴奋部位传来的冲动亦不能使其产生新的动作电位，传导将在此发生障碍。

（曾晓荣　谭晓秋）

xīnjī xìbāo shōusuōxìng

心肌细胞收缩性（contractility of cardiomyocyte）　心肌细胞的收缩能力。又称心肌收缩性。心肌和骨骼肌同属横纹肌，光学显微镜下，心肌细胞可见横纹并分叉，每个心肌细胞外为结构复杂的细胞膜也称肌膜，内有由粗、细肌丝构成并和细胞长轴平行的棒状肌原纤维，是心肌收缩的主要成分。心肌细胞的收缩可由动作电位触发，通过兴奋-收缩偶联使肌丝滑行而引起。

特点　有下列几点。

同步收缩　与骨骼肌细胞不同，由于心肌细胞之间有低电阻的闰盘存在，兴奋可通过缝隙连接发生电偶联在细胞之间迅速传播，引起所有细胞几乎同步兴奋和收缩，因此，心肌可看做是功能合胞体。从解剖结构看，心房与心室之间存在纤维环和结缔组织将二者隔开，所以整个心脏可以看作由左心房、右心房和左心室、右心室两个合胞体构成。而房室交界传导纤维是唯一连接心房与心室的结构。心肌一旦兴奋，心房和心室这两个功能合胞体的

所有心肌细胞将先后发生同步收缩，这种同步收缩保证了心脏各部分之间的协同工作和发挥有效的泵血功能。心肌的同步收缩也称"全或无"式收缩。

不发生强直收缩 心肌的有效不应期特别长，相当于整个收缩期和舒张早期。在有效不应期内，心肌细胞不能再接受任何强度的刺激而产生兴奋和收缩反应。因此，正常情况下，心脏不会发生强直收缩，这一特征使心脏的工作总是很有规律地舒缩交替进行，有利于保证心脏的充盈和泵血功能。

对细胞外 Ca^{2+} 依赖性 收缩的关键过程在于心肌胞质中 Ca^{2+} 浓度变化。心肌细胞的肌质网不如骨骼肌发达，储存的 Ca^{2+} 量较少，其兴奋-收缩偶联过程高度依赖于细胞外 Ca^{2+} 的内流。心肌兴奋时，细胞外 Ca^{2+} 经肌膜上和横管膜上的 L 型钙通道流入胞质后，触发肌质网释放大量 Ca^{2+} 而使胞质 Ca^{2+} 浓度升高引起心肌收缩。这一过程也称为钙诱导的钙释放。当心肌收缩结束时，肌质网上的钙泵将逆浓度差将 Ca^{2+} 主动泵回肌质网，另外，肌膜也将通过钙泵和 Na^+-Ca^{2+} 交换将 Ca^{2+} 排出胞外，使胞质 Ca^{2+} 浓度下降，心肌细胞舒张。

影响因素 凡能影响心脏搏出量的因素，如前、后负荷和心肌收缩能力及细胞外 Ca^{2+} 的浓度等，都能影响心肌的收缩。运动、肾上腺素、洋地黄类药物及其他因素是常见的增加收缩性的因素。

（曾晓荣 谭晓秋）

xīnjī xīngfèn-shōusuō ǒulián

心肌兴奋-收缩偶联（cardiac excitation-contraction coupling） 将以心肌细胞膜电位变化为特征的兴奋过程和以肌丝滑行行为为基础的收缩过程连接起来的中介过程。也就是由 Ca^{2+} 介导的把细胞膜去极化和细胞收缩联系起来的胞内信号转导过程。

心肌细胞内游离 Ca^{2+} 调节兴奋-收缩偶联是心脏力学活动的基本机制，在这个过程中，Ca^{2+} 起关键作用，心肌细胞游离 Ca^{2+} 浓度的调节主要有三个途径：①L型钙通道：L 型钙通道电流主要参与心肌动作电位平台期的形成和维持。每一次心肌搏动都需 Ca^{2+} 经 L 型钙通道进入胞质内，然后触发肌质网释放大量的 Ca^{2+}，此过程被称为钙诱导的钙释放（CICR）。②钙释放通道（RyR）：位于肌质网终池并与由质膜内陷形成的横管上的 L 型钙通道有直接或间接的联系。心肌产生动作电位时，即横管上的 L 型钙通道在去极化作用下开放引起胞外少量钙内流，会激活肌质网终池上的 RyR2 开放从而使肌质网终池内大量钙释放入胞引起心肌收缩。③钙泵：包括细胞膜钙泵（Ca^{2+}-ATP 酶）、肌质网钙泵和 Na^+-Ca^{2+} 交换体（NCX）。钙泵酶在有 Ca^{2+} 和 Mg^{2+} 的条件下每水解 1 分子 ATP 可将细胞质内一个 Ca^{2+} 单向运出细胞。而肌质网钙泵每水解 1 分子 ATP 可转运 2 分子 Ca^{2+} 离开胞质。

细胞膜去极化时 Ca^{2+} 内流，位于横管处肌膜的 L 型钙通道被激活，Ca^{2+} 内流激活通过 CICR 的方式触发肌质网上 RyR2 释放更多的 Ca^{2+}，使胞质 Ca^{2+} 的浓度迅速上升。L 型钙通道与邻近 RyR2 通道偶联作为功能体被称为"钙火花"。胞内 Ca^{2+} 浓度由 10^{-7} mol/L 增至 10^{-5} mol/L 左右时，2 个 Ca^{2+} 与肌钙蛋白 C 结合，使其与肌纤蛋白的结合解除，肌球蛋白头部与肌纤蛋白之间发生横桥结合；同时细胞内游离 Ca^{2+} 激活肌球蛋白头部 ATP 酶，水解 ATP 释放能量，促使横桥向线方向 M 线摆动，拖动细丝定向移动，肌节缩短。心肌细胞舒张时，Ca^{2+} 与肌钙蛋白 C 解离，Ca^{2+} 的浓度降到舒张期水平（图）。大约 90% 的 Ca^{2+} 被肌质网钙泵转运到肌质网内，而 10% 被 NCX 转运出细胞。因此，Ca^{2+} 是参与心脏兴奋-收缩偶联的重要环节，L 型钙通道、RyR 和钙泵是 Ca^{2+} 调节的基础。

（曾晓荣 谭晓秋）

gàishùnbiàn

钙瞬变（calcium transient） 由心肌细胞膜上兴奋冲动所诱发的细胞内游离钙浓度瞬时性变化的现象。钙瞬变不仅仅出现在心肌细胞。肌质网释放和摄取 Ca^{2+} 是引起胞质中游离 Ca^{2+} 浓度迅速上升和下降的主要原因，与正常的收缩功能密切相关，是心肌兴奋-收缩偶联期间正常的钙信号。它与

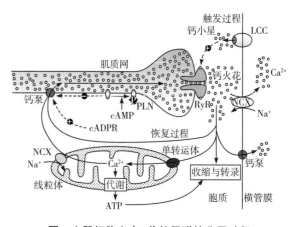

图 心肌细胞兴奋-收缩偶联的分子过程

钙波和钙火花不同，只是在兴奋-收缩偶联时出现钙瞬时性增高。钙瞬变是更多的钙火花在全细胞水平发生时间和空间的总和。钙瞬变释放的 Ca^{2+} 从连接带向外扩散，与位于邻近的肌钙蛋白结合，激活肌节引起收缩。由于在兴奋-收缩偶联的过程中，细胞内 Ca^{2+} 浓度升高的持续时间很短暂，胞质内的游离 Ca^{2+} 浓度也就很快回降到静息时期水平。Ca^{2+} 浓度的瞬间升高和随即降低，分别引起了心肌细胞的收缩和舒张过程。胞质中游离 Ca^{2+} 浓度的降低主要通过三个机制实现：①90% 的 Ca^{2+} 被肌质网上的钙泵逆浓度差主动地转运回肌质网内。②约10% 的 Ca^{2+} 通过细胞膜上的 Na^+-Ca^{2+} 交换体排出到细胞外。③约1% 的 Ca^{2+} 被细胞膜上的钙泵转运到细胞外。

(曾晓荣 谭晓秋)

xīnjī xìbāo lízǐ tōngdào

心肌细胞离子通道 (myocardial cell ion channel)

心肌细胞膜上一类贯穿脂质双层、中央带有亲水性孔道、允许离子通过的跨膜糖蛋白。心肌细胞的电活动是各种离子流依次活动的结果。每次动作电位的发生和恢复过程中，都有许多不同的离子流参与，其中多数离子流是通过多离子通道的激活与失活来实现的，另一些则是通过一定的载体来实现离子的转运。心肌细胞膜上大部分离子通道为电压依赖性，但有些通道也受各种神经递质及细胞内信使经磷酸化作用来调控。此外，药物和疾病亦可影响通道的活动。离子通道虽然种类很多，但可能都来自同一祖先的蛋白家系。心肌细胞膜上的电压依赖性钠、钾、钙通道，在分子结构上有共同的特点，但氯通道的结构则与之相差太大。

(曾晓荣 谭晓秋)

xīnjī nàtōngdào

心肌钠通道 (myocardial sodium channel)

心肌细胞上受细胞膜两侧电位差及其变化控制的钠离子通道。钠通道蛋白包含两种亚单位：α 和 β。α 亚单位组成通道的孔道部分，是功能亚单位，编码基因是 SCN5A，由克隆基因异源表达形成的通道被命名为 Nav1.5；β 亚单位是通道的调节亚单位。心肌钠通道包含有四个同源结构域（Ⅰ、Ⅱ、Ⅲ、Ⅳ）。连接各结构域的肽链及整个蛋白的 N 端和 C 端均位于膜的胞质侧。每个结构域含六个跨膜 α 螺旋（S1~S6）。S5、S6 段及连接二者的肽链组成水相孔道壁，S4 片段为通道的电压感受器，含有带正电的精氨酸和赖氨酸残基。其在跨膜去极电位的影响下，可使通道开放。通道的失活或关闭是由膜内称之为失活颗粒的肽段来完成，它能从膜内侧阻断孔道内孔。失活门的结构曾被描述为链-球形式，即链条末端的球部在膜电位变化的影响下，由膜内侧阻断孔道口。通道失活高度依赖于通道内口和失活颗粒之间的结构吻合。钠通道的失活有快、慢两种过程，从几毫秒到数百毫秒。心脏钠通道的激活电位阈值在 -50~-65mV。单通道电导值为 7~20pS，平均开放时间为 1ms 左右。浦肯野细胞所含钠通道的密度很高，约为 $260/\mu m^2$，因此，其去极电流很大。心室肌平均最高钠电流密度为 $0.125mA/pF$。这种巨大的快速 Na^+ 内流，是心肌快反应动作电位 0 期除极速度快、幅度高的主要原因。钠通道的 α 亚单位有与河豚毒素结合的位点，大部分 Ⅰ 类抗心律失常药物也和通道这个位置相结合。心肌细胞不如神经细胞那样对河豚毒素敏感。据认为，这与其肽键第 385 是半胱氨酸而不是神经细胞的酪氨酸有关。

(曾晓荣 谭晓秋)

xīnjī jiǎtōngdào

心肌钾通道 (myocardial potassium channel)

心肌细胞上受细胞膜两侧电位差及其变化控制的钾离子通道。是引起心肌细胞动作电位复极化的主要电流。除了动作电位开始时的去极化外，它在其他各时相中均起重要作用。心肌钾通道是由非共价键连接的结构域所组成，被认为是最原始的电压依赖性通道。钾通道是来自不同基因的编码。通过基因交替性的分裂，可产生多种同分异构体。钾通道的多样性和可塑性表明最原始改变功能的方法是改变基因的表达。由于钾通道是通过非共价键组合成四聚体，因此，钾通道可由相同或不同的单体聚合组成，这样便构成了钾通道的一个大家族。遗传学上不同的亚单位的混合和组合造就了数百种甚至上千种亚型的钾通道，并显示钾通道功能的多样性。有关心脏钾通道的名称较混乱，有些来自历史上的命名，如内向整流钾通道；有些描述通道开放时程，如瞬时外向钾通道；有些描述通道开放的时间快慢，如延迟整流钾通道；也有按使通道开放的物质来命名如钙依赖性钾通道和乙酰胆碱依赖性钾通道，或以使通道关闭的物质来命名如腺苷三磷酸（ATP）敏感钾通道。

(曾晓荣 谭晓秋)

shùnshí wàixiàng jiǎtōngdào

瞬时外向钾通道 (transient outward potassium channel, I_{to} channel)

0 期去极和超射使瞬时外向钾通道激活，产生早期复极 1 期的钾电流。瞬时外向钾电流（I_{to}）是在心肌细胞上发现较早的离子流，包含两个成分：I_{to1} 及 I_{to2}，它们的发生机制有所不同。I_{to1} 通道对 4-氨基吡啶敏感，在调节动作电位时程方面起重要作用，因为由它产生的外向电流可造成膜电位的变化，并加速其他通道进入失活状态；I_{to2} 通道起的作用较小，可能是钙激活的氯离子流。I_{to1} 通道在心肌各处分布的不均一性是心脏不同部位动作电位的时程不同的原因。在心外膜层，I_{to} 通道表达较多，动作电位时程缩短；而在心肌内膜层表达较少，动作电位时程较长；在心肌中层几乎没有表达，动作电位时间最长。对整个心室肌而言，先除极的内膜面复极较迟，而后除极的外膜面复极较早，这是心电图上 T 波正立的重要原因。另外，这类钾通道异构体成分的变化可能也与年龄有关的心肌动作电位时程的变化有关。

（曾晓荣　谭晓秋）

yánchí zhěngliú jiǎtōngdào

延迟整流钾通道（delayed rectifier potassium channel, I_K channel）

心肌细胞 3 期复极由延迟整流钾电流来完成的钾离子通道。延迟指它们延迟到平台后期才开放。由于这些外向钾电流是把膜电位复极到静息电位水平，因而称为外向整流。在浦肯野细胞及心肌细胞上有两种延迟整流钾电流（I_K）：I_{Kr} 和 I_{Ks}。r（快）和 s（慢）表示这些通道开放的速率，r 与 s 是相比较而言。I_{Kr} 的激活时间大约为 150ms，而 I_{Ks} 长于 3s，所以 I_{Ks} 被称为缓慢延迟整流钾电流。心房肌的动作电位特别短，主要是它还含有超快速开放的钾通道，称超速延迟整流钾通道（I_{Kur} 通道）。β 肾上腺素能激动剂

是 I_{Ks} 的最主要的激动剂，它能显著增强 I_{Ks} 的幅度，因而可促进动作电位的复极，使动作电位时程缩短。I_{Ks} 可被 Cd^{2+}、四乙胺等所抑制。奎尼丁、胺碘酮等都是它的非特异性阻滞剂。I_{Ks} 通道的主要成分属 Kv 类，而 I_{Kr} 属 eag 类钾通道，基因名为 HERG。这两种通道都由一个小的亚单位 mink 或 I_{sK} 来调控。HERG（I_{Kr}）激活的时间过程有些特殊，即膜的去极化使它仅部分开放，到平台期末才充分开放。蛋白激酶 A 和 C 均可通过磷酸化作用来调控此通道。I_{Kr} 和 I_{Ks} 两种通道蛋白的变异是先天性长 QT 综合征（LQT）的原因。LQT2 是由 I_{Kr} 变异所引起的，使动作电位 3 期末的复极过程减慢；LQT1 是由于 KvLQT1 的 α 亚单位变异所造成，而 I_{sK} 亚单位的变异亦可造成这两种类型的 LQT。

（曾晓荣　谭晓秋）

nèixiàng zhěngliú jiǎtōngdào

内向整流钾通道（inward rectifier potassium channel, I_{K1} channel）

心肌细胞膜含有数种以调节静息电位水平的内向整流钾离子通道。内向整流钾通道（I_{K1} 通道）的分子结构在离子通道中是最简单的，由 2 个跨膜螺旋和 1 个 P 环组成的亚单位，4 个亚单位构成一个四聚体形成通道，它们在电生理学特性上会表现出一些差异。在窦房结细胞，内向整流对起搏活动有很大的影响作用。心脏中最重要的内向整流通道属 K_{ir} 家系称为 I_{K1} 通道，在生理条件下它对膜电位的变化很敏感。I_{K1} 通道在负于反转电位时的内向部分与电压呈线性关系，而正于反转电位时的部分不呈线性关系，而呈整流现象，因而又称为异常整流电流。研究表明，细胞内阳离子浓度，特别是 Mg^{2+} 对钾通道

的外向电流具有抑制作用，因而形成其内向整流性质。I_{K1} 通道与静息电位时细胞膜对钾的高通透性有关，从而决定了静息电位的数值。此外，I_{K1} 通道在细胞膜去极时关闭，这就有利于维持长的动作电位时程，而且它在动作电位 3 期复极时也起重要作用。无机离子 Cs^+ 和 Ba^{2+} 为 I_{K1} 通道的常用阻滞剂，但不是选择性地阻滞剂。四乙胺也是 I_{K1} 通道的常用阻滞剂，但选择性也不强。有机物 RP58866 及 RP62719 在低浓度（$3\mu mol/L$）即可选择性地阻滞 I_{K1} 通道。

（曾晓荣　谭晓秋）

yǐxiāndǎnjiǎn mǐngǎn jiǎtōngdào

乙酰胆碱敏感钾通道（acetylcholine-sensitive potassium channel, I_{K-ACh} channel）

由乙酰胆碱激活开放的内向性整流钾通道。是由不同的 Kir 通道组成，其中之一称为 G 蛋白内向性整流钾通道（GIRK 通道），另一个是心脏内向性整流钾通道。当迷走神经刺激，使 Gβγ 从抑制性 G 蛋白上解离出来，Gβγ 再使 GIRK 通道开放。I_{K-ACh} 通道只在窦房结、心房肌及房室结细胞上最为明显。因此，房室结以上的细胞才可能记录到明显的 I_{K-ACh}。乙酰胆碱是迷走神经实现心脏负性调节作用的重要神经递质，与心肌细胞膜上的 M2 受体相结合，激活 Gi 蛋白，Giα 与 Gβγ 迅速解离，它们分别行使不同的生理功能。Giα 通过与 Gsα 的交互作用，下调交感神经兴奋时 PKA 的活性，进而下调 L 型钙电流（I_{Ca-L}）、延迟整流钾电流 I_{Ks}。解离的 Gβγ 与 I_{K-ACh} 通道结合，激活 I_{K-ACh} 通道，使细胞膜静息电位向超极化方向移动。Giα 与 Gβγ 的共同作用实现了迷走神经的负性变力、变时和变传

导作用。I_{K-ACh} 通道在心房颤动时发生重构，抑制 I_{K-ACh} 通道对治疗心房颤动有重要意义。

(曾晓荣 谭晓秋)

xiàngānsānlínsuān mǐngǎn jiǎtōngdào

腺苷三磷酸敏感钾通道（ATP-sensitive potassium channel，I_{K-ATP} channel） 细胞内 ATP 浓度降低能激活开放的特殊的钾通道。不仅存在于心肌细胞，也分布在胰岛细胞、血管平滑肌细胞、骨骼肌细胞、肾上腺皮质细胞、神经元等。I_{K-ATP} 通道是异质性内向性整流钾通道，由 4 个 Kir 通道及 4 个磺酰脲受体所组成，这些通道在胰腺调节胰岛素分泌中起重要作用。正常情况下的细胞内 ATP 浓度就足以抑制 I_{K-ATP} 的开放，所以在生理条件下，此类通道处于关闭状态。只有在缺血、缺氧的心肌细胞上，I_{K-ATP} 才有活动。在能量耗尽的细胞中，这些通道的开放使细胞膜超极化和动作电位时程缩短，减小了心肌的收缩性，这种节约能量的效应，可延迟因缺少能量而发生的心肌缺血性痉挛。I_{K-ATP} 还受 $G\alpha$ 的直接调控。有报道称 I_{K-ATP} 通道对由糖酵解产生的 ATP 比由氧化磷酸化产生的 ATP 更敏感。格列本脲是 I_{K-ATP} 通道最常用的选择性阻滞剂。吡那地尔、克罗卡林、尼可地尔等是 I_{K-ATP} 通道常用的激活剂。钾通道激活剂作为治疗高血压的一类新型药物，显示出了广泛而良好的应用前景。

(曾晓荣 谭晓秋)

xīnjī gàitōngdào

心肌钙通道（myocardial calcium channel） 心肌细胞上内外钙离子转运的通道。只含有 L 型和 T 型钙通道。结构较为复杂，由多个亚单位组成，包括 α_1、α_2、β、γ、δ 等亚单位，是离子通道中亚单位最多的通道。其中 α_1 是构成通道孔道的主要亚单位，β 亚单位则对钙通道在合成后的运输及通道活动的激活和失活起重要作用，α_2、γ、δ 亚单位的作用不十分明确，可能具有促进 β 亚单位对通道的作用。L 型钙通道蛋白 α 亚单位由 *CACNA1C* 编码，位于 12p13.3，由克隆基因异源表达形成的通道被命名为 Cav1.2。T 型钙通道蛋白 α 亚单位由 *CACNA1H* 编码，位于 16p13.3，又称为 Cav3.2。钙通道的每个结构域由 6 个跨膜片段组成。连接 S5 和 S6 的肽链段向膜内凹入形成孔道。孔道外口四个带负电的谷氨酸残基形成与 Ca^{2+} 结合的位点，亦是通道的选择性入口。钙通道的失活与钠通道不一样，其 Ⅲ、Ⅳ 结构域间的肽链段并无钠通道那样的链球样失活过程。学者们认为钙通道失活有电压依赖性和 Ca^{2+} 依赖性两种形式。在静息状态下，通道是处于关闭状态，只有去极化才能使通道激活开放。心脏的 T 型和 L 型钙通道在其电导、通道的动力过程、电压依赖性及相关阻滞剂等方面都有其特殊性。

T 型钙通道 又称低阈值激活钙通道。从静息电位水平给予较小的去极化刺激即可引起通道开放，其开放后即关闭，进入不应期。由此而命名为瞬时开放 T 型钙通道。同时，T 型钙通道电导值小，在 100μmol/L Ba^{2+} 的胞外溶液中，其电导值为 8pS，由它进入的钙量远少于 L 型钙通道；另外，阈电位较负，因此，它在窦房结细胞的自律活动上起重要作用。窦房结细胞 T 型钙通道能选择性地被 40μmol/L 镍阻滞。在心房、心室和浦肯野系统，T 型钙通道几乎和快钠通道一样，在去极化刺激时开放，但它们在心肌细胞的 0 期除极活动中起极小的作用。与 L 型钙通道不同，T 型钙通道并不位于横管处，在兴奋-收缩偶联中不起重要作用。其他组织中，T 型钙通道在细胞增殖信息转导过程中可能起重要作用，由于它能使钙慢慢地进入细胞，通过产生长时程的钙信号来调控细胞生长和增殖。

L 型钙通道 是心肌细胞膜上 Ca^{2+} 内流的主要通道。激活电位约为 −40mV，因此，称为高阈电位激活的钙电流。失活过程较慢。电导值约为 25pS。膜外 Ca^{2+} 的活度为 1mmol/L 左右，而胞质内钙活度在安静时为 0.2μmol/L，胞内外钙的活度梯度为 5000 倍以上。按能斯特（Nernst）方程计算，钙的平衡电位约为 +114mV。在收缩期，当细胞内钙浓度增高时，平衡电位便会减小很多。心肌 L 型钙通道的主要功能：①参与动作电位的形成，包括快反应细胞动作电位的平台期及慢反应细胞动作电位的 0 期除极。②Ca^{2+} 经 L 型钙通道流入胞内后，引起钙诱导的钙释放。③L 型钙通道位于横管处，与肌质网上的钙引起钙释放的通道密切相关。因此，L 型钙通道在兴奋-收缩偶联过程中起着关键作用；受细胞内多种因素的调控，包括与 GTP 相结合的蛋白质及蛋白激酶的调控。心交感神经兴奋或儿茶酚胺作用后，可通过 L 型钙通道蛋白的磷酸化产生正性变时变力变传导效应，而心迷走神经的递质乙酰胆碱及腺苷能抑制 L 型钙通道的开放概率，产生相反效应。

(曾晓荣 谭晓秋)

xīnjī lǜtōngdào

心肌氯通道（myocardial chloride channel） 心肌细胞内外氯离子

转运的通道。是分布广泛的阴离子通道，存在于各种细胞上。氯离子是细胞内外的主要阴离子，所以其转运是一个重要的生理过程。在动作电位期间，氯通道活动产生的主要是外向电流。细胞膜内外存在 Cl^- 的浓度梯度。细胞内氯的浓度约为 4mmol/L，膜外为 80mmol/L，二者相差 20 倍。按照能斯特（Nernst）方程，氯的平衡电位为 -80mV。当细胞膜去极化时，氯通道开放，产生外向电流。已发现的功能性氯通道有：①环磷苷酸激活的氯通道：此通道可能与自主神经对心脏的影响有关。②囊性纤维化跨膜传导调节氯通道：属于 ATP 结合转运体家族。由两个 6 次跨膜结构域和两个核苷酸结合结构域，中间连以调节结构域组成。③瞬时内向电流（I_{to2}）：它可能是由 Ca^{2+} 激活的氯通道。在心脏上的氯通道电流很小，大部分与细胞容积调控有关，而对膜电位的影响不大。④容积调节性氯通道：当低渗溶液使心肌细胞肿胀时，可记录到 Cl^- 电流（$I_{Cl-swell}$），其将带动水的被动流出，是细胞调节性容积缩小的重要机制。心肌缺血时，局部代谢障碍使得心肌细胞肿胀，此时激活 $I_{Cl-swell}$。这在一定程度上保护心肌，避免细胞由于过度肿胀而死亡。虽然有许多氯通道阻滞剂在使用，但尚没有发现特异性的氯通道阻滞剂。由于氯离子流有缩短动作电位时程的作用，它的阻滞剂就可能延长动作电位时程，而具有抗心律失常的作用，有望成为新的抗心律失常药的来源。

（曾晓荣　谭晓秋）

xuèguǎn pínghuájī diànshēnglǐ

血管平滑肌电生理（electrophysiology of vascular smooth muscle）

血管平滑肌收缩舒张过程中产生的各种生物电现象。由于血液的流动会导致血管壁承受持续的压力，因此要求血管平滑肌必须能够维持长时间的主动张力以保证血管口径的稳定。血管口径大小由血管平滑肌的收缩程度控制，这依赖于由 Ca^{2+} 介导的把血管平滑肌细胞膜电位去极化变化和细胞收缩联系起来的信号转导过程实现的。血管平滑肌的收缩是一个非常复杂的生理生化过程，其基础首先是细胞的兴奋。细胞兴奋使膜去极化，通过电机械偶联和药理机械偶联两种方式，使胞内 Ca^{2+} 浓度升高，或使收缩调节装置对 Ca^{2+} 敏感性升高，最终导致血管平滑肌收缩反应。因此，血管平滑肌的收缩活动不仅与细胞内游离 Ca^{2+} 浓度的变化有关，同时也与收缩结构对 Ca^{2+} 敏感程度有关。

血管平滑肌细胞静息电位

比骨骼肌和心肌低，为 -65 ~ -40mV，其静息电位在很大程度上取决于细胞膜对 K^+ 的通透性。在平滑肌中有许多种钾通道，其中内向整流钾通道在决定静息膜电位方面起主要作用。

血管平滑肌细胞动作电位

仅在某些特定的血管中存在规律性的动作电位。平滑肌动作电位主要由内向 Ca^{2+} 电流启动，这种内向 Ca^{2+} 流主要经由细胞膜上 L 型钙通道在膜去极化时开放而产生。平滑肌动作电位复极化过程则是由延迟整流钾通道和钙激活钾通道活动所致的外向 K^+ 流引起，从而导致血管平滑肌的舒张。实际上血管平滑及细胞膜上存在着多种类型的离子通道，虽然 L 型电压门控钙通道的开放引起 Ca^{2+} 内流，成为触发血管平滑肌细胞收缩的主要因素，但钾通道、氯通道、肌质网调控的钙通道、牵张激活的钙通道等离子通道均可通过不同的机制，直接或间接地影响 Ca^{2+} 的活动，从而共同参与血管张力的调节。例如，血管平滑肌存在四种不同类型的钾通道，分别为电压门控钾通道、钙激活钾通道、内向整流钾通道和腺苷三磷酸（ATP）敏感钾通道。钾通道活动的重要意义在于通过改变膜电位而间接影响血管张力。由于细胞内的 K^+ 高于细胞外，当钾通道开放时，K^+ 的电化学梯度使得 K^+ 从细胞中扩散出来，使细胞膜超极化而引起钙通道的关闭，细胞内 Ca^{2+} 降低，血管出现舒张；相反，当钾通道关闭时，可引起膜的去极化效应，而去极化使电压门控钙通道开放，Ca^{2+} 内流增加血管收缩。由于膜电位不仅调控电压门控钙通道，而且影响 IP3 诱导的胞内钙库释放 Ca^{2+} 并改变平滑肌内收缩装置对 Ca^{2+} 的敏感性。所以钾通道在血管张力的维持与调节中起着核心作用。此外，多数血管活性物质都可通过 G 蛋白或影响离子通道的活动来改变膜电位而对平滑肌舒缩活动产生作用。

（曾晓荣　谭晓秋）

xīndiàntú

心电图（electrocardiogram，ECG）

利用仪器从体表记录心脏各部分在兴奋过程中出现的生物电活动的图形技术。

形成原理　在正常人体，由窦房结发出的兴奋按一定的途径和时程依次传向心房和心室，引起整个心脏的兴奋。心脏各部分在兴奋过程中出现的生物电活动，可通过心脏周围的导电组织和体液传到体表。如果将测量电极置于体表的特定部位，即可引导出心脏兴奋过程中所发生的电变化，这种电变化经一定处理后并记录到特殊的记录纸上，便成为ECG。ECG可反映整个心脏兴奋的产生、传导和兴奋恢复过程中的生物电变化，而与心脏的机械收缩活动则无直接关系。它记录了心脏的电流变化，在临床被用于多种心脏疾病的辅助诊断，如心律失常和心肌损害等。

导联方式与生理意义 将测量ECG的电极置于体表不同部位，或改变记录电极的连线方式，就能记录到不同的波形。1905年，荷兰生理学家威廉·艾因特霍芬（William Einthoven）创立了国际通用的导联体系，称为标准导联，共有12个导联，包括Ⅰ、Ⅱ、Ⅲ三个标准导联，aVR、aVL、aVF三个加压单极肢体导联和V_1～V_6六个单极胸导联。但用不同导联记录到的ECG都包含几个基本波形，即心脏每次兴奋过程中都会相继出现一个P波、一个QRS波群和一个T波，有时在T波后还可出现一个小的U波（图）。

P波 反映左心房和右心房的去极化过程。波形小而圆钝，时程0.08～0.11秒；波幅小于0.25mV。由于窦房结很小，兴奋时产生的综合电位也很小，在体表心电图上不能被记录到。

QRS波群 反映左右两心室的去极化过程。典型的QRS波群包括三个紧密相连的电位波动。在不同导联的记录中，这三个波不一定都出现。正常的QRS波群历时0.06～0.10秒，代表兴奋在心室内传播所需的时间。

T波 反映心室的复极化过程，历时0.05～0.25秒，波幅为0.1～0.8mV，在R波波幅较高的导联中不低于R波的1/10。方向与QRS波群的主波方向相同。

U波 是在T波后0.02～0.04秒可能出现的一个低而宽的波，方向一般与T波一致，时程0.1～0.3秒，波幅一般小于0.05mV。U波的意义和成因尚不十分清楚，推测U波可能与浦肯野纤维网的复极化有关。

PR间期 是从P波起点到QRS波起点之间的时程，时程一般为0.12～0.20秒；代表由窦房结产生的兴奋经由心房、房室交界和房室束到达心室并引起心室肌开始兴奋所需要的时间，故也称为房室传导时间。当发生房室传导阻滞时，PR间期延长。PR段是指从P波终点到QRS波起点之间的时段，心电图中所描记到的PR通常出现在基线水平上。PR段反映兴奋通过心房后在向心室传导过程中的电位变化，由于兴奋在通过房室交界区时的传导非常慢，形成的综合电位很小，一般记录不到电位的改变，故在P波之后曲线便回到基线水平，从而形成PR段。由于心房复极向量及房室交界区传导向量很小，PR段长描记成直线（等电位线）。

QT间期 从QRS波起点到T波终点的时程，代表从心室开始去极化到完全复极化所经历的时间；长短与心率成反变关系，心率愈快，QT间期愈短。

ST段 从QRS波群终点到T波起点之间的线段。由于ST段代表心室的缓慢复极期，向量较小，正常时ST段应与基线平齐，常描记为一段直线（等电位线）。其代表心室各部分细胞均处于去极化状态（相当于动作电位的平台期），各部分之间的电位差很小。ST段的异常压低或抬高表示心肌缺血或损伤。

（曾晓荣 谭晓秋）

xīnzàng bèngxuè

心脏泵血（cardiac pumping） 心脏的节律性收缩、舒张对血液流动的驱动力作用。又称心脏的泵功能、泵血功能，是心脏的主要功能。心血管系统的主要功能是运输血液。心脏在单位时间内搏出的血量为心脏泵血功能的基本指标。

（袁文俊 任安经）

xīndòng zhōuqī

心动周期（cardiac cycle） 心脏每一次收缩和舒张构成的一个机械活动周期。又称泵周期。在一个心动周期中，心房和心室各要经历收缩期和舒张期，两者的收缩期和舒张期发生的时相与时程不同，但周期长度相同。由于心室在心脏泵血功能中起主要作用，所以通常所称的心动周期即指心室的活动周期，收缩期和舒张期指心室的收缩期和舒张期，是分析心脏泵血活动的基本单位。

心动周期的长度与心率成反变关系。若以正常成年人的心率

图 正常人体心电模式图

为 75 次／分计，则一个心动周期历时 0.8 秒（图 1），左右心房收缩期为 0.1 秒，舒张期为 0.7 秒。心房收缩时，心室处于舒张期。心房收缩期结束后，左、右心室随即同步收缩，持续 0.3 秒，心室舒张期为 0.5 秒。心室舒张期的前 0.4 秒期间，心房也还处在舒张期，这一时期称为全心舒张期，有利于血液回流至心脏并防止心肌疲劳。此后心房又开始下一次收缩，进入下一个心动周期。

在心动周期中，心房和心室的舒张期时程都长于收缩期，这有利于心脏血液充盈和心脏的泵血活动。心率增快时，心动周期缩短，收缩期和舒张期都缩短，而舒张期的缩短常更为显著，造成心动周期中收缩所占时间的比例增大。如长时间的心率增快（心动过速），可使心肌的工作时间相对延长，不利于心脏持久的活动。

心动周期中，心房与心室内压、大血管内压、心房与心室容积、心瓣膜的开启与关闭、血流速度等均出现周期性变化。这些变化保证了血液在血管内沿着一定的方向流动。心电、心音、动静脉搏动等在心动周期中有周期性变化，它们反映着心脏的功能状态，也是心血管疾患的重要诊断依据。

威格斯（Wiggers C）最早提出将心动周期分为 8 个时相的设想。刘易斯（Lewis C）于 1920 年最早绘制出完整的心动周期图图解（图 2）。该图显示心动周期中各时相主动脉、心室、心房和静脉的瞬时压力变化，及其在时相上与心电图和心音的关系。心动周期中左右两侧的心房和心室的舒缩活动几乎同时发生，但左心室的压力高于右心。

（袁文俊　任安经）

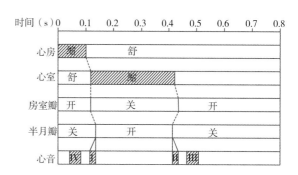

图 1　心动周期中心房和心室活动的顺序和时相关系

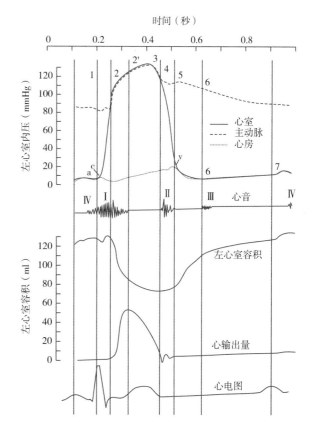

图 2　心动周期各时相中左心室压力、容积变化及瓣膜活动

注：1. 为等容收缩期开始，房室瓣关闭；2. 等容收缩结束，主动脉瓣开放，快速射血期开始；2′. 减慢射血期开始；3. 心室收缩期结束；4. 主动脉瓣关闭，等容舒张期开始；5. 房室瓣开放，快速充盈期开始；6. 减慢充盈期；7. 心房收缩期开始；a、c、v. 为心房内压力升高波；I、II、III、IV. 分别代表第一、二、三、四心音

xīnfáng shōusuōqī

心房收缩期（atrial systole）

心房在心动周期中处于收缩状态的时期。历时 0.1 秒。心房收缩前，心房、心室均处于舒张状态，即全心舒张期。以左心为例，左心房压相对高于左心室压，左房室瓣（二尖瓣）处于开启状态，心房与心室腔相通，静脉回流的血液由左心房顺房－室压力梯度进入左心室，使左心室进一步充盈。此时，左心室内压远低于主动脉压，故主动脉瓣仍为关闭状态，心室腔与主动脉腔暂不相通。全心舒张期之后是心房收缩期，后进入心房舒张期。由于心房壁较薄，收缩力不强，由心房收缩推动进入心室的血液量通常只占心室总充盈总量的 25% 左右。心房收缩时，静脉入口处的环形肌也收缩，加上血液向前流动的惯性，所以心房内的血液也很少反流回静脉。心房收缩会引起房内压和室内压都有轻度升高。

（袁文俊　任安经）

xīnfáng shūzhāngqī

心房舒张期（atrial diastole）

心房在心动周期中处于舒张状态的时期。历时约 0.7 秒。心房的主要功能是接纳、暂储从静脉回流入心的血液并将这些血液导入心室。心室收缩期，房室瓣关闭，心房起临时接纳、储存从静脉回流的血液的作用。在全心舒张期，心房只起通道作用，即让静脉回心血液经心房流入心室。

（袁文俊　任安经）

xīnshì shōusuōqī
心室收缩期（ventricular systole）

心室在心动周期中处于收缩状态的时期。心房收缩完毕，心室开始收缩，心室收缩期分为等容收缩期和射血期，主要功能是将右心室充盈的血液经肺动脉瓣开口射入肺动脉，将左心室血液经主动脉瓣开口射入主动脉。

（袁文俊　任安经）

děngróng shōusuōqī
等容收缩期（isovolumic contraction）

从房室瓣关闭到主动脉瓣开启前，心室的收缩不能改变心室容积的时期。历时约 0.05 秒。心室收缩期开始，心室肌强有力的收缩使心室内压急剧升高，当心室内压超过心房内压时，左、右心室内的血液分别推动两房室瓣（二尖瓣和三尖瓣）使其关闭。由于心室乳头肌与腱索拉紧两房室瓣，阻止其向上翻入心房，同时房室交界处环行肌收缩，房室交界处的口径缩小，两者均使房室瓣关闭紧密，避免心室血液朝心房倒流。这时室内压急剧上升，但在左心室未超过主动脉压和右心室未超过肺动脉压时，半月瓣（主动脉瓣和肺动脉瓣）仍处于关闭状态。此期房室瓣与半月瓣均关闭，心室肌作等长收缩，心室肌张力增高，而心室容积不变。

（袁文俊　任安经）

shèxuèqī
射血期（ventricular ejection）

当心室收缩使左心室内压升高到超过主动脉压时，主动脉瓣被推开，左心室将血液射入主动脉的时期。同时右心室内压超过肺动脉压，肺动脉瓣开启，左右两心室共同进入射血期。根据射血的快慢，射血期分为快速射血期和减慢射血期。

（袁文俊　任安经）

kuàisù shèxuèqī
快速射血期（rapid ejection）

射血期的早期由心室射入大动脉的血量较多，血流速度较快，心室的容积明显缩小的时期。此期内由于心室肌强烈收缩，室内压继续上升并达到峰值，主动脉压也随之升高，射血很快达到最大速率。快速射血期末心室压力达到顶峰，左心室压 120～130mmHg，右心室压 24～25mmHg。此期平均历时 0.1 秒，约占心收缩期的 1/3，而射出的血量占每搏输出量的 80%～85%。

（袁文俊　任安经）

jiǎnmàn shèxuèqī
减慢射血期（reduced ejection）

快速射血期末，心室收缩力量和室内压开始减小，射血速度减慢的时期。此时左心室内压略低于主动脉内压，但因心室继续收缩，心室内的血液具有较高的动能，依靠其惯性作用，血液得以继续从心室射出。此期平均历时 0.15 秒。然后进入心室舒张期。在射血期由于血液不断被挤出心室，心室容积不断减小。心室收缩期末，动脉瓣关闭之前，心室容积最小。

（袁文俊　任安经）

xīnshì shūzhāngqī
心室舒张期（ventricular diastole）

第二心音开始至下一个第一心音开始之间的时期。可分为等容舒张期和心室充盈期，后者又再细分为快速充盈期、减慢充盈期和心房收缩充盈期。心室舒张早期，即等容舒张期和快速充盈期为主动舒张，心室舒张的中晚期为被动舒张。

（袁文俊　任安经）

děngróng shūzhāngqī
等容舒张期（isovolumic relaxation）

从半月瓣关闭到室内压下降到低于心房压，房室瓣开启时为止的时期。历时 0.06～0.08 秒。心室收缩结束后开始舒张，室内压下降，主动脉内的血液向心室反流，推动半月瓣迅速关闭。半月瓣的关闭产生第二心音，是心室舒张期开始的标志。半月瓣关闭后，由于室内压仍高于房内压，房室瓣也还处在关闭状态，这时心室又成为一个封闭的腔。此时心室肌舒张，室内压快速下降，但心室容积不变。

（袁文俊　任安经）

xīnshì chōngyíngqī
心室充盈期（ventricular filling）

随着心室肌的舒张，室内压进一步下降，当室内压低于房内压时，房室瓣开启，积聚在心房内的血液即冲开房室瓣流入心室，进入心室充盈的时期。该期可分为快速充盈期、减慢充盈期和心房收缩充盈期。

（袁文俊　任安经）

kuàisù chōngyíngqī
快速充盈期（rapid filling）

房室瓣开启的初期，由于心房内积聚的血液量多，心房和心室之间的压力梯度较大，加之心室舒张时室内压下降伴随的抽吸作用，血液由静脉经心房快速流入心室，心室容积快速上升的时期。历时约 0.11 秒。此期流入心室的血量约占心室总充盈量的 2/3。

（袁文俊　任安经）

jiǎnmàn chōngyíngqī
减慢充盈期（reduced filling）

心室舒张后期，随着心室血液的

快速充盈，心室与心房、大静脉间的压力差减小，而心室容积进一步增大，静脉内血液经心房回流入心室的速度逐渐减慢的时期。此期平均历时 0.22 秒。此期前半期为大静脉的血液经心房流入心室；后半期为心房收缩将血液挤入心室。

（袁文俊 任安经）

měibó shūchūliàng
每搏输出量 （stroke volume）
一侧心室每次搏动所射出的血液量。又称搏出量。为心室舒张末期容积与心室收缩末期容积之差。心室每次收缩只能射出心室腔内的部分血液，正常成年人在安静状态，其左心室舒张末期容积约为 125ml，收缩末期容积约 55ml，则搏出量约为 70ml。

（袁文俊 任安经）

shèxuè fēnshù
射血分数 （ejection fraction）
搏出量占心室舒张末期容积的百分比。可表示为：射血分数 = 搏出量(ml)/心室舒张末期容积(ml)×100%。射血分数反映心室泵血功能的效率。正常人在静息状态下，射血分数为 55% ~ 65%。心脏在正常强度范围内活动时，搏出量始终和心室舒张末期容积相适应。当心室舒张末期容积增加时，搏出量也相应增加，射血分数基本不变。射血分数比搏出量更能反映心泵功能的状况。一般认为，射血分数若低于 50%，表示心泵功能不全存在；若低于 33%，则表示有严重心力衰竭。

（袁文俊 任安经）

měifēn shūchūliàng
每分输出量 （cardiac output）
一侧心室每分钟射出的血液量。又称心输出量。每分输出量等于每搏输出量和心率的乘积。左心室和右心室的心输出量基本相等。

心输出量和机体的代谢水平相适应，可因性别、年龄和机体活动状况不同而有差异。通常男性高于女性，青年人高于老年人。健康成年男性在静息状态，其心率平均为每分钟 75 次，搏出量约为 70ml，心输出量约为 5L/min。成年人在剧烈运动时心输出量可以高达 25~35L/min，而在全身麻醉情况下可降到 2.5L/min。

（袁文俊 任安经）

xīnzhǐshù
心指数 （cardiac index）
单位体表面积的心输出量。中等身材的成年人的体表面积约为 1.6 ~ 1.7m²，安静和空腹情况下的心输出量为 5 ~ 6L/min，则心指数为 3.0~3.5L/(min · m²)。这时的心指数称为静息心指数，是在不同个体之间比较心功能状态高低的评价指标。静息心指数 10 岁左右时最大，可达 4L/(min · m²)，以后随着年龄增长而逐渐下降，到 80 岁左右可降至 2L/(min · m²)。

（袁文俊 任安经）

xīnzàng zuògōng
心脏做功 （myocardiac work）
心脏收缩所释放的机械能与心脏活动中所消耗的能量。相同的心输出量不等于相同的工作量或相同的心肌耗氧量，而心肌耗氧量与心肌做功较为平行，因此用心脏做功量来评定心脏泵血功能比心输出量指标更为合理。

（袁文俊 任安经）

xīnjī yǎnghàoliàng
心肌氧耗量 （myocardial oxygen consumption）
心肌单位时间所消耗氧的量。可间接反映心脏血流动力学的改变。由于心肌不停地作节律性的收缩、舒张活动，其能量来源几乎全靠氧化代谢，因此心肌的耗氧量大。正常成年人心脏重约 300g，但其耗氧量约

占全身耗氧量的 1/10。人体处于静息状态时每 100g 心肌每分钟耗氧量也需 7~9ml，动脉血液经心脏后其中 65% ~ 70% 的氧被心肌摄取，因此心脏的动脉血和静脉血的含氧量的差很大。

（袁文俊 任安经）

bóchūgōng
搏出功 （stroke work）
心室每一次收缩所做的功。又称每搏功、搏功。心室收缩射血，造成动脉内的血液具有较高的压力，并推动血液在血管内流动。因此，心室射血所释放的机械能转化为动脉内血液的压强能和血流的动能。搏出功可用搏出血液所增加的压强能和动能来表示。前者等于搏出量乘射血压力，后者等于 1/2（血液质量×流速²），即：搏出功 = 搏出量×射血压力+血流动能

生理情况下，血流速度变化不大，心脏射出的血液所具有的动能在心室搏出功中所占的比例很小，约为 1%，但在病理条件下，动能在搏出功中所占的比例可以大增。式中射血压力为射血期左心室内压和舒张末期左心室内压之差。由于射血过程中左心室内压是不断变化的，测量比较困难，但它与动脉压很接近，因此，可用平均动脉压代替射血期左心室内压的平均值，用左心房平均压代替心室舒张末期压力，则：搏出功(J) = 搏出量(L)×血液密度×（平均动脉压−左心房平均压）(mmHg)×13.6×9.807×0.001

式中搏出量单位为升（L），血液密度为 1.055/cm³，水银密度为 13.6/cm³，力的单位为牛顿（N），故乘以 9.807。如左心室每搏输出量为 0.07L，平均动脉压为 90mmHg，左心房平均压为 6mmHg，则搏出功为 0.826J。

（袁文俊 任安经）

měifēngōng

每分功（minute work） 心室每分钟活动所做的功。其等于搏出功乘心率。如心率以 75 次/分钟、搏出功为 0.826J 计，则每分功 = 0.826J×75 = 61.95J/min。心脏收缩射出的血液具有较高的压强能和较快的流速。在搏出量相等的条件下，若动脉血压高，则心肌的收缩强度必须相应加大，才能射出相等量的血液，因此心脏的做功量也就增大。心肌的耗氧量和心肌的做功量相平行，心室射血期压力和动脉血压的变动对心肌耗氧量的影响大于心输出量对心肌耗氧量的影响。因此，用心脏做功量来评定心脏泵血功能比单纯用心输出量更为可靠。正常情况下，左心室和右心室输出量基本相等，但因肺动脉平均压较低，只有主动脉平均压的 1/6 左右，所以右心室做功量也只达左心室的 1/6 左右。

（袁文俊 任安经）

xīnzàng de xiàolǜ

心脏的效率（cardiac efficiency） 心脏完成外功所消耗的能量占心脏活动所消耗的总能量的百分比。其计算公式如下：心脏的效率=心脏完成的外功/心脏氧耗量

心肌的能量来源主要是营养物质的有氧氧化，故心肌氧耗量可作为心脏能量消耗的指标。在一个心动周期中，心肌消耗的能量少量用于作机械外功，即搏出功，其大部分能量用于心肌细胞离子跨膜主动转运、心肌细胞兴奋和启动收缩、产生和维持心肌张力等内功，最后转化为热能释放。正常心脏的最大效率为 20%～25%。在不同生理情况下，心脏的效率不同。动脉血压升高时，为射出相同的搏出量，心室必须加强收缩，收缩期心室壁张力增高，心肌氧耗量增加，心脏的效率降低。充血性心力衰竭患者的外周血管收缩，心室射血的阻力增大，收缩期心室壁张力增高；加之，心室射血分数降低，心室收缩期末心室内存留的血量增多，心室舒张末期容积加大，舒张期心室壁张力也增高。两者都导致心肌氧耗量增加，故心脏的效率降低，严重时仅有 5%～10%。这时若给予患者扩血管药物以降低外周血管阻力，可减轻心脏的负荷，提高心脏的效率。

（袁文俊 任安经）

xīnlì chǔbèi

心力储备（cardiac reserve） 心输出量能随机体代谢的需要而增加的能力。又称心泵功能的储备。包括搏出量储备和心率储备，其大小主要取决于每搏输出量和心率能够提高的程度。健康人心脏泵血功能的储备大，健康成年人剧烈运动时心输出量可从 5L/min 增至 25～30L/min。训练有素的运动员心脏每分钟能够射出的最大血量可达 35L/min 以上。心功能不全患者心脏储备力降低，静息状态时心输出量和正常人差别不明显，但在运动时心输出量不能相应增加。

（袁文俊 任安经）

bóchūliàng chǔbèi

搏出量储备（stroke reserve） 与正常搏出量相比，尽最大挖潜所能增加的搏出血液量。包括收缩期储备和舒张期储备。安静情况下心室舒张末期容积约 125ml，心室收缩末期容积约为 55ml，搏出量约 70ml。正常心室扩大程度有限，一般心室作最大程度舒张时，其舒张末期容积只能达到 140ml 左右，因此舒张期储备只有 15ml。而当心肌做最大收缩时，心室收缩末期容积可小至 15～20ml，搏出量增加 35～40ml，因此，收缩期储备是搏出量储备的主要成分。

（袁文俊 任安经）

xīnlǜ chǔbèi

心率储备（heart rate reserve） 通过加快心率来增加心输出量。是心力储备之一。一定范围内，增快心率同时，可保持搏出量不变，心输出量可增加至静息状态时的 2～2.5 倍。但心率过快时，由于舒张期过短，心室充盈不足，可导致每搏输出量降低，反而使每分输出量降低。健康成年人能使心输出量随心率加快而增多的最高心率为每分钟 160～180 次。训练水平高的运动员，其心率储备高于普通人，剧烈运动心率超过每分钟 180 次以上时，心输出量还能随心率加快而增多。心力衰竭时，心肌的收缩力减弱，搏出量减少，心室射血后心室内的余血量增加，心室舒张末期容积增大，表明收缩期储备和舒张期储备都降低。在这种情况下，常出现心率代偿性加快，以保证心输出量不致过低，即在安静状态下已经动用了心率储备；当心力衰竭患者的心率增快到每分钟 120～140 次时，心输出量往往已开始下降，表明心率储备也已降低。

（袁文俊 任安经）

xīnzàng de nèifēnmì gōngnéng

心脏的内分泌功能（endocrine function of the heart） 心脏能合成和分泌多种生物活性物质，参与调节机体循环、泌尿和水、盐代谢等多种内分泌功能。心脏不仅是血液循环的动力器官，也是一个重要的内分泌器官，其分泌的物质按其来源可分为：①心肌细胞产生的激素：包括心房钠尿肽、脑钠尿肽、内源性洋地黄素、肾素-血管紧张素和心肌生长因子

等。②心内膜及心包膜产生的生物活性物质：包括内皮细胞舒血管因子、内皮细胞缩血管因子、血小板活化因子等。③心脏的神经末梢所释放的神经递质：包括去甲肾上腺素、乙酰胆碱、神经肽Y、血管活性肠肽、降钙素基因相关肽、阿片肽和速激肽等。心脏产生的生物活性物质既可作为循环激素又可作为局部激素发挥全身及心脏局部的旁分泌/自分泌和胞内分泌的作用。心脏内的神经递质除了发挥神经系统对心脏活动的调节作用外，还能调节心源性激素的合成与分泌，参与心脏功能的精细调节。

（袁文俊　任安经）

xīnyīn
心音（heart sound）

心动周期中，心肌收缩、瓣膜开闭、血流撞击心室壁及大动脉壁及血流的流速与方向改变产生的涡流等引起的振动所产生的声音。心音通过心脏周围的组织传导到胸壁，用耳或用听诊器放置在胸壁上，均可听到心音。用传感器把这些机械振动转换成电信号记录下来，便是心音图。心音产生于心动周期中的特定时期，其音调、响度强弱、持续时间均有一定规律。心音异常对某些心脏疾病的诊断具有重要价值。

正常人的心脏在一次搏动过程中可产生四个心音。在多数情况下，用听诊的方法只能听到第一和第二心音，在某些健康儿童和青年人可听到第三心音。用心音图可记录到四个心音：①第一心音：发生在心室收缩期，标志心室收缩的开始。音调低，持续时间相对较长，在左侧锁骨中线第5肋间隙心尖冲动处听得最清楚。它是房室瓣关闭引起的室壁振动及心室射血撞击动脉壁引起

的振动而产生的。第一心音的强弱可反映心室收缩能力的强弱，房室瓣的病变会导致第一心音的改变。②第二心音：发生在心室舒张的早期，标志心室舒张开始。音调高，持续时间较短，在胸骨旁第2肋间即主动脉瓣和肺动脉瓣听诊区听得最清楚。它是主动脉瓣和肺动脉瓣迅速关闭，血流冲击使主动脉压和肺动脉起始部壁和心室壁的振动而发生的，其强弱可反映主动脉压和肺动脉压的高低。③第三心音：发生在心室的快速充盈期末，紧随在第二心音之后，是低频、低振幅的心音。第三心音是在心室快速充盈期末，血液从心房流入心室的速度突然减慢，引起心室壁、乳头肌和瓣膜的振动而发生的。④第四心音：是低频短音，发生在第一心音之前，心室舒张晚期。由心房收缩和心室充盈时血液和心室壁的振动所产生，也称心房音。通常听诊时听不到第四心音，但用心音图可记录到。在心室壁顺应性下降时，第四心音较明显。

心音听诊在判断心脏收缩力量强弱和瓣膜功能方面具有重要意义。如根据第一心音和第二心音可了解房室瓣和半月瓣的功能状况。瓣膜关闭不全或狭窄时，血流发生湍流，因而产生杂音。根据杂音的发生的时间、性质和响度，可判断瓣膜病变的性质和程度。此外，通过心音听诊还可明确心率和心脏节律是否正常。

（袁文俊　任安经）

tánxìng chǔqì xuèguǎn
弹性储器血管（windkessel vessel）

主动脉和肺动脉及其发出的大的分支血管。管壁较厚，管壁中弹性纤维丰富，易因心脏射血而被动扩张。心脏收缩时动脉压升高，推动血液向分支血管流动。

同时，动脉压的升高导致大动脉管壁扩张，大动脉管壁中储存了部分血液。心室舒张时，大动脉管壁发生弹性回缩，将之前扩张时储存的那部分血液继续向外周推动。该功能被称为弹性储器作用，可使间歇性的脉流变成持续的脉流，也使各器官能够维持续灌注。随着年龄增长血管弹性纤维含量降低或血管粥样硬化等疾病的发生，弹性储器作用会因大动脉弹性的降低而减弱。

（朱依纯　陶蓓蓓）

fēnpèi xuèguǎn
分配血管（distribution vessel）

从弹性血管逐步分支到小动脉之间的动脉系统，即指中动脉。血管管壁中的弹性纤维逐渐减少，平滑肌逐渐增多。其功能是将血液输送分配到各个器官系统，支配给主要器官。分配血管在自主神经系统和体液内多种调节因子的调节下，通过适当的收缩和舒张可调节分配到身体各部分和各器官的血流量。

（朱依纯　陶蓓蓓）

máoxìxuèguǎn qián zǔlì xuèguǎn
毛细血管前阻力血管（precapillary resistance vessel）

毛细血管之前，管径较小、阻力较大的小动脉、微动脉。小动脉，特别是微动脉产生的阻力在血液遇到的总阻力中占有最大的比例。微动脉管壁含有丰富的平滑肌，且有丰富的交感神经末梢支配，与体液中的血管调节因子协同控制平滑肌的舒缩，从而可改变管径，对其所在器官的供血进行调节。平滑肌自身有紧张性的收缩，被称为肌源性基础紧张，这对维持一定的外周阻力，形成动脉血压有不可缺少的作用。各种理化环境均可对这种肌源性紧张进行调节，从而达到调节其所灌流器官

组织血流量的作用。这在脑和心脏的供血调节中是重要的机制。

（朱依纯　陶蓓蓓）

máoxìxuèguǎn qián kuòyuējī

毛细血管前括约肌（precapillary sphincter）

真毛细血管起始部位环绕的平滑肌。其舒缩活动可对进入毛细血管的血流量进行调节。毛细血管前括约肌无神经支配，主要由局部代谢产物调节其舒缩状态。

（朱依纯　陶蓓蓓）

duǎnlù xuèguǎn

短路血管（shunt vessel）

小动脉和小静脉之间不经过毛细血管而发生的吻合支。主要存在于手指、足趾、耳郭等处的皮肤，主要功能是通过增加皮肤散热量，调节体温。它在某些情况下开放时，可形成动静脉短路，使血液可绕过毛细血管网，直接从小动脉进入小静脉，皮肤血流量增加，将人体内脏温度相对较高的血液带到皮肤，有利于人体加快散热量，这也是炎热时常可见到的人体表面皮肤潮红的原因。当短路血管关闭时，皮肤散热量减少。其舒缩活动主要受交感神经的支配和调节。

（朱依纯　陶蓓蓓）

róngliàng xuèguǎn

容量血管（capacitance vessel）

属静脉系统。静脉口径粗、管壁薄，一般情况下，可以容纳循环血量的 60%～70%，起到了血液储存库的作用。其收缩会导致回心血量增加，使心输出量增加。反之，舒张容量血管可通过减低回心血量减轻心脏负担。

（朱依纯　陶蓓蓓）

máoxìxuèguǎn hòu zǔlì xuèguǎn

毛细血管后阻力血管（postcapillary resistance vessel）

位于毛细血管后段的微静脉。从血流方向的角度看其位于毛细血管的后段，舒缩活动可以通过影响毛细血管前阻力和后阻力的比值，从而调节毛细血管内压力，影响体液在血管和组织间隙内的分布。

（朱依纯　陶蓓蓓）

jiāohuàn xuèguǎn

交换血管（exchange vessel）

连接动脉和静脉的真毛细血管。管壁为单层内皮细胞，外面有薄层基膜，通透性很高，可进行血液的滤过和组织液的重吸收。是生成组织液血管内外进行物质交换的主要场所。

（朱依纯　陶蓓蓓）

xuèliú dònglìxué

血流动力学（hemodynamics）

研究血液流动规律的学科，是血液在心血管系统中流动的力学。主要研究内容是*血流量*、*血压*、*血流阻力*及三者之间的关系。和一般的流体力学相比，两者的基本原理是相同的，但是有其自身的特点，如血管系统是复杂的有弹性的管道系统，血液不是"理想流体"（即简单的均质体），含有血细胞和血浆蛋白等胶体物质，其非均质在血液流动过程中还会发生动态变化，血流速度也受到心脏收缩舒张的复杂影响等。

（朱依纯　陶蓓蓓）

xuèliúliàng

血流量（blood flow）

单位时间流经血管某一横截面的血量。又称*血流的容积速度*（单位为 ml/min 或 L/min）。类似于电学中的欧姆定律，血流量（Q）和血管两端的压力差（$\triangle P$）成正比，和血管总外周阻力（R）成反比，公式表示为：$Q = \triangle P/R$。供应不同器官血流的动脉血压基本相同，因此器官的血流量主要取决于该器官内血管对血流的阻力。器官内血管血流阻力的变化是调节器官血流量的主要因素。一般可以该器官的静脉回流量来推定其血流量。人体各器官的血流量主要是通过自主神经系统和体液调节机制进行调节的。在安静状态下，肝、肾的血流量较多，肌肉的血流量较少；随着运动的加强，前者明显减少，后者则急剧增加；进食后胃肠道血流量增加；高强度思考时，脑血流量增加。

（朱依纯　陶蓓蓓）

xuèliú sùdù

血流速度（velocity of blood flow）

血液中的一个质点在血管内运动的线速度。通常以平均线速度来表示（单位为 mm/s）。血流平均线速度（V）与血流量（Q）成正比，与血管横截面积（A）成反比。动脉血流速度随心脏的收缩和舒张而波动，收缩时血流速度加快，舒张时血流速度变慢。但是到毛细血管后，血流速度的波动幅度则不再明显。

（朱依纯　陶蓓蓓）

céngliú

层流（laminar flow）

血液中各质点的流动方向均沿着管轴平行方向，各质点均为平滑直线运动的状态。但是流速不同。在血管的轴心处流速最快，越靠近管壁流速越慢。血液在血管中以层流方式流动时，红细胞等有形成分有向中轴部位移动的趋势，这种现象称为轴流。轴流现象使与血管直接接触的部分血液的黏度降低，有利于血流阻力的降低。

（朱依纯　陶蓓蓓）

tuānliú

湍流（turbulent flow）

血液在血管内流动时一种不规则的流动状态。血液中各质点的运动速度的大小和运动方向随时间作不规则的变化，其振幅、频率和方向等的变化都是随机的。

用于判断层流和湍流的参数称为雷诺数（Re）。这一参数定义为：Re=ρvD/η

公式中，v 为流体的平均速度（单位为 cm/s），ρ 为流体密度（单位为 g/cm³），η 为流体黏度（单位为泊），D 为管道的直径（单位为 cm），Re 为无量纲数，没有单位。通常当 Re 值大于 2000 时即可发生湍流。由上述公式可见，在血流速度快、血管口径大、血液黏度低的情况下，较易发生湍流。正常情况下，发生湍流的部位多在心室和主动脉以及血管分叉处。管道中出现病理性狭窄，如房室瓣狭窄、主动脉瓣狭窄等情况时，其下游会形成湍流区，产生杂音。此外，临床上用听诊法测量动脉血压也是利用了这一原理。湍流不仅会导致血流阻力增大，还容易造成局部血管内皮细胞损伤。

（朱依纯　陶蓓蓓）

xuèyè niándù

血液黏度（blood viscosity）　血液的一种物理特性，是构成血流阻力的一个组成部分（除血管口径外），来源于血液在血管内流动时血液与血管壁之间以及血液与血液之间的摩擦，即内摩擦。又称血黏度，是反映血液黏滞性的指标。血液在受到剪切或拉伸时发生变形流动，血液内部相应要产生对这种变形的抵抗，这种抵抗以内摩擦的形式表现出来。内摩擦力是流体的固有物理属性，所有流体在有相对运动时都会产生。血液在血管中流动时，可设想为分成许多同轴的流层，各流层的流速不同，越靠近管壁液体的流速越慢。相邻两层液体之间会发生相互作用，在相邻两个液层的接触面上就产生了摩擦。物体在外力作用下只改变形状而不

改变容积的运动形式被称为切变。流体形变（流动）的速率称为切变速率，反映了液体层之间流动速度的变化，即速度梯度。按照国际单位制（SI）的规定，血液黏度单位是毫帕·秒（mPa·s）。而在实际上常使用相对黏度（又称比黏度），指在相同的温度和切边速率的情况下，液体与水的黏度的比值。水的黏度为 1，则全血的黏度为 4.1～4.6，血浆的黏度为 1.5～1.7。

影响血液黏度的主要因素有：血细胞比容（其中主要是红细胞比容）、血浆蛋白含量及性质、血流的切变速率（影响轴流）、温度、血管的口径等。血液黏度增大会增加血流阻力。

（朱依纯　陶蓓蓓）

xuèliú zǔlì

血流阻力（blood resistance）　血液在血管内流动时遇到的阻力。血液在血管内流动，由于不断克服阻力，导致压力逐渐降低。层流状态下计算血流阻力的方程式为：$R=8\eta L/(\pi r^4)$

通过这一方程可知，血流阻力和血管的长度（L）及血液黏度（η）成正比，与血管半径（r）的 4 次方成反比。此外，在湍流时，血液中各质点流动方向不断改变，血流阻力比层流时大，而且上述计算公式不适用。小血管（小动脉和微动脉）是产生阻力的最主要部位。正常时血流阻力的分配为：主动脉及大动脉占 9%，小动脉及其分支占 16%，微动脉占 41%，毛细血管占 27%，静脉系统占 7%。生理学上常把心脏及大血管称为循环系统的中心部分，小血管被称为外周部分，小血管的阻力被称为外周阻力。外周阻力的大小一方面影响动脉血压，另一方面会影响到各器官

的血流量。生理条件下，机体主要通过神经-体液因素调节小血管的管径，改变外周阻力，从而对器官的灌注血量进行调节，而且较小的血管管径改变可以引起较大的血流阻力变化。

（朱依纯　陶蓓蓓）

xuèyā

血压（blood pressure，BP）　血管内的血流对单位面积血管壁的侧压力，即压强。通常采用血压高过大气压的数值表示血压的高低。一般压强的国际标准单位以帕（Pa），或者千帕（kPa）表示。但是血压通常用毫米汞柱（mmHg）为单位（1mmHg=133Pa）。大静脉的血压较低，故通常用厘米水柱（cmH₂O）为单位（1cmH₂O=98Pa）。血管各部分的血压数值并不完全相等，根据所在血管的不同，分为体循环的动脉压、静脉压和毛细血管血压，还包括肺循环的动脉压、静脉压和毛细血管血压。为了便于表述，在医学文献中如不特别标明某处的血压而简单称为血压，则表示体循环大动脉中的动脉压。

（朱依纯　陶蓓蓓）

dòngmài xuèyā

动脉血压（arterial blood pressure）　动脉中流动的血液对动脉管壁产生的侧压力。一般指主动脉压，由于在临床中测定主动脉压是有创检查，而在大动脉系统中血压下降很小，因此通常将无创法在上臂测得的肱动脉压代表主动脉压。国际标准单位是帕（Pa）或千帕（kPa），但是常用毫米汞柱（mmHg）来表示。

形成因素　①整个心血管系统内有充分的血液充盈：这是动脉血压形成的前提条件。血液充盈程度可用循环系统平均充盈压来表示。即在心脏停止跳动而血

液又不凝固的情况下循环系统内各处血管内的压力会因血液的自由流动而达到平衡，此时血管内的压力为循环系统平均充盈压，通常在 7mmHg 左右。表明正常情况下血容量略大于心血管系统的总容积。循环系统平均充盈压的数值可因血量和循环系统容积的变化而变化。若血量增加或者循环系统容积变小，循环系统平均充盈压就升高。②心脏射血：这是动脉血压形成的必要条件。在一个心动周期中，心室收缩期射入动脉的血量（即每搏输出量）多于从动脉流入毛细血管的血量，使动脉血管床的容积增大，血液对动脉管壁的侧压力增大。此压力使动脉管壁扩展产生的张力也增大，故动脉血压升高。心室舒张期时，心室不再射血，但是由于大动脉的弹性储器作用，大动脉中的血液因大动脉的回缩而继续流入外周血管，动脉中血量减少，血压降低。故动脉血压在心动周期中发生周期性的变化。③血液流向外周所遇到的阻力（外周阻力）：是形成动脉血压的基本因素。心脏收缩所做的功一部分转化为血液流动的动能，另一部分产生侧压，但若没有外周阻力，血液会迅速向外周流失，不能产生对大动脉管壁的侧压力。④主动脉和大动脉的弹性储器作用：大动脉的弹性扩张和回缩使收缩压不致过高，而舒张压不致过低，具有重要缓冲作用。

测量方法　分为直接法与间接法两种。在人体通常选用间接法，但为了更准确并获得连续记录，在特殊心血管功能检查或动物实验中也常采用直接法。

直接测量法　在人体或动物实验中，用特殊的小型血压传感器，将电子传感器直接装在动脉

导管的顶端，称为导管顶端压力传感器。使用时可随导管直接插入动脉血管内，记录出各段血管的血压，也可插入心室记录室内血压。从右肘静脉或颈静脉还可插入右心房、右心室和肺动脉处，分别记录各部位的血压。临床上最常用的直接测量法为心导管检查法。所用的心导管，结构为开口在顶端，尾端装有金属或塑料接头可与注射器衔接。使用时从周围血管腔切口插入，在 X 线透视引导下送到心腔和大血管腔，可抽取血液标本，可与压力传感器相接，测量腔内压力。直接测量法虽然很准确，但是侵入性的，须通过无菌操作向动脉内插入导管，不便于日常多次反复检查。

间接测量法　临床上常用科罗特科夫（Korotkoff）听诊法间接测定肱动脉的血压，是利用袖带压迫血管的无创测压方法（图）。当袖带内压力高于收缩压时，血液完全被阻断，压迫区远心端听不到任何声音。当袖带内压降低到刚刚低于收缩压时，在每一心动周期中可有少量血液冲过压迫区，在远端形成涡流而产生血管音，此时带内压力即代表收缩压。随着袖带内压力逐渐降低，冲过压迫区的血液量越来越多，产生的血管音也随着增大。但当带内压降至舒张压以下时，已不再能阻断血流，血流变为持续流动，血管音会突然变小，最后消失。儿童期以突然变音作为舒张压的标志较为准确，成年人

则以声音消失为标志较为准确。

采用听音法测量血压应注意：①患者坐位，伸直前臂，前臂赤裸，和心脏保持在同一水平上。测量前半小时内不要吸烟或引用含咖啡因的兴奋性饮料。②需安静休息 5 分钟后再测量血压。③儿童和成年人应使用不同尺寸的袖带。④放气时间不能过长，否则容易引起全身血管反射性收缩而使血压升高。⑤袖带不能绑得过松或者过紧，以能插入一个手指为宜。

影响因素　有下列几点。

每搏输出量　每搏输出量的增加会使心缩期进入到主动脉和大动脉的血量增多，从而加大管壁所有的侧压力而使收缩压上升。而每搏输出量的减少则会降低收缩压。由于主动脉和大动脉为弹性储器血管，心舒期由于弹性储器作用，推动血液向外周流动，因此，到心舒期末，主动脉和大动脉内存留的血量增加并不多，故舒张压受每搏输出量的影响较小。因而每搏输出量的增加会导致脉压加大。临床上左心功能不全时主要表现为收缩压降低，脉压减小。

心率　对舒张压的影响大于

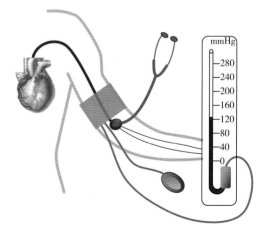

图　动脉血压测量

收缩压。心率增加时，舒张压升高。而心率减慢时，舒张压降低。主要原因在于，心率加快可显著缩短心舒期，因而可减少主动脉、大动脉中储存的血液在心舒期向外周血管的流动，大动脉存留血液的增多会使舒张压升高。心率的增加会使脉压减小。

外周阻力　对舒张压的影响大于收缩压。由于外周阻力的加大（如小动脉、微动脉的管径减小），弹性储器血管内的血液在心脏舒张期向外周流动的阻力增高，阻碍了血液向外周的流动，大血管内存留的血液增多，舒张压升高。在心脏收缩期内，动脉血压升高使血流速度加快，因此，在心脏收缩期内仍有较多的血液流向外周，故收缩压升高不如舒张压升高明显，脉压减小，反之亦然。舒张压的高低主要反映外周阻力的大小，原发性高血压多是阻力血管广泛持续收缩或硬化所致，此时外周阻力增大，动脉血压升高，而舒张压升高较明显。

大动脉弹性　大动脉的弹性储器作用主要起缓冲血压的作用。大动脉硬化时，其缓冲作用减弱，收缩压会升高，但舒张压降低。随着年龄的增长，主动脉和大动脉管壁的弹性纤维逐渐减小，而胶原纤维增多，导致血管的弹性降低。阻力血管也具有一定的弹性，其弹性也会随年龄的增长而有所降低，被动扩张能力减小，外周阻力增大，故舒张压虽也随着年龄的增长而升高，但升高的程度不如收缩压。

循环血量和血管系统容量的比例　当血管系统容积不变，血量减小时（失血）则循环系统平均充盈压下降，动脉血压下降。血量不变而血管系统容积加大时，动脉血压也将下降。在正常情况下，循环血量和血管容积相适应。若血管容积不变而循环血量减小（如大失血），或者循环血量不变而血管容积增大（如中毒引起的毛细血管、小静脉扩张），都将使体循环的平均充盈压降低，回心血量减少，心输出量减少，动脉血压降低。在某些生理或病理情况下动脉血压的变化，常是各种因素相互作用的综合结果。

动脉血压相对稳定的生理意义　动脉血压是循环功能的重要指标之一，动脉血压过高或过低都会影响各器官的血液供应和心脏的负担。若动脉血压过低，引起器官血液供应减少，尤其是脑和心脏等重要器官的供血不足，将导致严重后果。若血压过高，则心脏和血管的负担过重。长期高血压患者常引起心脏代偿性肥大、心功能不全，甚至导致心力衰竭。血管若长期受到高压，血管壁会发生病理性改变，甚至可破裂而引起脑出血。引起动脉血压升高的主要原因有：肥胖、高脂血症、肾病如肾动脉狭窄、隐匿性肾炎、摄入食盐过多、精神紧张压力过大、作息不规律、人体缺钙、高血压家族史（遗传因素）。

（朱依纯　陶蓓蓓　陈莹）

shōusuōyā
收缩压（systolic pressure）　心室收缩时，主动脉压可到达整个心动周期中最高值时的血压。根据世界卫生组织规定，成年人收缩压≥140mmHg即可确诊为高血压。收缩压≤120mmHg被称为理想血压。收缩压≤130mmHg为正常血压，介于130～140mmHg，称为临界高血压。

（朱依纯　陶蓓蓓）

shūzhāngyā
舒张压（diastolic pressure）　心室舒张时，主动脉压下降，在舒张期末达到最低值时的血压。成年人舒张压的正常值<90mmHg。根据世界卫生组织（WHO）规定，成年人舒张压≥95mmHg时，即可确诊为高血压。舒张压在90～95mmHg之间为临界高血压。心率和动脉管壁的弹性可影响舒张压。老年时，动脉管壁弹性减少，舒张压就会升高。相当部分的原发性高血压患者发病早期仅表现为舒张压升高。

（朱依纯　陶蓓蓓）

píngjūn dòngmàiyā
平均动脉压（mean arterial pressure）　一个心动周期中，每个时间点动脉血压的平均值。一般用"舒张压+1/3（收缩压−舒张压）"来计算平均动脉压。成年人平均动脉压正常值为70～105mmHg，平均动脉压通常大于60mmHg，以确保重要器官的血液供应。

（朱依纯　陶蓓蓓）

màibóyā
脉搏压（pulse pressure）　收缩压和舒张压之差。简称脉压。它反映了一个心动周期中血压波动幅度的大小。脉压的正常值为30～40mmHg。

（朱依纯　陶蓓蓓）

jìngmài xuèyā
静脉血压（venous blood pressure）　血液对静脉管壁的压力。简称静脉压。静脉血压很低，故一般用厘米水柱（cmH_2O）为单位（$1cmH_2O=98Pa$）。根据测量的部位，静脉压分为中心静脉压和外周静脉压。中心静脉压指胸腔内大静脉或右心房的压力，为4～12cmH_2O。外周静脉压指各器官的静脉血压。当体循环血液经过动脉和毛细血管到达微静脉时，血压下降到15～20mmHg。影响静脉血压的因素有：①心脏泵血功能：若心脏泵血功能良好，可及时将静脉系统回流入心脏的血液射入动脉中，则中心静脉压较低。若心脏泵血功能减退（如心力衰竭、心肌损害）时，中心静脉压会升高。②静脉回流：若静脉回流障碍，则中心静脉压降低。若输液、输血过多，则中心静脉压升高。中心静脉压升高，会影响外周静脉回流，导致外周静脉压升高。此外，受周围组织压迫时，如妊娠、腹腔肿瘤、大量腹水等，外周静脉回流会受到阻碍，使外周静脉压升高。③重力作用：血管系统内的血液受到地球重力场的影响，产生一定的静水压。由重力形成的静水压对静脉的影响远比动脉大。当人直立时，足部的静脉充盈，而颈部静脉塌陷。人在直立时体内各部分器官的血量重新分配。在临床中，心功能不全是影响静脉血压增高的常见原因，此时可表现为颈部静脉等体表静脉的怒张（图）。

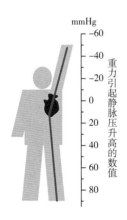

图 直立体位对静脉血压的影响

（朱依纯 陶蓓蓓 陈莹）

wàizhōu jìngmàiyā

外周静脉压（peripheral venous pressure） 肢体或各器官的静脉血压。个体差异很大。正常成年人平卧时肘静脉压为 6~10cmH_2O（$1cmH_2O = 98Pa$）。心射血功能减

弱时，中心静脉压升高，静脉回流速度减慢，血液滞留在外周静脉中导致外周静脉压升高。妊娠、腹腔肿瘤或者腹腔有大量腹水时，组织受压迫，可导致外周静脉压升高，使下肢血液滤过增加，引起水肿。

（朱依纯 陶蓓蓓）

zhōngxīn jìngmàiyā

中心静脉压（central venous pressure, CVP） 右心房和胸腔内大静脉的血压。中心静脉压一般通过上腔静脉、下腔静脉或者右心房内置管测得，是临床上观察血流动力学的主要指标。正常值为 4~12cmH_2O（$1cmH_2O = 98Pa$）。主要影响中心静脉压的因素有：①右心泵血功能：若心脏射血能力强，可将静脉回心的血液及时射到动脉中，中心静脉压就低。若由于心力衰竭等原因，心脏射血能力降低，则中心静脉压就高。②静脉回心血量：若输血、输液过多时，中心静脉压升高，若血量不足时，则中心静脉压降低。临床上治疗休克时，除了观察动脉血压，中心静脉压可作为控制补液速度和补液量的指标。输液过程中，若中心静脉压偏低或者逐步下降，提示输液量不足；若中心静脉压高于正常值且有进行性升高的趋势，则提示输液过多。③体循环静脉系统血管紧张度：通过中心静脉压可判断患者血容量、心功能和血管张力的综合情况。外周静脉压因为受到静脉腔内瓣膜和其他机械因素的影响，不能确切反映血容量和心功能等的情况。CVP 测定常用于急性心力衰竭、大量输液、危重患者或体外循环手术时。通常经锁骨下静脉或右颈内静脉插管至上腔静脉或经右侧腹股沟大隐静脉插管至下腔静脉测得。一般认为上腔

静脉测压较下腔静脉测压更能准确反映右心房压力（特别在腹内压增高的情况下）。

（朱依纯 陶蓓蓓）

jìngmài huíxīn xuèliàng

静脉回心血量（venous return） 单位时间里从静脉回流到右心的血量。影响静脉回心血量的因素有：①循环系统平均充盈压：该指标反映了血管系统的充盈程度。血容量增多时，血管充盈程度增高。此外，交感神经对容量血管有收缩作用，可提高体循环的平均充盈压。②体位改变：从平卧位转到直立位时，由于重力的作用，身体低垂部位（如下肢）静脉跨壁压增大，静脉扩张，静脉系统因此可容纳更多的血液而使回心血量减少。③骨骼肌的收缩作用：骨骼肌收缩时，肌内和肌间的静脉会受到挤压，且由于静脉中有只能向近心方向开放的瓣膜结构，因此挤压后，静脉血会向心脏方向流动，使静脉回心血量增加。之后骨骼肌舒张，肌内和肌间的静脉压力降低，静脉瓣的单向性可阻止静脉血流反流，而毛细血管中的血液将流入到静脉中。再一次肌肉收缩时，新进的血液将再次流向心脏。因此，骨骼肌必须作节律性的舒缩运动，方能提高回心血量。④心脏收缩功能：心脏收缩力越强，舒张期心室内压就越低，对静脉中血液的抽吸力就越大。当左心收缩功能下降时，左心室内压升高，肺静脉血液回流受阻，会出现肺淤血和肺水肿。当右心收缩功能下降时，体循环静脉血液回流受阻，会出现颈静脉怒张、肝大和下肢水肿等。⑤呼吸运动：会改变胸膜腔内压，使胸腔内的大静脉和右心房容积发生变化。吸气时，胸膜腔负压值增大，中心静脉压

降低，血液从外周流向大静脉，促进静脉血液的回流。呼气时胸膜腔负压值变小，静脉回心血量降低。

静脉回心血量是影响心功能的重要因素，与心肌收缩力成正相关。在急性心肌梗死等危急情况下，通过适当的体位，如半卧位，条件许可时同时两下肢垂于床沿下，可使静脉回心血量减少，继而降低心脏负担，可防止心肌梗死面积扩大。

（朱依纯　陶蓓蓓）

màibó
脉搏（pulse）

随着心脏的舒缩，血管内的压力和容积发生周期性变化导致血管管壁产生的周期性扩张和收缩，表现为周期性的搏动。包括动脉脉搏和静脉脉搏。浅表动脉脉搏的波形可用脉搏描记仪记录下来，称为脉搏图。

（朱依纯　陶蓓蓓）

dòngmài màibó
动脉脉搏（arterial pulse）

每个心动周期中，心脏节律性地收缩和舒张会使动脉中的压力和容积发生周期性的变化，动脉管壁因此发生的周期性搏动。动脉脉搏形成的主要原因有心脏间断性射血、主动脉等血管的弹性储器作用和外周血管阻力。因此，可反映心血管系统的功能和状态，如心率、心脏的收缩力、血管的充盈度、大动脉管壁的弹性等。检查脉搏时一般选择桡动脉，特殊情况下，可选择颞动脉、颈动脉、股动脉和足背动脉等。正常脉搏次数和心跳次数一样，节律均匀、间隔相等。正常成年人为60~100次/分，婴幼儿为130~150次/分，儿童为110~120次/分。中医学的脉诊就是医生根据患者体表动脉搏动的特点分析人体功能状态的方法。

脉搏描记仪可用来记录动脉脉搏。用脉搏描记仪记录出来的浅表动脉脉搏的波形称为脉搏图。典型脉搏图包括上升支和下降支。其中，正常脉搏波的上升支是心室收缩快速射血期主动脉压迅速升高，管壁扩张所产生，波形较陡。影响上升支斜率和高度的因素有心脏射血速度、心输出量和射血阻力。主动脉瓣狭窄时，射血阻力增大，上升支的斜率和幅度均减小。脉搏波的下降支前段的形成原因：心室进入减慢射血期时，射入动脉的血量减少，此时动脉管壁弹性回缩，动脉血压下降。之后，进入心室舒张期，心脏停止射血，动脉血压继续下降而形成下降支的剩余部分。心室舒张时，主动脉血液会向心室反流，在下降支中形成一个切迹，称为降中峡。反流的血液会迅速将主动脉瓣关闭，受闭合主动脉瓣的阻挡，会形成一个折返波，在下降支降中峡之后会形成一个向上的小波，被称为降中波。下降支的形态可大致反映外周阻力的高低和主动脉瓣的功能。外周阻力增高，脉搏波下降支的下降速率会变慢，降中峡的位置较高，降中波之后的下降支斜率较大。主动脉瓣关闭不全时，下降支斜率变大，降中波不明显甚至消失。

动脉脉搏波可沿动脉管壁进行传播，传播速度远高于血流的速度，且与血管的顺应性成反比。老年人主动脉硬化，脉搏波的传播速度可从正常人的3~5m/s加快到10m/s。

（朱依纯　陶蓓蓓）

jìngmài màibó
静脉脉搏（venous pulse）

心动周期中右心房血压的波动能够逆行传播到大静脉，使大静脉中的压力和容积发生周期性的波动，产生的静脉管壁搏动。正常人静脉脉搏不明显。严重心衰患者，由于静脉压升高，较易产生静脉脉搏，常在颈部静脉见到较明显的搏动。

（朱依纯　陶蓓蓓）

wēixúnhuán
微循环（microcirculation）

微动脉和微静脉之间的血液循环。是心血管系统和组织进行直接接触的地方，具有管壁薄、通透性大等特点，是心血管系统运输营养物质到组织细胞，并带走组织细胞中代谢废物这一基本功能的最终实现者。

组成 具有组织特异性。典型的微循环由微动脉、后微动脉、毛细血管前括约肌、真毛细血管、通血毛细血管（或直捷通路）、动静脉吻合支和微静脉等部分组成（图）。

微动脉 从小动脉末梢分支出的血管被称为微动脉。是毛细血管前阻力血管，是控制微循环

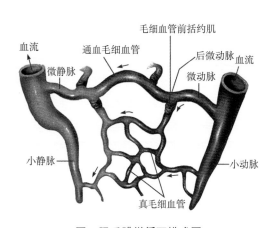

图　肠系膜微循环模式图

血流量的"总闸门"。微动脉壁中含有丰富的平滑肌细胞，而且其平滑肌细胞上有丰富的交感缩血管神经神经纤维的支配，并具有多种体液因子（如儿茶酚胺、血管紧张素）的受体，因此微动脉的管径可在神经、体液因素的调节下发生较大变化，这一现象在各级动脉中是最显著的。

后微动脉　从微动脉分支出更细的血管被称为后微动脉。每一根后微动脉向一根至数根真毛细血管供血。

毛细血管前括约肌　位于真毛细血管起始端，由1~2个平滑肌细胞围成。在微循环中，毛细血管前括约肌起到"分闸门"的作用，可控制下游毛细血管网的血流量。毛细血管前括约肌无自主神经支配，主要受局部代谢产物的调控。

毛细血管　人体最细微的血管，相互连接形成网状。毛细血管管径较小，平均为6~9μm，总厚度约5μm，因而血流速度很慢，红细胞只能单行通过。它由单层内皮细胞和外面的一薄层基膜构成，内皮细胞之间有微细裂隙。毛细血管不含有平滑肌细胞，因此不会发生主动收缩。其数量较多、分布广泛、血流速度较慢和通透性高，是血液和组织之间进行水分、氧（O_2）、二氧化碳（CO_2）、营养物质及代谢产物交换的主要场所。毛细血管网的疏密程度不同，在骨骼、心肌、肺、肾和许多腺体，由于代谢旺盛，毛细血管网很密；而骨、肌腱、韧带等，毛细血管网则比较稀疏。

微静脉　最细的微静脉属于交换血管，管壁没有平滑肌，较大的微静脉含有平滑肌，属于毛细血管后阻力血管，对毛细血管的血压产生影响，进而对毛细血

管液体交换和静脉回心血量进行调节。

血流通路　微动脉和微静脉之间除了真毛细血管的形式（迂回通路），还可以直捷通路和动静脉短路形式沟通。①直捷通路：指血液从微动脉经后微动脉、通血毛细血管（后微动脉的直接延伸，管壁平滑肌逐渐减少乃至消失）到微静脉的通路。经常处于开放状态，其功能是促进血液快速回流到静脉，不参与物质交换。常见于骨骼肌中。②动静脉短路：指血液经从微动脉经动静脉吻合支直接回到微静脉的通路。该通路血管壁较厚，有完整的平滑肌层，血管运动神经末梢丰富，可调节局部组织的血流量。功能是进行体温调节，不能进行物质交换，故称非营养性通路。多存在于人体某些部分的皮肤和皮下组织，特别是手指、足趾、耳郭等处。一般情况下，皮肤的动静脉吻合支处于关闭状态，以利于体内热量的保存。

调节因素　主要有下列因素。

神经因素　交感神经支配微动脉和微静脉，尤其在微动脉，其分布密度高。交感神经紧张性增高时，微循环阻力增大，血流量减少。

体液因素　去甲肾上腺素、肾上腺素、血管升压素、血管紧张素Ⅱ等，还包括气体信号一氧化氮（NO）和硫化氢（H_2S）等因素可调节血管壁平滑肌，可使平滑肌收缩或舒张；有的还能改变血管壁的通透性。

局部代谢产物　CO_2、乳酸、腺苷、组胺、钾离子、氢离子等可调节微循环中的后微动脉和毛细血管前括约肌，多数使局部血管舒张。

物质交换方式　组织细胞间

的空隙（组织间隙）中的液体被称为组织液，是血液和组织细胞进行物质交换的中间环节。物质交换主要有下列几种方式。

扩散　指液体中的溶质分子以浓度差为动力，从高浓度向低浓度移动。脂溶性的小分子（如O_2、CO_2）的扩散面为整个毛细血管壁。水溶性分子（直径小于毛细血管壁裂隙，如钠离子、氯离子、葡萄糖）通过毛细血管壁的裂隙进行扩散。特殊情况如下，脑中毛细血管内皮连接紧密，无毛细血管壁裂隙，仅水、O_2、CO_2可以通过；肝毛细血管内皮的裂隙很大，所有物质几乎都可以通过；肾小球毛细血管壁有窗孔（直径70~90nm的小孔），小分子溶质和小分子量蛋白均可自由通过。水还可通过水孔蛋白跨越细胞膜。

吞饮　直径大于毛细血管壁裂隙的溶质分子（如血浆蛋白），可被内皮细胞膜包围后形成吞饮囊泡后吞入胞质，运输到细胞另外一侧后被排出细胞外。

滤过和重吸收　液体中的水分和溶质从毛细血管向组织液的移动被称为滤过，反向的移动被称为重吸收。这在组织液生成中起到重要的作用。

（朱依纯　陶蓓蓓　陈莹）

zǔzhīyè
组织液（tissue fluid）　存在于细胞、毛细血管和毛细淋巴管之间的组织细胞间隙中的体液。又称细胞间液。生理情况下，组织液由毛细血管的动脉端不断产生，由血浆中的水、葡萄糖和无机盐透过毛细血管壁进入细胞间隙而形成，它是毛细血管和细胞间进行物质交换的媒介（图）。组织液和血浆之间的相互交换使得组织液各种成分保持相对稳定，从而

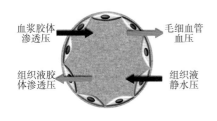

图　组织液生成示意图

使细胞有一个稳定的生存环境。绝大部分的组织液呈胶冻状，不能自由流动，只有极小一部分组织液呈液体，可自由流动。组织液中有很多胶体网状物，其化学成分为透明质酸、胶原和黏多糖，对水有强大的吸附能力。毛细血管处，促进液体滤过的压力与阻止滤过的压力的代数和称为有效滤过压。可用下式表示：

有效滤过压=（毛细血管血压+
组织液胶体渗透压）-
（组织液静水压+血浆胶体渗透压）

　　有效滤过压越大，组织液生成量越多。一般情况下，从毛细血管动脉端向静脉端移行过程中，滤过逐渐减少而重吸收逐渐增多。有效滤过压是影响组织液生成的决定性因素，它决定了血管内和组织细胞间隙之间的水平衡关系。

　　影响组织液生成的因素有：①平均有效流体静压：即毛细血管血压和组织液静水压之差，这是促使血管内液体滤出的力量。其中，毛细血管血压的高低取决于毛细血管前、后阻力的比值。比值增大时，毛细血管血压升高，组织液生成量增多。毛细血管血压升高常见于：微动脉扩张、肌肉运动、炎症部位和右心衰竭时，易出现组织水肿。②有效胶体渗透压：即血浆胶体渗透压和组织液胶体渗透压之差，胶体渗透压起到"吸引"水分子的作用，这

是促使液体回流至毛细血管内的力量。肝病、营养不良或者某些肾病时，血浆蛋白生成减少或大量丢失，血浆胶体渗透压下降；在烧伤或者过敏反应时，局部组织释放大量组胺，可使毛细血管通过性增大，致部分血浆蛋白渗出，组织液渗透压升高。以上这些情况都可使组织液生成增多而出现水肿。③淋巴回流：一般情况下，流经毛细血管的血浆中，只有 0.5%～2% 在毛细血管动脉端以滤过方式进入组织间隙，这部分液体中大约 90% 在毛细血管静脉端被重吸收入血液，其余进入毛细淋巴管成为淋巴液。当淋巴回流受阻（如丝虫病）时，组织液积聚在受阻淋巴管上游部位的组织间隙中而造成组织水肿。

（朱依纯　陶蓓蓓　陈莹）

línbāyè

淋巴液（lymph fluid）

组织液从组织间隙进入毛细淋巴管系统而形成的体液。淋巴系统是组织液回流入血液的一条重要旁路。淋巴管和淋巴结、脾等组成了淋巴系统。

　　组成　淋巴液中多以小分子蛋白质为主，也含有纤维蛋白原，在体外可凝固。毛细淋巴管稍膨大的盲端起始于组织间隙，相互吻合成网，逐渐汇合成大的淋巴管。毛细淋巴管的盲端管壁由单层内皮细胞组成，内皮细胞外无基膜，通透性很高。内皮细胞边缘像瓦片般互相覆盖，可向管腔内飘动，形成单向开放的活瓣。因此，虽然组织液中的微粒，如大分子蛋白质、细菌、红细胞、癌细胞等都可进入毛细淋巴管，但是不能倒流。毛细淋巴管汇合成集合淋巴管（管壁中有平滑肌层，可收缩）。此外，淋巴管中有瓣膜结构，淋巴不能倒流。"淋巴

管泵"（包括平滑肌收缩活动和瓣膜）和淋巴管周围组织（如肌肉收缩、相邻动脉搏动）对淋巴管的压迫可推动淋巴液的流动。淋巴管收集淋巴液，最终由右淋巴导管和胸导管进入静脉。组织液的量增多时，组织间隙中的胶原纤维和毛细淋巴管之间的胶原细丝可拉开重叠的内皮细胞边缘，淋巴液生成就会增多。组织液和毛细淋巴管内淋巴的压力差是淋巴生成的动力，组织液压力越大，淋巴生成速度越快。正常成年人每天生成的淋巴为 2～4L。

　　生理功能　①回收组织液中大部分蛋白质，使其重新进入循环血液，以维持血浆蛋白的浓度：淋巴液运回血液循环的蛋白质约占血液蛋白质的 1/2，为 75～200g。若淋巴管阻塞则组织液中蛋白质增多，导致淋巴水肿，这种情况可发生在寄生虫（如丝虫病）感染时，或转移的肿瘤细胞阻塞淋巴管时。②清除毛细血管不能重吸收的大分子：如小肠绒毛的毛细淋巴管对脂肪吸收有重要作用，80%～90%肠道的脂肪是通过这种途径入血的，故小肠淋巴为乳糜状，称为乳糜液。肠淋巴管吸收的乳糜液经集合淋巴管入肠淋巴干，再经过乳糜池、胸导管进入左侧的颈静脉角，回流入静脉，该过程称为乳糜回流。③具有防御和免疫功能：组织受损伤时进入组织间隙的红细胞、异物和细菌等可经淋巴回流带走。淋巴回流途中经过淋巴结时，淋巴结的淋巴窦中大量巨噬细胞可将这些微粒清除。此外，淋巴结产生的免疫细胞可经淋巴循环到达外周，发挥防御和免疫功能。④参与维持体液平衡：淋巴液回流量为 2～4L/d，相当于全身血浆总量，因而可起到调节血浆量和

组织液量平衡的作用。

(朱依纯 陶蓓蓓)

xīn-xuèguǎn huódòng de tiáojié

心血管活动的调节（regulation of cardiovascular activity）

机体根据内外环境的变化，能够对心血管活动作出的相应调节。可维持心输出量、动脉血压的相对稳定，将适量的血液及时输送到身体的各个部位，满足机体新陈代谢和功能活动的需要。主要包括神经调节、体液调节和自身调节三方面。

(袁文俊 王伟忠 王杨凯)

xīn-xuèguǎn huódòng de shénjīng tiáojié

心血管活动的神经调节（neural regulation of cardiovascular activity）

中枢和外周神经系统对心脏和血管活动的调节。神经调节一般是快速的、短期的调节，主要通过对心脏活动和阻力血管口径的调节来实现。

(袁文俊 王伟忠 王杨凯)

xīnzàng de shénjīng zhīpèi

心脏的神经支配（innervation of the heart）

心交感神经和心迷走神经对心脏活动的双重支配。又称双重神经支配。心交感神经兴奋加强心脏活动，而心迷走神经兴奋抑制心脏活动。

心交感神经及其作用 心交感神经的节前神经元胞体位于脊髓胸段 T1～T5 的中间带外侧柱，其轴突末梢释放乙酰胆碱，作用于节后神经元膜上的 N_1 型胆碱受体。节前神经纤维由脊髓发出后，经由相应节段的白交通支，进入椎旁神经链。心交感节后神经元胞体位于颈交感神经节和星状神经节。节后心交感神经纤维，沿着附近大血管的外膜表面到达心底部，再由此分布到心房和心室的传导系统、心房肌和心室肌。

右心交感神经以支配窦房结为主，主要影响心率；左心交感神经主要支配房室交界和心室肌，主要影响心室肌的收缩性。

心交感节后神经末梢释放去甲肾上腺素，作用于心肌细胞膜上的 β_1 和 β_2 受体（主要是 β_1 受体），相继激活 G 蛋白和腺苷酸环化酶，引起细胞内环腺苷酸（cAMP）水平升高，后者再激活蛋白激酶 A（PKA）和促进细胞内蛋白质的磷酸化过程，产生一系列生理效应。心交感神经对心脏的作用有正性变力、正性变时和正性变传导作用。正性变力作用是使心房、心室肌的收缩力加强，心脏每搏输出量增加；正性变时作用是使窦房结自发节律性发放加快，从而使心跳频率加快。正性变传导作用则是使心脏特殊传导系统的传导能力加强、传导速度加快。在人类，交感神经高度兴奋时（如高强度运动时），心输出量可比安静时增加 4 倍。正性变力作用主要由心肌细胞内 Ca^{2+} 增高引起。去甲肾上腺素通过激活心肌细胞膜上的 L 型钙通道，使动作电位平台期内 Ca^{2+} 内流增加，内流的 Ca^{2+} 又激活肌质网上的 RyR 受体，使其释放 Ca^{2+} 也增加，这是胞质内 Ca^{2+} 浓度升高的主要来源，占 80%～90%。同时，去甲肾上腺素能降低肌钙蛋白对 Ca^{2+} 的亲和力，加快肌质网对 Ca^{2+} 的回收，从而加速心肌的舒张过程。去甲肾上腺素的正性变时作用机制与其对心脏起搏细胞的舒张期去极化具有促进作用有关，通过加快窦房结 P 细胞4 期超极化内向离子流（I_f）的激活、延迟整流性钾电流去极化的衰减从而引起 4 期去极化速度加快、自律性提高、心率加快。去甲肾上腺素并不影响房室结的膜

电位，但能增强心肌慢反应细胞 I_{Ca-L}，从而增高其动作电位的振幅和加快上升支的速度，产生正性变传导作用。

心迷走神经及其作用 哺乳动物的心脏均接受左右两侧迷走神经的支配。迷走神经中有大量的轴突，其胞体位于延髓的迷走神经背核和疑核。支配心脏的副交感节前纤维行走于迷走神经干中，终止于心壁上的神经细胞体，再由这些细胞发出节后纤维支配窦房结、心房肌、房室结区和心室传导系统，心室肌也有少量迷走神经支配，但纤维末梢的数量远少于心房肌。左右两侧心迷走神经对心脏的支配也有差别，但不如心交感神经支配的差别显著。右侧心迷走神经对窦房结的支配占优势，兴奋时主要引起心率减慢；左侧心迷走神经对房室交界的支配占优势，兴奋时降低房室传导速度为主。

心迷走神经的节前和节后纤维末梢均以乙酰胆碱为递质。节前纤维末梢释放的乙酰胆碱作用于节后神经元胞膜上的 N_1 受体，节后纤维末梢释放的乙酰胆碱则与心肌细胞膜上的 M 型胆碱受体结合，通过 G 蛋白介导抑制腺苷酸环化酶，降低细胞内 cAMP 水平，进而降低 PKA 活性，产生与去甲肾上腺素相反的生物学效应，如心率减慢、房室传导减慢和心房肌收缩能力减弱，分别称为负性变时、负性变传导和负性变力作用。其作用机制在于：窦房结 P 细胞膜上的 M 受体与乙酰胆碱结合后，经 G 蛋白介导，激活乙酰胆碱依赖钾通道，引起 K^+ 外流增加，使其最大复极电位更加远离阈电位水平，同时抑制窦房结细胞 4 期内向电流 I_f，降低钙通道开放的概率，Ca^{2+} 内流减少，

自动去极化过程减慢，因而心率减慢，产生负性变时效应；房室交界区等慢反应细胞的 Ca^{2+} 内流减少，引起 0 期去极化幅度和速度减小，因而传导速度减慢，产生负性变传导效应；负性变力作用的主要原因是由于细胞内 cAMP 减少，环鸟苷酸（cGMP）增多，导致来自肌质网和细胞外进入胞质的 Ca^{2+} 均减少，胞质中 Ca^{2+} 浓度降低，同时复极化时 K^+ 外流加速，动作电位时程缩短，在每个动作电位中进入细胞的 Ca^{2+} 减少，导致心房肌收缩力减弱。迷走神经对心室肌的收缩性也有抑制作用，但是由于心迷走神经对心室肌的支配较少，因此心迷走神经兴奋对心室肌收缩的抑制作用很弱，心迷走神经兴奋所引起的心输出量减少的主要原因是心率减慢，而非心室肌收缩力减弱。

神经或肌肉等组织维持一定程度的持续性活动称为"紧张"。切断两侧迷走神经或应用抗胆碱药阿托品后，心率明显加快，而切断心交感神经则引起心率减慢，这表明心迷走神经和心交感神经通常具有紧张性活性，称之为心迷走紧张和心交感紧张，共同持续调节心脏活动。窦房结是心脏的正常起搏点，其自律性约为 100 次/分，但正常人安静时心率约为 70 次/分，这表明安静时心迷走紧张对心脏的作用要比心交感紧张更占优势。

其他神经纤维　心脏还存在多种肽能神经纤维，如神经肽 Y（NPY）、血管活性肠肽（VIP）和降钙素基因相关肽（CGRP）等，它们可与其他递质如乙酰胆碱共同存于同一神经元内，并共同释放，参与心肌和冠状血管活动的调节，如 CGRP 可加快心率，VIP 则能增强心肌收缩力和舒张

冠状动脉。递质共存的意义在于协调交感和迷走神经的支配作用，如 NPY 是在交感神经末梢中与去甲肾上腺素共存并且共同释放的递质，具有抑制迷走神经兴奋的作用。

（袁文俊　王伟忠　王杨凯）

xuèguǎn de shénjīng zhīpèi
血管的神经支配（innervation of the blood vessel）

除真毛细血管外，全身绝大多数血管的血管壁都有平滑肌分布，与心脏的双重神经支配不同，各类血管主要受单一的交感神经支配，副交感神经系统通常对多数血管的舒缩不起主要作用。毛细血管前括约肌一般没有神经分布，其舒缩活动主要受局部代谢产物的影响。真毛细血管只有一层内皮细胞，没有平滑肌，也没有神经支配。支配血管的传出神经主要有缩血管神经和舒血管神经。

缩血管神经　属于交感神经。交感缩血管神经纤维的节前神经元位于脊髓胸、腰段（T1 至 L2～L3）的中间带外侧柱内，发出轴突沿腹根走行一段后经由白交通支与椎旁交感链相连接形成突触，轴突末梢释放乙酰胆碱；节后神经元位于椎旁和椎前神经节内，节后纤维随相应节段的脊神经走行至末梢，末梢释放去甲肾上腺素。血管平滑肌细胞有 α 和 β_2 两类肾上腺素受体，去甲肾上腺素与 α 受体结合引起血管平滑肌的收缩，而与 β_2 受体结合则引起血管平滑肌的舒张。由于去甲肾上腺素对 α 受体的亲和力远高于 β_2 受体，因此交感缩血管神经纤维兴奋时主要引起缩血管效应。去甲肾上腺素与血管平滑肌膜上的 α 受体结合可引起细胞膜和肌质网对 Ca^{2+} 的通透性增高，平滑肌细胞内 Ca^{2+} 浓度上升，其

收缩活动随之加强。

在循环系统的不同部位，交感缩血管神经纤维支配的密度差异悬殊。皮肤、骨骼肌和内脏的小动脉和微动脉，交感缩血管神经纤维分布较为丰富，而静脉的交感缩血管神经纤维的支配则远较动脉为少。分布到皮肤血管的交感缩血管神经纤维十分密集，到达脑血管的交感纤维相当稀疏。在同一器官中，微动脉中的交感缩血管神经纤维密度最高，而真毛细血管不受神经纤维支配。血管运动控制的范围，通常与神经支配的密度直接相关。

血管平滑肌的舒缩反应，在整体内是直接取决于交感缩血管神经的传出冲动。在安静状态下，交感缩血管纤维持续发放 1～3 次/秒的低频冲动，称为交感缩血管紧张，维持着绝大多数血管的基础紧张性。交感缩血管紧张主要来源于延髓的心血管中枢，其发放的传出冲动变化，将引起阻力血管和容量血管紧张性的增高或降低，导致血管的收缩或舒张，这也是神经中枢控制循环的主要作用形式。在生理情况下，交感缩血管神经纤维的放电频率在数秒 1 次至每秒 8～10 次的范围内变动，这一变动范围可使血管口径在很大范围内发生变化，调节器官的血流阻力和血流量。当支配某一器官的交感缩血管纤维兴奋时，该器官的血流阻力增加，血流量减少；由于微动脉的交感缩血管神经纤维密度高于微静脉，引起该器官的毛细血管前阻力和后阻力比值增大，使毛细血管血压降低，组织液的生成减少而重吸收增加；同时该器官的容量血管收缩，促进静脉回流。体内各血管床的基础紧张性不同。皮肤血管的基础紧张性远低于骨骼肌

的血管床，但在其交感缩血管神经纤维受到同一频率的电刺激时，皮肤血管的收缩效应远较骨骼肌血管明显。脑和心脏血管床的缩血管神经纤维相对稀少，且通常不活动，当以极高频率刺激这些神经时，仅能引起轻度至中度的血管收缩。

舒血管神经 数量很少，且分布范围远较缩血管神经为小。此类神经既有交感性的，也有副交感性的，但节后纤维释放到血管平滑肌的递质均为乙酰胆碱。

交感舒血管神经纤维 主要分布于骨骼肌血管。在多数神经干中，缩血管神经与舒血管神经混杂存在，故对交感舒血管神经纤维的作用研究有一定困难。交感舒血管神经为防御反应调节系统的一部分，该神经平时无紧张性活动，仅在动物（如猫和狗）发生情绪激动，如恐惧、愤怒等，以及发动防御反应时才发放冲动。交感舒血管神经纤维兴奋时，末梢释放的乙酰胆碱与骨骼肌血管平滑肌上的 M 受体结合，促使骨骼肌血流量增加，这与肌肉强烈活动时的需要时相适应的。其效应可被抗胆碱药阿托品所阻断。人体内也有交感舒血管神经纤维的存在，但作用尚未肯定，有证据表明其在情绪激动引起的晕厥中起重要作用。

副交感舒血管神经 脑膜、唾液腺、胃肠外分泌腺和外生殖腺的血管平滑肌除接受交感缩血管神经纤维的支配外，还接受副交感舒血管神经纤维的支配。如面神经中有支配软脑膜血管和唾液腺血管的副交感舒血管神经纤维，节前神经元位于脑干的某些核团和脊髓骶段的中间带外侧柱，其轴突走行于脑神经和骶部副交感神经中，到达所支配的器官。

此类纤维均属于胆碱能性，纤维末梢释放乙酰胆碱，与血管平滑肌 M 受体结合引起血管舒张效应，没有紧张性活动。副交感舒血管神经纤维只对器官组织局部血流起调节作用，对循环系统总外周阻力的影响很小。

（袁文俊 王伟忠 王杨凯）

xīn-xuèguǎn zhōngshū
心血管中枢（cardiovascular center） 中枢内与控制心血管活动相关的神经元胞体集中的部位。在整体，心血管活动受到各级中枢神经结构的有效控制。它广泛分布于中枢神经系统从脊髓到大脑皮层的各个水平，其中延髓是调控心血管活动的最基本中枢部位。心血管中枢不仅接受来自躯体和内脏的各种感受器的传入信息，还接受来自高位中枢的调控信息。控制心血管活动的各部分神经元之间，心血管神经元和控制机体其他功能的各种神经元之间，均可发生不同的整合，以调节心血管活动，使之与机体的其他功能活动相适应。

脊髓 脊髓内的节前神经元位于脊髓的胸腰段和骶段的中间外侧柱内。躯体和内脏的传入冲动，通过三条通路影响中间外侧柱神经元：①短途脊髓通路。②由脊丘束和后索上行到延髓，后经网状脊髓束回到脊髓的较长通路。③到达脑桥以上脑区后再返回脊髓的长途通路。脊髓心血管神经元的活动主要受高位心血管中枢的控制，在心血管反射中起最后传出通路的作用。高位脊髓横断的患者，断面以下的脊髓与高位中枢失去联系，在脊髓休克期间，血压迅速下降到很低水平，而在休克恢复之后，血压虽可恢复一定水平，但是波动较大。说明脊髓交感节前神经元虽然可

完成某些原始的心血管反射，维持一定的血管张力，但是调节能力较低。

延髓 心血管活动基本中枢。1873 年，迪特马尔（Dittmar）采用在不同水平横切脑干观察脑干的不同层面对血压的影响，发现心血管功能的正常的紧张性活动起源于延髓，只要保留延髓及其以下中枢部分的完整，就可维持心血管正常的紧张性活动，并完成一定的心血管反射活动。因此，调节心血管活动的最基本中枢位于延髓，延髓腹外侧区是心交感神经和交感缩血管神经纤维紧张性活动的主要起源。

延髓腹外侧区 分为延髓头端腹外侧区（RVLM）和延髓尾端腹外侧区（CVLM）。前者兴奋时引起交感神经活动加强和血压升高，后者兴奋时产生交感神经活动抑制和血压降低。RVLM 位于延髓头端的腹外侧部，包括巨细胞旁外侧核和外侧网状核，其下行纤维直接投射到脊髓中间带外侧柱，控制交感节前神经元的活动。RVLM 与延髓的 C1 区（肾上腺素能神经元集中的部位）在空间位置上部分重叠，但RVLM到脊髓中间带外侧柱的下行通路所释放的递质仍不清楚。RVLM 与下丘脑室旁核、CVLM、孤束核都存在纤维联系，既能整合来自孤束核等核团接替的来自压力感受器、化学感受器等外周的信息，也能整合来自下丘脑和中脑防御反应区的信息，最终通过其下行通路控制脊髓中间带外侧柱的交感节前神经元的活动，进而引起心血管活动的变化。因此，RVLM 是产生和维持心交感神经和交感缩血管神经纤维紧张性活动的关键部位。CVLM 位于延髓尾端的腹外侧部，该处神经元并不直接

投射到脊髓的中间带外侧柱，而是投射到 RVLM，抑制 RVLM 心血管神经元的活动。

迷走神经背核和疑核 心迷走神经节前神经元的胞体主要位于延髓的迷走神经背核和疑核，并与其他心血管神经元和核团发生联系。多种传入冲动，尤其是压力感受器的传入冲动，在心迷走神经的紧张性形成中起重要作用。心交感中枢和心迷走中枢的紧张性活动存在相互抑制。在安静状态下，心迷走中枢的紧张性高于心交感中枢，故心率处于较低水平；而在精神紧张或运动状态下，心交感中枢的紧张性占优势，故心率加快。

孤束核 位于延髓背侧，是压力感受器、化学感受器、心肺感受器及骨骼肌感受器等传入纤维的接替站，接受来自下丘脑、小脑和脑干内核团的纤维投射，同时发出纤维投射到延髓腹外侧区、迷走神经背核和疑核、脑桥臂旁核和下丘脑室旁核等脑区和核团。因此孤束核是重要的心血管活动整合中枢。孤束核神经元兴奋时，迷走神经活动加强，而交感神经活动受到抑制。

其他脑区 位于延髓内侧的中缝核群对发动防御反应时的心血管活动增强有抑制作用；位于第四脑室底闩水平的后缘区，该处血-脑屏障较为薄弱，外周的体液因素可在此影响中枢神经元的功能活动。

延髓以上心血管中枢 延髓以上的脑干部分及大脑和小脑内，也存在与心血管活动有关的神经元，它们在心血管活动调节中起更为复杂的调控和整合作用。如刺激下丘脑前部的一个局限区域，可抑制交感神经活动，产生血管扩张、心率减慢和血压下降的效应，而刺激下丘脑后部则表现出交感神经系统激活的心血管效应；刺激自感觉运动皮质发出的与锥体束密切联系的短潜伏通路或刺激自眶皮质发出后在下丘脑换元的通路和由颞叶前部发出后部分穿行过下丘脑和部分直达脊髓的通路，均可诱发血压的变化。小脑蚓部皮质和位于深层的顶核，是小脑内参与循环控制的主要部位。

（袁文俊 王伟忠 王杨凯）

xīn-xuèguǎn fǎnshè

心血管反射 （cardiovascular reflex）

机体的内外感受器感受着内外环境的变化，并持续地发放传入冲动，经过多种途径不断地刺激相关的中枢神经元，反射性地产生多种心血管效应，以适应机体所处的状态或环境的变化。中枢心血管神经元的紧张性活动，会不断受到多种因素的影响。有些心血管反射形式属自控性质，对维持心血管活动的稳态具有重要的生理意义。

（袁文俊 王伟忠 王杨凯）

yālì gǎnshòuqì fǎnshè

压力感受器反射 （baroreceptor reflex）

心脏和全身各处的血管壁内的压力感受器感受内外环境刺激，对心血管活动所作出的规律性反应。主要有颈动脉窦压力感受器反射和主动脉弓压力感受器反射。体内某些血管的管壁上存在着对机械变形敏感的装置称之为压力感受器，它们在管壁受牵拉时发放传入冲动，颈动脉窦和主动脉弓区的压力感受器最为集中。

颈动脉窦和主动脉弓压力感受器 颈动脉窦位于颈内动脉起始部，此处动脉管壁略薄而膨大，外膜发达，其内含有大量胶原纤维，窦壁外膜深层有丰富的压力感受性神经末梢，呈树枝状分布或形成特异的环层结构。主动脉弓压力感受器位于主动脉弓及其附近的锁骨下动脉和头臂动脉根部，血管壁较厚，压力感受器末梢同样是位于外膜层。与颈动脉窦相比，主动脉弓压力感受器的灵敏度略低，可能与其所在部位的管壁较厚，不易被压力所形变有关。压力感受器本质上感受的是血管壁的机械牵张程度，而不是感受血压的变化。在一定范围内，压力感受器的传入频率与动脉管壁被扩张的程度呈正比。当动脉血压升高时，血管壁受到的牵张程度加大，血管壁变形，即可兴奋感受末梢，使其发放的神经冲动增加；反之，动脉血压下降，压力感受器受牵张减少，传入冲动发放随之减少。在一个心动周期内，随着动脉血压的波动，压力感受器所发放传入冲动的频率也发生相应的变化。

传入神经及其中枢联系 颈动脉窦压力感受器的传入神经纤维组成窦神经，后者加入舌咽神经后进入延髓，同孤束核及其附近的神经元发生突触联系。主动脉弓压力感受器的传入神经为主动脉神经，它走行在迷走神经干内。主动脉神经为结状神经节内双极细胞的外围突，其中枢突进入延髓后，同孤束核及其附近神经元产生突触联系。家兔和大鼠的主动脉弓压力感受器的传入纤维在颈部自成一束，与迷走神经伴行，称为主动脉神经或降压神经。颈动脉窦和主动脉弓的压力感受器反射是由下丘脑到延髓的相关结构相互作用而完成的，但是该反射的基本中枢位于延髓。颈动脉窦和主动脉弓的压力感受器传入神经在延髓孤束核换元后，一方面兴奋延髓尾端腹外侧区，通过抑制性神经递质 γ-氨基丁酸系统降低延髓头端腹外侧区的心血管神经元的活动，降低心血管交感中枢的紧张性活动；另一方面，兴奋延髓的疑核和迷走神经背核，增强心迷走中枢的紧张性活动；同时，孤束核发出纤维向上到达下丘脑前部和视前区，下丘脑这些区域的神经元再发出下行纤维，到达延髓迷走神经背核，兴奋迷走神经背核神经元，加强心迷走中枢的紧张性活动；孤束核还可通过抑制下丘脑防御反应区的神经元活动，增强心迷走神经的紧张性活动（图1）。此外，孤束核还有纤维到达下丘脑室旁核和神经垂体，抑制抗利尿激素的分泌，减少肾对水的重吸收而参与循环血量的调节。

效应 动脉血压升高时，压力感受器受刺激增强，一方面各原先已活动的感受单位放电频率加快，另一方面还有新的感受单位参与活动，致使经由窦神经传入的冲动显著增多。这些冲动主要上传到延髓的孤束核，经心血管中枢的整合后，引起交感性缩血管神经和心交感神经传出冲动减少，心迷走神经传出冲动增加，最终出现外周血管扩张、心率减慢和心缩力减弱，导致外周阻力

和心输出量降低，动脉血压下降；反之，动脉血压降低时，压力感受器传入冲动减少，压力感受器反射减弱，血压回升。压力感受器反射的生理意义在于调节短时间内发生的动脉血压的变化，维持动脉血压的稳态。

特点 ①压力感受器反射是负反馈调节，具有双向调节的能力：血压升高时，压力感受器反射活动增强，产生降压效应；而血压下降时，压力感受器的传入冲动减少，反射活动减弱甚至停止，导致对交感紧张性活动的抑制作用减弱，对迷走紧张性活动的增强作用也减弱，于是血压回升。机体通过这一双向的负反馈调节，维持动脉血压的相对稳定。②主要对血压的快速变化起缓冲作用，而对血压的缓慢变化敏感性较低：动物实验发现，把狗的压力感受器神经去除以后，其血压很不稳定，波动幅度较大，但一天的动脉血压的平均值并不高于正常狗。若将颈动脉窦区同体循环隔离，但保持此区的传入神经完好，用不同压力的生理溶液灌流窦区发现窦内压升高时，窦神经的传入冲动增加，全身动脉血压降低，窦内压降低时血压升高。根据窦神经的放电频率和动脉血压的关系绘制的曲线称为压力感受器反射功能曲线（图2）。动脉压力感受器传入冲动的频率与动脉血压之间的关系呈S形曲线：当血压低于50mmHg时，压力感受器不发放冲动；当血压超过50mmHg时，

压力感受器发放冲动的频率与动脉血压成正相关；当血压超过180mmHg时，压力感受器发放冲动的频率不再增加；当动脉血压在100mmHg附近发生变动时，两者之间的关系几乎为直线。压力感受器反射最为敏感，纠正偏离正常水平的血压的能力最强；动脉血压偏离正常值较远时，其纠正异常血压的能力越弱。③可发生压力感受器重调定：如当动脉血压发生缓慢、持续地升高时，压力感受器反射功能曲线向右上方移位，调定点上移，即发生了压力感受器反射重调定。这种重调定使压力感受器反射在较高血压水平的基础上对血压的变化进行调节，使血压维持在较高的水平。

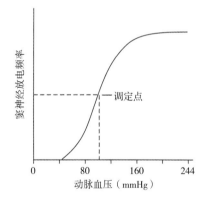

图2 压力感受器反射功能曲线

（袁文俊 王伟忠 王杨凯）

jǐngdòngmàitǐ hé zhǔdòngmàitǐ huàxué gǎnshòuqì fǎnshè

颈动脉体和主动脉体化学感受器反射（carotid body and aortic body chemoreflex） 颈动脉体和主动脉体的化学感受器受刺激激活对心血管活动所引发的反应。外周和中枢均存在化学感受器。颈动脉体和主动脉体属外周化学感受器。颈动脉体位于颈总动脉分叉处颈动脉窦的腹侧，由丰富

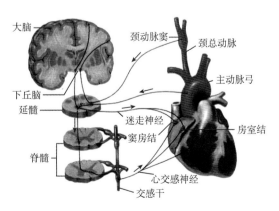

图1 颈动脉窦和主动脉弓压力感受器反射

的毛细血管网和其间的细胞群构成。颈动脉体的细胞有Ⅰ型细胞（丝球细胞）、支持细胞、感受器神经末梢和神经节细胞。Ⅰ型细胞数量最多，聚集成团，中央含有毛细血管，外周裹有支持细胞，两层细胞间混有神经末梢，组成一个功能单位。颈动脉体的血供来自颈外动脉的几个细分支。颈动脉体的传入纤维走行于窦神经中，加入舌咽神经后在延髓孤束核换元。主动脉体的分布比较分散，传入神经为主动脉神经，混行于迷走神经中，入颅后也终止于孤束核。

化学感受器的适宜刺激有动脉血中氧分压的降低、二氧化碳分压升高、pH下降以及动脉血流不足等，其中以动脉血氧分压的降低刺激最为敏感。乙酰胆碱、尼古丁等化学物质也能有效激活化学感受器。化学感受器激活所引发的反射活动，主要在于调节呼吸运动，但对心血管活动也有明显影响。由缺氧所引起的化学感受器反射能强烈兴奋心血管中枢从而升高血压。化学感受器兴奋可同时兴奋交感中枢和迷走中枢，但以心迷走中枢的兴奋为主，而血压升高则是交感缩血管中枢兴奋所致，引起循环血量的重新分配。因此，化学感受器心血管反射的生理意义主要体现在缺氧、窒息或脑供血不足而危及生命时，增加外周血管阻力，使循环血量发生重分配，以保证心、脑等重要器官的血供。

（袁文俊　王伟忠　王杨凯）

xīn-fèi gǎnshòuqì fǎnshè

心肺感受器反射（cardiopulmonary receptor reflex）　心肺感受器受刺激后对心血管活动所引发的反应。心肺感受器，又称低压力感受器，分布在循环压力比较

低的部位，如腔静脉、心房、心室以及肺动脉主干及其主要分支。心脏的机械感受器按其部位可分为心房感受器和心室感受器；按其联系的传入神经可分为交感神经和副交感神经。心肺感受器发生的兴奋主要是由心房内血容量增多或中心静脉压升高导致心房壁受牵张所引起。生理情况下，心房壁的牵张刺激主要由血容量增多引起，因此也称为容量感受器。由心房充盈扩张刺激所引起的容量感受器反射的效应是心率减慢、血压降低、利尿和尿钠排出增多，调节循环血量和细胞外液量。容量感受器兴奋后，其传入冲动经迷走神经进入中枢后，使延髓心血管交感中枢紧张性降低，心迷走中枢紧张性增强，产生心率减慢，心输出量减少，外周阻力血管舒张，血压降低。容量感受器反射所引起的利尿和尿钠排出增加的效应，一方面是由于传入冲动经迷走神经进入中枢后，使下丘脑视上核、室旁核释放血管升压素减少，导致远端小管和集合管对水的重吸收减少，尿量增多；另一方面感受器的传入冲动反射性引起肾交感神经活动减弱，肾血流量增加，肾小管对钠的重吸收减少，同时肾素释放减少，抑制肾素-血管紧张素-醛固酮系统的活动；心房肌释放心房钠尿肽增多，促进肾排钠、排水。心室感受器可感受机械性和化学性的刺激，其传入纤维行走于迷走神经或交感神经干中，但生理功能还不清楚，有待进一步研究。

（袁文俊　王伟忠　王杨凯）

xīn-xuèguǎn huódòng de tǐyè tiáojié

心血管活动的体液调节（humoral regulation of cardiovascular activity）　血液和组织液中的一些

化学物质（体液因子）对心脏和血管活动的调节。这些因子通过作用于心血管系统中的特定受体而影响心血管活动。从结构上看，体液因子多为多肽类，也有儿茶酚胺类和气体类等其他结构。从来源和作用方式上看，有些因子主要由心脏和血管细胞自身所产生，经组织液传播，以自分泌和旁分泌方式影响心血管活动；有些因子则来自心血管以外的组织，经血液传播，以内分泌方式影响心血管活动。

（袁文俊　林丽）

shènsù-xuèguǎnjǐnzhāngsù xìtǒng

肾素-血管紧张素系统（renin-angiotensin system，RAS）　在维持水、电解质平衡中起显著作用，并是循环血压及各器官血循环的重要体液调节系统。

组成　RAS由多种分子组成，包括肾素、血管紧张素原、血管紧张素转化酶（ACE）、ACE2、血管紧张素Ⅰ（AngⅠ）、AngⅡ、Ang1～7、AngⅢ和AngⅣ等。肾素是天冬氨酰蛋白酶，由肾素原激活而来。血管紧张素原是肾素唯一的底物，由452个氨基酸残基构成，在肾素酶解作用下释放出氨基端的10个氨基酸残基，即为AngⅠ（Ang1～10）；AngⅠ在ACE酶解作用下形成AngⅡ（Ang1～8）；AngⅡ在ACE2酶解作用下形成Ang1～7，或在氨基肽酶作用下形成AngⅢ（Ang2～8）和AngⅣ（Ang3～8），最后经肽链内切酶代谢成无活性片段。心脏和血管组织既表达RAS系统的核心底物血管紧张素原，也产生肾素和ACE，因而能够形成完整且相对独立的RAS，其中AngⅡ和Ang1～7等分子对心血管活动具有重要调节作用。

功能　从生物学效应来看，

RAS 可大致分为 ACE-Ang Ⅱ-AT$_1$ 和 ACE2-Ang1～7-Mas 两条功能轴。Ang Ⅱ 是 RAS 中被认识最早且最深入、生物活性也最为突出的因子，其受体为血管紧张素受体（AT），分 AT$_1$ 和 AT$_2$ 亚型，在心血管系统分布的主要是 AT$_1$ 亚型，系 G 蛋白偶联受体，胞内信号转导主要依赖于磷酸肌醇系统。ACE-Ang Ⅱ-AT$_1$ 轴激活所产生的突出效应是收缩血管、升高血压、促进心肌细胞肥大及促进血管平滑肌细胞增殖，与高血压、慢性心力衰竭、心肌肥厚等心血管疾病密切相关。与此相反，ACE2-Ang1～7-Mas 轴则具有舒张血管、降低血压、抑制细胞增殖等效应（Mas 系 Ang1～7 的受体），被认为可用来开发抗高血压等心血管疾病的药物。除上述两条功能轴外，肾素和肾素原也不仅作为酶而存在，而且能够激活肾素（原）受体而直接引起生物学效应。肾素（原）受体于 2002 年被发现，是第一个被发现的天冬氨酰蛋白酶受体，既与肾素结合，也与肾素原结合，与后者亲和力更高。肾素（原）受体在心、肾和冠状动脉等组织均有分布，能够激活胞内 ERK1/2 和 p38 信号通路，引起促纤维化和促炎症效应，其病理生理意义仍待进一步研究。

在某些病理情况下，如失血，ACE-Ang Ⅱ-AT$_1$ 激活对维持循环功能起重要作用。但在高血压、慢性心力衰竭等多种心血管疾病状态下，ACE-Ang Ⅱ-AT$_1$ 持续激活直接促进疾病发生和发展，抑制其活性在临床上已被作为重要的治疗靶标。常用的药物是血管紧张素转换酶抑制药（ACEI）和 AT$_1$ 受体拮抗剂即血管紧张素 Ⅱ 受体拮抗剂（ARB），用于治疗高血压、慢性心力衰竭、心肌肥厚、

心肌缺血/再灌注损伤、冠脉成形术后再狭窄等心血管疾病。ACEI 不仅抑制 Ang Ⅱ 产生，而且能够抑制缓激肽降解，在临床已被用作治疗高血压和慢性心力衰竭的一线药物，能够有效控制血压、减轻心脏负荷、改善心功能，对心肌肥厚的延迟甚至逆转作用更是优于其他降压药与抗心衰药。ARB 也已应用于临床，理论上，其优越性在于不仅可阻断 ACE 途径产生的 Ang Ⅱ，而且可阻断非 ACE 途径产生的 Ang Ⅱ；同时，ARB 不影响缓激肽的代谢，咳嗽等不良反应少见，易被患者接受。从有关治疗高血压和慢性心力衰竭的对比研究结果来看，ARB 并未表现出优于 ACEI，但也具有疗效，被推荐用于不能耐受 ACEI 的患者。此外，ACEI 与 ARB 联合用药正在临床探索中。

（袁文俊　林　丽）

shènshàngxiànsù hé qùjiǎshèn-shàngxiànsù

肾上腺素和去甲肾上腺素（epinephrine and norepinephrine）

肾上腺素（E）和去甲肾上腺素（NE）属于儿茶酚胺类，由酪氨酸代谢而来。循环血液中的 E 和 NE 主要来自肾上腺髓质，当交感神经兴奋时 E 和 NE 释放增多。E 和 NE 通过肾上腺素受体产生生物学效应，该受体有 α$_1$、α$_2$、β$_1$、β$_2$ 和 β$_3$ 亚型，均为 G 蛋白偶联受体。NE 与 α 亲和力很高，其次为 β$_1$，与 β$_2$ 亲和力很低；E 与 α、β$_1$ 和 β$_2$ 亲和力均较高。

人类心脏主要表达 β$_1$ 受体，被 E 和 NE 激活后，短时间内主要为强心作用（心脏收缩力增强且心率加快），长时间则可诱导心肌肥厚等效应。E 在临床上被用作强心药；NE 对离体心脏也有强心作用，但在整体状态下，NE 升

高血压的效应引起压力感受器反射，导致反射性心率减慢。血管对 E 和 NE 的反应取决于血管平滑肌上 α$_1$ 和 β$_2$ 受体的分布情况。皮肤、肾和胃肠道的血管 α$_1$ 占优势，E 引起血管收缩；骨骼肌和肝的血管 β$_2$ 占优势，E 通常引起血管舒张。NE 主要作用于 α 受体，因 α$_1$ 分布于多数血管平滑肌，故 NE 可使多数血管强烈收缩，外周阻力增大，血压升高，在临床被用作升压药。

肾上腺素能系统活性改变与心血管疾病密切相关。β 受体拮抗剂应用于临床治疗心血管疾病已近半个世纪，是治疗高血压、慢性心力衰竭、缺血性心脏病及快速型心律失常的基础药物。

（袁文俊　林　丽）

nèipí xìbāo suōxuèguǎn yīnzǐ

内皮细胞缩血管因子（endothelium-derived contracting factor，EDCF）

血管内皮细胞生成和释放的收缩血管的活性物质。血管内皮细胞是衬在血管腔面的单层细胞，直接与血液接触，能够合成并分泌多种活性因子。这些因子有些向管腔面释放，进入血液，影响血栓形成与溶解；有些则向血管外膜面释放，以旁分泌/自分泌方式影响血管平滑肌和内皮自身的活动。依据对血管平滑肌的效应，内皮生成的因子可大致分为缩血管和舒血管两大类，前者主要包括内皮素（ET）和血栓烷 A$_2$（TXA$_2$）等因子。

内皮素 是多肽类因子，由 21 个氨基酸残基构成，缩血管作用强于血管紧张素 Ⅱ，因最初从培养的猪主动脉内皮细胞上清中被发现而得名。ET 有 ET-1、ET-2 和 ET-3 三种异形肽，分别由位于染色体不同部位的 ET 基因表达产生。心血管组织主要产生 ET-1，

其中血管内皮是 ET-1 的最大来源。ET 受体分 ET_A 和 ET_B 亚型，均为 G 蛋白偶联受体，前者与 ET-1 有特异亲和性，后者与三种 ET 亲和力基本相同。ET-1 主要以旁分泌/自分泌方式影响心血管活动，其突出效应是强烈收缩血管平滑肌并刺激心血管细胞增殖/肥大。对于血管，ET-1 具有强烈收缩血管、促进血管平滑肌细胞增殖与迁移、促进细胞外基质合成与血管纤维化等作用，主要由分布于血管平滑肌的 ET_A 受体所介导；对于心脏，ET-1 具有收缩冠状动脉、致心肌细胞肥大、促进成纤维细胞增殖与胶原合成（促进心脏纤维化）以及致心律失常等作用，主要由分布于心肌的 ET_A 受体所介导。ET 与肺动脉高压和慢性心力衰竭等心血管疾病密切相关。ET 受体拮抗剂已获批用于临床治疗原发性肺动脉高压；也被用于慢性心力衰竭和原发性高血压等疾病的临床试验，可望有新的临床应用。

血栓烷 A_2　由前列腺素 H_2（PGH_2）在血栓素合成酶作用下转化而来，PGH_2 则由花生四烯酸在环加氧酶作用下代谢而来。PGH_2 衍生的另一物质是前列腺素 I_2（PGI_2）。TXA_2 除在内皮细胞合成外，还在血小板合成。TXA_2 具有收缩血管和使血小板聚集的作用，而 PGI_2 作用恰好相反，正常状态下两者处于相互对抗的平衡状态。小剂量阿司匹林可使 TXA_2、PGI_2 之间的平衡向 PGI_2 倾斜。阿司匹林使环加氧酶活性位点的丝氨酸残基乙酰化从而不可逆地抑制该酶活性，造成花生四烯酸代谢障碍，PGI_2 和 TXA_2 产生均减少。但是，内皮细胞能够在数小时内产生新的环加氧酶，较快补充 PGI_2 生成。而血小板不同，

只有当新生的血小板进入循环才能补充此酶，血小板半衰期约为 4 天，因此血小板环加氧酶补充较慢，TXA_2 也因此产生迟缓。连续应用小剂量阿司匹林能较长时间抑制凝血机制，在临床上用于心肌梗死、不稳定性心绞痛和脑卒中等疾病的一级和二级预防。

（袁文俊　林　丽）

nèipí xìbāo shūxuèguǎn yīnzǐ
内皮细胞舒血管因子（endothelium-derived relaxing factor，EDRF）

血管内皮细胞生成和释放的舒张血管的活性物质。包括一氧化氮（NO）、前列环素和内皮超极化因子（EDHF）等，其中 NO 是最主要的因子。

一氧化氮　是第一个被发现的气体信号分子，其发现者美国科学家罗伯特·弗朗西斯·弗奇戈特（Robert Francis Furchgott）、路易斯·伊格纳罗（Louis J Ignarro）和费里德·穆拉德（Ferid Murad）获得了 1998 年诺贝尔生理学或医学奖。NO 由细胞内的 L-精氨酸在一氧化氮合酶（NOS）催化作用下产生，在体内半衰期约 5 秒钟，然后被氧化成硝酸根或亚硝酸根。生理条件下，心血管系统中的 NO 主要来自血管内皮，低氧、去甲肾上腺素、血栓烷 A_2、内皮素、血管升压素、组织胺等化学刺激可增加 NO 产生；物理刺激，如血流增加引起血管壁的剪切应力，也可增加 NO 产生。内皮细胞在基础状态下即向血管平滑肌和血管腔内释放 NO，除维持血管张力（内皮依赖性舒张）和血压稳定外，NO 与前列环素协同抑制血小板和白细胞黏附于血管内膜，阻止血栓形成。此外，NO 能够抑制血管平滑肌增殖，减少胶原纤维和弹力纤维产生，有助于防止血管硬化、狭窄

等病变。过量 NO 可与氧自由基反应生成氧化性极强的 $ONOO^-$，可引起细胞损伤。NO 作用机制在于其能够自由穿过细胞膜，直接激活细胞内可溶性鸟苷酸环化酶，使细胞内第二信使环鸟苷酸（cGMP）增加，继而使肌球蛋白轻链去磷酸化，导致血管舒张。众多内源性血管活性物如乙酰胆碱、缓激肽、组胺、P 物质和 5-羟色胺等引起的内皮依赖性血管舒张主要都是由 NO 所介导。

前列环素　由前列腺素 H_2（PGH_2）在前列环素合成酶的催化作用下产生。又称为前列腺素 I_2（PGI_2），PGI_2 主要在内皮细胞内合成，在血管中膜和外膜也有少量合成。与 NO 类似，血管壁的剪切应力、低氧及一些刺激 NO 产生的化学因子也刺激 PGI_2 产生和释放，该过程依赖于胞内 Ca^{2+} 浓度升高。PGI_2 通过其受体与腺苷酸环化酶偶联引起环腺苷酸（cAMP）升高而致血管舒张。在多数血管，尤其是大血管，PGI_2 本身对内皮依赖性血管舒张的作用可忽略，它主要辅助 NO 起作用。

内皮超极化因子　能够开放钾通道，使血管平滑肌细胞超极化，舒张血管。EDHF 的化学本质尚不清楚，可能不是单一的物质。环氧化花生四烯酸和 H_2O_2 等因子可能是 EDHF，这些因子均可引起血管平滑肌细胞超极化。还有研究认为，内皮细胞超极化可通过缝隙连接以电传递的方式直接引起平滑肌细胞超极化，即 EDHF 是过程或机制而不是一种物质。EDHF 是引起内皮依赖性血管舒张的后备辅助力量，当 NO 这一主导因子合成或功能障碍时，EDHF 可能发挥重要作用。

（袁文俊　林　丽）

lìniàonàtài
利尿钠肽 (natriuretic peptide)

参与维持机体水盐平衡和血压稳定的多肽。主要包括心房钠尿肽（ANP）、脑钠肽（BNP）和C型利尿钠肽（CNP），三者分别由28个、32个和22个氨基酸残基构成，结构高度同源。利尿钠肽类的生物学效应主要是利钠、利尿（促进肾排钠、排水）、扩血管、降血压。利尿钠肽类受体至少有A、B、C三种亚型。A和B是介导利尿钠肽类生物学效应的主要亚型，两者均与鸟苷酸环化酶相偶联，引起第二信使环鸟苷酸（cGMP）增加；C亚型不与鸟苷酸环化酶偶联，利尿钠肽与之结合后可被细胞内吞而降解，被称为清除受体。ANP主要由心房肌细胞合成并释放，也被称为心钠素，在内皮细胞也有合成，具有明显的利尿、降压作用。BNP主要由心室肌产生，其次是脑，其利尿、扩血管等作用较ANP弱。CNP主要存在于血管系统，对其认识尚少。

利尿钠肽类是诊断慢性心力衰竭的标志分子之一。慢性心衰患者血浆ANP和BNP浓度均升高（分别源自心室肌和心房肌产生增加），有症状者较无症状者更高，两者对于心衰均有诊断学意义，以BNP更为敏感和准确。心衰时体内利尿钠肽类增加系代偿性和保护性机制，外源性给予利尿钠肽类也被作为治疗手段，如奈西立肽（重组的BNP），2002年得到美国食品和药物管理局许可用于临床治疗心衰。

（袁文俊 林 丽）

qìtǐ xìnhào fēnzǐ
气体信号分子 (gaseous signal molecule)

具有在酶催化下内源性产生、不依赖于膜受体而能自由通过细胞膜，在生理浓度下有明确特定功能的小分子气体物质。包括一氧化氮（NO）、一氧化碳（CO）和硫化氢（H_2S）。NO于20世纪80年代被证实为内皮细胞舒血管因子，具有舒张血管、抑制血小板聚集等生物学效应，NO的第二信使环鸟甘酸（cGMP）也被发现，确定了NO为信号分子。

20世纪90年代中期，发现血红蛋白代谢生成胆绿素的过程中产生CO，也以cGMP作为第二信使引起生物学效应，CO因此成为第二种被发现的气体信号分子。CO可在各种组织细胞中产生，约70%来自血红素加氧酶催化血红素生成胆绿素的过程。CO生物学效应与NO高度类似，能够激活鸟苷酸环化酶使胞内cGMP增加，也能开放钾通道使平滑肌细胞超极化，舒张血管，对NO的作用有辅助意义。同时期，H_2S被发现对神经系统尤其是海马的功能具有调节作用，并能调节消化道和血管平滑肌的张力，数年后H_2S信号转导机制研究也有突破（第二信使尚未明确），支持H_2S成为第三种被发现的气体信号分子。H_2S的唯一底物来源是L-半胱氨酸，合成酶包括胱硫醚-β-合成酶（CBS）和胱硫醚-γ-裂解酶（CSE），心血管组织主要含有CSE。在心血管系统中，H_2S对血管具有舒张作用，对心肌具有负性变力作用，在缺血/再灌注等病理状态下具有保护作用。

（袁文俊 林 丽）

lǜhuànà
氯化钠 (sodium chloride)

食盐的主要成分。化学式为NaCl。是人类生存最重要的物质之一。人体的细胞外液（包括血浆和组织液）溶解有Na^+、K^+、Ca^{2+}、Mg^{2+}、Cl^-、HCO_3^-等多种电解质，其中Na^+和Cl^-含量最高，它们对于维持细胞外液渗透压和容量、维持细胞兴奋性和电活动具有不可替代的作用。

食盐的摄入为机体所必需，但长期高盐摄入会增加高血压和心脑血管疾病（如冠心病、心肌梗死和脑卒中）发病风险。盐摄入过多引起血液中钠浓度升高，渗透压相应升高，为了维持渗透压稳定，机体排水减少，导致血容量增加，血压升高。除了升高血压间接造成心血管损伤外，高盐还直接导致血管内皮功能受损，使NO生成减少，并且引起氧化应激、炎症反应、肾素-血管紧张素系统激活等效应，直接对心血管系统及肾等靶器官造成损害。此外，不同个体对盐的敏感性不同，由于盐敏感所致的高血压被称为盐敏感性高血压。中国人群中15%~40%会因高盐摄入而发生高血压，而在原发性高血压患者中，盐敏感者达到60%。

限制盐的摄入是降低血压及减少心脑血管疾病发病率和死亡率的重要措施。成年人每日摄入约3g食盐即可满足机体需要，世界卫生组织建议成年人每日摄入食盐不超过5g。中国人摄盐量普遍较高，而高血压患者已超过2亿，因此，控制摄盐量对中国人来说尤显重要。

（袁文俊 林 丽）

xīn-xuèguǎn huódòng de zìshēn tiáojié
心血管活动的自身调节 (auto-regulation of cardiovascular activity)

心脏和血管在没有神经和体液因素调节时，在一定的血压变动范围内，器官、组织本身的血流量仍能通过局部血管舒缩活动得到适当的调节。体内各器官的血流量的大小，主要取决于该器官的代谢活动，代谢活动愈强，血流量就愈大。如肌肉在静息状态下血流量仅 4ml/（min·100g），但剧烈运动时肌肉代谢率可增加 60 倍，血流量可增加至 80ml/（min·100g）以上。器官血流量的调节是通过代谢性自身调节机制和肌源性自身调节机制，改变该器官阻力血管的口径实现的。

代谢性自身调节机制：当组织代谢活动增强时（如肌肉运动），局部组织中的氧分压降低，而代谢产物如 CO_2、H^+、腺苷、ATP、K^+ 等积聚增多，可引起局部微动脉和毛细血管前括约肌舒张，使局部组织的血流量增多，为组织提供氧并带走代谢产物。当组织中的氧分压升高，代谢产物被清除移走，局部的微动脉和毛细血管前括约肌又收缩，血流阻力增大，组织的血流量降至原先水平。

肌源性自身调节机制：许多血管平滑肌本身常保持一定的紧张性收缩，称肌源性活动。当器官内血管的灌注压突然升高时，阻力血管的跨壁压增大，血管平滑肌受牵张，可使血管平滑肌的肌源性活动进一步增强，血管收缩，对血流的阻力增加。此时器官的血流量并不因血管灌注压升高而增加，而是保持相对稳定。器官内血管的灌注压突然降低时，则发生相反的变化，结果也是维持器官血流量相对稳定。此现象在毛细血管前阻力血管段及肾血管较明显，也见于脑、心、肝、肠系膜及骨骼肌的血管。

（袁文俊　任安经）

器官循环（organ circulation）

血液经动脉灌注入器官并进行物质交换后，经静脉回流离开器官的循环过程。体内器官的血流量一般与灌注该器官血管的动脉压与静脉压之差成正比，与该器官血管对血流的阻力成反比，符合泊肃叶（Poiseuille）定律所表述的关系。由于各器官的解剖结构和功能不同，器官血流量的调节有着各自的特殊规律。

（袁文俊　任安经）

冠状动脉循环（coronary circulation）

营养心脏的血液循环。心脏的血液供应来自左冠状动脉、右冠状动脉（简称冠脉），经小动脉、毛细血管、小静脉最后经冠状静脉窦和心前静脉进入右心房。

解剖特点　左冠状动脉、右冠状动脉从主动脉根部发出，其主干行于心脏的表面，小分支多以垂直于心脏表面的方向穿入心肌，并在心内膜下层分支成丰富的毛细血管网，毛细血管以 1:1 的比例支配心肌纤维。心肌纤维如较长时间负荷过大，可发生代偿性肥大，其时毛细血管的数量却不能相应增多，因此肥大的心脏较易发生相对缺血。冠状动脉分支之间的侧支吻合较细，血流量少，因此当冠状动脉突然阻塞时不易很快建立侧支循环，常可导致心肌梗死。如果冠脉阻塞缓慢形成，则冠脉侧支可逐渐扩张，建立新的侧支循环，能发挥一定的代偿作用。

生理特点　包括下列特点。

途径短　冠状动脉循环的途径短，血流快。血液从主动脉根部起，经冠状血管再回流到右心房全程只需几秒钟。

血压较高　冠状动脉直接开口于主动脉根部，离左心室最近，且血流途径短，因此冠状动脉内的血压相对较高。

血流量大　安静状态下，人冠状动脉血流量约为 225ml/min，占心输出量的 4%~5%，而成年人的心脏重量约 300g，只占体重的 0.5%。肌肉运动时冠状动脉血流量可达到静息时的 4~5 倍。

静息时动脉血和静脉血含氧量之差大　心肌细胞富含肌红蛋白，摄取氧的能力很强。动脉血流经心脏后，其中 65%~70% 的氧被心肌摄取，比其他器官的摄氧率约高 1 倍。因此，冠状静脉血液中的氧含量较低。机体进行剧烈运动时，主要依靠冠脉血管的扩张，增加冠脉血流量来满足心肌耗氧量急剧增加的需要。

血流量有明显的时效性　由于冠脉的分支大部分深埋于心肌组织之中，心肌的节律性收缩必然对冠脉血管产生节律性挤压，因此冠脉血流量会产生节律性时相变化（图）。由于左心室肌层比右心室肌层厚，左冠状动脉血流受心肌收缩的影响更为显著。左心室在等容收缩期开始时，心室壁张力升高，将肌纤维之间的小血管压闭，左冠状动脉血流量突然减少，甚至发生逆流。随着左

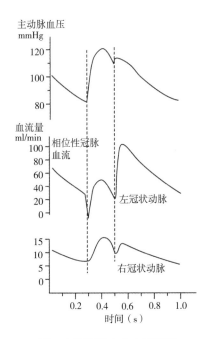

图　心动周期中左右两冠状动脉血流变化特点

心室射血，主动脉压升高，冠状动脉压也随之升高，冠脉血流量增加；但进入缓慢射血期时，冠脉血流量又减少。在等容舒张期开始时，心肌对冠脉的挤压作用减弱或消失，冠脉血流阻力减小，血流量迅速增加，到舒张早期冠脉血流量最多，后逐渐减少。主动脉舒张压升高时，冠脉流量增加；心率加快，导致舒张期明显缩短，则冠脉血流量减少。心室射血时，血流迅速通过主动脉瓣膜口，可引起侧压强下降，不利于冠脉供血。在主动脉瓣狭窄时，血液以更高的速度射出，侧压强急剧下降，甚至低于冠状动脉压而引起冠状动脉主干内的血液倒流入主动脉，导致心肌缺血，可引发心绞痛。

调节 主要有下列几种。

心肌代谢水平调节 心肌收缩的能量来源几乎只依靠氧化代谢。冠脉血流量与心肌代谢水平成正比，当心肌耗氧量增加或心肌组织中的氧分压降低时，心肌中的某些代谢产物增高，可引起冠脉舒张，冠脉血流量增加。当心肌代谢增强而使局部组织中氧分压降低时，心肌细胞中的 ATP 分解为 ADP 和 AMP。冠脉血管周围间质细胞中的 5-核苷酸酶可使 AMP 分解产生腺苷，对小动脉有强烈的舒张作用。心肌的其他代谢产物如 H^+、CO_2、乳酸、缓激肽、前列腺素 E 等，也有舒张冠脉的作用。

神经调节 在冠状动脉的平滑肌上有交感神经和迷走神经的分布，也有 α 和 β 肾上腺素受体。α 受体被激活时引起冠脉收缩，β 受体被激活则引起冠脉舒张。①心交感神经兴奋释放的去甲肾上腺素作用于 α 受体，使血管收缩，但去甲肾上腺素还有增强心

肌代谢的作用，产生的局部代谢产物可引起冠脉舒张，冠脉血流量增加。②迷走神经一方面能使冠脉舒张，另一方面又使心脏活动减弱，心肌代谢率降低，继发性引起冠脉收缩。故刺激迷走神经对冠脉血流量的影响较小。健康人在剧烈运动时，交感神经兴奋使全身血管收缩而冠脉血管及脑血管不收缩，以保证心、脑有足够的血液供应。

体液调节 肾上腺素和去甲肾上腺素主要通过增强心肌代谢活动和耗氧量使冠脉血流量增加；也可直接作用于冠脉血管上的肾上腺素受体，引起冠脉血管收缩或舒张。甲状腺激素增多时，使心肌代谢水平提高，冠脉舒张，冠脉血流量增加。大剂量血管升压素和血管紧张素 Ⅱ 能使冠状动脉收缩，冠脉血流量减少。

冠脉血流量和冠脉狭窄程度的关系 冠脉具有较大的储备，冠脉不同程度狭窄时，冠脉血流量与狭窄程度呈反 S 形曲线。在心外膜大冠脉狭窄程度低于 85% 时，心内膜下小冠脉扩张，血流量变化不大。因为冠脉灌注压在 60~180mmHg，冠脉血流量有自身调节机制，能保持冠脉血流量相对稳定。当冠脉狭窄程度达 85%~95% 时，冠脉血流量急剧下降，此时心功能出现明显异常，心电图也出现缺血性改变。

（袁文俊　任安经）

fèi xúnhuán

肺循环（pulmonary circulation）

血液由右心室射出，经肺动脉及其分支到达肺毛细血管，再经肺静脉回到左心房的血液循环。又称小循环。右心室射入肺动脉的血液是静脉血，在肺内摄取肺泡内的 O_2，同时 CO_2 弥散进入肺泡腔内，实现机体与外界的气体

交换，转变成动脉血，经肺静脉流入左心房，即完成肺循环。肺内的呼吸性小支气管以上部分的血供来自体循环的支气管动脉。一部分支气管静脉血通过吻合支直接进入肺静脉和左心房。

生理特点 包括下列特点。

途径短、阻力小 成年人肺动脉主干长约 4cm，随即分为左、右两支，再分别发出分支分布至细支气管和肺泡，形成毛细血管网，最后汇入肺静脉，终止于左心房，其全长比体循环短得多。同体循环血管相比，肺的血管管径较粗，总横截面积大，加之肺血管位于呈负压的胸腔内，因此血流阻力小。

血压低 右心室壁比左心室壁薄，其收缩力弱于左心室，因此肺循环的血压低，只有体循环的 1/6~1/5。右心室收缩压，正常成年人右心室的平均收缩压等于肺动脉平均收缩压，约为 22mmHg，平均舒张压 0~1mmHg。肺动脉平均舒张压约 8mmHg，平均肺动脉压约 13mmHg。间接法测得肺循环平均毛细血管血压为 7mmHg，肺静脉、左心房内压 1~4mmHg，平均 2mmHg。所以，肺循环是一个血流阻力小、血压低的系统。当发生左心衰竭时，左心输送肺静脉回心血到主动脉的功能不足，肺静脉淤血，肺静脉压及肺毛细血管压升高，液体可积聚在肺泡间质中，形成肺水肿，导致呼吸困难。

血容量大、变化也大 肺动脉壁的厚度只及主动脉的 2/5，可扩张性大，与体循环相比，肺组织、肺血管的顺应性大。健康成年人静息时，肺部总血容量约为 450ml，占全身总血容量的 9%，尽力呼气时，肺内的血液总量可减少至 200ml 左右；在深吸气时

可增加至 1000ml 左右。肺循环的血容量大，可变范围也大，故机体发生失血时，一部分肺循环中的血液可转移到体循环中，起代偿作用。肺循环内的血容量还受呼吸的调节。吸气时，胸廓扩大，胸膜腔内的负压增大，腔静脉回流入右心房、右心室的血量增多，右心室的射血量增多，肺循环的血管扩张，肺血容量增大，体循环血容量相对减少，动脉血压下降，故在吸气相的起始，动脉血压下降，至吸气相后期降至最低点，后逐渐回升。呼气时则相反，在呼气相后期动脉血压达到最高点。呼吸周期中出现的动脉血压规律性波动，称为动脉血压的呼吸波。

调节　主要包括下列几种。

局部化学因素的作用　低氧可使肺泡毛细血管收缩，增大局部血流阻力，减缓血流，减少血流量，有利于流经肺泡的血液有更长的时间进行充分的气体交换。机制可能是缺氧时局部肺组织产生了某些缩血管物质，如白三烯、血小板激活因子、内皮素-1 等，引起缺氧局部肺血管收缩。二氧化碳分压升高可引起肺血管收缩。登山时，随着海拔高度的增加，气压逐渐降低，空气中的氧分压下降，肺血管广泛收缩。长期的慢性缺氧使阻力血管壁增厚硬化，导致肺动脉高压。

神经与体液调节　肺血管受交感神经和迷走神经支配。刺激交感神经产生缩血管作用，增大肺血管阻力；刺激迷走神经有轻度的舒血管和降低肺血管阻力作用。肾上腺素、去甲肾上腺素、血管紧张素Ⅱ、5-羟色胺、组胺和内皮素等能收缩肺血管，而前列环素、乙酰胆碱可使肺血管舒张。

（袁文俊　任安经）

nǎo xúnhuán
脑循环 （cerebral circulation）

营养脑组织的血液循环。脑的血液供应来自颈内动脉和椎动脉。两侧椎动脉在颅内合成基底动脉，再与两侧颈内动脉的分支组成脑底动脉环，由此发出分支，营养脑组织。脑静脉汇入静脉窦，经颈内静脉注入腔静脉。脑循环为脑组织提供氧和能量，清除代谢废物，维持脑的内稳态。

生理特点　主要有下列特点。

血流量大、耗氧量高　正常成年人静息时，100g 脑组织的血流量为 50～60ml/min。人脑的重量约占体重的 2%，但脑血流量却达到心输出量的 15% 左右。每 100g 脑组织的耗氧量为 3～3.5ml/min，每分钟脑的总耗氧量占机体总耗氧量的 20%。脑组织代谢率高，耗氧量大，但能量储存却十分有限。因此脑组织必须持续得到血液供应才能维持正常的组织代谢活动。若中断脑血流 10 秒钟以上，即可导致意识丧失；若脑血流停止时间超过 5min，将产生永久性脑损伤。

血流量变化范围小　由于颅腔容积较为固定而脑组织具有不可压缩性，脑血管的舒缩程度受到一定的限制，脑血流量的变化范围较小。

调节　主要包括下列几种。

脑血管的自身调节　正常情况下，脑循环的灌注压为 80～100mmHg。当平均动脉压在 60～140mmHg 变化时，脑血管通过自身调节作用可保持脑血流量的相对恒定。当动脉压低于 60mmHg 时，脑血流量明显减少，可导致脑功能障碍。但平均动脉压高于自身调节的上限时，脑毛细血管压过高可引起脑水肿。

体液调节　①动脉血的 CO_2

含量：血液中的 CO_2 分压升高时，进入脑组织的 CO_2，与水分子结合生成 H_2CO_3，再解离生成 H^+，H^+ 可引起脑血管平滑肌舒张，血流阻力减小，血流量增多，带走过多的 H^+ 和 CO_2，保持脑组织酸碱度相对恒定。反之，当过度通气，呼出 CO_2 过多则 CO_2 分压降低，脑血流量就减少，可引起头晕甚至晕厥。②动脉血氧含量：脑血管对血氧浓度的变化非常敏感，氧分压降低可舒张脑血管，增加脑血流量；而氧分压升高能中等程度地收缩脑血管。③肾上腺素和去甲肾上腺素对脑血管的直接作用较弱。

神经调节　脑血管受交感缩血管纤维和副交感舒血管纤维的支配，但神经的分布量较少，作用不明显。

脑脊液、血-脑脊液屏障和血-脑屏障　脑脊液主要由脑室脉络丛上皮细胞和室管膜细胞分泌，少部分来自软脑膜血管和脑毛细血管的滤过，经蛛网膜颗粒入硬膜静脉窦，进入血液循环。脑脊液位于脑室和蛛网膜下隙，充填在脑、脊髓和颅腔、椎管之间起保护作用。脑脊液也是脑、脊髓神经组织与血液间物质交换的媒介。脑脊液包围脑组织，产生一定的浮力，可减轻脑组织对颅底神经和血管的压迫。此外经由脑毛细血管壁漏出的少量蛋白可随脑脊液回收入血。

脑脊液成分与血浆成分不同。脑脊液中含极微量蛋白质，葡萄糖的含量也较血浆中的低。但 Na^+ 和 Mg^{2+} 浓度较血浆高，K^+、HCO_3^- 和 Ca^{2+} 的浓度较低。此外，一些大分子物质难从血液进入脑脊液，表明血液与脑脊液之间存在一种特殊的屏障，称为血-脑脊液屏障，其组织学基础是脉络丛细胞上具有运输各种物质的特殊载体系统。

血液与脑组织之间存在血-脑屏障，可限制物质在血液和脑组织之间进行自由交换。脂溶性物质如 CO_2、O_2、某些麻醉剂、乙醇等，极易通过血-脑屏障，而青霉素、胆盐、H^+、HCO_3^- 和非脂溶性物质则不易进入脑组织。脑内毛细血管的物质交换也是一个主动转运的过程，如葡萄糖和氨基酸的通透性较高，而蔗糖和许多离子的通透性很低，甚至无法通过。脑内毛细血管内皮细胞、基膜和星形胶质细胞的终足是血-脑屏障的结构基础。另外，血-脑屏障还与脑毛细血管壁对某些特殊物质的特定通透性有关。

血-脑脊液屏障和血-脑屏障对保持脑组织内环境的相对稳定，防止血液有害物质进入脑组织有重要意义。在脑组织缺氧、受损及肿瘤所在部位，毛细血管的通透性增高，正常时不易通过血-脑屏障的物质此时可进入病变部位，导致脑脊液理化性质、血清学和细胞学特性发生改变，这对某些神经系统疾病的临床诊断有重要的参考价值。

在脑室系统，脑脊液和脑组织之间由室管膜分隔；在脑的表面，脑脊液和脑组织之间有软脑膜。室管膜和软脑膜的通透性都很高，脑脊液中的物质很容易通过它们进入脑组织。临床上有将不易通过血-脑屏障的药物直接注入脑脊液中，可使药物较快地进入脑组织、发挥疗效。

（袁文俊　任安经）

tāi'ér xúnhuán

胎儿循环（fetal circulation）　胎儿出生前后的心血管系统分布及其血液流通途径。

循环途径　胎儿的血液循环与成年人的有许多不同，在子宫内，胎儿的肺尚未开启呼吸功能，所需的氧气和营养物质依赖胎盘从母体血液中获得。胎盘发出的脐静脉的血液富含氧和营养物质，流入胎儿体内后，其大部分经静脉导管进入下腔静脉，小部分与肝门静脉血一起进入肝，再由肝静脉回流入下腔静脉。在此与躯体下部及下肢回流的静脉血汇合，一起进入右心房；来自上腔静脉的血液也进入右心房。进入右心房的血液，仅少量进入右心室，大部分则经卵圆孔流入左心房，再经左心室泵入主动脉（图）。右心室泵出的血液进入肺动脉，因胎儿的肺是萎陷的，肺动脉压很高，右心室输出的血量只有 1/10 进入肺的血管，供肺生长发育需要，大部分血经连接肺动脉和主动脉弓之间的动脉导管直接流入降主动脉始部。而右心房通过卵圆孔进入左心房的血液与从肺回流的血液汇合，经左心室泵入主动脉。进入升主动脉的血液大部分流向头部、上胸部和上肢，其余则与来自动脉导管的血液汇合，供应身体的其他部分。降主动脉中的大部分血液直接来自动脉导管。双侧髂内动脉发出两条脐动脉进入胎盘，血液在胎盘中与母体血液发生气体和物质交换后，由脐静脉回流入胎儿体内，如此反复循环。

胎儿血液的含氧量　离开胎盘的胎儿脐静脉血液的氧饱和度

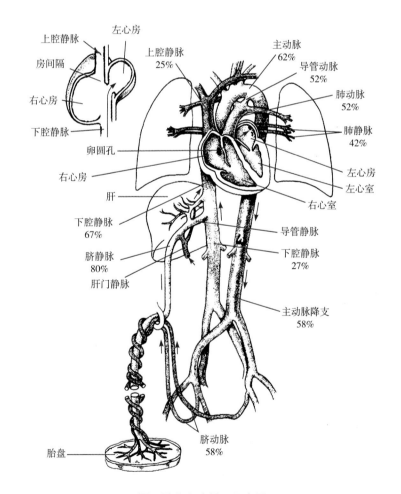

图　胎儿血液循环示意图

注：百分数表示相应血管内血液的氧饱和度，左上角箭头示下腔静脉血液经卵圆孔流入左心房的方向

约为 80%。因与从身体下部和肝回流的低氧血汇合通过卵圆孔时血液氧饱和度降低到约 67%。当肺部回流的低氧血的汇入左心房后，左心室血液的氧饱和度再降至约 62%，这些血液供应头部和上肢。右心室中的血液由低氧的上腔静脉血、冠状静脉血和下腔静脉血混合而成，其氧饱和度仅约 52%，这些血液进入肺动脉，大部分通过动脉导管在降主动脉与左心室泵出至主动脉的血液汇合，血液的氧饱和度升高至约 58%，流向身体下部。因此，供应胎儿肝、心、躯体上部和头部的血液其氧饱和度相对较高。

在胎盘，绒毛膜浸入母体子宫的血窦，O_2、CO_2、营养物质和代谢废物都需通过这层膜进行交换。由于这一屏障，在正常血流量的情况下，胎儿和母体两个循环中血液的 O_2 分压不能达到完全平衡，所以离开胎盘的胎儿血液的氧分压较低，氧饱和度 80% 左右。因胎儿的血红蛋白对 O_2 的亲和力高于成年人的血红蛋白，其血红蛋白解离曲线偏左，因此，在相同的 O_2 分压下，胎儿血液比母体血液能运载更多的 O_2，胎儿能得到足够的 O_2 供应。若孕妇发生缺氧，则胎儿血液的 O_2 分压降低，可引起胎儿心动过速和脐带血流量增加。若缺氧持续或者脐带血流量减少，可出现胎儿心动过缓甚至胎儿窒迫。

出生后血液循环的改变　有以下几方面。

脐血管收缩闭合　脐带血管的肌性管壁很厚，出生时的创伤、张力及儿茶酚胺、缓激肽、血管紧张素和 O_2 分压变化等刺激均能引起新生儿脐带血管收缩闭合，减少脐带出血。脐带血管的闭合引起总外周阻力和动脉血压增高。脐静脉的血流终止时，静脉导管也随即闭合。

呼吸运动启动　刚出生时，由于脐带血管的收缩或者闭合引起的缺氧及胎儿所处环境温度突然降低，都能刺激新生儿的呼吸中枢兴奋，启动呼吸运动。肺中充满空气时，肺血管阻力减小到肺扩张前的 1/10。

肺部血管阻力减小　①导致大量血液通过肺进入左心房，脐静脉的闭合导致进入右心房的血流量减少；脐动脉闭合导致左心室输出血液的阻力增加。因此左心房的压力上升并高于下腔静脉和右心房的压力，使跨心房的压力梯度的突然反向，导致卵圆孔关闭，房间隔随后在几天后融合。②肺动脉压下降到出生前的 50% 左右（约 35mmHg），而主动脉压却有微小增加，使通过动脉导管的血流发生转向。出生后在几分钟内，动脉导管开始收缩，1~2 天达到完全收缩。加之流经动脉导管的血液的 O_2 较高，可引起动脉导管关闭，若 O_2 分压低则打开导管。出生时，两个心室壁的厚度大致相等，肺动脉的肌层较厚。出生后数周内，右心室壁和肺动脉肌层厚度逐渐减小，左心室壁增厚。

（袁文俊　任安经）

hūxī

呼吸（respiration）　生命体与环境之间进行气体交换的过程。在动物和人类，呼吸是指机体通过呼吸系统从大气中摄取组织代谢所需的氧气，并把全身组织代谢所产生的二氧化碳排出体外的过程。人类很早就认识到呼吸对于生命的重要性，把呼吸视为生命的象征，一旦呼吸停止，则生命终结。但是，公元前 4~5 世纪的文献把呼吸的主要功能看作是使心脏的温度降低；直到 18 世纪，呼吸的真正功能才逐步被认识。这一时期的化学家们认识到物质燃烧和动物/人的呼吸都会释放一种"燃素"（即二氧化碳，CO_2），而且发现，如果空气中充满"燃素"则物质不能燃烧，生命也将终止。18 世纪 50 年代，英国化学家约瑟夫·布莱克（Joseph Black）发现将石灰石加热可产生一种气体，他将这一气体称为"固气"（fixed air，即早先被称为"燃素"的 CO_2），这一发现被认为是化学史上的里程碑之一；之后英国化学家亨利·卡文迪什（Henry Cavendish）发现动植物发酵或腐败同样也产生"固气"。18 世纪 60~70 年代，英国化学家约瑟夫·普里斯特利（Joseph Priestley）与卡尔·谢勒（Carl Scheele）发现了"去燃素气体"，普里斯特利发现燃烧、腐败或呼吸都消耗此气体，都使空气的体积减小约 20%；而绿色植物能够产生此气体，为此做了大量动物实验，研究此气体对于生命的重要性，他描述该气体："就像风中之烛很快燃尽一样，太多的去燃素气体也会使生命更快耗尽"。同时代的法国化学家安托万-洛朗·德·拉瓦锡（Antoine-Laurent de Lavoisier，1743~1794 年）将此气体命名为氧气（O_2），并指出被消耗掉的氧气是与另一物质发生反应从而产生另一气体（即 CO_2）。18 世纪末，意大利生理学家拉扎罗·斯帕兰扎尼（Lazzaro Spallanzani）用大量实验证明动物/人呼吸过程中所消耗的 O_2 和产生的 CO_2 并非发生在肺，而是在全身组织中。后来的研究证明这种化学反应发生在线粒体，是含碳化合物在线粒体的氧化-磷酸化过程。现代生物学把这一过程看成是内呼吸，而把外环境中的 O_2 转运到线粒体和线粒体产生的 CO_2 转运到外环境的过程看成是外呼吸。

组成 在人类，呼吸是由呼吸系统执行的人体与大气之间的气体交换过程。呼吸系统由呼吸道（气道）和肺组成。呼吸道包括鼻、咽、喉、气管和支气管；通常把鼻、咽和喉称为上呼吸道，气管和各级支气管为下呼吸道。呼吸道是气体进出肺的通道，肺是机体与大气间进行气体交换的场所（参见人体解剖学卷肺）。医学生理学把呼吸看成是由五个相互衔接并同时进行的环节组成（图），即肺通气、肺换气、气体在血液中的运输、血液与组织细胞间的气体交换及组织细胞的生物氧化。通常也把肺通气和肺换气称为外呼吸；把血液与组织细胞间的气体交换及组织细胞的生物氧化称为内呼吸，循环系统对气体的运输是外呼吸和内呼吸的衔接环节。人们通常所说的呼吸一般仅指肺通气的过程。

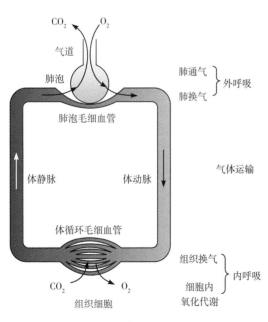

图 呼吸全过程示意图

功能 通过呼吸，人体不断地从大气中摄取 O_2，以氧化体内营养物质，供应能量和维持体温，同时将生物氧化过程中所产生的 CO_2 排出体外，维持内环境的相对稳定和保证新陈代谢的正常进行。正常成年人体内 O_2 储存量约为 1550ml，呼吸停止时体内储存的 O_2 仅能维持 6 分钟的正常代谢。故呼吸是维持人体生命活动所必需的基本生理过程，一旦呼吸停止，生命将终结。

（戎伟芳 董 莉）

fèi tōngqì
肺通气 （pulmonary ventilation）

气体经呼吸道（气道）进出肺的过程。包括吸气和呼气。吸气时，富含氧气的新鲜空气进入到肺泡；呼气时，氧浓度低而二氧化碳浓度较高的肺泡气排出到体外。可见，肺通气使肺泡内的气体得到不断更新，这是肺泡与血液间有效地进行气体交换的前提。

自鼻腔至终末细支气管（气管支气管树的第 16 级）的呼吸道被称为传导气道，是气体进出肺的通道，同时还具有嗅觉、加温、加湿、过滤和清洁吸入气体及引起防御反射（咳嗽反射和喷嚏反射）等保护作用。①通气将带气味的分子运送到嗅上皮引起嗅觉，很多动物（也包括人类）都通过嗅探行为来探测空气中的化学成分，避免有害物质进入到肺内。②气道对吸入的冷空气进

行预加温使得肺泡部位的气体交换能在体温条件下进行。若吸入的冷空气不被加温，则肺泡气及肺泡周围血液的温度就可能低于体温，气体在肺毛细血管血液中的溶解度就会比较高，随着血液进入到全身循环逐步加温，气体的溶解度会降低，就可能形成气泡（气栓）。③对吸入气的加湿可防止肺泡干涸；而对吸入气的过滤可防止空气中相对较大的颗粒阻塞小气道。与经口呼吸相比，经鼻呼吸对吸入气的加温、加湿和过滤效率更高。鼻腔有很大的表面积和丰富的血液供应，可对吸入气进行有效的加温与加湿。④气体流过鼻腔时，鼻毛、鼻道的不规则形状及鼻黏膜表面的黏液等因素可使直径大于 $10\mu m$ 的颗粒被留在鼻腔内。在鼻咽部，气道呈直角状，吸入气中的颗粒可因惯性而碰撞到鼻咽部的后壁，该部位黏膜具有十分丰富的淋巴组织，可对细菌等颗粒实施免疫防御反应。直径介于 $2\sim10\mu m$ 的颗粒通常沉积在气管和支气管的黏液上，直径小于 $0.5\mu m$ 的颗粒可以气溶胶的形式进入到肺泡。进入到肺泡表面甚至肺间质的颗粒可被巨噬细胞吞噬、消化或被淋巴液带走；部分在肺泡表面液体层的颗粒可随之流到终末细支气管，在纤毛摆动的驱动下被逐步运送到大气道，最后经咳嗽和喷嚏反射排出体外。

（戎伟芳 董 莉）

fèinèiyā
肺内压 （intrapulmonary pressure）

肺泡内的压力。由于气体沿压力梯度运动，因此肺内压与大气压之差是推动气体流动和实现肺通气的直接动力。在一定的海拔高度，大气压是相对恒定的，只有通过肺内压的主动升降才能形

成肺内压与大气压之间的压力梯度。在自然呼吸的过程中，肺内压随肺容积改变而交替性变化（图）。吸气时，肺的容积增大，肺内压下降并低于大气压，外界的空气在肺内压与大气压之差的推动下进入肺泡；随着肺内气体逐渐增加，肺内压也逐渐升高，至吸气末，肺内压升高到与大气压相等，气流也就停止。在呼气时，肺的容积减小，肺内压升高并超过大气压，气体由肺内流出；随着肺内气体逐渐减少，肺内压逐渐下降，至呼气末，肺内压又降到与大气压相等。在呼吸暂停（如屏气）、声带开放、呼吸道畅通时，肺内压与大气压相等。

呼吸过程中肺内压变化的程度，与呼吸运动的缓急、深浅和呼吸道是否通畅有关。若呼吸浅慢，呼吸道通畅，则肺内压变化幅度较小；若呼吸深快，呼吸道不够通畅，则肺内压变化幅度较大。平静呼吸时，呼吸运动和缓，肺容积的变化也较小。吸气时，肺内压较大气压低 1 ~ 2mmHg（0.133 ~ 0.266kPa），若以大气压为 0，则肺内压为 −2 ~ −1mmHg（−0.266 ~ −0.133kPa）；呼气时肺内压较大气压高 1 ~ 2mmHg（0.133 ~ 0.266kPa）。用力呼吸时，肺内压变动的程度增大。当呼吸道不够通畅时，肺内压的起伏幅度将更大。在紧闭声门的情况下尽力作呼吸运动，则吸气时肺内压可低至 −100 ~ −30mmHg（−13.3 ~ −3.99kPa），而呼气时可高达 60 ~ 140mmHg（7.98 ~ 18.62kPa）。

（戎伟芳 董莉）

fèi tōngqì zǔlì

肺通气阻力（resistance of pulmonary ventilation）

肺通气过程中阻碍肺的舒张收缩和气体流动的阻力。肺通气的动力须克服肺通气阻力才能实现肺通气。肺通气阻力有两种：①弹性阻力：包括肺的弹性阻力和胸廓的弹性阻力，是平静呼吸时的主要阻力，约占总通气阻力的70%。②非弹性阻力：包括气道阻力、惯性阻力和组织的黏滞阻力，约占总通气阻力的30%，以气道阻力为主。弹性阻力在气流停止的静止状态下仍存在，属于静态阻力；而气道阻力、惯性阻力和黏滞阻力只有在气体流动时才会发生，故称动态阻力。肺通气阻力增大是临床上肺通气障碍最常见的原因。

（戎伟芳 董莉）

fèi tōngqìliàng

肺通气量（pulmonary ventilation volume）

每分钟吸入或呼出肺的气体总量。等于潮气量和呼吸频率的乘积。正常成年人平静呼吸时，呼吸频率为每分钟 12 ~ 18 次，潮气量为 500ml，则肺通气量为 6 ~ 9L/min。肺通气量随性别、年龄、身材和活动量的不同而不同。

（戎伟芳 董莉）

hūxī yùndòng

呼吸运动（respiratory movement）

呼吸肌收缩和舒张引起的胸廓节律性扩大和缩小的过程。自然呼吸情况下，肺的周期性扩张和缩小引起肺内压发生周期性变化，推动气体经呼吸道进出肺。但是，肺本身不具有主动扩张和缩小的能力，肺容积及肺内压的变化是由胸廓的扩大和缩小引起的。胸廓是由脊柱、肋骨和胸骨等组成的胸廓骨架与封闭胸廓的呼吸肌及其外面的皮肤共同构成的体腔。在中枢神经系统的控制下，呼吸肌发生节律性收缩和舒张，使胸廓腔的容积发生周期性变化，并带动胸廓内的肺也随之舒张和收缩。可见，呼吸肌收缩和舒张引起的节律性呼吸运动为肺通气提供了原动力，此动力须克服胸廓和肺的弹性阻力及气道阻力等才能实现肺通气。呼吸肌分为吸气肌和呼气肌。

吸气肌 主要是膈肌和肋间外肌，还有一些辅助吸气肌，如斜角肌和胸锁乳突肌等。膈肌位于胸腔与腹腔之间，构成胸腔的底，是最重要的吸气肌。静息时，膈肌呈穹隆状向上隆起，收缩时，隆起的顶部下移，增大胸腔的上下径。膈顶每下降 1cm，胸腔容积可增大约 250ml。肋间外肌分布于相邻的两肋之间，肌纤维起自上一肋骨的下缘，斜向前下方走行，止于下一肋骨的上缘。由于脊椎的位置固定，而肋骨和胸骨可上下移位，所以当肋间外肌收缩时，可将上位肋骨下拉而将下位肋骨上提，这一对下拉和上提的力大小相等而作用方向相反，但上肋力臂小于下肋力臂，故肋间外肌收缩的净效应是肋骨和胸骨上举，同时肋骨下缘向外侧偏转，增大胸腔的前后径和左右径。

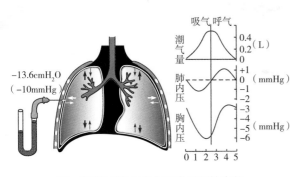

图 呼吸过程中肺内压的周期性变化

平静呼吸时，膈肌和肋间外肌均参与吸气过程，使胸腔的上下径、前后径和左右径都增大，引起胸腔容积增大，其中因膈肌收缩而增加的胸腔容积约占一次通气量的 4/5，而肋间外肌所起的作用远不如膈肌显著。用力吸气时，除膈肌和肋间外肌的收缩外，斜角肌和胸锁乳突肌等辅助吸气肌也发生收缩，加强上提胸骨和第一肋骨，使胸腔容积进一步增大。

呼气肌 主要有腹肌和肋间内肌。腹肌收缩时，腹内压升高，压迫腹腔器官将膈肌向上推移，同时牵拉下部肋骨向下向内移位，使胸腔上下径减小。肋间内肌的走行方向与肋间外肌的相反，收缩时可使肋骨向下向内移位，同时向内侧翻转，使胸腔的前后径和左右径都缩小。因此，腹肌和肋间内肌收缩时，胸腔的容积减小。

因参与活动的呼吸肌的主次、多少和用力程度不同，呼吸运动可呈现为腹式呼吸运动和胸式呼吸运动。膈肌的收缩和舒张可引起腹腔内的器官位移，造成腹部的起伏，因此以膈肌舒缩活动为主的呼吸运动称为腹式呼吸运动。肋间外肌收缩和舒张时主要表现为胸部的起伏，因此，以肋间外肌舒缩活动为主的呼吸运动称为胸式呼吸运动。一般情况下，呼吸运动是腹式和胸式混合式呼吸，只有在胸部或腹部活动受限时才会出现某种单一的呼吸形式，如在妊娠后期、肥胖、腹腔炎症等情况下，膈肌的活动受限制，则出现明显的胸式呼吸运动；胸膜炎或胸腔积液时，胸廓活动受限，可出现更明显的腹式呼吸运动；婴儿因肋骨斜度小，呼吸时不易扩大胸廓的前后与左右径，故主要是腹式呼吸运动。

(戈伟芳 董 莉)

píngjìng hūxī

平静呼吸 （eupnea）

正常人在安静时进行平稳而均匀的呼吸运动。其频率介于每分钟 12～18 次，小儿较快，老人偏慢。平静呼吸时，吸气动作是主动的，是膈肌和肋间外肌收缩引起的；但呼气动作并不是呼气肌收缩引起的主动过程，而是由膈肌和肋间外肌舒张所致。膈肌和肋间外肌舒张时，胸廓和肺依靠其自身的弹性回缩力而回位，引起胸腔和肺的容积减小。平静呼吸时的呼气过程因没有呼气肌的收缩，所以是被动过程。

(戈伟芳 董 莉)

yònglì hūxī

用力呼吸 （forced breathing）

机体运动或吸入 CO_2 含量增加而 O_2 含量减少或通气阻力增大等情况下，呼吸加深加快的运动形式。又称深呼吸。此时不仅参与收缩的吸气肌数量更多，收缩更强，而且呼气时呼气肌收缩，因而吸气和呼气都是主动过程。在缺氧或 CO_2 增多较严重的情况下，不仅呼吸大大加深，而且可出现鼻翼扇动，同时还会产生胸部困压的感觉，称为呼吸困难。

(戈伟芳 董 莉)

réngōng hūxī

人工呼吸 （artificial respiration）

抢救呼吸停止及呼吸严重抑制的伤患者时（如溺水、触电、吸食过量吗啡/海洛因等），以人工的方式维持呼吸的急救措施。又称人工通气。自然呼吸的过程中，由于肺内压的周期性升降，造成肺内压与大气压之差，推动气体进出肺；而人工呼吸的原理即是人为地建立肺内压与大气压之差，使气体进出肺。人工呼吸的方法分两种：①正压通气：是将正压（即高于大气压的）气体吹入伤患者气道，如口对口或口对鼻人工呼吸及呼吸机通气等。②负压通气：是通过挤压伤患者的胸廓使肺内气体流出，继而因胸廓的弹性回缩使胸腔容积增大，此时肺内负压逐步增大，气体便进入肺内，如仰卧举臂压胸法及俯卧压背法等。施行人工呼吸时，必须保持患者的呼吸道通畅，否则人工呼吸的操作是无效的。

(戈伟芳 董 莉)

xiōngmóqiāng

胸膜腔 （pleural cavity）

肺与胸廓之间存在的潜在腔隙。胸膜是覆盖在胸壁内面、膈上面和肺表面的一层浆膜。胸膜紧贴于肺表面并伸入肺裂内的部分称为脏胸膜（胸膜脏层），而紧贴于胸廓内壁的部分称为壁胸膜（胸膜壁层）。胸膜脏层和壁层在肺根处相互移行，形成左右两个封闭的腔隙，即胸膜腔。左右胸膜腔互不相通。胸膜脏层和壁层彼此紧贴，中间仅有薄层浆液。此薄层浆液有两方面的作用：①在两层胸膜之间起润滑作用，减少呼吸运动中两层胸膜的摩擦。②浆液分子的内聚力使两层胸膜贴附在一起，不易分开。密闭的胸膜腔把肺和胸廓这两个弹性结构偶联在一起，使不具有主动舒张和收缩能力的肺可自如地随胸廓的容积变化而扩大和缩小。

(戈伟芳 董 莉)

xiōngmóqiāng nèiyā

胸膜腔内压 （intrapleural pressure）

胸膜腔内的压力。曾称胸内压。可用连接检压计的注射针头斜刺入胸膜腔内直接测定，也可用测定食管内压来间接反映胸膜腔内压。由于传统上采用连接水柱而非水银柱的检压计测量胸膜腔压力，故通常用厘米水柱（cmH_2O）来表示。在平静呼吸过程中，胸膜腔内压始终低于大气压（即为负压），并随呼吸过程而发生周期性波动。

形成 与肺和胸廓的自然容积不同有关。人的生长发育过程中，由于胸廓的发育比肺快，胸廓的自然容积大于肺的自然容积。胸膜腔密闭的情况下，由于胸廓的自然容积比肺大，而脏胸膜与壁胸膜紧贴在一起，故肺总是处于一定程度的扩张状态，被扩张的肺所产生的弹性回缩力使肺趋于缩小。同时，肺回缩所形成的内向牵引也使胸廓的容积小于其自然容积，使胸廓形成向外扩展的弹性回位力，使胸廓的容积趋于扩大，以回到其自然容积位置。因此，在肺的内向弹性回缩力和胸廓的外向弹性回位力的作用下，胸膜腔的容积有扩大的趋势，故形成负压（图1）。由于重力和体位的影响，整个胸膜腔内的负压并不是均匀的。坐位或直立位时，胸膜腔内负压存在着自上而下的梯度，即胸腔顶部负压大而底部负压小。

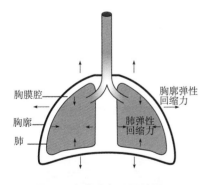

图1 胸膜腔负压及其原理

生理意义 如果将肺自胸腔取出（或者打开胸腔），肺不仅不能主动地扩张，而且因组织的弹性回缩力，肺泡将塌陷至其"自然容积"（临床上称肺不张），此时肺内气体的容积约为500ml，相当于肺的最大容积的10%。而一旦肺泡塌陷，则需较大的充胀压力才能使之重新扩张，所以正常情况下，即使是用力呼气末，肺内的气体也并不全部排出体外，肺的容积（残气量）也远超过其"自然容积"，即肺始终都维持着一定程度的扩张状态。肺的扩张状态能否维持，取决于跨肺压能否克服肺弹性回缩压（图2）。跨肺压等于肺内压与胸膜腔内压之差；在气流停止而气道与大气相通时（如吸气末或呼气末），肺内压与大气压相等（即相对值为0），此时，跨肺压＝－胸膜腔内压，这一数值越大越有利于肺扩张。由此可见，正是胸膜腔内的负压，使肺保持在扩张的状态。

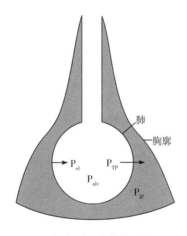

图2 跨肺压与肺弹性回缩压示意图

胸膜腔内的负压不但作用于肺，维持肺的扩张状态，也作用于胸腔内的其他器官，特别是作用于壁薄而可扩张性较大的腔静脉和胸导管等，可影响静脉血和淋巴液的回流。一旦胸膜破裂，胸膜腔与大气相通，空气将立即进入胸膜腔内，形成气胸，此时胸膜脏层和壁层彼此分开，胸膜腔内负压消失，胸膜腔内压等于大气压，因此促使肺扩张的跨肺压消失，肺将因其本身的弹性回缩力而塌陷，胸廓的呼吸运动不再能引起肺的张缩。气胸时，肺通气功能受到影响，同时，血液和淋巴回流也将受阻，如不及时治疗，将导致呼吸循环功能衰竭而危及生命。

（戎伟芳 董莉）

fèi tánxìng zǔlì

肺弹性阻力（lung elastic resistance）

肺被扩张时所产生的弹性回缩力。在物理学里，把物体在外力作用下所产生的对抗外力作用引起变形的力称为弹性阻力。肺的弹性阻力可对抗跨肺压引起的肺扩张，是吸气的阻力，同时也是呼气的动力。肺的弹性阻力无法直接测量，可用顺应性表示。顺应性越大，弹性阻力越小，在跨肺压的作用下肺越容易被扩张；反之，顺应性越小，则弹性阻力就越大，在相同的跨肺压作用下肺扩张的程度就越小。

（戎伟芳 董莉）

fèi shùnyìngxing

肺顺应性（compliance of lung, C_L）

跨肺压作用下肺扩张的难易程度。在物理学里，顺应性是指弹性体在外力作用下发生变形的难易程度，即：肺顺应性（C_L）＝肺容积变化（ΔV）/跨肺压变化（ΔP）

肺顺应性单位为 L/cmH_2O。顺应性越大，在跨肺压的作用下肺越容易被扩张；反之，顺应性越小，在相同的跨肺压作用下肺扩张的程度就越小。

生理意义 胸廓处于自然位置时（如平静呼气末），肺容量约为肺总量的67%左右，此时胸廓无变形，不表现出弹性阻力。深呼气（此时肺容量小于肺总量的67%）时，胸廓被牵引向内而缩小，其弹性阻力向外，是吸气的动力，呼气的阻力；吸气（肺容量大于肺总量的 67%）时，胸廓被牵引向外而扩大，其弹性阻力向内，成为吸气的阻力，呼气的动力。故胸廓的弹性阻力既可能是吸气或呼气的阻力，也可能是吸气或呼气的动力，视胸廓的位置而定。而肺的弹性阻力总是吸气的阻力。但胸廓的弹性阻力增大而引起肺通气障碍的情况较少，所以临床意义相对较小。

肺顺应性曲线 在早期的研究中，科学家用体外灌注实验方法研究动物肺的弹性阻力与顺应性。在离体条件下，肺因其自身的弹性回缩力而恢复其自然容积。在此基础上向肺内加压充气（相当于吸气）并记录相应的充气压和充气量，直至达最大容积为止，绘制肺充气过程中的压力-容积曲线，也就是肺顺应性曲线。然后，再逐渐减压放气（相当于呼气），同样可得到肺放气过程中的顺应性曲线。若向肺内充生理盐水，然后再从肺内抽出生理盐水，也可获得相应的肺顺应性曲线（图）：①向肺内充气比向肺内充生理盐水所需压力要大得多，前者约为后者的 3 倍，即充盐水时肺的弹性阻力是充气时的 1/3。由

此推测，肺的弹性阻力由两部分组成：一是肺组织本身的弹性回缩力，约占总弹性阻力的 1/3；二是肺泡内衬液和肺泡气之界面所产生的表面张力，使肺具有缩小的倾向，阻碍肺的扩张，表面张力约占总弹性阻力的 2/3。在充盐水时，消除了肺泡内的液-气交界面，因此没有肺泡表面张力的作用，只留下肺组织本身的弹性回缩力。②肺充气过程中的顺应性曲线呈 S 形，也就是说在肺被扩张的过程中其顺应性发生动态变化，肺容积较小（如肺不张）或较大时，曲线较平坦，斜率较小，表明肺的顺应性较低，不容易被扩张；中等容积时，曲线斜率较大，表明此时肺的顺应性较大，容易被扩张。实际上，正常成年人在平静呼吸时，肺容积处于曲线的中段，此时肺的顺应性较大，约为 $0.2L/cmH_2O$，故平静呼吸时肺的弹性阻力小，呼吸比较省力。由于胸膜腔负压的作用，即使是用力呼气时，肺内气体也并不全部排出体外，肺容积仍远超过其自然容积（存在残气量），使肺处在一定程度的扩张状态，这对于肺通气来说是非常有利的。否则，若出现肺泡塌陷（如气胸时发生肺不张）或肺容积过小，则肺的顺应性很低，需较大的呼吸做功或机械性正压呼吸才能恢复或维持正常肺通气。③在肺充气和放气过程中所测得的顺应性曲线彼此分离，此现象称为滞后现象；而在充生理盐水或抽取生理盐水

过程中所测得的顺应性曲线则相互重叠，无滞后现象，说明滞后现象与充气/放气过程中肺泡表面张力的动态变化（肺泡表面活性物质的作用）有关。

（戎伟芳 董莉）

jìngtài fèi shùnyìngxìng

静态肺顺应性（static compliance of lung） 呼吸道无气流情况下所测得的肺顺应性。在体情况下测定人的肺顺应性相对比较复杂。一种方法是用流量计测定进出肺的气体流量来反映肺容量的变化，同时测定食管内压力来反映胸膜腔内压。让受试者逐步吸气或呼气，每吸入（或呼出）一定量气体后屏住呼吸，测定该时刻食管内压力，此刻气体不流动（即所谓的静态）且气道开放，肺内压为 0（相对于大气压），因此跨肺压 = -胸膜腔内压，再根据流量计测量的每步吸入（或呼出）气体的容积，就可绘制出静态肺顺应性曲线。吸气和呼气时的静态肺顺应性曲线存在滞后现象，通常仅衡量呼气时的肺顺应。正常人、肺气肿和肺纤维化患者呼气时肺顺应性曲线的比较显示，肺气肿患者肺顺应性增大，而肺纤维化患者的肺顺应性明显降低（图）。

（戎伟芳 董莉）

dòngtài fèi shùnyìngxìng

动态肺顺应性（dynamic compliance of lung） 不阻断气流的条件下测得的肺顺应性。在呼吸过程中，肺通气的动力不仅要克服弹性阻力从而引起肺和胸廓的扩大和缩小，还需克服气道阻力，才能推动气体进肺或出肺。动态条件下，当气道阻力增高时，在相同跨肺压的作用下所引起的进肺和出肺的气流速度减慢。若呼吸频率较快，吸气或呼气的时间

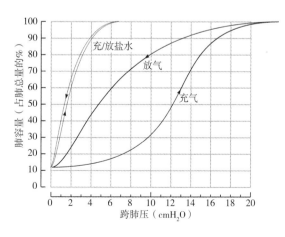

图 体外实验获得的肺顺应性曲线

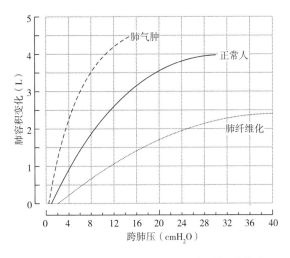

图　正常人、肺气肿和肺纤维化患者呼气时的肺顺
应性曲线

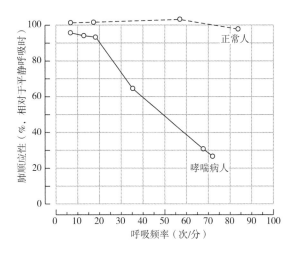

图　动态肺顺应性的频率依赖性

较短，则相应的肺容积变化减小，表现为肺动态顺应性降低；而呼吸频率较慢时，尽管气道阻力增高，但吸气或呼气时间较长，肺泡最终能充盈或恢复到正常容积，表现出正常的肺动态顺应性。即气道阻力增高的情况下，肺动态顺应性呈现频率依赖性的降低（图）。

（戎伟芳　董　莉）

fèipào biǎomiàn zhānglì

肺泡表面张力（alveolar surface tension）

肺泡内液体表面层由于分子引力不均衡而产生的沿表面作用于任一界线上的张力。肺泡内壁有一薄层液体，它与肺泡内的气体形成了液-气交界面。由于液体分子间的吸引力远大于液体与气体分子之间的吸引力，因而使液体表面有尽量缩小的倾向，这就是表面张力。肺泡表面张力的合力指向肺泡中央而使肺泡内压力增高，因表面张力（T）引起的肺泡内压（P）的大小与肺泡的半径（r）有关，可用拉普拉斯（Laplace）定律计算：$P = 2T/r$

设想两个大小不同的肺泡彼此连通，若大小肺泡的表面张力相同，根据拉普拉斯定律，表面张力将使小肺泡内压力超过大肺泡内的压力，气体将从小肺泡流向大肺泡，将造成小肺泡塌陷而大肺泡膨胀，肺泡将失去稳定性，其结果是肺泡的总面积将大大减少，影响肺泡与血液间的气体交换。而肺泡腔液-气界面上存在的肺泡表面活性物质能防止此种情况的发生。

（戎伟芳　董　莉）

fèipào biǎomiàn huóxìng wùzhì

肺泡表面活性物质（alveolar sur- factant）

主要由肺泡的Ⅱ型上皮细胞合成和分泌、有降低肺泡表面张力作用的含脂质与蛋白质的混合物。肺泡液-气交界面的表面张力是肺通气弹性阻力的主要来源，而肺泡表面有一层活性物质，能使肺泡的表面张力减小；若没有表面活性物质，则肺泡表面张力将大大增加。

发现过程　肺泡表面活性物质的发现在生理学和医学史上是重要事件。1929年，德裔瑞士生理学家冯·内高（von Neergaard）用离体猪肺进行充胀实验以研究肺内压力与容积的关系，得到了

下列结论：①与组织的弹性相比，表面张力在肺的弹性回缩力中发挥更大的作用。②对呼吸来说，低的表面张力是有利的，如果表面张力过大，则肺的回缩力可影响肺的扩张。同时，他也推测肺泡表面张力对新生儿出生后的第一次呼吸可能有重要影响。十八年后，纽约的病理学家彼得·格伦瓦尔德（Peter Gruenwald）用出生时就已死亡的婴儿的肺做了相同的实验，他在1947年发表的论文中报道，肺充胀的阻力主要来自表面张力，一些表面活性剂可降低充胀肺所需的压力。

20世纪50年代，英国物理学家理查德·帕特（Richard Pattle）在研究神经毒气时意外发现神经毒气可使兔产生肺水肿，这些兔的肺内出现许多泡沫，而这些泡沫非常稳定，即使是常用的抗泡沫剂也不能消除这些泡沫。与此同时，美国生理学家约翰·克莱门茨（John Clements）和加拿大病理学家也在研究神经毒气的过程中得到了与帕特相同的结论。1959年，玛丽·埃伦·埃弗里（Mary Ellen Avery）与杰雷·米德

(Jere Mead)发表了一篇影响深远的论文，他们报道，新生儿呼吸窘迫综合征或称透明膜病患者的肺表面张力平均远大于死于其他原因婴儿的肺表面张力。埃弗里和米德的结论是透明膜病与某种物质的缺乏或出现太晚有关，在正常肺，这一物质在肺容量降低时可使表面张力降低。1963年8月7日，美国总统约翰肯尼迪的儿子帕特里克·布维尔·肯尼迪（Patrick Bouvier Kennedy）出生，是早产儿（34~35周），出生时体重1860克，生后2天死于新生儿肺透明膜病。当时纽约时报的一篇文章谈到，对透明膜病患儿，医生唯一能做的只是检测血液生化指标，然后尽可能使这些生化指标接近正常水平。大量媒体报道帕特里克死于新生儿肺透明膜病，不仅增加了公众对该病的了解，也极大地推动了对该病诊断和治疗方面的研发。

组成 肺泡表面活性物质是脂类和蛋白质混合物，是由肺泡的Ⅱ型上皮细胞及呼吸性细支气管细胞［克拉拉（Clara）细胞］合成并释放的。脂类约占表面活性物质总量的90%，其中约一半是二棕榈酰卵磷脂（DPPC）；蛋白质约占表面活性物质总量的10%，包括血浆蛋白（主要是白蛋白）和脂蛋白（SP-A、SP-B、SP-C、SP-D）。肺泡表面活性物质中的脂类（如DPPC）分子的一端是非极性疏水的脂肪酸，另一端是极性的，易溶于水。因此，这些分子垂直排列于肺泡液-气交界面，极性端插入液体层，非极性端朝向肺泡腔，形成单分子层分布在肺泡液-气交界面上，其密度随肺泡的舒张和收缩而改变。DPPC等脂类表面活性物质可减弱液体分子之间的相互作用力，降

低肺泡表面张力。SP-A和SP-D是水溶性蛋白，主要作用是参与呼吸道的固有免疫；SP-B和SP-C是脂溶性蛋白，可促进DPPC等脂类表面活性物质进入到液-气界面形成单分子层。

生理意义 肺泡表面活性物质的作用是降低肺泡液-气界面的表面张力而使肺泡的回缩力减小，具有十分重要的生理意义：①增加肺顺应性，降低吸气阻力，减少吸气做功：据估计，肺泡表面活性物质可使肺泡表面张力降低达80%~90%，大大降低了吸气阻力，使吸气时肺的顺应性增大，吸气做功减少。②调整肺泡表面张力，有助于维持肺泡的稳定性：因为肺泡表面活性物质的密度随肺泡半径的变小而增大，或随半径的增大而减小，所以在小肺泡或呼气时，表面活性物质的密度较高，降低表面张力的作用强，肺泡表面张力小，可防止肺泡塌陷；大肺泡或吸气时，表面活性物质的密度减小，肺泡表面张力增加，可防止肺泡过度膨胀。以此保持肺泡的稳定性。③减少肺间质和肺泡内的组织液生成，防止肺水肿的发生：肺泡表面张力是指向肺泡腔内的，对肺泡间质产生"抽吸"作用，使肺泡间质的静水压降低，组织液生成增加，因此肺泡表面张力很高时有可能导致肺水肿。肺泡表面活性物质可降低肺泡表面张力，减弱表面张力对肺泡间质的"抽吸"作用，并防止肺水肿的发生。

与相关疾病的关系 胎儿在6~7个月之后肺泡Ⅱ型细胞才开始合成和分泌肺泡表面活性物质。因此，早产婴儿可因缺乏肺泡表面活性物质而发生肺泡塌陷，导致透明膜病。临床上可通过抽取羊水检查胎儿表面活性物质含量，

协助判断发生透明膜病的可能性，以便采取措施，加以预防。如果肺泡表面活性物质缺乏，则可延长妊娠时间或用药物（糖皮质激素）促进其合成。对出生后的婴儿可给予人工合成或从动物提取的肺泡表面活性物质进行替代治疗，预防新生儿呼吸窘迫综合征的发生。成年人患肺炎、肺血栓等疾病时，也可出现肺泡表面活性物质减少，对此类患者也可采用外源性肺泡表面活性物质治疗。有研究提示吸烟可使肺泡表面活性物质减少。

由于肺的弹性阻力增大而导致的肺扩张受限称为限制性肺病，表现为功能残气量、肺活量或肺总量都降低。通常，限制性肺病是指因肺实质病变引起的肺扩张受限，如在肺泡表面活性物质不足（如新生儿呼吸窘迫综合征或称新生儿肺透明膜病）、肺水肿或肺组织纤维化（如弥漫性肺间质纤维化）等情况下，肺的弹性回缩力增大而顺应性降低，需更大的跨肺压才能使肺泡扩张，因而患者感觉吸气困难，常采用浅快呼吸来代偿。在广义上，限制性肺病还包括胸膜腔、胸壁或神经骨骼肌系统病变引起的通气不足。如气胸或胸膜腔积液都可导致大量肺泡扩张受限；强直性脊柱炎、脊柱后侧凸和胸骨、肋骨骨折等情况下，因胸廓扩张受限而导致肺通气不足；脊髓灰质炎、运动神经元病、巴比妥类药物中毒等情况下，中枢神经系统不能产生正常的呼吸节律或神经-肌肉接头传递障碍，均可导致呼吸运动异常和肺通气不足。

（戎伟芳 董莉）

fēi tánxìng zǔlì

非弹性阻力（inelastic resistance）
气体流动时随气流速度加快而

增加的阻力。属于动态阻力。肺通气过程中的非弹性阻力包括惯性阻力、黏滞阻力和气道阻力，最重要的是气道阻力。

（戎伟芳　董　莉）

qìdào zǔlì

气道阻力（airway resistance）

气体流经呼吸道时气体分子间和气体分子与气道管壁之间的摩擦力所造成的阻力。是肺通气过程中非弹性阻力的主要成分，占 80%～90%。气道阻力无法直接测量，但是，根据流体力学的原理，单位时间内呼吸道内气体的流量（V）与推动气体流动的压力差（△P）及气道阻力（R_{AW}）之间的关系可用下式来表示：

$$V = \frac{\Delta P}{R_{AW}} = \frac{P_A - P_B}{R_{AW}}$$

式中 P_A 和 P_B 分别是肺内压和大气压。换言之，测定某一时刻气流速度和肺内压，通过计算就可得出该时刻总的气道阻力。健康人在平静呼吸时，总气道阻力为 1～3cmH₂O/（L/S），而在慢性阻塞性肺疾病（COPD）患者，总气道阻力可超过10cmH₂O/（L/S）。

影响因素　气道阻力受气道管径、气流形式和气流速度的影响。根据流体力学的原理，气体在管道中以层流的形式流动时，管壁对气流的阻力符合泊肃叶（Poiseuille）定律，即：

$$R = \frac{8}{\pi} \cdot \frac{\eta L}{r^4}$$

式中 R 是管壁阻力，η、L 和 r 分别是气体的黏滞度、管道的长度和管道的半径。对于肺通气来说，气道管径大小是影响气道阻力的最主要因素，管径越大，阻力越小；相反，管径越小，则阻力越大。由于阻力与管径的 4 次方呈反比，因此气道管径减小 10%就可使气道阻力增加 52%，使气流减少 34%。女性的气道阻力比男性大，可能是由于女性气道比较狭窄的缘故。

气流有层流和湍流形式。层流情况下阻力小，气体流量与管道两端的压力差呈正比；湍流情况下阻力大，气体流量与管道两端压力差的平方根呈正比。气体是否发生湍流取决于雷诺（Reynold，Re）值：

$$Re = \frac{2r\bar{v}\rho}{\eta}$$

式中 r、v、ρ 和 η 分别是管道半径、气体的平均线速度、气体密度和气体黏滞度。一般当雷诺值超过 2000 时就可发生湍流。从上式可看出，气流线速度快、气体密度高而黏滞度低、或者管道不规则都容易发生湍流，使气道阻力增大。自气管至肺泡，气流形式是湍流与层流交替，在气管和支气管分叉处（或气道某处有黏液、渗出物、肿瘤或异物等）常出现湍流，而在呼吸性支气管主要是层流。与氮气相比，氦气的密度低而黏滞度高，用氦气代替吸入气中的氮气，可减少湍流从而降低气道阻力，因此临床医师有时给气道阻力增高的患者吸入 80%氦气＋20%氧气的混合气体，以达到降低气道阻力的目的。

在肺通气过程中，气道阻力也随肺容量而变化。吸气时（肺容量增大），气道阻力逐步降低；呼气时（肺容量减小），气道阻力逐步增大。吸气时气道阻力降低的原因：①肺容积增大，肺实质对气道壁的外向牵引作用增大，使气道的管径增大。②吸气时胸膜腔内压降低，呼吸道内外的跨壁压增大，使气道被动扩张。③吸气时交感神经的紧张性增高，使气道平滑肌舒张，气道管径增大。呼气时上述因素发生相反的变化，气道管径变小，通气阻力增大。因此，支气管哮喘等慢性阻塞性肺疾病患者呼气比吸气更为困难。

分布　在整个呼吸道，气道阻力的分布是不均匀的（表）。正常情况下，总气道阻力约为 1.5cmH₂O/（L/S），其中鼻咽部和直径大于 2mm 的气道的阻力各约为 0.6cmH₂O/（L/S），两者之和占总气道阻力的 80%以上，而小于 2mm 气道的阻力仅占总气道阻力的 20%，主要是因为小气道的总横截面积远超过大气道的横截面积，而且小气道内气流的线速度较慢。但是，在 COPD 患者，总气道阻力的增加却主要源自小气道阻力的增加。

调节　①气道的自主神经对气道阻力起重要调节作用。气道管径取决于气道平滑肌的舒缩，而气道平滑肌受交感、副交感神经的双重支配，二者均有紧张性作用，即交感和副交感神经一直都有神经冲动发放，使神经末梢释放化学递质调节平滑肌张力。

表　正常人与 COPD 患者不同部位的气道阻力［cmH₂O/（L/S）］比较

气道位置	正常人	COPD 患者
咽-喉部	0.6	0.6
直径>2mm 气道	0.6	0.9
直径<2mm 气道	0.3	3.5
总气道阻力	1.5	5.0

副交感（迷走）神经末梢释放乙酰胆碱（ACh），ACh 与气道平滑肌 M_3 受体结合，使气道收缩，气道管径变小，阻力增加，阿托品可阻断此作用。交感神经末梢释放去甲肾上腺素（NE），NE 与气道平滑肌 β_2 受体结合，使气道舒张，气道管径变大，阻力降低；但 NE 与 β_2 受体的亲和力较弱。②除神经因素外，一些体液因素也影响气道平滑肌的舒缩。肾上腺素与 β_2 受体的亲和力远超过 NE，因而临床上常用肾上腺素作为拟交感药物解除哮喘发作时的气道痉挛。前列腺素（PG）中，前列腺素（$PGF_{2\alpha}$）可使气道收缩，而 PGE_2 则使之舒张。吸入气中 CO_2 含量增加时可刺激支气管和肺的 C 类纤维，反射性地使支气管收缩，气道阻力增加。发生变态反应时，肺间质的肥大细胞脱颗粒，释放大量组胺、白三烯等介质，引起细支气管和终末支气管黏膜水肿和平滑肌痉挛性收缩，造成气道狭窄，导致呼吸困难。气道上皮细胞也可合成、释放内皮素，使气道平滑肌收缩。

（戎伟芳 董莉）

zǔsèxìng fèibìng
阻塞性肺病（obstructive pulmonary disease）

因气道阻力增大而引起的肺通气障碍性疾病。吸入异物或气道平滑肌痉挛（如哮喘发作）等可导致急性阻塞性肺疾病；而慢性阻塞性肺疾病（COPD），主要指慢性支气管炎和肺气肿，是老年人中十分常见的慢性疾病，吸烟是 COPD 的主要危险因素。吸气过程中，气道阻力随着肺容量增大而减小；呼气过程中，气道阻力随肺容量减小而增大，所以阻塞性肺病患者常感觉呼气困难。

（戎伟芳 董莉）

fèi róngjī
肺容积（pulmonary volume）

肺通气过程中，肺所容纳的气体体积及每次呼吸进出肺的气体量。反映肺通气功能的好坏，临床上常采用肺量计进行测量，以评估患者的肺通气功能是否受损和受损程度及鉴别肺通气功能降低的类型。肺容积随呼吸运动而变化，包括潮气量、补吸气量、补呼气量和残气量等基本肺容积指标（图）。

（戎伟芳 董莉）

cháoqìliàng
潮气量（tidal volume，TV）

每次呼吸时吸入或呼出的气体量。正常成年人平静呼吸时，潮气量为 $400 \sim 600ml$，一般以 500ml 计算。运动时，潮气量增大，最大可达肺活量大小。

（戎伟芳 董莉）

bǔxīqìliàng
补吸气量（inspiratory reserve volume，IRV）

平静吸气末，再尽力吸气所能吸入的气体量。补吸气量反映了吸气的储备量，正常成年人为 $1500 \sim 2000ml$。

（戎伟芳 董莉）

bǔhūqìliàng
补呼气量（expiratory reserve volume，ERV）

平静呼气末，再尽力呼气所能呼出的气体量。补呼气量反映了呼气的储备量，正常成年人为 $900 \sim 1200ml$。

（戎伟芳 董莉）

cánqìliàng
残气量（residual volume，RV）

最大呼气末尚存留于肺内不能呼出的气体量。

正常成年人残气量为 $1000 \sim 1500ml$，远大于肺的自然容积（约 500ml），说明即使在最大呼气末，肺也处于一定程度的扩张状态。残气量的存在可避免肺泡在低容积条件下发生塌陷，而肺泡一旦塌陷，则需极大的跨肺压才能使之再次扩张。支气管哮喘和肺气肿患者的残气量增加。

（戎伟芳 董莉）

fèiróngliàng
肺容量（pulmonary capacity）

两项或两项以上基本肺容积之和。是反映肺内容纳气体体积的指标，包括深吸气量、功能残气量、肺活量和肺总量等。

（戎伟芳 董莉）

shēnxīqìliàng
深吸气量（inspiratory capacity，IC）

平静呼气末作最大吸气所能吸入的气体量。是潮气量与补吸气量之和，是衡量最大通气潜力的一个重要指标。胸廓、胸膜、肺组织和呼吸肌等的病变，可使深吸气量减少从而降低最大通气潜力。

（戎伟芳 董莉）

gōngnéng cánqìliàng
功能残气量（functional residual capacity，FRC）

平静呼气末存留于肺内的气量。是补呼气量与

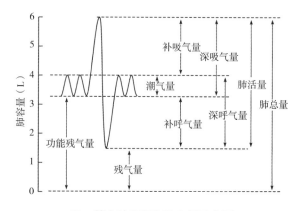

图 基本肺容积和肺容量示意图

残气量之和，正常成年人约为2300ml，占肺总容量40%左右。功能残气量的生理意义是缓冲呼吸过程中肺泡气氧分压（PO_2）和二氧化碳分压（PCO_2）的变化幅度。由于功能残气量的稀释作用，吸气时，肺内 PO_2 不致突然升得太高，PCO_2 不致降得太低；呼气时，PO_2 则不会降得太低，PCO_2 不会升得太高。因此肺泡气和动脉血液的 PO_2 和 PCO_2 就不会随呼吸而发生大幅度的波动。肺气肿患者，由于肺弹性回缩力降低，导致功能残气量增加。

（戎伟芳 董莉）

fèihuóliàng
肺活量（vital capacity，VC）

最大吸气后，再作尽力呼气时所能呼出的气量。是潮气量、补吸气量及补呼气量之和。正常成年人的平均值，男性约为3500ml，女性约为2500ml。肺活量与性别、年龄、体表面积、呼吸肌强弱及肺和胸廓的弹性等因素有关，个体差异较大。但在同一个体则变异不大，重复测定一般误差不超过5%。故定期观察个人肺活量的改变，可作为反映肺组织或呼吸器官病理变化或呼吸肌力量强弱的指标。

肺活量反映了肺一次通气的最大能力，在一定程度上可作为肺通气功能的指标。但测定肺活量时若不考虑呼气的时程和速度，测得的肺活量不能充分反映肺组织的弹性状态和气道的通畅程度，即不能充分反映通气功能的状况。因此，临床上用肺量计测量和评估肺通气功能时，还采用用力肺活量、时间肺活量和最大呼气流量等指标。

（戎伟芳 董莉）

yònglì fèihuóliàng
用力肺活量（forced vital capacity，FVC）

让受试者尽力吸气至肺总容量后再尽力尽快呼气所能呼出的最大气体量。正常时 FVC 略小于在没有时间限制条件下测得的肺活量，但在气道阻力增高时，可明显低于肺活量。

（戎伟芳 董莉）

shíjiān fèihuóliàng
时间肺活量（timed vital capacity，TVC）

受试者在一次最大吸气后再尽力尽快呼气，测定一定时间内所能呼出的气体量。又称用力呼气量（FEV）。测量时，同步记录流量和肺容量，可绘制出时间肺活量曲线（图）。根据时间肺活量曲线，可得知在 1、2、3 秒末呼出的气体量，分别称为 1 秒、2 秒和 3 秒用力呼气量（FEV_1、FEV_2 和 FEV_3）。为排除肺容积差异的影响，用力呼气量通常以它所占用力肺活量的百分数（FEV_1/FVC）表示。正常情况下，FEV_1/FVC、FEV_2/FVC 和 FEV_3/FVC 分别约为83%、96%和99%。在肺纤维化等限制性肺病患者，FEV_1 和 FVC 均下降，但 FEV_1/FVC 可正常甚至超过83%；而在支气管哮喘等阻塞性肺病患者，FEV_1 的降低比 FVC 降低更明显，因而 FEV_1/FVC 降低。

（戎伟芳 董莉）

hūqì liúliàng-fèi róngjī qūxiàn
呼气流量-肺容积曲线（expira-

tory flow rate-lung volume curve）

测量用力肺活量时，同步记录呼出气流量和肺容积而绘制出的曲线。该曲线反映了呼气过程中流量（或流速）与肺容积的关系（图）。该曲线升支较陡，而降支较缓慢。从中可得到四个主要指标：即用力肺活量、最大呼气流量（MEF）、50%或75%肺活量时的最大呼气流量（V_{max50} 和 V_{max75}）。肺通气功能受损（如小气道阻力增大）时，这些指标比较敏感，定期测量这些指标可帮助判断疾病的进展情况及治疗效果。

（戎伟芳 董莉）

fèizǒngliàng
肺总量（total lung capacity，TLC）

肺所能容纳的最大气体量。又称肺总容量。是肺活量与残气量之和，其大小因性别、年龄、身材、运动锻炼情况和体位改变而异，成年男性约为5000ml，女性约为3500ml。

（戎伟芳 董莉）

zuìdà tōngqìliàng
最大通气量（maximal voluntary ventilation，MVV）

尽力作深、快呼吸时，每分钟所能吸入或呼出的最大气体量。劳动或运动时，肺通气量增大。最大通气量反映单位时间内充分发挥全部通气能

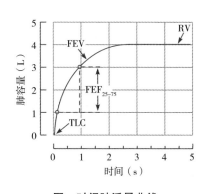

图 时间肺活量曲线

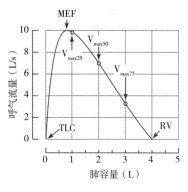

图 呼气流量-肺容积曲线

力所能达到的通气量，是估计一个人能进行多大运动量的生理指标。测定时，一般只测量 10 秒或 15 秒的最深最快地呼出或吸入的气体量，再换算成每分钟的最大通气量。最大通气量一般可达 150L/min，即 25 倍于肺通气量。对平静呼吸时的每分通气量与最大通气量进行比较，可了解通气功能的储备能力，通常用通气储量百分比表示，即：通气储量百分比＝(最大通气量−每分平静通气量)/最大通气量×100%

其正常值等于或大于 93%。任何降低肺顺应性或胸廓顺应性、降低呼吸肌收缩力量或速度或增大气道阻力的因素均可减小最大通气量。

(戎伟芳 董 莉)

fèipào tōngqìliàng
肺泡通气量 (alveolar ventilation volume)

每分钟吸入肺泡的新鲜空气量。肺通气过程中，每次吸入的气体并不都参与气体交换，其中一部分留在鼻与终末细支气管之间的呼吸道内，不参与肺泡与血液之间的气体交换，故将此部分呼吸道 (传导气道) 的容积称解剖无效腔或死腔，在正常成年人约为 150ml。进入肺泡的气体，可因某些肺泡得不到足够的血液供应而不能都与血液进行气体交换，未能发生气体交换的肺泡的容量称肺泡无效腔。生理学上将肺泡无效腔与解剖无效腔合称为生理无效腔，健康人平卧时生理无效腔等于或接近于解剖无效腔，因此，每次吸气时的肺泡通气量就相当于潮气量减去解剖无效腔后的气体量。但生理学中，肺泡通气量通常是指每分钟的肺泡通气量，所以，肺泡通气量＝(潮气量−解剖无效腔气量)×呼吸频率(次/分)。若潮气量为 500ml，解剖无效腔为 150ml，呼吸频率为 12 次/分，则肺通气量＝500×12＝6000ml/min，而肺泡通气量＝(500−150)×12＝4200ml/min，肺泡通气量为肺通气量的 70%。

由于功能残气量 (约 2300ml) 的存在，通常每次呼吸的有效通气量 (约 350ml) 仅使肺泡内的气体更新约 14%；若潮气量减少或功能残气量增加，均可使肺泡气体的更新率降低，不利于肺换气。此外，潮气量和呼吸频率的变化对肺通气量和肺泡通气量有不同的影响。潮气量减半和呼吸频率加倍或潮气量加倍而呼吸频率减半时，肺通气量保持不变，但是肺泡通气量却发生明显变化 (表)。浅而快的呼吸时肺泡通气量相对较小，对肺换气而言是不利的；深而慢的呼吸虽然可增加肺泡通气量，但同时也会增加呼吸做功；适当深度与频率的平静呼吸，消耗的能量少而肺泡通气量较大。

(戎伟芳 董 莉)

gāopín tōngqì
高频通气 (high frequency ventilation, HFV)

高频率、小潮气量、低气压的机械通气模式。临床上，在某些情况下 (如配合支气管镜检查、治疗呼吸衰竭等) 会使用特殊形式的人工通气，即高频通气。通常采用细套管，将接近于解剖无效腔容积的脉动气流以高速喷射到患者气道内，其频率可为每分钟 60~100 次或更高。尽管潮气量小于解剖无效腔，但此浅而快的人工通气却能保持有效的肺通气和肺换气，其原理可能与气体对流的加强及气体分子扩散加速有关。

(戎伟芳 董 莉)

hūxīgōng
呼吸功 (work of breathing)

呼吸过程中呼吸肌克服通气阻力实现肺通气所做的功。呼吸功等于压力变化 (g/cm^2) 和容积变化 (cm^3) 的乘积，即跨肺压的变化和潮气量的乘积，单位是 $kg \cdot m$。正常人在平静呼吸时，呼吸功主要用于吸气动作，其中 65% 用于克服呼吸过程中的弹性阻力，28% 用于克服气道阻力，7% 用于克服黏滞阻力。体力活动加强时，呼吸的频率和深度增加，呼气也有主动成分的参与，呼吸功可增加许多倍。由于此时通过呼吸道的气流加速，气道阻力增高，用于克服气道阻力所做功的比例增高。病理情况下，当弹性和 (或) 非弹性阻力增大时，也可使呼吸功增大。

不同的呼吸形式对呼吸功有不同的影响。肺通气量保持不变时，呼吸功的大小与呼吸的频率和深度有关 (图)。进行深而慢的呼吸时，用于克服弹性阻力所做的功增加，而克服气道阻力所做的功减少；进行浅而快的呼吸时，用于克服气道阻力所做的功增大而用于克服弹性阻力所做的功减少。肺顺应性降低、弹性阻力增高时，机体常呈现浅而快的呼吸，以减少克服弹性阻力所做的功；

表　不同呼吸频率和潮气量对肺泡通气量的影响

呼吸频率 (次/分钟)	潮气量 (ml)	肺通气量 (ml/min)	肺泡通气量 (ml/min)
16	500	8000	5600
8	1000	8000	6800
32	250	8000	3200

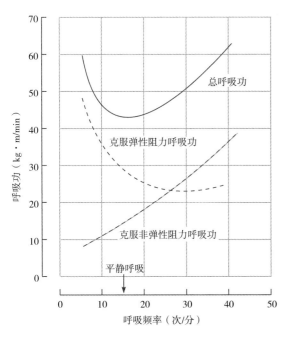

图 呼吸功与呼吸频率的关系

气道阻力增高时，机体常呈现深而慢的呼吸，以减少克服气道阻力所做的功。平静呼吸时，呼吸耗能仅占全身总耗能的3%；剧烈运动时，呼吸耗能可升高25倍，但由于全身总耗能也增大15～20倍，故呼吸耗能仅占全身总耗能的3%～4%。

（戎伟芳 董 莉）

fèi huànqì

肺换气（pulmonary gas exchange）

肺泡气与肺泡毛细血管床血液之间进行气体交换的过程。通过肺换气的过程，肺泡中的氧（O_2）经呼吸膜而进入到肺泡毛细血管血液；血液中的二氧化碳（CO_2）则逆向跨越呼吸膜进入到肺泡，使来自肺动脉的O_2含量低而CO_2含量高的静脉血变成O_2含量高而CO_2含量低的动脉血，经肺静脉流入左心房和左心室。经过肺换气后的血液经体循环被运送至全身组织，在组织的毛细血管床与组织间液进行气体交换，为组织细胞提供代谢所需的O_2，并带走代谢所产生的CO_2。

肺换气是与肺通气过程伴随进行的，机体通过不断的肺通气使得肺泡气的O_2和CO_2浓度维持在较稳定的水平，为气体交换的进行奠定了基础。肺换气的原理是各种气体的物理扩散，而驱动气体跨呼吸膜扩散的动力是呼吸膜两侧各气体的分压差。膜两侧气体的分压差决定了气体分子通过膜进行扩散的方向和数量（表）。

静脉血经肺动脉到达肺泡毛细血管时，因肺泡气的PO_2（104mmHg）高于静脉血PO_2（40mmHg），所以O_2从肺泡扩散入静脉血；因肺泡气PCO_2（40mmHg）低于静脉血PCO_2（46mmHg），所以CO_2从静脉血扩散入肺。经过肺内气体交换后，静脉血就转变为含O_2多、含CO_2少的动脉血。正常情况下，O_2和CO_2在血液和肺泡间的扩散都极为迅速，不到0.3秒即可达到平衡。实际上，静脉血流过肺毛细血管的前1/3时就已基本完成与肺泡的换气过程。可见，正常情况下肺换气有很大的储备能力（图）。

（戎伟芳 董 莉）

qìtǐ fēnyā

气体分压（partial pressure）

混合气体中每一种气体产生的压力。其等于混合气体的总压力乘以该气体在混合气体中所占的容积百分比。如空气是混合气体，海平面空气的总压力为760mmHg（101kPa），其中氧的容积百分比约21%，因此氧分压（PO_2）为760×21%＝159mmHg（21.1kPa）。二氧化碳（CO_2）的容积百分比约为0.04%，因此，二氧化碳分压（PCO_2）为760×0.04%＝0.3mmHg（0.04kPa）。空气中各气体的容积百分比一般不因海拔不同而异，但各气体分压却因总大气压的变动而改变。

气体与液体表面接触时，由于气体分子的运动，很快就有一定数量的气体分子溶解于液体内，而溶解在液体中的气体分子又不断从液体中逸出。溶解的气体分子从液体中逸出的力，称为气体的张力，也称为液体中该气体的分压。若液面气体分压高于液体中该气体的分压，则气体继续进入液体，增加液体内该气体的分压，直至达到平衡为止；若液体内气体分压大于液面该气体的分压，则自液体内逸出的气体分子多于进入液体的分子，也一直到

表 海平面大气与人体不同部位各气体的分压 mmHg（kPa）

	O_2	CO_2	N_2	H_2O	合计
空气	159（21.2）	0.3（0.04）	597（79.6）	3.7（0.5）	760（101.3）
肺泡气	104（13.9）	40（5.3）	569（75.8）	47（6.3）	760（101.3）
动脉血	100（13.3）	40（5.3）	573（76.4）	47（6.3）	760（101.3）
静脉血	40（5.3）	46（6.1）	573（76.4）	47（6.3）	706（94.1）
组织液	30（4.0）	50（6.7）	573（76.4）	47（6.3）	700（93.4）

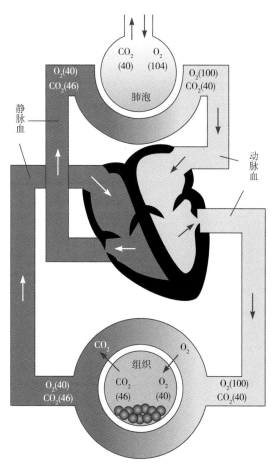

图 肺换气与组织换气示意图

取得平衡为止。平衡状态时，液体内气体的分压等于液面气体的分压。

呼吸过程中，吸入的空气在呼吸道内被水蒸气饱和，故呼吸道内吸入气的成分已不同于大气，各种气体成分的分压也发生相应的改变。机体通过节律性呼吸运动使肺泡内气体不断更新，因而肺泡中各气体成分和气体分压维持在相对稳定水平，此为进行有效的肺换气的基础。呼出气是无效腔内的吸入气和部分肺泡气的混合气体，与肺泡气相比，呼出气的 PO_2 较高而 PCO_2 较低。

（戎伟芳 董莉）

hūxīmó

呼吸膜（respiratory membrane）

肺泡与毛细血管血液间的结构。

肺泡内的气体与血液气体通过呼吸膜以扩散的方式进行交换。气体扩散速率与呼吸膜的厚度成反比，呼吸膜越厚，单位时间内交换的气体量就越少。呼吸膜由六层结构组成（图）：含肺泡表面活性物质的液体层、肺泡上皮层、上皮基膜、肺泡上皮和毛细血管之间的间隙（间质/基质层）、毛细血管的基膜和毛细血管内皮细胞层。虽然呼吸膜有六层结构，但却很薄，平均总厚度约为 $0.6\mu m$，有的部位只有 $0.2\mu m$，气体易于扩散通过。肺毛细血管平均直径约 $5\mu m$，红细胞膜通常能接触到毛细血管壁，氧（O_2）、二氧化碳（CO_2）几乎不必经过血浆层就可到达红细胞或进入肺泡，因此扩散距离短，交换速度快。

呼吸道疾病时可因呼吸膜的厚度或面积改变而降低肺换气的效率。据估计，正常人约有 3 亿个肺泡，呼吸膜的总面积为 $50\sim100m^2$，为体表面积的 $25\sim50$ 倍。在静息情况下，右心室每搏输出量约为 60ml。这 60ml 静脉血分布在 $50\sim100m^2$ 的面积上，形成一个很薄的液体层，使气体能迅速进行交换。实际上，安静时仅有约 $40m^2$ 的呼吸膜参与气体交换，故有巨大的储备面积。运动

时，由于肺毛细血管开放的数量和开放程度增加，参与气体交换的面积也大大增加。而肺不张、肺实变、肺气肿、肺叶切除或肺毛细血管关闭和阻塞，均可使呼吸膜扩散面积减小，进而影响肺换气。若呼吸膜总面积小于健康人的 1/3 或 1/4 时，气体交换速度甚至不能满足静息时机体的需要。在充血性心力衰竭和间质性肺病（如病毒性肺炎）等情况下，因肺组织水肿导致呼吸膜的厚度增加，也可很大程度地降低肺换气的效率，引起机体缺氧。运动时，由于血流加速，气体在肺部的交换时间缩短，呼吸膜的厚度或扩散距离的改变对肺换气的影响便显得更加突出。

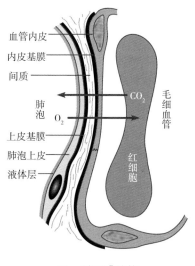

图 呼吸膜结构

（戎伟芳 董莉）

tōngqì xuèliú bǐzhí

通气血流比值（ventilation perfusion ratio）

每分钟肺泡通气量和每分钟肺血流量之间的比值。气体交换是在肺泡气与流经肺泡的毛细血管的血液之间进行的，故适宜的肺通气量和适宜的肺血流量是实现正常肺换气的前提。肺内气体交换依赖于两个泵的协

调配合，一个是气体泵，实现肺泡通气，使肺泡气体得以不断更新，提供氧（O_2），排出二氧化碳（CO_2）；另一个是血液泵，向肺循环泵入相应量的血液，带来机体产生的二氧化碳，带走摄取的氧。此比值是反映肺通气与肺血流匹配程度的指标，每分钟肺泡通气量（$\dot{V}_A$）和每分钟肺血流量（$\dot{Q}$）之间的比值，简写为 $\dot{V}_A/\dot{Q}$。

正常成年人安静时的通气血流比值为 0.84（每分钟肺泡通气量为 4200ml/min，肺血流量为 5000ml）。若比值增大，就意味着通气过剩，血流相对不足，部分肺泡气体未能与血液气体充分交换，致使肺泡无效腔（即生理无效腔）增大；反之，比值下降，则意味着通气不足，血流相对过多，部分血液流经通气不良的肺泡，静脉血中的气体不能得到充分更新，犹如发生了功能性动脉-静脉短路。由此可见，无论此比值增大或减小，都会降低肺内气体交换的效率，导致机体缺 O_2 和 CO_2 潴留。

健康成年人的肺泡通气量和肺毛细血管血流量在肺内的分布是不均匀的，因此，各个局部的比值并不相同。如人在直立位时，由于重力的作用，胸膜腔负压存在着一个自上而下的梯度，使肺尖部肺泡通气优于肺底部；同样由于重力的作用，肺尖部血流量却比肺底部相对减少，故肺尖部的比值较大，可高达 3.3，而肺底部的比值较小，可低至 0.63。正常情况下，虽然存在着肺泡通气血流比值的不均一性，但由于呼吸膜面积远超过肺换气的实际需要，故并未明显影响 O_2 的摄取和 CO_2 的排出。肺气肿等阻塞性肺病情况下，部分细支气管被阻塞，

导致流经阻塞区域的血液无法进行有效的气体交换（比值降低），也可导致某些区域肺泡壁的破坏，通气量被浪费（比值增大），大大增加了肺泡通气血流比值的不均一性，可严重损坏肺的气体交换功能。

肺本身具有调节局部肺泡通气血流比值的能力。在通气不良的肺泡，肺泡气氧分压较低，可使这部分肺泡的肺动脉分支收缩，血流量减少，可使右心室泵出的混合静脉血流向通气良好的肺泡，有利于气体交换。但是，高原环境下，由于大气氧分压低，肺动脉收缩，可导致肺动脉高压和右心衰竭。

（戎伟芳　董　莉）

肺扩散容量（diffusing capacity of lung，D_L）　单位分压差下，每分钟通过呼吸膜进行扩散的气体的毫升数。公式表示为：

$$D_L = \frac{V}{P_A - P_C}$$

式中 V 为每分钟通过呼吸膜的气体量（ml/min），P_A 为肺泡气中该气体的平均分压，P_C 为肺毛细血管血液内该气体的平均分压。D_L 是衡量呼吸气体通过呼吸膜的能力的指标，其单位是 ml/（min·mmHg）。正常成年人在安静时，氧（O_2）的 D_L 平均约 20ml/（min·mmHg），二氧化碳（CO_2）的 D_L 为 O_2 的约 20 倍。个体的大小、体位改变和肌肉运动都可影响 D_L。①平卧位时，由于肺血流量增加和通气血流比值的改善，D_L 比直立位增大 15%~20%。②身材高大者因为肺容积和呼吸膜的面积大于身材矮小者，故 D_L 增大。③运动时由于参与肺换气的呼吸膜面积和肺毛细血管

血流量的增加及通气、血流的不均匀分布得到改善，故 D_L 增加。④肺部疾病时，D_L 可因有效扩散面积减小或扩散距离增加而降低。

（戎伟芳　董　莉）

组织换气（tissue gas exchange）　血液流经体循环的毛细血管时与组织之间进行气体交换的过程。毛细血管血液与组织液之间气体的分压差是组织换气的驱动力。组织细胞在有氧代谢中不断消耗氧并产生二氧化碳，所以氧分压（PO_2）可低至 3.99kPa（30mmHg）以下，二氧化碳分压（PCO_2）可高达 6.65kPa（50mmHg）以上。因此，组织细胞内及组织液的 PO_2 总是低于毛细血管中血液的 PO_2，而 PCO_2 总是高于毛细血管血液的 PCO_2。当动脉血液流经组织毛细血管时，O_2 便顺着分压差从血液向组织液和细胞扩散，CO_2 则由组织液和细胞向毛细血管血液扩散，毛细血管血液中的 PO_2 从动脉端向静脉端逐渐降低，而 PCO_2 则逐渐升高，完成组织换气。动脉血因失去 O_2 和得到 CO_2 而转变为静脉血。血液 PCO_2 的升高有利于红细胞中的氧合血红蛋白解离，可释放更多的 O_2 供组织细胞利用。

组织气体交换过程受多种因素影响。①距离毛细血管远的细胞获得的 O_2 量较少：随着组织细胞离毛细血管的距离的增大，气体在组织中的扩散距离增大，扩散速率减慢，换气减少。在骨骼肌中，每条毛细血管供血区域的半径为 200μm，在脑组织中约为 20μm，因此肌细胞获得的 O_2 量低于脑细胞。组织发生水肿时，由于局部组织中组织液的积聚，加大了气体扩散的距离，间接影响组织、细胞的气体交换。组织液的积聚又可使组织液静水压增加，

压迫小血管而阻塞血流，使组织的氧供减少其至中断。②组织的血流量减少时组织换气量降低：组织的血流减少时，毛细血管血液与组织液之间的气体分压差减小，O_2 和 CO_2 的扩散速率也将减慢，导致局部缺氧和 CO_2 增多。③组织的代谢率增高时气体的扩散速率增大：组织的代谢率增高时，耗 O_2 量和 CO_2 产量增加，组织 PO_2 降低，PCO_2 增高，驱动气体扩散的分压差增大，组织换气增多。组织活动增强、代谢水平升高所引起的局部温度、PCO_2 和 H^+ 浓度的升高，可使毛细血管开放的数量增加，局部血流量增加，并缩短气体扩散距离。此外，局部温度、PCO_2 和 H^+ 浓度增高时还可降低血红蛋白与 O_2 的亲和力，有利于红细胞中 O_2 的释放。

（戎伟芳 董莉）

qìtǐ yùnshū

气体运输（transport of gas） 氧（O_2）和二氧化碳（CO_2）在血液中的运输过程。在肺泡，毛细血管血液经肺换气获取的 O_2，通过血液循环运输到机体各器官、组织，供细胞利用；在组织，由细胞代谢产生 CO_2，经组织换气进入血液，通过血液循环运输到肺部排出体外。故血液是运输 O_2 和 CO_2 的媒介。

O_2 和 CO_2 均以物理溶解和化学结合两种形式进行运输：①根据亨利（Henry）定律：气体在溶液中溶解的量与其分压和溶解度成正比，与温度成反比。温度为 38℃ 时，1 个大气压下，O_2 和 CO_2 在 100ml 血液中溶解的量分别为 2.36ml 和 48ml。按此计算，动脉血氧分压（PO_2）为 100mmHg，每 100ml 血液含溶解的 O_2 0.31ml；静脉血二氧化碳分压（PCO_2）为 46mmHg，每 100ml 血

液含溶解的 CO_2 2.9ml。安静时，正常成年人心输出量约 5L/min，因此，物理溶解于动脉血液中的 O_2 流量仅约 15ml/min，物理溶解于静脉血液中的 CO_2 流量约为 145ml/min。然而，即使在安静状态下，机体耗 O_2 量约 250ml/min，CO_2 生成量约 200ml/min；运动时机体的耗 O_2 量和 CO_2 生成量会成倍增加。显然，单靠物理溶解形式运输 O_2 和 CO_2 远远不能适应机体的代谢需要。②机体在进化过程中形成了非常有效的 O_2 和 CO_2 的化学结合运输形式：O_2 的化学结合运输形式为氧合血红蛋白；CO_2 的化学结合运输形式主要有两种，即碳酸氢盐和氨基甲酰血红蛋白。

血液中的 O_2 和 CO_2 主要以化学结合形式存在，而物理溶解形式所占比例极小。化学结合可使血液对 O_2 的运输量增加 65～140 倍，对 CO_2 的运输量增加近 20 倍（表）。虽然血液中以物理溶解形式存在的 O_2 和 CO_2 很少，但很重要，起着"桥梁"作用。在肺换气或组织换气时，进入血液的 O_2 或 CO_2 都是先溶解在血浆中，提高各自的分压，再发生化学结合；O_2 或 CO_2 从血液释放时，也是溶解的先逸出，降低各自的分压，化学结合的 O_2 或 CO_2 再解离出来，溶解到血浆中。物理溶解和化学结合二者之间处于动态平衡。

（郑煜）

yǎng de yùnshū

氧的运输（transport of oxygen）

氧（O_2）在血液中的运输过程。O_2 在血液中以物理溶解和化学结合两种形式运输，物理溶解形式运输的 O_2 量仅占总运输量的 1.5% 左右，而化学结合的约占 98.5%。红细胞内的血红蛋白（Hb）是 O_2 的有效运载工具。Hb 也参与 CO_2 的运输。

Hb 的分子结构 1 分子 Hb 由 1 分子珠蛋白和 4 分子血红素（又称亚铁原卟啉）组成，每个血红素又由 4 个吡咯基组成 1 个环，其中心为 1 个 Fe^{2+}；每个珠蛋白由 4 条多肽链构成，每条多肽链与 1 分子血红素相连接，构成 Hb 的单体或亚单位，因此 Hb 是由 4 个单体构成的四聚体。不同 Hb 分子的珠蛋白多肽链的组成有所不同。成年人 Hb（HbA）由 2 条 α 链和 2 条 β 链组成，为 $\alpha_2\beta_2$ 结构；胎儿 Hb（HbF）由 2 条 α 链和 2 条 γ 链组成，为 $\alpha_2\gamma_2$ 结构。每条 α 链含有 141 个氨基酸残基，每条 β 链或 γ 链含有 146 个氨基酸残基，HbF 的 γ 链与 HbA 的 β 链的区别在于其中有 37 个氨基酸残基不一样。出生后不久，HbF 即为 HbA 所取代。血红素基团中心的 Fe^{2+} 可与 O_2 结合，使 Hb 成为氧合血红蛋白（HbO_2），没有结合 O_2 的 Hb 称为去氧血红蛋白，通常简写为 Hb，因此 Hb 既可以是血红蛋白的一般称谓，也可以是指去氧血红蛋白。

Hb 与 O_2 的结合特征 Hb 的 4 个亚单位之间和亚单位内部由盐键连接。Hb 与 O_2 的结合或解

表 血液中 O_2 和 CO_2 的含量（ml/100ml 血液）

	动脉血			混合静脉血		
	物理溶解	化学结合	合计	物理溶解	化学结合	合计
O_2	0.31	20.0	20.31	0.11	15.2	15.31
CO_2	2.53	46.4	48.93	2.91	50.0	52.91

离将影响盐键的形成或断裂，使 Hb 发生变构效应，并使之与 O_2 的亲和力随之发生变化。Hb 有两种构型：Hb 为紧密型（T 型），HbO_2 为疏松型（R 型），二者相互转换，当 Hb 与 O_2 结合时，盐键逐步断裂，其分子构型逐渐由 T 型变为 R 型，对 O_2 的亲和力逐渐增加；反之，当 HbO_2 释放 O_2 时，Hb 分子逐渐由 R 型变为 T 型，对 O_2 的亲和力逐渐降低。R 型 Hb 对 O_2 的亲和力为 T 型的 500 倍。也就是说，无论在结合 O_2 或释放 O_2 的过程中，Hb 的 4 个亚单位彼此之间有协同效应，即每个亚单位与 O_2 结合后，由于变构效应，其他亚单位更易与 O_2 结合；反之，当 HbO_2 的每个亚单位释出 O_2 后，其他亚单位更易释放 O_2。因此，氧解离曲线呈特殊的 S 形。

Hb 与 O_2 的结合反应快，不到 0.01 秒，可逆，解离也很快。结合和解离不需酶的催化，但受氧分压（PO_2）的影响。当血液流经 PO_2 高的肺部时，Hb 与 O_2 结合，形成 HbO_2；当血液流经 PO_2 低的组织时，HbO_2 迅速解离，释出 O_2，成为 Hb，如下式所示：

$$Hb+O_2 \underset{PO_2低（在组织）}{\overset{PO_2高（在肺部）}{\rightleftharpoons}} HbO_2$$

Hb 中的 Fe^{2+} 与 O_2 结合后仍是二价铁，因此，二者结合的过程称为氧合，而不是氧化，结合 O_2 的 Hb 称为氧合 Hb，而不是氧化 Hb；HbO_2 释放 O_2 的过程称为脱氧，而不是还原，未结合 O_2 或脱氧后的 Hb 称为脱氧 Hb，而不是还原 Hb。

1 分子 Hb 可结合 4 分子 O_2，成年人 Hb 的分子量为 64458，因此，在 100% O_2 饱和状态下，1g Hb 可结合的最大 O_2 量为 1.39ml。由于正常时红细胞含有少量不能

结合 O_2 的高铁 Hb，所以 1g Hb 实际结合的 O_2 量低于 1.39ml，通常按 1.34ml 计算。如果血液中 Hb 浓度为 15g/100ml，则 100ml 血液中，Hb 可携带大约 20ml O_2。

影响因素 O_2 的运输障碍可导致机体缺氧。许多因素均可影响 O_2 的运输，如 pH、二氧化碳分压（PCO_2）、温度、有机磷化合物、CO、Hb 的质和量等。

HbO_2 呈鲜红色，Hb 呈暗紫色。当 100ml 血液中 Hb 含量达 5g 以上时，皮肤、黏膜呈暗紫色，这种现象称为发绀。发绀常表示机体缺氧，但也有例外，如红细胞增多时（如高原性红细胞增多症），100ml 血液中 Hb 含量可达 5g 以上，机体可出现发绀但并不一定缺氧；相反，严重贫血或一氧化碳中毒时，机体可出现缺氧或严重缺氧但并不出现发绀。

（郑 煜）

血红蛋白氧容量（hemoglobin oxygen capacity）
xuèhóngdànbái yǎng róngliàng

血红蛋白所能结合的最大氧量。1 分子血红蛋白（Hb）可结合 4 分子 O_2，成年人 Hb 的分子量为 64458，因此，在 100% O_2 饱和状态下，1g Hb 可结合的最大 O_2 量为 1.39ml。由于正常时红细胞含有少量不能结合 O_2 的高铁 Hb，所以 1g Hb 实际结合的 O_2 量低于 1.39ml，通常按 1.34ml 计算。如果血液中 Hb 浓度为 15g/100ml，则 Hb 氧容量约为 20ml/100ml 血液。通常情况下，血浆中溶解的 O_2 极少，可忽略不计，因此，可被视为血氧容量。Hb 氧容量是衡量 Hb 对 O_2 的运输能力的指标。

（郑 煜）

血红蛋白氧含量（hemoglobin oxygen content）
xuèhóngdànbái yǎng hánliàng

血红蛋白实际

结合的氧量。1 分子血红蛋白（Hb）可结合 4 分子 O_2，成年人 Hb 的分子量为 64458，因此，在 100% O_2 饱和状态下，1g Hb 可结合的最大 O_2 量为 1.39ml。由于正常时红细胞含有少量不能结合 O_2 的高铁 Hb，所以 1g Hb 实际结合的 O_2 量低于 1.39ml，通常按 1.34ml 计算。如果血液中 Hb 浓度为 15g/100ml，则在 O_2 饱和的动脉血液，Hb 氧含量与 Hb 氧容量相等，约为 20ml/100ml 血液；而在安静机体，释放部分 O_2 供组织利用后，混合静脉血液 Hb 氧含量约为 15ml/100ml 血液。通常情况下，血浆中溶解的 O_2 极少，可忽略不计，因此，可被视为血氧含量。Hb 氧含量是反映 Hb 对 O_2 的运输情况的指标。

（郑 煜）

血红蛋白氧饱和度（oxygen saturation of hemoglobin）
xuèhóngdànbái yǎng bǎohédù

血红蛋白氧含量与血红蛋白氧容量的百分比。如血液中血红蛋白（Hb）浓度为 15g/100ml 时，Hb 的氧容量约为 20ml/100ml 血液，如果 Hb 的氧含量是 20ml（如动脉血液），则 Hb 氧饱和度为 100%；如果 Hb 氧含量是 15ml（如安静机体混合静脉血液），则 Hb 氧饱和度约为 75%。通常情况下，血浆中溶解的 O_2 极少，可忽略不计，因此，Hb 氧饱和度可被视为血氧饱和度，是反映 Hb 对 O_2 的运输情况的指标。

（郑 煜）

氧解离曲线（oxygen dissociation curve）
yǎng jiělí qūxiàn

表示血液氧分压与血红蛋白氧饱和度关系的曲线。又称氧合血红蛋白解离曲线。该曲线既表示在不同氧分压（PO_2）下 O_2 与血红蛋白（Hb）的解离情

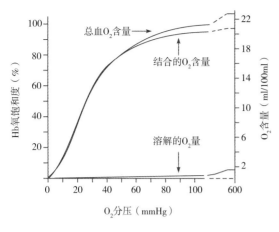

图 1 氧解离曲线示意图

况，也表示在不同 PO_2 时 O_2 与 Hb 的结合情况，因此反映了 Hb 对 O_2 的运输情况（图 1）。

形状 氧解离曲线呈 S 形。Hb 由 4 个亚单位构成，亚单位之间和亚单位内部由盐键连接。Hb 与 O_2 的结合或解离将影响盐键的形成或断裂，使 Hb 构象发生变化，进而影响 Hb 与 O_2 的亲和力。当 Hb 与 O_2 结合时，盐键逐步断裂，其分子构型逐渐由紧密型（T 型）变为疏松型（R 型），对 O_2 的亲和力逐渐增加；反之，当 HbO_2 释放 O_2 时，Hb 分子逐渐由 R 型变为 T 型，对 O_2 的亲和力逐渐降低。也就是说，无论在结合 O_2 或释放 O_2 的过程中，Hb 的 4 个亚单位彼此之间有协同效应，即每个亚单位与 O_2 结合后，由于变构效应，其他亚单位更易与 O_2 结合；反之，当 HbO_2 的每个亚单位释出 O_2 后，其他亚单位更易释放 O_2。

特点和意义 根据氧解离曲线的 S 形变化趋势和功能意义，可人为将其分为三段。

氧解离曲线的上段 即右段，相当于 PO_2 在 $60 \sim 100mmHg$ 时的 Hb 氧饱和度，其特点是比较平坦，表明 Hb 可维持动脉血液的氧

饱和度或氧含量的相对稳定，对避免组织供氧出现大幅度波动具有重要的缓冲作用。如，PO_2 为 $100mmHg$（相当于动脉血 PO_2 时），Hb 氧饱和度为 97.4%，血氧含量约为 $19.4ml/100ml$ 血液。如果将吸入气的 PO_2 提高到 $150mmHg$，即提高了 50%，而 Hb 氧饱和度最多为 100%，只增加了 2.6%，物理溶解的 O_2 量也只增加大约 $0.15ml/100ml$ 血液，此时血氧含量约为 $20.0ml/100ml$ 血液，增加不到 $1ml$。这也可解释为何通气血流比值不匹配时，肺泡通气量的增加几乎无助于 O_2 的摄取。反之，当 PO_2 从 $100mmHg$ 下降到 $70mmHg$ 时，Hb 氧饱和度为 94%，也仅降低 3.4%，血氧含量下降并不多。即使在高原或高空，吸入气 PO_2 有所下降，或在肺通气或肺换气功能障碍情况下，只要动脉血 PO_2 不低于 $60mmHg$，Hb 氧饱和度仍能维持在 90% 以上，血液仍可携带足够量的 O_2，不致引起明显的低氧血症。

氧解离曲线的中段 相当于 PO_2 在 $40 \sim 60mmHg$ 时的 Hb 氧饱和度，其特点是比较陡。PO_2 为 $40mmHg$ 时，相当于混合静脉血的 PO_2，Hb 氧饱和度约 75%，血氧含量约 $14.4ml/100ml$ 血液，即每 $100ml$ 血液流经组织时释放 $5ml$ O_2。血液流经组织时释放出的 O_2 容积占动脉血氧含量的百分数称为氧的利用系数。安静时，心输出量约 5L，每分钟耗氧量约 $250ml$，则 O_2 的利用系数为 25%

左右。因此，此段曲线可反映安静状态下机体的供 O_2 情况。

氧解离曲线的下段 即左段，相当于 PO_2 在 $15 \sim 40mmHg$ 时的 Hb 氧饱和度，其特点是最为陡直。组织活动增强（如运动）时，组织中的 PO_2 可降至 $15mmHg$，HbO_2 进一步解离，Hb 氧饱和度降至更低水平，血氧含量仅约 $4.4ml/100ml$ 血液，即每 $100ml$ 血液能为组织增加 $10ml$ O_2 供给，使 O_2 的利用系数提高到 75%，是安静时的 3 倍。故此段曲线可反映血液供 O_2 的储备能力。

影响 O_2 运输的因素 O_2 的运输障碍可导致机体缺氧。许多因素均可影响 O_2 的运输，即影响 Hb 与 O_2 的结合或解离。氧解离曲线的位置发生偏移则意味着 Hb 对 O_2 的亲和力发生了变化。通常用 P_{50} 来表示 Hb 对 O_2 的亲和力。P_{50} 是使 Hb 氧饱和度达 50% 时的 PO_2，正常约为 $26.5mmHg$。P_{50} 增大，表示 Hb 对 O_2 的亲和力降低，需更高的 PO_2 才能使 Hb 氧饱和度达到 50%，氧解离曲线右移；P_{50} 降低，则表示 Hb 对 O_2 的亲和力增加，达 50% Hb 氧饱和度所需 PO_2 降低，氧解离曲线左移。pH、二氧化碳分压（PCO_2）、温度、有机磷化合物、一氧化碳（CO）、Hb 的质和量等因素均可影响血液对 O_2 的运输。

pH 和 PCO_2 pH 降低或 PCO_2 升高时，Hb 对 O_2 的亲和力降低，P_{50} 增大，曲线右移；而 pH 升高或 PCO_2 降低时，则 Hb 对 O_2 的亲和力增加，P_{50} 降低，曲线左移（图 2）。酸度和 CO_2 对 Hb 与 O_2 的亲和力的影响称为玻尔（Bohr）效应。玻尔效应主要与 pH 改变时 Hb 的构象发生变化有关。酸度增加时，H^+ 与 Hb 多肽链某些氨基酸残基结合，促进盐

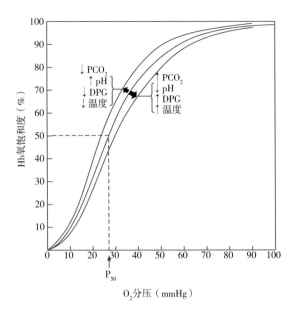

图2　影响 O_2 解离曲线的主要因素示意图

键形成，使 Hb 分子向 T 型转变，对 O_2 的亲和力降低；而酸度降低时，则促使盐键断裂并释放出 H^+，使 Hb 向 R 型转变，对 O_2 的亲和力增加。此外，Hb 与 O_2 的结合也受 PCO_2 的影响，当 PCO_2 发生改变时，可通过 pH 的改变产生间接效应；同时，CO_2 可与 Hb 结合而直接降低 Hb 与 O_2 的亲和力，不过这种作用很小。

玻尔效应有重要的生理意义：既可促进肺毛细血管血液摄取 O_2，又有利于组织毛细血管血液释放 O_2。血液流经肺部时，CO_2 从血液向肺泡净扩散，血液 PCO_2 随之下降，H^+ 浓度也降低，二者均使 Hb 对 O_2 的亲和力增大，促进对 O_2 的结合，血氧含量增加。血液流经组织时，CO_2 从组织向血液净扩散，血液 PCO_2 和 H^+ 浓度随之升高，Hb 对 O_2 的亲和力降低，促进 HbO_2 解离，有利于为组织提供 O_2。

温度　温度升高时，Hb 对 O_2 的亲和力降低，P_{50} 增大，氧解离曲线右移，促进 O_2 的释放；而温度降低时，曲线左移，不利于

O_2 的释放而有利于结合。温度对氧解离曲线的影响可能与 H^+ 的活度变化有关。温度升高时，H^+ 的活度增加，可降低 Hb 对 O_2 的亲和力；反之，可增加其亲和力。体温升高或运动时，组织温度将升高，而且 CO_2 和酸性代谢产物也会增加，这些因素都有利于 HbO_2 解离，因此组织可获得更多 O_2，以适应细胞代谢增加的需要。临床上进行低温麻醉手术时，低温有利于降低组织的耗氧量。但当组织温度降至 20℃ 时，即使 PO_2 为 40mmHg，Hb 氧饱和度仍能维持在 90% 以上，此时可因 HbO_2 对 O_2 的释放减少而导致组织缺氧，但血液却因氧含量较高而呈红色，因而容易疏忽组织缺氧的情况。

2,3-双磷酸甘油酸　红细胞中含有丰富的磷酸盐，如 2,3-双磷酸甘油酸（2,3-DPG）、ATP 等，特别是 2,3-DPG 在调节 Hb 与 O_2 的亲和力中具有重要作用。2,3-DPG 浓度升高时，Hb 对 O_2 的亲和力降低，P_{50} 增大，氧解离曲线右移；反之，曲线左移。此作用可能是由于 2,3-DPG 与 Hb 的 β 链形成盐键，促使 Hb 向 T 型转变的缘故。此外，红细胞膜对 2,3-DPG 的通透性较低，当红细胞内 2,3-DPG 生成增多时，还可提高细胞内 H^+ 浓度，进而通过玻尔效应降低 Hb 对 O_2 的亲和力。2,3-DPG 是红细胞无氧糖酵解的产物。在慢性缺氧、贫血、高山低氧等

情况下，糖酵解加强，红细胞内 2,3-DPG 增加，氧解离曲线右移，有利于 HbO_2 释放较多的 O_2，改善组织的缺氧状态；当然，2,3-DPG 增加也会减少 Hb 在肺部对 O_2 的结合。在血库中用抗凝剂枸橼酸-葡萄糖液保存 3 周后的血液，糖酵解停止，红细胞内 2,3-DPG 浓度降低，因而 Hb 与 O_2 的亲和力增加，O_2 不容易解离而影响组织供氧。如果用枸橼酸盐-磷酸盐-葡萄糖液作抗凝剂，则此影响要小些。因此，临床上给患者输入大量经过长时间储存的血液时，应考虑到这种血液在组织中释放的 O_2 量较少。

一氧化碳　可与 Hb 结合形成一氧化碳血红蛋白（HbCO），占据 Hb 分子中 O_2 的结合位点，严重影响血液对 O_2 的运输能力。CO 与 Hb 的亲和力约为 O_2 的 250 倍，意味着在极低的一氧化碳分压（PCO）下，CO 即可从 HbO_2 中取代 O_2。肺泡 PCO 为 0.4mmHg（肺泡 PO_2 100 mmHg 的 1/250）时，CO 即可与 O_2 等量竞争，使 Hb 与 O_2 的结合量减半；肺泡 PCO 为 0.6mmHg（空气中 CO 浓度低于 1/1000）即可致死。另一方面，CO 与 Hb 分子中 1 个血红素结合后，将增加其余 3 个血红素对 O_2 的亲和力，使氧解离曲线左移，妨碍 O_2 的解离，所以 CO 中毒既可妨碍 Hb 与 O_2 的结合，又能妨碍 Hb 对 O_2 的解离，危害极大。Hb 与 CO 结合后呈樱桃色，因而当 CO 中毒时，机体虽然严重缺氧但却不会出现发绀，血液 PO_2 可能是正常的，因而机体虽然缺氧，但不会刺激呼吸运动进而增加肺通气，相反却可能抑制呼吸中枢，减少肺通气，进一步加重缺氧。因此，给 CO 中毒患者吸 O_2 时，常同时加入 5% CO_2，以

刺激呼吸运动。

其他因素　Hb 与 O_2 的结合还受其自身性质和含量的影响。如果 Hb 分子中的 Fe^{2+} 被氧化成 Fe^{3+}，Hb 便失去运 O_2 能力；胎儿 Hb 与 O_2 的亲和力较高，有助于胎儿血液流经胎盘时从母体摄取 O_2；异常 Hb 的运 O_2 功能则较低；Hb 含量减少（如贫血）也会降低血液对 O_2 的运输能力。

(郑　煜)

èryǎnghuàtàn de yùnshū

二氧化碳的运输（transport of carbon dioxide）　二氧化碳在血液中的运输过程。

运输形式　与氧（O_2）一样，二氧化碳（CO_2）在血液中也是以物理溶解和化学结合两种形式进行运输的，物理溶解的 CO_2 约占 CO_2 总运输量的 5%，化学结合的约占 95%。化学结合的主要形式为碳酸氢盐和氨基甲酰血红蛋白（HHbNHCOOH 或 Hb-CO_2），前者约占 CO_2 总运输量的 88%，后者约占 7%。动脉、静脉血液中各种形式的 CO_2 的含量（ml/100ml 血液）、所占百分比（%）和来自不同形式的释出量（动脉、静脉血 CO_2 含量差值）及其所占百分比（%）（表）。

碳酸氢盐　在血浆或红细胞内，溶解的 CO_2 与水结合生成 H_2CO_3，H_2CO_3 解离为 HCO_3^- 和 H^+，如反应式所示：

$$CO_2 + H_2O \underset{\text{在肺部}}{\overset{\text{在组织}}{\rightleftharpoons}} H_2CO_3$$

$$\underset{\text{在肺部}}{\overset{\text{在组织}}{\rightleftharpoons}} HCO_3^- + H^+$$

该反应是可逆的，其方向取决于二氧化碳分压（PCO_2）的高低。在组织，细胞代谢过程中产生的 CO_2 经组织换气扩散入血，首先溶解于血浆，其中一小部分经上述过程生成 HCO_3^- 和 H^+，HCO_3^- 主要与血浆中的 Na^+ 结合，以 $NaHCO_3$ 的形式对 CO_2 进行运输，而 H^+ 则被血浆缓冲系统所缓冲，血液 pH 无明显变化。这一反应过程较为缓慢，需数分钟才能达到平衡。红细胞内含有较高浓度的碳酸酐酶，在其催化下，CO_2 与 H_2O 结合生成 H_2CO_3 的反应极为迅速，其反应速率可增加 5000 倍，不到 1 秒即达平衡。因此，溶解于血浆中的绝大部分 CO_2 扩散进入红细胞内。在红细胞内，CO_2 经上述反应生成 HCO_3^- 和 H^+，H^+ 主要与血红蛋白（Hb）结合而被缓冲；而一部分 HCO_3^- 主要与 K^+ 结合，以 $KHCO_3$ 的形式对 CO_2 进行运输，一部分 HCO_3^- 则顺浓度梯度通过红细胞膜扩散进入血浆，红细胞内负离子因此而减少。因为红细胞膜不允许正离子自由通过，而允许小的负离子通过，所以 Cl^- 便由血浆扩散进入红细胞，这一现象称为氯转移。在红细胞膜上有特异的 HCO_3^--Cl^- 转运体，

使这两种离子进行跨膜交换。HCO_3^- 便不会在红细胞内堆积，有利于上述反应的进行和 CO_2 的运输。随着 CO_2 的进入，红细胞内的渗透压由于 HCO_3^- 或 Cl^- 的增多而升高，因此，H_2O 进入红细胞以保持其渗透压平衡，并使静脉血的红细胞轻度"肿胀"。同时，因为动脉血中的一部分液体经淋巴而不是经静脉回流，故静脉血的红细胞比容比动脉血的大 3% 左右。

在肺部，上述反应向相反方向进行。因为肺泡气 PCO_2 比静脉血低，血浆中溶解的 CO_2 扩散入肺泡，而血浆中的 $NaHCO_3$ 则不断产生 CO_2，溶解于血浆中。红细胞内的 $KHCO_3$ 解离为 HCO_3^- 与 H^+，进而生成 H_2CO_3，后者又经碳酸酐酶的作用而加速分解为 CO_2 和 H_2O。CO_2 从红细胞扩散入血浆，而血浆中的 HCO_3^- 便进入红细胞以补充被消耗的 HCO_3^-，Cl^- 则扩散出红细胞。因此以 $NaHCO_3$ 和 $KHCO_3$ 形式运输的 CO_2 便在肺部被释放出来。

碳酸酐酶在 CO_2 的运输中具有非常重要的意义，因此，在使用碳酸酐酶抑制药（如乙酰唑胺）时，应注意可能会影响 CO_2 的运输。有动物实验资料表明，乙酰唑胺可使组织 PCO_2 由正常的 46mmHg 升高到 80mmHg。

氨基甲酰血红蛋白　进入红

表　血液中各种形式的 CO_2 的含量（ml/100ml 血液）、所占百分比和释出量及其所占百分比

	动脉血		静脉血		动脉-静脉血	
	含量（ml/100ml 血液）	百分比（%）	含量（ml/100ml 血液）	百分比（%）	含量差值	释出量（%）
CO_2 总量	48.5	100.00	52.5	100.00	4.0	100.00
溶解 CO_2	2.5	5.15	2.8	5.33	0.3	7.50
HCO_3^- 形式 CO_2	43.0	88.66	46.0	87.62	3.0	75.00
HHbNHCOOH 形式 CO_2	3.0	6.19	3.7	7.05	0.7	17.50

细胞的一部分 CO_2 与 Hb 的氨基结合，生成氨基甲酰血红蛋白，这一反应无需酶的催化，而且迅速、可逆，如反应式所示：

$$HbNH_2O_2+H^++CO_2 \underset{\text{在肺部}}{\overset{\text{在组织}}{\rightleftharpoons}}$$

$$HHbNHCOOH+O_2$$

在组织中，部分 HbO_2 解离释出 O_2，变成 Hb，与 CO_2 结合成氨基甲酰血红蛋白。Hb 的酸性比 HbO_2 弱，易与 H^+ 结合，也促进反应向右进行，并缓冲血液 pH 的变化。在肺部，HbO_2 生成增多，促使氨基甲酰血红蛋白解离，释放 CO_2 和 H^+，反应向左进行。氧合作用的调节具有重要意义，虽以氨基甲酰血红蛋白形式运输的 CO_2 仅占 CO_2 总运输量的 7% 左右，而在肺部排出的 CO_2 中却有 17.5% 是由氨基甲酰血红蛋白释放的。此外，溶解在血浆中的 CO_2 也可与血浆蛋白的游离氨基结合，以氨基甲酰血浆蛋白的形式运输，但是量极少。

影响因素 Hb 是否与 O_2 结合是影响 CO_2 运输的主要因素。Hb 与 O_2 结合可促进 CO_2 释放，而释放 O_2 之后的 Hb 则容易与 CO_2 结合，此现象称为霍尔丹（Haldane）效应。因此，在相同的 PCO_2 下，HbO_2 含量较多的动脉血所携带的 CO_2 比 Hb 含量较多的静脉血少。因为 HbO_2 酸性较强，而 Hb 酸性较弱，Hb 易与 CO_2 结合，生成氨基甲酰血红蛋白，也易与 H^+ 结合，使 H_2CO_3 解离过程中产生的 H^+ 能被及时中和，有利于反应向右进行，提高血液运输 CO_2 的量。在组织中，HbO_2 释出 O_2 而成为 Hb，可通过霍尔丹效应促使血液摄取并结合 CO_2；反之，在肺部，则因 Hb 与 O_2 结合，霍尔丹效应表现为促进 CO_2 释放。

可见，O_2 和 CO_2 的运输不是孤立进行的，而是相互影响的。O_2 通过霍尔丹效应影响 CO_2 的运输，而 CO_2 又通过玻尔效应（见氧解离曲线）影响 O_2 的运输。

（郑　煜）

èryǎnghuàtàn jiělí qūxiàn
二氧化碳解离曲线（carbon dioxide dissociation curve）

血液中二氧化碳含量与二氧化碳分压（PCO_2）关系的曲线。血液中二氧化碳（CO_2）的含量随 PCO_2 的升高而增加。与氧解离曲线不同，CO_2 解离曲线接近线性而不呈 S 形，无饱和点，故 CO_2 解离曲线的纵坐标不用饱和度而用浓度表示（图）。

血红蛋白（Hb）与 O_2 的结合可影响 CO_2 解离曲线的位置。图中上方的曲线为静脉血的 CO_2 解离曲线，下方的为动脉血的 CO_2 解离曲线，在相同 PCO_2 下，静脉血 CO_2 含量比动脉血多，即未结合 O_2 的脱氧 Hb 容易与 CO_2 结合，而与 O_2 结合后的氧合 Hb（HbO_2）不容易结合 CO_2 或容易释放 CO_2，此现象即霍尔丹效应。图中 A 点为静脉血的情况，即 PO_2 为 40mmHg、PCO_2 为 45mmHg 时血液中的 CO_2 含量，约为 52ml/100ml 血液；B 点为动脉血的情况，即 PO_2 为 100mmHg、PCO_2 为 40mmHg 时血液中的 CO_2 含量，约为 48ml/100ml 血液。因此，人体在安静状态下，血液流经肺部时，每100ml 血液大约可释放 4ml CO_2。

（郑　煜）

hūxī tiáojié
呼吸调节（regulation of respiration）

呼吸运动的调节。呼吸运动是肺通气乃至整个呼吸过程的基础，是呼吸肌的节律性舒缩活动，呼吸节律起源于呼吸中枢。呼吸运动的深度和频率可随体内、外环境的改变而发生相应变化，以适应机体代谢的需要。如运动时，代谢增强，呼吸运动加深加快，肺通气量增加，机体可摄取更多 O_2，排出更多 CO_2。机体在完成其他某些功能活动（如说话、唱歌、吞咽等）时，呼吸运动也将受到相应调控，使其他功能活动得以实现。呼吸调节是通过多种反射活动实现的，如化学感受性反射、肺牵张反射、本体感受性反射、咳嗽反射、喷嚏反射等。

（郑　煜）

hūxī zhōngshū
呼吸中枢（respiratory center）

中枢神经系统内，产生和调节节律性呼吸运动的神经元集中的部位。广泛分布于中枢神经系统内，主要包括脊髓、延髓、脑桥和大脑皮质等，但它们在呼吸节律的产生和呼吸运动的调节中所起的作用不同，正常节律性呼吸运动

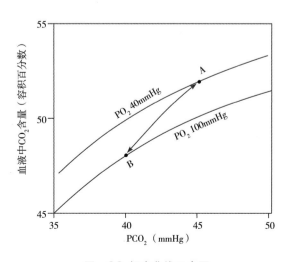

图　CO_2 解离曲线示意图

是在各级呼吸中枢的共同作用下实现的。

脊髓 脊髓中有支配呼吸肌的运动神经元，其胞体位于第3～5颈段脊髓前角（支配膈肌）和胸段脊髓前角（支配肋间肌和腹肌等）。在相应脊髓前角运动神经元支配下，呼吸肌发生节律性收缩、舒张，引起呼吸运动。早在公元2世纪，盖伦（Galen）就观察到，斗剑士或动物在高位颈脊髓受到损伤时，呼吸运动便停止。动物实验中，如果在延髓和脊髓之间做一横切，呼吸运动也会立即停止。说明，脊髓本身及呼吸肌和支配呼吸肌的传出神经不能产生呼吸节律，脊髓的呼吸运动神经元是联系高位呼吸中枢和呼吸肌的中继站。另外，脊髓在某些呼吸反射活动的初级整合中可能具有一定作用。

低位脑干 指脑桥和延髓。1923年，英国生理学家拉姆斯登（Lumsden）用横切脑干的方法，对猫进行实验研究，观察到在不同平面横切脑干，可使呼吸运动发生不同的变化（图）。①在中脑和脑桥之间（图，A平面）横断脑干，呼吸节律无明显变化。②在延髓和脊髓之间（图，D平面）横断，则呼吸运动停止，结果表明，呼吸节律产生于低位脑干，而中脑以上的高位脑对呼吸节律的产生不是必需的。③如果在脑桥的上、中部之间（图，B平面）横断，呼吸将变慢变深；如果再切断双侧颈迷走神经，吸气便大大延长，仅偶尔出现短暂的呼气，此种形式的呼吸称为长吸式呼吸。此结果提示，脑桥上部有调整呼吸运动（促进吸气转换为呼气）的中枢结构，称为呼吸调整中枢；脑桥下部有长吸中枢，使吸气延长；来自肺部的迷走神经传入冲动也有抑制吸气和促进吸气转换为呼气的作用。当延髓失去来自脑桥上部和迷走神经这两方面的传入作用后，吸气便不能及时被中断而转为呼气，于是出现长吸式呼吸。④如果再在脑桥和延髓之间（图，C平面）横断，则不论迷走神经是否完整，长吸式呼吸消失，出现喘息，表现为不规则的呼吸运动。结果表明，在脑桥下部可能存在能兴奋吸气活动的长吸中枢。

基于上述研究，在20世纪20～50年代，逐渐形成了所谓三级呼吸中枢学说，即在延髓内，有喘息中枢，产生最基本的呼吸节律；在脑桥下部，有长吸中枢，对吸气活动产生紧张性易化作用；在脑桥上部，有呼吸调整中枢，对长吸中枢产生周期性抑制作用。在三者的共同作用下，形成正常的节律性呼吸运动。后来的研究肯定了关于延髓有呼吸节律基本中枢和脑桥上部有呼吸调整中枢的结论，但未能证实脑桥下部存在长吸中枢。

在20世纪60年代后期，微电极技术研究揭示，在中枢神经系统内，有的神经元呈节律性自发放电，且其节律性与呼吸周期相关，这些神经元称为呼吸神经元。在低位脑干，呼吸神经元主要集中分布于左右对称的三个区域，即延髓背内侧的背侧呼吸组、延髓腹外侧的腹侧呼吸组和脑桥头端背侧分的脑桥呼吸组（见呼吸组）。20世纪90年代初以来，有研究发现，在腹侧呼吸组头端，相当于疑核头端平面，存在着所谓前包钦格复合体（pre-BötC）的区域，该区可能是哺乳动物呼吸节律起源的关键部位。

高位脑 呼吸运动还受脑桥以上中枢部位的影响，如大脑皮质、边缘系统、下丘脑等。特别是大脑皮质可通过皮质脊髓束和皮质核束分别随意控制脊髓和低位脑干呼吸神经元的活动，以保证其他呼吸相关活动的完成，如说话、唱歌、哭、笑、咳嗽、吞咽、排便等。一定程度的随意屏气或加深加快呼吸也靠大脑皮质的随意控制而实现。

可见，呼吸运动受随意和非随意调节系统的双重调节，大脑皮质是随意呼吸调节系统，而低位脑干则为非随意的自主呼吸调节系统。临床上可出现自主呼吸

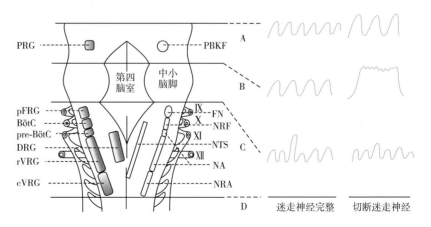

图 脑干呼吸相关核团（左）和在不同平面横切脑干后呼吸的变化（右）

注：PRG. 脑桥呼吸组；pFRG. 面旁呼吸组；DRG. 背侧呼吸组；VRG. 腹侧呼吸组；Böt C. 包钦格复合体；per-Böt C. 前包钦格复合体；PBKF. 克利克-富塞核+臂旁内侧核；FN. 顶核；NTS. 孤束核；NA. 疑核；NRA. 疑后核

和随意呼吸分离的现象,如低位脑干或自主呼吸通路受损时,自主节律性呼吸运动出现异常甚至停止,而患者仍可进行随意呼吸,但常需依靠人工呼吸机来维持肺通气,否则患者一旦入睡,呼吸运动就会停止;相应大脑皮质运动区或皮质脊髓束受损时,患者可进行自主呼吸,但不能完成对呼吸运动的随意调控。

(郑 煜)

hūxī shénjīngyuán

呼吸神经元 (respiratory neuron)

中枢神经系统内表现出与呼吸周期相关的节律性放电活动的神经元。又称呼吸相关神经元。根据放电时相与呼吸周期的关系,在吸气相放电的神经元为吸气神经元,在呼气相放电的为呼气神经元,在吸气相开始放电并延续到呼气相的为吸气-呼气跨时相神经元,在呼气相开始放电并延续到吸气相的为呼气-吸气跨时相神经元。按放电频率的变化,吸气神经元又可进一步分为早(或递减型)、递增型、平台型和晚吸气神经元,呼气神经元可进一步分为递减型(或吸气后)、递增型和平台型呼气神经元。在低位脑干(即延髓和脑桥)中,呼吸神经元主要集中分布于左右对称的三个区域或呼吸组,即延髓背内侧区的背侧呼吸组、延髓腹外侧区的腹侧呼吸组和脑桥头端的脑桥呼吸组。

(郑 煜)

hūxīzǔ

呼吸组 (respiratory group)
延髓和脑桥中呼吸神经元集中的区域。包括左右对称的三个区域:①位于延髓背内侧区的背侧呼吸组(DRG)。②位于延髓腹外侧区的腹侧呼吸组(VRG)。③位于脑桥头端背侧的脑桥呼吸组(PRG)

(见呼吸中枢图)。

背侧呼吸组:相当于孤束核腹外侧部,主要含吸气神经元,其轴突投射到脊髓膈运动神经元和肋间外肌运动神经元,平静呼吸时,使膈肌收缩,用力呼吸时也使肋间外肌收缩,因此其作用是引起吸气。

腹侧呼吸组:从尾端到头端相当于后疑核和疑核及它们的邻近区域,后疑核区 VRG 称为尾端 VRG (cVRG),疑核区 VRG 称为头端 VRG (rVRG)。cVRG 主要含有呼气神经元,其轴突下行投射到脊髓,支配肋间内肌和腹肌运动神经元,兴奋时引起主动呼气。rVRG 主要含吸气神经元,其轴突下行投射到脊髓,与 DRG 吸气神经元一样,也支配膈肌和肋间外肌运动神经元,引起吸气;该区还含有吸气和呼气运动神经元,其轴突随舌咽神经和迷走神经传出,直接控制咽喉部呼吸肌的活动,调节气道阻力。20 世纪 70 年代后期、80 年代初期发现,VRG 向头端的延伸,即面神经后核及其邻近区域也含有呼吸神经元,被称为包钦格复合体(Böt C)。Böt C 主要含呼气神经元,其轴突投射到脊髓和延髓内部,抑制吸气神经元的活动;该区还含有呼吸运动神经元,调控咽喉部呼吸肌的活动。20 世纪 90 年代初,新生大鼠离体延髓脑片研究发现,在相当于疑核头端的平面,即 rVRG 与 BötC 之间,存在着所谓前包钦格复合体(pre-BötC)的区域,含有多种类型呼吸神经元,被认为是哺乳动物呼吸节律起源的关键部位。

上述 cVRG、rVRG、pre-BötC 和 BötC 由尾端向头端依次纵向分布于延髓腹外侧区,因此将其合称为 VRG。

脑桥呼吸组:相当于结合臂旁内侧核(NPBM)及与其相邻的克利克-富塞(Kölliker-Fuse)核,二者合称为 PBKF 核,为呼吸调整中枢所在部位,主要含呼气神经元,其作用是限制吸气,促使吸气向呼气转换。

(郑 煜)

hūxī jiélǜ

呼吸节律 (respiratory rhythm)
呼吸运动的节律。呼吸肌节律性收缩和舒张引起的胸廓扩大和缩小的过程称为呼吸运动,胸廓扩大称为吸气运动,缩小称为呼气运动。呼吸运动从机体尚在胚胎期便已开始,直到出生,再从出生一直持续到死亡,始终节律性地不间断地进行。呼吸节律并不来源于脊髓、呼吸肌或支配呼吸肌的传入、传出神经,而是来自延髓。呼吸运动的深度和频率会随体内、外环境的改变而发生相应变化,以适应机体代谢的需要。延髓产生呼吸节律的确切部位尚不完全清楚,前包钦格复合体可能是其关键部位。关于呼吸节律的产生机制亦不明了,通常用两种学说来解释,即起步细胞学说和神经元网络学说。

(郑 煜)

qǐbù xìbāo xuéshuō

起步细胞学说 (theory of pacemaker)
关于呼吸节律产生机制的学说,认为延髓内可能存在着类似心脏窦房结起搏细胞的神经元,它们能自发产生节律性兴奋,并驱动其他呼吸神经元,进而引起节律性呼吸运动。

1991 年,史密斯(Smith)对新生大鼠离体脑干-脊髓制备进行微细切割,发现无论从延髓头端向尾端切割还是从尾端向头端切割,当切至面神经后核之后约 200μm 范围内时,反映节律性呼吸样活动的舌下神经根放电便会消失。进一步研究发现，在含有该区域的厚度仅为 $350\mu m$ 的脑片，仍可由舌下神经根记录到呼吸节律样放电；在脑片腹外侧区局部微量注射高 K^+ 溶液可使其放电节律加快，注射兴奋性氨基酸受体拮抗剂 CNQX 可使放电节律减慢甚至消失。因此，史密斯等认为，在新生大鼠，延髓头端腹外侧的一个局限区域可能是产生呼吸节律的关键部位，并将其命名为前包钦格复合体（pre-BötC）。pre-BötC 位于疑核头端腹外侧，外侧网状核背内侧，在头尾方向上位于 BötC 与 rVRG 之间。史密斯等还发现，新生大鼠 pre-BötC 内有一类神经元，能自发产生节律性放电活动；其放电起始超前于舌下神经根放电；用 CNQX 灌流脑片阻断神经元间的兴奋性联系，或用低 Ca^{2+} 或高 Mg^{2+} 溶液灌流脑片阻断神经元之间的突触传递后，其自发节律性放电仍然存在。另有报道指出，阻断 pre-BötC 神经元 Cl^- 介导的突触抑制，也不会引起神经元的节律性电活动消失；那些神经元具有电压依赖性膜特性。这些均提示 pre-BötC 内存在着具有电压依赖性内在起搏样活动能力的神经元，它们可能是产生呼吸节律的基础。然而，起步细胞学说是否适用于解释整体动物和成年动物呼吸节律产生机制尚待证实。

（郑 煜）

shénjīngyuán wǎngluò xuéshuō

神经元网络学说（theory of neuronal circuit）

关于呼吸节律产生机制的学说，认为呼吸节律的产生依赖于延髓内呼吸神经元之间的相互联系和相互作用。

20 世纪 60～80 年代，在延髓呼吸神经元的类型和轴突投射的研究基础上，提出了多种神经元网络模型，其中最有影响力的是 70 年代末期由科恩（Cohen）提出的中枢吸气活动发生器和吸气切断机制模型。该模型认为：在延髓内存在着一些起着中枢吸气活动发生器和吸气切断机制作用的神经元。中枢吸气活动发生器神经元的活动引起吸气神经元呈渐增性的放电，继而兴奋吸气肌运动神经元，引起吸气过程；中枢吸气活动发生器神经元的活动还能增强脑桥结合臂旁内侧核（NPBM）及与其相邻的克利克-富塞（Kölliker-Fuse，KF）核（二者合称为 PBKF 核）神经元和吸气切断机制神经元的活动。吸气切断机制神经元在接受来自吸气神经元、PBKF 神经元和迷走神经中肺牵张感受器的传入信息时活动增强，当其活动增强到一定阈值时，就能抑制中枢吸气活动发生器神经元的活动，使吸气活动及时终止，即吸气被切断，于是吸气过程转为呼气过程。在呼气过程中，吸气切断机制神经元因接受的兴奋性影响减少而活动减弱，中枢吸气活动发生器神经元的活动便逐渐恢复，导致吸气活动再次发生。如此周而复始，形成基本的呼吸节律。

（郑 煜）

huàxué gǎnshòuxìng fǎnshè

化学感受性反射（chemoreceptive reflex）

动脉血、组织液或脑脊液中的氧、二氧化碳和氢离子等化学因素的变化所引起的呼吸及心血管活动调节反射。

化学感受器 为化学感受性反射的感受器。根据其所在部位的不同，可分为外周化学感受器和中枢化学感受器。外周化学感受器位于颈动脉体和主动脉体，其传入神经分别为窦神经和迷走神经。外周化学感受器的适宜刺激为动脉血氧分压（PO_2）降低、二氧化碳分压（PCO_2）升高或 H^+ 浓度升高。中枢化学感受器位于延髓腹外侧浅表部位，左右对称，可分为头中尾三个区。头端和尾端区具有化学感受性；而中间区可能不具有化学感受性，只是头端区和尾端区传入冲动向脑干呼吸中枢投射的中继站。有研究资料表明，在斜方体后核、孤束核、蓝斑、下丘脑等部位也有化学感受器。中枢化学感受器的生理性刺激是脑脊液或局部细胞外液中的 H^+，而不是 CO_2，也不感受低 O_2 刺激。

二氧化碳对呼吸运动的调节

CO_2 是调节呼吸运动最重要的生理性化学因素。动脉血 PCO_2 降到很低水平时，可出现呼吸暂停，因此一定水平的 PCO_2 对维持呼吸中枢的基本活动是必需的。另一方面，当肺通气或肺换气功能障碍及吸入气中 CO_2 浓度增加时，或机体代谢活动增强（如运动）时，血液 PCO_2 将升高，呼吸运动因而将反射性加深、加快，肺通气量增加。肺通气增加可使 CO_2 排出增加，使血液 PCO_2 向正常水平恢复。血液 PCO_2 过高时，中枢神经系统包括呼吸中枢的活动将受到抑制，导致呼吸困难、头痛、头昏，甚至昏迷，出现 CO_2 麻醉。故血液 PCO_2 在一定范围内升高，可对呼吸运动产生刺激作用，但超过一定限度则有抑制作用。

CO_2 刺激呼吸运动是通过两条途径实现的，即中枢化学感受器途径和外周化学感受器途径。去除外周化学感受器的作用后，CO_2 引起的通气反应仅下降 20% 左右；动脉血 PCO_2 只需升高 2mmHg 就可刺激中枢化学感受器，引起肺通气增强的反应，而刺激外周化学感受器则需升高 10mmHg。因此，中枢化学感受器在 CO_2 引起的通气反应中起主要作用。不过，因为中枢化学感受器的反应较慢，所以当动脉血 PCO_2 突然增高时，外周化学感受器在引起快速呼吸反应中具有重要作用。另外，中枢化学感受器对 CO_2 的敏感性降低或产生适应后，外周化学感受器的作用就显得很重要。

H^+ 对呼吸运动的调节 动脉血 H^+ 浓度升高（如呼吸性或代谢性酸中毒）时，呼吸运动加深、加快，肺通气量增加；相反，当 H^+ 浓度降低（如呼吸性或代谢性碱中毒）时，呼吸运动受到抑制，肺通气量降低。

H^+ 对呼吸的调节也是通过外周化学感受器和中枢化学感受器实现的。中枢化学感受器对 H^+ 的敏感性较外周化学感受器高，约为后者的 25 倍。但 H^+ 通过血-脑屏障的速度较慢，限制了它对中枢化学感受器的作用。因此，血液中的 H^+ 主要通过刺激外周化学感受器而起作用，而脑脊液中的 H^+ 才是中枢化学感受器最有效的刺激物。

低氧对呼吸运动的调节 吸入气 PO_2 降低（如初上高原）以及肺通气或肺换气功能障碍时，血液 PO_2 将下降，因而呼吸运动加深、加快，肺通气量增加；反之，肺通气量减少。通常在动脉血 PO_2 下降到 80mmHg 以下时，肺通气量才出现可觉察到的增加。可见，动脉血 PO_2 的改变对正常呼吸运动的调节作用不大，机体严重缺氧时其作用才有重要意义。此外，在严重肺气肿、肺心病患者，由于肺换气功能障碍，导致机体慢性缺氧和 CO_2 潴留，长时间的 CO_2 潴留能使中枢化学感受器对 CO_2 的刺激产生适应，而外

周化学感受器对低氧刺激的适应很慢，在这种情况下，低氧对外周化学感受器的刺激就成为驱动呼吸运动的主要刺激因素。因此，如果在因为慢性肺通气或肺换气功能障碍而引起机体缺氧的情况下给患者吸入纯 O_2，则可能由于解除了低氧的刺激作用而引起呼吸抑制，故临床应用氧疗时应特别注意。低氧对呼吸运动的刺激作用完全是通过外周化学感受器实现的。切断动物外周化学感受器的传入神经后，急性低氧对呼吸运动的刺激效应完全消失。低氧对中枢的直接作用是抑制性的。低氧通过外周化学感受器对呼吸中枢的兴奋作用可对抗其直接抑制作用。但是，在严重缺氧时，如果外周化学感受器的反射效应不足以克服低氧的直接抑制作用，将导致呼吸运动的减弱。

二氧化碳、H^+ 和低氧在呼吸调节中的相互作用 实验条件下，当 CO_2、H^+ 和 O_2 三个因素中只有一个因素发生改变而其他两个因素保持不变时，三者引起的肺通气反应的程度大致接近。而自然呼吸情况下，不可能只有一个因素改变而其他因素不变，一种因素的改变常会引起另外一种或两种因素相继改变或几种因素的同时改变。三者之间具有相互作用，对肺通气的影响既可因相互协同而增强，也可因相互抵消而减弱，其中 CO_2 的刺激作用最强，而且比其单因素作用更明显；H^+ 的作用次之；低氧的作用最弱。PCO_2 升高时，H^+ 浓度也随之升高，二者协同作用，使肺通气反应比单独 PCO_2 升高时更强。H^+ 浓度增加时，因肺通气增加而使 CO_2 排出增加，导致 PCO_2 下降，H^+ 浓度也有所降低，因此可部分抵消 H^+ 的刺激作用，使肺通气量的增加比

单因素 H^+ 浓度升高时小。PO_2 降低时，也因肺通气量增加，呼出较多的 CO_2，使 PCO_2 和 H^+ 浓度降低，减弱低 O_2 的刺激作用。

（郑 煜）

外周化学感受器（peripheral chemoreceptor） 感受动脉血氧分压（PO_2）、二氧化碳分压（PCO_2）和 H^+ 浓度变化的化学感受器。

部位 外周化学感受器位于颈动脉体和主动脉体。它们的血液供应非常丰富，每分钟血流量约为其重量的 20 倍，100g 该组织的血流量约为 2000ml/min（每100g 脑组织血流量约为 54ml/min），丰富的血供与其敏感的化学感受功能有关，而并非为了满足其自身代谢的需要。颈动脉体和主动脉体的传入神经分别为窦神经（舌咽神经的分支，分布于颈动脉体）和迷走神经（分支分布于主动脉体），传入神经冲动经延髓孤束核中继后，反射性引起呼吸运动和血液循环功能的变化。虽然颈动脉体和主动脉体都参与呼吸和循环的调节，但是颈动脉体主要参与呼吸调节，而主动脉体在循环调节方面较为重要。

适宜刺激 当灌流液的 PO_2 下降、PCO_2 升高或 H^+ 浓度升高时，窦神经放电频率增加，呼吸运动增强增快，肺通气量增加。如果保持灌流液的 PO_2 在 100mmHg，仅减少灌流量，其传入冲动频率也增加。当血流量下降时，颈动脉体从单位体积血液中摄取的 O_2 量相对增加，细胞外液的 PO_2 因供 O_2 少于耗 O_2 而下降。而贫血或 CO 中毒时，血液 O_2 含量虽然下降，但是其 PO_2 仍正常，只要血流量不降低，化学感受器传入神经放电频率并不增

加。因此，当机体缺氧时，外周化学感受器所感受的刺激是其所处环境 PO_2 的下降，而不是动脉血 O_2 含量的降低。

当血液中 PCO_2 升高和 H^+ 浓度升高时，外周化学感受器可因 H^+ 进入细胞内而受到刺激，引起传入神经动作电位频率增加，进而兴奋呼吸运动。CO_2 容易扩散进入外周化学感受器细胞，使细胞内 H^+ 浓度升高；而血液中的 H^+ 则不易进入细胞。因此，相对而言，CO_2 对外周化学感受器的刺激作用比 H^+ 强。

上述三种因素对化学感受器的刺激作用有相互增强的现象，两种因素同时作用比单一因素的作用强。这种协同作用的意义在于，当机体发生循环或呼吸衰竭时，PCO_2 升高和 PO_2 降低常同时存在，它们协同刺激外周化学感受器，共同促进代偿性呼吸增强反应。

感受机制 颈动脉体含有 I 型细胞（球细胞）和 II 型细胞（鞘细胞），细胞周围包绕着毛细血管窦，血液供应十分丰富。I 型细胞呈球形，有大量囊泡，内含递质，如多巴胺、乙酰胆碱、腺苷三磷酸（ATP）等，这类细胞起感受器的作用。II 型细胞数量较少，没有囊泡，其功能不详，可能起支持作用。窦神经的传入纤维末梢分支穿插于 I、II 型细胞之间，与 I 型细胞形成特化的接触，包括单向突触、交互突触、缝隙连接等，传入神经末梢可为突触前和（或）突触后成分。交互突触在 I 型细胞与传入神经末梢之间构成一种反馈环路，通过释放递质调节化学感受器的敏感性。此外，颈动脉体还受传出神经支配，通过调节血流量和感受细胞的敏感性来改变化学感受器

的活动。已公认，I 型细胞受到刺激时，通过一定途径使细胞内 Ca^{2+} 浓度升高，由此触发递质释放，引起传入神经纤维兴奋。

（郑煜）

zhōngshū huàxué gǎnshòuqì
中枢化学感受器（central chemoreceptor）
感受脑脊液和局部细胞外液中 H^+ 刺激的化学感受器。

部位 中枢化学感受器位于延髓腹外侧浅表部位，左右对称，可分为头中尾三个区（图）。头端和尾端区具有化学感受性；中间区可能并不具有化学感受性，只是头端区和尾端区传入冲动向脑干呼吸中枢投射的中继站。中枢化学感受器将化学因素变化的信息传递给脑干呼吸中枢，调节呼吸运动，进而改变肺通气量。

当代关于中枢化学感受器的部位有两种观点，即分散化学感受器学说和特化化学感受器学说：①分散学说：中枢化学感受器分布广泛，脑内许多神经核团，如脑干斜方体后核、孤束核、延髓中缝核、蓝斑核、腹外侧延髓、外侧下丘脑以及小脑顶核等，均可感受二氧化碳（CO_2）和 H^+，进而调节呼吸中枢的活动，使肺通气量增加。②特化学说：延髓

内的一个特殊部位即斜方体后核在化学感受中起着关键作用。斜方体后核位于面神经核腹外侧、延髓腹外侧浅表区域，相当于传统观点的头端区。该区的一类特殊的化学编码神经元起着中枢化学感受器的作用，而其他脑区对 CO_2 和 H^+ 的感受是非特异性的，是通过斜方体后核来调节呼吸的。

适宜刺激 中枢化学感受器的生理性刺激是脑脊液和局部细胞外液中的 H^+，而不是 CO_2。而血液中的 CO_2 能迅速透过血-脑屏障，使化学感受器周围细胞外液中的 H^+ 浓度升高，刺激中枢化学感受器，再影响呼吸中枢的活动，进而使呼吸运动加深加快，肺通气量增加。由于脑脊液中碳酸酐酶含量很少，CO_2 与水的水合反应很慢，故对 CO_2 的通气反应有一定的时间延迟。另一方面，血液中的 H^+ 不易透过血-脑屏障，故血液 pH 的变化对中枢化学感受器的刺激作用较弱，也较缓慢。

肾对血液的 pH 具有调节作用；血液中的 HCO_3^- 也可缓慢透过血-脑屏障和血-脑脊液屏障，使脑脊液和局部细胞外液 pH 回升，减弱 H^+ 对呼吸运动的刺激作用。因此，体内 CO_2 持续增多时，在

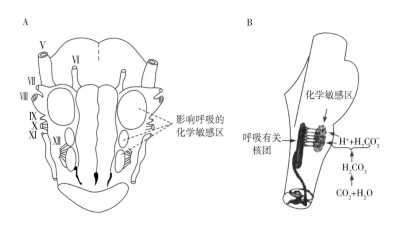

图 中枢化学感受器的部位

注：A. 延髓腹外侧浅表部位中枢化学感受区；B. 血液或脑脊液 PCO_2 升高刺激呼吸的途径

最初数小时内，呼吸兴奋反应很明显，但是在随后 1~2 天内，呼吸兴奋反应逐渐减弱到原先的 1/5 左右，即对 CO_2 的反应发生了适应。

中枢化学感受器与外周化学感受器不同，它不感受低氧的刺激，但对 H^+ 的敏感性比外周化学感受器高，反应潜伏期较长。中枢化学感受器的功能可能是通过影响肺通气来调节脑脊液的 H^+ 浓度，使中枢神经系统有一稳定的 pH 环境；而外周化学感受器的作用则主要是在机体缺氧时驱动呼吸运动，以改善缺氧状态。

（郑 煜）

fèi qiānzhāng fǎnshè

肺牵张反射（pulmonary stretch reflex）

由肺扩张或肺萎陷引起的吸气抑制或吸气兴奋的反射。又称黑－伯（Hering-Breuer）反射。在麻醉动物，肺扩张或向肺内充气可引起吸气活动的抑制，而肺萎陷或从肺内抽气则可引起吸气活动的加强。切断迷走神经后，上述反应消失，说明这是由迷走神经参与的反射性效应。肺牵张反射包括肺扩张反射和肺萎陷反射两种成分。

肺扩张反射是肺扩张时抑制吸气活动的反射。其感受器位于从气管到细支气管的平滑肌中，是牵张感受器，其阈值低，适应慢。肺扩张时，牵拉呼吸道，使牵张感受器受到刺激，其传入纤维为迷走神经中的有髓鞘神经纤维，冲动传入延髓，经延髓和脑桥呼吸中枢的作用，促使吸气转换为呼气。肺扩张反射的生理意义在于加速吸气向呼气的转换，使呼吸频率增加。在动物实验中，切断两侧颈迷走神经后，动物的吸气过程将延长，吸气加深，呼吸变得深而慢。肺扩张反射的敏感性有种属差异，兔的最明显，而人的最弱。人出生 4~5 天后，该反射的敏感性显著减弱。在成年人，潮气量要超过 1500ml 时才能引起肺扩张反射，因此在平静呼吸时，肺扩张反射不参与呼吸运动的调节。在病理情况下，肺顺应性降低，肺扩张时对气道的牵张刺激较强，可引起肺扩张反射，使呼吸变浅、变快。

肺萎陷反射是肺萎陷时增强吸气活动或促进呼气转换为吸气的反射。感受器同样位于气道平滑肌内，但其性质尚不清楚。肺萎陷反射在较大程度的肺萎陷时才出现，故在平静呼吸时并不参与调节，但在防止呼气过深及在肺不张等情况下起一定作用。

（郑 煜）

běntǐ gǎnshòuxìng fǎnshè

本体感受性反射（proprioceptive reflex）

骨骼肌肌梭受到牵拉时，能反射性引起受牵拉的同一骨骼肌收缩的反射。肌梭属于本体感受器，因而骨骼肌牵张反射属于本体感受性反射。呼吸肌属于骨骼肌，其活动也可受到本体感受性反射的调节。

麻醉猫，切断双侧迷走神经以排除肺牵张反射的影响，并在第 7 颈髓节段平面横断脊髓以排除该平面以下传入冲动的影响后，牵拉膈肌可引起膈肌肌电活动增强；切断胸段脊神经背根后，呼吸运动减弱，说明呼吸肌的本体感受性反射参与正常呼吸运动的调节。在人体，呼吸肌本体感受性反射对正常呼吸运动也有一定调节作用，在呼吸肌负荷增加时其作用更为明显。

（郑 煜）

késòu fǎnshè

咳嗽反射（cough reflex）

喉、气管和支气管黏膜的感受器受到刺激时引起的防御性呼吸反射。其感受器位于喉、气管和支气管的黏膜，大支气管以上部位的感受器对机械刺激敏感，二级支气管以下部位对化学刺激敏感。传入冲动经迷走神经传入延髓，触发咳嗽反射。咳嗽时，先是一次短促的或较深的吸气，继而声门紧闭，呼气肌强烈收缩，肺内压急剧上升，然后声门突然开放，气体由肺内高速冲出，将呼吸道内的异物或分泌物排出。咳嗽时，胸膜腔内压也升高，故剧烈咳嗽时，可因胸膜腔内压显著升高而阻碍静脉回流，使静脉压和脑脊液压升高。

（郑 煜）

pēntì fǎnshè

喷嚏反射（sneeze reflex）

鼻黏膜的感受器受到刺激时引起的防御性呼吸反射。其传入神经为三叉神经，反射中枢位于延髓。反射发生时，先是一次短促的或较深的吸气，继而腭垂（又称悬雍垂）下降，舌压向软腭，呼气肌强烈收缩，呼出气主要从鼻腔喷出，将鼻腔中的刺激物排出。

（郑 煜）

xiāohuà

消化（digestion）

食物中所含大分子营养物质（如糖类、蛋白质和脂肪）在消化道内被分解为可吸收的小分子物质过程。方式有两种：①机械性消化：即通过消化道的运动，将食物磨碎，并使之与消化液充分混合，同时将其向消化道的远端推送。②化学性消化：即通过消化腺分泌的消化液的化学作用，将食物中的蛋白质、脂肪和糖类等大分子营养成分，分解成为容易吸收的小分子物质。正常情况下，这两种方式的作用是互相促进、同时进行的。食物经过消化后形成的小分子物质，以及维生素、无机盐和水通过消化道的黏膜上皮细胞，进入血液和淋巴循环的过程，称为吸收。不能被消化和吸收的食物残渣，最终形成粪便，经肛门排出体外。消化和吸收是两个相辅相成、紧密联系的过程。

（徐国恒）

jīxièxìng xiāohuà

机械性消化 （mechanical digestion）

通过消化道的运动，将食物磨碎，并使其与消化液充分混合，同时逐步将食物推送到消化道远端的过程。

（徐国恒）

huàxuéxìng xiāohuà

化学性消化 （chemical digestion）

通过消化腺分泌的消化液的化学作用，将食物中的糖类、蛋白质、脂肪等大分子营养成分分解成易吸收的小分子物质的过程。不同部位的消化器官能产生和分泌特定的消化液。消化液中含有各种消化酶，还含有能够帮助消化和吸收的必要成分，如胃消化液的胃酸，即盐酸，可把无活性的胃蛋白酶原激活为有活性的胃蛋白酶，并维持胃内化学消化所必需的酸性环境；胆汁中的胆盐成分，可把食物中较大的油滴分散为细小的微胶粒，极大地增加了脂肪与脂肪酶接触的表面积，帮助脂肪消化，并协助脂类消化物质的吸收。

（徐国恒）

kǒuqiāng nèi xiāohuà

口腔内消化 （digestion in oral cavity）

食物进入口腔后，随即开始口腔内的消化过程。食物在口腔停留的时间很短，为 15～20 秒。口腔内的消化方式主要是机械性消化。食物在口腔内被咀嚼、磨碎并与唾液充分混合，形成食团，而后被吞咽。唾液中的淀粉酶等，

可将食物中的大分子成分，初步分解为小分子的糖和脂类等，有利于引起味觉。口腔内消化过程不仅完成口腔内食物的机械性加工和初步的化学消化，还能引发胃、胰、肝、胆囊等消化器官的反射性运动及反射性的分泌活动，为胃肠道的消化、吸收及随后的机体代谢过程，准备有利条件。

（徐国恒）

tuòyèxiàn

唾液腺 （salivary gland）

口腔附近能分泌唾液的腺体。人口腔内除了有三对对称分布的大唾液腺，即腮腺、颌下腺和舌下腺，还有众多散在的小唾液腺。唾液就是由这些大小唾液腺分泌的混合液体。腮腺由浆液性腺泡组成，是纯浆液性腺，其分泌物稀薄，含淀粉酶多，黏液少；颌下腺和舌下腺是混合腺，即由浆液性腺泡和黏液性腺泡组成，分泌物以黏液为主，所含的淀粉酶较少。唾液腺受交感和副交感神经支配，但以后者为主。交感神经兴奋如应激或高度紧张时，分泌的唾液量减少，黏稠度增加，产生口干的感觉；副交感神经兴奋时，分泌的唾液量大、稀薄。

（徐国恒）

tuòyè

唾液 （saliva）

口腔分泌的稀薄液体。为无色无味近于中性的低渗液体，pH 值 6.6～7.1，比重为 1.002～1.012。在日常生活中，唾液是人类接触和感知最为频繁的自身分泌物。唾液有很重要的生理作用，不仅是消化所必需的，而且也是维持正常生活质量的基本保证。

成分 含水、无机盐、黏蛋白、球蛋白、淀粉酶、溶菌酶等。正常人每日分泌的唾液量 1.0～1.5L，其中水分约占 99%，有机

物主要为黏蛋白和免疫球蛋白。唾液中的免疫球蛋白，对机体具有一定的保护作用。唾液中的黏蛋白由黏液细胞分泌，它使唾液具有黏稠性质，起润滑食物的作用。唾液腺的浆细胞分泌稀薄的唾液，几乎不含黏蛋白，但浆液腺所分泌的唾液淀粉酶，比黏液腺所分泌的淀粉酶多 4 倍。人和一些哺乳动物如兔、鼠等的唾液含有淀粉酶，但狗、猫、马等的唾液中无此酶。唾液淀粉酶发挥作用的最适 pH 在中性范围内，唾液中的氯离子对此酶有激活作用。

功能 ①湿润和溶解食物：保持口腔湿润，润湿食物，这对正常的食物吞咽活动是必需的，没有充分润湿的食物是难以吞咽的。唾液可溶解固体食物中的某些成分如可溶性糖，引起味觉。②初步消化作用：唾液中的淀粉酶可将植物性食物中的淀粉多糖分解成为麦芽糖，引起甜味。食团进入胃以后，唾液淀粉酶仍可发挥作用，直至食物与胃酸完全混合、环境 pH 降至 4.5 为止。③清洁口腔作用：口腔是频繁接触和加工食物的器官。吞咽后，口腔内不可避免地会留下食物残渣，通过口腔运动和唾液冲洗可清除食物残渣。唾液还能冲洗脱落上皮细胞及进入口腔的异物。当有害或刺激性物质进入口腔时，唾液分泌增加，有助于稀释冲淡这些物质。④杀灭细菌作用：唾液内的溶菌酶和免疫球蛋白可杀灭细菌和病毒。发热、昏迷及患腮腺炎时，唾液分泌减少，口腔内的食物残渣发酵，细菌容易繁殖，口腔容易发生溃疡和感染。⑤排泄作用：体内许多有机物质和无机物质如碘和铅等，都可经唾液腺分泌进入唾液，可经由吐唾液以排出体外。一些药物及其代谢产物也可

分泌到唾液，引起异常味觉。

分泌 在安静情况下，唾液腺不断分泌少量唾液，分泌量约为每分钟0.5ml，以湿润口腔，称为基础分泌。进食时的唾液分泌主要是神经反射性调节，包括非条件反射和条件反射（图）。

非条件反射性分泌 进食时，食物对口腔黏膜的机械性、化学性和温热性刺激，引起唾液分泌。在这些因素的刺激下，口腔黏膜和舌的神经末梢感受器发生兴奋，冲动沿着传入神经纤维（舌神经、舌咽神经和迷走神经）到达中枢，中枢产生的信号再由传出神经传递到唾液腺，引起唾液分泌。传入神经还可来自胃壁等处，如胃内受某些不良刺激而发生呕吐时，也反射性刺激唾液分泌。唾液分泌的初级中枢在延髓，高级中枢位于下丘脑和大脑皮质等处。在深度睡眠、疲劳紧张、身体缺水等情况下，延髓的唾液分泌中枢的活动受到抑制，唾液分泌减少。

支配唾液腺的传出神经以副交感神经为主，如第IX对脑神经到腮腺，第VII对脑神经的鼓索支

到颌下腺。刺激这些神经可使唾液腺分泌大量稀薄的、含酶较多、消化能力强的唾液。唾液腺接受交感和副交感神经末梢的双重支配，但以后者为主。副交感神经对唾液腺的作用，是通过其末梢释放乙酰胆碱，乙酰胆碱与唾液腺细胞膜上的M型乙酰胆碱受体结合，引起细胞内的钙库释放钙离子，使得腺细胞分泌功能加强、肌性上皮细胞收缩，最终使唾液分泌量增加。对抗乙酰胆碱的药物，如阿托品，能抑制唾液分泌，引起口干。在交感神经兴奋性相对降低、副交感神经兴奋性相对增强的情况下，如刚刚入睡时，唾液分泌增加，婴幼儿更为明显，可出现流涎现象。全面进入睡眠后延髓唾液分泌中枢的活动下降，唾液分泌减少。某些植物如曼陀罗含有阿托品类物质，可阻断M型乙酰胆碱受体，少量即可抑制汗腺和唾液腺的分泌，量大则出现全身中毒症状，因此古人将曼陀罗称"蒙汗药"。

支配唾液腺的交感神经在颈上神经节换神经元后，发出节后纤维支配唾液腺的血管和分泌细胞。交感节后纤维释放去甲肾上腺素，可作用于唾液腺细胞膜上的肾上腺素β受体，引起细胞内的环磷酸腺苷增高，使唾液腺分泌少量黏稠的唾液；唾液腺血管先收缩，而后在舒血管性代谢物质的作用发生继发性舒张。交感神经刺激的分泌

作用随不同的唾液腺而有不同，如刺激人的颈交感神经，只引起颌下腺分泌，却不引起腮腺分泌。在日常生活中，交感神经兴奋如应激或高度紧张时，分泌的唾液量减少、黏稠，产生口干的感觉。

条件反射性分泌 在进食活动中，食物的外观形状、颜色、气味、进食环境，甚至与进食有关的文字描述乃至对食物的意念想象等，均可引起明显的唾液分泌。是在大脑皮质的参与下实现的。条件反射的传入纤维为第I、II、VIII对脑神经。历史故事"望梅止渴"，就是日常生活中条件反射性唾液分泌的一个经典例子。

（徐国恒 耿 彬）

jǔjué

咀嚼（mastication） 属于机械性消化方式，通过口腔咀嚼肌的运动，将食物磨碎，使其与唾液混合，形成食团，便于吞咽，利于后续的化学性消化。咀嚼是由咀嚼肌按一定的顺序收缩而实现的。咀嚼肌属于骨骼肌，包括咬肌、翼内肌、翼外肌和颞肌等，可受意识控制做随意运动，但通常食物入口后即可刺激咀嚼反射引起咀嚼活动。当食物触及牙龈、硬腭前部和舌表面，口腔内感受器和咀嚼肌内的本体感受器受刺激产生传入冲动，引起节律性咀嚼活动。在咀嚼运动中，颊肌和舌肌的收缩具有重要作用，可将食物置于上下牙列之间，以便于牙齿施加压力和咀嚼。各种咀嚼肌协调和有序的收缩，可使下颌向上、下、左、右及向前方运动，使上牙列与下牙列相互接触，产生很大的压力，反复研磨食物。咀嚼运动开始后，有意识的咀嚼运动会逐渐变得更加平衡和协调，成为下意识的运动，这主要是通过大脑皮质下脑干的咀嚼中枢协

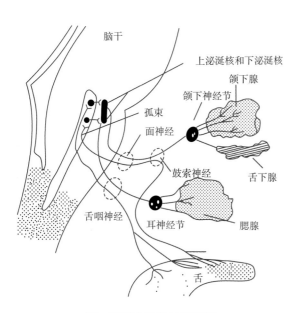

图 唾液分泌的神经调节

脑干

上泌涎核和下泌涎核
颌下腺
颌下神经节

孤束
面神经

鼓索神经

舌下腺

舌咽神经
耳神经节

腮腺

舌

调实现的。

（徐国恒 耿 彬）

tūnyàn
吞咽（swallowing）
食团由舌后经过咽和食管进入胃的过程。吞咽动作可自主随意启动，但整个过程是一个复杂的反射性活动。

分期 根据食团在吞咽时所经过的部位，可将吞咽动作分为三期。

口腔期 食团由口腔到达咽部。开始时舌尖上举至硬腭，主要由下颌舌骨肌的收缩把食团推向软腭后方而至咽部。口腔期吞咽是大脑皮质控制下的随意运动，因此又将此期称为随意期。

咽期 食团通过咽部到达食管上端。食团刺激软腭和咽部的触觉感受器，神经冲动通过迷走神经和舌下神经传递到咽部肌肉，引起一系列反射性动作；结果软腭上升，咽后壁向前突出，封闭鼻、口、喉通路。声带内收，喉头升高并紧贴会厌，封闭咽与气管的通路，呼吸暂时关闭。由于喉头前移，食管上口张开，食团从咽被挤入食管。是由咽部一系列急速的反射动作实现的，涉及多组肌肉的复杂而有序的运动，其相互配合如有偏差，会导致吞咽困难、吞咽物反流至鼻腔或误入气管，即日常所见的噎、呛等现象。

食管期 食团沿食管的上端下行，经贲门进入胃内的过程。是由食管肌肉的有序蠕动收缩而实现的，是不受意识控制的反射性活动。食团刺激软腭、咽和食管等部位的感受器产生兴奋，兴奋信号通过三叉神经、舌咽神经和迷走神经传入到延髓的基本反射中枢，引起中枢兴奋。中枢产生的传出信号通过迷走神经传到食管，调节食管平滑肌的蠕动运动。食管通过蠕动，推送食团逐步下行。蠕动是消化道的食管、胃、肠道平滑肌特有的一种运动形式，将消化道前端的内容物逐步推送至消化道的远端。

吞咽反射 食团到达咽部之后的吞咽活动是由一系列依照一定顺序发生的反射性动作实现的，通称吞咽反射。吞咽过程中前一环节的活动，又可引起后一环节的活动。从吞咽开始至食物到达贲门所需的时间，与食物的性状及人的体位有关。液体食物需3~4秒；糊状食物约5秒；固体食物较慢，需6~8秒，一般不超过15秒。

食管与胃的交接部位，并不存在解剖学意义上的括约肌。但用测压法可观察到，在食管下段距离与胃相接处2~5cm的部位，确实存在一个高压区，其压力比胃内压高5~10mmHg，可阻止胃内容物逆流返回食管，起到了类似生理性括约肌的作用，故称为食管下括约肌。食团刺激食管壁上的机械感受器，反射性地引起食管下括约肌舒张，以方便食团顺利通过；食团进入胃后，则食管下括约肌收缩，以防胃内容物反流。另外，食物入胃后引起促胃液素释放，使该括约肌收缩，而促胰液素、缩胆囊素等则可使之舒张。食管下括约肌的张力增加，会导致吞咽困难，其张力降低则会造成胃的酸性内容物反流进入食管。

（徐国恒 耿 彬）

wèi nèi xiāohuà
胃内消化（digestion in stomach）
食团进入胃内后，受到的胃壁肌肉运动的机械性消化和胃液的化学性消化。胃的入口称贲门，上接食管；出口称幽门，下接十二指肠。胃是消化道中最为膨大的部分，呈囊状，主要功能是接纳和储存食物，并对食物进行机械性消化和化学性消化。胃是对固态食物进行机械性消化最重要的场所。胃进行强有力的蠕动运动，是由胃壁的环行和纵行平滑肌交替收缩实现的。胃蠕动收缩的起始点在胃体的中间部位，蠕动波向幽门部位传播，迫使胃内容物不停地运动，与胃壁接触后又被推回，然后又被下一个蠕动波所排挤。在一波又一波胃蠕动的压力排挤下，胃内固体食物被研磨分散，与胃液充分混匀，同时开始化学性消化过程，形成流质状的食糜。胃蠕动波到达幽门时，蠕动收缩明显增强，可将少量的食糜（1~2ml）排挤推送到十二指肠，开始小肠内消化和吸收过程。

胃内的化学性消化是与机械性消化是同时进行的，没有先后之分。食团通过口腔加工进入胃后，直至食团被酸性胃液完全浸透或pH值降至4.5，唾液淀粉酶在胃内仍可发挥对淀粉多糖的水解和消化作用。但胃内的化学性消化主要是在胃酸和胃蛋白酶的作用下进行的，盐酸可激活无活性的胃蛋白酶原，使之成为有活性的胃蛋白酶，将蛋白质水解为短肽，如蛋白胨。

（徐国恒）

wèiyè
胃液（gastric juice）
胃腺细胞分泌的消化液。胃腔的黏膜层主要有三种外分泌腺体：①贲门腺：分布在胃与食管交接处1~4cm的环状区域，分泌黏液。②胃底腺：分布最广泛，在占全胃黏膜的2/3的胃底和胃体部有大量分布，主要由三种分泌细胞组成，其中壁细胞分泌胃酸，主细胞分泌胃蛋白酶原，黏液颈细胞分泌黏液。

③幽门腺：分布在胃的幽门部分，分泌碱性黏液，有利于中和通过幽门进入小肠的食糜中的胃酸。胃液由这三种腺体和胃黏膜上皮细胞的分泌物构成。纯净的胃液为无色透明的酸性液体，pH 值 0.9~1.5，比重 1.006~1.009。正常成年人每日分泌量为 1.5~2.5L。成分包括胃蛋白酶原、胃蛋白酶、胃酸、黏蛋白、内因子、无机盐和水。胃液的成分随分泌速率而变化，当分泌加快时，H^+（胃酸）浓度升高，Na^+ 浓度下降，但 Cl^- 和 K^+ 浓度变化不大。

（徐国恒）

wèisuān

胃酸（gastric acid）　胃分泌的盐酸。包括游离酸和与蛋白质结合的结合酸，其中游离酸为主要存在形式，二者在胃液中的总浓度成为总酸度。胃酸的分泌量通常以单位时间内分泌的盐酸量表示，为毫摩尔（mmol），称为盐酸排出量。正常人空腹状态下的盐酸排出量称为基础酸排出量，为 0~5mmol/h。当胃受到食物、药物、激素（组胺）的刺激时，胃酸排出量显著增加，最大排出量可达 20~25mmol/h。在某些条件下，胃液中胃酸的最高浓度可达到 0.1~0.15mol/L，以体积百分比估算约相当于 1% 的稀盐酸溶液，但胃酸的浓度受胃内容物、胃液总量、排酸量等的影响。胃酸由胃腺的壁细胞分泌，酸排出量的多少主要取决于壁细胞的数目和功能状态。胃酸的分泌是持续性的，但呈现昼夜变化，一般来说，在清晨醒来之前最低，入睡后几小时达高峰。通常男性的酸分泌多于女性。胃酸分泌过多是导致胃十二指肠溃疡病的主要原因，而胃幽门螺杆菌感染可诱发和加重溃疡、导致溃疡复发，

减少胃酸分泌的药物与抗幽门螺旋杆菌药物合用可以有效地治疗胃十二肠溃疡。

功能　①激活胃蛋白酶原：胃蛋白酶是以无活性的酶原形式分泌出来的，在胃酸提供的酸性条件下，胃蛋白酶原的肽链氨基端的数个氨基酸残基被水解掉，暴露出酶的活性中心，成为有活性的胃蛋白酶。胃蛋白酶也可激活胃蛋白酶原。②为胃蛋白酶提供适宜的酸性反应条件：胃蛋白酶水解蛋白质的最佳反应条件为 pH 值 2.0~3.5。pH>5 时活性显著下降。③胃酸刺激胰液、胆汁和小肠液分泌，以利随后进行全面的小肠内消化。④促进小肠对铁和钙离子吸收。⑤胃酸可杀死随食物进入胃内的细菌，维持胃和小肠内无特定致病菌的状态。但是胃酸对细菌的杀灭作用是有限的，其作用主要是抑制细菌繁殖和生长，但难以有效地杀死耐酸性强和繁殖侵袭能力强的细菌。

分泌　胃腺的壁细胞膜上有许多向胃腔开口的分泌小管，小管的膜上有大量的质子泵，属于 H^+-K^+-ATP 酶。质子泵催化 1 分子的 ATP 分解为 ADP 所释放的能量，可驱动 1 个 H^+ 从壁细胞质进入分泌小管腔，以及 1 个 K^+ 从小管腔进入细胞质。在 H^+-K^+ 交换过程中，细胞内外仍然维持电荷平衡。壁细胞内含有丰富的碳酸酐酶，催化细胞代谢产生的二氧化碳与水形成碳酸，碳酸在碳酸酐酶的催化下，随即又解离为 H^+ 和

HCO_3^-。Cl^- 的分泌主要是通过与 HCO_3^- 交换进行的，Cl^- 从细胞外液进入壁细胞内，再通过分泌小管膜上的 Cl^- 通道进入小管腔，与管腔内的 H^+ 形成 HCl。同时，HCO_3^- 通过与 Cl^- 交换排出壁细胞，进入组织间液和血液。在此过程中，伴随胃酸的大量分泌，大量 HCO_3^- 进入血液，常使血液和尿液的 pH 升高，此状况一般在餐后出现，称为餐后碱潮。胃酸分泌示意（图）。

影响因素　食物以及进食过程的刺激，可通过神经和体液调节影响胃酸分泌。促进胃酸分泌的内源性物质主要有三种，即乙酰胆碱、促胃液素、组胺。支配胃的大部分迷走神经节后纤维末梢释放乙酰胆碱，激活壁细胞上的 M_3 受体刺激胃酸分泌；此外，胆碱能神经纤维还可通过乙酰胆碱直接兴奋胃黏膜内的肠嗜铬样细胞，引起组胺分泌。促胃液素由胃窦部和小肠上段黏膜的 G 细胞分泌，作用方式较为广泛，可直接刺激壁细胞分泌胃酸，也可刺激肠嗜铬样细胞分泌组胺，进而增加胃酸的分泌。组胺又称组织胺，可与壁细胞上的 H_2 型组胺受体结合，促进胃酸分泌。抑制胃

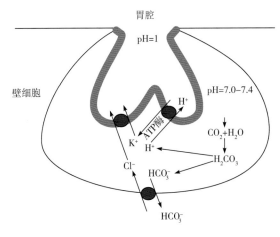

图　胃酸分泌示意图

酸分泌的内源性物质主要是促生长素抑制素，胃酸本身也可抑制胃酸分泌，属于自身负反馈调节。

各种调节胃酸分泌的因素，最终都是通过影响壁细胞的 H^+-K^+-ATP 酶或质子泵，来调节 H^+ 分泌而影响胃酸分泌的。质子泵是胃酸分泌的最后通路，抑制质子泵可有效抑制胃酸分泌。质子泵抑制剂如奥美拉唑等，可有效治疗胃十二指肠溃疡。

(徐国恒)

wèidànbáiméi

胃蛋白酶（pepsin）

胃内消化蛋白质的水解酶。其前体是无酶学活性的胃蛋白酶原，由胃腺的主细胞和黏液细胞分泌。胃蛋白酶原在胃酸的作用下自我激活，自身水解掉其氨基端的一些氨基酸残基，暴露酶的活性中心，成为有活性的胃蛋白酶。已经激活的胃蛋白酶，也可激活其他尚无活性的胃蛋白酶原。胃蛋白酶在 pH 值为 2.0~3.5 的条件下活性最高，pH > 5 时活性显著下降，pH>6 时即不可逆变性失活。胃酸维持胃内较强的酸性条件，有利于胃内的蛋白质消化。胃蛋白酶属于肽链内切酶，对底物选择性不高，可水解多肽的苯丙氨酸或酪氨酸肽键，可有效水解其他蛋白酶难以水解的胶原蛋白等。经过胃蛋白酶的消化，蛋白质大分子被水解成分子量较小的多肽和短肽，如蛋白胨；但胃蛋白酶是肽链内切酶，并不能将蛋白分子完全水解，其所产生的可被吸收的氨基酸单体较少。随着胃内的食糜进入小肠，小肠内的消化液偏碱性，可中和胃酸，pH 逐渐升高，胃蛋白酶逐渐失活。经过胃蛋白酶初步消化产生的肽，将在小肠内被胰腺分泌的胰蛋白酶和糜蛋白酶完全水解，消化成可吸收的氨基酸。

(徐国恒)

nèiyīnzǐ

内因子（intrinsic factor）

壁细胞分泌的分子量在 50~60kD 的糖蛋白。可与摄入的维生素 B_{12} 结合，保护其不被降解，促进其吸收。威廉·卡斯尔（William B Castle）于 1929 年发现，食物中的某种成分（即外因子，维生素 B_{12}），可治疗巨幼细胞贫血，但维生素 B_{12} 需与胃液中的某种必要成分（即内因子）结合才能被吸收。维生素 B_{12} 参与红细胞的生成过程，其缺乏导致巨幼细胞贫血。通常胃分泌的内因子的量远超过维生素 B_{12} 吸收所需的量，一般不会出现内因子缺乏导致的贫血；但胃大部分切除后、广泛性萎缩性胃炎损伤胃腺细胞功能、或体内产生内因子抗体时，维生素 B_{12} 吸收出现障碍，可导致巨幼细胞贫血。人体内储存的维生素 B_{12} 的量为 1000~3000μg，而红细胞生成每天仅需 1~3μg，若维生素 B_{12} 吸收障碍，常在 3~4 年后才发生贫血。

(徐国恒)

wèiniánmó

胃黏膜（gastric mucosa）

位于胃腔的内表面、直接与胃液以及进入胃的食物接触的组织结构。成年人的胃黏膜表面积约为 $800cm^2$，由内向外可分为上皮细胞层、固有层和黏膜肌层。上皮细胞层即胃腔的内表面，分泌黏液和碳酸氢根离子，抵御胃酸和胃蛋白酶对胃黏膜的侵袭和消化。上皮细胞层紧贴固有层，并随着固有层下陷，形成胃小凹，胃腺开口于胃小凹的底部。胃黏膜的固有层中，随解剖位置的不同分布有三种外分泌腺：①贲门腺：分布在胃与食管交接处的胃黏膜，分泌黏液。②胃底腺：在占全胃黏膜的 2/3 的胃底和胃体部有大量分布，其中的壁细胞分泌胃酸，主细胞分泌胃蛋白酶原，黏液颈细胞分泌黏液。③幽门腺：分布在胃的幽门部分，分泌碱性黏液，有利于中和通过幽门进入小肠的食糜的酸。胃黏膜肌层位于固有层下，再向外连接黏膜下层和胃平滑肌层，使黏膜表面形成许多凹陷和皱褶。胃黏膜含有多种内分泌细胞，分泌促胃液素、促生长素抑制素等胃肠激素，调节消化系统各器官的功能。

(徐国恒)

wèiniányè-tànsuānqīngyán píngzhàng

胃黏液-碳酸氢盐屏障（gastric mucus-bicarbonate barrier）

胃黏膜的上皮细胞层的表面覆盖着一层由黏液和碳酸氢盐共同构成的物理-化学屏障，能保护胃黏膜免受胃酸和胃蛋白酶侵袭和自身消化。其中，物理性屏障是指胃黏膜的上皮细胞、胃底腺的黏液颈细胞、贲门腺和幽门腺分泌的大量黏液。黏液中富含糖蛋白，具有很高的黏滞性，黏稠度为水的 30~260 倍，形成一个厚 0.5~1.0 mm 的黏液凝胶层紧紧覆盖在胃黏膜上皮细胞层的表面，既具有润滑作用，可阻隔粗糙的食物对胃黏膜的直接机械磨损，同时又阻止胃酸和蛋白酶与胃黏膜细胞的物理接触，成为一道有效的物理性保护屏障。

化学性屏障作用是由黏液中的碳酸氢盐实现的。胃黏膜的非泌酸细胞可分泌 HCO_3^-，分泌量约为 H^+ 分泌量的 5%，对胃液的 pH 不会有明显影响。由于胃黏液凝胶层具有一定的厚度而且十分黏稠，分泌的 HCO_3^- 只能以缓慢的速率穿越黏液凝胶屏障，并在局部维持较高的离子浓度。HCO_3^- 由黏液底层缓慢向胃腔方向弥散的过程中，不断与以同样缓慢的速率逆向弥散进入黏液屏障的 H^+ 遭遇，两者在黏液层内发生中和反应，产生水和二氧化碳。用 pH 测量电极测得，在黏液层存在一个 pH 梯度，黏液靠近胃腔面的一侧，pH 值为 2 左右，远离胃腔面的 pH 逐渐升高，靠近上皮细胞表面的黏液则呈中性或者稍偏碱性，pH 值为 7 左右。黏液层中的 HCO_3^- 形成有效的化学性屏障，不断中和逆向弥散的 H^+。这层黏液-碳酸氢盐屏障能有效地保护胃黏膜面免受胃酸侵蚀，并由于黏液层的 pH 逐渐增加，使胃蛋白酶在较高的 pH 环境下逐渐失去活性，不至于消化胃黏膜本身。一些药物可通过增强胃黏液-碳酸氢盐屏障功能，防止胃酸和胃蛋白酶对胃黏膜的侵袭和消化，发挥抗胃十二指肠溃疡疗效（图）。

（徐国恒）

wèiyè fēnmì de shíxiàng

胃液分泌的时相（phase of gastric secretion）

进食后胃液的分泌和调节，一般按照感受食物刺激的部位分成头期、胃期和肠期三个时期。实际上，这三个时期几乎是同时开始、互相重叠，均受神经和体液因素的双重调节，但头期主要接受神经调节，肠期以体液调节为主，胃期则神经和体液调节均发挥作用。

（徐国恒）

tóuqī wèiyè fēnmì

头期胃液分泌（cephalic phase of gastric juice secretion）

进食动作引起的胃液分泌。其传入冲动均来自头部感受器（眼、耳、口腔、咽、食管等），因而称为头期。特点是持续时间长，分泌量占总量的 20% ~ 30%。分泌的胃液酸度较高，而胃蛋白酶原的含量尤其高，因而消化能力强。分泌量的大小与食欲有较大关系。人在情绪抑郁或高度紧张时，可出现头期胃液分泌抑制。

头期胃液分泌的机制曾用假饲的方法做了详细的分析。将犬事先进行食管切断术，并制备胃瘘。当食物经口腔进入食管后，随即从食管的切口处流出体外，食物并未进入胃内，故称为假饲。假饲时食物并不进入胃内却仍然能有效地刺激胃液大量分泌，这说明咀嚼、吞咽动作本身在头期胃液分泌中具有重要的刺激作用。

头期引起的胃液分泌机制包括条件反射性和非条件反射性两部分。前者是与食物有关的颜色、形状、气味、声音等刺激了头部的视觉、嗅觉、听觉等感受器而引起的胃液分泌；后者则是咀嚼和吞咽食物时，刺激了口腔和咽喉等处的化学和机械感受器而引起的。反射的传入途径和由进食引起的唾液分泌的传入途径相同，反射中枢包括延髓、下丘脑、边缘叶和大脑皮质等。迷走神经是共同的传出神经。切断支配胃的迷走神经后，假饲就不再引起胃液分泌。

头期胃液分泌并不是单纯的神经反射活动，而是神经-体液调节活动。迷走神经兴奋释放乙酰胆碱，直接刺激腺体细胞的胃液分泌。迷走神经冲动还可引起胃窦黏膜的 G 细胞释放促胃液素，通过血液循环刺激壁细胞分泌胃液。引起促胃液素分泌的迷走神经纤维是非胆碱能的。阿托品可阻断迷走神经支配的壁细胞分泌，但不能完全消除头期的胃液分泌，反而使假饲引起的促胃液素释放增加。对此现象的解释是，迷走神经中既存在兴奋促胃液素释放的纤维，也存在抑制促胃液素释放的纤维，前者的中介物可能是一种肽类物质，而抑制性纤维则是通过乙酰胆碱能起作用的。阿托品阻断抑制性纤维的作用，因而使促胃液素释放增加。

（徐国恒）

wèiqī wèiyè fēnmì

胃期胃液分泌（gastric phase of gastric juice secretion）

食物入胃后，通过对胃产生的机械性和化学性刺激，继续引起的胃液分泌。胃期胃酸分泌的分泌量很大，占总分泌量的 60% ~ 70%，胃液酸度很高，但胃蛋白酶含量却比头期分泌的胃液为低。

胃期胃液分泌的主要途径为：①扩张刺激胃底、胃体部的感受器，通过迷走-迷走神经长反射和壁内神经丛的短反射，引起胃腺分泌。②扩张刺激胃幽门部，通过壁内神经丛，作用于 G 细胞引起促胃液素释放。③食物的化学成分，如蛋白质消化产生的短肽和氨基酸，直接作用于 G 细胞引起促胃液素释放。

分泌促胃液素的 G 细胞为开

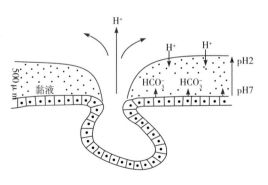

图　胃黏液-碳酸氢盐屏障

放型胃肠内分泌细胞，顶端有绒毛样突起伸入胃腔，可直接感受胃腔内化学物质的作用。刺激 G 细胞释放促胃液素的主要食物化学成分是蛋白质的消化产物，包括肽类和氨基酸。正常人空腹时血浆中促胃液素浓度一般低于 50ng/L，在进食后明显升高。在进食富含蛋白质的食物后，血浆促胃液素可升高 3~5 倍，高蛋白食物能刺激更多的胃液分泌，引起对蛋白质的化学性消化。相比之下，糖类和脂肪类食物对促胃液素释放的刺激作用较弱。

(徐国恒)

chángqī wèiyè fēnmì

肠期胃液分泌 (intestinal phase of gastric juice secretion)

食物离开胃进入小肠后，继续刺激引起的胃液分泌。肠期胃液分泌的量不大，约占进食后胃液分泌总量的 10%，胃液的总酸度和胃蛋白酶含量较低。这可能与食物在小肠内同时还产生许多对胃液起抑制性作用的调节有关。实验发现，将食糜、肉的提取液、蛋白胨液由人工瘘管直接注入十二指肠内，可引起胃液分泌的轻度增加；机械扩张游离的空肠祥，胃液分泌也增加。

食物刺激小肠引起的胃液分泌，在切断支配胃的外来神经后仍存在，提示肠期胃液分泌的机制中神经反射的作用不大，主要是通过体液调节机制实现的。食物及其消化产物与小肠黏膜接触时，可刺激小肠黏膜细胞释放多种激素，通过血液循环作用于胃。用放射免疫方法测得，在切除了胃窦的患者，进食后血浆促胃液素的浓度仍有升高，说明进食后可引起十二指肠释放促胃液素，它可能是肠期胃液分泌的体液因素之一。食糜作用下，小肠黏膜还可能释放肠泌酸素的激素，刺激胃酸分泌。由小肠吸收的氨基酸也可能参与肠期的胃液分泌，因为静脉注射混合氨基酸也可引起胃酸分泌。

(徐国恒)

wèi yùndòng

胃运动 (gastric motility)

胃壁平滑肌收缩和舒张使胃产生不同形式的运动，执行不同的功能。进食后，胃的主要功能是接纳和储存食物，对食物进行消化，使食物与胃液充分混合成为糊状的食糜，利于化学性消化，并以适当的速率将食糜排至十二指肠。胃底部和胃体上 1/3 部（也称头区）运动较弱，以接纳和储存食物为主；胃体的远端和胃窦（也称尾区）运动较强，通过有力的运动使食物与胃液混匀形成食糜，并将食糜排空至十二指肠。

胃运动的形式有三种：①紧张性收缩：是胃壁平滑肌的基础性收缩，以维持基础胃内压。主要见于空腹时。胃呈现周期性的强力收缩伴较长时间的静息期，并逐渐向肠道方向扩布。②容受性舒张：接纳和储存食物。③蠕动：是较强的胃运动，研磨搅拌胃内食物，并向十二指肠排空。胃蠕动的功能是对食物进行机械性消化，使之与胃液充分混合形成食糜，以利于化学消化，并以适当的速率将食糜排至十二指肠。在病理条件下，胃呈现特殊的运动。例如，在严重饥饿状态，胃可剧烈收缩，导致胃的痉挛和疼痛。不洁食物或毒物可刺激反射性的呕吐运动，将胃内容物从口腔排出，是机体的保护性防御反射；但呕吐并非是单纯由胃运动完成的动作，是由延髓呕吐中枢启动，胃、小肠、膈肌、腹壁肌共同参与的复杂运动。

(徐国恒)

jǐnzhāngxìng shōusuō

紧张性收缩 (tonic contraction)

静止条件下，胃肠道平滑肌处于微弱但持续的收缩状态。是消化道平滑肌共有的运动形式之一。这种自发性的节律（但不规则）运动有助于保持消化道的形状和位置，并使消化道的管腔内具有一定压力，有助于胃液渗入食物内部，促进化学性消化，并协助推动食糜移向十二指肠。

(徐国恒)

róngshòuxìng shūzhāng

容受性舒张 (receptive relaxation)

咀嚼和吞咽时，食物刺激咽、食管等处的感受器，可反射性引起胃壁肌肉的舒张，使胃腔的容积增加。又称容积性扩张。空腹时胃腔容量仅为 50ml；摄入大量食物时，胃容量可增加到 1500ml，而胃内压力变化不大。此机制既有助于防止胃内容物反流入食管，也能防止胃内容物因胃内压骤然升高而迅速排空到十二指肠。

胃的容受性舒张是通过迷走神经的传入和传出通路反射实现的。当咀嚼和吞咽时，食物对咽、食管等处感受器的刺激，可刺激迷走神经兴奋并将信号传入中枢，再经迷走神经纤维传出到胃，使胃壁肌肉舒张。切断人和动物的双侧迷走神经后，容受性舒张消失。此反射中，迷走神经纤维末梢释放的递质既非乙酰胆碱，也非去甲肾上腺素，而可能是某种肽类物质。

(徐国恒)

rúdòng

蠕动 (peristalsis)

是食管和胃肠道共有的运动形式之一，是由消化道的环行肌和纵行肌有顺序推进而进行的运动。消化道的壁由环行肌层和纵行肌层构成，蠕动时，食团后面的环行肌收缩，纵行肌舒张；食团前面的纵行肌收缩，环行肌舒张；如此反复交替蠕动，迫使食团向前推进。食管、胃、小肠、大肠均有蠕动运动，但各自的蠕动特征和生理功能有所不同（图）。

食管蠕动 主要有两种类型：①原发性蠕动：是吞咽动作诱发、起始于咽部并传播到食管的连续蠕动。②继发性蠕动：不由吞咽直接诱发，而由食管内的食团引发蠕动。胃内容物反流进入食管，也可引起继发性蠕动。继发性蠕动可进一步增强原发性蠕动的推进力，并清除食管内的食物残留或胃反流物。食管蠕动的神经信号，是由食团刺激软腭、咽部和食管等处的感受器，传入延髓中枢再传出到食管的。食管蠕动约以5cm/s的速度向下段传播，食团通过食管全程通常需6~7秒。

胃蠕动 食物入胃后约5分钟，胃蠕动即开始。胃蠕动波发源于胃体中部，有节律地向幽门方向传播。胃蠕动波初起时比较小，在向幽门传播过程中，波的深度和速度都逐步增加，当接近幽门时明显加强，可以将少量食糜（1~2ml）排入十二指肠。其后胃窦继续收缩使幽门关闭，部分胃内容物将被反向推回到近侧胃窦和胃体部，并被下一蠕动波排挤。在一波又一波胃蠕动的压力排挤下，胃内的固体食物被不断地研磨和搅拌，与胃液充分混匀，同时开始化学性消化过程，形成流质状的食糜。

胃蠕动受胃平滑肌的基本电节律控制，这种电节律是由位于环行肌和纵行肌之间的卡哈尔（Cajal）细胞产生的自发性慢波电位，约3次/分钟，沿纵行肌向着幽门方向传播。慢波电位本身并不引起肌肉收缩，但可使动作电位的阈值降低，使动作电位容易发生，再由动作电位引发肌肉收缩。胃平滑肌收缩通常出现在慢波电位后6~9秒，动作电位后1~2秒。神经和体液因素对胃蠕动的影响，是通过影响胃的慢波电位和动作电位实现的。迷走神经冲动、促胃液素使慢波电位和动作电位频率增加，从而增加胃蠕动收缩的频率和强度；交感神经兴奋、促胰液素和抑胃肽则作用相反。

小肠蠕动 可发生在小肠的任何部位，但蠕动波很弱，通常传播数厘米后即消失。小肠通过蠕动运动，将肠内容物逐步向前推进，并促进消化和吸收。

大肠蠕动 由稳定向前的收缩波组成，收缩波前方的肌肉舒张，而收缩波的后方肌肉则保持在收缩状态，迫使内容物向前推进。大肠还有一种进行很快且前进很远的蠕动，称为集团蠕动。集团蠕动起推送作用，通常始于横结肠，使结肠内压力明显升高，可将大部分大肠内容物推送至降结肠或乙状结肠，当大肠内容物被推送至直肠即可引发排便反射。集团蠕动常发生于进食后的60分钟内，每天1~3次，每次持续约15分钟；可能是胃内容物进入十二指肠，由十二指肠-结肠反射所引起。

（徐国恒）

wèi-cháng yíxíngxìng fùhé yùndòng
胃肠移行性复合运动（interdigestive migrating motor complex）

清醒空腹状态下，胃肠出现静息与收缩循环往复的周期性运动。间歇性的收缩伴较长时间的静息期，如空腹胃活动期20分钟，静止期80分钟，并可被进食阻断。移行性复合运动具有两个特征：①时相性：即运动从弱到强呈现不同的时相。②移行性：即运动逐渐从胃移行扩布至十二指肠、空肠、回肠。一个收缩波到达回肠末端时，另一个收缩波又在胃和十二指肠出现。有时收缩波从胃并不扩布到回肠，而是在近端小肠就消失了。一个完整周期90~120分钟。它使非消化状态下的胃肠道仍然有断断续续的运动，有助于清理消化道内上次进食后遗留的食物残渣、清除脱落的细

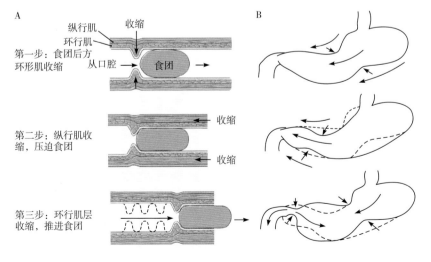

图 消化道蠕动示意图
注：A. 食管蠕动推进食团；B. 胃蠕动研磨和混匀食物

胞碎片和细菌等。若胃肠移行性复合运动功能下降，可引起功能性消化不良和肠道内细菌过度繁殖等疾病。

（徐国恒）

wèi páikōng

胃排空 （gastric emptying）

食物由胃排入十二指肠的过程。食物进入胃5分钟后，胃蠕动开始，即可把少量食糜排入十二指肠。不同食物的排空速度不同，和食物的物理性状和化学组成都有关系。稀的、流体食物比稠的或固体食物排空快；细碎的食物比大块食物排空快。糖类食物的排空较蛋白类慢，脂肪类食物排空最慢。对于混合食物，胃完全排空通常需4~6小时。

胃运动造成的胃与十二指肠之间的压力差，是胃排空的直接动力。胃排空受胃和十二指肠两方面因素的影响，通常胃的因素促进排空，而十二指肠的因素抑制排空。①食物进入胃后引起胃的扩张和充盈：通过胃壁内迷走神经反射，加强胃运动而促使排空。胃排空速率，一般与胃内容物体积的平方根成正比，即胃内食物量越多，胃排空越快。胃泌素除了刺激胃酸分泌外，对胃的运动也有中等程度的刺激作用，可促进胃排空。②十二指肠因素抑制排空的机制有两个方面：一是通过肠胃反射抑制胃排空，即食糜内的酸、脂肪、渗透压及机械扩张等因素，刺激十二指肠壁的多种感受器，反射性地抑制胃运动使排空减慢；另一方面，食糜特别是胃酸和脂肪可刺激十二指肠释放一些激素如促胰液素、抑胃肽等，抑制胃排空。具有此种作用的激素，统称为肠抑胃素。胃和十二指肠这双重因素的共同和协调作用，使胃内容物以适宜的速度排出到十二指肠，进行小肠内消化和吸收过程。

（徐国恒）

cháng-wèi fǎnshè

肠胃反射 （enterogastric reflex）

食糜的酸、脂肪、渗透压及机械扩张等可刺激十二指肠和空肠的多种感受器，反射性地抑制胃运动和排空。其传出冲动可通过迷走神经、壁内神经，甚至还可通过交感神经等多种途径传达到胃。肠胃反射对酸的刺激特别敏感，当pH值降到4.0时即可引起反射，抑制幽门部位收缩，阻止更多的酸性食糜进入十二指肠。

（徐国恒）

ǒutù

呕吐 （vomiting）

将胃及肠内容物从口腔强力驱出的过程。呕吐并非是单纯由胃运动完成的动作，而是经过一系列复杂的反射、由机体的诸多部位参与进行的活动。呕吐开始时，先是深吸气，声带紧闭以免呕吐物进入气管；继而胃和食管下端舒张，同时膈肌和腹肌猛烈收缩，压挤胃内容物由贲门涌出，通过食管进入口腔。剧烈呕吐时，十二指肠和空肠上段的运动也变得强烈起来，蠕动增快，并可转为痉挛。由于胃舒张而十二指肠收缩，平时的压力差倒转，使十二指肠内容物逆流进入胃，因此剧烈呕吐物可混有胆汁和小肠液。

呕吐活动是反射性的。舌根、咽部、胃、大小肠、胆总管、泌尿生殖器官等处的感受器，在机械外力或化学性刺激的作用下，都可引起呕吐。视觉、内耳前庭的位置感觉发生改变时，也可引起呕吐。呕吐的传入冲动，可由迷走神经、交感神经的感觉纤维、舌咽神经及其他神经传至位于延髓的呕吐中枢。由中枢发出的冲动则沿迷走神经、交感神经、膈神经和脊神经等传到胃、小肠、膈肌和腹壁肌等处。颅内压增高如脑水肿、脑肿瘤等情况，可直接刺激呕吐中枢而引起呕吐。呕吐中枢位于延髓外侧网状结构的背外侧缘，在结构和功能上与同样位于延髓的呼吸中枢、心血管中枢均有密切的联系，在呕吐时产生一系列复杂的躯体反应。在呕吐中枢的附近存在一个特殊的对化学物质敏感的区域，该敏感区的血-脑屏障较弱，可感受血中化学物质的变化，兴奋呕吐中枢，引起呕吐。妊娠妇女的血中雌激素和孕激素等显著升高，可刺激延髓化学敏感区，兴奋呕吐中枢，引起妊娠呕吐反应。药物也可刺激该敏感区，引起呕吐。临床上常用的镇吐药如甲氧氯普胺、昂丹司琼等，就是通过阻断延髓化学敏感区神经细胞上的多巴胺受体，发挥止吐作用的。

呕吐是具有保护意义的防御反射，可将胃内的有害物质排出体外。但长期或剧烈的呕吐会影响进食和正常消化活动，并使消化液大量丢失，造成体内水电解质和酸碱平衡的紊乱。

（徐国恒 耿 彬）

xiǎocháng nèi xiāohuà

小肠内消化 （digestion in small intestine）

食物在小肠内消化的过程。小肠是消化管中最长的一段，成年人全长5~7m。上端从胃幽门起始，下端与大肠相接，可分为十二指肠、空肠和回肠三部分。小肠是完成消化作用的主要部位，是整个消化过程中最重要的阶段。经过小肠内消化后，食物中的营养物质变为结构简单、能够被小肠上皮细胞吸收的小分子物质。小肠内消化有化学性消化和机械性消化两种方式。参与小肠内化学性消化的消化液有胰腺分泌的胰液、肝分泌的胆汁和小肠自身分泌的小肠液，这些消化液中含有多种消化酶及无机离子等物质。小肠有蠕动、分节运动等多种运动形式，形成对食物的机械性消化，共同参与小肠对食物的消化和吸收。小肠也是食物吸收的主要部位。小肠内消化液的分泌与小肠的运动，受神经和体液因素的调控。

（邹　原）

yíyè

胰液（pancreatic juice）　胰腺腺泡细胞和小导管上皮细胞分泌，经胰腺导管排入十二指肠的液体。是无色、无味的碱性液体，pH 值为 7.8～8.4，成年人的分泌量为 1～2L/d，渗透压与血浆相等。

组成与功能　胰液的主要成分是水、HCO_3^-、Na^+、K^+、Cl^- 等无机离子及多种消化酶。

碳酸氢盐　主要由胰腺的小导管上皮细胞所分泌，这些细胞内含有高浓度的碳酸酐酶，在碳酸酐酶的催化下，CO_2 和 H_2O 水结合生成 H_2CO_3，后者经解离产生 HCO_3^- 并分泌到胰液中。人胰液中碳酸氢盐的最高浓度为 140mmol/L，生理状态下，其浓度随胰液分泌率增加而增加。胰液的酸碱度取决于 HCO_3^- 的浓度。碳酸氢盐的主要作用是中和进入十二指肠的胃酸，保护肠黏膜免受胃酸的侵蚀，同时为小肠内的多种消化酶发挥作用提供适宜的 pH 环境。

消化酶　由胰腺腺泡细胞合成、储存和分泌，主要有淀粉酶、蛋白水解酶、脂肪酶等。

胰淀粉酶　属于 α-淀粉酶，能将食物中淀粉、糖原和大部分糖类分解为麦芽糖，以及少量麦芽三糖、葡萄糖及 α-极限糊精等。

胰淀粉酶发挥作用的最适 pH 值约为 7，水解作用效率高、速度快。

胰蛋白酶　以无活性的酶原形式分泌，后者在小肠液中肠激酶的作用下，变成有活性的胰蛋白酶。一旦形成，可以正反馈的形式进行自我激活，同时还可激活糜蛋白酶、羧肽酶、磷脂酶等胰液中其他蛋白水解酶原。胰蛋白酶属于肽链内切酶，主要水解碱性氨基酸组成的肽键，如水解肽链中赖氨酸和精氨酸，并产生以碱性氨基酸为羧基端的肽链；能迅速分解变性蛋白质，主要水解芳香族氨基酸组成的肽键，如苯丙氨酸、酪氨酸、色氨酸的肽键，产物是羧基端带有芳香族氨基酸的多肽。胰蛋白酶和糜蛋白酶两者协同作用于蛋白质时，可将蛋白质分解为小分子的多肽和氨基酸。胰液中氨基寡肽酶、羧基肽酶可分别作用于肽链的氨基和羧基端肽键，释放出具有自由羧基的氨基酸。

胰脂肪酶　以活性形式分泌，可水解三酰甘油，水解产物为一酰甘油、甘油和脂肪酸。胰脂肪酶在胰腺分泌的辅脂酶和肝分泌的胆盐的帮助下发挥作用。胰液中还有胆固醇酯酶和磷脂酶。胆固醇酯酶可水解胆固醇酯成为胆固醇和脂肪酸。小肠内与磷脂消化有关的磷脂酶主要是磷脂酶 A_2，以无活性的形式分泌，被胰蛋白酶激活；可水解细胞膜的卵磷脂。

辅脂酶　是脂肪酶的辅助因子，由胰腺腺泡细胞分泌。辅脂酶以酶原形式分泌，在胰蛋白酶的作用下变为有活性的辅脂酶。辅脂酶对胆盐微胶粒有较强的亲和性，可牢固结合在微胶粒表面，待脂肪酶与辅脂酶结合后，脂肪酶-辅脂酶-胆盐在三酰甘油的表

面形成三元络合物，牢固地附着在脂肪颗粒表面，使胰脂肪酶能在油-水界面上发挥水解作用。辅脂酶的主要作用：①防止胆盐把脂肪酶从脂肪表面置换下来，保护脂肪酶不被胆盐抑制。②有助于脂肪酶锚定、吸附在油滴表面发挥作用。③使脂肪酶的最适 pH 值由 8.5 降至 6.5 而接近近端小肠内的 pH。

正常胰液中还含有羧基肽酶、核糖核酸酶、脱氧核糖核酸酶等水解酶，分别水解羧基端的肽链、核糖核酸、脱氧核糖核酸。胰液中含有水解三大营养物质的消化酶，是最重要的消化液。若胰液出现分泌障碍，会明显影响蛋白质和脂肪的消化和吸收，但对糖的消化和吸收影响不大。脂肪吸收障碍可影响脂溶性维生素 A、维生素 D、维生素 E 和维生素 K 的吸收。

分泌的调节　进食可引起胰液大量分泌。胰液的分泌受神经和体液因素双重调节。消化期胰液分泌的调节可分为头期、胃期和肠期三个时相。头期主要是神经调节，胃期和肠期则以体液调节为主。

头期胰液分泌　与胃液分泌调节的头期相同，食物的色、形、味等均可刺激胰液分泌。这是因为食物的颜色、气味等刺激头部视觉、嗅觉、味觉等感受器，通过条件反射引起胰液的分泌；以及食物直接刺激口、咽部的感受器，通过非条件反射引起胰液的分泌。反射的传出神经是迷走神经，其末梢释放乙酰胆碱。乙酰胆碱作用的靶细胞主要是胰腺的腺泡细胞，对导管上皮细胞的作用较弱。迷走神经兴奋引起的胰液分泌是胰酶的含量较多，但水和碳酸氢盐的含量较少；还

可通过促进胃窦和小肠黏膜释放促胃液素，后者通过血液循环作用于胰腺，间接引起胰液的分泌，但此作用较小。头期的胰液分泌量占消化期胰液分泌量的 20% 左右。

胃期胰液分泌　食物进入胃内，通过食糜机械性、化学性、渗透性等刺激，通过迷走-迷走反射引起胰酶含量多但液体量少的胰液分泌。扩张胃及蛋白质的消化产物也可刺激胃窦黏膜释放促胃液素，间接引起胰酶丰富但液体少的胰液分泌。此期的胰液分泌只占消化期胰液分泌量的 5%~10%。

肠期胰液分泌　消化期胰腺分泌反应的最重要时相，此期的胰液分泌量最多，约占消化期胰液分泌量的 70%，胰酶、水和碳酸氢盐含量均高。进入十二指肠的各种食糜成分，特别是蛋白质、脂肪的水解产物对胰液分泌具有很强的刺激作用。肠期胰液分泌主要是通过体液因素刺激实现的。参与这一时相胰液分泌的体液因素主要是促胰液素和缩胆囊素。消化产物刺激小肠黏膜并通过迷走-迷走反射，引起胰液分泌。

促胰液素　由小肠上段黏膜 S 细胞分泌，是由 27 个氨基酸残基组成的多肽。主要作用于胰腺导管上皮细胞，引起水和碳酸氢盐分泌，使胰液量增加，但胰酶含量很低。促胰液素还可刺激胆汁的分泌，抑制胃酸分泌和胃的排空。盐酸是引起促胰液素分泌的主要刺激物，其他因素包括蛋白质分解产物和脂肪酸，糖类几乎没有作用。

缩胆囊素（CCK）　由小肠黏膜中的 I 细胞产生，是由 33 个氨基酸残基组成的多肽。CCK 除在小肠黏膜存在外，还广泛分布

于中枢神经系统中，包括皮质额叶、皮质梨状区、尾核、海马、丘脑、下丘脑、小脑和间脑，是重要的脑肠肽。在胃肠道，CCK 的主要作用是刺激胰腺腺泡细胞分泌胰酶，促进胆囊平滑肌收缩，并引起肝胰壶腹括约肌舒张，促进胰液的分泌和胆汁的排放；可抑制胃酸分泌和胃排空，调节小肠、结肠运动，也可作为饱感因素调节摄食。引起 CCK 释放的因素由强至弱依次为蛋白质分解产物、脂肪酸、盐酸和脂肪，糖类一般没有作用。

促胰液素和 CCK 是调节胰腺分泌的两种主要胃肠激素，二者共同作用于胰腺时有相互加强的作用。促胰液素以 cAMP 为第二信使，CCK 则通过激活磷脂酰肌醇系统，在 Ca^{2+} 介导下发挥作用。

反馈性调节　蛋白水解产物和脂肪酸可刺激小肠黏膜 I 细胞释放 CCK 释放肽（CCK-RP），后者可引起 CCK 的释放，刺激胰酶的分泌。CCK-RP 也可刺激胰蛋白酶的分泌，而胰蛋白酶又可通过负反馈形式抑制 CCK-RP 活性，进而抑制 CCK 和胰蛋白酶的进一步分泌。这种负反馈调节的意义在于防止胰蛋白酶的过度分泌。

正常情况下，胰液中的蛋白水解酶并不消化胰腺自身，这是由于蛋白水解酶以酶原的形式存在。此外，胰液中还含有胰蛋白酶抑制物。该抑制物是胰腺腺泡细胞分泌的多肽，在 pH 值为 3~7 的环境内与胰蛋白酶 1∶1 的比例结合，阻止胰蛋白酶原激活。由于胰液中的其他蛋白水解酶需胰蛋白酶激活，因此该抑制物同时也抑制了其他酶的活性，防止了胰腺自身的消化。当胰腺受到损伤或导管阻塞时，胰液排除受阻，胰管内压力升高，胰腺腺泡破裂，

胰蛋白酶渗入胰组织中而被激活，胰腺组织被自身消化，引起急性胰腺炎。

（邹　原）

dǎnzhī
胆汁（bile）　由肝细胞分泌的味苦的有色液体。正常成年人每日的分泌量为 800~1000ml。刚从肝细胞分泌出来的胆汁称肝胆汁，储存于胆囊内的胆汁称胆囊胆汁。肝胆汁呈金黄色或橘黄色，pH 值约为 7.4。胆汁在胆囊内由于水和 HCO_3^- 等成分被重吸收而浓缩，颜色变为深棕色或墨绿色，pH 值则变为 6.8。

组成与功能　胆汁的成分很复杂，除水、钠、钾、钙、碳酸氢盐等无机成分外，还有胆盐、胆色素、胆固醇、卵磷脂等有机成分。胆汁中虽不含消化酶，但对脂肪的消化和吸收有重要作用，对脂溶性维生素的吸收、十二指肠内中和胃酸等方面，也具有十分重要的作用。胆汁的分泌也是机体的排泄途径之一，肝可通过分泌胆汁，排泄出某些不为肾排泄的代谢产物及外源性化学物质，如胆固醇、胆红素和某些药物。

胆盐　是胆汁酸与甘氨酸或牛磺酸结合形成的钠盐或钾盐。胆汁酸是酸性类固醇化合物，是胆固醇在肝细胞内的代谢产物，包括胆酸和鹅脱氧胆酸（初级胆汁酸）。初级胆汁酸与甘氨酸或牛磺酸结合形成结合胆汁酸而进入胆汁。成年人肝内甘氨酸含量丰富，胆汁酸与甘氨酸结合为主。胆汁进入肠道后，部分结合胆汁酸在肠道水解酶等作用下，胆酸和鹅脱氧胆酸分别形成脱氧胆酸和石胆酸（二级胆汁酸）。胆盐是胆汁参与消化和吸收的主要成分，对脂肪的消化和吸收有重要作用。胆盐通过乳化作用，降低脂肪颗

粒的表面张力，提高胰脂肪酶的作用效率。胆盐还可与脂肪酸、一酰甘油、胆固醇等结合，形成水溶性复合物，运载脂肪分解产物通过肠上皮表面静水层，到达肠黏膜表面，促进它们的吸收。胆盐在促进脂肪分解产物吸收的同时，也促进了脂溶性维生素 A、D、E、K 的吸收。

胆色素　是动物胆汁的基本成分之一，约占胆汁固体成分的 2%。人胆汁中主要为胆红素，其氧化产物胆绿素和还原产物尿胆色素原或粪胆色素原很少。胆色素是血红蛋白的降解产物。血浆中，胆红素含量为 $3.42\sim13.68\mu mol/L$，若肝对胆红素的摄取减少，血中胆红素浓度超过 2mg% 时，胆红素会扩散进入组织，表现为黄疸。胆道阻塞、胆道内压升高也可引起黄疸。尿液中排出的尿胆色素原，经氧化后变成尿胆色素呈黄色。粪便的颜色主要是由于胆红素经肠内细菌还原生成粪胆色素原，再氧化成粪胆色素所致。

胆固醇　是体内脂肪的代谢产物，约占胆汁固体成分的 4%。它不仅参与形成细胞膜，而且是合成胆汁酸、维生素 D 及类固醇激素的原料。肝可将占全身总量约一半的胆固醇转化为胆汁酸。胆汁中的胆盐、胆固醇和磷脂酰胆碱（卵磷脂）之间保持一定的比例是维持胆固醇呈溶解状态的必要条件。胆固醇分泌过多或胆盐、卵磷脂合成减少时，胆固醇容易沉积而形成胆固醇结晶，这是胆结石形成的原因之一。

在消化期，胆汁经肝管、胆总管直接排入十二指肠。在消化间期，分泌的胆汁经胆囊管进入胆囊储存，待进食时在神经和体液因素的影响下，胆囊收缩，肝胰壶腹括约肌舒张，胆汁再由胆囊排入十二指肠，参与小肠内的消化。消化道内的食物是引起胆汁分泌和排出的自然刺激物，高蛋白质食物引起胆汁分泌最多，高脂肪或混合食物次之，糖类食物的作用最小。

分泌与排放的调节　受到神经和体液因素的调节，以体液调节更为重要。

神经调节　在胆管、胆囊和肝胰壶腹括约肌组织中有丰富的交感、副交感神经及内在神经丛。进食动作及食物对胃、小肠等的机械和化学刺激，可通过迷走神经引起胆汁分泌增加和胆囊收缩，切断迷走神经或用胆碱受体拮抗剂均可阻断这种反应。迷走神经还可通过引起促胃液素的释放而间接促进胆汁分泌和胆囊收缩。胆囊平滑肌也接受交感神经的支配，胆囊平滑肌上有 α 和 β 肾上腺素受体。α 受体激动时引起胆囊平滑肌收缩，β 受体激动时平滑肌舒张。因为 β 受体占优势，当交感神经兴奋时引起胆囊舒张，有利于胆汁的储存。

体液调节　胃肠激素对胆汁分泌具有重要的调节作用。CCK 是引起胆囊收缩作用最强的胃肠激素。在胆管、胆囊和肝胰壶腹括约肌上均有缩胆囊素受体分布。小肠内蛋白质和脂肪的分解产物可有效刺激小肠黏膜中的 I 细胞释放 CCK，CCK 通过血液途径到达胆囊，引起胆囊强烈收缩和肝胰壶腹括约肌舒张，使胆汁大量排出。胆囊的最大排空出现在血中 CCK 达到高峰浓度后约 2 分钟，随着血中 CCK 浓度的下降，胆囊再次充盈。因此，血中 CCK 浓度是决定胆囊排空和充盈的主要因素。促胰液素除作用于胰腺引起胰液分泌外，还主要作用于胆管系统，主要是促进胆汁中水和 HCO_3^- 的分泌，对胆盐分泌无作用。胃泌素可通过内分泌途径直接作用于肝细胞和胆囊，促进肝胆汁分泌和胆囊收缩。在胆管、胆囊和肝胰壶腹括约肌上还分布有促生长素抑制素受体，促生长素抑制素可拮抗 CCK 对胆囊和肝胰壶腹括约肌的作用，抑制肝细胞胆汁的生成和分泌，参与对胆汁分泌的调节。胆盐可通过肠肝循环发挥利胆作用。

（邹　原）

rǔhuà zuòyòng

乳化作用（emulsification）　将一种液体分散到另一种不相溶液体中去的过程。由于表面活性剂的作用，使本来不能互相溶解的两种液体能够混到一起的现象称为乳化现象。这是由于表面活性剂的两亲性质，使其易于在油水界面上吸附并富集，降低了界面张力。具有乳化作用的表面活性剂称为乳化剂。胆汁中的胆盐、胆固醇和磷脂酰胆碱（卵磷脂）等都可作为乳化剂，降低脂肪的表面张力，使脂肪乳化成脂肪微滴，增加胰脂肪酶与脂肪的接触面积，促进脂肪的消化分解。

（邹　原）

dǎnyán de cháng-gān xúnhuán

胆盐的肠肝循环（enterohepatic circulation of bile salt）　胆汁进入肠道后再吸收而重新经肝进入全身循环的过程。胆盐随胆汁进入肠道后，大部分（约95%）在回肠末端被吸收入血。被吸收的胆汁酸主要与白蛋白结合，经肝门静脉运送又回到肝，重新合成结合胆汁酸再排入小肠（图）。通过肠肝循环到达肝细胞的胆盐可刺激肝细胞合成和分泌胆汁，此作用称为胆盐的利胆作用。含胆汁成分的药物能促进胆汁分泌或胆囊排空，发挥利胆作用，常用于胆石症、胆囊炎的治疗。胆汁酸结合树脂类药物进入肠道不被吸收，可与胆汁酸结合，阻滞胆汁酸的肠肝循环和反复利用，可消耗胆固醇，发挥降血脂作用。

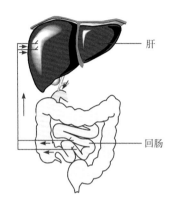

图 胆盐的肠肝循环示意图

（邹　原）

xiǎochángyè
小肠液 （small intestinal juice）
由十二指肠腺和小肠腺分泌的弱碱性液体。pH 值约为 7.5，渗透压与血浆渗透压相等。成年人分泌量为 1~3L/d。十二指肠腺又称布伦纳（Brunner）腺，分布于十二指肠黏膜下层，分泌碱性黏稠液体。该液体 pH 值为 8.2~9.3，内含黏蛋白。因此，十二指肠液的主要作用是中和进入十二指肠的胃酸，保护十二指肠黏膜免受胃酸的侵蚀；同时具有润滑作用，保护肠黏膜免受食糜的机械性损伤。小肠腺分布于全部小肠的黏膜层内，其分泌液构成了小肠液的主要部分。大量的小肠液有助于稀释肠腔内容物，有利于食糜的消化和吸收。小肠液中除水和无机盐外，还含有肠激酶、黏蛋白等。肠激酶，又称肠肽酶，是丝氨酸蛋白酶，可水解蛋白内肽键，靶点是赖氨酸残基。肠激酶

的作用是水解胰蛋白酶原成为活性的胰蛋白酶，有助于蛋白质的消化。肠上皮细胞的刷状缘上含有多种寡肽酶和寡糖酶，对进入上皮细胞的营养物质进一步的消化，将寡肽分解为氨基酸，将蔗糖、乳糖等二糖进一步分解为单糖。这些酶可随脱落的肠上皮细胞进入肠腔，但对小肠内的消化不起作用。

小肠液的分泌受神经和体液因素的双重调节，特别是食糜对肠黏膜的机械性和化学性刺激可通过肠壁内在神经丛的局部反射引起小肠液的分泌，其中小肠黏膜对扩张刺激最为敏感，小肠内食糜量越多，分泌也越多。迷走神经兴奋可引起小肠液大量分泌，其作用可被阿托品阻断。许多体液因素如胃泌素、促胰液素、缩胆囊素等都具有刺激小肠液分泌的作用。

（邹　原）

xiǎocháng yùndòng
小肠运动 （motility of small intestine）
小肠通过环形肌与纵行肌的协调活动产生的多种运动形式。包括紧张性收缩、分节运动、蠕动。小肠通过多种形式的运动，研磨、搅拌食糜并使食糜与消化液混合，与肠壁紧密接触，促进食糜的消化和吸收，同时向小肠下段推送食糜。

紧张性收缩　小肠平滑肌始终呈微弱但持续的收缩状态。紧张性收缩可使小肠肠腔内维持一定的基础压力，保持肠道的一定形状，维持小肠的一定位置，也是小肠进行其他各种运动的基础。小肠紧张性在空腹时即存在，进食后显著增强。紧张性收缩增强时，食糜在肠腔内的混合和推进加快；紧张性收缩降低时，肠内容物的混合和推进则减慢。

分节运动　以小肠壁环形肌收缩和舒张为主的节律性运动。其表现为食糜所在的肠管上相隔一定间距的环形肌同时收缩，把肠腔内食糜分割成许多节段；随后，原来收缩的部位舒张，而舒张的部位开始收缩，使原来的食糜节段又分成两半，而相邻的两半则合拢形成新的食糜节段，如此反复进行（图）。小肠的分节运动在空腹时几乎不出现，进食后逐渐增强。分节运动对小肠的消化与吸收具有重要作用，可使食糜与消化液充分混合，有利于化学性消化；并使食糜与肠壁紧密接触，有助于吸收；可通过挤压肠壁，促进血液与淋巴液的回流，促进营养物质的吸收。

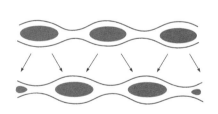

图　小肠分节运动示意图

分节运动的活动频率在不同动物种属和小肠的不同部位而有差异。小肠上部具有较高的收缩频率，向远端延伸过程中逐渐降低。如狗的十二指肠收缩频率为 17~18 次/分钟，空肠为 15~16 次/分钟，回肠为 12~14 次/分钟。人空肠近端约为 11 次/分钟，而在空肠远端约为 8 次/分钟。这种频率梯度使食糜在小肠内消化、吸收的同时，逐步将食糜向远端推送。

蠕动　小肠肠壁自近端向远端依次发生的推进性的波形运动。蠕动因肠道食团前部环形肌舒张与纵行肌收缩和食团后部的环形肌收缩与纵行肌舒张所引起，是

把食糜向大肠方向推进的运动。小肠的蠕动速度很慢，推进速度为1～2cm/s，通常每个蠕动波将食糜向前推进3～5cm后便自行消失。蠕动的意义在于使经过分节运动作用后的食糜向前推进一步，到达新的肠段再开始分节运动。小肠还有一种进行速度快、传播距离较远的蠕动，称为蠕动冲。它可在几分钟内将食糜从小肠的始端一直推送至回肠末端甚至到结肠。蠕动冲可能是由吞咽动作或食糜对十二指肠的刺激引起的反射活动。有些药物（泻药）的刺激可引起蠕动冲。逆蠕动与蠕动的方向相反，发生在十二指肠与回肠末端，可使食糜与小肠内多种消化液充分混合，并防止食糜过早通过小肠，有利于食物的消化与吸收。

周期性移行性复合运动 小肠在消化间期也存在周期性移行性复合运动（MMC）。小肠MMC起源于胃或小肠上端，沿肠管向远端移行，移行过程中传播速度逐渐减慢，当到达回盲部时，另一个MMC又在十二指肠发生。MMC的每个周期持续约90～120分钟。小肠MMC可将肠道内遗留的食物残渣等迅速排除，并防止结肠内的细菌在消化间期逆行进入回肠。MMC的发生和移行受肠神经系统和胃肠激素的调节。迷走神经兴奋可使MMC的周期缩短，切断迷走神经后MMC消失并引起食糜在肠内滞留。促胃动素可促进MMC的产生。

小肠运动具有肌源性。如同胃一样，小肠肌层也能产生慢波，可能起源于近胆管入口处的纵行肌，并沿十二指肠向下扩布。去除神经、激素的离体小肠，在适宜的环境中仍然可有节律性的运动。整体内，小肠的运动受内在

神经、外来神经和激素的控制。肠内容物的机械和化学刺激，可通过内在神经丛局部反射引起小肠蠕动加强。切断支配小肠的外来神经，蠕动仍可进行。副交感神经兴奋能加强肠运动，而交感神经的兴奋则产生抑制作用。胃肠激素在调节小肠运动中起重要作用。促胃液素、缩胆囊素和5-羟色胺可增强小肠运动，促胰液素和胰高血糖素则抑制小肠运动。

（邹　原）

dàcháng yùndòng

大肠运动（motility of large intestine）

大肠的多种运动形式，包括袋状往返运动、分节推进运动、蠕动等。但运动少而缓慢，对刺激的反应也较迟缓。这些特点与大肠作为粪便的储存场所相适应。

袋状往返运动是由环形肌不规律地收缩引起的，是空腹时多见的运动形式。它使结肠出现一串结肠袋，结肠内压力升高，结肠袋中的内容物可向前后两个方向做短距离的位移，但并不能向结肠末端移动，其作用主要是对肠内容物缓慢的搓揉，促进水分的吸收。分节推进运动是指环形肌有规则的收缩，将一个结肠袋的内容物推移到邻近的肠段。若多个结肠袋同时收缩，把肠内容物缓慢推进到下一肠段的运动称为多袋推进运动。进食后或结肠受到拟副交感药物刺激时这种运动增加。

结肠的蠕动表现为稳定向前的收缩或舒张波。结肠还有一种进程快、行程远的集团蠕动，可使结肠内压明显升高。集团蠕动通常始于横结肠，可将结肠部分内容物推送至乙状结肠或直肠。集团蠕动多发生在进食后。应用刺激结肠集团蠕动的药物如酚酞、比沙可啶等，可促进排便。结肠

也有与小肠和胃类似但更为复杂的慢波活动。结肠各部位慢波频率不同，结肠远端慢波的频率比近端高，远端频率的增加可能有利于减缓内容物向直肠的运送。结肠运动的神经控制与小肠类似。副交感神经包括迷走神经和盆内脏神经，主要引起结肠平滑肌的兴奋。支配大肠的交感神经主要有腰结肠神经和腹下神经，主要起抑制作用。结肠还有多种肽能、NO能神经元的分布。

（邹　原）

páibiàn fǎnshè

排便反射（defecation reflex）

因粪便在大肠后段积聚对直肠壁的扩张刺激引起将其排出体外的过程。食物残渣进入大肠后，部分水、无机盐和维生素等被大肠黏膜吸收，其他成分经细菌的发酵和腐败作用，加上脱落的肠上皮细胞和大量的细菌共同形成了粪便。

正常人的直肠中通常没有粪便。当肠蠕动将粪便推入直肠，刺激肠壁的压力感受器，传入冲动沿盆内脏神经和腹下神经传至脊髓腰、骶段的初级排便中枢，同时上传到大脑皮质引起便意。若条件允许，即可发生排便反射，传出冲动沿盆内脏神经下传，使降结肠、乙状结肠和直肠收缩，肛门内括约肌舒张，同时阴部神经传出冲动减少，肛门外括约肌舒张，将粪便排出体外。排便时腹肌和膈肌收缩，腹内压增加，可促进粪便排出。若条件不允许，大脑皮质发出抑制性冲动，排便反射暂时终止。正常人直肠壁内的感受器对粪便的压力刺激具有一定的阈值，当达到阈值时即可产生便意，大脑皮质可加强或抑制排便。经常或反复对便意抑制，使直肠对粪便刺激的敏感性逐渐

降低，再加上粪便在结肠内停留时间过久，因其中的水分被过多吸收而变得干硬，使排便变得困难，这是导致便秘的常见原因。直肠给予润滑性泻药如甘油和液状石蜡可润滑并软化粪便，促进粪便排出。直肠黏膜由于炎症而敏感性增高时，肠内即使只有少量粪便、黏液，亦可引起便意和排便反射。

（邹　原）

xīshōu

吸收（absorption）　消化管内的物质透过消化管黏膜上皮细胞进入血液和淋巴的过程。营养物质可经跨细胞和细胞旁两种途径进入血液或淋巴液，完成食物的吸收（图1）。跨细胞途径是指营养物质通过小肠黏膜上皮细胞的顶端膜进入细胞内，再经过细胞的基底侧膜进入组织间隙，才能转运到血液和淋巴。细胞旁途径是指肠腔内的营养物质通过上皮细胞间的紧密连接进入细胞间隙，然后再转运到血液和淋巴。

细胞膜是脂质双分子层膜，水和水溶性物质如葡萄糖、氨基酸不能自由通过，脂溶性物质则较容易通过细胞膜。双层脂分子膜中镶嵌蛋白质具有载体或泵的功能，可协助糖、氨基酸、电解质的转运。物质的吸收方式有顺电化学梯度的简单扩散、渗透压和静水压引起的扩散、易化扩散、逆电化学梯度的主动转运、离子交换扩散，以及胞吞和胞吐等多种方式。

消化道不同部位的吸收能力和吸收速度相差很大，取决于消化道各部位的组织结构、食物被消化的程度和食物停留的时间。口腔和食管基本不吸收任何食物；胃仅能吸收少量的水、乙醇；大肠主要吸收食物残渣中剩余的水和无机盐类；小肠则是食物吸收的主要部位，大量消化后的营养物质以及水和电解质在小肠被吸收。糖类、脂肪和蛋白质的消化产物大部分在十二指肠和空肠被吸收，胆盐和维生素 B_{12} 在回肠吸收（图2）。

小肠的结构和功能特点非常有利于吸收的进行。小肠的吸收面积大，达 $200\sim250m^2$。成年人的小肠长 $4\sim5m$，小肠黏膜具有向肠腔突出的环状皱襞，皱襞上又密布绒毛，绒毛的表面是一层柱状上皮细胞，细胞的顶端膜又形成许多微绒毛，这使小肠的吸收面积明显增加；食物在小肠内停留的时间较长（3~8小时），使营养物质有充分的时间被消化和吸收；小肠黏膜绒毛内有较丰富的毛细血管、毛细淋巴管，小肠的多种运动形式可使肠壁发生节律性的伸缩，加速血液和淋巴的回流，有利于物质的吸收；食物在小肠内经过多种消化酶的作用，已被消化成可吸收的小分子物质。

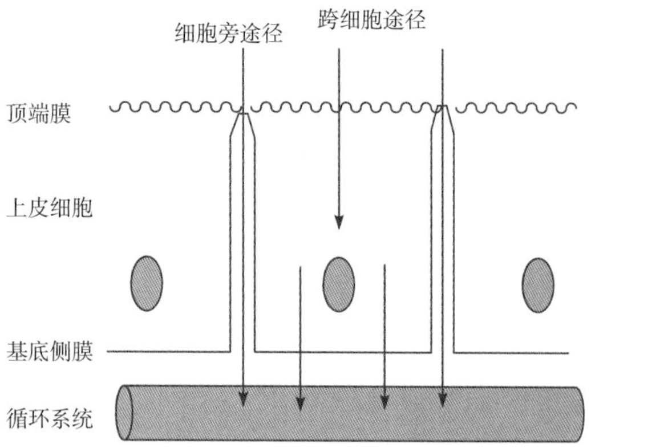

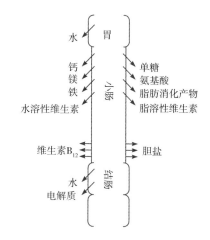

图2　消化道物质的吸收部位

（邹　原）

táng xīshōu

糖吸收（absorption of carbohydrate）　食物中的糖必须分解为单糖才能被小肠吸收的过程。小肠内的单糖主要是葡萄糖，约占单糖总量的80%，半乳糖和果糖很少。小肠上部是糖吸收的主要部位，回肠虽然可具有吸收糖的能力，通常只是作为糖吸收的储备。各种单糖的吸收速率不同，以葡萄糖和半乳糖最快，果糖次之。糖吸收速度的差异取决于介导单糖吸收的载体类型和单糖与载体的亲和力。①葡萄糖的吸收是逆浓度差进行的继发性主动转运过程（图）。小肠绒毛上皮细胞顶端膜上有 Na^+-葡萄糖同向转运体，基底侧膜上有钠泵。钠泵的活动维持细胞内外的 Na^+ 浓度梯度，Na^+ 经转运体不断转运入胞，为葡萄糖逆浓度梯度入胞提供能量。在上皮细胞基底侧膜有葡萄糖易化转运载体，负责把细胞内的葡萄糖转运出细胞。应用钠泵抑制剂毒毛花苷能抑制葡萄糖的吸收。②半乳糖的吸收机制与葡萄糖相同，但与 Na^+ 依赖性载体的亲和

图1　小肠物质吸收途径示意图

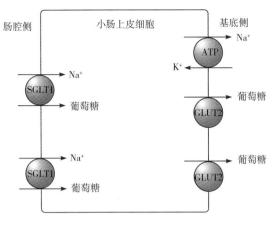

图 葡萄糖的吸收

力比葡萄糖高，吸收速率更快。③果糖的吸收机制与葡萄糖略有不同，通过一种非 Na^+ 依赖性载体转运进入细胞，通过易化扩散进入小肠上皮细胞。大部分果糖进入细胞后被磷酸化为葡萄糖，以葡萄糖的形式转运至血液。果糖的吸收是不耗能的被动转运。由于果糖不与 Na^+ 共转运，其吸收速率只有葡萄糖或半乳糖转运速率的一半。

（邹 原）

dànbáizhì xīshōu

蛋白质吸收 （absorption of protein）

食物中的蛋白质经消化分解为氨基酸和寡肽（主要是二肽和三肽）后被小肠吸收的过程。吸收机制与葡萄糖的吸收相似，也是通过钠泵偶联进行的继发性主动转运过程。在小肠上皮细胞顶端膜上至少已经发现 7 种氨基酸载体，可将不同种类的氨基酸转运至细胞内。在细胞的基底侧膜上，存在着不同于刷状缘的载体，可将胞质中的氨基酸转运至细胞外，再进入血液。黏膜上皮细胞顶端膜还存在 H^+-肽同向转运系统，可逆浓度梯度将寡肽转运至细胞内。进入胞内的寡肽，被细胞内的二肽酶和三肽酶进一步水解成氨基酸，再经基底侧膜上的氨基酸载体转运出细胞。

（邹 原）

zhīfáng xīshōu

脂肪吸收 （absorption of fat）

脂肪消化产物的吸收过程。包括通过上皮细胞表面不流动水层进入细胞、细胞内长链脂肪酸形成乳糜微粒及乳糜微粒等转运出细胞进入组织液三个步骤。

小肠黏膜表面有一层不流动的水层，脂肪的消化产物脂肪酸、一酰甘油等是脂溶性分子，只有在小肠肠腔内与胆盐结合，形成水溶性混合微胶粒，才能靠近不流动水层并通过肠黏膜上皮细胞表面的静水层到达微绒毛表面。在此处，脂肪酸、一酰甘油从混合微胶粒中释放出来，直接通过细胞膜进入细胞，而胆盐则留在肠腔内继续参与脂肪的消化和吸收，或在回肠被吸收入血，进入肠肝循环。长链脂肪酸和一酰甘油进入细胞后重新合成三酰甘油，与细胞内的载脂蛋白合成乳糜微粒并经高尔基体加工形成小的分泌囊泡，囊泡在细胞的基底侧以胞吐方式将乳糜微粒释放出细胞，经过细胞间隙进入淋巴液。细胞内的中、短链脂肪酸和一酰甘油可直接扩散出细胞的基底侧膜进入血液。膳食中的动、植物油含长链脂肪酸较多，所以脂肪的吸收以淋巴途径为主。

游离胆固醇的吸收与长链脂肪酸及一酰甘油相似，通过形成混合微胶粒进入肠黏膜上皮细胞，在细胞内被酯化成胆固醇酯，再掺入乳糜微粒和极低密度脂蛋白，经淋巴系统进入血液循环。食物中的脂肪及其消化产物、胆盐、肠黏膜载脂蛋白均有利于胆固醇的吸收。

（邹 原）

wéishēngsù xīshōu

维生素吸收 （absorption of vitamins）

维生素在小肠上段及回肠被吸收的过程。维生素有水溶性维生素和脂溶性维生素两类。水溶性维生素包括维生素 B 复合物和维生素 C。维生素 B 复合物又包括维生素 B_1、维生素 B_2、维生素 B_{12} 和维生素 B_6、叶酸等。水溶性维生素一般在体内构成辅酶参与细胞代谢，通常在体内不能大量储存，过量的维生素从尿中排出。因此，机体只能通过吸收食物中的维生素维持机体的需要。多数水溶性维生素通过依赖于 Na^+ 的同向转运体被吸收。维生素 B_{12} 主要在回肠吸收，胃黏膜壁细胞分泌的内因子是维生素 B_{12} 吸收必需的辅助因子，可防止维生素 B_{12} 被小肠中的消化酶水解。

脂溶性维生素包括维生素 A、维生素 D、维生素 E 和维生素 K 等，它们在肠道内的吸收与脂肪密切相关，需通过形成微胶粒才能通过小肠腔面的静水层而被吸收。维生素 A 的主要天然物为 β-胡萝卜素，代谢后主要产物维生素 A 可通过载体转运以易化扩散方式进入小肠黏膜上皮细胞，在细胞内与脂肪酸结合成酯，掺入乳糜微粒而进入淋巴。维生素 D 属于类固醇衍生物，小肠对维生素 D 的吸收机制与胆固醇类似。维生素 E 在肠道的吸收也有赖于胆盐微胶粒，进入上皮细胞后掺入乳糜微粒并吸收。维生素 K 的吸收部位在小肠，与其他脂溶性维生素一样，掺入乳糜微粒，经由淋巴入血。

（邹 原）

shuǐ xīshōu

水吸收 （absorption of water）

水在胃肠道被吸收的过程。胃肠道吸收的水分量每日为8～9L。其中90%的水分主要在小肠吸收，剩余10%在结肠吸收。水的吸收是以渗透扩散方式通过小肠上皮细胞，属于被动吸收。各种溶质，特别是氯化钠主动吸收产生的渗透压梯度是水吸收的主要动力。跨黏膜的渗透压为3～5mOsm/L，小肠黏膜上皮细胞间的紧密连接对水具有很高的通透性，所以水很容易被吸收。严重腹泻、剧烈呕吐时，会使消化液大量丢失，导致水和电解质平衡紊乱，应及时补充水分和无机盐。

（邹 原）

lízǐ xīshōu

离子吸收 （absorption of ions）

肠道内的多种离子主要在小肠内吸收的过程。离子的吸收有多种方式。

钠的吸收 成年人每天通过小肠吸收的钠25～30g。小肠黏膜上皮细胞的微绒毛存在多种Na^+载体，如Na^+-葡萄糖同向转运体、Na^+-氨基酸同向转运体、Na^+-Cl^-同向转运体等，还有钠通道。肠腔中的Na^+借助这些载体和通道顺电化学梯度进入上皮细胞。进入细胞内的Na^+由细胞基底侧膜的钠泵转动出细胞，进入细胞间液中。因此，钠的吸收是主动过程，依赖于钠泵的活动。肠腔内的Na^+吸收与小肠黏膜对葡萄糖或氨基酸转运相偶联，并为葡萄糖、氨基酸及水的吸收提供动力。由于肠腔内的葡萄糖、氨基酸可增加Na^+的吸收，临床给分泌性腹泻患者口服含有葡萄糖、Na^+等的溶液，可加快葡萄糖、

$NaCl$和水的吸收，以补偿丢失的盐和水。醛固酮可显著促进钠的吸收，可提高参与钠吸收的酶和转运系统的活性。醛固酮的这种作用在结肠也存在，可使$NaCl$和水从粪便的丢失大大减少。

钾的吸收 小肠是钾的主要吸收部位，当肠腔内钾的浓度高于血液中钾的浓度时，K^+可通过被动扩散方式吸收。若肠道中的食物过快通过肠道，如腹泻时，可导致K^+吸收的不足。肾是机体K^+水平的主要调节器官，通过控制K^+的分泌，维持K^+的水平。

钙的吸收 正常人每天钙的吸收量约为100mg。钙的吸收是以游离的Ca^{2+}形式吸收的。小肠黏膜对Ca^{2+}的吸收有跨细胞途径和细胞旁途径两种形式。十二指肠是跨上皮细胞主动吸收Ca^{2+}的主要部位，小肠各段都可以通过细胞旁途径被动吸收Ca^{2+}。Ca^{2+}的跨上皮细胞主动吸收途径包括以下三个步骤：①肠腔内Ca^{2+}经上皮细胞顶端膜上特异的钙通道顺电化学梯度进入细胞。②进入胞质内的Ca^{2+}与钙结合蛋白结合。③与钙结合蛋白结合的Ca^{2+}在上皮细胞的基底侧膜处与钙结合蛋白分离，通过基底侧膜上的钙泵、Na^+-Ca^{2+}交换体，转运出细胞，进入血液。多种因素影响钙的吸收，如维生素D、胆汁酸可促进小肠对钙的吸收；食物中的草酸、磷酸盐可与钙结合成不易溶解的钙盐，妨碍钙的吸收。

铁的吸收 人每日吸收的铁约为1mg，为膳食中铁量的1/10。铁主要在小肠上部被吸收，上皮细胞对肠腔中铁的吸收和向血液中的转运都需消耗能量。食物中的铁大部分是三价铁，不易被吸收，需还原为二价铁才能被吸收。肠上皮细胞顶端膜上有二价金属

转运体1（DMT1），可将无机铁转运入细胞内，而上皮细胞基底侧膜上存在的运铁蛋白则可将无机铁转运出细胞。肠黏膜吸收铁的能力取决于上皮细胞内铁的含量。由肠腔进入上皮细胞的Fe^{2+}，大部分被氧化为Fe^{3+}，并与细胞内的脱铁铁蛋白结合形成铁蛋白，暂时储存在细胞内，之后缓慢向血液中释放；小部分Fe^{2+}在尚未与脱铁铁蛋白结合前可主动转移到血浆中。胃液中的盐酸有利于铁的溶解，可促进铁的吸收。维生素C能将Fe^{3+}还原为Fe^{2+}而促进铁的吸收。胃大部分切除或胃酸减少的患者，常伴有缺铁性贫血。给贫血患者补充铁时，应补充二价铁，并应配合口服维生素C或稀盐酸，以促进铁的吸收。

Cl^-的吸收 小肠对Cl^-的吸收可通过细胞旁途径和跨细胞途径吸收。上皮细胞基底侧膜钠泵活动导致上皮细胞产生跨细胞电位差，上皮细胞间隙中电位较肠腔为正，可促进肠腔内的Cl^-顺电位差扩散进入细胞间隙，并随Na^+一起被吸收。上皮细胞的顶端上Na^+-Cl^-同向转运体，Cl^-可与Na^+一起被吸收入细胞。上皮细胞的顶端还有Na^+-HCO_3^-逆向转运体，通过Cl^-与HCO_3^-交换，引起Cl^-的吸收。

HCO_3^-的吸收 主要在小肠上段吸收。HCO_3^-的吸收是通过Na^+-H^+交换，使H^+进入肠腔，H^+与HCO_3^-结合形成H_2CO_3，H_2CO_3在碳酸酐酶作用下解离生成水和CO_2。CO_2可扩散通过上皮细胞。在细胞内，CO_2与水在碳酸酐酶的催化下形成H_2CO_3，后者解离成H^+与HCO_3^-，HCO_3^-与其他离子以联合转运的方式进入组织液，或通过Cl^--HCO_3^-逆向转运方式进入

组织液，然后进入血液。

（邹 原）

能量代谢（energy metabolism）
néngliàng dàixiè

生物体内物质代谢过程中所伴随的能量释放、转移、储存和利用。能量代谢与物质代谢紧密联系。在物质合成代谢过程中，生物体不断地从外界摄取营养物质用以构筑和更新自身，并实现能量的储存；同时，生物体又通过物质的分解代谢，不断地将蕴藏在物质中的能量释放出来，除了直接以热能形式发散用以维持体温外，部分能量还以化学能的形式进行转移，并在机体需要时释放出来以供各种功能活动所需。

（祁金顺）

能量物质（energy substances）
néngliàng wùzhì

供给机体以维持体温和完成各种生命活动所需能量的物质。机体活动所需能量的根本来源是食物中的糖类、脂肪和蛋白质。这些能量物质摄入到机体后，经消化、吸收及合成代谢，以能量形式储存在体内。能量物质分子结构中的碳氢键蕴藏着化学能，当物质发生氧化分解时，碳氢键断裂，碳和氢分别被氧化成二氧化碳（CO_2）和水，同时将储存的能量释放出来。国际标准的能量单位是焦耳（J）或千焦耳（kJ），日常生活和传统上常用卡（cal）或千卡（kcal）作为单位。1 cal是在1个大气压下将1 g水的温度提高1℃所需的热量。千卡也叫大卡。卡和焦耳的换算关系是：1 cal=4.186 J。糖类、脂肪和蛋白质分子结构不同，储存和释放的能量大小也不同。生理学上，将1g食物完全氧化分解所释放出的热量称为食物的热价。热价有物理热价和生物热价之分，物理热价是指食物在体外燃烧时（用弹式热量计测定）的热量，而生物热价是指食物在体内氧化时释放出的热量。糖类和脂肪在体内能够被完全氧化分解，故它们各自的物理热价和生物热价相同；而蛋白质在体内不能被完全氧化，其代谢终产物是以尿素、尿酸和肌酸等形式经肾排出，故蛋白质的生物热价要小于物理热价。食物的热价反映了一定量的能量物质所蕴含能量的大小。经测定，机体内储存的糖类、脂肪和蛋白质三种能量物质具有不同的生物热价（表）。其中，脂肪的热价最高，为39.3kJ/g；蛋白质次之，为18.0kJ/g；糖类为17.2kJ/g，接近蛋白质的热价。除了热价不同外，三种能量物质在体内的数量、供能特点及其意义也有明显区别。

糖类 一般情况下，机体所需能量的70%是由糖类提供的。糖类是自然界中广泛分布的一类重要的有机化合物。粮食中的淀粉、日常食用的蔗糖、植物体中的纤维素、人体血液中的葡萄糖等均属糖类。食物中的糖经过消化被分解为单糖，在被吸收的单糖中，葡萄糖占总量的80%，通常所说的血糖是指血中的葡萄糖。糖原是葡萄糖的多聚体，分子量在$10^3 \sim 10^5$kD之间，常以颗粒形式沉积在细胞内，是机体内糖的主要储存形式。所有细胞都能合成和储存糖原，但肝和肌肉中储存的糖原数量最大。成年人肝含有糖原75~100g，骨骼肌含有糖原300~400g。肝糖原主要是维持血糖浓度，当血糖降低时肝糖原可在糖原磷酸化酶、葡萄糖-6-磷酸酶等作用下迅速分解为葡萄糖，提高血糖，为某些组织特别是脑组织提供能量。肌糖原不能在低血糖时转化为葡萄糖而补充血糖，因为肌肉缺乏葡萄糖6-磷酸酶。但肌糖原是剧烈运动中肌组织可以动用的供能物质。机体在剧烈运动时，骨骼肌能迅速分解肌糖原为6-磷酸葡萄糖，经糖酵解在局部为缺氧条件下的肌肉收缩提供能量。与其他能量物质相比，机体内糖类的储量较少，只占体重的1%。按照成年人平均静息代谢率为8790.6 kJ/d［125.6kJ/（kg·d）］计算，机体全部糖原所含的能量还不足以维持机体在安静情况下1天半的代谢活动。葡萄糖在体内的分解代谢可因供氧情况不同而分为无氧酵解和有氧氧化。

无氧酵解 在无氧条件下，葡萄糖分解生成乳酸并释放出少量的能量，此过程为糖酵解。糖的无氧酵解过程全部在胞质中进行，可分为三个阶段（图1）：①葡萄糖转变成3-磷酸甘油醛：葡萄糖先在己糖激酶催化下生成6-磷酸葡萄糖；6-磷酸葡萄糖在异构酶作用下生成6-磷酸果糖；6-磷酸果糖经6-磷酸果糖激酶催化生成1,6-二磷酸果糖；1,6-二磷酸果糖被醛缩酶裂解为2分子磷酸丙糖，即3-磷酸甘油醛和磷酸

表 体重为70 kg的成年人体内储存的能量

能量物质	重量（kg）	生物热价（kJ/g）	能量（kJ）
糖原	0.7	17.2	12040
脂肪	14	39.3	550200
蛋白质	9.8/2=4.9*	18.0	88200

* 蛋白质在长期饥饿时仅有一半能够被动员作为能量来源

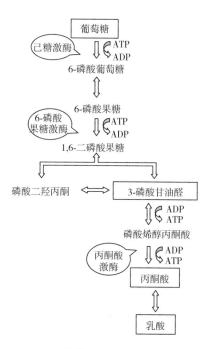

图1 葡萄糖的无氧酵解过程

二羟丙酮，其中的磷酸二羟丙酮很容易在磷酸丙糖异构酶的作用下转变为3-磷酸甘油醛。②3-磷酸甘油醛转变为丙酮酸：3-磷酸甘油醛经脱氢、放能、变位等反应，生成磷酸烯醇丙酮酸；在丙酮酸激酶催化下，磷酸烯醇丙酮酸生成丙酮酸。③丙酮酸还原为终产物乳酸：氧供应不足时，丙酮酸在乳酸脱氢酶的作用下转变为乳酸，细胞伴随有 H^+ 的聚集（酸中毒）。例如，肌肉强烈收缩时因糖酵解可形成细胞内 pH 值下降，影响肌肉收缩，导致肌痉挛。以上过程中，三个关键的酶参与了由葡萄糖生成丙酮酸的三步不可逆反应，即己糖激酶、6-磷酸果糖激酶和丙酮酸激酶。从能量释放看，由糖酵解第一步即葡萄糖磷酸化开始计算，1分子葡萄糖在生成1分子1,6-二磷酸果糖过程中，2次磷酸化消耗了2分子的腺苷三磷酸（ATP）；而1分子1,6-二磷酸果糖分解成2分子磷酸丙糖后，每1分子磷酸丙糖转

变为丙酮酸可由腺苷二磷酸（ADP）生成2分子的ATP（共生成4分子的ATP）。因此，1分子葡萄糖经无氧酵解净生成2分子ATP，即1mol葡萄糖能合成2mol的ATP。

有氧氧化 在氧供应充分的情况下，葡萄糖被彻底氧化，产生代谢产物 CO_2 和水，同时释放出能量，此为糖的有氧氧化，可分三个阶段（图2）：①葡萄糖分解成丙酮酸：在胞质中进行，与无氧酵解过程基本相同。②丙酮酸生成乙酰辅酶A：丙酮酸进入线粒体后，在有氧情况下，丙酮酸在丙酮酸脱氢酶系的催化下，经氧化、脱羧生成乙酰辅酶A。③乙酰辅酶A进入三羧酸循环：循环的第一个产物是乙酰辅酶A与草酰乙酸缩合成含有三个羧基的柠檬酸，故称三羧酸循环，也称柠檬酸循环。从乙酰辅酶A与草酰乙酸缩合生成柠檬酸开始，通过一系列反应形成中间产物如α-酮戊二酸、琥珀酸、苹果酸等，最后仍生成草酰乙酸。乙酰辅酶A则在三羧酸循环中被氧化成 CO_2，并经脱氢、质子传递，在呼

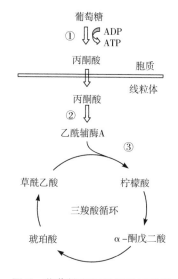

图2 葡萄糖有氧氧化的三阶段

吸链中氧化生成水。葡萄糖氧化分解释放的能量主要就是在三羧酸循环过程中产生的。经测算，1分子葡萄糖经有氧氧化释放的能量可净产生30~32分子ATP，即1mol葡萄糖完全氧化所释放的能量可合成30~32mol的ATP，明显高于糖酵解过程生成的ATP数量。

生理意义 一般情况下，多数组织细胞有足够的氧供应，因此，以糖的有氧氧化供能为主。例如，脑组织活动所需能量主要依赖葡萄糖的有氧氧化供能，因而脑组织对缺氧非常敏感。同时，脑组织的糖原储存量较少，故脑对血糖的依赖性也较高，发生低血糖时可引起脑功能活动障碍，出现头晕等症，重者可发生昏迷。糖有氧氧化不但产能效率高，其分解产物乙酰辅酶A也是脂肪酸和氨基酸代谢的产物。脂肪酸经氧化形成乙酰辅酶A，氨基酸转化成丙酮酸后也形成乙酰辅酶A。因此，三羧酸循环是三大物质代谢的共同途径。同时，三羧酸循环又构成糖类、脂类、氨基酸相互转化的联系点。

糖的无氧酵解虽然只能释放少量能量，但在人体处于缺氧状态时极为重要，因为这是人体的能源物质唯一不需 O_2 的供能途径。在某些生理情况下，糖酵解有特殊的生理意义。例如，人剧烈运动开始后，由于循环、呼吸等功能活动只能逐渐加强，不能很快满足机体对 O_2 的需要，因而骨骼肌处于相对缺氧的状态，此时机体亏空的那部分氧量，称为氧债。在这种情况下，骨骼肌细胞通过糖酵解释放能量比氧化分解释放能量更快，糖酵解的速度可增加达1000倍左右，快速为骨骼肌剧烈运动提供能量。在剧烈

运动开始 5～10 秒后，骨骼肌所需能量就主要来源于糖原的无氧酵解，1～2 分钟后有氧代谢才逐渐增加。糖原无氧酵解的终产物是乳酸，故剧烈运动后，血中乳酸浓度成倍升高。当剧烈的肌肉活动停止后，循环、呼吸活动仍将在一段时间（至少几分钟）内维持于较高水平，以摄取和消耗较多的 O_2。这种运动结束后发生的额外氧消耗，称为偿还氧债。偿还的氧债主要用于将无氧酵解过程中产生的乳酸重新转化为葡萄糖、将产生的腺苷一磷酸（AMP）和 ADP 再转化为 ATP、将肌酸和磷酸再转化为磷酸肌酸、重新建立正常浓度的氧合血红蛋白和氧合肌红蛋白等。剧烈运动产生的乳酸大部分可经肝转化为葡萄糖，再经血液循环回到肌肉，用于肌糖原合成。少量的乳酸可转化为丙酮酸，进入三羧酸循环供能。除剧烈运动外，人从平原地区进入高原的初期，由于缺氧，组织细胞也常通过增强糖酵解获得能量。在某些病理情况下，如严重贫血、大量失血、呼吸障碍、肿瘤组织等，组织细胞也需通过糖酵解来获取能量。若糖酵解过度，可因乳酸产生过多，而导致酸中毒。糖酵解也是少数组织细胞获得能量的方式，如成熟红细胞没有线粒体，缺乏有氧氧化的酶系，完全依靠糖酵解供应能量。神经、白细胞、骨髓等组织细胞代谢极为活跃，在有氧情况下也常由糖酵解提供部分能量。

脂肪 主要功能是储存和供给能量。身体的脂肪大部分储存在皮下和腹腔中的脂肪组织中，其储存量比糖多，占体重 20% 左右。同时，脂肪以无水形式储存、热价高，约为糖热价的两倍之多。依静息代谢率计算，全部脂肪所含的能量可供机体在安静情况下维持代谢近 9 周。故脂肪是体内各种能源物质储存的主要形式。一般情况下，通过脂肪氧化分解为机体提供的能量在机体消耗的总能量中不超过 30%，但在短期饥饿时，由于机体储存糖原的大量消耗，脂肪则成为主要的供能物质。除饥饿外，剧烈运动和其他应激刺激也能通过机体释放肾上腺素、去甲肾上腺素、糖皮质激素等促进脂肪的动员。

脂肪主要以三酰甘油形式出现。机体需要时，储存于脂肪细胞中的三酰甘油在激素敏感脂肪酶的催化下水解为 1 分子甘油和 3 分子脂肪酸，并释放入血以供其他组织氧化利用，这个过程称为脂肪动员。脂肪分解代谢指的就是甘油和脂肪酸的分解代谢：（图 3）。①甘油的分解代谢：甘油主要在肝被利用，经过磷酸化和脱氢生成磷酸二羟丙酮，再由磷酸丙糖异构酶将其转化为 3-磷酸甘油醛，经糖的无氧酵解（生成丙酮酸和乳酸）或氧化分解（生成丙酮酸和乙酰辅酶 A）途径供能，或经糖异生途径（糖酵解的逆过程）转变为葡萄糖或糖原。②脂肪酸的分解代谢：脂肪中几乎所有（90%）的能量都存在于脂肪酸中。脂肪酸的氧化分解可在心、肝、骨骼肌等许多组织细胞内进行，是人及哺乳动物除脑和红细胞以外其他组织的主要能源物质。脂肪酸分解代谢的主要过程有：脂肪酸活化成脂酰辅酶 A；脂酰辅酶 A 经 β-氧化降解为乙酰辅酶 A，β-氧化不断重复进行，每循环一次增加 1 分子乙酰辅酶 A，直到将脂肪酸完全分解为乙酰辅酶 A；乙酰辅酶 A 进入三羧酸循环，被彻底分解成 CO_2 和 H_2O，并释放出大量能量；乙酰辅酶 A 在肝

可缩合成酮体（乙酰乙酸、丙酮和 β-羟丁酸），经血液运输到肝外组织进一步氧化分解。故长期饥饿、糖供应不足时，酮体可代替葡萄糖，成为机体的主要能源。

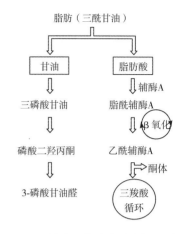

图 3　甘油和脂肪酸的分解代谢

蛋白质 基本组成单位是氨基酸。由肠道吸收的蛋白分解产物氨基酸以及由机体自身蛋白质分解所产生的氨基酸，都主要用于重新合成蛋白质，以组成细胞的重要结构或完成细胞的某些功能作用，如物质运输（细胞膜载体蛋白、血红蛋白）、催化反应（各种酶蛋白）、信息传递（受体蛋白）以及免疫反应（抗体蛋白）等。为机体提供能量则是蛋白质的次要功能。蛋白质的生物热价接近于糖类，为 18.0kJ/g。体重为 70kg 的成年人体内蛋白质约为 9.8kg（占体重 14%），其中只有一半在长期饥饿时可作为能量来源，故蛋白质所包含的能量为 88 200kJ，可供机体在安静情况下维持代谢 10 天左右。但一般情况下，蛋白质用于分解供能的量很小，其释放的能量在正常静息代谢消耗的能量中还不足 5%。只有在某些特殊情况下，如长期不能进食（如几周时间的饥饿）或

体力极度消耗使脂肪几乎耗竭时，机体组织的蛋白质才会在溶酶体消化酶的作用下迅速分解为氨基酸以氧化供能，维持基本的生理功能。此时，由于蛋白质快速降解，细胞功能也迅速恶化。

氨基酸的分解代谢一般包括脱氨基作用和脱羧基作用。①脱氨基的方式有转氨基、氧化脱氨基、联合脱氨基和嘌呤核苷酸循环等。例如，丙氨酸在丙氨酸氨基转移酶（又称谷丙转氨酶）催化下，将其α氨基转移到α-酮戊二酸的酮基上，生成丙酮酸和谷氨酸；丙酮酸可进入线粒体转化成乙酰胆碱，经三羧酸循环氧化供能（类似葡萄糖氧化），同时也可沿糖酵解的逆过程生成葡萄糖，实现糖异生。又如，谷氨酸在L-谷氨酸脱氢酶（体内主要的氨基酸氧化酶）的作用下，氧化、水解，产生氨和α-酮戊二酸（图4）；α-酮戊二酸能直接参加三羧酸循环，被彻底氧化成 CO_2 和水，同时释放能量；氨在肝外组织合成谷氨酰胺，经血液循环带到肝后经水解释放的氨可由肝细胞合成中性、无毒、水溶性很强的尿素而解毒，并经肾从尿中排出；少量的氨还可由谷氨酰胺直接带到肾后，经水解产生氨，以铵盐形式（NH_4）排出体外。部分氨基酸还可在特异的氨基酸脱羧酶作用下生成相应的胺。②脱羧基作用不是氨基酸代谢的主要方式，脱羧后生成的胺类物质在体内的浓度也不高，但此胺类产物是人体内一类重要的生物活性物质。如，谷氨酸脱羧生成γ-氨基丁酸；色氨酸经羟化、脱羧生成5-羟色胺等。

（祁金顺）

nénglìang zhuǎnhuàn

能量转换 （energy conversion）

三种能量物质供能形式的相互转换。实现能量物质互换主要是通过糖酵解和糖异生实现的。

糖酵解 糖酵解是六碳葡萄糖分子转化为三碳丙酮酸分子的过程。无论在有氧还是缺氧的条件下，葡萄糖都能裂解为丙酮酸。丙酮酸是一个重要的能量物质转换节点。机体缺乏能量时，葡萄糖、某些氨基酸和甘油均可形成丙酮酸，经三羧酸循环氧化供能；能量足够时，糖酵解产生的丙酮酸可转化为氨基酸，供合成蛋白质所用；某些氨基酸代谢生成的丙酮酸以及供氧充分时由乳酸生成的丙酮酸还可通过糖酵解的逆过程实现糖异生。

糖异生 餐后4~5小时，血浆胰岛素水平的下降和胰高血糖素的升高可引起肝糖原分解，同时，肝和肾也启动了糖异生过程以维持血糖水平，满足全身代谢活动特别是脑组织活动对葡萄糖消耗的要求。体内将非糖类物质转化为葡萄糖的代谢过程即为糖异生。糖异生的前体物质来源于蛋白质和脂肪的分解，主要包括生糖氨基酸（甘氨酸、丙氨酸、苏氨酸、丝氨酸、天冬氨酸、谷氨酸、半胱氨酸、脯氨酸、精氨酸、组氨酸）、有机酸（乳酸、丙酮酸及三羧酸循环中各种羧酸）和甘油等。生理情况下糖异生主要发生在肝（占90%），少量在肾皮质。糖异生大部分反应与糖酵解途径共用，基本上为糖酵解途径的逆过程（图），但糖异生需消耗能量。肝细胞中的葡萄糖-6-磷酸酶（G-6-Pase）、果糖-1,6-二磷酸酯酶（FBPase）、丙酮酸羧化酶和磷酸烯醇丙酮酸羧激酶（PEP-CK）可催化糖酵解过程中三个不

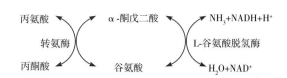

图4 氨基酸的转氨基和氧化脱氨基反应

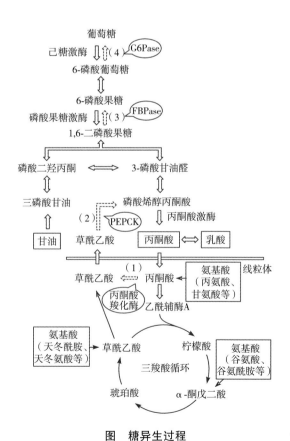

图 糖异生过程

注：方框中是糖异生的前体物质；（1）（2）（3）（4）是糖异生过程的关键反应

可逆反应向糖异生方向变化。其中，G-6-Pase 可催化己糖激酶的不可逆反应；FBPase 可催化磷酸果糖激酶的不可逆反应；丙酮酸羧化酶催化丙酮酸生成草酰乙酸，再由 PEPCK 催化生成磷酸烯醇丙酮酸，绕过丙酮酸激酶催化的不可逆反应。糖异生过程中，草酰乙酸的形成是重要的一步，因为除甘油外所有糖异生前体物质都要被转化为草酰乙酸。乳酸在肝被乳酸脱氢酶转换为丙酮酸后，在丙酮酸羧化酶催化下转化为草酰乙酸；大部分氨基酸（生糖氨基酸，主要是丙氨酸和谷氨酰胺）脱氨基后生成丙酮酸或三羧酸循环的中间产物，转化为草酰乙酸。一旦形成草酰乙酸，线粒体中或溢出到胞质中的草酰乙酸即可被 PEPCK 催化，生成磷酸烯醇丙酮酸。在糖酵解酶的催化下，磷酸烯醇丙酮酸被逆向转化为 3-磷酸甘油醛和 1,6-二磷酸果糖。在甘油激酶作用下转化成三磷酸甘油，再经脱氢生成磷酸二羟丙酮，也沿糖酵解逆过程生成 1,6-二磷酸果糖。在 FBPase 催化下，1,6-二磷酸果糖转换为 6-磷酸果糖，并进一步经可逆反应生成 6-磷酸葡萄糖。6-磷酸葡萄糖由 G-6-Pase 催化，生成葡萄糖，完成糖异生。在一夜禁食期间，糖异生和肝糖原分解对血糖的维持几乎起了同样程度的作用。

葡萄糖和氨基酸转化成脂肪酸 糖酵解将葡萄糖转化为丙酮酸。丙酮酸可在线粒体膜上的丙酮酸载体介导下，进入线粒体中。当机体能量供应充分时，线粒体内高水平的 ATP、乙酰辅酶 A 和还原型辅酶Ⅰ（NADH）抑制了丙酮酸脱羧酶，使进入三羧酸循环的乙酰辅酶 A 减少。相反，高水平的 ATP 和乙酰辅酶 A 刺激了

丙酮酸羧化酶，使丙酮酸转化为草酰乙酸。接着，线粒体将草酰乙酸和乙酰辅酶 A 转化为柠檬酸，通过线粒体膜上的苹果酸/柠檬酸交换体转运到胞质中。胞质中的柠檬酸裂解酶又将柠檬酸转换回原来的草酰乙酸和乙酰辅酶 A。同样，一些生糖氨基酸代谢产生的丙酮酸和三羧酸循环中间产物也经由以上途径使胞质乙酰辅酶 A 水平增高，生酮氨基酸裂解后则直接产生了乙酰辅酶 A。胞质中的乙酰辅酶 A 可供脂肪酸合成，是机体合成脂肪酸的直接原料。随后，脂肪酸和甘油经酯化形成三酰甘油，肝细胞再将三酰甘油以极低密度脂蛋白形式包装，经由血液运输至肝外，如脂肪组织。

（祁金顺）

néngliàng zhuǎnyí

能量转移（energy transfer） 物质分解代谢时释放的能量以化学能的形式向腺苷三磷酸（ATP）高能磷酸键转移的过程。与能量物质在体外燃烧时能量全部以热量的形式突然释放不同，各种能量物质在细胞内进行氧化分解时，可逐步释放能量，并且除以热能的形式释放外，还以化学能的形式与细胞功能活动发生偶联。据估计，细胞内经化学反应释放的能量中，大约有 55% 直接以热能的形式发散，可用于维持体温，

但不能被细胞的生理活动所利用。剩余 45% 的能量则以化学能的形式转移到 ATP 的高能磷酸键中（图 1），需要时再由 ATP 分解，释放能量以供细胞完成各种耗能的生理活动。因此，碳水化合物、脂肪和蛋白质这些能量物质是机体活动所需能量的根本来源，而 ATP 则是各种细胞进行生理活动时直接的能量提供者，故 ATP 也被称为生物体内的能量货币。

ATP 转移 ATP 是糖类、脂肪和蛋白质在生物氧化过程中利用释放的能量以腺苷二磷酸（ADP）和磷酸为底物合成的一种高能化合物。1 分子的 ATP 由 1 个含氮的腺嘌呤、1 个五碳糖（核糖）和 3 个磷酸基团组成（图 2），2 个相邻的磷酸分子之间各含有 1 个高能磷酸键（用 ~ 表示）。当打开高能磷酸键去除磷酸基时，可将能量释放出来供机体利用。在通常的生理性温度和反应物浓度条件下，1 mol 的 ATP 去除 1 个磷酸基转化为 ADP 时，可释放能量 50 kJ；ADP 再去除 1 个磷酸基转化成腺苷一磷酸（AMP）时，又释放 50 kJ 能量。每个高能磷酸键释放出的能量足以完成发生在体内的任何一步化学反应。ATP、ADP 和 AMP 之间发生相互转换，ATP 水解释放的能量可供机体生命活动所需，ATP 合成所

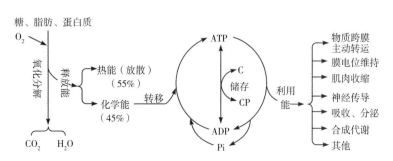

图 1 体内能量的释放、转移、储存和利用

需的能量则来自于营养物质不断的氧化分解。实际上，需要ATP供能的化学反应远小于ATP的1个高能磷酸键打开时释放的能量。真正用于细胞功能活动的能量理想情况下也不超过ATP水解释放能量的27%，剩余能量大部分仍以热能形式释放。在用于细胞生理活动的能量中，除骨骼肌收缩对外界物体做一定量的机械功外，其他用于进行各种生理活动所做的功最终也都转化为热能。机体的热能是最低形式的能量，不能转化为其他形式的能，因此也不能用来做功，主要用于维持体温。这部分用来维持体温的体热最终由体表散发到外界环境中去，也有小部分体热通过呼出气、排泄物等被带出体外。

磷酸肌酸转移 除ATP外，体内还有其他高能化合物，如磷酸肌酸（CP）等。CP是在物质氧化释放的能量过剩、ATP含量较高时，通过ATP水解将其高能磷酸键转给肌酸，在肌酸激酶催化下合成的。CP在细胞中的含量较大，为ATP的3~8倍，尤其在肌组织中更丰富。CP有一个高能磷酸键（图3），其含有大约54kJ/mol的能量，当组织消耗的ATP量超过营养物质氧化生成ATP的速度时，CP的高能磷酸键可快速转给ADP，生成ATP，以补充ATP的消耗。因此，CP虽然不是机体直接的供能物质，但可作为ATP的储存库或缓冲系统发挥作用。

（祁金顺）

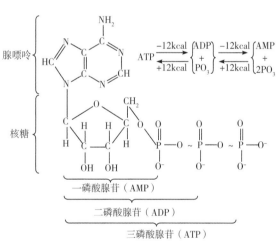

图2 腺苷三磷酸的分子结构

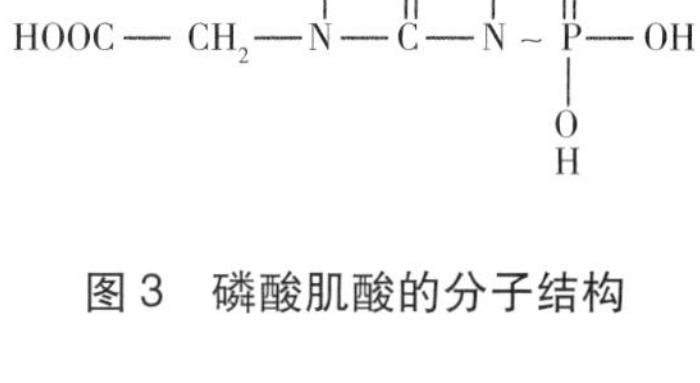

图3 磷酸肌酸的分子结构

néngliàng lìyòng
能量利用（energy utilization）

机体利用腺苷三磷酸（ATP）完成的各种耗能活动。细胞内发生的大部分化学反应，包括将能量物质释放的能量转移到ATP中，都是在为细胞完成功能活动提供可利用的能量。ATP水解释放的能量主要用于：①为合成细胞成分提供能量：细胞内最重要的需要ATP供能的过程是蛋白质合成时氨基酸之间肽键的形成。氨基酸类型不同，它们之间的肽键形成时所需的能量也不相同，为2.1~21kJ。而每个肽键形成的级联反应中，有4个高能磷酸键被使用，可提供201kJ的能量。乳酸合成葡萄糖、乙酰辅酶A合成脂肪酸、胆固醇、磷脂、激素以及机体几乎所有的物质合成（包括分泌物或神经递质的合成）都需要ATP提供能量，甚至由尿排出的尿素也需要消耗ATP才能合成。②为肌肉收缩提供能量：没有ATP供能，肌肉不会发生收缩。肌球蛋白是肌纤维中的重要的收缩蛋白，其头端的横桥具有ATP酶活性。通过结合和水解ATP，释放的能量可供横桥周期中粗、细肌丝的滑行即肌肉收缩所用。肌肉处于静息状态时，只有少量的ATP降解，最大收缩时ATP利用率至少可达到静息时的150倍之多。③为物质跨膜主动转运提供能量：实现电解质主动转运的蛋白质是各种离子泵如钠钾泵、钙泵、质子泵等，化学本质是ATP酶，可结合、水解ATP，释放的能量用于将离子逆电化学梯度进行跨膜转运。葡萄糖和氨基酸在消化道的吸收以及在肾小管中的重吸收是通过继发性主动转运实现的，其逆浓度梯度的跨膜转运最终也是依靠ATP水解提供能量的。④为腺体分泌和神经递质释放提供能量：由腺细胞分泌的物质和神经细胞释放的神经递质在分泌或释放到细胞外之前，先被集中在囊泡中，此过程需要消耗能量。⑤为神经传导提供能量：神经冲动的传播实际上就是动作电位在神经纤维上依次产生的过程。虽然动作电位产生期间出现的Na^+内流和K^+外流所利用的直接的推动力是膜两侧离子的浓度差，但内流的Na^+和外流的K^+在动作电位发生之后需要由膜上的主动转运系统（如钠钾泵）重新转运回原来高浓度的位置，则是由ATP

提供能量的。

（祁金顺）

néngliàng pínghéng

能量平衡（energy balance） 摄入机体的总能量与机体消耗及储备的能量之间保持的平衡关系。根据能量守恒定律，能量由一种形式转化为另一种形式的过程中其总量保持不变。因此，摄入到机体内的总能量应当等于机体消耗的能量与储备的能量之和，即：摄入能量＝消耗能量+能量储备。其中，机体摄入的能量来自于食物中的糖类、脂肪和蛋白质。机体消耗的能量主要包括：能量物质氧化分解时和腺苷三磷酸（ATP）水解时直接以热能形式散放的能量、机体完成各种生理活动所消耗的能量以及骨骼肌收缩对外所做的功。能量储备则是指体内新合成的能量物质，如糖原、脂肪和蛋白质等。机体能量的平衡主要是指机体摄入能量与消耗能量之间的平衡。能量不平衡的情况可分为两种类型。

正能量平衡 若摄入的能量大于所消耗的能量，机体将把多余的能量储备起来，会出现体重增加，称为正能量平衡。正能量平衡可见于健康儿童，此时的能量储备增加主要用于机体的生长发育。对于成年人来说，能量储备通常情况下主要是以脂肪形式储存，摄入能量每超过 39.3 kJ，将有大约 1g 脂肪储存（依脂肪的热价）。机体脂肪过多称为肥胖。肥胖者不仅有脂肪细胞体积增大（脂质含量增多），也有脂肪细胞数量的增多。极其肥胖者的脂肪细胞体积可达消瘦者的两倍之大，脂肪细胞数量可达消瘦者数量的 4 倍之多。肥胖是能量摄入大于能量消耗的结果，属于正能量平衡。肥胖的原因很复杂，除了先天的

遗传因素外，生活方式和环境因素同样起着重要的作用，如缺乏运动等久坐的生活方式（如长时间看电视）、不良的进食行为等。美国有 64% 的成年人超重，33% 的成年人为肥胖。中国的肥胖症患病率也呈逐年上升趋势。超重和肥胖与慢性疾病即糖尿病、高血压病、冠心病和脑卒中以及血脂紊乱密切相关，是冠心病和脑卒中发病的独立危险因素。

因多数个体的体重指数与身体脂肪的百分比有明显的相关性，临床上常用身体质量指数（BMI，体重指数）作为判断肥胖的简易诊断指标。体重指数可按下式计算求得：体重指数（BMI）＝ 体重（kg）/身高（m）^{2}。国际上通常用世界卫生组织制定的体重指数界限值，即体重指数 ≥ 25 为超重、≥ 30 为肥胖。在中国，成年人正常的 BMI 为 18.5～24，≥ 24 为超重、≥ 28 为肥胖、< 18.5 则为轻体重，理想的 BMI 是 22。根据中国的统计资料，在 BMI ≥ 24 的超重者中，患高血压的危险性是 BMI 正常者的 3～4 倍，患糖尿病的危险性是正常者的 2～3 倍，血脂异常（三酰甘油 ≥ 2.2mmol/L）检出率为 BMI 正常者的 2.5 倍。在 BMI ≥ 28 的肥胖者中，上述疾病的患病率在 90% 以上。但是，BMI 的应用有一定局限性。BMI 的大小并非直接表示机体脂肪含量，肌肉重量增加引起的体重增加也能改变 BMI 的大小，故 BMI 的改变不能区别是脂肪还是肌肉改变所引起，一个 BMI 指数较高的人，实际上可能并非肥胖。例如，经常健身的人，体重较大可能是由于肌肉比重大，其 BMI 指数可能会超过 30。严重水肿的患者，应用 BMI 也会过高估计其肥胖程度。相反，老年人在脂肪增

加的同时，可能发生肌肉萎缩和骨质疏松，所以计算所得的 BMI 可能过低估计了其肥胖程度。这时，尽管 BMI 可能在正常范围内，但高血压、糖尿病或血脂异常的危险程度同样很高。因此，BMI 值只是一个参考，不能适用于每个人的具体情况。但在临床上和流行病学调查中 BMI 仍然是判断肥胖的简单、实用的人体测量学指标。

腰围是腰部周径的长度，是衡量脂肪在腹部蓄积（即中心性肥胖）程度的最简单、实用的指标，与肥胖相关性疾病有更强的关联。腰围界限值男性为 85cm、女性为 80cm。超过此界限值的人群患高血压的危险约为腰围低于此界限者的 3.5 倍，其患糖尿病的危险约为 2.5 倍，其中有 2 项及 2 项以上危险因素聚集者的危险约为正常者的 4 倍。

负能量平衡 若摄入的能量小于消耗的能量，机体将动用内源性储备，使糖原、脂肪甚至蛋白质分解，体重减轻，称为负能量平衡。例如，长期禁食、大运动量体力活动或慢性消耗性疾病等可引起明显的体重下降。人体的能量储备依能量摄入的多少和机体能量消耗的情况进行相应的合成和分解代谢。碳水化合物的储量最少，仅有几百克，主要以糖原形式储存在肝和肌肉中。脂肪是体内储量最大的能量物质，是饥饿时主要的能量提供者，其分解速率在饥饿期间可持续加强，直到大部分脂肪储备被耗竭为止。蛋白质主要参与细胞结构和功能活动，也能在持续饥饿时分解供能。持续饥饿时，人体首先动员的能量物质是糖类。肝糖原首先迅速分解，以维持血糖和供给细胞活动所需能量。

安静情况下，正常成年人的葡萄糖代谢速率平均为 7~10g/h。因此，在一夜禁食之后，剩余的肝糖原（约70g），即使在有糖异生提供另外一半能量的情况下，也只能再持续分解供能一白天。也就是说，禁食24小时后，肝糖原基本处于耗竭状态。此时，血糖的补充和机体能量供给主要来自于糖异生的增强和脂肪的分解。早期饥饿阶段，尿中的尿素氮排出量即可增加，反映了糖异生对蛋白分解的依赖性。肌肉可为糖异生提供生糖性氨基酸，肝则加速生糖氨基酸转化为葡萄糖。饥饿引起的肾上腺素、去甲肾上腺素和胰高血糖素水平增高可促进脂肪分解。从三酰甘油中动员的甘油，可为肝糖异生提供原料，循糖酵解的逆过程生成葡萄糖，有助于血糖的稳定；动员的脂肪酸虽不能通过血-脑屏障进入脑内，但可被脑外器官如肌肉、心脏、肝等摄取，其分解氧化供能可避免血糖过度消耗，使饥饿时来源有限的血糖主要用于脑和其他必须用糖的组织，由此减少了糖异生和蛋白水解的需求。当脂肪酸产生过多，超出三羧酸循环氧化乙酰辅酶 A 的能力后，乙酰辅酶 A 便可生成酮体。酮体能够通过血-脑屏障进入脑内，并进一步形成乙酰辅酶 A、进入三羧酸循环，被彻底氧化。脂质分解代谢增强产生的酮体，可与糖异生增强产生的葡萄糖共同为短期饥饿时脑组织活动提供能量。饥饿时间大于48小时为长期饥饿。长期饥饿时，以蛋白质分解为主的糖异生将减少，脂质分解将继续增强，成为能量的主要来源，酮体产生量可达到最大（图）。机体从短期饥饿时分解蛋白为主的糖异生转向分解脂肪产生酮体为主

的供能方式，大脑活动的能量需求也从氧化葡萄糖为主转向氧化酮体。酮体供能可减少糖异生，为机体尽可能保留蛋白质、延长生存时间。如果有足够的脂肪和水的摄入，可使长期受困得不到进食者的生存时间由数周延长至数月。当饥饿持续进行，体内储存的脂肪几乎被耗竭，唯一剩下的能量物质蛋白质再次迅速分解。当蛋白质被分解到大约一半水平时，机体将出现功能障碍如呼吸衰竭、肺不张和肺炎等，直至死亡。

（祁金顺）

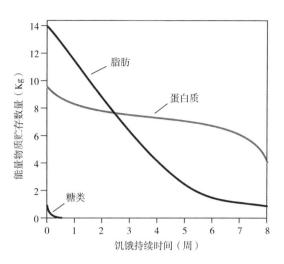

图　饥饿对体内能量物质储备量的影响

dàixiè chéngfèn tuīcè

代谢成分推测（estimation of metabolic composition）

通过检测相关指标，对机体利用糖类、脂肪和蛋白质进行分解代谢的情况进行推测。不同的生理情况或病理状态下，三种能量物质用于分解代谢的量不同。例如，饱餐后的一段时间内，机体活动所需的能量几乎完全是由糖类提供；饥饿时，脂肪分解成为主要供能方式；蛋白分解可随饥饿程度不等而发生相应变化。蛋白质的代谢速率可通过测定机体的氮排出量估计，糖类和脂肪的代谢可通过测定呼吸商推测。

（祁金顺）

dànpínghéng

氮平衡（nitrogen balance）

氮的摄入量与排出量之间的平衡状态。因为体内含氮物质绝大部分存在于蛋白质中，其他物质的含

氮量可忽略，故通过测定机体排出的氮含量，能够估计机体分解的蛋白质的量。据测定，机体蛋白质中的平均含氮量为16%，即：含氮量＝蛋白质量×16%。据此，可根据含氮量求得蛋白质量，即：蛋白质量＝含氮量/16%，也即：蛋白质量＝含氮量×6.25。正常情况下，人体蛋白质处于合成和分解的动态平衡中，以完成人体组织的更新、修复。在蛋白质分解代谢中，大约90%的氮以尿素、尿酸、肌酐及其他含氮物的形式通过尿排出到体外（尿氮），剩余10%的氮通过粪便排出（粪氮）。例如，一天内排出的尿氮为8g，即意味着体内一天有(8g+0.8g)×6.25＝55g的蛋白质被分解。通过测定和比较每日食物中的含氮量（摄入氮），以及尿和粪便中的含氮量（排出氮），可了解氮平衡的状态，从而估计蛋白质在体内的代谢量和人体的生长发育、营养等情况。

氮平衡有三种情况：①总氮平衡：当摄入氮等于排出氮时，称为总氮平衡。表明体内蛋白质的合成量和分解量处于动态平衡。一般营养正常的健康成年人属于

此种情况。②正氮平衡：当摄入氮大于排出氮时，称正氮平衡。表明体内蛋白质的合成量大于分解量。生长发育期的婴幼儿和少年儿童，其生长过程中有更多的氨基酸用于合成蛋白质而储存下来，供机体生长发育和新的组织生成所需，故处于正氮平衡。孕妇和恢复期的伤病员等也属于这种情况。因而，此类人应该注意补充蛋白质丰富的食物。③负氮平衡：当摄入氮小于排出氮时，称负氮平衡。表明体内蛋白质的合成量小于分解量。蛋白质分解增加如慢性消耗性疾病、组织创伤、大面积烧伤及蛋白质摄入不足如长期饥饿时，可出现负氮平衡。此时，将会出现体重减轻、抵抗力下降、血浆蛋白含量下降、伤口难以愈合、婴幼儿生长发育停滞等。

（祁金顺）

hūxīshāng

呼吸商（respiratory quotient，RQ）

营养物质在体内氧化时，一定时间内二氧化碳（CO_2）产生量和氧（O_2）耗量的比值：

$$RQ = \frac{CO_2 产生量（mol 数或 ml 数）}{O_2 耗量（mol 数或 ml 数）}$$

实验证明，物质代谢和气体代谢具有密切联系。营养物质在氧化分解的过程中，伴随有 O_2 的消耗和 CO_2 的产生。不同的营养物质分子结构不同，其在体内氧化分解时 CO_2 产生量和 O_2 耗量就

不同。因此，三种营养物质各自的 RQ 也就不同（表）。对于葡萄糖来说，其氧化代谢过程中每产生 1 个 CO_2 分子将消耗 1 个 O_2 分子，两者的比值即 RQ 为 1.0；对于脂肪而言，其氧化分解平均每消耗 100 个 O_2 分子，可产生 70 个 CO_2 分子，RQ 约为 0.71；蛋白质的 RQ 为 0.8，接近脂肪的 RQ。脂肪和蛋白质的 RQ 较糖类低的原因是，脂肪和蛋白质氧化分解时有更多的氢原子产生，需消耗更多的氧才能与之结合生成水。人体在特定时间内的 RQ 要看哪种营养物质是当时的主要能量来源而定。若能源主要是糖类（如进食后不久），则 RQ 接近于 1.0；若能源主要是脂肪（如短期饥饿时，肝糖原耗竭；严重的糖尿病患者，细胞因缺乏胰岛素不能有效利用葡萄糖），则 RQ 接近于 0.71；长期病理性饥饿使脂肪基本耗竭，能量主要来自蛋白分解时，RQ 可接近 0.80。一般生理情况下，人体摄取混合膳食并由混合食物供能时，RQ 常在 0.85 左右。

（祁金顺）

fēi dànbái hūxīshāng

非蛋白呼吸商（non-protein respiratory quotient，NPRQ）

除蛋白质外，机体在氧化糖和脂肪时的二氧化碳产生量和氧耗量的比值。通常情况下，机体能量主要来自糖和脂肪的氧化，此时的呼吸商介于脂肪和葡萄糖呼吸商之

间（0.71～1.0），其不同的数值可反映不同比例的葡萄糖和脂肪参与了机体的能量供给。在计算能量代谢时，根据测得的 NPRQ，可得知糖和脂肪氧化的各自百分比以及相应的氧热价，由此进行产热量计算。需准确判断三种营养物质被机体利用的情况时，可先通过测定氮排出量估计蛋白质的利用量，再利用呼吸商、氧热价和热价等概念和适当的数学公式准确计算出机体在一定时间内各种能量物质的消耗量。

（祁金顺）

néngliàng dàixiè cèdìng

能量代谢测定（measurement of energy metabolism）

测定机体在一定时间内所消耗能量的方法。体内的营养物质氧化分解时释放的能量大部分以热能的形式散发出来，部分转移到腺苷三磷酸（ATP）中的能量在用于各种功能活动时除对外做功外最终也转变为热能，所以，当机体不对外做功时，测定一定时间内机体所发散的总热量，即可估计机体在一定时间内所消耗的能量，即能量代谢率。测定机体的产热量有直接测热法和间接测热法两种。

（祁金顺）

zhíjiē cèrèfǎ

直接测热法（direct calorimetry）

测定整个机体在单位时间内向外界环境发散总热量的方法。将受试者置于一个特殊的检测环境即热量计中，收集受试者在一定时间内发散的总热量。热量计是由隔热材料组成的密封房间，受试者机体所散发的大部分热量可被流经其内管道中的水所吸收。根据流过管道的水量和进出热量计的水的温度差，将水的比热考虑在内，即可测出水所吸收的热量，即机体散发的热量。此方法

表　葡萄糖、脂肪、蛋白质和混合食物的呼吸商

能量物质	耗氧量（L/g）	CO_2 产生量（L/g）	RQ
葡萄糖	0.83	0.83	1.00
脂肪	2.03	1.43	0.71
蛋白质	0.95	0.76	0.80
混合食物			0.85

需通过水流保持密闭房间内空气的温度，所需设备复杂，操作繁琐，仅用于科学研究。

(祁金顺)

jiānjiē cèrèfǎ
间接测热法 (indirect calorimetry)

利用特定能量物质氧化供能时产热量和耗氧量之间的定比关系，通过测定耗氧量间接推算机体产热量的方法。体内消耗的能量中95%以上是起源于能量物质的氧化分解反应，故机体整体的代谢率也可通过测定氧的消耗量计算求得。一般化学反应中，反应底物的量和反应产物的量之间存在一定的比例关系，即物质化学反应的定比定律。例如，1mol 的葡萄糖氧化时，消耗 6mol 的 O_2，产生 6mol 的 CO_2 和 6mol 的水，同时释放一定量（约 2525.6 kJ）的热（ΔH），即：$C_6H_{12}O_6 + 6O_2 = 6CO_2 + 6H_2O + \Delta H$。可见，当能量物质确定后，耗氧量和产热量之间具有一定的比例关系。描述物质氧化时耗氧量和产热量之间定比关系的一个重要参数是氧热价。

(祁金顺)

yǎngrèjià
氧热价 (thermal equivalent of oxygen)

某种营养物质氧化时，每消耗 1 升氧所产生的热量。葡萄糖的氧热价是 21.0kJ/L，脂肪的氧热价是 19.7kJ/L，蛋白质的氧热价是 19.3kJ/L。因此，间接测热法是通过测定单位时间的耗氧量，再根据不同能量物质的氧热价，计算出该时间内机体产热量的。一般情况下，人体以混合膳食为主。据测定，中国人在混合膳食和基础状态条件下的非蛋白呼吸商可视为 0.82，其对应的平均氧热价约为 20.2kJ/L，可供简易计算能量代谢率使用。

(祁金顺)

hàoyǎngliàng hé èryǎnghuàtàn chǎnshēngliàng cèdìng
耗氧量和二氧化碳产生量测定 (measurement of oxygen consumption and carbon dioxide production)

测定机体在一定时间内的耗氧量的方法。可用于间接测热法计算能量代谢率。包括闭合式测定法和开放式测定法。①闭合式测定法：用带有描记装置的肺量计测定（图）。将肺量计充满氧（O_2）后，受试者通过带单向阀门的管道将气量计中的氧气吸入到体内；呼出的气体经另一带单向阀门的管道通过钠石灰容器，其中的二氧化碳（CO_2）和水被钠石灰吸收，O_2 则回到肺量计中。随着机体对 O_2 的消耗，肺量计中 O_2 的量逐渐减少，由此测定出机体在一定时间内的耗氧量。此方法使受试者的呼吸与外界大气不通，故称为闭合式测定法。此法可同时测出 CO_2 的产生量，即通过比较实验前后 CO_2 吸收剂的重量差算出。②开放式测定法：在机体呼吸空气的条件下测定耗氧量和 CO_2 产量的方法，也称气体分析法。将受试者在一定时间内的呼出气采集于气袋中，通过气量计测出呼出气量，并分析呼出气中 O_2 和 CO_2 的容积百分比，将其与吸入气（空气）中 O_2 和 CO_2 容积百分比进行比较，根据两者之差和该时间内的呼出气量即可算出该时间内的耗 O_2 量和 CO_2 产生量。

(祁金顺)

néngliàng dàixièlǜ jiǎnyì cèsuàn
能量代谢率简易测算 (simple calculation of energy metabolism rate)

由于各种营养物质的氧热价非常接近，一个简易的能量代谢率测算方法是，以混合膳食非蛋白呼吸商 0.82 所对应的平均氧热价（20.2kJ/L）作为计算根据，测出一定时间内机体的耗氧量后，根据公式：产热量 = 平均氧热价 × 耗氧量，求出能量代谢率。依据平均氧热价简易测算得到的能量代谢率，在混合食物供能条件下与实际的能量代谢率非常接近，即使在机体以糖类为主（如刚进食后不久）或以脂肪代谢为主（如长期饥饿时）的特殊情况下，代谢率相差也不超过 4%。此法简便、易行，无需测定 CO_2 产生量和推测代谢物种类，使用较方便，故常为临床和劳动卫生工作使用。

(祁金顺)

néngliàng dàixiè yǐngxiǎng yīnsù
能量代谢影响因素 (factors influencing energy metabolism)

影响能量代谢率的因素。

体力活动　为显著影响因素。人体轻微的躯体活动，即可增加机体的耗氧量；运动强度愈大，耗氧量和能量消耗也愈多。全身

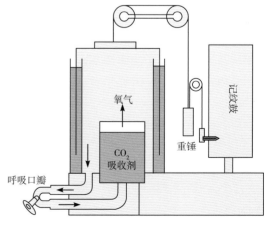

图　肺量计示意图

剧烈运动时，机体的产热量比安静时增加几倍到十几倍。所以，能量代谢率可作为评价劳动强度的指标。实际上，骨骼肌维持一定程度的肌紧张和保持一定的姿势也要消耗一定的能量，即使在安静情况下，骨骼肌的代谢率也占到基础代谢率的 20% ~ 30%。体重为 70 kg 的男性在进行不同类型日常活动时的能量消耗不同（表）。中等强度体力活动所消耗的能量，男女分别为 20.1 ~ 29.3kJ/min 和 13.8 ~ 21.3kJ/min，低强度活动则男女分别是 7.9 ~ 19.7kJ/min 和 5.9 ~ 13.4kJ/min。如用心率区分，进行中等强度体力活动时的心率为 100~120 次/分钟，低强度活动时则为 80 ~ 100 次/分钟。缺乏体力活动与肥胖、心脏病、糖尿病等的发生密切相关。通过选择不同的体力活动类型和保持一定的活动规律，同时调整能量的摄入，可防止过多的脂肪堆积和肥胖。

表　体重为 70kg 的男性在进行不同类型活动时的能量消耗情况

活动类型	消耗能量（kJ/h）
睡眠	272
清醒、平卧	322
坐位休息	419
站立放松	440
穿衣脱衣	494
慢走（4.1km/h）	837
游泳	2093
跑步（8.5km/h）	2386
快速上楼梯	4605

环境温度　能量代谢水平与环境温度的关系曲线大致呈 U 形。环境温度在 20 ~ 30℃ 时，能量代谢水平较低，也最稳定；环境温度过低时，寒冷刺激反射性引起肌紧张增强和肌肉出现寒战反应，机体能量代谢就会增加；环境温度过高时，体内生化反应速度加快及出汗、呼吸和心脏活动加强等原因也使能量代谢增加。

食物的特殊动力作用　进入人体的各种食物在消化道内的消化和吸收，特别是营养物质进入细胞后合成糖原、三酰甘油和蛋白质及实现能量物质之间的相互转化，都需消化能量。因此，进食后即使人体处于安静状态，也会出现一种"额外"的产热效应，使代谢率增加。食物在体内因消化、吸收、储存和能量形式转化引起机体代谢率增加的现象被称为食物的特殊动力作用，意味着食物能够为机体提供的能量被这种"额外"的消耗减少了。食物中含糖或脂肪较多时，机体的代谢率可增加 4% 左右，效应可持续 2 ~ 3 小时。若是高蛋白饮食，额外增加的产热量更大，代谢率可超过正常值的 30% 左右，并且持续 3 ~ 12 小时。蛋白质增加代谢率的效应称为蛋白质的特殊动力作用。一般混合食物的生热效应约为 10%。此作用可能主要与肝对消化吸收后的营养物质进行处理加工有关，特别是与氨基酸的氧化脱氨基作用有关。

精神活动　人体在激动、恐惧、焦虑和寒冷等应激情况下，能量代谢常显著升高，其原因之一是骨骼肌紧张性增加，使产热增加。另一方面，应激刺激可引起交感神经兴奋，使肾上腺髓质和甲状腺分泌的激素增多，可广泛地促进细胞代谢，增加机体产热。需要指出的是，脑组织本身的代谢率虽较高，但精神活动增加时，中枢神经系统本身的代谢率增长并不多，其对整体能量代谢的影响可忽略。

其他因素　机体能量代谢还受年龄、性别、睡眠、甲状腺激素、生长激素、发热、营养状况等因素的影响。儿童和青少年能量代谢率较高，与生长发育合成代谢需利用较多能量有关；成年人与老年人基础代谢率逐渐降低，还与机体的肌肉逐渐被脂肪组织取代有关，而脂肪组织的代谢率较肌肉为低；同龄男性能量代谢率高于女性，除雄性激素原因外，与男性肌肉较发达，女性脂肪较多有关；睡眠期间代谢率可较正常减少 10% ~ 15%，因睡眠期间骨骼肌肌紧张将减弱，中枢神经系统活动也减少；甲状腺激素可提高机体多数组织细胞的化学反应速率，增加基础代谢率；睾酮能够增加骨骼肌细胞的合成代谢，使代谢率提高 10% ~ 15%；生长素能直接刺激细胞代谢，增加代谢率 15% ~ 20%；发热可增加机体的化学反应，体温每升高 1℃，代谢率可增加 13%；持续的营养不良可减少代谢率 20% ~ 30%，主要是细胞缺乏能量物质引起的；许多疾病可引起严重营养不良，在病程的最后阶段出现明显的代谢率降低，甚至使体温在临死之前降低几摄氏度。

（祁金顺）

jīchǔ dàixièlǜ

基础代谢率（basal metabolism rate，BMR）　人体在清醒而又安静的状态下，不受肌肉活动、环境温度、食物及精神紧张等影响时的能量代谢率。即基础状态下的能量代谢率。基础状态是指人体在室温为 20 ~ 25℃ 时，保持清醒、安静和空腹的状态。临床上，正是通过测定基础状态下的能量代谢对某些疾病进行辅助诊断的。BMR 约为一般安静情况下代谢率的 50% ~ 70%。

测定 BMR 通常采用能量代谢简易间接测热法，即在基础状态下测定机体一定时间（通常为 6 分钟）内的耗氧量，再按照混合食物的平均氧热价（20.2kJ/L）和公式"产热量=平均氧热价×耗氧量"求得单位时间的产热量。测定的条件是：①距前次用餐 12 小时以上，一般在清晨、空腹时进行，以排除食物的特殊动力作用的影响。②室温保持在 20～25℃，以除外环境温度的影响。③测定前静卧半小时以上，使肌肉放松，排除肌肉活动的影响。④保持清醒，但要避免恐惧、焦虑，以除外精神紧张的影响。在基础状态下，体内能量消耗主要用于维持一些基本的生命活动（如内脏器官活动和脑的意识），此时的能量代谢较低，也较稳定。一个 70kg 体重的男性 BMR 平均为 272～293kJ/h。但实验证明，能量代谢率与体表面积基本上成正比。因此，为了比较不同个体之间的能量代谢情况，BMR 通常以 kJ/（m² · h）表示。中国人的体表面积可应用史蒂文森（Stevenson）公式推算：体表面积（m²）= 0.0061×身高（cm）+0.0128×体重（kg）-0.1529

在实际应用中，体表面积还可根据身高和体重在体表面积测算用图（图 1）上直接连线查出。其用法是，将受试者的身高和体重在相应两条列线的两点连成一直线，该直线与中间体表面积列线交点处的数值就是该人的体表面积。

年龄和性别不同，BMR 也不同。测得某人的 BMR 后，常将测定值与同性别、同年龄组的正常值进行比较，以除外年龄和性别影响（图 2，表）。成年人 BMR 随年龄增加而下降，可能与肌肉被脂肪组织取代有关，而脂肪组织的代谢率较低。类似地，同年龄组的女性 BMR 低于男性。为方便起见，BMR 通常以实测值高于或低于正常值的百分数（相对值）来表示，即：BMR =（实测值－正常平均值）/正常平均值×100%

BMR 的实测值同正常平均值比较，相差在±10%～±15%都属于正常。只有在相差值超出±20%时，才考虑病态。测定 BMR 是诊断甲状腺疾病的重要辅助方法。甲状腺功能亢进时，BMR 可比正常值高出 25%～80%；甲状腺功能减退时，BMR 将比正常值低 20%～40%。其他疾病，如糖尿病、白血病、肾上腺皮质功能亢进时常伴有 BMR 增高；肾上腺皮质功能和脑垂体功能低下时，常伴有 BMR 的降低；发热时，机体化学反应增强，可使 BMR 升高。

（祁金顺）

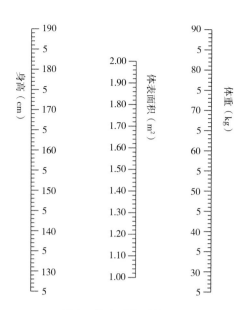

图 1　体表面积测算用图

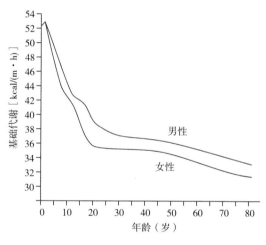

图 2　不同年龄和性别的 BMR

jìngxī dàixièlǜ

静息代谢率（resting metabolic rate，RMR）　机体在安静状态下的能量代谢率。由于基础代谢率（BMR）的测定非常严格，实施比较困难，世界卫生组织于 1985 年提出用 RMR 代替 BMR。测定时，

表　中国人正常的 BMR 平均值 [kJ/（m² · h ）]

年龄（岁）	11～15	16～17	18～19	20～30	31～40	41～50	>51
男	195.5	193.4	166.2	157.8	158.6	154.0	149.0
女	172.5	181.7	154.0	146.5	146.9	142.3	138.6

全身处于休息状态，以除外体力活动对能量消耗的影响。但测定不是在用餐12小时后，而是在进食3~4小时后进行。此时机体仍对能量物质进行正常的消化、吸收和储存，因而RMR包含了食物的生热效应，较基础状态下的BMR为高。机体各器官和系统对RMR的贡献不同，如呼吸和循环消耗的能量约占RMR的15%，神经系统活动占20%，肌肉活动（维持静息时一定的肌紧张）占20%，腹部器官活动占45%。可见，机体在安静情况下的RMR是用于保持各种内脏活动（如心跳、胃肠运动、肺通气）、基本的细胞活动（如蛋白合成和降解、膜两侧离子浓度梯度维持、营养物质代谢）和维持体温所必须消耗的能量。因此，RMR更符合一般的生理情况。RMR在每日能量总消耗中所占的比重较大，为60%~75%。一个体重为70kg的成年人，平均RMR约为8790.6kJ/d（相当于一个100瓦灯泡产生的热量）。

（祁金顺）

tǐwēn

体温（body temperature） 机体的温度。是机体不断进行能量代谢的结果，同时又是机体功能活动正常进行的重要条件。能量物质在氧化分解过程中可释放出大量能量，其中大约有一半的能量直接以热能的形式发散，其余能量则转移到腺苷三磷酸（ATP）中，但ATP在用于完成各种功能活动时也大多转化为热能。热能是体内最低级的能量形式。但是，热能直接参与了体温的形成。体温是人体重要的生命体征之一，体温的改变能影响体内化学反应的速率，进而影响机体的生理活动；体温既是人体新陈代谢的结果，也是新陈代谢和生命活动的必要条件。恒温动物如鸟类、哺乳类动物和人之所以能够在广泛剧烈的环境条件改变下仍然保持相对稳定的生理活动水平，与其体温相对稳定是分不开的。变温动物如爬虫类、两栖类的体温随环境温度的变化而变化，其生理活动水平通常取决于环境温度。

（祁金顺）

zhèngcháng tǐwēn

正常体温（normal body temperature） 人体核心部分的平均温度。生理学在研究人体的体温时把人体分为表层与核心两个部分。人体表层部分的温度称为体表温度，人体核心部分的温度称为体核温度。体核温度较高且较恒定，体表温度较低且不稳定。但核心和表层并无严格的解剖含义，核心部分与表层部分的比例也不是固定不变的。随着环境温度的变化，两者的比例将发生改变。在寒冷的环境中，体核温度分布区域缩小，主要集中在头部与胸腹内脏，体表温度分布区域相应扩大；相反，在炎热环境中，体核温度分布区域扩大，可扩展到四肢，而体表温度分布区域明显缩小（图）。此改变有利于机体在寒冷时减少散热、炎热时增加散热，以维持体核温度的基本恒定。

体表温度 低于体核温度，而且由表及深存在着明显的温度梯度。体表温度不稳定、易受环境温度的影响，且各部位之间的温度差异较大。例如，环境温度为23℃时，足部皮肤温度约27℃，手部约30℃，躯干部约32℃，额部为33~34℃，即四肢末梢皮肤温度最低，躯干和头部皮肤温度越高；寒冷环境中，手、足部皮肤温度降低最为显著，而头部皮肤温度的变动相对较小；气温达32℃以上时，皮肤温度的部位差别将变小。皮肤内含有丰富的血管，凡能影响皮肤血管舒缩的因素都能改变皮肤血流

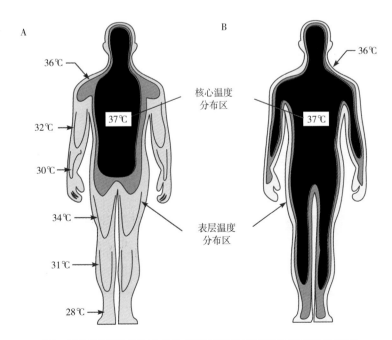

图 不同环境温度下人体体核温度和体表温度分布区域的变化
注：A. 环境温度20℃时；B. 环境温度35℃时

量，进而改变皮肤温度。例如，人在情绪激动时，交感神经兴奋，皮肤血管紧张性增高，皮肤温度特别是手的皮肤温度显著降低，可从30℃骤降至24℃。机体的体温调节中，皮肤温度与皮肤散热能力大小紧密相关。皮肤温度的变化在一定程度上可反映血管的功能状态，临床上也将皮肤温度作为外周血管疾病的诊断指标之一。

体核温度 高于体表温度且较恒定。若空气干燥，即使在没有衣着的情况下将机体暴露于气温低达12℃或高达55℃的环境中，体核温度仍然能保持相对稳定。虽然器官代谢水平的不同使机体深部各部位之间的温度略有差异，但差别不大。其中，肝的代谢最旺盛，在全身各器官中温度最高，为38℃左右；脑产热量较多，也接近38℃；肾、胰腺及十二指肠等器官温度略低；直肠的温度则更低，约37.5℃。各个器官通过血液循环交换热量，使温度趋于一致。因此，机体深部血液的温度可代表内脏器官温度的平均值。但机体深部的温度特别是血液温度不便于测量，通常在临床上是将直肠、口腔或腋窝等部位的温度用来代表深部体温。其中，直肠温度最高，比较接近机体的深部温度，而且受外环境温度的影响较小，其正常值为36.9~37.9℃；口腔温度较直肠温度低，正常值为36.7~37.7℃；腋窝温度又较口腔温度低，正常值为36.0~37.4℃。需注意的是，测定直肠温度时应将体温计插入直肠6cm以上，放置3分钟后才能接近机体深部温度；测定口腔温度时应将温度计含于舌下至少5分钟，将口闭紧，以免受吸入空气的影响（因此口腔温度也称舌

下温度）；测定腋窝温度时，要让被测者将上臂紧贴胸廓，使机体内部的热量逐渐传至腋窝。测量腋窝温度的时间一般要持续10分钟，还应保持腋窝处干燥。测定腋窝温度不易发生交叉感染，是测量体温最常用的方法。此外，食管温度比直肠温度低0.3℃左右。食管中央部分的温度与右心房内的温度大致相等，而且两者在体温调节中发生反应的时间过程也是一致的，故在实验研究中可将食管温度作为深部温度的一个指标。鼓膜的温度大致与下丘脑温度相近，在研究体温调节的生理学实验中常用鼓膜温度作为脑组织温度的指标。

测量方法 ①常使用水银柱玻璃体温计，这是利用水银受热膨胀后在温度计狭长的玻璃管内增加的长度显示体温的测试装置。水银受热膨胀和在玻璃管内上升需一定时间，故采用水银柱式体温计测量时需一定时间才能达到平衡，测得最高温度值。②基于机体红外辐射能量的大小和体表温度的相关性，人们设计了红外辐射测量体温的方法。通过使用红外线温度传感器以非接触形式检测出人体辐射的红外线能量，并将其转换为电信号，计算出被测体表部位的温度并用数字显示出来。红外辐射测温的最大好处是测试速度快（1~2秒钟即可测试完毕），无须与人体直接接触，使用很方便。例如，将红外测温的鼓膜温度计插入外耳道，对准鼓膜（无须接触）即可通过检测红外辐射能量计算出鼓膜的温度，反映深部脑组织的温度。

（祁金顺）

tǐwēn bōdòng

体温波动（fluctuation of body temperature） 正常体温因昼夜

变化、性别、年龄、体力活动等因素影响而发生的变化。①昼夜变化：正常人体温呈现明显的日节律。清晨2：00~6：00体温最低，午后13：00~18：00最高，但波动幅度一般不超过1℃。体温的昼夜节律是受下丘脑控制的，下丘脑的视交叉上核很可能是机体各种昼夜节律包括体温昼夜节律的控制中心，被称为生物钟。②性别：成年女性的平均体温比男性高0.3℃左右，可能与女性皮下脂肪较多、散热较少有关。因为，皮下脂肪的导热性较差，只有其他组织的1/3。生育年龄女性的基础体温在月经周期中也有规律性的波动。月经期和排卵前期体温较低，排卵日最低，排卵后期体温升高0.2~0.5℃，直到下次月经来潮（图）。因此，测定成年女子的基础体温有助于确定受试者是否有排卵和排卵日期，指导受孕。排卵后体温升高与黄体生成的孕激素具有生热效应有关。③年龄：婴幼儿和老年人的体温调节能力较差，新生儿不易发生寒战和发汗，故他们的体温易受环境温度的影响。老年人对冷和热的感受能力逐渐下降，特别是产热能力的下降（代谢率降低和肌肉重量减少）使体温较低，对环境温度下降时的代偿生热能力较差，故老年人应特别注意保暖。④肌肉活动：体力活动期间，能量代谢率和产热量随运动强度的增加而增大。运动产生的热量可集聚在体内，导致体温升高，如长时间剧烈运动可使体温接近40℃。体力活动增加引起的体温升高主要是骨骼肌活动增强引起的。故测定体温前应先让受试者安静一段时间。癫痫患者在大发作时，全身骨骼肌发生痉挛性抽搐，可致体温升高；小儿长时间

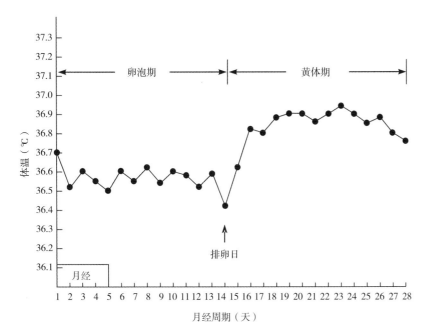

图　女子月经周期中基础体温的变化

脑后部，来自皮肤和脊髓的冷感受器可将冷信号传入到该中枢，并使之兴奋。寒战中枢发出的冲动经脑干下传到脊髓前角运动神经元，再经躯体神经引起全身骨骼肌肌紧张增强，当达到一定临界水平时，即可发生寒战。

（祁金顺）

fēi zhànlì chǎnrè

非战栗产热（non-shivering thermogenesis）

机体在寒冷环境中代谢普遍增强的产热形式。又称代谢性产热。寒冷刺激引起的交感神经兴奋和血中儿茶酚胺类激素水平增加，可加强细胞尤其是棕色脂肪细胞的氧化分解，使产热量迅速增加。其中，棕色脂肪的产热量最大，约占代谢性产热总量的70%。棕色脂肪是特殊类型的脂肪组织，因颜色成棕色而得名，主要分布在人类的腹股沟、腋窝、颈后部和两肩胛之间。一般的皮下脂肪（白色脂肪）细胞内的线粒体数量较少，且胞质内只有一个大脂滴。棕色脂肪细胞具有许多线粒体和许多小脂滴，且具有密集的交感神经支配。在交感神经刺激下棕色脂肪细胞内发生氧化分解所释放的能量较多。但棕色脂肪细胞线粒体中发生的氧化磷酸化过程主要以解偶联形式进行，故线粒体只能在物质氧化时消耗氧气、释放热能，几乎不能经磷酸化生成腺苷三磷酸（ATP）。寒冷环境中新生儿不能

的哭闹也可使体温升高。⑤其他因素：环境温度过高或过低时，体温可有一定的升降；情绪激动、精神紧张和进食均可使体温升高；麻醉药可抑制体温调节中枢，尤其是扩张皮肤血管，增加散热，故在术中和术后应注意保暖。

（祁金顺）

tǐwēn wéichí

体温维持（maintenance of body temperature）

维持体温的相对恒定。是机体产热和散热活动取得动态平衡的结果。若产热大于散热，体温就会升高；产热小于散热，体温则下降。机体主要的产热器官为内脏和骨骼肌，主要的散热器官是皮肤，深部的热量主要是通过血流传送到皮肤的。

（祁金顺）

jītǐ chǎnrè

机体产热（heat production of body）

机体内各组织器官进行的氧化分解反应产生热量的活动。但从影响整体体温的角度看，机体主要的产热器官是内脏和骨骼肌。安静时，主要由内脏器官产

热。其中，肝产热量最大。运动或劳动时，骨骼肌是主要的产热器官。骨骼肌的紧张度稍有增强，产热量即可明显提高；剧烈运动时，产热量可占总产热量的90%（表）。在寒冷环境中，机体除了有意识地加强骨骼肌活动以增加产热外，寒冷刺激还可反射性引起战栗产热和非战栗产热，是自主性体温调节中机体的两种主要产热形式。

（祁金顺）

zhànlì chǎnrè

战栗产热（shivering thermogenesis）

骨骼肌在肌紧张增强的基础上，伸肌和屈肌同时发生不随意的节律性收缩而增加产热的形式。战栗，又称寒战，这时骨骼肌不做外功，收缩的能量全部转化为热能。最大寒战时，产生的体热可增加到正常的4~6倍。寒战中枢位于下丘

表　几种组织、器官在不同状态下的产热量比较

组织器官	重量（占体重的%）	产热量（占机体总产热量的%）	
		安静状态	劳动或运动
脑	2.5	16	1
内脏	34.0	56	8
骨骼肌	56.0	18	90
其他	7.5	10	1

发生寒战，但新生儿体内的棕色脂肪较多，棕色脂肪的非战栗产热对新生儿体温的保持发挥着重要的作用。寒冷刺激引起交感神经最大程度兴奋后，新生儿代谢率可增加100%。随着年龄增长，棕色脂肪最终会逐渐减少。成年人体内只残存少量棕色脂肪细胞，分布于颈部，其生热作用在冷适应引起的机体产热总效应中，可能不超过15%。但交感生热效应使基础能量消耗增加，这可能有助于减少体重，防止肥胖。另外，寒冷刺激引起的甲状腺激素合成和释放增加也是促进代谢性产热的机制之一。甲状腺激素水平的增高可引起全身细胞代谢率增加，产热量增多，也能增强棕色脂肪细胞的解偶联生热效应。但与寒战和交感神经兴奋引起的快速产热效应相比，此产热方式需较长时间的寒冷刺激才能表现出来，属于机体对寒冷刺激的长时间适应机制。

棕色脂肪细胞的氧化磷酸化解偶联作用是通过线粒体解偶联蛋白（UCP）实现的。UCP也称产热蛋白，是位于线粒体内膜上的 H$^+$（质子）通道。寒冷刺激引起的甲状腺激素分泌增加，可促进 UCP 的表达；寒冷刺激引起的交感神经兴奋和儿茶酚胺类物质的增加，可经 G 蛋白偶联受体通路激活胞质内的三酰甘油脂肪酶，脂肪分解后产生的游离脂肪酸可使 UCP 激活，即通道开放。UCP 通道开放引起的 H$^+$ 内流可消除线粒体内膜两侧由电子传递链建立起来的 H$^+$ 电化学梯度，使内膜上依赖 H$^+$ 转运的 ATP 合成酶活性下降，使线粒体内腺苷二磷酸（ADP）磷酸化生成 ATP 的数量减少，由此解除了呼吸链氧化和磷酸化的偶联，使 H$^+$ 氧化过程中释出的能量直接转化为热量，而不生成 ATP。线粒体内膜上已发现五种 UCP 家族成员，都具有类似的使线粒体氧化磷酸化解偶联的作用。UCP1 主要在棕色脂肪组织中表达，且表达水平很高（占棕色脂肪细胞总蛋白的4%，线粒体蛋白的8%），并受交感神经调节；UCP2 分布在白色脂肪、棕色脂肪、骨骼肌、心脏、脾、肾和淋巴结等处，UCP3 主要在骨骼肌中表达，与维持静息代谢的基础产热有关；UCP4 和 UCP5 在脑组织中表达，可能参与体温调节的产热作用和脑组织的代谢。

（祁金顺）

tǐrè chuánshū

体热传输（heat transfer）　机体深部产生的热量向体表传输的过程。一般来说，热量的产生主要在机体的深部组织（如内脏和骨骼肌），而热量的散发主要在体表（如皮肤）。循环流动的血液可以把热量从活动的组织如肌肉首先带到体核部位如心、肺及其大血管的血液中。为了不至于使体核部位的热量过度集聚，必须将体核的热量传输到机体的散热装置，而温度相对较低、散热面积很大的皮肤正是机体最大和最有效的散热器官。体核的热量向皮肤传输经由两条通路（图）：①直接传导：机体深部的热只有小部分是经直接传导达到皮肤的。此方式传输热量的效率较低，因皮肤、皮下组织特别是皮下脂肪是热的不良导体，其中脂肪的导热性只有其他组织的 1/3。相反，脂肪的隔热效应却是维持机体体核温度的重要手段。较厚的脂肪可减慢机体热量的丢失，甚至在一定程度上防止寒冷环境中低体温的出现。经直接传导方式将深部的热传输至皮肤的量也相对固定，不易受到调节。②血流传输：大部分的体热是通过血流传送到皮肤的。皮肤小动脉可穿透隔热的脂肪组织，在乳头下层形成丰富的毛细血管网；皮下有大量的动静脉吻合支和其后形成的丰富的静脉丛；交感神经对小动脉和动静脉吻合支的血管口径具有控制作用。这些特点决定了皮肤血流量可在很大范围内发生变动，改变皮肤温度，调节皮肤的散热效率。例如，在炎热环境中或体温较高时，支配皮肤血管的交感神经紧张度降低，皮肤小动脉扩张，动静脉吻合支开放，皮肤血流量明显增加（最大可达心输出量的30%），较多的体热从机体深部被带到体表，可提高皮肤温度，增强散热作用。皮下脂肪组织原有的隔热作用被大量流向皮肤的血流所抵消。相反，在寒冷环境中

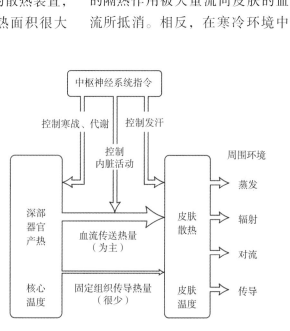

图　体热从体核向皮肤传输的途径及皮肤散热的方式

或体温降低时，交感神经紧张度增强，皮肤血管收缩，皮肤血流量剧减（可小至几乎为零），散热量也因而明显减少。皮下脂肪组织宛如隔热器，起到了防止体热散失的作用。

（祁金顺）

机体散热（heat loss）

jītǐ sànrè

机体各组织器官产生的热量，随血液循环均匀分布于全身并发散至体外的过程。人体的热量除小部分随呼出气体、尿、粪等排泄物散发外，大部分（约85%）是通过皮肤散发到空气和其他周围环境中的。皮肤具有较大的散热面积，有利于皮肤散热。同时，交感神经系统控制着皮肤血管的口径，通过增减皮肤血流量以改变皮肤温度，调节皮肤的散热效率，使散热量符合于当时条件下体热平衡的要求。皮肤是人体有效、可调控的散热器官。皮肤散热是通过辐射、传导、对流和蒸发等方式进行的。

辐射散热 机体以热射线（红外线）形式将热能向周围放散的散热方式。红外线属于电磁波的范畴，从原理上讲，任何温度高于绝对温度（−273℃）的物体都会产生红外线。人体发出的红外线波长多为 5～20μm，是光波的10～30倍，不能被人的视觉所感受，但可被红外线传感器所接受。故红外相机能够在黑暗中探测到发热的物体，红外线体温计能够检测出人体皮肤的温度。人体发出的红外线可向各个方向辐射，辐射散热的量取决于皮肤温度和周围环境之间的温度差及有效辐射面积。温度差越大或有效辐射面积越大，辐射散热量就越多。例如，人体在冬夜户外时，裸露的肢体或面部会感觉寒冷，

甚至四肢出现寒战。此是因为周围环境的辐射温度过低，人体辐射散热增加，致使皮肤温度突然下降引起的。环境温度高于体表温度时，热射线也能从周围环境如夏日阳光、冬季火炉、高温的工作场所向机体辐射，机体将从周围环境中吸收热量。一个裸露的个体在环境温度为 21℃ 的情况下，辐射散热约占到机体散热总量的 60% 左右。

传导散热 机体的热量直接传给同它接触的较冷的物体（指固体，如床、椅）的散热方式。在通常情况下，传导散热的量占散热总量的比重很小，约为3%，效率取决于皮肤表面与接触物表面的温度差、接触面积及接触物体的导热性能。衣物是热的不良导体，故穿衣可保暖；水和冰的导热性好、比热大，临床上利用冰囊、冰帽可给高热患者退热。相反，若与皮肤接触的物体温度较高，热量还会传给机体。

对流散热 通过冷、热空气的对流使机体热量散失的方式。当人体的热量传给同皮肤接触的薄层空气后，该空气因温度升高、密度变小（变轻）而离开皮肤，新的未加热的空气取而代之，又与皮肤接触。由于空气不断流动，便将体热散发到空间。可见，对流散热是传导散热的特殊形式，热必须首先传给空气，然后才能被对流的空气所带走。对流散热的量与皮肤和周围空气的温度差成正比，同时受风速影响大。即使温度差不变，对流散热的量也随风速的增加而增加。风速越大，对流散热就多；反之则越少。例如，电风扇可增加风速，促进对流散热；穿着紧身内衣可减少空气对流，使散热减少，具有保暖作用。一个裸露的个体在舒适的

环境温度和没有明显空气流动的条件下，大约有15%的体热是首先传导给身体周围的空气，然后经空气对流散发到周围环境中去的。穿着衣物可减少皮肤的传导和对流散热，有利于保存体热。例如，极地穿用的防寒服可将散热速率减少到 1/6。需要注意的是，衣物被水浸湿后，其保暖特性几乎全部丧失。因水的比热和导热性比空气大很多，体热散发到水中的速率要比散发到空气中的速率高许多倍。

蒸发散热 水分在体表发生汽化时，吸收体热而将其散发的形式。环境温度等于或高于皮肤温度时，蒸发将成为皮肤散热的唯一方式。体表每蒸发 1g 水可带走体热 2.43kJ。蒸发的速率不依赖皮肤和环境之间的温度差，而依赖于皮肤和环境之间的水蒸气压力差。蒸发散热受空气的湿度影响很大。空气湿度大，皮肤和空气之间的水蒸气压力差就越小，阻碍水分的蒸发。高温、高湿环境中，不仅辐射、传导、对流的散热方式停止，蒸发散热也很困难，此时便会感到闷热，也容易造成体热淤积，体温升高，发生中暑。蒸发散热有两种形式。

不感蒸发 是指水分直接透出皮肤和黏膜（主要是呼吸道黏膜）表面，在尚未聚成明显水滴时便被蒸发掉的过程。不感蒸发在蒸发表面上弥漫而持续不断地进行，即使在寒冷的冬季也存在。它不被察觉，也不受生理性体温调节机制的控制。人体每日不感蒸发的量约为 1000ml，其中经皮肤蒸发 600～800ml，经肺和呼吸道黏膜蒸发 200～400ml。

可感蒸发 又称发汗，是汗腺分泌的汗液形成可见的汗滴后，从体表蒸发而带走热量的散热形

式。汗腺是皮肤附属器的一种，属于单曲管状腺，由分泌汗液的腺体和输送汗液的导管两部分组成（图）。腺体盘曲成团，有大小之分，是汗液的来源。导管细长，是腺体部管道的延续，主要功能是将汗液导出到皮肤表面。大小汗腺的数量、分布及生理功能均有明显不同：①大汗腺腺体较大，直径2~3mm，但数量较少，仅随毛囊分布，主要见于腋窝、乳晕、肛门四周及生殖器等处，常开口于毛根附近或毛囊内。大汗腺接受交感神经肾上腺素能纤维的支配，情绪激动时腺体分泌和排出增加，其分泌物黏稠、浑浊，富含脂质和糖类，带有特征性的体味。大汗腺在性激素的支配下成熟并开始活动，故青春期分泌旺盛、老年以后分泌很少，提示大汗腺的分泌活动与性活动有关，分泌物可能作为传递性相关信息发挥作用。大汗腺不参与体温调节。②小汗腺的腺体较小，直径只有0.05~0.1mm，被丰富的毛细血管网所围绕，多受交感神经节后胆碱能纤维的支配。汗腺腺体位于真皮深层，导管经真皮和表皮直接开口于皮肤表面的汗孔，与毛囊无关。小汗腺总数160万~400万，几乎遍布全身体表，但以掌跖、腋和额部密度较大。人出生后小汗腺已经具有，几个月后开始发挥作用。小汗腺分泌稀薄、清亮的汗液，是人体汗液的主要来源。这种汗液的初始成分类似于血浆，但不含蛋白质，除了大量水分外，还含有较多的钠（142mmol/L）和氯（104mmol/L）及较低浓度的其他血浆溶质如钾、乳酸盐和尿素等。汗液中的NaCl可在流经导管的过程中被导管细胞吸收，水的通透性则较低，故最终排出到皮肤表面的汗液总是

低渗的。环境温度增高和剧烈运动可刺激小汗腺分泌增加。环境温度达到30℃时，小汗腺开始分泌汗液，蒸发成为人体最重要的散热方式。剧烈运动引起的产热增加能更有效地刺激小汗腺活动，理想情况下（周围湿度低，汗液能有效蒸发），借助小汗腺的分泌，人体能够将运动期间产生的几乎所有的热量都散发到周围环境中。

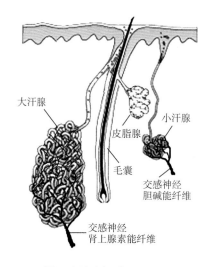

图　皮肤大汗腺和小汗腺

温热环境刺激或剧烈运动引起的全身小汗腺分泌汗液的过程称为温热性发汗，是人类和有汗腺动物在热环境中主要的散热反应。先天性汗腺缺乏者，虽然能够像正常人一样抵抗寒冷，但在运动或外界温度高于体温时，由于缺乏汗腺，散热受阻，容易因中暑而死亡。引起温热性发汗的中枢在下丘脑，来自皮肤温觉感受器的传入冲动或中枢热敏神经元的兴奋都能使下丘脑发汗中枢兴奋，继而通过交感神经引起全身特别是躯干和头颈部的小汗腺分泌。小汗腺的分泌活动能适应环境变化，不同条件下汗液分泌的量和成分可发生较大的改变。

例如，冬季或低温环境下参与分泌活动的汗腺不多，排出的汗液少到不易被人觉察，此现象为不显性出汗；剧烈运动或高温环境下汗腺分泌量增加，可多达1~3L/h，蒸发后能带走体热约41 860kJ/h；发汗速度较慢时，排出的汗液量少，Na^+和Cl^-几乎被全部重吸收，氯化钠（NaCl）的终浓度只有5mmol/L；发汗速度较快且对高温环境未适应时，排出的汗液量大，受导管重吸收能力所限汗液中的NaCl含量较高，可达50~60mmol/L，此时机体容易出现水、电解质紊乱。小汗腺大多受交感神经胆碱能纤维支配，只有头面部和手、足的部分汗腺受交感肾上腺素能纤维支配。血液中的去甲肾上腺素和肾上腺素也能刺激汗腺，可加速将骨骼肌产生的热量散发出去。许多低等动物（如犬）的皮肤严重缺乏汗腺，体表通常被浓密的毛所覆盖，很少从体表散热。此为替代性机制，即热喘呼吸，是在外界环境温度较高时动物出现的快而浅的吸气和呼气交替进行的呼吸方式。通过热喘呼吸，大量的外来空气与上呼吸道黏膜接触，使水分从黏膜表面特别是唾液从舌黏膜表面蒸发，带走热量，使呼吸道中血液的温度降低。热喘呼吸是在体温增高后由位于动物下丘脑的热喘中枢兴奋所诱发的，热喘中枢与位于脑桥的呼吸调整中枢有密切联系。

人在精神紧张、情绪激动或剧烈的疼痛发生时，常出现手掌、足底、前额等局部汗腺的分泌，称为精神性发汗。发汗的中枢在大脑皮质运动区，从施加刺激到发汗的潜伏期极短，只有数秒到20秒。在进食辛辣和热、烫的食物时常出现头面部多汗，称为味

觉性发汗，这与口腔黏膜、舌头等处的神经末梢和味觉器官受刺激有关。情感和疼痛引起的精神性发汗及食物引起的味觉性发汗均与体温调节无关。

（祁金顺）

tǐwēn tiáojié

体温调节 （thermoregulation）

环境温度发生改变时，恒温动物通过调节自身的产热和散热，使机体体温仍然保持基本恒定的过程。恒温动物具有完善的体温调节机制，包括行为性体温调节和自主性体温调节。

（祁金顺）

xíngwéixìng tǐwēn tiáojié

行为性体温调节 （behavioral thermoregulation）

人类在大脑皮质控制下，通过有意识的行为活动，改变机体的产热或散热，维持体温相对恒定的过程。此调节的发起与大脑皮质产生的温度觉有关。体内的温度过高时，来自脑内温度控制区域的信号会使人产生过热的主观感受；相反，机体变得太冷时，来自于皮肤或某些深部温度感受器的信号可使人产生冷而不舒服的感觉。因而，机体将采取适当的措施改变自己的行为或调整所处环境以重新建立舒适的温度感受。例如，在寒冷或炎热的天气中走进暖和或凉爽的房间；蜷缩或伸展身体以减少或增加散热面积；跑步、跺脚以增加产热；增加或减少衣裳用以保暖或散热；使用电风扇增加对流散热；使用空调改变室内环境温度等。人类有意识的行为活动对于极其寒冷环境下体温恒定的维持起重要作用。

（祁金顺）

zìzhǔxìng tǐwēn tiáojié

自主性体温调节 （autonomic thermoregulation）

中枢神经系统特别是下丘脑参与下，机体感受温度刺激后通过发动有关产热或散热生理反应如寒战、发汗、改变皮肤血流量等进行的体温调节。属于典型的生物自动控制。外界温度或体温发生改变时，体表或机体深部的温度感受器便将温度变化信息传入到下丘脑体温调节中枢；此中枢属于控制系统，传出指令经广泛的传出途径，包括躯体神经、交感神经和激素控制着受控系统即温度效应器的活动；温度效应器包括产热装置和散热装置，两者的产热和散热效应可根据体温调节中枢的传出指令发生相应的改变，产生一个稳定的输出变量——体温（图1）。

温度感受器 属于机体特化的感觉神经元，能为中枢神经系统提供机体不同部位的温度信息。按照在机体中分布位置的不同，参与体温调节的温度感受器可分为两种：①皮肤温度感受器：所有体表都分布有能够感受皮肤或周围环境温度变化的感觉神经末梢，包括热感受器和冷感受器，它们对局部温度的感受是通过与其相连的传入纤维上的神经冲动频率反映的。当皮肤温度增高到44~46℃时，热感受器的稳定发放频率最高，冷感受器完全没有冲动发放；当皮肤温度下降时，如从40℃左右减少到24~28℃时，热感受器冲动发放迅速减少甚至完全停止，而冷感受器的稳定发放频率可逐渐增加到最大（图2）。皮肤温度感受器主要是作为周围环境温度变化（或干扰）的监视装置向下丘脑体温调节中枢提供信息，此信息比体温改变后经深部体核温度感受器产生的反馈信息更快地作用于控制系统，能够在环境温度尚未影响体核体温时，及早发出指令调节受控系统，以减轻仅仅依靠负反馈调节体温时出现的明显滞后和波动。因此，皮肤温度感受器发出的信号属于预见性信号，其引起的预见性反射可归于体温的前馈调节方式。此外，来自皮肤温度感受器的传入信息还可经丘脑通路到达大脑皮质，引起温度觉，使机体发生有意识性的行为性体温调节。皮肤上的热感受器和冷感受器支配的皮肤表面分别称为热感受点和冷感受点，它们在解剖学分布上是不同的。躯干和四肢的皮肤温度感受器密度较低，故对

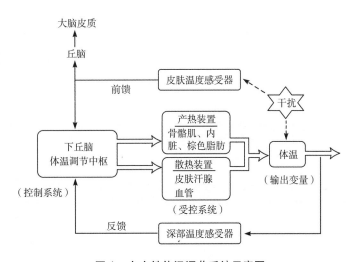

图1 自主性体温调节系统示意图

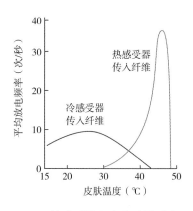

图2 热感受器和冷感受器对皮肤温度变化的反应

温度的识别较粗糙；面部、口唇和手指的温度感受器密度较高，对温度的识别较精细。皮肤温度感受器中的冷感受器数量大约为热感受器数量的十倍之多，感受寒冷刺激后能引起快速的反射效应，包括寒战、发汗抑制和血管收缩等，提示皮肤温度感受器的主要作用是感受冷刺激，防止体温的降低。②体核温度感受器：分布在脑内、脊髓、肌肉和主要的血管等深部组织，主要作用是探测机体深部的温度。下丘脑是机体最主要的深部温度感受器。脊髓、脑干网状结构和下丘脑等处都含有两种性质不同的温度敏感神经元，包括热敏神经元（温度增高时放电频率增加）和冷敏神经元（温度降低时放电频率增加）。下丘脑的视前区和下丘脑前部（合称PO/AH）具有较多的热敏神经元，当体温增高10℃时，它们的放电频率可提高2~10倍。提示下丘脑的温度感受器主要感受体温升高的刺激。运动时机体的产热明显超过散热，由此出现的体核温度升高可刺激下丘脑热敏神经元，有效发动散热反应如发汗等，实现体温的负反馈调节。但下丘脑的温度感受器不能直接感受外环境温度变化，故所诱发

的负反馈调节反应要迟于皮肤温度感受器直接感受外环境温度变化所引起的前馈调节。与下丘脑不同，其他的深部温度感受器与皮肤温度感受器类似，主要探测冷刺激，防止低体温的出现。

体温调节中枢 下丘脑是体温调节的基本中枢。只要保持下丘脑及其以下结构完整，恒温动物就能保持体温相对稳定；破坏下丘脑或在下丘脑以下横断脑干后，动物便不能维持体温相对恒定。使用微小热电极的实验进一步证明：①下丘脑PO/AH中的某些神经元能够对来自机体其他部分包括下丘脑和皮肤温度感受器传入的温度变化信息发生反应，说明来自体核和皮肤的温度信息可广泛会聚于这类神经元。同时，此些神经元还能将来自皮肤或体核的温度信息与理想的温度设定值（体温调定点）进行比较。故PO/AH是体温调节中枢中实现整合作用的中心部位。②下丘脑后部存在有寒战中枢，来自皮肤和脊髓的冷信号可使之兴奋，由此发出的传出指令可引起寒战反应。③下丘脑后部还有发汗中枢和引起皮肤血管活动改变的交感中枢，可发出指令增加发汗或改变体热由体核向体表的传输效率。下丘脑后部还可接受来自PO/AH的传入信息。下丘脑体温调节中枢将体表和体核传入的温度信息进行整合后，能发出适当的温度调节指令，经传出途径改变温度效应器的活动。

温度效应器 下丘脑体温调节中枢发出的体温控制信号可经广泛的传出途径调节产热和散热活动。这些传出途径和效应装置包括：①通过躯体神经调节骨骼肌的肌紧张活动，如引起战栗产热反应。战栗即寒战是骨骼肌发

生的一种不自主、阵发性、收缩与舒张交替进行的运动形式。持续的寒战可增加机体代谢率2~4倍。但战栗产热只能在几个小时内有效，因为最终会导致肌肉的能量耗竭而发生疲劳。②通过交感神经调节皮肤血管舒缩反应，增加或减少动脉－静脉吻合支开放，以改变皮肤血流量和皮肤散热量。另外，交感神经胆碱能纤维支配汗腺，可调节机体的蒸发散热。交感神经还可支配新生儿的棕色脂肪，通过氧化磷酸化解偶联作用大量增加脂肪细胞的产热。当脊髓出现高位横断后，体温调节将变得很差，这是因为下丘脑体温调节中枢不再能控制脊髓交感中枢和交感神经，使皮肤血流量和发汗反应失去有效的调节。患者的体温调节主要靠机体对温度的主观感受和行为学调节实现。③通过改变内分泌腺如肾上腺髓质和甲状腺活动，调节机体广泛的代谢率。

体温过高时，机体的温度控制系统主要通过以下降温机制保持体温恒定：①皮肤血管舒张：体温过高可抑制下丘脑后部的交感中枢，使支配皮肤血管的交感紧张度下降，有利于机体深部的热量向皮肤的传输。血管充分舒张时，皮肤血流量可增加到安静时的10倍以上。②发汗：周围环境温度适度增高时主要出现皮肤血管舒张，温度过高如增加到37℃以上时可激活汗腺分泌汗液，散发大量的体热。③减少热量产生：体温过高时，产热机制如寒战和化学生热效应可被强烈抑制。

寒冷刺激或体温过低时，机体的温度控制系统主要通过以下升温机制保持体温恒定：①皮肤血管收缩：寒冷刺激可刺激下丘脑后部的交感中枢，使支配皮肤

血管的交感紧张度增加，明显减少机体深部的热量向皮肤的传输。机体需保留热量时，血管充分收缩，皮肤血流量可减少到安静时一半左右。这时，皮肤温度可下降到接近周围环境的温度。但当温度接近于冰点时，局部组织如皮肤的血管平滑肌将丧失收缩能力而突然舒张，血流量的增加使皮肤出现红晕。这种寒冷引起的血管舒张可视为机体在冰点温度时防止冻伤的最后性保护反应。②竖毛肌收缩：交感刺激可引起与毛囊相连的竖毛肌收缩，使毛发竖立。这对人而言意义不大，对于低等动物来说，却可增加与皮肤表面接触的空气保温层，阻止皮肤热量向周围环境散发。③增加产热：来自皮肤和脊髓的冷信号可兴奋下丘脑寒战中枢，引起骨骼肌肌紧张增加，达到一定程度后出现寒战反应。机体发生最大寒战反应时，产热量可达正常时的 4~6 倍。另外，交感神经兴奋和儿茶酚胺类激素水平增加能迅速提高机体的代谢率，称为交感性生热效应。其中，部分机制与肾上腺素和去甲肾上腺素使棕色脂肪组织的氧化磷酸化解偶联有关。新生儿具有少量的棕色脂肪，此化学性生热效应可使新生儿产热增加 100%。成年人几乎没有棕色脂肪，交感性生热很少超过 10%~15%。长期（几周）的寒冷刺激还可通过刺激甲状腺激素分泌提高机体的产热能力。寒冷刺激通过外周感受器可增加下丘脑促甲状腺激素释放激素（TRH）的分泌；TRH 经下丘脑门静脉到达腺垂体，刺激垂体促甲状腺激素（TSH）的分泌；TSH 又刺激甲状腺分泌甲状腺激素，提高机体各种组织细胞的代谢率。将动物暴露于极其寒冷的环境中几周后，甲状腺的体积可增加 20%~40%。在极其寒冷地区生活的人如因纽特人具有很高的基础代谢率。

（祁金顺）

体温调定点（body temperature set point） 由体温负反馈机制所决定的一个中枢温度参考值或工作点，可使机体的产热活动和散热活动保持平衡，体温只在设定工作点附近的一个狭小范围内变动。正常情况下，机体体温的调定点在 37℃ 左右。体温调定点是由下丘脑视前区和下丘脑前部（PO/AH）中温度敏感神经元的活动决定的。其中，热敏神经元随体温增高而活动增强，可发动散热反应；冷敏神经元随体温降低而活动增强，可引起产热反应。机体体温处于某一数值如 37℃ 时，热敏神经元活动引起的散热速率和冷敏神经元活动引起的产热速率正好相等，使散热和产热保持平衡的温度值，即为体温控制系统的调定点（图）。此时，散热较少，产热也最少，散热和产热保持平衡，且十分稳定。体温升高超过调定点时，热敏神经元活动明显增强，散热活动便明显大于产热活动，这使得升高的体温开始降低，直到回到调定点为止；体温低于调定点时，冷敏神经元活动明显增强，产热活动则明显大于散热活动，这使降低的体温开始回升，直到回到调定点为止。此负反馈控制系统使体温波动很小，即使在环境温度剧烈改变的情况下仍然保持在调定点附近，实现了体温的稳态。环境温度发生较大改变时，体温的改变如果越小，就说明控制系统的有效性越好。反馈控制系统的有效性一般用反馈增益（G）的大小来衡量。即：$G=(\Delta T_E/\Delta T_B)-1$

公式中，ΔT_E 为环境温度的改变量，ΔT_B 为环境温度改变时体温的改变量。如果 ΔT_B 与 ΔT_E 相等，表明温度控制系统完全没有发挥作用，G 就为零。环境温度每改变 25~30℃（平均 28℃），人的体温只改变 1℃，G 平均为 27（G=28/1-1=27），这在生物控制系统中是极高的增益。相比之下，动脉血压负反馈调节过程中压力感受器动脉血压控制系统的反馈增益只有不到 2 的增益。

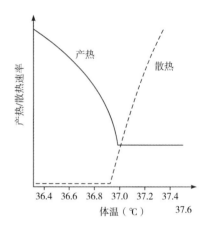

图 体温调定点示意图

（祁金顺）

温度习服（temperature acclimatization） 机体长期处在高温或低温环境中，逐渐产生的对环境温度的耐受现象。包括热习服和冷习服。

热习服 机体长期生活或工作在炎热或高温环境后产生的适应性变化。最典型的例子是在热带地区执勤的士兵和在深达 3000多米的金矿工作的矿工，他们所处的环境气温接近人体的体温，湿度接近 100%。在高温、高湿环境中每天暴露几小时，1~3 周后人体即可对高热、高湿环境逐渐耐受，热习服便形成。习服后，机体最重要的生理功能变化包括：①发汗速率增加：一个未经过热习服的人发汗速率一般很少超过1L/h，热习服后发汗速率可增加1~2倍，最大发汗时达到2~4L/h，以更高的速率散发体热。发汗速率的增加是通过改变汗腺细胞本身分泌能力引起的。同时，热习服后引起发汗的体温阈值也降低，使发汗活动更早出现。②汗液和尿液中的NaCl丢失减少：未经过热习服的人，在热环境中的前几天，大量出汗常导致每天30g的NaCl丢失。相反，几周习服后，NaCl的丢失可减少到每天3~5g，使汗液渗透压降低。同时，热习服后尿量减少，尿液中的NaCl浓度也进一步降低。③循环血量丢失减少：随着尿液中NaCl的重吸收增加，水分经尿排出减少，防止了循环血量的丢失。体育锻炼和热习服的好处是加快蒸发散热，同时有效保留NaCl和循环血量，从而提高机体对热环境的耐受能力。热习服的形成机制与肾上腺盐皮质激素醛固酮分泌增加有关。

冷习服 长期暴露于寒冷环境后机体逐渐出现的适应性变化。冷习服后，产生寒战反应的皮肤温度阈值提高（更低温度方能引起寒战），寒冷中入睡能力增强。同时，非战栗产热增加。早期冷习服可能与交感神经兴奋引起儿茶酚胺类激素水平增加从而提高机体代谢率有关，长期的寒冷刺激则引起下丘脑-腺垂体-甲状腺轴的活动增加，使甲状腺激素水平升高，可提高细胞代谢率。因此，冷习服可使甲状腺代偿性肥大，甲状腺体积可增加20%~40%。长期生活在寒冷地区的人比生活在温暖地区的人甲状腺肿

的发生率要高。

（祁金顺）

gāotǐwēn

高体温（hyperthermia） 机体温度升高超出正常范围的状态。尽管机体的体温调节机制非常完善，但调节能力仍然有限。任何引起体热积蓄过多的因素都可能引起高体温。最常见的原因是在高温、高湿的环境下进行剧烈运动。环境温度等于甚至高于皮肤温度，使皮肤的辐射、传导和对流散热停止（甚至吸收热量）；环境湿度的增大又减少了皮肤的蒸发散热；剧烈运动则伴随着产热的增加。结果，热量积蓄明显增加，逐渐形成高体温。但是，环境湿度较低的情况下，单纯由于辐射和对流增热引起高体温的情况很少见，因机体通过发汗进行蒸发散热的能力很强，即使在高温环境下皮肤辐射、传导和对流散热完全停止而呈现辐射和对流增热时，汗液的蒸发也能发散掉机体所吸收的热量。明显的辐射增热可见于机体完全暴露于沙漠阳光下或置身于大火炉旁，而避免辐射性高温的方法是离开辐射源（如站在阴凉之处）和身着宽松的衣物（阻挡辐射，保持蒸发和对流）。

（祁金顺）

yùndòngxìng gāotǐwēn

运动性高体温（exercise hyperthermia） 运动状态下的体温升高。肌肉活动时，机体的产热量将随运动强度的增加而成比例的增加。开始运动时，产热速率迅速增加，产热大于散热使得增加的热量在体内出现蓄积，体核温度逐渐升高。体温升高的信息可被下丘脑温度感受器所感受，并传导至下丘脑体温调节整合中枢。中枢将体温升高的信息与调定点比较后，发出的体温调节信息经

传出途径使散热速率逐渐增强，如皮肤血流量增加、全身发汗等。散热速率增加到与产热速率一致时，热储存速率为零，体核温度就在一定程度升高的基础上保持稳定，不再继续升高。长时间剧烈运动可使体温接近40℃。运动一旦停止，产热速率迅速下降，而散热速率逐渐下降，直到原先由于运动储存的热量散发出去后，产热和散热才达到平衡。运动必然产热，所以运动开始时产热和散热的不平衡以及运动性高体温是不可避免的，应当属于正常体温的生理性变动。运动期间一定程度的体温升高可广泛提高细胞的代谢率，对满足机体运动时的能量需求是有利和必要的；体核温度逐渐增高和持续保持较高水平时，平均皮肤温度却有略微的下降，此为皮肤表面汗液的蒸发散热带走部分热量的缘故。

（祁金顺）

dītǐwēn

低体温（hypothermia） 机体体温降至正常体温以下的状态。体温降至35℃以下时发生的综合征，又名体温过低症或冻僵，其最可靠的诊断依据是使用具有低读数值的直肠温度计来测定患者的核心体温。体温过低症的患者主要表现有畏寒怕冷、四肢冰凉、精神萎靡、反应迟钝，严重者意识模糊、呼吸心跳减慢，甚至心脏停搏而死亡。体温降低的过程可分为三个阶段：①兴奋增强期：相当于机体由正常体温降低至直肠温度34℃的时期。此期机体的体温调节机制发挥作用，表现为下丘脑产热中枢极度兴奋，可通过躯体神经使骨骼肌出现战栗产热，患者出现难以控制的震颤；通过交感神经使皮肤血管收缩，皮肤变得苍白，全身代谢反应增

强，还使呼吸循环加快。②兴奋减弱期：是兴奋期过后到体温降至 26～27℃ 的时期。体温低于 34℃ 时，下丘脑的体温调节机制开始受到伤害；体温低于 29℃ 时，下丘脑的体温调节能力将完全丧失。此时增强的代谢开始下降，呼吸、心跳变缓，痛感受消失，寒战被肌强直所替代。③完全麻痹期：相当于体温在 26℃ 以下。患者出现昏睡、呼吸微弱、血压剧降，如不抢救，可致死亡。

严冬季节，低体温是导致老年人意外死亡的原因之一。老年人、新生儿和婴儿体内产热少，对环境温度变化不十分敏感，体温调节功能差，外界温度下降时容易发生低体温。除了大气寒冷外，身体持续浸泡于冷水之中（如落水者）也是造成低体温的一个常见因素。水的比热大（单位容积比热大约是空气的 4000 倍）、热导率高（大约是空气的 25 倍），故机体在水中经对流散热方式丢失的热量远大于在空气中丢失的热量（100 倍之多），特别是在流动的冷水中。尽管机体可通过体温调节机制在低体温的早期发动骨骼肌寒战反应和加强周围血管收缩，但由于水的导热性高，这些生理反应并不能阻止持续浸泡冷水时低体温的发生和发展。如果一个人持续暴露于冰水中 20～30 分钟，体温可降低至 25℃ 左右，这时若不加以及时处理，落水者将死于低体温所致的心搏骤停或心室颤动。

（祁金顺）

réngōng dōngmián
人工冬眠（artificial hibernation）

通过药物抑制下丘脑体温调节中枢，同时辅以物理降温手段，使人体体温下降、代谢率降低、各个器官活动处于最低水平的非特异性辅助治疗方法。又称人工低体温。地球上的许多动物如熊、旱獭、刺猬等都有冬眠的习性。处于冬眠期的动物其血液循环、呼吸频率大幅度下降，体温降低（有的接近零摄氏度），机体代谢率可降到生命的最低程度。随着体温的降低，机体耗氧量亦可直线下降。通过降低体温、降低代谢，可减少组织细胞能量消耗，明显增强生命重要器官对缺血、缺氧的耐受性。例如，在低体温（30～28℃）、低代谢的冬眠状态下，脑细胞对缺血和缺氧的耐受性会明显提高。人工冬眠常用的药物如氯丙嗪、哌替啶、异丙嗪等具有镇静、镇痛、抗胆碱、抗肾上腺素、抗组胺及抑制体温调节中枢等效应，能够避免体温降低过程中出现的兴奋性增强，抑制寒战等代谢活动增强反应。有效抑制体温调节中枢发动的产热反应和抑制自主神经系统活动的基础上，配合物理性降温可使体温平稳下降到人工冬眠所需的温度值。作为辅助治疗手段时，人工冬眠期间体温一般保持在浅低温即 34～30℃，可持续达几天、1 周或更久；要求心脏停搏的手术还需将体温进一步降低至中低温即 30～28℃。

人工冬眠可应用于：①严重感染引起的高热、惊厥，如流行性脑脊髓膜炎、流行性乙型脑炎、脑型疟疾、中毒性痢疾、破伤风等。②中枢性高热、中暑等。③严重颅脑损伤或其他重症脑病。④意外事故如车祸、触电、溺水和某些原因引起心脏停搏患者的复苏过程。⑤某些需低温麻醉的手术，如出血多、创面大的颅脑手术、心血管及心脏直视手术。⑥甲状腺危象、子痫及其各种原因引起的高血压危象。⑦高度精神紧张和顽固性疼痛等。人工冬眠只是辅助疗法，在进行治疗的同时，切不可忽视病因治疗。

（祁金顺）

gǎnjué
感觉（sensation）

内、外环境的各种变化（即刺激）作用于人体相应感受器所引起的明确的意识体验。感受器将不同方式的刺激（如机械、温度和光）转化为传入神经上的电信号（动作电位），后者沿特定的神经通路，传递到大脑皮质或皮质下结构。并非所有的作用于感受器的刺激都能引起有意识的主观感觉，如肌梭的传入仅传递到脊髓水平或皮质下结构，而不传递到大脑皮质。因此，此类感觉传入可引起膝反射或肌紧张，但不引起主观感觉。分布于内脏的感觉器受刺激也通常不引起主观感觉，如正常人血压升高时可刺激主动脉弓的压力感受器引起减压反射，使血压恢复到正常水平，但人们通常感受不到血压的变化。

（刘先国）

gǎnshòuqì
感受器（receptor）

分布于体表和组织内部专门感受内、外环境变化的结构和装置。感受器或集聚在一起与附属结构形成感觉器官，如视网膜感光细胞与角膜、晶状体等组成视觉器官，或呈散在分布单独感受刺激，如皮下和胃肠黏膜下的游离经末梢。根据感受器所在部位和感受信息的来源，将其分为外感受器、内感受器和本体感受器。外感受器如眼、耳和皮下感受器感受身体所处外环境的变化；内感受器可感受身体内部环境的变化，如血压、渗透压等的变化；本体感受器可感受肢体的位置、运动状态等。根据感受刺激的性质，把感受器分为化学感受器、机械感受器、电磁感受器、伤害性感受器和温度感受器等。

（刘先国）

适宜刺激（adequate stimulus）

shìyí cìjī

感受器最敏感的刺激方式。在长期的进化过程中，生物体的感受器不断分化，使不同的感受器对特定的刺激敏感。如视网膜感光细胞的适宜刺激是光。非适宜刺激，如机械刺激也可引起感光细胞的兴奋，但需很高的刺激强度。适宜刺激也是相对的，如分布于皮下的游离神经末梢对非伤害性刺激不敏感，对伤害性刺激敏感，但对不同性质的伤害性刺激，如机械、化学和热都敏感。

（刘先国）

适应（adaptation）

shìyìng

以一定的强度持续刺激感受器，随着刺激时间的延长，感受器对刺激的反应逐渐减弱，甚至消失的现象。适应较快的称快适应感受器；适应较慢的称慢适应感受器。感受器适应的快慢与其生理功能密切相关。如手指的触觉感受器适应较快，有利于感受新的刺激，探寻新异物体；而感受肌肉长度的肌梭适应缓慢，有利于维持肌紧张，保持身体的姿势。

（刘先国）

换能作用（transduction）

huànnéng zuòyòng

感受器把不同形式的刺激能量转变为电变化的作用。感受器实际上是生物换能器。感受器上发生的电位变化称为感受器电位。与动作电位不同，感受器电位不具有全或无的特征，是分级电位，即在一定范围内，感受器电位随刺激强度增大而增大。在游离神经末梢，感受器电位达到阈电位水平时，可直接诱发动作电位，此时的感受器电位又称启动电位。若感受器电位发生在特化的感受细胞，如内耳的毛细胞，感受器电位以突触传递的方式兴奋与其相连接的感觉神经末梢，使后者产生动作电位，而不会在毛细胞上产生动作电位。

（刘先国）

皮肤感觉（cutaneous sensation）

pífū gǎnjué

刺激皮肤感受器产生的感觉。有五种：触觉、深部压觉、热觉、冷觉和痛觉。显微镜观察发现，不同类型的感觉来自于不同种类的感受器。如感受压力觉（机械刺激）的感受器有包括游离的神经末梢、毛囊感受器、触觉小体、梅克尔（Merkel）触盘、鲁菲尼（Ruffini）小体和环层小体。前三者感受皮肤表面的轻触觉，梅克尔触盘和鲁菲尼小体感受深部压觉，而环层小体感受振动觉（图）。梅克尔触盘和鲁菲尼小体属于慢适应感受器，而触觉小体和环层小体为快适应感受器。其中环层小体对机械刺激的适应最快，仅在刺激开始或结束时兴奋。温度感受器有多种，它们或者分别对热敏感和冷敏感，或者对冷、热都敏感。皮肤的许多感受器可感受多种类型的刺激，即同一感受器可感受机械、冷、痛和化学刺激。分子生物学研究表明，位于感觉神经元细胞膜上，被称为瞬时受体电位（TRP）通道的蛋白质可能在感受不同类型的刺激中起关键作用。TRP 通道可分成许多组群，共同组成了一个离子通道超家族。它们属于非选择性阳离子通道，允许 Na^+、Ca^{2+}、K^+ 和 Mg^{2+} 跨膜移动，它们的开放导致细胞膜去极化，从而产生动作电位。

（刘先国 臧 颖）

本体感觉（proprioceptive sense）

běntǐ gǎnjué

刺激肌肉、肌腱、关节的本体感受器产生的感觉，包括位置觉，运动觉和震动觉。本体感受器有肌肉内的肌梭、肌腱内的腱器官和关节的纤维胶囊。本体感觉可分为意识性本体感觉和非意识性本体感觉两种。前者经深感觉传导路，投射至大脑皮质，若此通路受损，则患者在闭眼时不能确定关节的位置和运动方向。而非意识性本体感觉经脊髓小脑束到达小脑皮层，与维持身体平衡和技能的学习和记忆密切相关。

（刘先国）

内脏感觉（visceral sensation）

nèizàng gǎnjué

来自内脏器官和体腔膜（如胸膜和腹膜）等处的感觉。在正常生理条件下人们通常感受不到内脏的运动。病理条件下，则会有明显的内脏感觉，通常表现为内脏痛或不适，如心悸、胸闷、肠梗阻导致的腹痛。与体表痛相比，

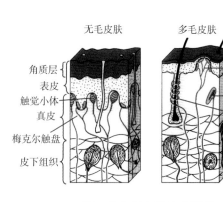

图 分布于皮肤的感受器

内脏痛具有如下特点：疼痛发生缓慢，持续时间较长；定位不准确，对刺激的分辨能力差，这可能与内脏的伤害性感受器数量较少有关；内脏痛觉感受器对缺血、痉挛、炎症和机械性牵拉等刺激敏感，而对切割、烧灼等刺激不敏感。内脏疾病除引起患病器官本身的疼痛外，还引起邻近体壁腔的骨骼肌痉挛和疼痛。胸膜或腹膜受到炎症等刺激时，引起的疼痛称为体腔壁痛。但并非所有的内脏感觉都表现为疼痛或不适，如牵拉胃壁或膀胱壁可引起饱感或尿意。

（刘先国）

tēngtòng

疼痛（pain）

国际疼痛研究协会把疼痛定义为：真实存在的或潜在的组织损伤带来的不愉快感觉及情感体验。痛觉是人类最原始、最普遍、最早体验到的主观感受，同时也是相当复杂的感觉。除伤害性刺激的物理因素外，心理因素和社会文化因素也影响人类对疼痛的感受。疼痛分两类：①急性疼痛：也称生理性疼痛，发生在组织损伤的即刻，属于身体的报警系统，使机体及时做出反应，避免进一步伤害。②慢性疼痛：为病理性疼痛，表现为痛阈下降、痛反应增强和自发性的疼痛，可持续数周、数月，乃至数年。多种病因可导致慢性疼痛，如炎症、中枢和外周神经损伤、肿瘤和糖尿病等。慢性疼痛患者常伴有失眠、记忆减退和情绪抑郁等高级神经活动的障碍。

（刘先国）

shēnglǐxìng téngtòng

生理性疼痛（physiological pain）

伤害性刺激作用于痛觉感受器引起的疼痛。又称伤害性疼痛。痛觉感受器是位于皮肤、关节、肌肉和内脏器官的游离神经末梢，有多种类型，分别对机械刺激（如压迫和牵拉）、化学刺激、温度变化敏感。但绝大多数痛觉感受器对上述各种刺激都敏感，称为多觉型痛觉感受器。它们在皮肤的分布最密（$200/cm^2$），而在内脏器官分布稀疏。因此皮肤对上述伤害性刺激比内脏器官敏感。伤害性刺激作用下，痛觉感受器兴奋，传入冲动通过无髓鞘的C类纤维和有髓鞘的Aδ纤维传导到脊髓后角。到达脊髓后角的冲动一方面兴奋投射神经元，把疼痛信号上传到高位脑区；另一方面可兴奋中间神经元，完成痛觉的脊髓内调控。如兴奋抑制性中间神经元，通过释放抑制性神经递质（如γ-氨基丁酸）抑制痛觉信息的传入。到达后角的冲动还可通过多突触接替，兴奋前角运动神经元，发动反射性运动，使受伤害肢体脱离伤害刺激。投射神经元通过特异性投射系统和非特异性投射系统把信息传递到丘脑，再投射到大脑皮质的躯体感觉区，引起定位明确的痛觉，或投射到大脑皮质的广泛区域，维持觉醒状态。同时投射神经元也把信息传递到大脑的边缘系统，产生情感变化；传递到前额叶皮质，影响思维。痛刺激还激动脑内下行抑制系统的多个部位，使其释放多种化学物质，如5-羟色胺、去甲肾上腺素和内啡肽等，抑制痛觉信息向高位中枢的传入。

（刘先国）

bìnglǐxìng téngtòng

病理性疼痛（pathological pain）

一种痛觉敏化状态，表现为非伤害性刺激引起疼痛（痛阈下降）、痛反应增强和自发性的疼痛。可分为两大类：①炎性疼痛：是炎性因子过度释放引起的，有多种原因，如组织损伤、关节炎、感染等。炎性因子包括5-羟色胺、缓激肽、前列腺素、白介素-1和白介素-6和肿瘤坏死因子等。此类化学物质的混合物可直接激活痛觉感受器产生痛觉，同时也使其敏感化，引起痛觉过敏。如轻触烫伤的皮肤会引起疼痛，表明在正常生理条件下只传导触压觉的Aβ纤维也传导痛觉。此时传导痛觉的C类纤维和Aδ纤维对损伤性刺激的反应会显著增强。②神经病理性疼痛：损伤或疾病影响躯体感觉引起的疼痛。神经病理性疼痛的基本机制包括：初级传入神经元（背根神经节神经元）的兴奋性异常升高，使其产生自发放电，对机械、温度和化学刺激的反应异常升高。该现象被称为外周敏感化；同时，也出现中枢敏感化，即初级传入神经元与脊髓后角神经元之间的突触传递效率增强，对痛觉信息起放大作用，导致后角神经元兴奋性升高，感受野扩大。外周敏感化可引起或加强中枢敏感化。神经病理性疼痛的机制尚不明了，神经胶质细胞和致炎细胞因子在其中起重要作用。炎性痛和神经病理性疼痛在机制上往往相互重叠，如上述的炎性因子也参与神经病理性疼痛。但无论是哪种情况，如果引起病理性疼痛的病因去除后，如损伤的组织、神经愈合后疼痛仍然持续，则称为慢性疼痛。慢性疼痛的表现、持续时间、细胞和分子机制与急性疼痛存在很大的差别，因此认为，慢性疼痛是独立的疾病。

（刘先国）

shìjué

视觉（vision）

生物对光的感受。单细胞生物（如阿米巴原虫）整个细胞都可感受光的变化。人和哺

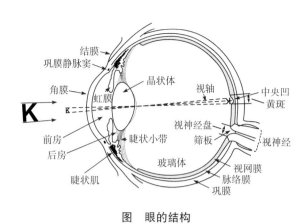

图 眼的结构

乳类动物的视觉器官由特化的光感受装置眼和与视觉相关的神经组织构成。眼的结构非常复杂（图），从功能上可分为折光系统和感光系统，前者位于眼的前部，功能是把物体发出的光线成像在视网膜上；后者是指视网膜上的感光细胞，把光刺激转变成视神经上的动作电位，传入视觉中枢。视觉的形成是复杂的神经过程，任何环节出现问题都会导致视觉异常。

（刘先国）

zhéguāng chéngxiàng

折光成像（image formation by refraction） 把物体发出的光线通过折射成像于视网膜上的过程。眼的折光系统由角膜、房水、晶状体和玻璃体组成，成像原理基本上与凸透镜成像原理相似（图）。当平行光线由空气进入另

一媒质构成的单球面折光体时，将发生折射，折射的程度取决于该单球面折光体的曲率半径 R 和该媒质和空气的折光指数 n2、n1，关系式为 n2R/（n2−n1）= F2。F2 为后主焦距，指由折射面到后主焦点的距离，是表示折光体的折光能力最重要的光学参数，F2 与物距 a 和像距 b 有如下关系：1/a+1/b=1/F2。

由该式可看出，当物距 a 趋于无限大时，像距 b 接近于 F2，这就是说，当物体距一个凸透镜无限远时，它成像的位置将在后主焦点的位置。对正常眼而言，后主焦点的位置恰好在视网膜上，因此平行光线经折射后聚焦成像于视网膜上。但是，每一物体的表面都是由无数的发光点组成，而由每一个点发出的光线都是辐散形的。理论上，只有这些点与折射面的距离趋于无限大时，由这些点到达折射面的光线才能接近于平行，经折射后在主焦点所在的面上成像。但实际上，对人眼和一般光学系统来说，来自 6m 以外物体的各光点的光线，都可认为是近于平行的，可在主焦点所在的面（即视网膜）上形成物像。眼的折光能力过强，使物体成像于视网膜之前，导致近视；眼的折光能力过弱，使物体成像于视网膜之后，

引起远视。

（刘先国　信文君）

yǎn de tiáojié

眼的调节（visual acommendation） 眼睛为看清近距离物体而增加晶体的弯曲度，使近距离物体在视网膜上清晰地成像的过程。当视近物（6m 以内）时，由于近物发出的光线有不同程度的辐散，如果眼折光能力不变，物体经折射后将成像于视网膜之后，在视网膜上形成模糊的物像。但事实上正常眼能清晰地看到 6m 以内的物体，此是由于在看近物时眼的折光能力增强，使物体成像于视网膜上，主要是通过神经反射引起晶状体形状的改变来实现的。视网膜上模糊的物像通过视觉传导路投射到视皮质时，刺激皮质发出冲动到达眼内睫状肌，使其中环形肌收缩，引起悬韧带放松，晶状体变凸，致使视网膜成像清晰（图）。晶状体的调节能力是有一定限度的，眼的最大调节能力可用人眼所能看清物体的最近距离（也称为近点）来表示。近点愈近，说明晶状体的弹性愈好，随着年龄的增加，晶状体自身的弹性将下降，因而调节能力也随年龄的增加而降低。例如，8 岁左右的儿童的近点平均约 8.6cm，20 岁左右约为 10.4cm，而 60 岁时可增大到

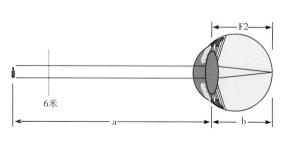

图 眼的折光成像原理

注：平行光线进入眼后聚焦于视网膜上，此时像距（b）与焦距（F2）相等

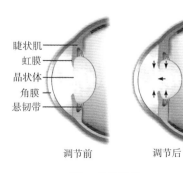

睫状肌
虹膜
晶状体
角膜
悬韧带

调节前　　　调节后

图 眼的调节

83.3cm。除晶状体的变化外，眼的调节还包括瞳孔的调节和双眼球会聚，前者的意义在于减少进入眼内光线的量，光强时瞳孔缩小，反之开大（物体移近时入眼光线增强）；后者的意义在于看近物时物像仍可落在两眼视网膜的相称位置。

（刘先国　信文君）

简化眼（reduced eye）

jiǎnhuàyǎn

与正常眼折光系统等效的模型。人眼的折光系统由一组"透镜"组成。外界物体发出的光线在成像于视网膜之前，必须经过角膜、房水、晶状体和玻璃体四种折光指数的介质和四个曲率半径不同的球形界面（角膜的前后面和晶状体的前后面）。光线由空气进入眼内要发生多次不同程度的折射。不同介质具有不同的折光指数：空气为1，角膜1.38，房水1.33，晶状体1.40，玻璃体1.34。其中，空气和角膜对光线的折光指数差异最大，故在此处光线发生折射的程度最大。根据光学原理进行复杂的计算，可追踪出光线在眼内的行进的途径，并确定眼折光系统后主焦点的位置。正常人眼处于安静而不进行任何调节的状态时，它的折光系统的后主焦点恰好是视网膜所在的位置。因此，距眼前6m以外的物体所发出的光线都可在视网膜上形成基本清晰的物像。简化眼模型假定眼球是由一个均匀媒质构成的，前后径为20mm的单球面折光体，其折光指数与水相同为1.33；光线只在由空气进入角膜表面时折射一次；角膜球面曲率半径为5mm，该球面中心即节点n（在球形界面后方5mm的位置），光线经节点不折射，直线投射至视网膜上；前主焦点在角膜前表面之前15mm

处；后主焦点位于节点后15mm处，距角膜前表面20mm，正相当于此折光体的后极，平行光折射后聚集于后主焦点。该模型与一个正常安静而又不进行调节的眼一样，正好使平行光折射后聚集在视网膜上（图）。

（刘先国）

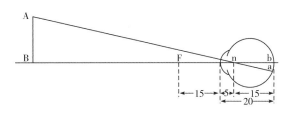

图　简化眼
注：单位：mm

感光换能（photoreception and transduction）

gǎnguāng huànnéng

来自外界物体的光线，通过眼内的折光系统在视网膜上形成物像，刺激视网膜内的感光细胞，使其产生的感受器电位。视网膜的感光细胞内存在能够感受光线的感光色素，在光线刺激下视蛋白分子的变构。感受器电位通常为去极化电位，即膜电位负值变小。但脊椎类动物视网膜的感受器电位为超极化电位，该电位由环鸟苷酸（cGMP）门控通道介导。cGMP门控通道属于非选择性阳离子通道，无光照时，通道开放，Na^+持续内流，使细胞处于去极化状态。变构的视蛋白分子通过一系列变化能够使感光细胞膜上的cGMP门控通道开放减少，感光细胞出现超极化型感受器电位，通过作用于与其连接的双极细胞，最终在视神经纤维引起动作电位，传入到视觉中枢。因此感光换能的本质是视网膜把物理像转换成视神经纤维上的电信号。但最终在主观意识上形成的"像"是由各级视觉中枢共同加工处理的结果，如物体在视网膜上形成的像是倒立的，但主观感觉仍是正立的。

（刘先国）

感光细胞（photoreceptor cell）

gǎnguāng xìbāo

人和多数脊椎动物的视网膜中含感光色素有光转化能力的细胞。包括视杆细胞和视锥细胞，两者在形态上均分为外段、内段、胞体和终足四部分，但在结构与功能上有差异。视杆细胞的外段呈长杆状，视锥细胞的外段呈圆锥状，外段都含有大量整齐的重叠在一起的囊状圆盘，即视神经盘。视神经盘膜上镶嵌着大量感光色素。视杆细胞的感光色素是视紫红质，对光的敏感度较高，能在昏暗的环境中感受光刺激而引起视觉，但视物无色觉只能区别明暗；因为视杆细胞与双极细胞和神经节细胞呈会聚式联系，视物时只能有较粗略的轮廓，精确性差。而视锥细胞却含有三种不同的感光色素，分别对红、绿和蓝光敏感，视物时可辨别颜色，与双极细胞和神经节细胞会聚程度很低，甚至呈现一对一的单线联系，对物体表面的细节和轮廓境界都能看得很清楚，有高分辨能力。但有一些特殊的例子，某些夜间活动的动物，如猫头鹰等，视网膜中只有视杆细胞，鸡和一些爬虫则以视锥细胞为主。

（刘先国）

颜色视觉（color vision）

yánsè shìjué

不同波长的光线作用于人的视觉器官

所产生的颜色感觉。视锥细胞可感受颜色视觉，视网膜上存在感红、感绿、感蓝三类视锥细胞，分别对光谱中的红色光、绿色光和蓝色光敏感。它们的兴奋冲动传递到视觉中枢并进行处理，最终融合成综合的完整的颜色视觉。用三原色学说解释颜色视觉，若三种视锥细胞兴奋的程度一样，则产生白色的感觉；若三种视锥细胞按不同比例兴奋，则形成不同的颜色感觉例如，红、绿、蓝三种视锥细胞兴奋程度的比例为4：1：0时，产生红色的感觉；三者的比例为2：8：1时，产生绿色的感觉。此学说可解释临床上常见的色盲和色弱的可能发病机制。凡不能辨认三原色中的任一颜色者均称为色盲，是先天缺乏某种视锥细胞所致；色弱可能是某种视锥细胞的反应能力较弱的缘故。

（刘先国）

shìjué chuándǎo tōnglù

视觉传导通路（visual conduction pathway）

视觉信息从视网膜光感受器开始到大脑枕叶视中枢的传导路径。视觉是由几级细胞共同完成的：①第一级是视锥细胞和视杆细胞。②第二级为视网膜的双极细胞。③第三级为神经节细胞：其轴突构成视神经，经视神经孔入颅内形成视交叉，向后延续为视束。在视交叉中只有来自两眼鼻侧的纤维交叉，而来自颞侧的纤维不交叉。④第四级位于外侧膝状体：其轴突组成视辐射止于距状沟周围的皮质。视觉传导途经（图）：感光细胞→双极细胞→神经节细胞→节细胞的轴突在视神经盘处集合形成视神经→经视神经管入颅腔→视交叉→视束→外侧膝状体细胞→视辐射（经内囊后脚）→枕叶距状沟上、下的皮质（视觉中枢）。视觉传导通路中，不同部位损伤，会出现不同的症状，如：一侧视神经损伤，引起该眼全盲；视交叉中间部损伤，引起双眼视野颞侧偏盲；一侧视束、外侧膝状体、视辐射或视觉中枢损伤引起双眼视野同侧偏盲，即患侧视野鼻侧半偏盲，对侧视野颞侧半偏盲。

（刘先国 信文君）

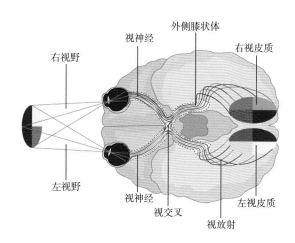

图　视觉传导通路

shìyě

视野（visual field）

人单眼注视正前方一个点（视轴固定不动）时，该眼所能看到的空间范围。一般使用视野计检测。在同一光照条件下，用不同颜色光测的视野大小不同，绿色视野最小，红色较大，蓝色更大，白色最大。此可能与感受不同波长光线的锥体细胞在视网膜中心分布范围不同有关。面部结构也影响视野的大小和形状。一般人颞侧和下方视野较大，而鼻侧与上方由于鼻和额部遮挡视线使视野变得相对较小。因神经系统的许多疾病可出现特有的视野异常，临床上测定视野很有意义，它可帮助诊断视神经、视觉通路和视网膜病变。如视网膜局部损伤可出现眼内盲点；视神经完全性阻断可导致一只眼全盲；视交叉部位损伤（如肿瘤压迫等）将出现双颞侧视野缺失，称双颞侧半盲等。

（刘先国）

shìmǐndù

视敏度（visual acuity）

眼对物体细小结构的分辨能力。又称视力。通常以视角（单位为分）的倒数来表示。视角是物体最边缘两点发出的光线进入眼的夹角，由物体的大小和物体离眼的距离两个因素决定。物体与眼的距离一定时，视角与物体大小成正比；而同一物体，视角与距离成反比。正常人眼能分辨的最小视角为1分（1/60度）。测定视力时，一般是把国际上通用的视力表置于眼前5m处，令被检者辨认表中不同大小E或C字形缺口方向。若能正确辨认的缺口为1.5mm（视角为1分）时，则视敏度是1.0，为正常视力。视角低于1分表示视力下降。视网膜各部分的视敏度不同，分为中心视力和周边视力，中心视力反映视网膜中心凹的功能；周边视力反映中心凹以外视网膜的功能，其正常与否是以视野范围的大小为依据的。在亮光下，中央凹的视敏度最高，周围部分的视敏度迅速下降，最边缘部分的视敏度仅为中央凹的1/40；在暗处，中央凹的视敏度几乎为零，而周围部分视敏度相对较高。

（刘先国）

tóngkǒng duìguāng fǎnshè

瞳孔对光反射（pupillary light reflex）

瞳孔随光线强弱而出现大

小改变的反应。瞳孔位于眼虹膜中心位置，是光线进入眼睛的通道。瞳孔的大小可随光线的强弱而改变，弱光下瞳孔散大，强光使瞳孔缩小，是神经反射。其意义在于调节进入眼内的光量，使视网膜不致因光线过强而受到损害，也不会因光线过弱而影响视物。对光反射是双侧性的，即用光照射一侧眼可引起双侧瞳孔缩小，被照射眼瞳孔缩小称直接对光反射，而未被照射眼的变化为间接对光反射。瞳孔对光反射的途径为：光照射视网膜产生的冲动经视神经上传到中脑的顶盖前区换元，后到达双侧的动眼神经核，再经副交感神经节抵达瞳孔括约肌，使其收缩，瞳孔缩小。反射中枢在中脑，又便于检查，因此常把该反射作为判断中枢神经系统病变部位、麻醉深度和病情危重程度的重要指标。

（刘先国）

shuāngyǎn shìjué

双眼视觉（binocular vision） 两眼同时看某一物体时产生的视觉。外界物体在双眼视网膜对称部位成像，通过视觉通路传送至大脑，在高级视觉中枢进行分析、整合、加工，形成一个有三维空间视觉形象。作用：①双眼注视同一物体时，虽然在两眼视网膜各形成一个完整的物像，因为物体成像在两眼视网膜的相称点上，主观上却只能看到一个物体，即两眼只产生一个视觉形象。对称点是指以两眼视网膜中心为准，同侧、等距离的两点而言。两眼的黄斑相互对称，一眼的颞侧（或鼻侧）视网膜和另一眼的鼻侧（或颞侧）视网膜互相对称。若双眼凝视某一物体不动，用手指轻轻推压一侧眼球外缘时，则可出现复视，此时被视物体不能成像于双侧视网膜的对称点上。②弥补单眼视野中的盲区缺陷，扩大视野，并可形成立体视觉，增强对物体大小和距离判断的准确性。左、右眼的成像并不完全一致，如左、右眼看物体时，各自对与其相对应的同侧一面看到多一些。单眼视觉可借助于物像大小等因素，也能产生一定程度的立体视觉，其产生与长期生活经验，物体表面的阴影等有关。双眼视觉是人类在发展进化过程中逐渐形成的，其发育开始于出生后 4 个月，高峰在 1~3 岁，3~4 岁立体视觉接近成人水平，通过反复的视觉锻炼直到 5~6 岁双眼视觉才逐渐发育成熟和完善。

（刘先国）

tīngjué

听觉（hearing） 声波振动鼓膜所产生的感觉。耳是听觉的外周感觉器官，由外耳、中耳和内耳的耳蜗部分组成。空气振动传导的疏密波作用于耳，激活其感受器细胞，引起听神经冲动发放传入大脑，经各级听觉中枢分析后产生听觉。声音是空气压力形成的可听变量。高等脊椎动物的听觉分析极其精细，它能准确地反映声音参数的变化，如音强和音调。①音调：是对声波频率的感知，频率越高，声音的音调越高。人耳能感受的声波频率范围是 20~20 000Hz，以 1000~4000Hz 最为敏感。某些动物可听到高频段（超声）和低频段（次声）声音，例如，犬可听到大约40 000Hz 的声音；大象可听到人所听不到的 15Hz 的声音，提前感觉地震的来临。②音强：是指声音的强度，由声波的振幅决定。音强的单位称分贝（dB），是测量声音的相对响度的单位。人耳对响度差别能察觉的范围，大约包括以正常听觉下可觉察的最小声音 0dB 开始至引起疼痛的 130dB。实际生活中的声音通常是不同频率，不同强度声音的组合。

（刘先国）

wài'ěr

外耳（outer ear） 收集和传导声波的结构。由耳郭和外耳道组成。耳的可见部分主要由皮肤覆盖的软骨所形成漏斗状的耳郭构成，有助于采集声音。对声音的定位对于人类生存至关重要。人耳与其他动物耳的最显著差别是人的耳郭肌已退化，即无法转动耳郭，但人可通过头部运动来判断声源的位置。外耳道一端开口于耳郭；另一端终止于鼓膜，成年人外耳道长约 2.5cm，是声波传导的通路。通向耳内部的入口称为外耳道。它作为共鸣腔的最佳共振频率约在 3500Hz 附近，当声音由外耳道传到鼓膜时，其强度可增强约 10 分贝。

（刘先国）

zhōng'ěr

中耳（middle ear） 连接外耳和内耳的部分。由鼓膜、听小骨、咽鼓管、鼓膜张肌和镫骨肌构成（图 A）。其功能是将进入外耳道内的声波，通过鼓膜振动和听小骨的机械传导，传至内耳，引起耳蜗内液体（淋巴液）的波动。声波进入外耳道后首先引起鼓膜的振动。鼓膜由谐振特性极好的弹性膜组成，呈圆锥形，其锥形顶点伸向中耳空腔。从声学特性来看，鼓膜具有良好的频率响应特性和较小的失真度。鼓膜振动的振幅虽然极小，但能随声波的振幅而精细变化。因此，鼓膜的振动几乎包含了外界声波的全部信息。声波由气态介质进入液态介质时，由于气液态的声阻抗差异，只有极少部分能量进入液体。声音经听骨链传导时，对声压有显著的放大作用。听骨链系统由锤骨、砧骨及镫骨三块听小骨及它们之间的韧带组成。听骨链中各关节主要起改变力的方向作用，锤骨与砧骨的连接点位于锤骨靠近锤骨头处（相当于杠杆支点），锤骨支点到鼓膜相当于杠杆长臂，锤骨支点到锤骨头相当于短臂。鼓膜和听骨链对声音有增大效应，这是因为上述杠杆的长臂与短臂为1.3，鼓膜有效震动面积与前庭窗面积之比为18.6。18.6×1.3＝24.2倍。声音通过声波振动经外耳、中耳传导到内耳的过程称为气传导。

听骨链对声压的放大作用受鼓膜张肌和镫骨肌的调节。两块肌肉都是一端与中耳壁相连，另一端与听小骨相连（图 B）。鼓膜张肌收缩时，锤骨柄被拉向内侧，带动鼓膜向中耳腔内移动，鼓膜紧张度增加；镫骨肌收缩时，牵拉镫骨底板远离前庭窗，两者的作用都是降低中耳传音效能。声音过强时，肌肉反射性收缩，保护内耳，使其免受伤害。中耳肌反射有延时并且易疲劳，它对突发性的短暂强噪声及对持续的强噪声保护作用不够明显。

（刘先国　信文君）

骨传导（bone conduction）　声音通过颅骨的振动，使颞骨骨质中的耳蜗内淋巴发生振动，引起听觉的途径。将两耳塞住，阻断气传导途径，将振动的音叉柄放在后乳突处或放在前额上，便可听到音叉振动的声音，证明声波是通过骨传导到达内耳的。骨传导极不敏感，正常人对声音的感受主要靠气传导。但鼓膜或中耳病变引起传音性耳聋时，如慢性中耳炎引起的听力减退，骨传导不受影响，甚至相对增强；耳蜗及听神经部位发生病变引起感音性耳聋时，气传导和骨传导同样受损。某些药物如链霉素可损伤听神经而引起耳鸣、耳聋，故使用此类药物时要慎重。临床上常用检查患者的气传导和骨传导受损的情况来判断听觉异常的产生部位和原因。

（刘先国）

咽鼓管（uditory tube）　沟通鼓室与鼻咽部的唯一通道。由鼓室端的骨性部和咽端的软骨部组成。在鼓室前壁的偏上部的重要通道，其一端由前壁进入鼓室，另一端则进入鼻咽部。主要功能是引导鼻咽部气体进入鼓室，以维持鼓膜两侧压力平衡，保证鼓膜的正常振动。正常情况下，咽鼓管经常保持闭合状态，有利于呼吸时鼻咽腔气压的变化不影响中耳腔的气压，也能防止咽喉部的发声直接向鼓室内传播。人体在吞咽、打呵欠、打喷嚏或咀嚼时，咽鼓管间歇性开放，外界大气通过管道进入鼓室，保持鼓室内压与外界大气压平衡。鼓室两侧压力相等，使中耳声阻抗保持最低值，有利于鼓膜的振动和听骨链的传导。咽鼓管阻塞或鼻咽部炎症造

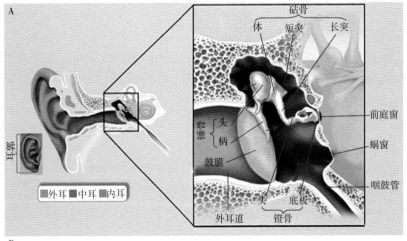

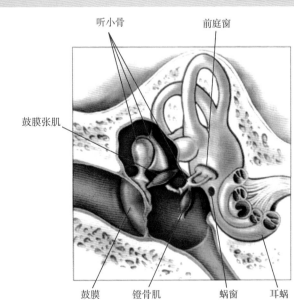

图　外耳、中耳和内耳的结构及鼓膜张肌和镫骨肌

成咽口闭合时，鼓室内气体被吸收，鼓室内压力降低，可使鼓膜内陷，影响听力。

（刘先国）

ěrwō

耳蜗（cochlea） 由一条骨蜗螺旋管环绕锥形的蜗轴旋转 2.5～2.75 圈而成，形似蜗牛壳的解剖结构。蜗轴为骨质，中空，耳蜗神经纤维从中通过（图）。骨管被斜行的前庭膜和横行的基膜分成三个腔，分别为前庭阶、鼓阶及两者之间的蜗管。前庭阶和鼓阶内充满外淋巴液，在蜗底部，前庭阶被前庭窗膜封闭，鼓阶由蜗窗膜封闭；两阶借耳蜗顶部的蜗孔相互沟通。蜗管为盲管，管内充满内淋巴液，浸浴着位于基膜上的螺旋器。螺旋器是感受声波刺激的听觉感受器，由内、外毛细胞和支持细胞等组成。每一个毛细胞的顶部表面都有上百条排列整齐的听毛，外毛细胞中较长的一些纤毛接触或埋植于悬在螺旋器之上的盖膜的胶冻状物质中。盖膜在内侧连接耳蜗轴，外侧则游离在内淋巴中。毛细胞的顶部与内淋巴接触，底部则与外淋巴接触。每一个毛细胞都与其底部的听神经末梢相接触。耳蜗的功能是把耳蜗淋巴液的机械振动转变为毛细胞上的感受器电位，引起递质释放，产生听神经纤维上的动作电位，即感受声音刺激和对声音信息进行初步分析。

（刘先国）

xíngbō xuéshuō

行波学说（travelling wave theory） 用耳窝基膜最大振幅所在部位解释耳感受声波频率的学说。行波是一个物理学概念，类似于拽紧绳子的一端迅速地抖动，形成的抖动波在向前推进过程中逐渐增大，行至一定距离时振幅达

到最大后迅速减小乃至消失。与此相类似，声音以行波的方式从耳窝基膜的底部向顶部传导，不同频率的声波在不同的基膜部位形成最大振幅，声波频率越高，最大振幅越靠近窝底，反之越靠近窝顶。最大振幅所在部位的毛细胞受到最大刺激，从而分辨不同频率。人的基膜长约 31mm，从底部至顶部，基膜逐渐变宽；并且随着基膜宽度的增加，膜的刚性逐渐减小，基底部的刚性大约为顶部的 100 倍。可以把它想象成游泳池中的滑梯，其基底部狭窄而刚硬，顶部宽大而松软。耳蜗基膜的这些物理特性，可完成对声波频率的初步分析。声波的振动推拉镫骨底板在前庭窗处运动时，会推动外淋巴液在前庭阶内移动，并导致内淋巴液在蜗管内移动。内淋巴的运动使基膜在基底部发生弯曲，并以行波方式将始于比较硬的基底部的波动向比较柔韧的蜗顶部传播。若频率高，刚性的基膜底部将在较大程度上振动，大部分能量在很大程度上被耗散，波不会传得很远；而低频声则可在大部分能量耗尽之前将波动传播至基膜的蜗顶端。由不同声波频率产生的行波最大振幅位置的不同，决定了神经元对音调的编码（图）。

（刘先国　信文君）

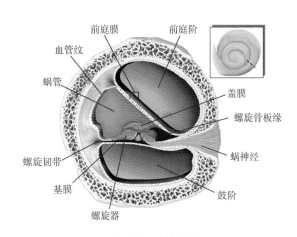

图　耳蜗管横断面

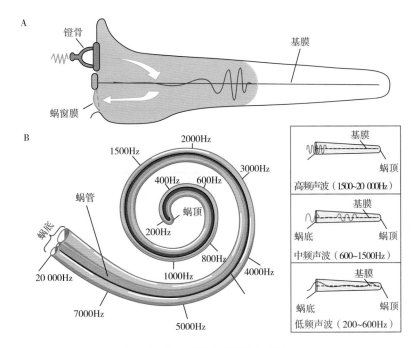

图　波动在基膜上以行波方式传播

tèzhēngxìng pínlǜ

特征性频率 (characteristic frequency)

每条听神经纤维固有的对声音刺激的最佳反应频率。耳对声音频率的主观感觉是音调，高频声高尖，低频声低沉。特征性频率引起兴奋所需的阈值最低。偏离该频率的声音虽可诱发反应，但其阈值逐渐升高。每一根听神经纤维的特性频率的高低取决于其末梢在基膜上的分布位置，而此位置恰好是该频率在基膜上形成最大振幅行波的位置，在此处毛细胞受到的刺激最大。中枢神经系统可能通过以下两种途径获得关于声音频率的信息：一是神经纤维末梢排列在基膜的特定位置上，而此位置又与特征性频率有关，这就使频率具备了区域代码；二是频率代码，当声音足够大，达到可兴奋所有的听神经纤维，此时频率代码就显得特别重要。但关于频率代码的信息是如何表现的尚不清楚。在自然界，作用于人耳的声音频率和强度的变化是很复杂的，因此基膜的振动形式以及由此引起的听神经纤维的兴奋及其组合形式也十分复杂，这可能就是人耳能够区别不同的音色的结构基础。

(刘先国)

huànnéng

换能 (transduction)

声波引起的基膜振动使毛细胞顶部听毛交替着向不同方向倾斜时，毛细胞由静息电位交替着产生去极化和超极化的感受器电位。螺旋器是内耳的感受器，位于基膜上，内含毛细胞和各种支持细胞。螺旋器中多数细胞功能不清，但内、外毛细胞的主要功能是感受声音刺激。外毛细胞顶端的听毛有些埋植于盖膜的胶状物中，有些与盖膜相接触；由于基膜与盖膜的附着点不在同一个轴上，故基膜随镫骨底板产生运动时，盖膜与基膜之间的相对位置发生横向交错的移动，使毛细胞的听毛受到一个剪切力的作用而弯曲，引起毛细胞的膜电位变化。在动物毛细胞顶部膜中存在非特异性阳离子通道，K^+、Na^+、Ca^{2+} 等离子均能通过，此类离子通道对机械性刺激非常敏感，称机械门控通道。每个通道通过一个富有弹性的细丝与相邻纤毛的壁相连。当纤毛挺直的时候，即在静息状态下，细丝上的张力使通道处于部分开启状态，有少量 K^+ 自内淋巴流入毛细胞；基膜向上偏移时，毛细胞顶部的听毛由静毛侧向动毛侧弯曲，连接细丝的张力增加，通过听毛间的顶端连接将机械力传递给与其相连的机械门控通道，毛细胞上的通道开放增多，K^+ 由内淋巴液流入细胞内，引起毛细胞去极化（图）。膜的去极化激活电压门控的钙通道，引起 Ca^{2+} 内流，并促使毛细胞基底部释放递质（谷氨酸），通过作用于突触后膜（听神经纤维末梢）的 NMDA 受体产生局部兴奋（类似于兴奋性突触后电位），达到阈电位时，则产生传入性神经冲动。反之，当基膜下移时，毛细胞顶部的听毛由动毛侧弯向静毛侧，连接细丝的张力得到释放，使通道关闭，毛细胞产生超极化，听神经上的传入神经冲动发放减少。

(刘先国)

nèi'ěr shēngwùdiàn xiànxiàng

内耳生物电现象 (bioelectrical phenomenon in inner ear)

内耳感受刺激时产生的生物电变化。毛细胞顶部的听毛由静毛侧向动毛侧弯曲时，机械门控离子通道开放，内淋巴液中 K^+ 迅速进入毛细胞内，细胞膜去极化。内淋巴液中 K^+ 的浓度与纤毛内 K^+ 浓度接近，因此 K^+ 迅速内流的动力不是浓度梯度，而是内淋巴和胞内的高电位差形成的电场力。耳蜗未受刺激时，若将一个电极置于鼓阶外淋巴内作为参考零电位并接地；另一个测量微电极插入蜗管，可测得蜗管内淋巴电位为 +80mV 左右，称为内淋巴电位，又称耳蜗内电位。毛细胞的静息电位为 $-70 \sim -80$mV。毛细胞顶端膜外的浸浴液为内淋巴，故毛细胞顶端膜内外的电位差可达 150～160mV；而毛细胞周围的浸浴液

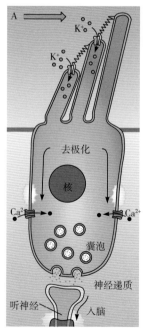
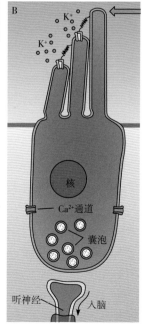

图 基膜振动时毛细胞顶部听毛受力方向与其机械-电换能过程示意图

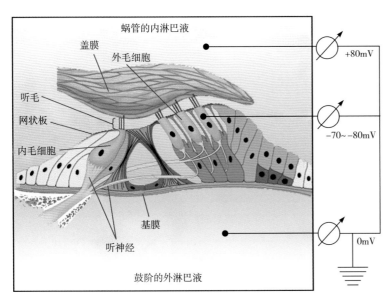

图　耳蜗不同部位的静息电位

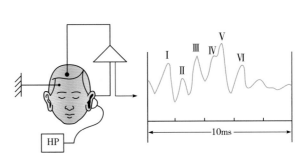

图　短声刺激诱发的微音器电位和听神经动作电位

注：CM. 微音器电位；AP. 动作电位（包括 N1、N2、N3）。A 和 B 示当声音的位相改变时，微音器电位倒转，但 AP 的位相不变

为外淋巴，其膜内外的电位差仅有 80mV 左右，此是耳蜗毛细胞静息电位和一般细胞静息电位不同之处（图）。在检测外淋巴与内淋巴的离子成分时发现，前庭阶与鼓阶外淋巴的化学组成特点是 Na^+ 浓度高于 K^+（类似于其他组织细胞外液成分），而蜗管中的内淋巴则是 K^+ 浓度高于 Na^+（类似于其他组织细胞内液成分）。内淋巴中的高 K^+ 与维持毛细胞机械性感受的敏感性有关。内淋巴中正电位的产生和维持，与蜗管外侧壁血管纹的细胞活动有密切关系。血管纹边缘细胞的细胞膜含有大量活性很高的钠泵，通过分解腺苷三磷酸（ATP）获能并将 K^+ 主动转运至内淋巴中，同时将内淋巴中的 Na^+ 泵入血浆中，导致内淋巴中 K^+ 的蓄积，形成一个较高的正电位。任何降低 ATP 生成或抑制钠泵的因素都可使耳蜗内正电位减弱或消失，导致听力下降。

（刘先国）

ěrwō wēiyīnqì diànwèi

耳蜗微音器电位（cochlear microphonic potential）　耳蜗受到声

音刺激时，在耳蜗及其附近结构所记录到的与声波的频率和幅度完全一致的电位。1930 年，维弗（Wever EG）和布雷（Bray CW）用猫做实验发现此电位变化。如将此电位引到扩音器上，即可复制出刺激的声音，故称为耳蜗微音器电位，此微音器效应被称维弗-布雷（Wever-Bray）效应。实际上，在蜗窗上可先后记录到两种电位（图），一种为微音器电位（CM）；另一种为耳蜗听神经上的动作电位（N1、N2、N3）。两者是不同的，耳蜗微音器电位对阻断血流、疲劳、寒冷、麻醉剂等比听神经动作电位有更强的抵抗力，无不应期，即使对高音也能很好地同步，潜伏期短，有的短到 0.1ms（神经为 0.7ms），不发生适应现象；在一定强度范围内，CM 的振幅与声压成线性关系，其频率与声波振动频率完全一致；

并且 CM 的位相可随刺激声音的位相倒转而逆转（动作电位则不能）。耳蜗微音器电位是许多毛细胞感受器电位的总和。

（刘先国）

tīngjué nǎogàn yòufā diànwèi

听觉脑干诱发电位（brainstem auditory evoked potential）　施加

短声刺激，在人的头顶皮肤上用记录脑电图的圆盘电极记录到的诱发电位。又称听觉脑干反应（ABR）。20 世纪 70 年代由朱伊特（Jewett）首次提出，后来确定是来自脑干的远场电位。在人典型 ABR 波形中，通常有 5~6 个波峰，分别称为 Ⅰ、Ⅱ、Ⅲ、Ⅳ、Ⅴ、Ⅵ波（图）。该反应的潜伏期

图　人的听觉脑干诱发电位波形示意图

短，Ⅰ波约为 1.6ms，以后各波的峰潜伏期依次递增 1ms，整个反应不超过 10ms。振幅很小，约 0.1μV，人的 ABR 通常需用计算机平均叠加 1000 次以上，才使各波清晰可见。一般认为，Ⅰ、Ⅱ、Ⅲ、Ⅳ、Ⅴ、Ⅵ波分别来自听神经电位、蜗神经核、上橄榄核、外侧丘系、下丘和内侧膝状体。由于 ABR 潜伏期稳定，又是无损伤性记录，常作为客观听力检查和脑干功能检测的指标，广泛应用于耳科、小儿科和神经科等。

（刘先国）

tīngjué chuándǎo tōnglù

听觉传导通路（auditory pathway）

将听觉神经信息向大脑皮质传递的径路。传导听觉的第一级神经元是螺旋神经节细胞，属于双极细胞。其中，95% 为 Ⅰ 型神经元，它们的周围突（传入神经末梢）与内毛细胞构成突触，15~20 个 Ⅰ 型神经元的神经末梢连接 1 个内毛细胞；5% 为 Ⅱ 型神经元，它们的周围突与外毛细胞构成突触，1 个 Ⅱ 型神经元的周围突分支后与约 10 个外毛细胞连接。Ⅰ 型和 Ⅱ 型神经元的中枢突组成听神经，从内耳门进入颅内。因此，在听神经内，95% 纤维来自内毛细胞，5% 的纤维来自外毛细胞。听神经进入颅内后，在脑桥延髓接合处的脑干外侧进入后脑桥，终止于蜗神经核的背侧和腹侧核群，在此处更换神经元后，多数神经纤维交叉至对侧终止于脑桥的上橄榄核，少数纤维终止于同侧上橄榄核，另有少数纤维交叉到对侧后，直接上行终止于中脑的下丘。上橄榄核神经元发出的纤维在外侧丘系中上行，部分纤维终止于外侧丘系核，多数纤维越过该核上行终止于下丘。在下丘更换神经元后，神经纤维继续上行，终止于丘脑的内侧膝状体。再次更换神经元后，内侧膝状体神经元发出纤维（听辐射）经内囊到达大脑皮质颞叶上回的听觉中枢，当冲动传至听觉中枢则产生听觉。此外，耳蜗核发出的一部分纤维还经中脑下丘下行终止于脑干与脊髓的运动神经元，是听觉反射的反射弧（图）。

（刘先国　信文君）

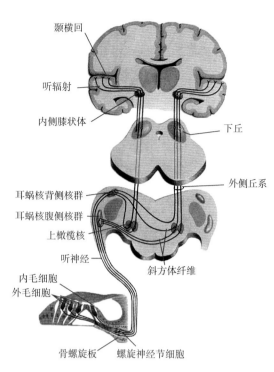

图　听觉传导通路示意图

qiántíngmílù gǎnjué

前庭迷路感觉（labyrinthine sensation）

前庭器官感受运动状态和头部在空间的位置。前庭迷路感觉对维持身体姿势和平衡非常重要。

结构　前庭器官位于颞骨内的内耳迷路中，结构小且复杂，硬管（骨管）里套着软管（膜管），可分为半规管和前庭两部分（图）。骨性半规管分为外（水平）、上（前）和后半规管三部分，内含相应的三个膜半规管；骨性前庭内含有前庭囊，分为球囊、椭圆囊两部分。双耳的三对半规管的一端稍膨大，形成壶腹。在人直立并且头向前低 30° 时，水平半规管所在平面与地平面平行；上半规管位于与矢状线约呈 45° 的矢状平面内，后半规管位于与冠状线呈 45° 的冠状平面内。三对半规管互呈 90° 夹角。椭圆囊位于冠状平面内，球囊位于矢状平面内，椭圆囊与球囊互呈 90° 夹角。前庭器官之所以能接受三维空间的运动信息正是由于其解剖空间位置特点所决定的。骨性半规管、骨性前庭与膜半规管、前庭囊之间的腔隙含有外淋巴液；而膜半规管和

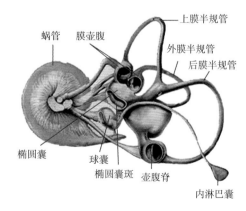

图　前庭器官（右侧膜半规管）

前庭囊内含内淋巴液。内淋巴液和外淋巴液之间互不相通，成分和比重各不相同。三个膜半规管的壶腹端各有一壶腹嵴，是感受角加速度的感受器；椭圆囊和球囊中各有一囊斑，或称位砂膜，是感受线性加速度和头部位置的感受器。此类感受器主要由毛细胞组成。当身体移动时，管内淋巴液流动，使毛细胞兴奋，将直线变速运动和角变速运动的信息传到前庭神经。

神经支配　前庭神经的神经元胞体在内耳道底部形成前庭神经节，为双极神经元，其树突与前庭感受器内的毛细胞联系，而轴突集合成束构成前庭神经。前庭神经节分为：①前庭神经节上部的分支有前壶腹神经、外壶腹神经和椭圆囊神经，分别接受来自前半规管壶腹嵴、外半规管壶腹嵴和椭圆囊斑的感觉传入。②前庭神经节下部的分支有后壶腹神经、球囊神经，分别接受来自后半规管壶腹嵴和球囊斑的感觉传入。前庭神经与蜗神经共同组成第Ⅷ对脑神经即前庭蜗神经，经内耳门进入颅腔内，后进入脑干，主要至前庭神经核。外周前庭的传入信息传到脑后，在脑干、小脑和大脑三级中枢内进行加工处理。前庭神经系统有七条神经通路：前庭动眼通路、前庭脊髓通路、前庭小脑通路、前庭网状结构通路、前庭自主神经通路、视前庭相互作用通路和前庭皮质通路。其中主要的有前庭动眼通路、前庭脊髓通路和前庭自主神经通路。前庭动眼通路的作用是在头部运动的过程中保持视力不变、稳定视觉；前庭脊髓通路的作用是维持躯体的稳定，保持姿势平衡；前庭自主神经通路主要表现在前庭受刺激时，会出现恶心、呕吐、心率减慢、血压下降、面色苍白等自主神经症状。

前庭反应中还有一种特殊反应，即伴随着躯体的旋转运动会引起两侧眼球出现同步的往复运动，称为眼震颤，主要是半规管受刺激引起的，在生理情况下，震颤方向依受刺激的半规管不同而异。外侧半规管受到刺激时，引起水平方向的眼震颤，前、后半规管受刺激时引起垂直方向的眼震颤。

（刘先国）

xiùjué

嗅觉（olfactory sensation）　发散于空气（或液体）中的物质微粒作用于上鼻道及鼻中隔后上部的嗅上皮感受细胞引起的感觉。嗅觉的多种感受是由基本气味的组合引起的，它们分别是薄荷味、樟脑味、花草味、乙醚味、麝香味、辛辣味和腐臭味。对于同一种气味物质的嗅觉敏感度，不同人具有很大的区别，通常用嗅觉阈来测定，即能引起嗅觉的某种有气味物质的最小浓度。同一个人嗅觉敏锐度在不同情况下有很大的差异，某些疾病如感冒、鼻炎都可降低嗅觉的敏感度。

嗅上皮由支持细胞和嗅觉细胞等组成。嗅细胞为双极细胞是嗅觉的第一级神经元，呈圆瓶状，其周围树突到达鼻黏膜的表面形成一个小结样嗅泡。从嗅泡发出6~12根嗅纤毛，直径为0.3μm，长数微米；不同嗅细胞的嗅纤毛上存在不同的气味受体，它们与空气中的对应气味分子结合引起嗅细胞兴奋。细胞底端的中央轴突组成嗅丝，各条嗅丝穿过筛骨的筛板，形成嗅神经，直接进入嗅觉初级中枢嗅小球与僧帽细胞形成突触。故嗅小球中的僧帽细胞为嗅觉传导途径中的第二级神

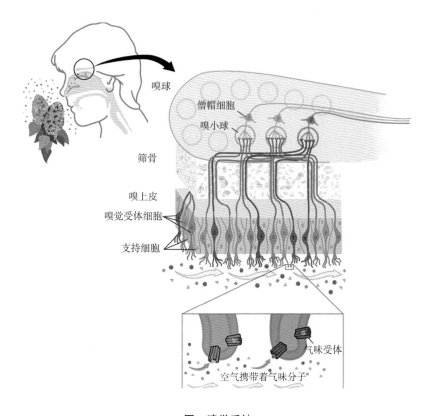

图　嗅觉系统

经元，它的长突起向内延伸，构成嗅束，经嗅结节、梨状皮层和杏仁外区等部位再到达嗅觉中枢。这些部位与嗅觉及伴随嗅觉而出现的各种反射（如唾液分泌、咀嚼、吞咽、呕吐和嗅闻）有密切关系，因此，嗅觉可引起情绪和食欲等生理学变化。

两名美国科学家理查德·阿克塞尔（Richard Axel）和琳达·巴克（Linda B Buck）因发现嗅觉产生的基本原理而获得2004年度诺贝尔生理学或医学奖。他们认为每一种气味的识别依赖于唯一组合模式的受体群，相当于每一种气味都拥有各自的"气味受体码"；鼻上皮层的每一个嗅细胞都只表达某一种特定的气味受体，表达相同气味受体的嗅细胞呈分散排列，表达相同气味受体的嗅细胞的轴突通过筛板的开孔都汇聚于同一个嗅小球上；每一个僧帽细胞只能被一个嗅小球激活。此种联系方式维持了信息传递过程的特异性。气味信号在从嗅球传递至嗅皮质的过程中同样存在着精确的传入模式，在不同个体中感觉一样，这就可以解释为什么不同的人对同一种气味的感觉都非常类似。

（刘先国 臧 颖）

wèijué

味觉（gustation） 有味物质刺激口腔内味觉感觉器诱发神经冲动传入中枢引发的感觉。人类的基本味觉有五种，即酸、甜、苦、咸、鲜。辣不属于味觉，是食物成分刺激口腔黏膜、鼻腔黏膜、皮肤内的神经末梢引起的痛觉。人对咸味的感觉最快，对苦味的感觉最慢，但就人对味觉的敏感性来讲，对苦味比其他味觉都要敏感。

味觉的感受器是味蕾，主要位于舌黏膜的轮廓乳头（多分布于舌根）、叶状乳头（分布于舌侧的皱褶）和菌状乳头（多分布于舌尖和舌侧）。其他如会厌、软腭和咽部等黏膜也有味觉细胞分布。味蕾由基底细胞、支持细胞和味觉细胞组成，每一个味觉细胞尖端具有微绒毛突出于味孔，另一端则与舌咽神经、迷走神经、面神经和三叉神经的感觉神经纤维相接，传入脑干后终于孤束核，更换神经元，再经丘脑到达岛盖部的味觉区。化学物质作用于味蕾的味细胞，产生神经冲动，经各级神经传导，最后到达大脑皮质味觉中枢，形成味觉。味觉和嗅觉紧密联系相互影响，两种感觉传递到大脑，对信息进行综合识别和评价。当嗅觉障碍时，味觉也会减退，仍可靠舌能分辨出咸、酸和苦味，但无法分辨香味。

味觉阈是指感受到某种物质的味觉所需要的该物质的最低浓度。常温下蔗糖（甜）为0.1%，氯化钠（咸）0.05%，柠檬酸（酸）0.0025%，硫酸奎宁（苦）0.0001%。许多因素影响味觉的感受，包括：①物质的结构：糖类—甜味，酸类—酸味，盐类—咸味，生物碱—苦味。②物质的水溶性：水溶性越高，味觉产生的越快，消失的也越快，完全不溶于水或溶解度低于阈值的物质不产生味觉。③温度：一般随温度的升高，味觉加强，最适宜的味觉产生的温度是10~40℃，尤其是30℃最敏感。④味觉的感受部位：甜味感受敏感部位在舌尖，苦味在舌根，咸味在舌侧前端，酸味在舌侧后端。⑤味觉的相互作用：两种味道相同或不同的物质同时作用时，味觉感受会发生改变。味的对比现象，如在10%的蔗糖中添加0.15%氯化钠，会使蔗糖的甜味更加突出；味的相乘作用：又称为味的协同效应，甘草铵本身的甜度是蔗糖的50倍，但与蔗糖共同使用时末期甜度可达到蔗糖的100倍；味的消杀作用：又称为味的拮抗作用，

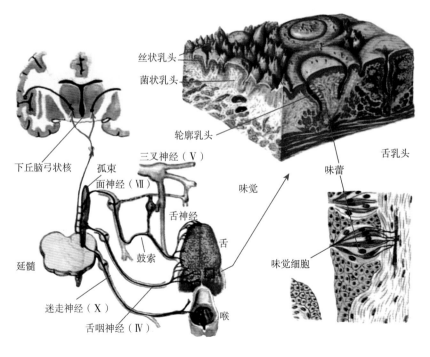

图 人体的味觉系统

如蔗糖可减弱硫酸奎宁的味觉；味的变调作用：如刚吃过苦味的东西，喝一口水就觉得水是甜的。

（刘先国 臧 颖）

轴浆运输（axoplasmic transport）
zhóujiāng yùnshū

介导神经元内物质（分泌性蛋白质、细胞器、细胞骨架成分等）重新分配的运输形式。神经元和轴突末梢之间流动的液体称为轴浆，发挥物质运输的作用。轴浆运输消耗能量，速度可调节。

性质分类 轴浆运输是双向性的，分别为顺向运输和逆向运输；顺向运输又分快速运输和慢速运输。

快速和慢速轴浆运输 快速轴浆运输多见于具有膜结构的细胞器，如线粒体、突触囊泡和分泌颗粒等的运输，运输速度较快，为50～400mm/d。快速轴浆运输是通过一种类似于肌球蛋白的驱动蛋白实现的。慢速轴浆运输是指轴浆内的可溶性成分随由胞体合成的蛋白质所构成的微管、微丝等结构不断向前延伸而发生的移动，运输速度较慢，为1～12mm/d。

顺向和逆向轴浆运输 神经元的胞体和轴突之间必须经常进行物质运输和交换。轴浆中的某些成分可分别向两个相反的方向流动。部分轴浆由胞体流向轴突末梢，称为顺向轴浆运输；部分轴浆由轴突末梢反向流向胞体，称为逆向轴浆运输。胞体内合成的物质如蛋白质借轴浆流动向轴突末梢运输；而反向的轴浆流动可能起着反馈控制胞体合成蛋白质的作用。显微镜观察到组织培养或在体的神经纤维轴浆内颗粒具有双向流动的现象。将放射性核素标记的氨基酸注射到蛛网膜下腔中，能够观察到注射物质首

先被神经元的细胞体摄取，出现在胞体，随后在轴突近端轴浆内出现，最后出现在远端轴浆内，说明轴浆在流动。若外界因素导致轴浆停止流动，轴浆双向流动被阻断（比如结扎神经纤维）后，在结扎的两侧，即轴突的近胞体侧和远胞体侧都可见有被运输物的堆积。

功能分类 ①快速顺向运输：负责运输神经细胞内新合成的囊泡及神经递质的前体。此种运输形式可达到200～400mm/d的运输速度，其受神经微管及驱动蛋白的调控，而实际上快速运输均为神经微管依赖性的。②慢速顺向运输：负责运输神经细胞内的细胞骨架成分以及可溶性成分。此种运输形式速度较慢，为1～2mm/d。③快速逆向运输：负责将神经细胞轴突末端的物质运输回胞体降解或回收，其运输速度较快，可达到100～200mm/d。神经生长因子、嗜神经病毒、毒素（如单纯性疱疹病毒、狂犬病毒、脊髓灰质炎病毒、破伤风毒素）通常以此种方式运输。其运输速度受神经微管及动力蛋白的调控。

机制 绝大多数轴浆蛋白是在神经元的细胞体中合成并沿着轴突运输。这对神经元的整个生命周期和生长存活是至关重要的。沿轴突的长轴运行的微管提供了主要的细胞骨架介导的"轨道"

运输。在马达蛋白（驱动蛋白和动力蛋白）作用下，"物质"被顺向或逆向运输。马达蛋白结合和运输几种不同的"物质"，包括细胞器如线粒体，而神经递质的运输是靠细胞骨架聚合物和囊泡运载（图）。

（王晓民 郑 炎 王 琦）

突触（synapse）
tūchù

神经元之间、神经元与感受器、神经元与效应器之间特化的接触区域。神经信号可通过此区域从一个神经元传递到另一个神经元或效应器细胞。突触是神经元之间在功能上发生联系的部位，是信息传递的关键部位。突触一词首先由英国学者谢灵顿（Sherrington CS）于1897年引入生理学。光学显微镜下可看到一个神经元的轴突末梢经过多次分支，最后每一小支的末端膨大呈杯状或球状，称为终扣。终扣可与多个神经元的细胞体或树突相接触，形成突触。电子显微镜下可见突触是由突触前膜、

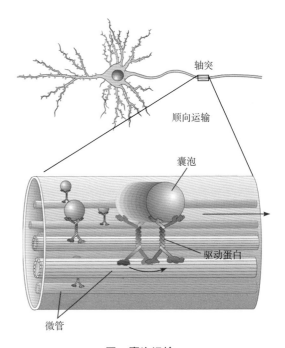

图　囊泡运输

突触间隙和突触后膜三部分构成。突触前细胞通过神经递质，将信息转送到突触后细胞的称为化学突触；而借助于电信号传递信息的称为电突触。根据突触前神经元传来的信号使突触后神经元兴奋或抑制，又可将突触分为兴奋性突触和抑制性突触。

突触的组成结构：化学突触或电突触均由突触前、后膜及突触间隙所构成，但两者有着明显差异（图）。胞体与胞体、树突与树突以及轴突与轴突之间都有突触形成，但常见的是神经元的轴突与另一神经元的树突间所形成的轴-树突触以及与神经元胞体形成的轴-体突触。①突触前成分：神经元轴突终末呈球状膨大，突触前膜厚 6～7nm。在突触前末梢的轴浆内，含有许多突触囊泡及一些微丝和微管、线粒体和滑面内质网等。突触小泡是终扣的特征性结构，小泡内含有的化学物质，称为神经递质。各种突触内的突触小泡形状和大小不一，所含神经递质不同。已知突触小泡蛋白、突触蛋白和小泡相关膜蛋白等三种蛋白与突触小泡的包装、储存和释放递质有关。突触小泡蛋白是突触小泡上 Ca^{2+} 的结合蛋白，当兴奋到达突触时，Ca^{2+} 内流突然增加而与此蛋白质结合，可能对突触小泡的胞吐起重要作用；突触蛋白是神经细胞的磷酸蛋白，有调节神经递质释放的作用；小泡相关膜蛋白是突触小泡膜的结构蛋白，可能对突触小泡代谢有重要作用。②突触后成分：多为突触后神经元的胞体膜或树突膜，与突触前膜相对应部分增厚，形成突触后膜。③突触间隙：是突触前膜和后膜之间的间隙，宽 20～30nm，其中含糖胺多糖（如唾液酸）和糖蛋白等，能和神

经递质结合，促进递质由前膜移向后膜。突触的传递过程是神经冲动沿轴突传至突触前膜时，触发前膜上的钙通道开放，细胞外的 Ca^{2+} 进入突触前成分，使突触小泡移向突触前膜，以胞吐方式将小泡内的神经递质释放到突触间隙。其中部分神经递质与突触后膜上的相应受体结合，引起与受体偶联的化学门控通道开放，使相应的离子经通道进入突触后部，使后膜内外两侧的离子分布状况发生改变，呈现兴奋性（膜的去极化）或抑制性（膜的极化增强）变化，影响突触后神经元（或效应细胞）的活动。

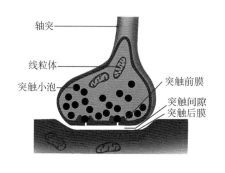

图　突触的结构

（王晓民　郑　炎　王　琦）

huàxué tūchù

化学突触 （chemical synapse）

突触前神经元释放神经递质，作用于突触后膜的受体，引起突触后细胞产生一系列生物化学活动的突触形式。

结构及组成　化学突触依靠突触前神经元末梢释放特殊化学物质作为传递信息的媒介来影响突触后神经元。由突触前膜、突触后膜和突触间隙组成。特点：①神经递质只能由突触前神经元释放，故神经传导是单向性的。②突触后膜存在特异性受体，可选择性接受突触前信息，可保证

进入突触后细胞的信息是经过筛选的，也更适于高级神经系统的活动。③递质耗竭，化学突触易疲劳，而此疲劳可保证高级神经中枢的劳逸结合，正常运转。④作用持久，尤其对学习记忆等高级神经活动具有重要意义。

化学突触前膜厚 6～7nm。在突触前膜部位的胞质内，含有许多突触小泡、微丝和微管、线粒体和滑面内质网等。突触小泡是突触前部的特征性结构，小泡内含有神经递质。各种突触内的突触小泡形状和大小颇不一致，所含神经递质不同。常见突触小泡类型：①球形小泡：直径 20～60nm，小泡清亮，其中含有兴奋性神经递质，如乙酰胆碱。②颗粒小泡：内含有电子密度高的致密颗粒，按其颗粒大小又可分为两种。小颗粒小泡直径 30～60nm，通常含胺类神经递质如肾上腺素、去甲肾上腺素等；大颗粒小泡直径可达 80～200nm，所含的神经递质为 5-羟色胺或脑啡肽等肽类。③扁平小泡：小泡长径约 50nm，呈扁平圆形，其中含有抑制性神经递质，如 γ-氨基丁酸等。各种神经递质在胞体内合成，形成小泡，通过轴突的快速顺向运输到轴突末端。

化学突触后部多为突触后神经元的胞体膜或树突膜，与突触前膜相对应部分增厚，形成突触后膜，在后膜具有受体和化学门控的离子通道。根据突触前膜和后膜的胞质面致密物质厚度不同，可将突触分为两型：①Ⅰ型突触：后膜胞质面致密物质比前膜厚，膜的厚度不对称，故又称非对称性突触；突触小泡呈球形，突触间隙较宽（20～50nm）；一般认为是兴奋性突触，主要分布在树突干上的轴-树突触。②Ⅱ型突触：

前膜和后膜的致密物质较少，厚度近似，故称对称性突触；突触小泡呈扁平形，突触间隙也较窄（10~20nm）；是抑制性突触，多分布在胞体上，为轴-体突触。

信号传递 当电信号传至突触前膜时，膜去极化，钙通道开放，Ca^{2+} 进入轴突末端，使得其敏感性蛋白质激活并与含神经递质的囊泡结合。随后这些蛋白质改变自身结构，使一些囊泡膜发生变化与突触前膜融合，打开囊泡，并将其内部的神经递质释放至突触间隙；这些神经递质在突触间隙中弥散，与突触后膜的特定受体结合，引发下游信号通路的激活；最终这些神经递质脱离突触后膜，并可被突触前膜重新回收利用或是被降解。

传递终止 一种神经递质分子与受体分子结合后，递质本身必须被移除，以允许后续的兴奋性突触后电位或抑制性突触后电位的产生。此种去除可能通过一个或多个进程：神经递质扩散，由于热引起的振荡，使得它和受体分离，与受体分离后的递质可以被灭活、降解或被神经元回收利用。

传递机制 ①动作电位传至轴突末梢时，使突触前膜兴奋，并释放兴奋性化学递质，递质经突触间隙扩散到突触后膜，与后膜的受体结合，使后膜对 Na^+、K^+、Cl^-，尤其是对 Na^+ 的通透性升高，Na^+ 内流，使后膜出现局部去极化，此局部电位变化，称为兴奋性突触后电位。它能以电紧张形式扩布，并能总和。如同一突触前末梢连续传来多个动作电位，或多个突触前末梢同时传来一排动作电位时，则兴奋性突触后电位就可叠加起来，使电位幅度加大，达到阈电位时，即膜电位大约由 -70mV 去极化达 -52mV 左右时，便引起突触后神经元的轴突始段首先爆发动作电位，动作电位沿轴突传导，传至整个突触后神经元，表现为突触后神经元的兴奋，此过程称兴奋性突触传递。②抑制性中间神经元兴奋时，其末梢释放抑制性化学递质。递质扩散到后膜与后膜上的受体结合，使后膜对 K^+、Cl^-，尤其是对 Cl^- 的通透性升高，K^+ 外流和 Cl^- 内流，导致后膜超极化，此超极化电位叫做抑制性突触后电位，此过程称抑制性突触传递。

（王晓民 郑 炎 王 琦）

diàntūchù

电突触 （electrical synapse）
突触前神经元产生的电流一部分向突触后流入，使突触后膜兴奋性发生改变的突触形式。又称缝隙连接。电突触中突触前、后膜以电紧张偶联的形式进行功能联系。电突触通常为兴奋性的，但在少数生物中也可出现抑制性的。电突触多为双向传导，以缝隙连接作为结构基础，以电流（电信号）形式传递信息。电突触的突触间隙很窄，在突触小体内无突触小泡，间隙两侧的膜是对称的，形成通道，带电离子可通过通道传递电信号。电突触的电阻非常低，传递速度快，几乎没有潜伏期。电突触传递普遍存在于无脊椎动物的神经系统中，参与介导逃避反射中感觉神经元与运动神经元之间的信息传递。在成年哺乳动物的神经系统和视网膜中，电突触主要分布于活动需要高度同步化的神经元群之间。

每一个缝隙连接包含众多的突触前后膜相互交错形成的交叉的缝隙连接通道。其直径 1.2~2.0nm，宽度足以允许离子和类似信号分子甚至中型分子流从一个细胞到达下一个细胞，使两个细胞的细胞质相互交流。一个细胞膜的电压变化时，离子可通过一个细胞移动到下一个，若是正电荷，则使突触后细胞发生去极化。电突触的传递是通过电的作用，即突触前神经元的动作电位到达神经末梢时，通过局部电流的作用引起突触后膜产生动作电位。冲动未到达突触前末梢时，对突触后膜有阳极电紧张作用，使突触后膜的膜电位升高，兴奋性降低；动作电位传到突触前末梢时，神经末梢膜去极化，通过电偶联作用，使突触后膜的膜电位下降，兴奋性升高。兴奋性升高到一定程度时，即达到阈电位水平，就会产生神经冲动，并以局部电流形式进行传播。

（王晓民 郑 炎 王 琦）

tūchù kěsùxìng

突触可塑性 （synaptic plasticity）
突触的形态和功能可发生较持久改变的特性或现象。包括突触传递可塑性、突触发育可塑性和突触形态可塑性等。根据突触后神经元反应时间的长短，突触可塑性可分为短时程突触可塑性和长时程突触可塑性。短时程突触可塑性主要包括易化和抑制。长时程突触可塑性主要包括长时程增强（LTP）和长时程抑制（LTD），这两者被认为是记忆和学习的重要神经化学基础。

形成机制 学说较多，迄今仍颇具争论，以海马 CA1 区 NMDA（N-甲基-D-天冬氨酸）受体依赖性 LTP 为例。LTP 于 1966 年在软体动物海兔上首先观察到。长时程增强指突触前神经元在短时间内受到快速重复（高频）的刺激后，在突触后神经元快速形成的持续时间较长的兴奋性突触后电位（EPSP）的增强。其机制为当突触前纤维接受某种高频条件阈上刺激时，大量神经递质同时释放，作用于突触后 AMPA 受体，产生较大的 EPSP，致使突触后膜去极化，NMDA 受体中的 Mg^{2+} 阻隔被去除，NMDA 受体激动，Ca^{2+} 和 Na^+ 内流进入突触后神经元，最终使突触后膜受体等重要蛋白质如 AMPA 受体通道磷酸化，引起谷氨酸的长时程量子释放，最终产生突触传递效率长时程增强的现象。在胞内 Ca^{2+} 激活的级联反应中，许多蛋白激酶发挥了重要作用，比较公认的有依赖 Ca^{2+}/钙调蛋白的蛋白激酶、蛋白激酶 C、依赖 cAMP 的蛋白激酶、丝氨酸苏氨酸激酶等。这些蛋白激酶可直接被 Ca^{2+} 激活，在 LTP 的诱导中起作用；同时也具有自身磷酸化的功能，对 LTP 的维持起作用。LTP 的特点：①协同性：LTP 的诱导需很多纤维同时被激活。②联合性：体现在有关的纤维和突触后神经元需以联合的形式一起活动。③特异性：体现在所诱导的 LTP 对被激活的通路是特异的，在其他通路上不产生 LTP。长时程抑制也是突触可塑性的一种形式，其与 LTP 不同，是突触前神经元在受到持续的弱刺激（低频刺激）后，使突触传递的效率下降，突触后神经元的 EPSP 降低。总之，LTP 和 LTD 共同维持着突触传递的平衡。

与学习记忆的关系 LTP 一直被认为是产生和维持学习记忆的分子基础之一，是突触可塑性的功能指标。通常认为，突触结构的可塑性应是其功能可塑性的物质基础，结构和功能在突触信息传递和储存的过程中发挥重要的作用，两者缺一不可。LTP 产生时，相应部位的突触在形态上或数量上均发生了较长时程的改变，有的可长达数月，其功能也有相应的改变。突触可塑性是学习记忆的分子基础，而学习和记忆又可影响突触的可塑性，形成新的突触连接或神经回路。神经元通过突触相互连接形成局部回路，局部回路既是信息传递的基本结构，也是信息整合的基本单位，同时又是信息储存、信息转化的部位。

（王晓民 郑 炎 王 琦）

tūchù chuándì

突触传递 (synaptic transmission)

神经元与神经元之间、神经元的轴突与肌肉或腺体间的信号，通过突触进行信息传递的过程。神经系统由大量的神经元构成。神经元之间互相接触的部位称为突触。根据接触部位的不同，突触可分为三类：①轴-体突触。②轴-树突触。③轴-轴突触。突触传递的特征有以下几点。

单向传递 突触传递只能由突触前神经元传给突触后神经元，不可逆向传递。因为只有突触前膜才能释放递质，兴奋只能由传入神经元经中间神经元，再由传出神经元传出，使得神经冲动沿着指定的线路进行。

总和作用 突触前神经元传来一次冲动及其引起递质释放的量，一般不足以使突触后膜神经元产生动作电位。只有当一个突触前神经元末梢连续传来一系列冲动，或许多突触前神经元末梢同时传来冲动，释放的递质积累到一定的量，才能激发突触后神经元产生动作电位。此现象称为总和作用。突触前神经元释放的递质可使突触后膜产生兴奋性突触后电位或抑制性突触后电位，这主要取决于突触前膜释放的神经递质是兴奋性的还是抑制性的。

突触延搁 神经冲动由突触前末梢传递给突触后神经元，必须经历的过程包括：递质的释放、扩散及其作用于后膜引起兴奋性突触后电位，兴奋性突触后电位总和后使突触后神经元产生动作电位，这种传递需较长时间的特性即为突触延搁。兴奋传递通过一个突触的时间为 $0.3 \sim 0.5 ms$。

兴奋节律的改变 一个反射活动中，如果同时分别记录背根传入神经和腹根传出神经的冲动频率，可发现两者的频率并不相同。因传出神经的兴奋除取决于传入冲动的节律外，还取决于传出神经元本身的功能状态。多突触反射中则情况更复杂，由于冲动由传入神经进入中枢后需经过中间神经元的传递，传出神经元发放的频率还取决于中间神经元的功能状态和联系方式等各种综合因素。

对内环境变化的敏感性和易疲劳性 神经元间的突触最易受内环境变化的影响。缺氧、酸碱度、离子浓度变化等均可改变突触的传递能力。突触部位也容易发生疲劳。用高频电脉冲连续刺激突触前神经元，突触后神经元的放电频率会逐渐降低，其原因可能与递质耗竭有关。

（王晓民 王 勇 胡惯争）

tūchù hòu diànwèi

突触后电位 (postsynaptic potential, PSP)

突触传递过程中，突触末梢释放神经递质作用于突触后膜上的受体或化学门控通道，引起突触后膜对某些离子通透性改变，导致某些带电离子进入突触后膜，突触后膜即发生的一定程度去极化或超极化电位。

依据突触后膜发生去极化或超极化，可将突触后电位分为兴奋性突触后电位和抑制性突触后电位；依据突触后电位的时间参数特征，可将突触后电位分为快突触后电位、慢突触后电位、迟慢突触后电位等；依据突触传递的级数，可将突触后电位分为单突触、双突触和多突触的突触后电位。在中枢神经系统，由于所记录的神经元可接收大量的突触前神经纤维输入，根据刺激所激活的突触前神经纤维数量和通路的情况，又可将突触后电位分为单一的突触后电位和复合的突触后电位，甚至是兴奋性和抑制性突触后电位的混合性突触后电位。突触后电位的特点：①是局部电位，不是动作电位。②可进行空间和时间上的总和。

（王晓民　王　勇　胡惯争）

kuài tūchū hòu diànwèi

快突触后电位（fast postsynaptic potential）

传递潜伏期为数毫秒、发生时程为几十毫秒的突触后电位。是突触传递的基本形式，可在脊髓运动神经元、自主神经元和中枢神经系统的神经元等的细胞内发生，可以是兴奋性突触后电位，亦可以是抑制性突触后电位。

（王晓民　王　勇　胡惯争）

xīngfènxìng tūchù hòu diànwèi

兴奋性突触后电位（excitatory postsynaptic potential，EPSP）

突触传递中，突触后膜在神经递质作用下产生的去极化电位。突触后膜在递质的作用下发生了去极化的局部电位，使得该突触后神经元对刺激的兴奋性提高，产生 EPSP，电位的大小取决于传入神经的刺激强度大小。

形成机制：突触前神经元兴奋时，动作电位传到神经末梢，突触前膜发生去极化，突触前膜上电压门控钙通道开放，Ca^{2+} 进入突触前膜，突触小泡与前膜接触融合和胞裂，突触前神经元末梢释放兴奋性神经递质，与突触后膜上相应受体结合，使突触后膜的递质门控通道（化学门控通道）开放，突触后膜对 Na^+ 和 K^+ 通透性升高，且 Na^+ 的内流大于 K^+ 的外流，故发生净内向电流，此电流为突触后电流，导致细胞膜的局部去极化，即产生 EPSP。

特点：①突触前膜释放递质是 Ca^{2+} 内流引发的。②递质是以囊泡的形式通过胞吐方式释放出来。③是局部电位，而不是动作电位。④是突触后膜离子通透性变化所致，与突触前膜无关。⑤突触后膜主要是 Na^+ 内流，产生净内向电流，导致突触后膜的去极化。

对于 EPSP 来说，若其幅度足够大，距离动作电位产生的部位足够近，单独一个 EPSP 就可造成突触后细胞的一次动作电位发放。但多数情况下，突触后细胞的一次动作电位是由许多突触后电位的空间和时间总和的结果。空间总和是指突触后细胞的不同部位产生的突触后电位的总和，时间总和是指同时或不同时发生的突触后电位的总和，两者密不可分。EPSP 在突触后细胞引起的去极化电位变化通过时间和空间总和后可达到阈电位，在突触后细胞引发一个新的动作电位，完成了动作电位在突触前和突触后细胞之间的传递。

（王晓民　王　勇　胡惯争）

yìzhìxìng tūchù hòu diànwèi

抑制性突触后电位（inhibitory postsynaptic potential，IPSP）

突触传递中，突触后膜在神经递质作用下产生的超极化电位。例如，来自伸肌肌梭的传入冲动在兴奋脊髓伸肌运动神经元的同时，通过抑制性中间神经元抑制脊髓屈肌运动神经元。若电刺激伸肌肌梭的传入纤维，屈肌运动神经元膜出现超极化，此为快抑制性突触后电位。

形成机制：突触前神经元兴奋时，突触前膜释放的抑制性递质经过突触间隙扩散并作用于突触后膜受体，使突触后膜上的递质门控通道开放，使得突触后膜主要对 Cl^- 通透性增加，Cl^- 内流（相当于正电荷外流）引起外向电流，结果使突触后膜发生超极化，即产生 IPSP。同兴奋性突触后电位（EPSP）一样，IPSP 也属于局部电位。此外，IPSP 的形成还可能与突触后膜钾通道的开放或钠通道和钙通道的关闭有关。

特点：①突触前膜释放递质是 Ca^{2+} 内流引发的。②递质是以囊泡的形式通过胞吐方式释放出来。③是局部电位，而不是动作电位。④是突触后膜离子通透性变化所致，与突触前膜无关。⑤突触后膜主要是 Cl^- 内流，产生净外向电流，导致突触后膜的超极化。

同 EPSP 一样，IPSP 也可发生空间和时间总和。EPSP 和 IPSP 之间也可发生总和。一个突触后神经元常与多个突触前神经末梢构成突触，而产生的突触后电位既有 EPSP 也有 IPSP。IPSP 造成突触后细胞的超极化，其作用是降低突触后细胞发生动作电位的概率，所以是 EPSP 的拮抗者。中枢神经系统中的多数神经元同时受到 EPSP 和 IPSP 的影响。因此，突触后神经元胞体就好比是个整合器，突触后膜上电位改变的总趋势取决于同时产生的 EPSP 和 IPSP 的代数和（此即为突触后电位的总和）。当总趋势为超极化时，突触后神经元表现为抑制；当总趋势为去极化时，则神经元的兴奋性升高，如去极化达阈电位，即可爆发一个新的动作电位。

（王晓民　王勇　胡惯争）

màn tūchù hòu diànwèi

慢突触后电位（slow postsynaptic potential）

传递潜伏期长、发生时程可持续数秒至数十秒的突触后电位。分为慢兴奋性突触后电位（慢 EPSP）和慢抑制性突触后电位（慢 IPSP）。

慢 EPSP 最早在牛蛙交感神经中被记录到，后来发现广泛存在于中枢神经系统。慢 EPSP 的潜伏期通常为 100~500ms，并可持续数秒至数十秒钟，如在交感神经节记录到的慢 EPSP 可持续 30s。慢 EPSP 通常由膜的 K^+ 电导降低而引起。在交感神经节，K^+ 电导的降低由乙酰胆碱激活 M 型胆碱受体所触发。在交感神经节的神经元中还发现一种迟慢 EPSP，其潜伏期为 1~5s，持续时间可达 10~30min，其形成可能部分由膜的 K^+ 电导降低有关，而有关递质可能是促性腺激素释放激素或与之酷似的肽类物质。

在自主神经节和大脑皮质神经元也可记录到慢 IPSP，其潜伏期和持续时间与慢 EPSP 相似，发生在交感神经节的慢 IPSP 持续约 2s，通常由膜的 K^+ 电导增高而产生。引起交感神经节慢 IPSP 的递质可能是多巴胺，由一种特殊的中间神经元释放。慢突触后电位的形成机制较复杂，可能有不同的递质或受体参与。

（王晓民　王勇　杨兆菲）

fēi tūchùxìng huàxué chuándì

非突触性化学传递（non-chemical synaptic transmission）

神经递质从上一个神经元轴突末梢释放出来，通过弥散作用到下一个神经元或效应细胞的信息传递方式。又称非定向突触传递。非突触性化学传递中，虽然也是通过神经末梢释放神经递质作用于下一个神经元，但上一个神经元的末梢与下一个神经元不形成典型的突触，而是位于它的附近，有时距离可达几个微米。由于距离长，传递花费的时间也长，有时可达几百毫秒甚至 1 秒。

非突触性化学传递首先是在研究交感神经对平滑肌的支配方式时发现的。交感肾上腺素能神经元的轴突末梢有很多分支，在分支上形成大量的串珠状的膨大结构，称为曲张体。一个神经元的轴突末梢可有多达 3000 个曲张体。曲张体外无施万细胞包裹，曲张体内含有大量小而具有致密中心的突触囊泡，内含有高浓度的去甲肾上腺素；但曲张体并不与平滑肌细胞（突触后成分）形成经典的突触联系，而是沿着分支穿行于平滑肌细胞的组织间隙（图）。当神经冲动到达曲张体时，递质从曲张体释出，以扩散的方式到达平滑肌细胞，与膜上的相应受体结合，产生一定的效应。在心脏，胆碱能和肾上腺素能神经与心肌之间的接头传递也属于此类突触传递。

中枢神经系统内亦存在此传递方式。例如，大脑皮质内去甲肾上腺素能纤维、黑质中多巴胺能纤维、5-羟色胺能纤维也能进行非突触性化学传递。由此看来，单胺类神经纤维都能进行非突触性化学传递。非突触性化学传递也能在轴突末梢以外的部位进行，如有的轴突膜也能释放化学递质（如胞质中释放的乙酰胆碱），有的树突膜也能释放化学递质（如黑质中树突可释放多巴胺）。

非突触性化学传递与突触性化学传递相比，具有下列特点：①无特化的突触前膜和后膜结构。②曲张体与突触后成分不一一对应，一个曲张体释放的递质可作用于较多的突触后成分，即无特定的靶点；释放的递质能否产生效应，决定于突触后成分上有无相应的受体。③曲张体与突触后成分的间距一般大于 20nm，有的可超过 400nm，递质扩散距离较远，且远近不等，因此突触传递时间较长，且长短不一。

广义地说，神经内分泌细胞的作用也可归入非突触性传递，只是释放的是神经激素，其扩散的方式是血液运输，扩散的距离

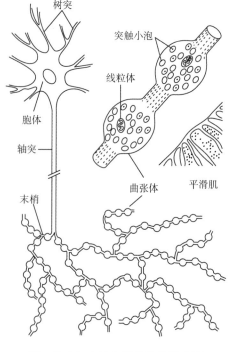

图　非定向突触传递的结构模式图

更远，且其作用也更广泛。

（王晓民 王 勇 杨兆菲）

shénjīng dìzhì
神经递质（neurotransmitter）

由突触前神经元合成并在末梢处释放，能特异性作用于突触后神经元或效应器细胞上的受体，并使突触后神经元或效应器细胞产生一定效应的信息传递物质。

特点 经典的神经递质应符合或基本符合下列条件：①突触前神经元内有合成递质的前体物质和合成酶系，并能合成该递质。②递质合成后主要储存在突触前神经元的囊泡内，以防止被胞质内其他酶系所破坏，并在神经冲动传到末梢时，从囊泡内释放出来，进入突触间隙。③突触后膜上存在特异性受体，递质释放后能作用于该受体而发挥其生理作用；人为施加递质至突触后神经元或效应细胞旁，应能引起相同的生理效应。④存在使该递质失活的酶或其他环节（如重摄取）。⑤存在特异性的受体激动剂和阻断剂，能加强或阻断该递质的突触传递作用。有些物质（如一氧化氮、一氧化碳）虽不完全符合上述经典递质的五个条件，但所起的作用与神经递质完全相同，故也将它们视为神经递质。

除神经递质外，神经元还能合成和释放一些生物活性物质，其本身并不能在神经元之间直接起信息传递作用，但能间接调节神经递质在突触前末梢的释放及其基础活动水平，增强或减弱递质的信息传递效应，称为神经调质，其所发挥的作用称为调质作用。递质有时也可起调质的作用，调质有时也可发挥递质的作用，因此，两者之间并无十分明显的界限。

分类 递质的分类有不同的方法：①按照生理功能：可分为兴奋性递质和抑制性递质，但同一种递质既可是兴奋性的也可是抑制性的，如 5-羟色胺（5-HT）作用于不同受体，可产生不同的效应。②按照分布部位：可分为中枢神经递质和外周神经递质，但几乎所有的外周递质均在中枢存在。③按照化学性质：可分为胆碱类、单胺类、氨基酸类、多肽类和嘌呤类等。其他可作为神经递质的物质也逐渐被发现，如气体物质一氧化氮等。常见的神经递质主要包括乙酰胆碱（ACh）、单胺类、氨基酸类和肽类等。

乙酰胆碱 是第一个被确定为神经递质的化学物质，其广泛存在于中枢和外周神经系统。在外周神经系统中，ACh 是副交感神经的节前和节后纤维、交感神经的节前纤维、极小部分交感神经节后纤维（如支配汗腺的交感神经及支配骨骼肌的交感舒血管纤维）以及躯体运动神经纤维的神经递质。释放 ACh 作为神经递质的纤维，称为胆碱能纤维。以 ACh 为递质的神经元称为胆碱能神经元。在中枢神经系统中，胆碱能神经元分布极为广泛，几乎参与神经系统的所有功能，包括学习与记忆、内脏运动、情绪等多方面的调节活动。脊髓前角运动神经元、丘脑后部腹侧的特异性感觉投射神经元等都是胆碱能神经元。另外，脑干网状结构上行激动系统的各个环节、纹状体、边缘系统的梨状区、杏仁核、海马等部位，也都有胆碱能神经元。

单胺类 包括去甲肾上腺素、肾上腺素、多巴胺（DA）和 5-HT 等。①去甲肾上腺素（NE）：以 NE 为递质的神经元称为去甲肾上腺素能神经元。在中枢，绝大多数去甲肾上腺素能神经元位于低位脑干，尤其是中脑网状结构、脑桥的蓝斑以及延髓网状结构的腹外侧部分。按其纤维投射途径的不同，可分为上行、下行和支配低位脑干部分。上行部分的纤维投射到大脑皮质、边缘前脑和下丘脑。下行部分的纤维下达脊髓后角的胶质区、侧角和前角。支配低位脑干部分的纤维，分布在低位脑干内部。释放 NE 作为神经递质的纤维，称为去甲肾上腺素能纤维或肾上腺素能纤维。在外周除支配汗腺的交感神经和骨骼肌的交感舒血管纤维外，交感神经的节后纤维释放的神经递质都是 NE。②肾上腺素：以肾上腺素为递质的神经元称为肾上腺素能神经元，仅见于中枢神经系统内，其胞体主要分布于延髓背区和外侧被盖区，与 NE 能神经元混杂在一起。③多巴胺：主要存在中枢神经系统内，包括黑质-纹状体、中脑边缘系统和结节-漏斗部分。黑质-纹状体部分的多巴胺能神经元位于中脑黑质，其神经纤维投射到纹状体。脑内的多巴胺主要由黑质合成，沿黑质-纹状体投射系统分布，在纹状体储存（其中以尾核含量最多）。多巴胺递质系统主要参与躯体运动、精神情绪活动、垂体内分泌功能及心血管活动的调节。④5-羟色胺：为吲哚衍生物，最先从人的血清中发现，有收缩血管的作用，又称为血清素。5-HT 递质系统也比较集中，其神经元主要位于低位脑干近中线区的中缝核内。按其纤维投射途径的不同，也可分为上行、下行和支配低位脑干部分。上行部分的神经元位于中缝核上部，其神经纤维投射到纹状体、丘脑、下丘脑、边缘前脑和大脑皮质。下行部分的神经元位于中缝核下部，其神经纤维下达脊髓后角的胶质区、侧角和前角。支配低位脑干部分的纤维，分布在低位脑干内部。5-HT主要参与疼痛、精神情绪、性行为、躯体运动等功能的调节。

氨基酸类　主要包括谷氨酸（Glu）、甘氨酸（Gly）与γ-氨基丁酸（GABA）。Glu是中枢神经系统内含量最高的氨基酸，广泛分布于脑和脊髓中，是重要的兴奋性神经递质。GABA和Gly是抑制性神经递质。GABA在大脑皮质浅层和小脑皮质的浦肯野细胞层含量较高；Gly则主要分布于脊髓和脑干中。

肽类　在神经系统内发现的具有药理活性的肽类物质已达50种以上，其含量很低，但是活性较高，作用广泛而又复杂。主要有下列几类：①速激肽：哺乳动物的速激肽包括P物质、神经激肽A、神经激肽K、神经肽α、神经激肽A（3-10）和神经激肽B等六个成员。P物质在脊髓初级传入纤维中含量丰富，很可能是慢痛传入通路中第一级突触的调质；在黑质-纹状体通路中浓度也很高，其含量与DA成正比；而在下丘脑可能起神经内分泌调节作用。在外周，P物质可引起肠平滑肌收缩，血管舒张和血压下降等效应。其余速激肽的功能尚不清楚。②阿片肽：主要包括脑啡肽、内啡肽和强啡肽。脑啡肽在体内分布很广，在纹状体、下丘脑前区、中脑中央灰质、杏仁核等区含量最高，在脊髓后角胶质区浓度也很高。内啡肽主要分布在垂体及下丘脑的弓状核、孤束核和联合核等区域。强啡肽在中脑中央灰质、延髓头端腹侧和脊髓后角胶质区浓度较高。阿片肽的生理功能极为广泛，在调节感觉、运动、内脏活动、免疫、内分泌等方面都有重要作用。③下丘脑调节肽和神经垂体肽：下丘脑调节肽是下丘脑促垂体区的肽能神经元合成并分泌的一些调节腺垂体活动的肽类激素。其中许多激素和受体也存在于下丘脑以外的脑区和周围神经系统，提示它们可能是神经递质。神经垂体肽包括视上核和室旁核神经元分泌的血管升压素和缩宫素，分泌这两种激素的神经元的轴突向脑干和脊髓投射，能调节交感和副交感神经活动，并能抑制痛觉。④脑-肠肽：是指在胃肠道和脑内双重分布的肽类递质，主要有缩胆囊素、血管活性肠肽、神经降压肽、促胃液素释放肽等，参与调节摄食行为及胃的容受性舒张等生理功能。⑤其他肽类递质：如血管紧张素Ⅱ、心房钠尿肽、降钙素基因相关肽、神经肽Y等均存在于许多脑区，参与中枢神经系统活动的调节。

其他　一氧化氮（NO）可参与神经元间信息传递，是重要的神经递质。但其与经典的神经递质不同：NO不储存于突触小泡中，不以胞吐的形式释放，它也不作用于靶细胞膜上的受体蛋白，而是以扩散的方式到达邻近靶细胞，直接结合并激活可溶性鸟苷酸环化酶，使细胞内cGMP水平升高，引起一系列生物学效应。参与NO合成的一氧化氮合酶在脑内分布广泛，提示NO可能介导中枢神经系统的多种功能。在血红素代谢过程中形成的CO，其作用与NO相似。前列腺素和神经活性类固醇也被视为可能的神经递质。

递质共存　学者们曾认为，一个神经元内只存在一种递质，其全部末梢均释放同一种递质，此观点称为戴尔原则。近年来发现两种或两种以上的递质（包括调质）可存在于同一个神经元内，此现象称为递质共存。递质共存使主递质、辅递质或调质的作用可相互补充、相互制约，使某些生理过程的调节更加精确、更臻完善。

合成与储存　一般认为，经典的小分子递质是在神经末梢合成并储存的，其合成的酶系也就存在于神经末梢。应当注意的是，由于神经递质的不同，在神经末梢的合成与储存过程仍然大不相同。①ACh是由胆碱和乙酰辅酶A在胞质中的胆碱乙酰基移位酶催化下合成的，然后被突触囊泡摄取储存。②NE的合成是以酪氨酸为原料，在胞质中酪氨酸羟化酶的催化下合成多巴，再在多巴脱羧酶作用下合成DA，然后DA被摄取进囊泡，在囊泡内多巴胺-β-羟化酶作用下进一步合成NE。若储存DA的突触囊泡内不含有多巴胺-β-羟化酶，就以DA的形式储存。③5-HT的合成是先以色氨酸为原料，在胞质中色氨酸羟化酶的作用下合成5-羟色氨酸，再在5-羟色氨酸脱羧酶的催化下合成5-HT，5-HT被摄入囊泡储存。④GABA的合成是以谷氨酸为原料，在胞质中谷氨酸脱羧酶的作用下生成，可储存于扁平型囊泡中，也可大量存在于胞质中，直接释放到突触间隙发挥作用。⑤肽类神经递质的合成与蛋白质的合成途径一样，也是由核内DNA上的基因编码，在核内通过转录生成mRNA，再到胞质中通过翻译途径合成。在内质网中合成的多肽，通常是前体，由高尔基体装配入大的囊泡，在向轴突末梢转运过程中，完成剪切、修饰和酰胺化等加工过程，成为活性肽递质储存。⑥NO和CO也是在神经末梢合成的，但是它们不能被装入囊泡中储存，而是立即透过神经元膜进行扩散，并作用到靶点上，甚至可从突触后神经元扩散出来，逆行到突触前神经元，调节递质的释放，成为逆行递质。

释放　突触囊泡内神经递质的释放过程是胞吐。突触前神经元兴奋时，兴奋很快传到神经末梢，突触前膜发生去极化，达到一定水平时，突触前膜上的电压门控性钙通道开放，细胞外 Ca^{2+} 进入突触前末梢，触发突触囊泡向突触前膜移动并与前膜融合，且在突触间隙方向出现破裂口，囊泡内的神经递质和其他物质被释放到突触间隙中（胞裂外排）。囊泡内神经递质的释放是 Ca^{2+} 依赖性的，由膜外进入膜内的 Ca^{2+} 数量的多少，可直接影响神经递质的释放量，若降低细胞外液中 Ca^{2+} 的浓度，就可阻断递质的释放。一般认为，Ca^{2+} 是囊泡膜与突触前膜紧贴融合的必要因素，一方面 Ca^{2+} 降低轴浆的黏度，有利于囊泡的移动；另一方面 Ca^{2+} 取消突触前膜内的负电位，便于囊泡与突触前膜接触而发生融合。释放过递质的囊泡膜依然留在突触前膜上，甚至与突触前膜融合，成为突触前膜的组成部分，以后再重新入胞，继续摄取并储存递质。另外，还存在着非囊泡式的递质释放，如 GABA 可直接从胞质中释放，也可经转运体逆向转运而释放，NO 和 CO 可直接扩散，ACh 也有随机漏出式释放等。

清除　释放入突触间隙的神经递质，在与突触后膜特异性受体结合并发挥作用后，需及时地予以清除，才能保证突触传递的精确性。清除方式：①由特异的酶分解，如进入突触间隙的 ACh 被突触间隙和突触后膜上的胆碱酯酶水解成胆碱和乙酸而失去活性。②被突触前膜重摄取后再利用或被胶质细胞摄取后清除，如谷氨酸、GABA 等神经递质主要是被神经元或胶质细胞重摄取而停止其作用。③经扩散稀释后进入血液循环，到一定的场所被分解清除，如肽类物质就是通过扩散到细胞外液被稀释，同时被酶促降解。不同种类的神经递质其清除方式也不相同，可能是上述一种、两种或三种方式并存。如 NE 进入突触间隙并发挥生理作用后，一部分被血液循环带走，在肝中被破坏失活，另一部分则在效应细胞内被儿茶酚-O-甲基转移酶和单胺氧化酶破坏失活，但大部分由突触前膜再摄取并重新利用。而神经肽类，除扩散稀释、酶解外，还可通过受体失敏而终止其作用。

（王晓民　刘丽敏　邓佳卉）

shòutǐ

受体（receptor）　细胞膜或细胞内能与某些化学物质（如递质、调质、激素）特异性结合并诱发生物效应的特殊生物分子。能与受体发生特异性结合并产生生物效应的化学物质，称为受体的激动剂；能与受体发生特异性结合，但不产生生物效应的化学物质，称为受体的拮抗剂；二者统称为配体。

分类　①根据靶细胞上受体存在部位的不同：可将受体分为膜受体、胞质受体和核受体。膜受体存在于细胞膜上，胰高血糖素、生长激素及乙酰胆碱的受体为膜受体；胞质受体位于细胞质内，雌二醇、黄体酮、肾上腺皮质激素等类固醇激素的受体为胞质受体；核受体位于细胞核内，甲状腺激素受体为核受体。②根据天然配体的不同：可将受体分为胆碱受体、肾上腺素受体和多巴胺受体等。各类受体还可进一步分出若干亚型。如胆碱受体可分为毒蕈碱受体（M 受体）和烟碱受体（N 受体），N 受体可再分为 N_1 和 N_2 受体亚型；肾上腺素受体可分为 α 受体和 β 受体，又可再分为 $α_1$、$α_2$ 受体亚型和 $β_1$、$β_2$、$β_3$ 受体亚型。受体亚型的出现，表明一种递质能选择性地作用于多种效应器而产生多种的生物学效应。③根据受体被激活机制的不同：可将受体分为离子型受体（也称为离子通道型受体）和代谢型受体（又称为 G 蛋白偶联受体）。N 型乙酰胆碱受体、脑内 γ-氨基丁酸、甘氨酸、谷氨酸受体属于离子型受体，M 型乙酰胆碱受体、肾上腺素受体、肽类递质受体等属于代谢型受体。

特性　具有相对特异性、饱和性和可逆性。特异性是指某一受体只能与特定的配体结合，产生相对特异性的生物学效应；饱和性是指受体数量有限，故它能结合配体的数量也是有限的；可逆性是指配体与受体的结合是可逆的，可结合，也可解离。

调节　绝大多数受体都是蛋白质。膜受体蛋白数量和与递质结合的亲和力在不同的生理或病理情况下均可发生改变。递质分泌不足时，受体的数量将逐渐增加，亲和力也将逐渐升高，称为受体的上调；反之，递质释放过多时，则受体的数量逐渐减少，亲和力也逐渐降低，称为受体的下调。有些膜受体的上调可通过膜的流动性将暂时储存于胞内膜结构上的受体蛋白表达于细胞膜上而实现；而有些膜受体的下调则可通过受体蛋白的内吞入胞，即受体的内化，以减少膜上受体的数量而实现；也有些膜受体的下调是由于受体蛋白发生磷酸化而降低其反应性所致。

（王晓民　刘丽敏　张文静）

dǎnjiǎn shòutǐ

胆碱受体（cholinoceptor）

能与乙酰胆碱特异性结合的受体。根据药理学特性，可分为毒蕈碱受体（M受体）和烟碱受体（N受体），广泛分布于中枢和周围神经系统，因分别能与天然植物中的毒蕈碱和烟碱结合产生两类不同的生物效应而得名。分布有胆碱受体的神经元称为胆碱能神经元。

M受体：广泛存在于副交感神经节后纤维支配的效应器细胞上。当乙酰胆碱（ACh）与此类受体结合后，可改变细胞内第二信使（环腺苷酸或肌醇三磷酸和二酰甘油）的浓度，产生一系列副交感神经兴奋的效应，如心脏活动的抑制，支气管平滑肌、胃肠道平滑肌、膀胱逼尿肌和瞳孔括约肌的收缩，以及消化腺分泌的增加等。此作用称为毒蕈碱样作用。M受体已分离出M_1~M_5五种亚型，均为G蛋白耦联受体，与M受体拮抗剂亲和力不同，分布的部位也不相同。中枢中主要是M_1、M_3、M_4亚型，外周神经主要是M_1、M_2和M_3亚型。阿托品为此类受体的拮抗剂。当有机磷农药中毒时，体内的胆碱酯酶活性被抑制，神经末梢释放的ACh不能及时被灭活，导致大量ACh的堆积而出现瞳孔缩小、流涎、支气管痉挛、大汗淋漓、四肢抽搐、大小便失禁等表现。此时应用阿托品可阻断ACh的作用，使大部分症状得以缓解。但阿托品只能与ACh竞争M受体而对N受体无作用，不能缓解四肢抽搐的症状，也无恢复胆碱酯酶活性的作用。故治疗此类患者时，还要同时应用胆碱酯酶复活剂（如解磷定）才能起到治疗效果。

N受体：存在于交感和副交感神经节神经元的突触后膜和神经肌肉接头处的终板膜上。乙酰胆碱与此类受体结合后，可产生兴奋性突触后电位和终板电位，导致节后神经元和骨骼肌的兴奋。此作用称为烟碱样作用。N受体可再分为N_1和N_2两种亚型，两种受体都是配体门控通道型受体。前者分布于自主神经节神经元突触后膜及中枢神经系统，因而又称为神经元型烟碱受体，可被六烃季铵特异性阻断；后者位于神经骨骼肌接头的终板膜上，也称肌肉型烟碱受体，可被十烃季铵特异性阻断。筒箭毒是N_1和N_2的共同拮抗剂。ACh剂量不同产生的效应也不同，大剂量可阻断自主神经节的突触传递；小剂量能兴奋自主神经节后神经元，也能引起骨骼肌收缩。

（王晓民　刘丽敏　张文静）

shènshàngxiànsù shòutǐ

肾上腺素受体（adrenoceptor）

能与去甲肾上腺素或肾上腺素结合的受体。可分为α及β两个类型。α受体又可分为α_1和α_2受体两种亚型，β受体也可再分为β_1、β_2和β_3受体三种亚型。所有的肾上腺素受体都属于G蛋白偶联受体，广泛分布于中枢和周围神经系统（表）。在外周，多数交感神经节后纤维支配的效应器细胞膜上都有肾上腺素受体，但不同效应器上分布的受体种类不同，有的效应器仅有α受体或仅有β受体，有的兼有两种受体。如心肌主要存在β受体；血管平滑肌上则有α和β两种受体。

一般而言，去甲肾上腺素（NE）与α受体（主要是α_1受体）结合后产生的平滑肌效应主要是兴奋性的，包括血管、子宫、瞳孔开大肌等的收缩，但也有抑制性的，如小肠舒张；α_2受体主要存在于突触前膜，属于突触前受体，受体激动时可使NE释放减少，对其产生负反馈调节作用。临床上可用α_2受体激动剂可乐定治疗高血压。NE与β受体（主要是β_2受体）结合后产生的平滑肌效应是抑制性的，包括血管、子宫、小肠、支气管等的舒张，但与心肌β_1受体结合产生的效应却是兴奋性的。β_3受体主要分布于脂肪组织，与脂肪分解有关。

α和β受体不仅能与多数交感神经节后纤维释放的递质起反应，而且也能被血液中的儿茶酚胺如NE、肾上腺素（E）、异丙肾上腺素等激活。但由于它们与不同受体的结合力不同，故效应也有强弱之别。NE对α受体的作用较强，对β受体的作用较弱；E对α和β受体的作用都很强；异丙肾上腺素主要对β受体有强烈作用。

酚妥拉明能拮抗α受体，主要是α_1受体。哌唑嗪和育亨宾可分别选择性拮抗α_1和α_2受体。普萘洛尔能拮抗β受体，但对β_1和β_2受体无选择性，应用普萘洛尔来降低心肌的代谢和活动，可达到治疗心绞痛的目的，但是有引起支气管痉挛、诱发哮喘的可能，故对伴呼吸系统疾病的心绞痛患者应慎用。阿替洛尔和美托洛尔主要拮抗β_1受体，而丁氧胺主要拮抗β_2受体。

（王晓民　刘丽敏　张文静）

tūchù qián shòutǐ

突触前受体（presynaptic receptor）

分布于突触前膜的受体。可分布于整个胞体及树突上。突触前受体被激动后，可调节突触前末梢的递质释放，即抑制或者促

表　肾上腺素受体的分布及效应

器官	效应器	受体	效应
眼	瞳孔开大肌	α_1	收缩
	睫状肌	β_2	舒张
心	窦房结	β_1	心率加快
	心房心室传导系统	β_1	传导加快
	心肌	β_1，β_2	收缩加强
血管	冠状血管	α_1	收缩
		β_2（主要）	舒张
	皮肤黏膜血管	α_1	收缩
	骨骼肌血管	α	收缩
		β_2（主要）	舒张
	脑血管	α_1	收缩
		α_1（主要）	收缩
	腹腔内脏血管	β_2	舒张
	唾液腺血管	α_1	收缩
支气管	支气管平滑肌	β_2	舒张
胃肠	胃平滑肌	β_2	舒张
	小肠平滑肌	α_2	舒张
		β_2	舒张
膀胱	输尿管平滑肌	α_1	收缩
	膀胱逼尿肌	β_2	舒张
	膀胱三角区和括约肌	α_1	收缩
其他	子宫平滑肌	α_1	收缩（有孕子宫）
		β_2	舒张（无孕子宫）
	竖毛肌	α_1	收缩
	糖酵解代谢	β_2	增加
	脂肪分解代谢	β_1	增加

进递质的释放。兰格（Langer SZ）于 1974 年对突触前受体的调节机制做了初步探讨，并于 1980 年提出突触前自身受体概念；拉迪龙（Laduron PM）于 1985 年提出突触前异源受体的概念。

若受体的配体来自受体所在的神经元，则称为突触前自身受体。自身受体通常为自稳性的、代谢型受体。位于突触前膜的自身受体参与调节递质的释放，在儿茶酚胺和 5-羟色胺能神经元中，突触前自身受体可调节递质的合成，而胞体树突自身受体可调节神经元的发放速率。在神经递质释放调节中，突触前自身受体被活化后通常抑制递质的释放，此为限制递质释放的负反馈机制，可避免过度兴奋或抑制突触后受体所引起的突触后受体失敏，而导致突触敏感性降低。突触前自身受体通过 Ca^{2+} 流入突触前末梢来抑制突触释放。少数情况下，突触前自身受体激活可增强递质的释放，如去甲肾上腺素的释放由两类自身受体控制：α_2 受体抑制递质释放，β 受体促进递质释放。在神经递质合成调节中，儿茶酚胺和 5-羟色胺在各自神经元内的合成被相应的活化的自身受体所抑制。

突触前异源受体不是受体所在神经元所产生的递质的受体。它们受附近其他神经（或组织）所释放递质（或活性物质）的作用，调节受体所在神经元递质的释放，并对邻近神经末梢释放的递质、局部产生的其他物质或血源性物质敏感，可抑制或刺激神经递质的释放。例如，在谷氨酸能神经元中，突触前的 γ-氨基丁酸$_B$受体可抑制谷氨酸释放，此受体是被邻近神经元弥散的 γ-氨基丁酸所激活的。

突触前受体调节递质释放的机制尚未完全清楚，可能与钙通道、钾通道及囊泡释放复合物的调节有关。突触前受体在调节神经递质释放过程中具有重要作用，通过研究合适的突触前受体激动剂或拮抗剂，适度调节神经末梢递质的释放，可以达到控制或治疗疾病的目的。

（王晓民　刘丽敏　张文静）

fǎnshè zhōngshū

反射中枢（reflex center）　中枢神经系统内调节某一特定生理功能的神经元群。如呼吸中枢、体温调节中枢等。反射是神经活动的基本方式，主要过程是：刺激信息经感受器、传入神经、神经中枢、传出神经和效应器五个反射弧环节依次传递，其中神经中枢是反射弧中最复杂的部位（见反射）。

不同反射的中枢范围可相差很大。在传入神经元和传出神经元之间，只经过一次突触传递的反射，称为单突触反射，腱反射是体内唯一的单突触反射。在中枢经过多次突触传递的反射，称为多突触反射，人和高等动物的大部分反射都属于此反射。通常，一些简单反射的中枢范围较窄，如膝跳反射的中枢在脊髓腰段，角膜反射的中枢在脑桥。而调节某复杂生命活动的中枢范围却很广，如调节呼吸运动的中枢分散在延髓、脑桥、下丘脑及大脑皮质等部位，其中延髓是基本的呼吸中枢，其余各级中枢通过影响延髓呼吸中枢来调节呼吸运动。整体情况下，传入冲动进入脊髓或者脑干后，一部分在同一水平与传出部分发生联系并发出传出冲动，另有上行冲动传到更高级的中枢部位进一步整合，再由高级中枢发出下行冲动来调整反射。反射中枢并非仅是中枢神经系统内某一局限的孤立区域，即使同一水平的某一神经中枢内部各个神经元之间，也还有错综复杂的联系，其相互影响，决定着这个中枢的功能活动状态。

神经中枢的活动，除了可通过神经纤维直接作用于效应器外，也可通过内分泌调节（即体液途径）间接作用于效应器。与神经纤维的直接作用相比，体液途径参与的反射活动效应比较缓慢、广泛且持久。由于各种反射的神经中枢有确定的位置，故检查某一反射的表现或直接观察某些效应器官的活动，可用来诊断疾病或判断病情。

（王晓民　张婷　时晨）

zhōngshū xīngfèn

中枢兴奋 （central excitation）

反射中枢的各类神经元通过空间和时间的多重复杂组合产生的兴奋效应。又称中枢易化。任何反射中，中枢活动总是既有抑制又有兴奋，如此反射活动才得以协调。中枢兴奋结果可导致反射活

动的出现或反射活动的增强。

中枢兴奋可分为突触前兴奋和突触后兴奋。突触前兴奋与突触前抑制的结构基础相同。在某些情况下，如轴突-轴突型突触的突触前末梢释放某种递质，如5-羟色胺，致使末梢内环腺苷酸（cAMP）水平升高，钾通道发生磷酸化关闭，导致动作电位的复极化过程延缓，而使末梢动作电位时程延长，则钙通道开放时间延长，进入末梢的 Ca^{2+} 数量增多，末梢释放的递质就增多，最终使得运动神经元的兴奋性突触后电位（EPSP）增大，产生突触前兴奋。突触后兴奋表现为 EPSP 的总和，使 EPSP 幅度增大而更接近于阈电位水平，如果此时给予一个刺激，就很容易达到阈电位水平而爆发动作电位。

（王晓民　张婷　时晨）

zhōngshū yìzhì

中枢抑制 （central inhibition）

反射中枢的各类神经元通过空间和时间的多重复杂组合产生的抑制效应。根据中枢抑制产生机制的不同，抑制可分为突触前抑制和突触后抑制。突触前抑制的发生与轴突-轴突型突触的功能有关。它广泛存在于中枢，尤其在感觉传入通路中，对调节感觉传入活动尤为重要。一个感觉传入纤维兴奋时，冲动传入脊髓后，沿特定的途径传向高位中枢，同时由侧支通过多个神经元的接替，转而对其近旁的感觉传入纤维的活动发生突触前抑制，限制其他感觉的传入。反射活动中，突触后神经元出现抑制性突触后电位（IPSP）而产生的中枢抑制，称为突触后抑制。哺乳动物神经系统的突触后抑制都必须有抑制性中间神经元的参与，抑制性中间神经元释放抑制性递质，使突触后

神经元产生 IPSP，使突触后神经元发生抑制。根据抑制性神经元的功能和联系方式的不同，突触后抑制可分为传入侧支抑制和回返性抑制。

（王晓民　张婷　时晨）

tūchù qián yìzhì

突触前抑制 （presynaptic inhibition）

通过改变突触前神经元的活动，使突触后神经元兴奋性降低引起抑制的现象。又称去极化抑制。广泛存在于中枢，尤其是感觉传入通路中，对调节感觉传入活动具有重要意义。整个抑制产生的过程中，后一个神经元的细胞膜的兴奋性并未发生改变，而是前一个神经元释放兴奋性递质减少，改变发生在突触前神经元上，故称为突触前抑制。抑制产生的整个过程中，每个突触产生的突触后电位都是去极化的兴奋性突触后电位（EPSP），因此也称为去极化抑制（图）。例如，轴突末梢 B 与神经元 C 构成轴-体突触，轴突末梢 A 与 B 构成轴突-轴突型突触，但与神经元 C 不直接形成突触。若只兴奋末梢 B，则引起神经元 C 产生一定大小的兴奋性突触后电位（EPSP）；若只兴奋末梢 A，神经元 C 不发生反应；若先兴奋 A，一段时间后兴奋末梢 B，神经元 C 产生的 EPSP 幅度将明显减小。

机制 ①末梢 A 兴奋时，释放 γ-氨基丁酸（GABA）作用于末梢 B 上的 $GABA_A$ 受体，引起末梢 B 的 Cl^- 导电增加，膜发生去极化，使传到末梢 B 的动作电位幅度变小，时程缩短，使进入末梢 B 的 Ca^{2+} 减少，由此引起递质释放量减少，最终导致神经元 C 的 EPSP 减少。②在某些轴突末梢（如图中的末梢 B）上还存在 $GABA_B$ 受体，该受体激活时，通过偶联的

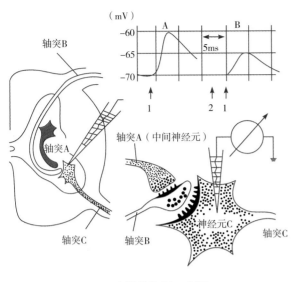

图　突触前抑制示意图

G 蛋白，膜上的钾通道开放，引起 K⁺ 外流，使膜复极化加快，同时也减少末梢的 Ca^{2+} 内流而产生抑制效应。也可能有别的递质通过 G 蛋白影响钙通道和电压门控钾通道的功能来介导突触前抑制。③在兴奋性末梢（如图中的末梢 B），通过激活某些代谢型受体，直接抑制递质释放，而与 Ca^{2+} 内流无关，这可能与递质释放过程中的一个或多个步骤对末梢轴浆内 Ca^{2+} 增多的敏感性降低有关。

某些神经元（尤其是大脑皮质神经元）的 GABA$_A$ 受体激活时，可使突触后膜发生超极化；而在突触前抑制中，GABA 作用于末梢 B 上的 GABA$_A$ 受体时，末梢膜却发生去极化。两者看似相互矛盾的，其实不然。对多数细胞而言，如感觉神经元、交感神经节细胞、平滑肌和心肌细胞、内皮细胞、白细胞等，细胞内 Cl^- 的浓度较能斯特（Nernst）方程式计算出来的数值为高，也就是说，Cl^- 的平衡电位（E_{Cl}）较细胞的静息膜电位（E_m）小（指其绝对值），提示 Cl^- 的跨膜转运途径除被动转运外，还存在主动转运。尽管尚未发现任何细胞中存在 Cl^- 的原发性主动转运系统，但已经证实上述细胞的膜上存在多种 Cl^- 的继发性主动转运系统，如 $Cl^- \text{-} HCO_3^-$ 交换体、$Na^+ \text{-} K^+ \text{-} 2Cl^-$ 同向转运体等，这些交换体和转运体具有向细胞内转运 Cl^- 的功能，可造成细胞内 Cl^- 的蓄积。静息状态下，由于 Cl^- 并非处于电化学平衡状态，而是受到由膜内流向膜外的驱动力，因而，一旦氯通道开放，将产生 Cl^- 外流（内向电流）而使膜发生去极化。但是，有些神经元（如大脑皮质和前庭外侧核的神经元）内的 Cl^- 浓度较能斯特方程式计算出来的数值为低，也就是说，E_{Cl} 较 E_m 大。这是因为在这些神经元膜上有 $K^+ \text{-} Cl^-$ 同向转运体的亚型，后者可以利用膜外内外 K^+ 的浓度梯度而促进 Cl^- 外排。当氯通道受 GABA、甘氨酸等递质的激活而开放时，则产生 Cl^- 内流（外向电流）而使膜发生超极化，形成抑制性突触后电位。

特点　①潜伏期长：从刺激传入神经到发生突触前抑制效应，中间间隔的时间较长。②持续时间长：在脊髓，一般刺激传入神经后 20ms 左右突触前抑制效应达到高峰，其后抑制作用逐渐减弱，抑制时间可持续 200ms 以上。在极度情况下神经元 B 甚至不再释放神经递质，因此神经元 C 也就不再产生 EPSP，所以突触前抑制同样是很有效的抑制方式。突触前抑制在中枢神经系统内广泛存在，尤其在感觉通路外周一些的突触上。一般感觉神经纤维的中枢突进入脊髓以后，引起感觉通路中第二级神经元兴奋，同时也引起周围神经元产生突触前抑制。其意义在于调节传入信号的强弱，如脊髓对痛觉传入的闸门学说，或产生镇痛作用，或产生痛过敏作用。

（王晓民　张　婷　时　晨）

tūchù hòu yìzhì

突触后抑制（postsynaptic inhibition）　哺乳动物神经系统中，抑制性的中间神经元通过释放抑制性神经递质，使突触后神经元产生抑制性突触后电位（IPSP），从而使突触后神经元抑制的现象。又称超极化抑制。

分类　根据中枢神经元之间的联系不同，突触后抑制又分为传入侧支性抑制和回返性抑制两种类型。

传入侧支性抑制　传入冲动进入中枢后，一方面通过突触连接兴奋某一中枢神经元；另一方面通过侧支兴奋一个抑制性中间神经元，再通过该中间神经元的活动抑制另一个中枢神经元，又称交互抑制。广泛存在于中枢神经系统内。例如，伸肌肌梭的传入冲动进入脊髓后，直接兴奋支配该肌的运动神经元，同时发出侧支兴奋一个抑制性中间神经元，其末梢释放抑制性递质，抑制支配屈肌的运动神经元，导致伸肌收缩同时屈肌舒张。此抑制能使不同中枢之间的活动协调。

回返性抑制　中枢神经元兴奋时，传出冲动沿轴突外传，同时又经轴突侧支兴奋另一个抑制性中间神经元，该中间神经元释放抑制性递质，反过来抑制原先

发生兴奋的神经元及同一中枢的其他神经元。例如，脊髓前角运动神经元的轴突支配骨骼肌，同时其轴突侧支与闰绍细胞（抑制性中间神经元）构成突触联系；闰绍（Ranshaw）细胞再通过其短轴突回返性抑制该运动神经元和同类的其他运动神经元（图）。此方式可使神经元的活动及时终止，也可使同一中枢内众多神经元之间的活动步调一致起来，有利于反射活动的协调。

机制及特点 ①抑制性中间神经元释放的抑制性神经递质如甘氨酸和 γ-氨基丁酸通过其受体发挥作用，使 Cl^- 和（或）K^+ 通道增加对 Cl^- 和（或）K^+ 的通透性。Cl^- 内流和 K^+ 外流的增加均使突触后膜超极化，产生 IPSP。IPSP 通过使轴突始段膜电位达不到阈电位来起抑制作用。神经元上不同突触来的 IPSP 可以总和，使膜电位远离阈电位水平。兴奋性突触后电位（EPSP）和 IPSP 是相互拮抗的。②细胞产生动作电位的频率取决于该细胞的整个胞体-树突膜上所有 EPSP 和 IPSP 的复杂加权总和。抑制性突触主要在胞体上，比在树突上的兴奋性突触更靠近轴突始段。那些靠近始段的突触与位于树突末端的突触相比具有更大的影响。③突触后抑制所起的作用较短且快。

（王晓民　张婷　时晨）

jǐsuǐ gōngnéng

脊髓功能（function of spinal cord）

脊髓具有传导神经冲动和进行初级神经反射的功能。脊髓是动物背部正中从前向后走行的白色索状物，位于椎管内，其前端在枕骨大孔处与延髓相连，后端止于骶骨中部，呈背腹略扁圆柱状，并和脑一起构成中枢神经系统。它和脑都是由神经管分化产生的。其中心有纵行的连接脑室的中央管。围绕中央管呈蝴蝶状的灰质构成脊髓的内层，外层由白质构成。灰质区为脊髓神经元胞体所在的部位，白质区则由神经元的轴突所构成。

传导功能 脊髓是感觉和运动神经冲动传导的重要通路，其结构基础是脊髓内的上、下行纤维束。来自四肢和躯干的各种感觉冲动，通过脊髓的上行纤维束如脊髓丘脑束、薄束和楔束等传达到脑，进行高级整合和分析。而由大脑皮质等各级高位中枢发出的下传信息则通过皮质脊髓束等调节脊髓神经元的活动。

反射功能 脊髓可完成一些比较简单的反射活动。脊髓灰质前角内存在着大量的运动神经元，主要为 α 和 γ 运动神经元。任何形式的运动，包括脊髓本身能够完成的反射性运动和大脑皮质所引起的随意运动都需通过脊髓前角的 α 运动神经元才能得以实现，故脊髓前角的 α 运动神经元被称为运动反射的最后公路。支配不同肌肉的运动神经元在脊髓中的排列具有一定的解剖学分布差异和功能上的分工，称为近侧-远侧规律和屈肌-伸肌规律。其规律大致为：支配最靠躯干中轴和肢体近侧部位肌肉的运动神经元位于脊髓前角的内侧，支配肢体远侧肌肉的运动神经元位于脊髓前角的外侧；支配屈肌的运动神经元位于前角的背侧，支配伸肌的运动神经元位于脊髓前角的腹侧。除了运动神经元外，脊髓中还有大量的中间神经元，它们散布在脊髓灰质的所有区域，主要位于脊髓的中间区，在感觉和运动神经元之间起联络、整合等作用。感觉神经元、中间神经元和运动神经元构成了脊髓的神经环路。这些脊髓神经环路可完成一些基本反射活动，由脊髓所完成的反射活动称为脊髓反射，包括躯体反射和内脏反射等（图）。

功能损伤 脊髓是神经系统的重要组成部分，脊髓病变将对脊髓的正常功能造成严重影响。人体中常见的脊髓病变有下列几种：①急性脊髓炎：由非特异性炎症引起的脊髓白质脱髓鞘或坏死，从而导致急性横贯性脊髓损伤，也称为急性横贯性脊髓炎，属常见的脊髓疾病，以受累平面以下运动障碍、感觉缺失及排便、排尿障碍为主要临床特征。②脊髓损伤：是由直接或间接暴力作用于脊柱和脊髓引起的，常导致损伤节段以下肢体严重的感觉和运动功能障碍。③椎管内肿瘤：包括起源于椎管内不同组织如脊

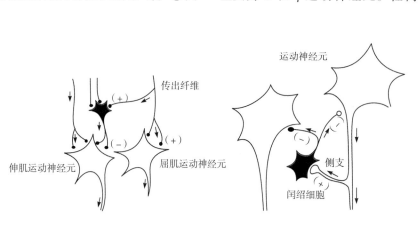

图　传入侧支性抑制（左）和回返性抑制（右）示意图

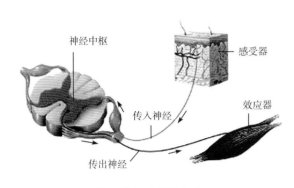

图　神经反射弧组成

髓、神经根脊膜或椎骨的各种瘤样病变。椎管内肿瘤可发生在脊椎的任何节段。临床主要表现为肿瘤所在平面的神经根损害及该水平以下的长束受累的症状和体征。④脊髓空洞症：脊髓内有空洞形成，是一种缓慢进展的脊髓退行性病变。本病由先天发育异常所致，空洞的形成可能是由于机械因素如在压力影响下脑脊液从蛛网膜下隙沿着血管周围间隙进入脊髓内所造成。由于脊髓形成病理性空洞并有胶质生成，所以其正常的感觉和运动功能会发生明显的障碍。

（王晓民　贺　毅　张飞龙）

jǐsuǐ xiūkè

脊髓休克（spinal shock）　脊髓与高位中枢离断后，断面以下脊髓暂时丧失反射活动能力进入无反应状态的现象。脊髓与高位中枢离断的动物称为脊动物。脊髓休克主要表现为离断面以下脊髓所支配的骨骼肌反射消失、肌紧张减弱甚至消失，外周血管扩张、血压下降，发汗反射消失，粪、尿潴留等。此后，一些以脊髓为基本中枢的反射活动可逐渐恢复，恢复的速度与动物进化程度有密切关系。低等动物如蛙在脊髓离断后数分钟内反射即恢复，犬则需数天，人类则需数周以至数月

（由于外伤等原因也可出现脊休克）。反射恢复的速度与不同动物脊髓反射对高位中枢的依赖程度有关。反射恢复过程中，通常是比较简单、比较原始的反射先恢复，如屈肌反射、腱反射等；然后比较复杂的反射逐渐恢复，如对侧伸肌反射、搔爬反射等。反射恢复后的动物，血压可逐渐上升到一定水平，动物可具有一定的排粪与排尿反射，说明内脏反射活动能部分得到恢复。反射恢复后，有些反射会比正常时加强并广泛扩散，如屈肌反射、发汗反射等。

脊髓休克的产生是由于离断的脊髓突然失去了高位中枢的调节，而不是由切断脊髓时的损伤刺激所引起的，因为反射恢复后进行第二次脊髓切断时并不能使脊髓休克重现。脊休克的产生与恢复，说明脊髓可完成某些简单的反射活动，但平时它们是在高位中枢调节下进行活动的。高位中枢对脊髓反射调节既能产生易化作用，也能产生抑制作用。例如，切断脊髓后随着脊髓休克的恢复，伸肌反射比正常时减弱，说明高位中枢对脊髓伸肌反射有易化作用，而屈肌反射则较正常时增强，说明高位中枢对脊髓屈肌反射有抑制作用。由于脊髓离断部位有大量胶质细胞浸润并逐步形成瘢痕，使轴突再生受阻，所以脊髓内上行与下行的神经束路难重新接通，造成感觉传入冲动不能上达大脑皮质，而大脑皮质的传出冲动也不能下达脊髓，

以致离断水平以下的主观感觉和随意运动将永久丧失。

（王晓民　贺　毅　张飞龙）

jǐsuǐ fǎnshè

脊髓反射（spinal reflex）　脊髓具有的中枢反射总称。其反射弧不经过大脑，完成反射的结构为脊髓灰质、固有束和前后根。脊髓可完成一些基本的反射活动。脊髓通过感觉神经从皮肤、肌肉和关节等处接受感觉信息，经运动神经引起肌肉的收缩，完成反射活动。脊髓反射中最简单的反射如膝跳反射，整个反射弧仅由两个神经元构成，即传入（感觉）神经元和传出（运动）神经元，在中枢部分仅形成一次突触接替。而多数的脊髓反射的反射弧由两个以上的神经元构成，即在传入和传出神经元之间还有一个或多个中间神经元介入。

分类　脊髓反射包括：①躯体反射：指骨骼肌的反射活动。机体中除头面部的骨骼肌受脑神经支配外，躯干及四肢的骨骼肌均接受脊髓运动神经元的支配，脊髓是中枢神经系统的低级部位，是躯体运动最基本的反射中枢，可完成一些比较简单的反射活动如牵张反射、屈肌反射和对侧伸肌反射等。躯体反射根据感受器所在部位不同，又可分为浅反射和深反射。浅反射是指皮肤、黏膜等处感受器受刺激时引起的反射活动。深反射是指肌肉、肌腱、韧带和关节等处感受器受刺激时引起的反射活动。②内脏反射：内脏器官受到刺激时引起的反射活动。腰骶段脊髓灰质中间带外侧柱内存在交感神经的低级中枢，如排尿、排便中枢（脊神经骶2~骶4节段）等，这些中枢可执行基本的内脏反射活动，如排便、排尿反射等，当反射弧一部分受

损时，可出现粪、尿潴留。

功能　在中枢神经系统发育过程中，脊髓及其反射功能出现最早，此后才有脑干及大脑皮质等的出现和反射功能的完善。在发育过程中，每个上位脑或新结构出现后，都参与和调节脊髓的反射活动，即各种感觉冲动经脊神经后根传入脊髓后，除构成脊髓反射连接之外，还通过脊髓白质内的上行纤维束，将感觉冲动传至脑，信息在脑内经过整合加工后，通过下行纤维束到达脊髓前角的运动神经元，继而沿脊神经至效应器，引起反射活动。因此，脊髓内的各种纤维束，将各种性质的冲动向上或向下传导，使脊髓受到脑特别是大脑皮质的调节和控制。脊髓的上行（感觉）纤维束和下行（运动）纤维束是较复杂的反射弧的传入和传出部分。虽然运动皮质可通过下行通路直接控制脊髓运动神经元的活动，但是脊髓反射具有相对独立性。脊髓反射在协调躯体运动中发挥重要功能，其反射活动的变化可反映感觉通路和运动通路的结构完整性，可用其评价脊髓乃至高位中枢的兴奋性水平。

（王晓民　贺　毅　张飞龙）

qūjī fǎnshè

屈肌反射（flexor reflex）

一侧肢体的皮肤受到伤害性刺激时（如针刺、热烫），该侧肢体的屈肌收缩而伸肌舒张，从而使该侧肢体屈曲的反射。屈肌反射是一种保护性反射，可使肢体避开伤害性刺激。屈肌反射的强度与刺激的强度有关。例如，较弱的刺激作用于足部时仅引起踝关节屈曲，若刺激强度加强，则膝关节及髋关节也将发生屈曲；若刺激更强，则可出现同侧肢体发生屈曲的同时，对侧肢体出现伸直的反射活动，这称为对侧伸肌反射。为了证明屈肌反射及伸肌反射属于脊髓反射，通常用脊髓与高位中枢离断的脊髓动物作为实验对象，以去除高位中枢的影响。

（王晓民　贺　毅　张飞龙）

duìcè shēnjī fǎnshè

对侧伸肌反射（crossed extensor reflex）

较强的伤害性刺激作用于一侧肢体的皮肤时，除引起同侧肢体屈曲外，还可引起对侧肢体伸直的反射。又称交叉伸肌反射。对侧伸肌反射是姿势反射，具有维持姿势的生理意义。例如，人在行走过程中踩到一颗图钉时，踩到图钉的腿会迅速收回，而另一侧腿则会伸直，承受住整个身体的重量，以保持身体平衡。对侧伸肌反射时随着被刺激侧肢体的屈曲，对侧肢体则产生伸肌收缩，屈肌舒张，使肢体伸直，从而使躯体在受刺激时不致倾倒。虽然屈肌反射和对侧伸肌反射是相对定型的反射，但是反射的大小与刺激的强度有关。在屈肌反射和对侧伸肌反射通路中，其中间神经元也接受各种来源的传入纤维的会聚性输入，这些输入中，不仅有来自外周的痛觉传入纤维，也有来自大脑皮质或者脑干等高位中枢的下行纤维，后者使得高位中枢通过这些中间神经元介导的随意运动成为可能。因此，负责管理屈肌反射和对侧伸肌反射的脊髓环路不仅介导了防御性反射，而且也参与了肢体随意性运动的协调过程。

（王晓民　贺　毅　张飞龙）

qiānzhāng fǎnshè

牵张反射（stretch reflex）

有完整神经支配的骨骼肌在受外力牵拉伸长时能引起被牵拉的同一肌肉发生收缩的反射。是脊髓介导的最简单的运动反射。此反射在去大脑动物上表现得最明显，表明此反射环路受大脑皮质和脑的其他高位中枢调节，且高位中枢能持续性调节牵张反射的强度，适应动物运动中的各种要求。牵张反射有两种表现形式：一种是肌肉长度的短暂变化所引起的肌肉一次快速而短暂的位相性收缩，称为位相性牵张反射；另一种是持续地牵拉肌肉所引起的肌肉微弱而持久的紧张性收缩，称为紧张性牵张反射。

腱反射是快速牵拉肌腱时发生的牵张反射。例如，叩击股四头肌肌腱使股四头肌受到牵拉时，该肌会发生快速收缩，形成膝跳反射。叩击跟腱则能使小腿腓肠肌受到牵拉，引起该肌发生快速收缩，产生跟腱反射。腱反射的反射弧仅由 1 个感觉神经元和 1 个运动神经元所构成，为单突触反射。反射潜伏期很短，兴奋通过中枢的传播时间为一次突触传递所需的时间，0.7ms 左右。叩击肌腱时，肌肉内的肌梭（本体感受器）几乎同时受到牵拉，反射性地引起肌纤维一次性同步收缩，产生明显的动作。临床上常通过检查腱反射来了解神经系统的功能状态。腱反射减弱或消失，提示反射弧受损；腱反射亢进，则提示高位中枢有病变。

肌紧张是指缓慢持续牵拉肌腱时发生的牵张反射。其意义在于维持身体的姿势，并不表现明显的动作。肌紧张发生过程中，同一肌肉内的不同肌纤维交替收缩，故肌紧张能长久维持而不疲劳。正常情况下，人和动物的骨骼肌在无明显的运动表现时，也处于持续的、微弱的收缩状态，伸肌和屈肌都有一定的紧张性。直立站立时，伸肌紧张处于主要地位，因为直立时，由于重力的影响，关节趋向于被重力所弯曲，使伸肌受到牵拉，引起牵张反射，从而使伸肌的肌紧张加强，以对抗关节的屈曲来维持直立姿势。由于重力持续作用于关节，肌紧张也就持续地发生。

（王晓民 贺毅 张飞龙）

nǎogàn gōngnéng

脑干功能（function of brain stem）

脑干网状结构具有躯体运动的下行控制、感觉中继、上行激活以及自主神经活动控制的功能。延髓、脑桥和中脑三部分合称脑干。位于中脑、脑桥和延髓中央部的神经细胞和神经纤维相互交织成网的区域称之为脑干网状结构，其中部分神经细胞相对更密集而形成界线并不很明确的核团。与运动控制有关的较重要的核团有位于延髓的巨细胞网状核和旁巨细胞核，以及位于脑桥的尾端和吻端脑桥网状核。另外，在结构上与网状结构有密切联系的核团有中缝核群，其纤维组成下行抑制通路，对脊髓交感神经节前神经元有抑制作用，一般也将其归入脑干网状结构。

脑干网状结构传出纤维的上行投射系统主要与动物的行为状态、觉醒和睡眠等功能活动有关；而下行投射系统则与肌紧张、躯体和内脏活动的整合以及呼吸、心血管运动等自主神经功能的调节有关。荷兰的亨里克斯·凯珀斯（Henricus Kuypers）将后者分成内侧下行系统和外侧下行系统。内侧下行系统包括内侧和外侧前庭脊髓束、内侧和外侧网状脊髓束和顶盖脊髓束等，此类通路主要终止于脊髓前角的腹内侧区，主要支配躯干中线的肌肉和肢体近侧肌肉，是控制整体运动的基本系统，其功能包括维持机体的平衡和直立姿势、整合躯体和

肢体的运动（如朝向运动）和单个肢体的协调运动等。外侧下行系统包括皮质脊髓束和红核脊髓束，主要控制肢体远侧的肌肉，它补充内侧下行系统的功能，主要与手及手指的精细运动有密切关系。

从脑干下行的还有含特殊神经递质或调制因子的通路：从脑干的蓝斑核和脑桥-延髓网状结构的一些神经元发出的蓝斑脊髓系统和从脑干中缝核群发出的中缝脊髓系统。前者是肾上腺素能的，后者是 5-羟色胺能的。两者均终止于整个脊髓的中间区和运动神经元核，可调制脊髓神经元的兴奋性。中缝脊髓系统也投射至脊髓后角浅层，调制痛觉和其他感觉信息的传递。脑干的下行神经元中有不少接受来自感觉和运动皮质下行的运动指令，因此大脑皮质可通过脑干的下行系统间接对脊髓进行控制。

脑干是多数脑神经的中枢核团所在部位。这些核团与网状结构和其他结构一起，直接参与控制和协调眼动、发声、咀嚼、吞咽、呼吸以及面部表情和言语表达等运动。脑干网状结构和前庭核与眼球运动关系尤其密切。源于脑干神经核团的生物胺类如去甲肾上腺素能和 5-羟色胺能下行投射纤维对脊髓运动神经元活动的幅度和节律也有相应的调控作用。

（王晓民 贾军 吕斌）

qùdànǎo jiāngzhí

去大脑僵直（decerebrate rigidity）

在动物中脑的上丘和下丘之间横断脑干后，动物立即出现四肢伸直、脊柱挺硬，头尾昂起等肌紧张亢进的现象。若此时以局部麻醉药注入该动物某一肌肉中或切断相应的脊髓背根，以阻止肌梭传入冲动进入中枢，则该肌

的僵直现象立即消失，可见去大脑僵直是增强的牵张反射。

脑干中延髓网状结构的腹内侧部对肌紧张及肌运动起抑制作用称为抑制区；脑干中延髓网状结构的背外侧部、脑桥被盖、中脑中央灰质及被盖，也包括脑干以外的下丘脑和丘脑中线核群等部位对肌紧张及肌运动起易化作用，称为易化区。易化区较抑制区的活动强，在肌紧张的平衡调节中略占优势。除脑干外，大脑皮质运动区、纹状体、小脑前叶蚓部等区域也对肌紧张有抑制作用；而前庭核、小脑前叶两侧部和后叶中间部等部位则对肌紧张有易化作用。去大脑僵直的原因是在中脑的上丘和下丘之间切断脑干后，中断了大脑皮质运动区和纹状体等区域对脑干网状结构的功能联系，导致易化区活动明显占优势。

从牵张反射的原理分析，去大脑僵直的产生机制有两种：①α僵直：是由于高位中枢的下行性作用，直接或间接通过脊髓中间神经元提高 α 运动神经元的活动而出现的僵直。②γ僵直：是由于高位中枢的下行性作用，首先提高 γ 运动神经元的活动，使肌梭的传入冲动增多，转而增强 α 运动神经元的活动而出现的僵直。经典的去大脑僵直是由于易化区活动增强，属于 γ 僵直。在切断脊髓背根消除肌梭传入冲动对中枢的作用后，僵直现象可消失。在此基础上进一步切除小脑前叶（蚓部），则使僵直现象重现，此属于 α 僵直。这是小脑蚓部被切除后使抑制区作用进一步减弱，易化区作用相对加强，因为背根已切断，γ 僵直已不可能发生，此时伸肌过度紧张的出现主要是前庭脊髓束使 α 神经元活动提高

所致。

人类的某些疾病也可出现与动物去大脑僵直相类似的现象。例如，蝶鞍上囊肿引起皮质与皮质下失去联系时，可出现下肢明显的伸肌僵直及上肢的半屈状态，称为去皮质僵直，其上肢的半屈状态是抗重力肌肌紧张增强的表现。去大脑僵直有时可在中脑疾病时出现，表现为头向后仰，上下肢僵硬伸直，上臂内旋，手指屈曲。临床上如见到患者出现去大脑僵直现象，常表明病变已严重地侵犯了脑干，是预后不良的表现。

（王晓民 贾军 吕娀）

zīshì fǎnshè

姿势反射 (postural reflex)

骨骼肌在中枢神经系统的调节下，为能保持紧张性或产生相应的运动，保持或改正身体在空间姿势的反射。牵张反射、对侧伸肌反射是最简单的姿势反射，比较复杂的姿势反射包括状态反射、翻正反射、直线或旋转加速运动反射等，这些反射是由脑干整合而完成的。

状态反射是指当头部在空间的位置及头部与躯干的相对位置发生改变时，可反射性地改变躯体肌肉紧张性的反射。包括迷路紧张反射与颈紧张反射：①迷路紧张反射：是指内耳迷路的椭圆囊和球囊的传入冲动对躯体伸肌紧张性的反射性调节，其主要的反射中枢位于前庭核。去大脑动物实验中，当动物仰卧时其伸肌紧张性最高，而俯卧时则其伸肌紧张性最低。这是因头部位置不同，由于重力对耳砂膜的作用，使囊斑上各毛细胞顶部不同方向排列的纤毛所受刺激不同而引起的。②颈紧张反射：是指颈部扭曲时颈椎关节韧带或肌肉本体感

受器的传入冲动对四肢肌肉紧张性的反射性调节。其反射中枢位于颈部脊髓。当头向一侧扭转时，下颌所指一侧的伸肌紧张性加强；如头后仰时，则前肢伸肌紧张性加强，而后肢伸肌紧张性降低；如头前俯时，则后肢伸肌紧张性加强，而前肢伸肌紧张性降低。人类在去皮质僵直的基础上，也可出现颈紧张反射。正常人体由于高级中枢的存在，状态反射常被抑制不易表现出来。

翻正反射是指正常动物可保持站立姿势，如将其推倒则可翻正过来的反射。例如，使动物四足朝天从空中落下，则可清楚地观察到动物在下坠过程中，首先是头颈扭转，使头部的位置翻正，然后前肢和躯干跟着扭转过来，最后后肢也扭转过来，当下坠到地面时四足着地。这一反射包括一系列反射活动，最先是由于头部位置的不正常，刺激视觉与内耳迷路，引起头部的位置翻正。头部翻正以后，头与躯干的位置关系不正常，使颈部关节韧带及肌肉受到刺激，使躯干的位置也翻正。

（王晓民 贾军 吕娀）

jīdǐ shénjīngjié

基底神经节 (basal ganglia)

通常泛指从端脑腹侧壁发育衍生的一些相互联系的皮质下神经核团。又称基底核。迄今为止，基底神经节仍没有一个精确并得到广泛承认的定义。

组成 基底神经节与躯体运动调节有关的部分主要包括尾状核、豆状核（包含壳核和苍白球）、底丘脑核和黑质（包括黑质致密部和网状部）。尾状核和豆状核合称纹状体。苍白球在种系发生上出现较早，称为旧纹状体；尾状核和壳核出现较晚，结构上

相近，称为新纹状体。纹状体与丘脑底核、黑质在结构和功能上紧密联系，共同参与运动调节（参见人体解剖学卷）。

与大脑皮质之间的纤维联系

基底神经节接受大脑皮质的兴奋性纤维投射，其递质是谷氨酸（图）；基底神经节的传出纤维经丘脑腹前核和腹外侧核到大脑皮质的通路也是兴奋性的，但从基底神经节到丘脑腹前核和腹外侧核的通路则较为复杂。

基底神经节的传出部分主要是苍白球内侧部，其传出纤维可紧张性地抑制丘脑腹前核和腹外侧核的活动，其递质是 γ-氨基丁酸。从新纹状体到苍白球内侧部的投射途径有两条，即直接通路和间接通路。直接通路是指新纹状体直接向苍白球内侧部投射的路径，其递质为 γ-氨基丁酸；间接通路则为先后经过苍白球外侧部和底丘脑核两次中继后到达苍白球内侧部的多突触路径。从新纹状体到苍白球外侧部，以及从苍白球外侧部再到底丘脑核的纤维递质也都是 γ-氨基丁酸，而由底丘脑核到达苍白球内侧部的投射纤维递质则是谷氨酸。

苍白球内侧部具有较高的紧张性活动。当直接通路被激活时，苍白球内侧部的紧张性活动受到抑制，此时它对丘脑腹前核和腹外侧核的紧张性抑制作用减弱，结果使丘脑的活动增强，此现象称为去抑制。丘脑-皮质投射系统是兴奋性的，因此，直接通路的活动能易化大脑皮质发动运动。相反，间接通路被激活时，新纹状体-苍白球外侧部-丘脑底核通路中也存在去抑制现象，因而底丘脑核的活动增强，加大苍白球内侧部对丘脑-皮质投射系统的紧张性抑制。故间接通路的活动具

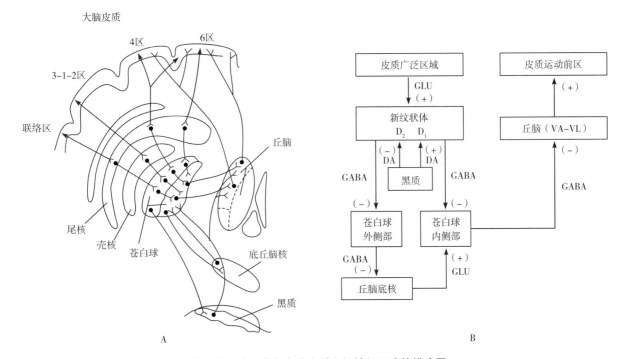

图　基底神经节与大脑皮质之间神经回路的模式图

注：A. 联结基底神经节与大脑皮质的神经回路；B. 直接通路和间接通路。DA. 多巴胺；GABA. γ-氨基丁酸；GLU. 谷氨酸
（+）：兴奋性作用；（-）：抑制性作用

有抑制皮质发动运动的作用。

黑质-纹状体投射系统　由黑质致密部发出。新纹状体内细胞密集，主要有投射神经元和中间神经元两类细胞。中型多棘神经元属于投射神经元，是新纹状体内的主要神经元，其主要递质是γ-氨基丁酸。中型多棘神经元除接受来自大脑皮质的谷氨酸能投射纤维外，还接受黑质-纹状体多巴胺能投射系统的纤维。此外，也接受新纹状体内γ-氨基丁酸能和胆碱能中间神经元的纤维投射。可能存在两种类型的中型多棘神经元，其细胞膜上分别存在多巴胺D_1和D_2受体，而其传出纤维分别组成直接通路和间接通路。黑质-纹状体多巴胺能纤维末梢释放的多巴胺通过激活D_1受体增强直接通路的活动，而通过激活D_2受体可抑制间接通路的活动。尽管两种不同受体起到的突触传递效应不同，但多巴胺对这两条通路

的传出效应却是相同的，即都能使丘脑-皮质投射系统活动加强，易化大脑皮质发动运动。

基底神经节相关疾病　高等哺乳动物中，基底神经节作为运动系统的皮质下调节机构，不直接发起或执行运动功能，而是起着整合、优化、精确调节作用，通过调节肌张力、调节联合运动、维持姿势，与小脑一起配合大脑皮质完成运动功能的执行。它们都从皮质接受大量投射，将信息加工处理后，经丘脑返回皮质。基底神经节的功能失调将产生一系列伴运动障碍的神经系统疾病。其损害主要表现为肌紧张异常和动作过分增减。

肌紧张过强而运动过少的疾病　典型代表是帕金森病，又称震颤麻痹。1817年，由英国人詹姆斯·帕金森（James Parkinson）首次报道，其主要表现为全身肌紧张增高、肌肉强直、随意运动

减少、动作缓慢、面部表情呆板，常伴静止性震颤。运动症状主要表现为运动启动困难为特征的运动不能和以动作幅度和速度减低为特征的运动迟缓。帕金森病的病因是双侧黑质病变，多巴胺能神经元变性、丢失。黑质-纹状体多巴胺递质系统可通过D_1受体增强直接通路的活动，亦可通过D_2受体抑制间接通路的活动，所以，当该递质系统受损时，可引起直接通路活动减弱而间接通路活动增强，使大脑皮质对运动的发动受到抑制，出现运动减少和动作缓慢的症状。多巴胺的前体左旋多巴能明显改善帕金森病患者的症状；应用M受体拮抗剂东莨菪碱或苯海索等也能治疗此病，这可能与新纹状体内胆碱能中间神经元的兴奋性作用和多巴胺的抑制性作用之间的平衡有关。但左旋多巴和M受体拮抗剂对静止性震颤均无明显疗效，该症状可能

与丘脑腹外侧核等结构的功能异常有关。

肌紧张不全而运动过多的疾病 有亨廷顿病和手足徐动症等。亨廷顿病又称舞蹈症。1872年，由英国人乔纳森·亨廷顿（Jonathan Huntington）首次报道，其主要表现为不自主的上肢和头部的舞蹈样动作，伴有肌张力降低等症状。其原因是双侧新纹状体病变，新纹状体内 γ-氨基丁酸能中间神经元变性或遗传性缺损，由于新纹状体对苍白球外侧部的抑制作用减弱，引起间接通路活动减弱而直接通路活动相对增强，对大脑皮质发动运动产生易化作用，出现运动过多的症状。通过基因多态性图谱分析发现，亨廷顿病是单基因遗传病，是第4号染色体基因突变造成的常染色体显性遗传病。临床上用氟哌啶醇耗竭多巴胺可缓解其症状。

功能 迄今为止，对基底神经节功能的认识仍不十分清楚。破坏动物的基底神经节几乎不出现任何症状；而记录基底神经节神经元放电，发现其放电发生在运动开始之前；新纹状体内的中型多棘神经元很少或没有自发放电活动，仅在大脑皮质有冲动传来时才开始活动。根据观察，结合对人类基底神经节损害后出现的症状、药物治疗效应及其机制分析可认为，基底神经节可能参与运动的设计和程序编制，并将一个抽象的设计转换为一个随意运动。基底神经节对随意运动的控制、肌张力的维持、本体感觉传入冲动信息的处理可能都有关系。另外，基底神经节中某些核团还参与自主神经的调节、感觉传入、心理行为和学习记忆等功能活动。

（王晓民 贾 军 吕 娥）

xiǎonǎo gōngnéng

小脑功能（function of cerebellum） 通过与大脑皮质、脑干和脊髓形成复杂的神经网络，小脑参与机体运动的设计和执行、身体协调性控制、肌紧张调节和随意运动的调节。大脑皮质下调节运动的重要脑区，位于颅后窝，经胚胎三脑泡时期的菱脑与后脑发育而来。小脑不仅与大脑皮质之间存在神经回路，还与脑干和脊髓有广泛的纤维联系。小脑损伤后，尽管运动仍然可以发生，但动作不稳、失去精确性和协调性，或是产生时间错乱的动作，常表现为运动的协调性显著降低，身体平衡和姿态反射出现异常，不能进行正常的生理反馈或前馈控制，以及运动学习能力减退或丧失。根据结构和功能，将小脑分为绒球小结叶、小脑前叶和小脑后叶。

绒球小结叶 进化过程中最古老的部分，又称古小脑。它接受来自脑干前庭神经核的传入投射，可感受头部位置和躯体的运动信息。其传出纤维又返回至前庭神经核，最终下行抵达脊髓前角内侧部分的运动神经元，主要功能是维持身体平衡和姿势反射。受损后，虽然随意运动的协调程度不受影响，但身体的平衡失去协调性，表现为静止性站立不稳，行走时容易跌倒。绒球小结叶也接受视觉神经的投射，控制眼球运动。

小脑前叶 主要包括小脑半球中间部和小脑蚓部，在进化过程中出现的时间稍晚于绒球小结叶，又称脊髓小脑。它直接接受来自脊髓的传入纤维，与脊髓和脑干之间有丰富的纤维联系，并受运动皮质的调控。①小脑前叶可调节肌肉的收缩和舒张运动，

可协调肌紧张，其作用表现为易化肌紧张和抑制肌紧张。小脑半球中间部的传出纤维经小脑核投射至中脑特定区域，最终下行至脊髓前角的外侧部分，一些传出纤维经间脑上行至运动皮质的特定区域；这部分结构具有加强肌紧张的作用，即易化作用。小脑蚓部的传出纤维同样先投射至小脑核，再经脑干最终下行至脊髓前角的内侧部分，一些纤维也上行至运动皮质的特定区域；这部分结构发挥抑制肌紧张的作用。小脑前叶抑制肌紧张的作用在进化过程中逐渐退化，而易化肌紧张的作用逐渐占优势，因此受损后肌肉张力的表现为张力减退、四肢乏力。②小脑前叶更重要的功能是协助大脑皮质调节正在进行中的随意运动。在运动皮质的调控下，通过对外周感受器和感觉器官传入信息进行整合、分析、比较，不断纠正实际运动和大脑皮质指令之间的偏差，最终使动作更加准确、协调。小脑前叶受损后，不能将来自外周的感觉信息与大脑皮质的指令进行有效地利用和整合，因此动作的准确性、协调性和方向性把握都明显下降，运动变得笨拙，使得精巧动作不能按规定完成，且在精巧动作结束时常伴随出现震颤，称为意向性震颤。脊髓小脑损伤后也影响运动的协调性，主要出现在行走过中的动作，而静止时的运动则无异常症状。这种发生于小脑损伤后的动作性协调障碍被称为小脑性共济失调，表现为行走过程中身体不稳、步态蹒跚、动作不协调，尤其是越迅速的动作其协调障碍越明显。

小脑后叶 紧邻小脑前叶，由小脑半球外侧部构成，在发生学上出现较晚，又称新小脑。小

脑后叶在灵长类动物和人脑中发育最完善。它接受大脑皮质广泛区域的传入指令，其传出纤维经过多个间脑核团后，再回到大脑皮质运动区，形成大脑-小脑-大脑皮质回路；一些纤维束返回小脑后叶，形成小脑皮质的自身回路；另外一些则下达脊髓。小脑后叶调节运动的机制尚不明确，目前认为，机体能够快速、精确、协调地启动和执行精巧运动，是与小脑后叶强大的学习和储存功能相关，尤其是复杂连续运动的计划、起始和执行；但实际上小脑后叶受损后并不出现特殊的运动障碍。小脑后叶可储存经多次演练的精巧运动的整套动作程序；当下一次机体要发生这个运动时，大脑皮质可直接从小脑后叶中将储存的程序提取出来运行，保证运动的快速、熟练和协调。既往的观点认为，小脑的功能只与运动相关，但新的研究发现，小脑与大脑皮质非运动区域也存在密切的相互联系，小脑损伤后也会出现一些非运动症状，包括语言、注意力和心理意向障碍。

（王晓民）

大脑皮质运动区（motor area of cerebral cortex）

大脑皮质中与躯体运动有密切关系的区域。主要的作用是确定是否需要运动，运动的目标是什么，选择如何完成运动和运动的时空参数，发出运动指令执行运动，以及随时对运动的执行进行修正。主要包括第一躯体运动区、补充运动区、第二躯体运动区。

第一躯体运动区 为大脑皮质执行躯体运动功能的核心区域。包括中央前回（4区）和运动前区（6区），是控制躯体运动最重要的区域。它们接受本体感觉冲动，感受躯体的姿势和躯体各部在空间的位置及运动状态，并借此调整和控制全身的运动。功能特征：①对躯体运动的调节为交叉性支配，即一侧皮质支配对侧躯体的肌肉。但在头面部，除下部面肌和舌肌主要受对侧支配外，其余部分均为双侧性支配。因此，一侧内囊损伤会产生对侧下部面肌及舌肌麻痹，但头面部多数肌肉活动仍基本正常。②具有精细的功能定位，运动越精细越复杂的肌肉，其皮质代表区的面积越大，如手和五指以及发声部位所占皮质面积很大，而躯干所占面积则很小。③定位从上到下的安排是倒置的，即下肢的代表区在皮质顶部，膝关节以下肌肉的代表区在半球内侧面；上肢肌的代表区在中间部；而头面部肌的代表区在底部，但头面部代表区在皮质的安排仍是正立的。运动区的前后安排为：躯干和近端肢体的代表区在前部（6区）；远端肢体的代表区在后部（4区）；手指、足趾、唇和舌的肌肉的代表区在中央沟前缘（图）。

补充运动区 又称运动辅助区。位于大脑半球的内侧面，两半球纵裂内侧壁，4区之前、与6区相延续。扣带回沟以上，4区之前的区域，电刺激该区引起的肢体运动一般为双侧性的。刺激该区可引起肢体运动与发声，破坏该区可使双手协调性动作难以完成，复杂动作变得笨拙。根据解剖联系和生理特性的不同，可分为前辅助运动区、新辅助运动区和辅助眼区。新近发现是，前辅助运动区和较高层次的运动控制有关，而新辅助运动区则和相对简单的运动任务有关。

第二躯体运动区 在第一躯体运动区下侧，中央前回的下端，深入到外侧裂内（位于中央前回与脑岛之间），用较强的电刺激能引起双侧的运动反应，其运动代表区的分布与第二躯体感觉区一致。它范围较小，躯体代表是正立的。刺激枕叶可引起眼动，刺激颞叶可引起耳动，刺激顶叶、额叶某些区可引起四肢和口的运动。

大脑皮质运动区通过皮质脊髓束将控制肌肉活动的信号下传到脊髓，并接受来自外周、小脑、基底节及同侧和对侧皮质的传入纤维。其传入和传出有密切关系，

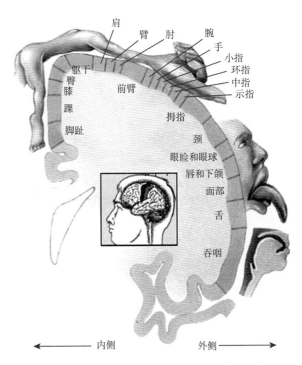

图 大脑皮质运动区内躯体各部位肌肉代表区分布

是大脑皮质参与控制运动的反馈环路的基础。

（王晓民　贾　军　张文中）

zhuītǐxì

锥体系 （pyramidal system）

由皮质运动神经元即上运动神经元下传抵达下运动神经元的轴突组成的传导束系统。包括皮质脊髓束和皮质核束，其运动神经元胞体位于大脑皮质运动区，主要在额叶的中央前回。皮质脊髓束（即锥体束），由皮质（包括4、6、5、7以及3-1-2区）发出的神经纤维经延髓锥体下达脊髓的传导束；皮质核束是由皮质发出的抵达脑神经运动核的下传神经纤维，不通过延髓的锥体，虽然不经过延髓锥体，但因与前者在功能上是相似的，都是由皮质的上运动神经元下传抵达支配肌肉的脊髓前角或脑神经核的下运动神经元最直接的通路。皮质脊髓束通过脊髓前角运动神经元支配四肢和躯干的肌肉，皮质核束则通过脑神经运动神经元支配头面部的肌肉。

锥体束的皮质起源比较广泛，大部分纤维来自中央前回，还有部分纤维来自中央后回及其他区域。由大锥体细胞发出的轴突是锥体束内传导速度最快的粗大纤维，它是运动皮质发动随意运动的主要下行通路。其余的锥体束纤维为传导速度慢的细纤维，其中大部分由小锥体细胞发出，还有一些纤维束来源于皮质区域的小神经细胞，但运动辅助区的下行纤维不进入锥体束。锥体束的下行纤维可与脊髓 α 运动神经元发生直接突触联系；也可与 γ 运动神经元建立直接突触联系，并有兴奋性与抑制性两种突触。随意运动时，锥体束通过单突触联系可激活 α 运动神经元，产生兴奋性突触后电位，并引发神经冲动，以发动肌肉运动。同时，又可引起 γ 运动神经元的兴奋，通过 γ 环路调整肌梭的敏感性，以配合肌肉运动，两者协同活动控制着肌肉的收缩。

功能：①控制肢体肌肉精细运动。运动越精细的肌肉，大脑皮质对其直接支配的单突触联系也越多，一般是前肢多于后肢，肢体远端多于近端；刺激皮质时在支配远端肌肉的运动神经元上所引起的兴奋性突触后电位也最大。②锥体束中大量的下行纤维还可与脊髓中间神经元构成突触联系，易化或抑制脊髓的多突触反射，改变脊髓拮抗肌运动神经元之间的平衡，使肢体运动具有合适的强度，以保持运动的协调性。③加强肌紧张的作用。如将猴延髓锥体的左（右）半侧纤维切断，动物表现为右（左）侧肌紧张减退，出现弛缓性麻痹。

（王晓民　贾　军　张文中）

zhuītǐwàixì

锥体外系 （extrapyramidal system）

中枢神经系统内锥体系以外对躯体运动有调节作用的传导路径。是控制运动的一个组成部分。包括基底核、小脑以及大脑皮质广泛参与调节运动的区域发出的下行纤维，以及由锥体束侧支进入基底核后下行的纤维。以上起源的下行纤维并不直接到达脊髓，而是通过脑干的下行通路发挥对躯体运动的调节作用。这些发自脑干的下行通路，有前庭脊髓束、顶盖脊髓束、网状脊髓束和红核脊髓束。通常也将此下行传导束统称为锥体外系。

分类　可分为经典的锥体外系、皮质起源的锥体外系与旁锥体外系。①经典的锥体外系：起源于皮质下的某些核团，如尾状核、壳核等，经某些下行通路控制脊髓的运动神经元。②皮质起源的锥体外系：是指由大脑皮质下行、并通过皮质下核团接替，转而控制脊髓运动神经元的传导系统。其皮质起源比较广泛，除运动皮质外，还包括第二躯体运动区、补充运动区及其他皮质。因此，锥体外系与锥体系的皮质起源有许多是重叠的。锥体外系的皮质细胞一般属中小型锥体细胞，其轴突较短，离开大脑皮质后，经皮质下的基底神经节、丘脑、红核、黑质、脑桥、延髓网状结构以及小脑等核团神经元中转，而后影响脊髓的运动功能。③旁锥体外系：是指由锥体束侧支进入皮质下核团，转而控制脊髓运动神经元的传导系统。锥体外系皮质下结构除与锥体束下行纤维的侧支有联系外，还有前行纤维经丘脑与大脑皮质发生联系，形成反馈环路。

功能　由于大脑皮质和锥体系的高度发达，椎体外系主要是协调锥体系的活动，两者协同完成运动功能，是互相依赖不可分割的一个整体。只有在椎体外系保持肌张力稳定协调的前提下，锥体系才能完成一切精确的随意运动，如写字、刺绣等；而锥体外系对锥体系也有一定的依赖性，锥体系是运动的发起者，发起后才处于锥体外系的管理之下。

生理意义　锥体外系病变后，并不引起瘫痪，而表现为肌张力的改变和不自主运动两大类：①锥体外系病变所致的肌张力增高，可出现肌痉挛或强直，并可伴随出现运动减少、动作缓慢、缺乏表情、语音单调平坦、无韵律、协调运动减少或消失，并可出现震颤等。典型疾病为帕金森病。②锥体外系病变所致的肌张力减低，常伴随出现不自主动作的增多，此动作无目的、不规则、无一定形式、动作粗大而突然，犹如舞蹈样，多在情绪激动时加重、安静时较轻，清醒时出现、睡眠时消失。

锥体系和锥体外系是互相密切联系、不可截然分割的整体。大脑皮质对躯体运动的调节是通过锥体系与锥体外系两大传出系统的协调活动完成的。

（王晓民 贾 军 张文中）

nǎo diàn huódòng

脑电活动（electrical activity of the brain） 大脑皮质神经元具有的生物电活动。在无明显刺激情况下，大脑皮质能经常自发地产生节律性的电位变化，这种电位变化称为自发脑电活动。将引导电极放在头皮上，观察皮质的电位变化，记录到的脑电波称为脑电图。将动物的颅骨打开或进行脑外科手术时，直接在皮质表面引导的电位变化，称为脑皮质电图。两者均反映大脑皮质的自发性放电活动，所记录的图形基本相同，只是脑皮质电图的振幅与脑电图相比大 10 倍左右。

脑电图 临床主要采用的描记方法。脑电图（EEG）的波形主要是依据其频率的不同划分为 α、β、θ 和 δ 波。不同条件下，波形频率的快慢有显著的差别。成年人，清醒安静闭目时出现 α 波，频率 8～13Hz，波幅 20～100μV，在枕叶皮质最明显。α 波的振幅常呈现时大时小的变化，即波幅先由小逐渐变大，然后又由大变小，如此反复，形成梭形图形。睁开眼睛或接受其他刺激时，α 波立即消失，EEG 呈现 β 波，频率 14～30Hz，幅度较低，5～20μV，在额叶和顶叶皮质较明显。成年人困倦时在颞叶和顶叶

皮质可记录到 θ 波，频率 4～7Hz，电压幅度 100～150μV。正常成年人深睡眠时 EEG 可见 δ 波，频率 0.5～3Hz，电压幅度 20～200μV，主要出现在颞叶和枕叶皮质。因此，人们认为快波是新皮质处在紧张活动状态时的主要脑电活动表现，α 波是皮质处在安静状态时的主要表现，慢波是睡眠状态下的主要表现。在幼儿时期，脑电波频率比成年人的慢，一般常见到 θ 波，到 10 岁后才出现明确的 α 波；在婴儿时期，脑电波频率更慢，常见到 δ 波。此外，δ 波在成年人极度疲劳及麻醉状态下也可出现。

EEG 的节律随大脑皮质活动状态的不同而变化。当大脑皮质许多神经元的电活动步调趋于一致，就出现频率较低而振幅较高的节律，称为同步化，如 α 波即是同步化节律；当神经元的电活动不大一致时，则表现为高频率低振幅的节律，称为去同步化，如 α 波阻断而出现 β 波时即是去同步化节律。通常认为当脑电波由高振幅的慢节律趋向于低振幅的快节律时，意味着兴奋过程增强；反之表示抑制过程产生。癫痫患者，EEG 可出现棘波、尖波、棘慢综合波等。在皮质有占位性病变（肿瘤等）的区域，即使患者处于清醒状态，也可记录到 θ 波或 δ 波。因此，临床上可利用这些脑电波改变的特性，结合临床资料，用以诊断癫痫或探索肿瘤的发病部位。

脑电波形成的机制尚不明确，通常认为是由大量神经元同步发生的突触后电位经总和而形成的。可以设想，单一神经元的突触后电位变化不足以使皮质表面电位发生改变，必须有大量的神经细胞在同一时间产生突触后电位变

化，才能同步引起皮质表面出现电位改变。从皮质的神经元分布来看，锥体细胞的排列较整齐，其顶树突相互平行并与皮质表面垂直，因此其电活动在同步时易发生总和效应，形成较强的电场，最终改变皮质表面的电位。引起自发脑电形成的同步机制，就是皮质与丘脑非特异投射系统之间的交互作用，一定的同步节律的丘脑非特异投射系统的活动，促进了皮质电活动的同步化。

皮质诱发电位 是指刺激感觉传入系统时，在大脑皮质一定部位引起的电位变化。受刺激的部位可以是感觉器官、感觉神经或感觉传导途径上的任何一点。常见的皮质诱发电位有躯体感觉诱发电位、听觉诱发电位和视觉诱发电位等。由于皮质随时存在自发脑电波，因此诱发电位通常在自发脑电活动的背景上出现。躯体感觉诱发电位一般可分为主反应、次反应和后发放三个部分。①主反应：通常为正-负双向电位，在大脑皮质的投射有特定的中心区，故诱发电位具有高度局限性。主反应出现的潜伏期是相对固定的，潜伏期的长短与刺激部位与皮质的距离、神经纤维的传导速度和接替的突触数目等相关。②次反应：跟随主反应之后，没有局限性，可在大脑皮质的各处广泛出现，与刺激也无锁时关系。③在主反应和次反应之后，大脑皮质的诱发电位有时会出现一系列正相的周期电位变化，称后发放。皮质诱发电位是用以寻找感觉投射部位的重要方法，在研究皮质功能定位方面起着重要的作用。

（谢俊霞）

shuìmián

睡眠（sleep） 在哺乳动物等生物中普遍存在的正常生理活动必

要的休息状态。觉醒时人体能进行各种活动。通过睡眠可以使人体的精力和体力得到恢复。觉醒和睡眠是周期性地交替的，人通常以一昼夜的1/3时间用来睡眠，即夜间入睡白天醒来，形成了睡眠觉醒周期。动物实验发现，如果在中脑头端切断网状结构，动物呈现永久的睡眠，可见脑干内有维持觉醒的结构。用电刺激法刺激中脑网状结构可以唤醒正在睡眠的动物，从而进一步证明脑干网状结构的某些区域具有唤醒作用，此区域称为网状结构上行激动系统。

时相 分为两种：正相睡眠和异相睡眠，是两个相互转化的时相。异相睡眠也称为快速眼动睡眠；正相睡眠又称为慢波睡眠、非快速眼动睡眠。成年人睡眠一开始首先进入慢波睡眠，持续80~120分钟转入异相睡眠；异相睡眠持续20~30分钟，又转入慢波睡眠。整个睡眠期间，反复转化4~5次，越接近睡眠后期，异相睡眠持续时间越长。成年人，慢波睡眠和异相睡眠均可直接转为觉醒状态，但觉醒状态只能进入慢波睡眠，而不能直接进入异相睡眠。

慢波睡眠为正常人所必需的。慢波睡眠中，机体的耗氧量下降，但脑的耗氧量不变，感觉功能降低，呼吸和心率减慢，血压降低，骨骼肌反射活动和肌紧张减弱；同时，腺垂体分泌生长激素明显增多。因此，慢波睡眠有利于促进机体生长和体力恢复。异相睡眠出现在慢波睡眠之后，各种感觉功能进一步降低，入睡者比慢波睡眠时更难唤醒，骨骼肌反射和肌紧张进一步减弱，血压升高，心率加快，呼吸加快且不规则，常发生不规则的肌肉抽动并出现

快速的眼球转动等。因此这一睡眠状态又称快速眼动睡眠。异相睡眠期间，脑血流量增多，脑内蛋白质合成加快，有利于促进幼儿中枢神经系统的发育成熟，并可能促进学习和记忆。因此，异相睡眠对促进精力的恢复是有利的。做梦是异相睡眠的特征。如果在异相睡眠将睡眠者唤醒，多数会诉说他在做梦，在慢波睡眠时被唤醒诉说做梦的占少数。异相睡眠出现的间断性的阵发性表现，可能与某些疾病在夜间发作有关，如心绞痛、哮喘、阻塞性肺气肿缺氧发作等。患者在夜间心绞痛发作前常先做梦，梦中情绪激动，伴有呼吸加快、血压升高、心率加快，以致心绞痛发作而觉醒。

发生机制 睡眠不是大脑活动的简单抑制活动，而是一个主动过程，有三个皮质下脑区与正相睡眠有关：①脑干诱导区：位于脑干尾端的延髓网状结构，又称为上行抑制系统。②间脑睡眠诱导区：位于下丘脑后部、丘脑髓板内核群和丘脑前核。③基底前脑诱导区：位于视前区和布罗卡（Broca）斜带区。异相睡眠与脑桥网状结构的活动密切相关。在脑桥网状结构、外侧膝状体和视皮质可记录到脑桥-外侧膝状体-枕叶锋电位（PGO锋电位）。PGO锋电位是异相睡眠的启动因素，与快速眼球运动几乎同时出现，在觉醒和慢波睡眠时明显减少，而在异相睡眠时显著

增加。此外，蓝斑核去甲肾上腺素能神经元和中缝核5-羟色胺（5-HT）能神经元对觉醒的作用可能与异相睡眠的终止有关。

脑内多种递质系统参与慢波睡眠的调节，其中最为重要的递质是5-HT、去甲肾上腺素和乙酰胆碱。5-HT是中缝核神经元合成和释放的神经递质，对慢波睡眠与异相睡眠的维持有关。损毁中缝核神经元，可导致动物失眠。去甲肾上腺素是蓝斑核神经元合成和释放的神经递质，研究证明蓝斑核头部的去甲肾上腺素神经元对维持觉醒起作用。蓝斑核中、后部分的去甲肾上腺素神经元与异相睡眠的产生有关。乙酰胆碱也与睡眠有关，脑干中的胆碱能神经元参与异相睡眠的产生，若将乙酰胆碱微量注射到蓝斑核附近或侧脑室，可单独触发快速眼动相睡眠。此外，还有多种体液因子参与睡眠的调节，如腺苷、前列腺素D_2、生长激素、白介素1、干扰素及肿瘤坏死因子等。

睡眠相关疾病 包括失眠、日间过度嗜睡症以及睡眠节律紊乱等。失眠是指无法入睡或无法保持睡眠状态，导致睡眠不足，是一种常见病。造成失眠的原因

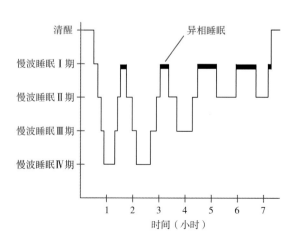

图 正常成年人睡眠时相

很多，如睡眠环境的突然改变、睡前饮茶或饮咖啡、过度兴奋或忧虑、疾病引起的疼痛等。嗜睡是一种神经功能性疾病，患者常表现为在不合时宜的时间，出现不可抑制的睡眠，如吃饭、讲话或开车时，所以有发生危险的可能性。嗜睡产生的原因有头部外伤、抑郁症、病毒感染、睡眠不足或睡眠呼吸暂停综合征等。

（谢俊霞）

学习（learning）

xuéxí

人和动物从外界环境获得新信息的过程，是大脑最重要的功能。根据学习形式的不同特点可将其分为非联合型学习和联合型学习。非联合型学习又称为简单学习，即在刺激和反应之间不形成某种明确的联系。习惯化和敏感化属于此类型的学习。习惯化是指当一个不产生伤害性效应的刺激重复作用时，机体对该刺激的反射反应逐渐减弱的过程，例如时钟的嘀嗒声开始可引起人们的注意，但反复出现后，即被忽视。敏感化是指反射反应加强的过程，例如动物在受到强痛的刺激之后，即使一个非伤害性刺激也可触发其产生强烈的反应。此时强刺激与弱刺激之间并不需建立联系。联合型学习则是指在时间上很靠近的、重复发生的两个事件在脑内逐渐形成联系的过程，如经典条件反射和操作式条件反射。

经典条件反射是在19世纪末，由俄罗斯巴甫洛夫提出的。他将条件刺激（铃声）与非条件刺激（食物）配对进行动物实验，经过多次重复后，动物学会将铃声与食物联系起来，当听到铃声即开始引起唾液分泌。可见，条件反射是在后天生活中形成的。形成条件反射的基本要素就是将

条件刺激与非条件刺激在时间上结合，并多次重复，这个过程称为强化。条件反射的建立与动物机体的状态有很密切的关系，例如处于饱食状态的动物很难建立食物性的条件反射，动物处于困倦状态也很难建立条件反射。

操作式条件反射，又称工具性的条件反射。该类反射比较复杂，它要求动物完成一定的操作。例如，让实验动物因偶然踩到杠杆得到食物，逐渐学会主动踩杠杆以获取食物，继而让其看见灯光后踩杠杆才能获得食物，经多次练习，当动物见到特定的信号（灯光）时，就去踩杠杆而得食。

在人类同样可通过现实具体的信号来形成条件反射，如用光、声、嗅、味、触等作用于眼、耳、鼻、舌、身等感受装置。而抽象的语词也可代替具体的信号而引起条件反射反应。因此，对于人类有两种性质完全不同的信号，第一信号是具体的信号，第二信号是第一信号的信号，即相应的语词，具有概括性和抽象性。对第一信号发生反应的功能系统为第一信号系统；而对第二信号发生反应的功能系统则为第二信号系统。动物只有第一信号系统，所以第二信号系统是人类区别于动物的主要特征。

（谢俊霞）

记忆（memory）

jìyì

人们对经验的识记、保持和应用的过程，是对信息的选择、编码、储存和提取的过程。人们把在生活和学习中获得的大量信息进行编码加工，输入并储存于大脑里面，在必要的时候再把有关的储存信息提取出来，应用于实践活动的过程。

形式　根据记忆保持多久还可以读出来加以区分，可分为短

时记忆、中时程记忆和长时记忆。①短时记忆：例如，当人们查看电话号码簿，找到一个不熟悉的号码，使用这一号码打完电话后，很快就把此号码遗忘了，这是短时记忆。特点是容易受到干扰，例如，当一人看完号码，准备拨号时，若有人和其说话，此人很容易把刚看到的号码忘记了。短时记忆的保存时间短暂，记忆容量有限；只涉及现存神经环路的变化，第二信使系统可能也发挥作用；信息保留时间仅几秒钟到几分钟。②中时程记忆：信息保留时间自几分钟到几天，记忆在海马和其他脑区内进行处理，并能转变为长时记忆。③长时记忆：信息保留时间自几天到数年，有些内容可终生保持记忆。例如，人们拨打经常使用的电话号码，几乎不用思考就能把号码说出，是因为短时记忆转变成了长时记忆，这一过程称为记忆的巩固强化。长时记忆需蛋白质的合成。

根据记忆储存和回忆的方式，分为陈述性记忆和非陈述性记忆。①陈述性记忆：编码有关自传性、与个人有关联的事件信息（有明确意义的事件、概念），并能清晰地回忆起这些事件和情节。例如，对于人名、地名、名词解释以及定理、定律等的记忆均属于陈述性记忆，需要时可将记得的事实陈述出来。②非陈述性记忆：又称反射性记忆。具有自主或反射性的性质，其形成和读出可不依赖于意识。例如，熟练的司机开车时，不需先思考每一步干什么，就能完成整个过程。高水平的运动员完成一串复杂动作时，不需要事先思考每一步的具体操作而自然地完成整套动作。

记忆过程　可以分成四个阶

段，即感觉性记忆、第一级记忆、第二级记忆和第三级记忆。前二个阶段相当于短时记忆，后两个阶段相当于长时记忆。感觉性记忆是指通过感觉系统获得信息后，首先在脑的感觉区内储存的阶段，储存的时间很短，一般不超过1秒钟，若没有经过注意和处理很快就会消失。若在此阶段进行加工处理，把不持续的、先后进来的信息整合成新的连续的印象，就可从短暂的感觉性记忆转入第一级记忆。一般通过两种途径来实现：一种是通过把感觉性记忆的资料变成口头表达性的符号（如语言符号）而转移到第一级记忆，最常见；另一种非口头表达性的途径，机制不明，但它是幼儿学习所采取的途径。信息在第一级记忆中停留的时间仍然很短暂，平均约几秒钟。通过反复运用学习，信息在第一级记忆中循环，延长了在第一级记忆中停留的时间，使信息容易转入第二级记忆。第二级记忆是大而持久的储存系统。发生在第二级记忆内的遗忘，似与先前的或后来的信息的干扰有关。有些记忆痕迹，如自己的名字和每天都在进行操作的手艺等，通过长年累月的运用，是不易遗忘的，这一类记忆储存在第三级记忆中。

机制　正电子发射体层显像（PET）和功能性磁共振（fMRI）等现代脑成像技术的应用，并通过脑外科临床对记忆功能障碍患者的观察，提示某些脑区参与学习记忆活动。内侧颞叶对陈述性记忆的形成极为重要。某些操作技巧需纹状体的参与，学习运动技能需小脑的参与。前额叶协调短期记忆的形成，加工后的信息转移至海马，海马在长时记忆的形成中起着十分重要的作用，海

马受损则短时记忆不能转变为长时记忆。1953年，加拿大布伦达·米尔纳（Brenda Milner）给癫痫患者做手术，切除了内侧颞叶，包括杏仁核、海马的前2/3和海马回。手术后患者不能形成新的长时陈述性记忆，再也不能学习记忆新单词，对前一天医生和他的会面毫无记忆，但他对儿童时期的记忆还是完整的。特别令人吃惊的是该患者仍具有学习某些技巧的能力。

失忆在医学领域通常被称为遗忘。遗忘是对识记过的材料不能再认与回忆，或者错误的再认与回忆。遗忘分为暂时性遗忘和永久性遗忘，前者指在适宜条件下还可能恢复记忆的遗忘；后者指不经重新学习就不可能恢复记忆的遗忘。遗忘可存在于多种病态或正常人中，有两种形式：顺行性遗忘与逆行性遗忘（图）。①凡不能保留新近获得的信息的称为顺行性遗忘症。患者对于一个新的感觉性信息虽能做出合适的反应，但只限于该刺激出现时，一旦该刺激物消失，患者在数秒钟就失去做出正确反应的能力。故患者易忘近事，而远的记忆仍存在。多见于慢性酒精中毒者。

发生机制，可能是由于信息不能从第一级记忆转入第二级记忆。一般认为，这种障碍与海马的功能损坏有关，海马及其环路的功能遭受破坏，会发生近期记忆障碍。②凡正常脑功能发生障碍之前的一段时间内的记忆均已丧失的，称为逆行性遗忘症。患者不能回忆起紧接着此症发生前一段时间的经历。一些非特异性脑疾患（如脑震荡、电击）和麻醉均可引起此症。例如，车祸造成脑震荡的患者在恢复后，不能记起发生车祸前一段时期内的事情，但自己的名字等仍能记得。其发生机制可能是第二级记忆发生了紊乱，而第三级记忆却不受影响。

生理意义　记忆和其他心理活动密切联系。没有记忆，人就不能分辨和确认周围的事物。解决复杂问题时和个体发展中，由记忆提供的知识经验，起着重大作用。例如，人们要学习行走、奔跑和各种劳动技能，就必须保存各种动作的经验；要发展语言和思维，也必须保存词和概念的含义；一个人某种能力的出现，一种好的或坏的习惯的养成，一种良好的行为方式和人格特征的

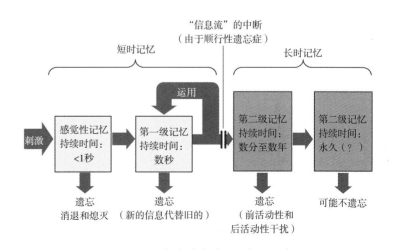

图　记忆和遗忘过程示意图

培养，也都是以记忆活动为前提。

（谢俊霞）

yǔyán

语言（language）

人类特有的用来表达、交流思想的工具。是人脑的高级功能。包括与语言、文字有关的全部智力活动，在思维中应用语言（口语、手语等）、文字来表达思想的能力。语言功能是同生产劳动和大脑皮质的进化发展紧密联系的，当动物界进化到人类的阶段，由于劳动和社会生活促进了大脑皮质迅速发展，皮质增厚、面积增大、神经元数目增多、神经元间的联系复杂而多样，产生了语言。语言是人类彼此间表达情感、交流思想、进行学习与教育以及实现社会活动和从事生产劳动的保证。

功能基础 大脑分成左右对称的两半。大脑半球由一层较厚的神经纤维联系起来，这些纤维卷在一起称之为胼胝体，它在两半球之间发送和传递信息。对于很多行为类型来说，两个大脑半球的结构具有某些不同的功能。对割裂脑的研究发现，左半球主要负责语言、阅读、书写、数学运算和逻辑推理等。而知觉物体的空间关系、情绪、欣赏音乐和艺术等则定位于右半球。一侧半球在完成某种功能时具有主要作用，认为是优势半球。对失语症的研究发现，对多数患者来说，此症与左大脑半球某些脑区的病变相联系的。语言主要是左半球的功能，即语言功能具有一侧优势。对于多数右利手者，语言是左半球的功能；而非右利手者语言优势半球可以在左侧或者右侧。只有5%的右利手人和15%的左利手者在大脑两半球中都发生语言加工过程。左右大脑半球功能的优势并不是绝对的。

语言中枢 始于1825年波伊劳德（Bouillaud JB）对失语症患者的研究，他提出语言定位于大脑额叶。1861年，法国外科医生布罗卡（Broca）接待了一位失语症患者，这位患者右侧身体瘫痪，只能说"tan"，而智力的其他方面正常。患者去世后，尸检表明，患者的左侧额叶受损。1874年，威尔尼克（Wernick）描述了一种新的失语症，此患者的脑损伤发生在颞叶，患者说话流畅，但所说的话没有意义；患者有听觉，但不理解别人的话语。这些发现使人们相信，语言功能是特定脑区的功能。此后，生理学家和医生们对大脑功能定位进行了广泛的研究，提出了不同的设想，其中以1909年德国布罗德曼（Brodmann）的皮质分区图得到公认（图）。

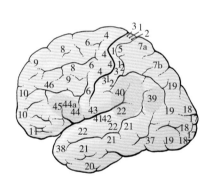

图 大脑皮质的语言区

注：44/45区.运动性语言区；22/40区.听觉性语言区；39区.视觉性语言区

根据研究成果，可把大脑皮质分成初级感觉区（包括视觉区、听觉区和机体感觉区）、初级运动区、联合区及语言区。语言区由较广大的脑区组成，包括运动性语言区、听觉性语言区及视觉性语言区，但语言的加工并不局限于这几个区域，它可能分布在脑的更广泛的区域内。若损坏了这些区域将引起各种形式的失语症。①运动性语言区又称布罗卡区（布罗德曼第44区），位于左半球额叶的后下方，通过临近的运动区控制说话时的舌头和颚的运动。此区域受损就会产生运动性失语症。患者能理解语言，能看懂文字材料，但无法说话。②听觉性语言区亦称威尔尼克区（布罗德曼第22区），位于颞叶上方、靠近枕叶处，与理解口头语言有关。损伤此区域将引起听觉性失语症，即患者不理解口头单词，不能重复其刚刚听过的句子，也不能完成听写活动。③视觉性语言区（布罗德曼第39区），位于顶枕叶交界处，与理解书面语言有关。损伤此区域将出现理解书面语言的障碍，患者看不懂文字材料，产生视觉失语症或失读症、失写症。④损伤额中回后部接近中央前回手部代表区，患者能听懂别人说话，自己会说话，能看懂文字，但是不会书写。

（谢俊霞）

zìzhǔ shénjīng xìtǒng

自主神经系统（autonomic nervous system）

调节和控制内脏器官功能活动的神经结构。早期称为植物神经系统，后改称为自主神经系统。内脏器官的活动一般不能由意志控制。1807年，赖尔（Reil）根据当时所谓生命可分为"植物性"和"动物性"生命的看法，提出了把支配内脏的神经统称为"植物性神经系统"，并为学者们接受。"植物性"的原意大概是，这些神经主要调节与循环、消化、吸收、代谢、排泄等类似于植物代谢活动的内脏功能，同时这些功能不受意志控制。1889年，英国人兰利（Langley JN）又提出了"自主神经系统"的名称，以强调内脏器官的活动在很大程度上不受人的意志的直接控制，具有很强的自主性。在习惯上自主神经系统仅包括支配内脏活动的传出神经，包括交感神经和副交感神经。

分布 主要分布在内脏器官组织、平滑肌和腺体。其中，多数血管、与散热有关的汗腺、竖毛肌、脾和肾上腺髓质只有交感神经而无副交感神经支配，但大多数器官受到交感与副交感神经的双重支配（图）。在具有双重神经支配的器官中，交感神经和副交感神经对其作用具有拮抗的性质，二者同时也密切配合，并有不同的功能活动模式（表）。

组成 自主神经由节前神经元和节后神经元组成。节前神经元的胞体位于中枢内，发出的神经纤维称为节前纤维，到达自主神经节内并换元；节后神经元发出的神经纤维称为节后纤维，支配相应的效应器官。节前纤维属于 B 类纤维，传导速度较快；节后纤维属于 C 类纤维，传导速度较慢。交感神经节离效应器官较远，因此节前纤维短而节后纤维长；副交感神经节通常位于效应器官壁内，因此节前纤维长而节后纤维短。只有分布到肾上腺的交感神经例外，其节前纤维直接到达腺细胞，支配肾上腺素的分泌。这表明髓质细胞的神经性起源。因此，称为交感-肾上腺系统。

功能 发出传出神经信号，支配和调节内脏活动。交感神经的功能是调节与应急反应有关的生理活动，如瞳孔散大、心悸、呼吸加快、骨骼肌血管扩张、内脏血管收缩等反应。副交感神经的功能往往与修身养息有关，例如促进消化腺分泌，营养物质吸收，代谢废物排出，能量储

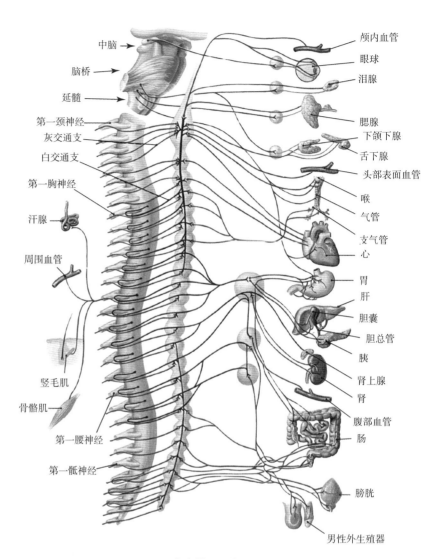

图 自主神经的起源和分布

注：红色线为交感神经，蓝色线为副交感神经

表 自主神经系统的主要功能

器官	交感神经	副交感神经
循环器官	心率加强加快，大部分血管收缩（腹腔内脏、皮肤、外生殖器等）肌肉血管可收缩或舒张	心跳减弱减慢，部分血管舒张（软脑膜、外生殖器血管等）
呼吸器官	支气管平滑肌舒张	支气管平滑肌收缩，黏液分泌
消化器官	分泌黏稠唾液，抑制胃肠运动.抑制胆囊收缩，促进括约肌收缩	分泌稀薄唾液，促进胃肠运动促进胆囊收缩，使括约肌舒张
泌尿生殖器官	逼尿肌舒张，括约肌收缩。促进子宫收缩（怀孕子宫）或舒张（未孕子宫），促进射精。	逼尿肌收缩，括约肌舒张。对子宫无影响
眼	瞳孔扩大，睫状肌松弛	瞳孔缩小，睫状肌收缩
皮肤	竖毛肌收缩，汗腺分泌	
代谢	促进糖原分解，促进肾上腺髓质分泌	促进胰岛素分泌

存、瞳孔缩小、减少光线刺激、促进睡眠等。在整体情况下，交感神经和副交感神经的功能既互相拮抗，又相互配合，并且在不同的刺激下，二者有不同的活动模式。

（曹济民 闫莉）

nèizàng gǎnjué shénjīng

内脏感觉神经（visceral sensory nerve）

人体内脏器官除了有交感和副交感神经支配外，还分布有司感觉功能的神经。这些感觉神经末梢构成所谓的内感受器接受来自内脏的各种刺激并转换为内脏感觉神经的神经冲动，这些感觉神经冲动传到相应的中枢，中枢可直接通过交感和副交感神经（又称内脏运动神经）或间接通过体液调节各内脏器官的活动。如同躯体感觉神经一样，内脏感觉神经元的细胞体也位于脑神经节和脊神经节内，也是假单极神经元，其周围突是粗细不等的有髓或无髓纤维。脑神经节包括膝神经节、舌咽神经下节、迷走神经下节，神经节细胞的周围突，随同面神经、舌咽神经和迷走神经分布于内脏器官，中枢突进入脑干，终止于孤束核。脊神经节细胞的周围突，随同交感神经和骶部副交感神经分布于内脏器官，中枢突进入脊髓，终止于脊髓灰质后角（图）。

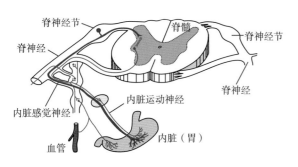

图 内脏感觉神经起源和走行路径示意图

在中枢内，内脏感觉纤维一方面与内脏运动神经元相联系，以完成内脏-内脏反射；或与躯体运动神经元联系，形成内脏-躯体反射；另一方面则可经过较复杂的传导途径，将冲动传导到低位感觉中枢甚或大脑皮质，形成内脏感觉，在心理学中也称机体觉。经典的内脏感觉由三级感觉神经元接替，将感觉信息传入中枢，其中内脏初级感觉神经元指第一级感觉神经元，即最接近内脏的、其末梢为感觉神经末梢或连接感受器的感觉神经元，其胞体位于脊神经节内。这些感受器把内脏的活动通过内脏感觉神经传入中枢，产生饥渴、饱胀、窒息、疲劳、便意、恶心、内脏痛和性欲等感觉。内脏感觉性质不确定，缺乏准确的定位。内脏器官工作正常时，各种感觉融合成人的一般自我感觉，内部感觉的信号难以在言语系统中反映出来。只有内脏感觉十分强烈时，它才成为鲜明的、占优势的感觉。内脏感觉的感受器是位于在内脏、体腔膜等处的内感受器。内脏感觉与皮肤感觉的性质不同，其生理机制虽多不清楚，但一般认为，它们的适宜刺激是脏器本身的活动及其病理状态，特别是由于强刺激的总和而造成的特殊的中枢兴奋导致了内脏感觉（例如内脏痛）的产生。

（曹济民 闫莉）

nèizàng yùndòng shénjīng

内脏运动神经（visceral motor nerve）

调节内脏活动、心血管的运动以及腺体的分泌，一般不受意志控制。包括交感神经和副交感神经。

交感神经 起源于脊髓胸部节段和腰部1~3节段的中间带外侧柱，经前根（腹根）进入交感神经节，再由神经节发出神经到内脏器官。交感神经系统的分布比较广泛，几乎所有脏器均有交感神经支配。有些器官仅受交感神经支配而不受副交感神经支配，如皮肤、汗腺、竖毛肌和肾上腺髓质。交感神经系统是一个应急系统，在环境急骤变化，或机体遇到严重威胁时，如缺氧、剧痛、极冷、失血或紧张等情况时，交感活动增强，使心率加快，血压升高，血糖增高，以动员机体的潜在力量适应环境的急变，提高机体的适应能力，保持内环境的相对恒定。交感神经兴奋时受影响的器官往往比较广泛，一方面由于交感神经系统的节前纤维的数量较节后纤维的数量少（即辐射状联系）；另一方面主要是由于内脏神经中的交感节前纤维直接支配肾上腺髓质，后者在交感神经节前纤维兴奋时分泌大量去甲肾上腺素和肾上腺素，它们通过血液可影响体内很多组织和器官，而这种影响与支配这些器官的交感神经兴奋时的效应基本一致。交感反应虽然比较广泛，但也并非毫无选择性，不同刺激引起的交感反应不全相同。例如失血后的交感反应主要表现为心脏活动的加强与腹腔内脏血管的收缩，而冷冻刺激则主要引起肾上腺素分泌增加，产热增加，以及皮肤血管收缩与竖毛肌收缩，使散热减少。此外，有些交感反应是比较局限的。如人从仰卧到直立而激发低血压时就是这样的，这时可通过颈动脉窦与主动脉弓的压力感受器反射地引起动静脉收缩、心率加快、心缩加强。交感神经系统不但在环境变化时发生兴奋，在平静时有些交感神经也能恒定地发放一定量的神经冲动（能恒定地发放一定量冲动的特性在生理上称被称为有紧张性），表现在切断局部交感神经后，某些受支配的器官组织的活动就可引起缺乏紧张性冲动而发生改变，如引起心搏减慢、血管舒张、瞳孔缩小等。

副交感神经 起源于脑干内第Ⅲ、Ⅶ、Ⅸ、Ⅹ对脑神经的神经核以及脊髓骶部2~4节段的骶副交感核，与前根进入副交感神经节，再由神经节发出神经分布到眼内肌、唾液腺、胸腹腔和盆腔器官。其中第Ⅹ对脑神经为迷走神经。与交感神经支配器官的广泛性相比，副交感神经系统的支配范围相对比较局限，刺激副交感神经能引起心率减慢、消化腺分泌增加、瞳孔缩小、膀胱收缩等反应。副交感神经系统可保持身体在安静状态下的生理平衡，其作用主要有以下几个方面：减慢心率；收缩支气管平滑肌；促进消化腺的分泌和胃肠的活动；促进排便和排尿；缩小瞳孔以减少光线刺激；促进肝糖原的生成，以储存能源，保持身体的能量；协助性活动，如使性器官血管扩张和分泌液增加。由于副交感神经对血管的支配较少，故对动脉血压无明显影响。

（曹济民　闫　莉）

zàng shénjīngcóng

内脏神经丛 （visceral ganglial plexus）

许多内脏器官，包括心脏、消化道、血管、支气管、胆管、胆囊、子宫、输尿管和膀胱等器官，具有的由内在神经节细胞构成的丛状神经结构。是进化上比较古老的神经结构，其自身对内脏器官的功能活动有一定的

调节作用。典型的例子如消化道的黏膜下神经丛和肌间神经丛以及心房的神经（节）丛。"外源性"的自主神经除了可直接调节内脏效应细胞的活动外，还可通过调节内脏神经丛的活动而间接调节内脏器官的活动。

哺乳类动物的交感神经节后纤维除可支配效应器官的细胞外，还有少量交感节后纤维可支配心脏和膀胱器官壁内的神经节细胞，而在胃肠道则有多数交感神经节后纤维支配壁内神经丛细胞，在神经节细胞水平对器官功能和副交感神经的活动发挥调节作用。这些受交感神经支配的内脏神经丛，曾被命名为后交感神经系统。后交感神经系统仅支配具有自动性运动功能的器官，其神经节内的神经元可组成一个完整的局部反射弧，可独立地维持内脏器官的自动性活动，但也接受交感神经和副交感神经节后纤维的调节，使内脏器官的活动能适应整体状态的需要。

（曹济民　闫　莉）

jiāogǎn-shènshàngxiàn xìtǒng

交感-肾上腺系统 （sympatho-adreno system）

交感神经除直接支配效应器官（如心脏、胃肠道等）外，还直接支配肾上腺髓质，其作用是促进肾上腺髓质分泌肾上腺素和去甲肾上腺素（见交感-肾上腺髓质系统）。

（曹济民）

zìzhǔ shénjīng dìzhì

自主神经递质 （autonomic neurotransmitters）

由自主神经细胞合成，神经末梢释放的能作用于特异性受体，介导信息传递的特殊信使物质。半个多世纪以前已证明自主神经兴奋时是通过其末梢释放化学递质作用于效应器官来产生生理效应的。已证明大多

数副交感神经节后纤维、交感与副交感的节前纤维末梢释放的经典神经递质是乙酰胆碱（ACh），因而这类纤维称为胆碱能神经纤维。随后的研究显示腺苷三磷酸（ATP）和甘丙肽至少是部分交感神经节后纤维的共存递质（或称伴随递质）。副交感节后纤维释放的递质 ACh 其效应与毒蕈碱相似，可被阿托品阻断，药理学上称为毒蕈碱型（M型）作用，其效应器官的相应受体为 M 受体。交感和副交感节前纤维释放的递质 ACh 以及脊髓前角运动神经元末梢释放的 ACh，因配置受体的原因，其效应和烟碱相似，不被阿托品阻断，药理学上称为烟碱型（N型）作用。其中，自主神经节前纤维释放的 ACh 其相应受体为 N_1 受体，而运动神经末梢释放的递质 ACh 其相应受体为 N_2 受体。个别自主神经节后纤维（多见于胃肠道）释放的神经递质为 ATP 或多肽，分别称为嘌呤能纤维和肽能纤维。

去甲肾上腺素是经典的交感神经节后纤维释放的递质，但个别交感神经节后纤维（如支配骨骼肌血管的交感神经节后纤维）则释放乙酰胆碱，舒张骨骼肌血管。此外，肾上腺髓质也合成和释放去甲肾上腺素，约占肾上腺髓质儿茶酚胺类髓质激素的20%。因此，去甲肾上腺素也是一种肾上腺髓质激素。

（曹济民）

zìzhǔ shénjīng dìzhì shòutǐ

自主神经递质受体 （receptor for autonomic neurotransmitters）

能与某些化学物质发生特异性结合并诱发生物效应的蛋白质复合体。受体一般根据其结合的递质来命名。能与乙酰胆碱（ACh）结合的受体称为胆碱受体；能与

肾上腺素结合的受体称为肾上腺素受体。

交感神经节前纤维、副交感神经节前和节后纤维释放的经典神经递质是乙酰胆碱。其中交感神经和副交感神经节前纤维的乙酰胆碱递质，其相应受体均属于 N_1 型烟碱受体（支配骨骼肌的躯体运动神经的神经递质也是乙酰胆碱，其相应受体位于运动终板膜上，为 N_2 型烟碱受体）；副交感神经节后纤维的递质 ACh 的相应受体属于毒蕈碱型（M 型）受体，位于效应细胞膜；支配骨骼肌血管的交感神经节后纤维递质 ACh 的相应受体也是 M 型受体。M 受体已知有五种亚型，即 M_1、M_2、M_3、M_4、和 M_5 亚型。调节体温的汗腺由交感神经胆碱能神经元支配，表达有 M 型胆碱受体。在副交感神经系统，效应器官大多表达 M 型胆碱受体。

肾上腺素受体有 α 和 β 受体两大类，其中 α 受体有 α_1 和 α_2 两种类型；α_1 受体又有 α_1A、α_1B 和 α_1D 三种亚型；α_2 受体有三种亚型，即 α-2A、α-2B 和 α-2C 亚型。β 受体有 β_1、β_2 和 β_3 受体三种亚型。在交感神经系统，效应器官有多种类型的受体，包括五种肾上腺素受体（α_1，α_2，β_1，β_2 和 β_3 受体），而交感胆碱能神经支配的组织（如前述的骨骼肌血管）上为 M 型胆碱受体。在交感神经肾上腺素受体中，受体的类型与其功能相关。如 α_1 受体导致平滑肌（如血管平滑肌，胃肠道平滑肌，膀胱括约肌，竖毛肌以及虹膜放射肌）收缩；β_1 受体参与了代谢相关的功能，如糖原合成，脂质合成，肾素分泌以及心脏的多种功能。β_2 受体可引起支气管平滑肌、膀胱壁以及消化道管壁的舒张（表）；β_3 受

表　自主神经系统的胆碱受体和肾上腺素受体的分布及功能

效应器	胆碱能系统		肾上腺素能系统	
	受体	效应	受体	效应
自主神经节	N_1	节前-节后兴奋传递		
眼				
虹膜环行肌	M	收缩（缩瞳）		
虹膜辐射状肌			α_1	收缩（扩瞳）
睫状肌	M	收缩（视近物）	β_2	舒张（视远物）
心脏				
窦房结	M	心率减慢	β_1	心率加快
房室传导系统	M	传导减慢	β_1	传导加快
心肌	M	收缩力减弱	β_1	收缩力增强
血管平滑肌				
冠状血管	M	舒张	α_1	收缩
			β_2	舒张（为主）
皮肤黏膜血管	M	舒张	α_1	收缩
骨骼肌血管	M	舒张	α_1	收缩
			β_2	舒张（为主）
脑血管	M	舒张	α_1	收缩
腹腔内脏血管			α_1	收缩（为主）
			β_2	舒张
支气管平滑肌	M	收缩	β_2	舒张
胃肠道				
平滑肌				
壁	M	收缩	β_2	舒张
肠肌丛	M	舒张	α_1	收缩
括约肌	M	舒张	α_1	收缩
腺体	M	促进分泌	α_2	抑制分泌
胆囊和胆道	M	收缩	β_2	舒张
泌尿生殖器官平滑肌				
膀胱逼尿肌	M	收缩	β_2	舒张
尿道括约肌	M	舒张	α_1	收缩
子宫平滑肌			α_1	收缩（有孕）
			β_2	舒张（无孕）
阴茎	M	勃起	α_1	射精
皮肤				
竖毛肌			α_1	收缩
汗腺	M	促进温热性发汗	α_1	促进精神性发汗
代谢				
糖代谢			β_2	加强
脂肪分解			β_3	加强

体的功能尚未十分明确,有报道激动 β₃ 受体可导致心肌负性变力作用、促进骨骼肌体积增大和脂肪分解。因此,一些合成的 β₃ 受体激动剂被用作身体塑型和制造"瘦肉精"。

(曹济民 闫莉)

yìngjí fǎnyìng

应急反应 (emergency response; fight-or-flight response)

交感神经系统在环境急骤变化条件下,动员机体许多器官的潜在功能,以适应环境急变的反应。交感神经系统的活动一般比较广泛,往往不会只波及个别的神经及其支配的效应器官,而常以整个系统来参加反应。例如,当交感神经系统在紧急情况(如受到惊吓或受到恶劣内外环境威胁时)发生反射性兴奋时,除心血管功能亢进外,还伴有瞳孔散大、支气管扩张、胃肠道活动抑制等反应。交感神经系统作为一个完整的系统进行活动时,其主要作用在于促使机体能适应环境的急骤变化。在逃跑、窒息、失血或冷冻等情况下,机体出现心率加速、皮肤与腹腔内脏血管收缩、血液储存库排出血液以增加循环血量、红细胞计数增加、支气管扩张、肝糖原分解加速而血糖浓度上升、肾上腺素分泌增加等现象,这些现象大多是由于交感神经系统活动亢进所造成的。

(曹济民 闫莉)

zìzhǔ shénjīng xìtǒng de zhōngshūxìng tiáokòng

自主神经系统的中枢性调控 (central regulation of autonomic function)

在中枢神经系统的各级水平中都存在调节内脏活动的核团,它们在内脏反射活动的整合中起不同的作用。较简单的内脏反射在脊髓整合即可完成,更复杂的内脏反射的中枢部位则需要延髓以上的中枢参与。

脊髓对内脏活动的调节 脊髓是内脏反射活动的初级中枢。脊髓对内脏活动的调节是初级的,基本的血管张力反射、发汗反射、排尿反射、排便反射、阴茎勃起反射等活动可在脊髓完成,但平时这些反射活动受高位中枢的控制。如仅依靠脊髓本身的反射活动,则不能很好地适应生理功能的需要。脊髓离断的患者在脊髓休克过去后,由平卧位转成直立位时常会感到头晕,因为此时直立性血压反射的调节能力很差,外周血管阻力不能及时发生适应性改变。又如截瘫患者虽有一定的反射性排尿能力,但排尿不受意识控制,且排尿也不完全。

低位脑干对内脏活动的调节 低位脑干是基本生命中枢的所在部位。由延髓发出的自主神经传出纤维支配头面部的所有腺体、心、支气管、喉、食管、胃、胰腺、肝和小肠等;同时,脑干网状结构中存在许多与内脏活动调节有关的神经元,其下行纤维支配脊髓,调节脊髓的自主神经功能。许多生命现象(如循环、呼吸等)的反射调节在延髓水平已能初步完成,因此,延髓有生命中枢之称。此外,中脑不仅是瞳孔对光反射的中枢部位,而且也有调节心血管活动和排尿反射等内脏活动的部位。刺激猫中脑外侧被盖部,可出现血压升高、竖毛和瞳孔放大等内脏反应,刺激中脑可易化或抑制排尿反射。中脑网状结构中的有关神经元可接受高位中枢下行纤维的支配,其传出纤维到达延髓和脊髓,调节生命活动基本中枢和内脏反射初级中枢的活动,进而完成对内脏活动的控制。

下丘脑对内脏活动的调节 下丘脑是调节内脏活动的较高级中枢。下丘脑大致分为前区、内侧区、外侧区和后区四部分。前区的最前端为视前核,稍后为视上核、视交叉上核、视旁核,最后是下丘脑前核;内侧区又称结节区,包括下丘脑的腹内侧核、背内侧核、结节核和灰白结节,还有弓状核与结节乳头核;外侧区有分散的下丘脑外侧核,其间穿插有内测前脑束;后区主要是下丘脑后核和乳头状核(图1)。

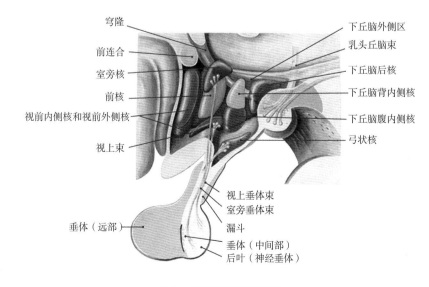

穹隆
前连合
室旁核
前核
视前内侧核和视前外侧核
视上束
下丘脑外侧区
乳头丘脑束
下丘脑后核
下丘脑背内侧核
下丘脑腹内侧核
弓状核
视上垂体束
室旁垂体束
漏斗
垂体(远部)
垂体(中间部)
后叶(神经垂体)

图 1 下丘脑结构示意图

下丘脑与边缘前脑及脑干网状结构有紧密的形态和功能联系。传入下丘脑的冲动可来自边缘前脑、丘脑、脑干网状结构，下丘脑的传出冲动也可抵达这些部位。下丘脑还可通过垂体门静脉系统和下丘脑-垂体束调节腺垂体和神经垂体的活动。下丘脑被认为是较高级的内脏活动调节中枢，刺激下丘脑能产生自主神经反应，但多半为更复杂的生理活动（如体温调节、摄食行为、水平衡、情绪活动、生物节律等）的一些组成部分。下丘脑的一些主要功能有以下几方面。

体温调节　在哺乳类动物，于间脑以上水平切除大脑皮质，其体温基本能保持相对稳定；如在下丘脑以下部位切除脑干，动物则不能维持其体温。已知视前区-下丘脑前部存在着温度敏感神经元，既能感受所在部位的温度变化，也能对传入的温度信息进行整合。当该处温度超过或低于体温调定点（正常约为36.8℃）水平时，即可通过散热和产热活动，使体温保持稳定。

水平衡调节　损伤下丘脑可导致动物烦渴和多尿，说明下丘脑能调节水的摄入与排出，从而维持机体的水平衡。饮水是一种本能行为。下丘脑对肾排水的调节是通过控制视上核和室旁核合成和释放血管升压素实现的。下丘脑前部存在脑渗透压感受器，它能根据血液中的渗透压变化来调节血管升压素的分泌。

对腺垂体和神经垂体激素分泌的调节　一方面，下丘脑的神经分泌小细胞能合成多种调节腺垂体激素的肽类物质，称为下丘脑调节肽。这类肽类物质经轴浆运输并分泌到正中隆起，由此经垂体门静脉系统到达腺垂体，促进或抑制各种腺垂体激素的分泌。另一方面，下丘脑内还存在监察细胞，能感受血液中某些激素浓度的变化，并参与反馈调节下丘脑调节肽的分泌。此外，下丘脑视上核和室旁核的神经内分泌大细胞能合成血管升压素和缩宫素（催产素），这两种激素经下丘脑-垂体束运至神经垂体储存，下丘脑可控制其分泌。

生物节律控制　机体的许多活动能按一定的时间顺序发生周期性的变化，称为生物节律。人体许多生理功能都有日周期节律。日周期是最重要的生物节律，如白细胞数、体温、促肾上腺皮质激素分泌等都有日周期的变动。下丘脑的视交叉上核可能是控制日周期的关键部分。将动物双侧视交叉上核损伤后，机体的正常昼夜节律就消失。视交叉上核可通过视网膜-视交叉上束核与视觉感受装置发生联系，因此外界的昼夜光照变化可影响视交叉上核的活动，从而使体内日周期节律和外环境的昼夜节律同步。控制生物节律的传出途径既有神经性的，也有体液性的。如人为改变每日的光照和黑暗的时间，可使一些功能的日周期位相发生移动。

其他功能　下丘脑能产生某些行为的欲望，如食欲、渴觉和性欲等，并能调节相应的摄食行为、饮水行为和性行为等本能行为。下丘脑还参与睡眠、情绪及情绪生理反应等。

大脑皮质对内脏活动的调节

大脑皮质是调节内脏活动的高级中枢，也是自主神经系统的高级中枢。大脑皮质由进化上出现较早的边缘皮质和出现较晚的新皮质组成。就对内脏活动的调节来讲，边缘皮质往往对一些较原始的、与个体生存和种族延续有关的内脏活动发挥启动和调节作用，如摄食、摄水、呼吸、心血管活动、视觉、胃肠活动、内分泌、性欲及生殖行为和情绪反应等；而新皮质对内脏活动提供更复杂、更高级的调节作用，新皮质能够精密协调脑的高级功能与内脏活动的关系，如将学习与记忆、情绪、心理、意志、动机和思考等脑的高级功能与内脏活动协调起来，但其机制相当复杂，至今未能完全阐明。

边缘皮质和边缘系统　1878年，法国人布罗卡（Broca P）注意到构成每侧大脑半球的一圈组织，如胼胝体下回、扣带回、钩回、腹海马等结构，在解剖上相互联系，形成一个环形，他称之为大脑边缘叶，但没有提出该叶的功能。1937年，美国人帕佩兹（Papez JW）提出，起源于海马的神经通路经乳头体、丘脑前核和扣带回的中继，返回海马构成一封闭环路，这一环路能作为情绪表达的神经基础，即帕佩兹（Papez）环。至1952年，麦克林（Maclean PD）正式提出边缘系统这一术语，就是指那些由前脑古皮质、旧皮质演变而来的结构以及与这些结构具有密切组织学联系并位于附近的神经核团。大脑半球内侧面皮质与脑干连接部和胼胝体旁的环周结构，曾称为边缘叶，其中最内圈的海马、穹隆等为古皮质；较外圈的扣带回、海马回等为旧皮质。边缘叶连同与其密切联系的岛叶、颞极、眶回等皮质，以及杏仁核、隔区、下丘脑、丘脑前核等皮质下结构，统称为边缘系统（图2）。有人还把中脑中央灰质及被盖等中脑结构也归入该系统，从而形成边缘前脑和边缘中脑的概念。可以认

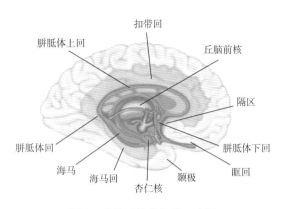

图2 边缘系统的结构示意图

为，边缘系统是脑基底成分的一个相互联系的复合体，位于所有这些结构的中心的是下丘脑。从功能上看，下丘脑被认为是边缘系统的一个中心成分。

自主神经系统的许多功能活动高级中枢位于边缘系统内。除嗅觉功能外，边缘系统主要参与和个体生存有关的摄食行为、情绪反应、学习、记忆和内脏活动的调节，以及与种族延续有关的性欲及生殖行为等。边缘系统对内脏活动具有调节作用，对心血管、消化与吸收、呼吸及内分泌等自主性功能活动均有影响。边缘系统对内脏活动的调节具有复杂性和多样性的特点。

新皮质 即位于边缘皮质外面、包绕边缘皮质的大脑皮质，在进化上较新，故名。边缘叶与新皮质不论在发生还是在结构上都是相互联系的。电刺激动物的新皮质，除能引起躯体运动外，也能引起内脏活动的改变。例如，刺激皮质内侧面4区一定部位，会产生直肠和膀胱运动的变化；刺激皮质外侧面的一定部位，会引发呼吸、血管运动的变化；刺激4区底部，会发生消化道运动及唾液分泌的变化；刺激6区一定部位，会出现竖毛、出汗，以及

上、下肢血管的舒缩反应；刺激8区和19区等，除可引起眼外肌运动外，还能引起瞳孔的反应。可见，新皮质与内脏活动有关，而且引起内脏活动的皮质区域与引起躯体运动代表区基本一致。

（曹济民 闫莉）

běnnéng xíngwéi
本能行为 （instinctual behavior）

动物在进化过程中形成而经遗传固定下的、对个体的生存和种族延续具有重要意义的行为。如摄食行为、饮水行为及性行为等。

摄食行为 主要与下丘脑和边缘系统的活动有关，也受到大脑皮质和主观意识的影响。研究发现，在下丘脑外侧区存在摄食中枢，通过埋在下丘脑外侧区的电极刺激这一部位，可引起动物多食，破坏这一部位则会引起拒绝进食。另外，在下丘脑内侧核存在饱中枢，刺激该核可引起动物拒食，而破坏该核后可导致动物食欲增强。采用细胞外电生理记录技术分别记录下丘脑外侧核及腹内侧核神经元放电，可见饥饿时前者放电增多，后者放电减少；在静脉注射葡萄糖后，这两个区域的神经元放电情况发生相反的变化。这些实验结果说明下丘脑参与摄食行为，并且摄食中枢和饱中枢的活动相互协调配合。另一项同时观察杏仁核基底外侧核群和下丘脑外侧神经元放电关系的研究表明，这两个核团的神经元放电减少，提示杏仁核基底外侧核群有抑制摄食中枢并异化饱中枢的作用。此外，还有实验

证明边缘系统的隔区具有与杏仁核类似的作用。

饮水行为 是维持个体生存的基本活动之一。由渴觉激发，此外心理及习惯等因素也可引起饮水行为。在人类，饮水常常是一种习惯行为，并不一定是由渴觉引起。机体对水平衡的调节通过调节水的摄入和水的排出两个方面进行。研究发现，损伤动物下丘脑可导致动物烦渴和多尿。正常成年人体内水约占体重的60%，正常变化范围约±0.22%。如果机体失水超过体重的0.5%，就会产生渴感，可引起饮水。当机体摄水不足或大量出汗、腹泻及气温过高等生理或病理因素所致的机体失水过多或摄水不足时，血浆晶体渗透压升高，作用于下丘脑前部的渗透压感受器，可引起渴感和饮水增加。另外，当体内细胞外液量降低导致血容量减少时，又可通过肾素-血管紧张素系统刺激肾素释放，产生血管紧张素 II（Ang II），并且还能通过下丘脑内局部的肾素-血管紧张素系统在局部产生 Ang II，Ang II 作用于下丘脑的穹隆下器（SFO）和终板血管器（OVLT），可产生渴觉和饮水。但 Ang II 的阻断药并不能完全阻断渴反应，表明渴觉的产生可能还有其他机制参与。下丘脑对水的排出主要是通过控制视上核和室旁核合成和释放血管升压素（VP）来实现的。当血浆晶体渗透压增高或循环血量减少时，可经下丘脑渗透压感受器和心肺感受器（即容量感受器）感受，其效应是使 VP 的合成、释放增多。VP 能促进肾远端小管和集合管对水的重吸收，发挥抗利尿效应，有利于血浆晶体渗透压和循环血量的恢复。

性行为 是人和动物维持种

系生存的基本活动，主要是指在性兴奋的基础上两性个体发生性器官的接触或交媾（即性交）的过程。性行为的基本功能是性愉悦和生殖，以达到维系种族繁衍的目的。脊椎动物在脊髓休克期过去后，勃起反射等自主性反射逐渐恢复，表明脊髓内有调节自主性功能的中枢。下丘脑内侧视前区与雄性动物的性行为有关，而腹侧视前核则与雌性动物的性行为有密切关系，刺激这些部位动物会出现性行为，而损毁这些部位可导致动物对异性冷漠及性行为的丧失。内侧视前区还接受边缘系统中内侧前脑束、嗅觉系统等处的胆碱能纤维传入，可能与性兴奋有关。此外边缘系统的海马、隔区、杏仁核也是性活动的控制中枢。杏仁核的外侧核和基底外侧区具有抑制性行为的作用，而杏仁核的皮质内侧区具有兴奋性行为的作用。大脑皮质可接受视、听、触、嗅、味等性诱惑或性刺激的信息，使动物进入性兴奋的状态，并将这种信息传向皮质下中枢和周围神经，产生性器官反应或性反射活动。可见大脑皮质、皮质下中枢及脊髓都与性行为的中枢控制有关，并且各级中枢联系密切。在人类，大脑皮质对性行为的控制起主导的作用。

（曹济民　闫莉）

qíngxù

情绪（emotion）　人类和动物对客观环境刺激所表达的一种特殊心理体验和某种固定形式的躯体行为表现。情绪可有多种表现形式，如发怒、恐惧、痛苦、悲哀、愉快及忧虑等等。人类和其他高等动物对外界或机体内部的多种不同刺激可诱发不同的情绪或情感反应。当情绪反应或情感行为出现时，会伴有一系列生理变化，尤其是自主神经功能的变化。情绪反应是大脑皮质和皮质下许多部位协同活动的结果，与自主神经系统、内脏、本体感受性及内分泌系统的活动有关。

1937 年，美国人帕佩兹（Papez JW）概括生理学、神经解剖学及临床观察，提出情绪活动发源于大脑的海马回和扣带回，然后由海马穹隆至下丘脑乳头体，最后到达海马，构成情绪感觉基础的环路，称为帕佩兹（Papez）环。情绪活动不仅与边缘系统和下丘脑关系密切，而且还与边缘皮质（额叶腹内侧、顶叶内侧和颞叶前端）活动有关，如额叶的眶面皮质病变可引起情感行为和人格改变，表现为幼稚、诙谐、性欲亢奋及行为放纵；颞叶癫痫患者常合并精神症状，出现抑郁、焦虑反应，自杀率高于正常人群，发作期间常有情感行为改变等。不同的情绪活动的变现和机制都不相同。

恐惧和发怒　克吕弗（Klüver）和布西（Bucy）最早证实恐惧和发怒等情绪活动与边缘系统的关系。在切除猴双侧颞叶皮质后，动物由野蛮好斗变得驯服安静，还出现认知盲、性行为过度等表现，称为克吕弗－布西（Klüver-Bucy）综合征。动物的情绪变化与杏仁核有密切关系，如猫在杏仁核被破坏后变得野蛮、伴有攻击行为及性活动过度。

引起动物恐惧和发怒的环境因素具有相似之处，一般都是对动物的身体或生命可能或已造成伤害和威胁的信号，但这两种情绪活动的外部表现并不完全相同。动物在发怒时则表现为攻击行为，如猫在发怒时发出嘶嘶声或咆哮声，并出现竖毛、瞳孔扩大、咬与伸爪等反应，在恐惧时除上述表现外，可有逃跑反应。因此，恐惧与发怒是一种防御反应，或称格斗-逃避反应。下丘脑内存在防御反应区，主要位于近中线的腹内侧区。在清醒动物，电刺激该区可引发防御行为。电刺激下丘脑外侧区可能引发动物的攻击行为，而电刺激下丘脑背侧区则出现逃避行为。早年研究在间脑水平以上切除大脑的猫，只要给予微弱的刺激，就能激发强烈的反应，出现张牙舞爪、吼叫撕咬、瞳孔扩大、血压升高等与搏斗相似的表现，这一现象称为假怒。这是由于在平时这种活动受到大脑皮质的抑制，在切除大脑后抑制作用被解除的结果。

愉快和痛苦　愉快是一种积极的或正性的情绪活动，往往由那些可以满足机体需要的刺激引起，比如在饥饿情况下获得美食时的情绪表现。痛苦则相反，是一种消极的或负性的情绪活动，通常因那些对机体造成肉体和精神伤害的刺激或需求得不到满足而引起，如机体在严重创伤、饥饿、寒冷等情况下均可产生痛苦的情绪反应。

对愉快和痛苦相关中枢部位的研究，最早是 1956 年奥尔兹（Olds）等人采用埋藏电极刺激大鼠大脑"唤醒系统"时偶然发现的。后来人们常利用自我刺激方法来确定该情绪活动的中枢部位。他们先在动物脑内特定部位埋藏一个刺激电极，并事先在动物笼内安装一个可开启刺激器电源的踏板或杠杆，一旦动物踩上踏板或杠杆，就能对动物本身脑内特定区域给以电刺激。结果表明，如果预先把电极埋藏在大鼠脑内近中线区域，即自前脑皮质通过下丘脑到中脑被盖的一条呈束状的脑组织内，动物只要踩上踏板获得一次自我刺激体验后，就会一遍又一遍地反复进行自我刺激，并一直继续刺激下去，导致动物十分疲倦和衰弱，甚至死亡。从动物的这种行为推测，可能是因为刺激这些脑区时使动物产生了愉快或满足的情绪。有人将这些动物反复进行自我刺激的脑区称为奖赏系统或趋向系统。这些脑区约占大鼠全脑的35%。

如果把电极预先埋藏在大鼠下丘脑后部的外侧部、中脑的背侧和内嗅皮质等部位，则动物在一次无意自我刺激后，会出现对杠杆或踏板的恐惧心理，表现为退缩、回避等表现。同样可以推测，刺激这些脑区时可使动物产生厌恶或痛苦的情绪。上述引起回避反应的脑区称为惩罚系统或回避系统，惩罚系统区约占全脑的5%。其他既非奖赏又非惩罚系统的脑区约占全脑的60%。

人类和动物的任何行为在某种程度上都与奖赏和惩罚有一定的关系。脑内奖赏和惩罚系统的活动可成为激发或抑制某种行为的动机。行为的激发不仅通过减弱或阻止不愉快的情绪，而且可能会通过行为而获得奖赏。在人和动物学习走迷宫或执行其他任务时，刺激奖赏系统可使人和动物产生完成某种动作或任务的动机，产生达到某种目标的欲望，常有利于任务的完成。如本能行为中摄食由食欲驱使，饮水由渴觉驱使，性行为则为性欲所驱使。在情绪反应中，恐惧可引起回避，发怒可使动物发动攻击，愉快与痛苦能促使流泪等，均有一定的奖赏机制参与。脑内某些核团神经递质多巴胺释放的增加，可刺激奖赏系统的活动。

在临床上已有给患者特定脑区安置埋藏电极让其进行自我刺激的报道，受试者多为精神分裂症、癫痫患者，以及癌症晚期剧痛的患者。据患者自述，自我刺激奖赏脑区、主观感受是舒服和令人愉快的，而自我刺激惩罚区则常有不同程度的惊吓和不明的恐惧感。研究发现，从腹侧被盖区到伏隔核的多巴胺能神经元通路与奖赏系统有关。给予动物多巴胺的D3受体激动剂，能大大增加自我刺激的频率，而给予D3受体拮抗剂则可减少自我刺激的频率，因此推测有关受体可能主要存在于伏隔核内。

情绪生理反应 是人类和动物在情绪活动中所伴随发生的一系列生理变化。这些生理变化主要是通过自主神经系统和内分泌系统活动的改变而引起的。引起情绪生理反应的自主神经系统活动改变主要表现为交感神经系统活动相对亢进。例如猫在受到疼痛刺激时，可出现心率加快、血压升高、胃肠运动抑制、竖毛及瞳孔扩大等反应。在猫发动防御反应时，出现支配骨骼肌的交感舒血管神经纤维兴奋，导致骨骼肌血管舒张，同时由于广泛的交感神经活动兴奋，引起皮肤和内脏血管收缩、血压升高和心率加快等表现，其结果使器官血流量重新分配，骨骼肌的供血更充足，有利于动物格斗或逃避。但在某些情况下，情绪生理反应也可表现为副交感神经系统活动的相对亢进，比如进食可增加消化液的分泌和胃肠运动的加强；性兴奋时生殖器官血管扩张；悲伤时流泪；忧虑时消化液分泌减少等。这些情况都说明情绪生理反应与自主神经系统的活动水平有关。临床观察证明，恐惧和发怒都会使消化系统功能发生紊乱；并且，

持久的情绪变化可引起消化系统的慢性病变，发怒会使胃液分泌增加，恐惧使胃液分泌减少。情绪变化也常常成为心血管系统疾病的诱因。情绪不稳定者冠状动脉硬化性心脏病的发病率明显比情绪稳定者高。突然的情绪变化或高度紧张可导致心律失常，冠状动脉硬化性心脏病患者可发生心绞痛、心力衰竭，甚至猝死。

情绪生理反应还与多种激素的浓度变化有关。例如在创伤、疼痛等原因引起应激时常伴随痛苦、焦虑和恐惧等情绪反应，血中促肾上腺皮质激素（ACTH）和肾上腺皮质激素浓度显著升高，肾上腺素、去甲肾上腺素、甲状腺激素、生长激素及催乳素等也有不同程度的升高。此外，在情绪受多种因素干扰而出现波动时，性激素的分泌发生紊乱，出现性欲异常亢进或冷淡，在育龄期女性往往会引起月经周期紊乱和月经失调。

（曹济民 闫莉）

shēngwù jiélǜ

生物节律（biological rhythm, biorhythm） 生物体的生理活动和行为表现出的周期性现象。生物节律是生物在适应自然环境节律过程中，通过适应、进化、再经过遗传而体现出来的生活规律与节奏，它不仅体现为外在的行为的节奏，也体现在生物体内各种器官、组织、细胞的代谢和功能活动的节奏。

（曹济民 闫莉）

shēngwùzhōng

生物钟（biological clock） 生物体内激发生物节律并使之稳定维持的内部定时机制。生物体的功能活动可随外界环境的时间节律而表现出时、日、周、月、年等不同的周期性节律。简言之，生

物钟就是生物体内感知时间、控制生物节律的机构，是生物体内的一种特殊形式的"时钟"，它调控生物体生命活动的内在节律性。生物节律是生物钟活动效应的外在表现。

形成假说 有两种：一种认为生物体系根据外界自然周期现象定时，因而产生了与天体物理因子等同步的节律；另一种认为生物钟是先天性和遗传性的，是一种内在的振荡机制。现在认为，这两种假说都有其合理性，但都不全面。机体的内在生物钟结构是在长期进化过程中形成的，具有一定的鲁棒性和遗传性；同时，内在生物钟通过一定的感受器（如视网膜神经节细胞）接受外界授时因子（如光照），而调整自身的节律，以使机体的活动与外界环境的变化相适应。生物钟机制是长期适应和自然选择的结果。哺乳类及以上生物（如灵长类）的昼夜节律是受位于下丘脑的视交叉上核（SCN）控制的，视交叉上核通过上颈部神经节向分布在松果腺的交感神经细胞不断发放信号，从而控制松果体分泌褪黑素的过程，而褪黑素具有昼夜节律。已知 SCN 主要控制昼夜节律，称为中枢钟。

生物钟模型及分子机制 在哺乳动物的转录-翻译反馈环中，*Clock* 和 *Bmal*1 基因的蛋白产物是转录因子 CLOCK 和 BMAL1，它们同属于 bHLH-PAS 结构域，是昼夜节律分子机制的关键性组成成分，以异二聚体的形式在反馈环中发挥重要的正调节作用。CLOCK-BMAL1 异二聚体与 *mPER*1、*mPER*2、*mPER*3、*mCRY*1、*mCRY*2 基因的 CACGTG，E-box 增强子区结合，驱动这些基因的转录和翻译，生成的 mPER、mCRY

蛋白质抑制 CLOCK-BMAL1 异二聚体介导的转录。结构域无活性的突变型 CLOCK 仍可与 BMAL1 结合，但失去了转录活性。*Npas* 是主要在端脑表达的一种转录因子的基因，其表达产物 NPAS2 与 BMAL1 形成异二聚体，这种蛋白质异二聚体的作用和 CLOCK-BMAL1 一样，在端脑部位起到调控生物分子钟的作用。CLIF 是在脑部特异性表达的与 BMAL1 同源的蛋白质，和 CLOCK 形成异二聚体对分子钟起调控作用。这条主要的反馈环路十分稳定，精确地保证 24 小时的节律（图）。这种节律稳定的扩大化使得生命体在多个水平，细胞内、细胞间乃至系统水平产生稳定的节律。

除了这条主要的昼夜节律的反馈环路，在基因转录水平还有几个辅助的分子调控环路：①一

个是 REV-ERBα 蛋白的调节：它是 CLOCK-BMAL1 异二聚体的转录产物，又能抑制 *Bmal*1 的转录，是由 BMAL1（正性作用因子）组成的与 *mPer*1/2 产生的昼夜节律相反的环路。研究表明，CLOCK-BMAL1 异二聚体在激活 *mPer*1/2 和 *mCry*1/2 的转录的同时，也激活核内孤儿受体 *Rev-Erb*α 基因的转录，REV-ERBα 蛋白则反过来通过 Rev-Erb/ROR 反应抑制 *Bmal*1 的转录。那么，当 PER 转运到核内与 mCRY 形成稳定的抑制复合物，通过直接与 CLOCK 和（或）BMAL1 作用，来抑制 mPer 的表达，同时也就抑制了 *Rev-Erb*α 的转录，使得 *Bmal*1 的转录解除抑制，BMAL1 表达增加开始下一次循环。②另一个是 PAR（HLF，TEF 和 DBP 组成）和 E4BP4 蛋白的调节：DBP 使

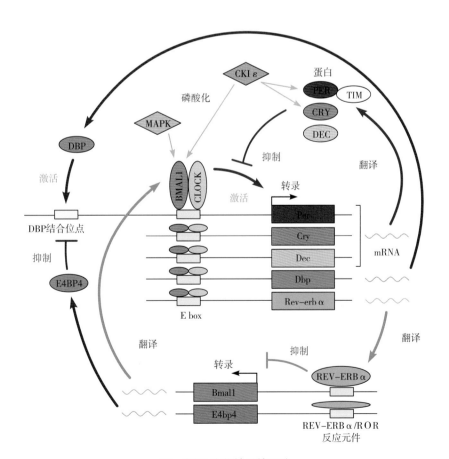

图 SCN 生物钟反馈环路

CLOCK-BMAL1 对 *mPer*1 诱导转录增强，而 E4BP4 使得该效率下降。BMAL1 和 CLOCK 使得 *Dbp* 基因表达增加，E4BP4 可能受 REV-ERBα 抑制调节。因此，DBP 蛋白被 CLOCK-BMAL1 诱导转录及表达，在白天时促进 *mPer*1 的转录表达，而 E4BP4 在夜间将近的时候大量表达来抑制 *mPer*1 的转录。

（曹济民）

zhòuyè jiélǜ

昼夜节律（circadian rhythm, day-night rhythm）　生命活动以 24 小时左右为周期的变动。又称近日节律。如：人和动物的摄食、躯体活动、睡眠和觉醒等行为的节律。遵循昼夜节律的行为和白昼黑夜的交替相关，是研究最多、最被大众熟知、最重要的生物节律，如睡眠-觉醒节律，一天内的体温、血压、褪黑素和糖皮质激素水平的变化节律等。生物体内控制内在昼夜节律的生物钟结构为昼夜节律钟。在哺乳动物及以上层级的动物，该结构位于下丘脑的视交叉上核（SCN）。

遵循昼夜节律的动物有三种类型：①昼行性动物：白昼活动，夜间睡眠休息，如大多数鸟类、旱獭、松鼠、蜂、蝶。②夜行性动物：夜间活动，白天睡眠休息，如 C57 小鼠、小白鼠、指猴、刺猬、蝙蝠、猫头鹰。③晨昏性动物：如夜鹰。夜行性动物多数也不是整夜都活动的。许多种类往往有两个活动高峰，一个在夜幕刚降临时，另一个在破晓之前，其中前一高峰更明显，午夜是其活动低落时期。因此晨昏性动物与夜行性动物常难以区分。

授时因子　在生物钟领域，指告知生物体处在什么时间（时辰）的内、外环境因素（特别是外环境因素，如光照）。授时原意是指利用无线电波发播标准时间信号的工作，国外常称为"time service"。根据授时手段的不同分为短波授时、长波授时、卫星授时、互联网和电话授时等。例如中国科学院国家授时中心的授时服务。

在恒定环境（如持续处于黑暗环境）下，昼夜节律处于自由运行状态，机体所表现的节律称为自由节律。自由节律的周期往往不正好是 24 小时，为 24 小时左右，为昼夜节律的内源性提供了有力的证据。自然界大部分生物的昼夜节律并不是自由运行的。许多外界环境，如光照、环境温度、食物、社会因素、多种化学物质（激素、维生素、氨基酸、血清等）对生物钟昼夜节律都可作为授时因子，影响昼夜节律。光照是最强大的授时因子，称为光授时因子。在光照授时因子的循环作用下，昼夜交替始终是准确的 24 小时。除光照外的其他授时因子称为非光授时因子，如进食、运动等。授时因子能够引起机体内源性节律的改变，使内在节律与外界时间同步，这一过程称为授时因子的拖拽效应。

相位移动　常见于自由运行的动物（如小鼠或仓鼠）遇到短暂光照时，其活动（如跑轮运动）开始时间突然提前或推后，以后在此基础上继续维持自由运行，这种运动开始时间的变更称为相位移动，简称相移。如开始运动的时间提前（小鼠通常为此种表现），称为相位前移；如果推后（仓鼠通常为此种表现），则称为相位后移。图为处于自由运行的仓鼠受到短暂光照后发生的相位后移（图1）。

相位响应曲线　由前述已知，昼夜节律时相的提前或推后称为相位移动。昼夜节律系统在不同的昼夜时间，对脉冲光照（或其他授时因子）有不同的反应。例如有些动物，脉冲光照在 CT2 和 CT8 时（CT 为 circadian time 的缩写），没有引起明显的相位移动，这一时间区域称为"死区"；脉冲光照在 CT14 时，引起大约 2.5 小时的相位延迟；脉冲光照在 CT22 时，引起大约 2 小时的相位提前。根据相位移动对于近日时间的函数，以近日时间为横坐标，以相位移动为纵坐标，绘制曲线。该曲线称为相位响应曲线（图2）。一般规定相位提前为正值，相位延迟为负值。相位响应曲线可帮助了解在昼夜节律的不同时间，生物钟对授时因子刺激的敏感性及其机制。

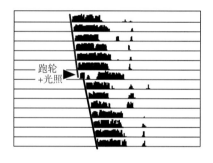

图 1　仓鼠在全黑暗环境中的跑轮活动实时记录图

注：在受到短暂光照刺激后，活动节律出现相位后移

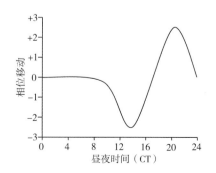

图 2　相位响应曲线

昼夜节律钟重调定 当外环境的时间节律与内源性昼夜节律钟的时间节律不同步时，昼夜节律钟 SCN 能够感知授时因子传递的外环境时间信息，并通过一些机制调整机体内部昼夜节律钟的节律，以使昼夜节律钟的内在时间节律和外环境的时间节律同步，这种调整过程是机体活动适应外界环境的重要机制之一。

非光物质对昼夜节律钟的拖拽效应 光线是昼夜节律最重要的授时因子，但并不是唯一的授时因子。其他环境因素也可影响昼夜节律，如食物、体力活动、社会影响和环境温度。尽管这些因素没有光照对昼夜节律系统的影响强烈，但也能对昼夜节律系统产生重要影响，特别是在没有光-暗循环存在的时候，它的作用更为明显。在自然条件下，动物的进食习惯和人类的一日三餐是不同的，往往是不定时的。如果食物充足，动物处在想进食就进食的状态，称为自由进食。在研究进食作为授时因子时，需要改变动物的进食方式，在一定时间提供食物，而在另外的时间不提供食物。这种提供食物的方式称为进食限制。尽管食物比光线对于生存来说更为重要，但与光线相比，进食是比较微弱的授时因子。在进食限制这种授时因子的作用下，动物节律周期与进食限制的周期相同。但动物的活动较为混乱。而在脉冲光照的作用下，动物的活动非常规律。这一现象表明光照授时因子比进食限制等非光授时因子对节律有更强的控制力。当两者同时存在时，光照授时因子起着主要作用，但进食限制的作用也不能忽视。在光照 12 小时和黑暗 12 小时（LD 12：12）的光-暗循环状态下，进食限制在给光期能够诱导额外运动，这个额外运动在食物供给前约数小时即开始，当进食限制结束时，动物的节律可恢复至原来状态。和许多非光授时因子一样，进食限制在主观白天（一般指在全黑暗情况下内在生物钟"认为"的白天，而不一定是真正的白天）有较大的相位前移作用，而在主观夜晚（即内在生物钟"认为"的夜晚）的作用较小。手术破坏 SCN，动物在持续黑暗情况下，活动节律消失。进食限制可诱导出明显的活动节律改变；改变进食限制的相位，活动节律的相位也随之改变，说明进食限制是一个有效的授时因子。

（曹济民 闫莉）

cìrì jiélǜ
次日节律（infradian rhythm）

周期短于昼夜节律的生物节律。在生物体内，周期为 24 小时左右的昼夜节律最为常见。除了周期为 24 小时左右的节律外，生物还存在其他周期的节律。次日节律的周期小于 19 个小时。最常见的次日节律是潮汐节律。

（曹济民）

cháoxī jiélǜ
潮汐节律（tidal rhythm）

许多生活在海洋与陆地交界区域的生物受到潮汐周期变化的影响，形成与潮汐周期变化相同或相近的生物节律。潮汐是由月球和太阳与地球之间的万有引力引起的，由于月球离地球较近，月球引力与潮汐节律的关系远大于太阳引力的影响。例如招潮蟹的出洞行为与潮汐有密切的关系。在低潮时，招潮蟹就会从洞穴里爬出活动，涨潮时退回洞内休息。其周期大约为 12 个小时。

（曹济民）

chāorì jiélǜ
超日节律（ultradian rhythm）

周期长于昼夜节律的生物节律。超日节律的周期长于 28 小时。超日节律主要包括动情周期、周节律、月节律和季节节律等。

（曹济民）

dòngqíng zhōuqī
动情周期（estrous cycle）

较高级种属雌性动物的生殖周期。人类女性的动情周期大约为一个月，因此称为月经周期。这期间，黄体生成素、雌激素、黄体酮的分泌以及体温的变化呈现明显的约为 28 天的节律。但女性的动情周期与月运周期没有任何关系，也不属于月节律，仅仅因为女性动情周期偶然正好在一个月左右。事实上，动物的动情周期长短变化很大。动情周期的产生和维持与月周的环境周期变化没有明显关系。各个物种的卵泡成熟的时间可能是维持动情周期的主要决定因素。因此虽然所有的动物生活在相同的环境里，但动情周期的长短差别很大。动情周期在恒定的环境下能够自由运行，具有内源性特征。

（曹济民）

yuèyùn zhōuqī
月运周期（lunar cycle）

月球运转周期。与月球绕地球公转有关，周期为 29.5 天。月运周期主要影响夜间照度和潮位。由于太阳对地球产生万有引力，当太阳和月球的引力重合（约一个月两次）时，潮汐的变化将增大；当太阳和月球的引力垂直时，潮汐的变化将变小。月运周期的另一个表现为夜晚光照强度的变化。在新月时，夜晚的照度为 0.001lux（勒克斯），而在满月时，照度为 0.1 lux。由于月照强度比日照强度小得多，所以月运周期对人类节律的影响是十分有限的。其确切影响尚难确定。

（曹济民）

jìjié jiélǜ

季节节律（seasonal rhythm）

与昼夜节律的概念类似，机体长期适应以年为周期的外界环境节律的结果，形成了内源性的近年节律。由于近年节律往往伴随季节而变化，因此又称为季节节律。秋季末一些动物的迁徙及另一些动物的冬眠现象为典型的季节节律。许多生理参数显示季节节律，如体重、冷致产热、摄食、体温、褪黑素、蜕皮和繁殖能力等。一些疾病的发生也显示明显的季节节律。如一些急性心血管病的发生在冬季达到峰值。

（曹济民）

nián jiélǜ

年节律（annual rhythm）

节律周期为一年，即地球围绕太阳公转一周，与地球上的季节变化一致。由于两个相同季节的周期为一年（如当年秋季和次年秋季），因此年节律的含义一般与季节节律相同。

（曹济民）

shíjiān shēngwùxué

时间生物学（chronobiology）

研究生物节律的学科。又称时辰生物学，它的任务是研究生物体内与时间有关的周期性现象，或这些现象的时间机制。生物节律是凭经验总结得出的，但有其生理学和分子生物学基础。

（曹济民）

zhōngshūzhōng

中枢钟（central clock）

位于中枢神经系统的生物钟。在哺乳类及以上的动物乃至人类，中枢钟均位于下丘脑的视交叉上核（SCN）。

主起搏点 体内生物钟的主要节律起源部位。在哺乳类，主起搏点位于 SCN。

视交叉上核 位于视交叉上方的一小圆形核团。接受视觉纤维，光照可引起此核兴奋，参与昼夜节律和体内生物钟的调节。第三脑室在 SCN 的腹侧将其分成一对，以 60μm 的无细胞层与第三脑室相隔。根据解剖和功能将 SCN 分成两个区域：视交叉上核背内区（dmSCN）或壳区和视交叉上核腹外区（vlSCN）或核区。背内区细胞较小，形态细长；细胞核大，细胞器少；神经细胞排列紧密。腹外区细胞呈球形，密度较低，细胞器丰富。每个 SCN 核团的神经元大约有 10 000 个。背内区和腹外区还表达不同的神经肽。背内区主要表达血管升压素（VP），腹外区主要表达血管活性肠肽（VIP）。背内区细胞主要负责节律的产生，能够自发产生同步的节律振荡，以 VP 和 γ-氨基丁酸（GABA）作为主要神经递质。腹外区细胞不是节律产生细胞，主要负责授时因子信号输入，以 VIP 和 GABA 作为主要的神经递质。SCN 在白天（或主观白天）都更为活跃，在夜晚（或主观夜晚）不活跃。

SCN 神经元的节律同步 昼夜节律的产生不需要复杂的神经环路。甚至单个视交叉上核（SCN）节律细胞就能够产生节律。但不同的细胞有不同的节律周期。总的节律周期是机体对不同的节律周期进行整合的结果。SCN 不同神经元活动的同步可能由细胞间的非突触通信协调。多种形式的细胞间通信，包括假突触、缝隙连接、突触以及细胞间的神经激素信号，均与 SCN 神经元活动的同步有关。星型胶质细胞对 SCN 神经元的同步起着一定的作用。星型胶质细胞能够调节细胞外离子浓度，特别是钾和钙离子水平。胶质细胞也能够释放一些活性物质，如一氧化氮、花生四烯酸等，影响神经元的功能。另外，更为重要的是，胶质细胞能够影响缝隙联结，胶质细胞的代谢能够打断 SCN 的节律。同时，钠离子通道在细胞之间的同步也起着重要的作用。

次起搏点 参与生物钟运行甚或昼夜节律起搏信号发生的、位于视交叉上核以外的脑区或核团，例如上丘脑内侧缰核，以及视交叉上核周围的一些下丘脑区域等。

（曹济民）

shìwǎngmó jiéxìbāo

视网膜节细胞（retinal ganglion cell）

位于视网膜的视神经节细胞。是真正的与生物钟感受外界环境明暗信息的光感受细胞，而不是视杆细胞和视锥细胞。

视黑质是由视网膜节细胞合成的感光物质（光受体）。亦即中枢钟的光受体。又称黑视蛋白、黑视素。黑视蛋白是一种在视网膜中的神经节细胞膜蛋白。与赋予人们视觉的视杆细胞和视锥细胞中的感光物质视紫红质不同，黑视蛋白并不能帮助人们看清物体的形状，但它们却能够与光，特别是蓝光发生反应，因为黑视蛋白的光敏蛋白是哺乳动物设置"机体生物钟"所必需的。黑视蛋白最初是由普罗文西奥（Provencio I）于 1998 年在非洲爪蟾感光性皮肤中鉴定出来的。早先的研究已经表明，存在于视网膜细胞中的一个特殊网络中的黑视蛋白可能是将光暗信息传递给大脑中的机体生物钟的主要分子。

长期以来，科学家一直试图了解当生理节奏被夜班或时差等打乱后，机体究竟是如何"重新设置"生物钟的。2002 年 12 月，两篇发表在《科学》杂志上的研究证实，黑视蛋白在使机体生物钟与外部世界同步中起着关键作用。鲁比（Ruby）研究了缺失编码黑视蛋白基因的基因敲除小鼠，发现与正常小鼠相比，缺失黑视蛋白基因的小鼠显示出对光照变化反应的减小，不能像正常小鼠那样将生物钟"重新设置"到同样的基准。另外，加州圣地亚哥斯克里普斯（Scripps）研究院的潘达（Panda S）领导的国际研究小组也发现了缺乏黑视蛋白的小鼠生物钟重设能力降低，由此得出结论，黑视蛋白是机体生物钟执行正常功能所必需的，但其他有关光输入到生物钟的机制也起着一定作用。

（曹济民）

shìwǎngmó-xiàqiūnǎo tōnglù

视网膜-下丘脑通路（retino-hypothalamic tract，RHT）

由视网膜节细胞到视交叉上核（SCN）的独特的单突触神经通路（图）。谷氨酸（Glu）是该通路的主要神经递质。大量证据表明，谷氨酸能突触传递是光诱导的生物钟重调定所必需的。

（曹济民）

xīzhuàngtǐ-xiàqiūnǎo tōnglù

膝状体-下丘脑通路（geniculo-hypothalamic track，GHT）

从膝状体小叶（IGL）到视交叉上核（SCN）的投射。是 SCN 接收光信息的间接通路。视觉输入的主要投射区的丘脑外侧膝状体的膝状体小叶接收来自视网膜的直接投射，并将其投射到 SCN（见视网膜-下丘脑通路图）。GHT 在光信息到 SCN 的输入中不起主要作用，通过切除 IGL 并不明显影响 SCN 的输入。非光刺激引起的活动节律的相位移动不会诱发 SCN 中的 Fos 表达，但是却诱发 IGL 中的 Fos 表达。因此到达 SCN 的非光输入可能经过了 GHT，而光信息输入则主要是通过 RHT。GHT 神经元的神经递质是神经肽 Y（NPY），IGL 中含有 NPY 的细胞投射到 SCN 腹外区，在主观白天诱发相位前移，GHT 可能是非光刺激引起节律改变的信号通路。

（曹济民）

zhōngfènghé-xiàqiūnǎo tōnglù

中缝核-下丘脑通路（raphe nucleus-hypothalamic track，RnHT）

连接中缝核和视交叉上核（SCN）的神经通路（见视网膜-下丘脑通路图）。中缝核位于脑干中缝附近的狭窄区域内，可分成数个核团，总称为中缝核，富含 5-羟色胺能神经元。神经递质 5-羟色胺与暴力、冒险、攻击行为有关。5-羟色胺神经元的活动具有抑制攻击行为的作用。因此，该条通路可能起到连接攻击行为和生物节律的作用。

（曹济民）

wàizhōu zhōng

外周钟（peripheral clock）

生物体的绝大多数细胞都表达钟基因和钟控基因，这些基因表达也有类似视交叉上核（SCN）的信号反馈环路，因而细胞自身也有一个小的生物钟，控制着细胞的内在节律。由此而扩展到外周器官，同理也存在器官自身的由钟基因信号通路控制的生物钟，这种生物钟由于存在于外周器官，因而称为外周钟。但在整体情况下，外周钟是受中枢钟调控的，中枢钟通过其传出通路（神经、体液信息）统一协调全身器官（外周钟）的生物节律，以达到全身各器官活动的协调。

（曹济民）

zhōng jīyīn

钟基因（clock gene）

能够调控生物钟的基因。现已发现许多调控哺乳动物的生物钟的基因，包括 *Clock*、*Npas2*、*Mop3*（*Bmal*1）、*Mop9*（*Clif*）、*Per*1、*Per*2、*Per*3、*Cry*1、*Cry*2、*Dec*1、*Dec*2、*Timless*、*Rev-erbα*、*Dbp* 和 *E4bp4* 等。这些基因的转录-翻译活动是形成昼夜节律的分子生物学基础。

（曹济民）

zhōng kòng jīyīn

钟控基因（clock-controlled gene）

处于钟基因下游、受钟基因输出节律调控的一系列基因。光、声音等环境信号传入生物钟中枢，通过中枢一系列钟蛋白（CRY、

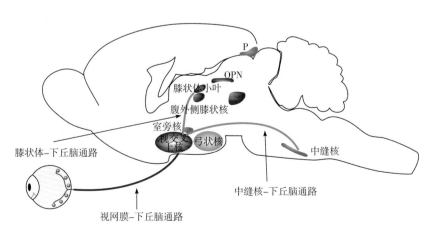

图　小鼠连接 SCN 的三条神经通路

PER、CLOCK 和 BMAL1 等）的转录、翻译、磷酸化等生化过程维持生物钟 24 小时的周期振荡，并输出节律对其他一系列基因进行调控，使这些基因参与的生理、生化、行为等功能也维持 24 小时的节律，从而使有机体表现出昼夜活动规律。DNA 微阵列技术发现了大量的钟控基因，如 *prokineticin*2、*c-Cyc*、*Cdc* 和 *nocturnin*（夜间蛋白）等都是钟控基因。节律基因（含钟控基因）占检测基因（数量从两千到一万多）的 0.5%~9%。这些基因参与细胞生命活动的各个方面。

（曹济民）

jiélǜ jīyīn

节律基因（rhythmic gene）

基因表达呈现昼夜节律的基因。包含一些已经明确的钟控基因和尚未明确是否为钟控基因的基因。DNA 微阵列技术检测到的往往是节律基因，这些基因是否都是钟控基因，尚需鉴定。

（曹济民）

sōngguǒtǐ

松果体（pineal body）

脊椎动物脑中的小内分泌腺体。又称脑上腺、松果腺。外观呈红褐色，形似松果，位于中脑两上丘之间的凹陷内，其一端借细柄与第三脑室顶相连，第三脑室凸向柄内形成松果体隐窝，长 5~8mm，宽为 3~5mm，重 120~200mg。松果体合成和分泌褪黑素，后者是一种调节睡眠-觉醒昼夜节律的激素。因而松果体是人体"生物钟"的调控中心之一。松果体与视交叉上核（SCN）有密切的信息联系，其分泌活动受到 SCN 的调节。

（曹济民）

tuìhēisù

褪黑素（melatonin）

在哺乳动物和人类，主要由松果体合成和分泌的一种胺类激素。又称褪黑激素，曾称松果腺素、美拉酮宁、抑黑素，是存在于从藻类到人类等众多生物中的一种激素。勒纳（Lerner）于 1959 年首次在松果体中分离出一种激素，由于这种激素能够使一种产生黑色素的细胞发亮，故取其词首 mela；同时由于它从 5-羟色胺衍生而来，故取其后缀 tonin，因此，这种松果体激素取名为褪黑素。褪黑素的化学名称为 N-乙酰基-5-甲氧基色胺，分子式为 $C_{13}N_2H_{16}O_2$，分子量 232.27。褪黑素在体内含量极小，以 pg（$1×10^{-12}$ g）水平存在。不管是昼行性动物、夜行性动物还是人类，松果体分泌褪黑素的峰值总是在夜间（比白天多 5~10 倍，清晨 2：00~3：00 达到峰值），因此其在血浆中的浓度也是白昼降低而夜晚升高。

褪黑素的分泌受光照和黑暗的调节。因此，昼夜周期中光照与黑暗的周期性交替就会引起褪黑激素的分泌量相应地出现昼夜节律性变化。松果体通过褪黑素的这种昼夜分泌周期，向中枢神经系统〔包括视交叉上核（SCN）〕发放"时间信号"，转而引发若干与时间或年龄有关的"生物钟"现象，如人类的睡眠与觉醒、月经周期中的排卵以及青春期的到来。中枢钟 SCN 也对松果体有调节作用。研究发现，褪黑素具有促进睡眠、调节时差、抗衰老、调节免疫、抗肿瘤等生理功能。

（曹济民）

jiélǜ yìcháng

节律异常（allorhythmia）

生物体因某些遗传或后天原因导致内在昼夜节律发生异常改变及相应病症。例如，人的 *hper*3 基因突变可导致睡眠时相延迟，而 *hper*2 基因的磷酸化位点突变则会引起睡眠时相提前；钟基因 *Per*3 长度多态性与睡眠时相延迟综合征和极端白昼偏好（extreme diurnal preference）相关；艾滋病病毒感染会导致睡眠障碍；极度精神刺激会导致睡眠困难等。

（曹济民）

shíchā zōnghézhēng

时差综合征（jet lag syndrome）

在跨时区长时间飞行后表现出来的一种疲劳、迷乱和睡眠欠佳的症状。这种症状包括过度兴奋、昼间不能集中精神、夜晚失眠以及胃肠不适。如果跨越过多的时区，症状会持续时间更长，甚至超过一个星期。有三个重要的基本元素：空中飞行、穿越时区以及在不同的地理位置降落。预防时差综合征最有效的方式就是不要乘坐飞机旅行，而是改乘汽车、火车或轮船等较慢的交通工具，使机体有足够的时间去逐渐适应环境节律相位的改变。另一个可能的方法就是向西，而不是向东旅行。向西飞行的时差综合征较向东飞行轻。脉冲光照能够改变机体的昼夜节律相位。因此，可以通过适当的光照使人类昼夜节律系统的相位移动提前或推迟，使昼夜节律系统呈现适当的昼夜节律时间。服用褪黑素也有助于睡眠，从而缓解时差综合征的失眠症状。

（曹济民）

lúnbān gōngzuò

轮班工作（shift work）

包括夜班和倒班。轮班工作引起的不舒适以精力不能集中和入睡困难为特征，胃肠道紊乱也较常见。轮班工作与时差综合征面临相同的问题，人们的时间不能和新环境同步。许多商业时间表有三种基本轮班制度：白班（7am~3pm 或者 8am ~ 5pm）；小夜班（3pm ~ 11pm 或者 4pm ~ 1am）和夜班（11pm~7am 或者午夜~9am）。通过研究轮班工作和一般工作者的体温节律变化，发现即使长时间的夜班工作者体温节律变化也不能完全和夜间时间表同步化。因此昼夜节律不能适当地适应颠倒的作息时间表。对于一些必须要轮班工作的人，一个选择就是减少轮班改变的数目，使昼夜节律适应工作时间表。并且应当顺时针方向倒班，首先日班、然后小夜班、夜班、最后回到日班。另外还可在白天佩戴墨镜，夜间使用人工照明来模拟光暗循环的颠倒，达到与倒班工作时间的同步。

（曹济民）

shíjiān zhìliáoxué

时间治疗学（chronotherapy）

研究如何使治疗措施（如药物、光照等）符合体内生物钟昼夜节律规律，从而达到更好治疗效果的学科。时间治疗亦称为择时治疗，是指根据机体的节律特点，选择最适时间进行治疗，以达到最大疗效和最小毒副作用的目的。即所谓"因时治疗"。广义上讲，时间治疗学包括药物时间治疗、放射时间治疗、外科手术、甚至器官移植的时间治疗，以及利用物理方法施加授时因子等使机体的异常节律恢复到正常的治疗。根据机体生理的和病例的生物节律特点用于诊断和预防疾病，也属于时间治疗学研究的范畴。以下列举一些疾病的生物节律疗法。

高血压的生物节律疗法：人类的血压动态变化有明显的昼夜节律，在下午和傍晚最高，而在清晨最低。抗高血压药的用药时机如果与血压节律一致则会取得较好的降压效果。德国医学会推荐，原发性高血压宜早晨用药，而肾源性高血压宜傍晚用药。

心衰的生物节律疗法：洋地黄是治疗充血性心衰的常用药。但洋地黄的安全剂量范围很窄，半数致死量（LD50）LD50 接近于半数有效量（ED50）。洋地黄的毒性与血钾水平密切相关。然而血钾水平有明显的昼夜节律。因此开发研制短半衰期的洋地黄类药物，使体内洋地黄浓度与血钾水平一致，可取得更好的疗效，并可最大限度地降低毒性。

激素替代疗法：有些疾病需要长期激素替代治疗，如系统性红斑狼疮和脑垂体功能低下等。但肾上腺皮质激素对促肾上腺皮质激素（ACTH）的负反馈作用的敏感性有非常明显的昼夜节律。皮质激素在傍晚用药时对 ACTH 的抑制作用是早晨用药的 2 倍。从此例中可以看出，长期激素替代疗法考虑内分泌系统的昼夜节律是非常必要的。

癌症化疗：真核细胞的分裂周期非常接近 24 小时周期。然而不同类型的细胞其有丝分裂活动的高峰处于一天的不同时间。例如，直肠癌细胞的有丝分裂活动高峰处在夜间，此时正常的胃肠细胞大多处于静止期。化疗药物如果在夜间给药，可加强疗效而同时降低副作用。

（曹济民）

mìniào

泌尿（uropoiesis）

机体中的血液流经肾，经其滤过、重吸收及分泌过程后所形成的终尿，通过输尿管运送至膀胱储存并由尿道排出机体的全过程。参与泌尿的器官包括肾、输尿管、膀胱和尿道（图）。

（谷瑞民）

shèn

肾（kidney）

人体最重要的排泄器官。其排泄的代谢废物种类多、数量大，在维持机体内环境的相对稳定和电解质的平衡中起重要作用。肾外形似蚕豆，呈红褐色。成年人肾大小如同握紧的拳头，左右各一，分别位于第 12 胸椎到第 3 腰椎间脊柱两侧的腹后壁。从外观看，肾可分为上下两端，内、外侧缘和前后两面。上端宽而薄，下端窄而厚。肾前面较凸，后面较平，外侧缘凸隆，内侧缘中部凹陷。凹陷处称为肾门，肾动脉和神经经肾门进入肾；而肾静脉、淋巴管和输尿管则由此离开肾。肾门向肾内的凹陷延续成为一个较大的腔，称为肾窦。肾窦内有肾动脉、肾静脉的主要分支、肾小盏、肾大盏、肾盂和脂肪组织。肾窦的外围是肾实质，

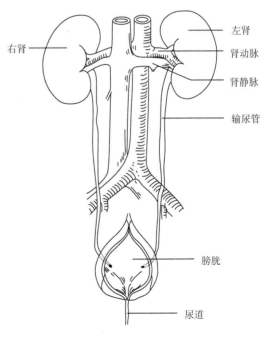

右肾　左肾　肾动脉　肾静脉　输尿管　膀胱　尿道

图　泌尿系统示意图

由大量泌尿小管组成，其间有少量结缔组织、血管和神经等构成肾间质。肾表面有被膜包绕，保护其下的肾实质。被膜从内向外分为三层，分别是纤维囊、脂肪囊和肾筋膜。纤维囊又称纤维膜，贴附于肾实质表面，是一层致密坚韧的结缔组织膜；脂肪囊又称肾床，是纤维囊外周的脂肪组织，对肾起到弹性垫的保护作用；肾筋膜，位于脂肪囊外周，穿过脂肪囊连于纤维囊，对肾起到固定作用。

将肾从上到下，额状面垂直切开，可看到两种不同颜色的区域，分别是位于外侧浅层颗粒状的肾皮质和颜色较淡的位于肾实质深部的肾髓质（图）。肾皮质位于肾边缘部，血管丰富，含大量的肾小球，呈红褐色颗粒状。肾髓质位于皮质深部，肾小球含量相对少，由许多的肾小管和血管构成，呈淡红色条纹状。肾髓质又可分为外髓部和内髓部。皮质和髓质都有肾单位、血管、淋巴和神经。肾髓质由 8～18 个锥体结构构成，即肾锥体，浅表层的肾皮质深入髓质肾锥体之间的部分称为肾柱。每个肾锥体底部位于肾皮质和髓质交接处，向外凸出；椎体尖端较圆钝，朝向肾窦，称为肾乳头，有时 2～3 个肾锥体合成一个肾乳头。乳头的顶端有许多小孔，称乳头孔。肾乳头位于肾盏内，形成的尿液由肾乳头孔流入肾小盏。几个肾小盏将从肾乳头流出的尿液汇总至肾大盏。多个肾大盏汇合形成肾盂。肾盂位于输尿管的起始部位，连接着肾盏和输尿管，尿液则从肾盏流出经肾盂流入输尿管。肾盏、肾盂和输尿管壁均有平滑肌，当平滑肌收缩时，内部压力增高，将尿液压入膀胱。

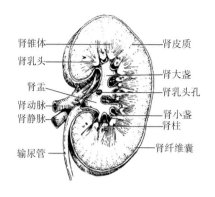

图　肾的结构

虽然人体的左右两肾总重量不足于全身体重的 0.5%，但是肾的血液供应很丰富，在安静状态下，健康成年人每分钟流入双肾的血流量约占心输出量的 25%，大约为 1.25L。由于肾的血液供应充分，机体才能及时有效地将体内代谢废物排出体外，同时也能获取充分的营养供应，保证了机体内各种代谢过程（如水、电解质转运、酸碱平衡的调节）的顺利进行。

由心脏输出的血液有部分经腹主动脉流入到主要分支之一的肾动脉。肾动脉从肾门进入肾内，逐步形成很多分支，依次包括叶间动脉、弓状动脉、小叶间动脉和入球小动脉。入球小动脉再形成许多分支缠绕成为毛细血管球，即肾小球，然后再汇集成出球小动脉离开肾小球。与出球小动脉相连的是另一毛细血管网，即管周围毛细血管网，围绕在肾小管周围，主要功能是给肾单位提供血液。此处毛细血

管血压比肾小球毛细血管血压低，有利于将肾小管内物质重吸收回血液，并依次汇入弓状静脉、小叶间静脉，最后经肾静脉离开肾进而汇入腔静脉，进入全身的血液循环。

肾内淋巴管有浅层和深层两组。浅层淋巴管位于肾纤维膜深面，引流肾被膜及其脂肪囊的淋巴；深层淋巴管位于肾内血管周围，引流肾实质的淋巴。浅深两层淋巴管相互吻合最后在肾门处汇合成较粗的淋巴管，排出肾皮质组织间液及某些由肾合成和分泌的激素，如肾素。肾髓质没有淋巴管，因此肾髓质组织间液处形成高渗透压，有利于尿液的浓缩。

（谷瑞民）

shèndānwèi

肾单位（nephron）　由肾小体及其相连接的肾小管所构成。肾小体包括肾小球和肾小囊。肾小管则由近端小管、髓袢和远端小管组成（图）。髓袢又分为髓袢降支细段和升支细段。肾单位是尿生成的基本功能单位，它与肾集合管共同完成尿生成的过程。人体每侧肾有 100 万～140 万个肾单位，每个肾单位都能生成尿液，

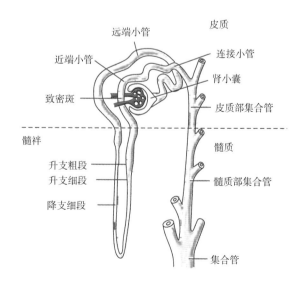

图　肾单位组成

多个肾单位生成的尿液最终汇集到集合管，经肾盏、肾盂流入输尿管后储存在膀胱内。由于肾不具有再生新的肾单位能力，因此，肾受到伤害、疾病侵袭或随着年龄的增长，肾单位的数量都会逐渐减少。肾单位有代偿功能，当有些肾单位受到损害而不能工作时，其他的肾单位即可取代损伤肾单位继续生成尿液。血液经入球小动脉进入肾小球后，部分电解质和水滤过到肾小囊腔内，形成超滤液，又称原尿。超滤液依次流经近端小管、髓袢的降支细段和升支细段，进而流入远端小管。髓袢升支粗段远端部及远端小管起始部的小管上皮细胞分化成致密斑，穿过入球小动脉和出球小动脉间的夹角，与球外系膜细胞和球旁细胞相接触，主要感受远端小管内的 Na^+ 浓度变化。当 Na^+ 浓度降低时，致密斑将信息传递给球旁细胞，促使其分泌肾素，增强远端小管和集合管对的 Na^+ 重吸收。远端小管经连接小管与集合管相连，集合管收集多个肾单位远端小管流出的尿液，与肾单位共同完成尿的生成。

肾单位按其所在部位不同分为浅表肾单位和髓旁肾单位，分别约占肾单位总数的85%和15%。浅表肾单位的肾小体主要分布在皮质浅部，其肾小球体积较小，髓袢较短且到达外髓内带以后折返上行形成上升支薄段，在外髓部外带形成粗段与皮质部远端小管相连通向集合管。位于皮质处的入球小动脉直径大于出球小动脉，两者的比例约为 2：1。出球小动脉分支形成的毛细血管网几乎全部缠绕在肾小管周围，向肾单位供应氧及营养物质，将肾小管重吸收的水、盐带回循环系统，将血液内某些代谢物质经肾小管

分泌并从尿液排泄。浅表肾单位在尿液的形成中起重要的作用。髓旁肾单位位于皮质和髓质交界处的内皮质层，其肾小球体积较大，髓袢较长可深入至内髓质层，到深层甚至乳头部再折返向上形成薄段，之后在外髓部内带成为粗段，经远端小管、连接小管与集合管相通。位于髓旁肾单位处的入球小动脉与出球小动脉的口径无明显差异，出球小动脉分支在肾小管周围形成毛细血管网和 U 形直小血管，网状毛细血管有利于肾小管的重吸收，直小血管参与并维持肾髓质高渗梯度的形成。髓旁肾单位与尿液的浓缩密切相关。

（谷瑞民）

shènxiǎotǐ

肾小体（renal corpuscle） 由肾小球和肾小囊构成的球形小体。直径约 $200\mu m$，肾小体有血管出入的一端称为血管极，另一端与肾小管相连接称为尿极。肾小体类似一个滤过器，血液在其通过时以滤过的方式形成滤液进入肾小管（图）。

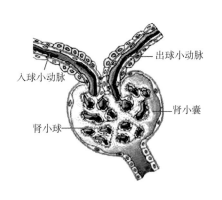

图 肾小体结构

（谷瑞民）

shènxiǎoqiú

肾小球（renal glomerulus） 位于入球小动脉和出球小动脉之间的一团彼此分开又再吻合蜷曲而成的毛细血管球形体，外包肾小

囊，是原尿形成的主要结构。肾小球毛细血管与肾小囊之间的结构称为滤过膜，由毛细血管内皮细胞层、基膜和衬在肾小囊内侧面的上皮细胞层构成。滤过膜内层内皮细胞间有许多直径为 $50\sim100nm$ 的小孔，小分子溶质可自由通过。机体在正常情况下，红细胞、白细胞和血浆蛋白不能通过滤过膜的三层结构。利用微穿刺法，可测肾小球滤过液中的成分。使用显微操纵仪将直径约 $8\mu m$ 的玻璃微电极刺入肾小囊腔内，将抽出的超滤液进行分析，可检测到肾小球滤过液中除了大分子蛋白之外，其余成分与血浆相同。若尿中出现红细胞和蛋白质，则表明肾小球滤过膜有损伤。肾小球是实现血液滤过生成尿液的部位，其静水压高于其他部位的毛细血管静水压，有利于肾小球的滤过。

（谷瑞民）

shènxiǎonáng

肾小囊（renal capsule） 肾小管起始端膨大并包裹肾小球毛细血管球的由脏层和壁层上皮构成的双层盲囊。又称鲍曼（Bowman）囊。紧贴于毛细血管外带有足突的上皮组织层构成了肾小囊的脏层（足细胞层），它与肾小球毛细血管内皮和内皮外基膜共同形成了滤过膜，而延续至肾小管的单层柱状或单层扁平上皮组织层则构成了肾小囊壁层。脏层和壁层上皮之间的腔隙，称为肾小囊腔。肾小球毛细血管内的血浆经肾小球滤过膜形成的滤液，由脏、壁层之间的肾小囊腔进入肾小管，这是尿生成的第一个环节。肾小囊脏层上皮细胞形状不规则且体积较大，胞体凸向肾小囊腔。在扫描电子显微镜下，可见从胞体伸出几个大的突起，继而再分成

许多指状的次级突起（足突的突起）。最终，众多的相邻的突起相互穿插成指状相嵌，形成栅栏状，紧贴在毛细血管基膜的外面。突起之间有直径 10nm 左右称为裂孔的裂隙，孔上覆盖一层厚 4~6nm 的裂孔膜。突起内含较多微丝，微丝收缩可使突起活动而改变裂孔的宽度。上皮细胞及突起表面还覆有一层富含唾液酸的糖蛋白，可防止足细胞与肾小管壁层上皮黏附。脏层上皮细胞层除参与肾小球滤过外，还在血管基膜的修复、清除沉积在基膜上的沉淀物等过程中发挥作用。

（谷瑞民）

shènxiǎoguǎn

肾小管（renal tubule）

和肾小囊壁层相连接的曲形小管。是肾单位的组成部分。

组成 可分为近端小管、髓袢细段和远端小管。近端小管由近曲小管和髓袢降支粗段组成；髓袢细段包括了降支细段和升支细段；远端小管则由髓袢升支粗段和远曲小管组成。从肾小管与肾小囊的连接部起始，首先为近曲小管在皮质浅部形成几个卷曲，接着是由粗变细的髓袢降支伸直到髓质部，在近乳头处 U 形折返，口径再由细变粗的升支以直管状到达皮质，最后经弯曲的远曲小管汇集到集合管。肾小管上皮细胞有单层立方上皮和扁平状上皮两种，它们在肾小管各段的分布不同，因此肾小管各段转运功能具有明显的差异，主要体现在重吸收和分泌两个环节。重吸收是指肾小管上皮细胞将小管液中的物质转运至缠绕小管的毛细血管血液中，分泌是指肾小管上皮细胞将毛细血管血液中的物质或自身代谢产生的物质转运至小管液中。

功能 当肾小球入球小动脉中的血液流经肾小球毛细血管时，经滤过进入肾小囊腔，形成超滤液，即原尿。肾小囊腔中的原尿在进入肾小管后便改称为小管液，当流经肾小管和集合管时，经肾小管和集合管的重吸收、分泌及排泄，形成终尿，最终被排出体外。原尿与血浆相比，除蛋白质分子外，各种晶体物质的成分和浓度基本相似，而终尿的成分则与血浆相差很大。原尿及终尿其中的某些成分之所以发生改变，是因为肾小管及集合管对小管液中的物质具有选择性重吸收、分泌及排泄作用。在重吸收和分泌过程中，小管液中某些成分经肾小管壁上皮细胞，部分或完全被肾小管重吸收；某些成分则是由肾小管壁上皮细胞向小管液中分泌。除了吸收和分泌某些物质外，肾小管还参与机体尿液分泌的调控。肾对机体中水的调节能力很强，两肾每天生成的超滤液量达 180L，而机体在正常情况下，通常终尿量仅为 1~2L，表明约 99% 以上的水被重吸收，只有 1% 水分被排出体外。大量饮水时，尿量每日可达 3000ml；相反，饮水很少或禁水时，尿量可下降至数百毫升，呈现少尿或无尿。肾小管各段和集合管对水重吸收的百分率大致为：近端小管 60%~70%，髓袢为 15%，远端小管和集合管对水的重吸收可根据机体水、盐平衡的状况进行调节。在近端小管，由于小管上皮细胞经主动和被动方式重吸收小管液中的 Na^+、Cl^-、HCO_3^-、葡萄糖和氨基酸分子等溶质后，导致小管液的渗透压降低，细胞间液的渗透压升高，于是水便伴随着溶质的重吸收，通过渗透作用而被动重吸收。而在远端小管末段和集合管处，水及氯化钠的重吸收可因机体内水分的多少而变化，钠的重吸收主要受醛固酮调节，水的重吸收主要受血管升压素（抗利尿激素）的调节。当机体缺水时，水的重吸收增多；不缺水时重吸收减少。此外，肾小管除了重吸收和分泌某些代谢物质外，还参与体内渗透压的维持及酸碱平衡的调节，从而对机体细胞内外环境的稳定起重要作用。

（谷瑞民）

jìnduān xiǎoguǎn

近端小管（proximal tubule）

肾小管中最长最粗的一段，长约 15mm，管径 60~70μm。

组成 从形态上可分为曲部和直部，曲部靠近皮质浅部，而直部的起始部髓袢降支粗段伸入髓质，其余部分与髓袢降支薄壁相连，成为髓袢降支的一部分。肾小管上皮细胞的细胞膜依据其位置比邻关系，分别命名为上皮细胞顶端膜（管腔膜）、基底侧膜（管周膜）及侧面细胞膜（侧膜）。顶端膜有丰富的整齐排列的微绒毛，形成刷状缘。刷状缘可使细胞的表面积明显增大，其中包含与物质重吸收有关的多种转运体。基底侧膜也有许多向内凹陷形成的皱褶，皱褶之间存在许多纵向排列的线粒体，其功能和离子主动转运有关，有利于重吸收物质的排出。侧面细胞膜上有许多侧突，相邻细胞的侧突又相互交错，侧突还和基底侧膜的皱褶之间则形成了广泛的细胞间联系，会使细胞侧面及基底侧膜面积大大增加，促进了物质的重吸收和转运。近曲小管管壁由单层立方或锥体形细胞围成，近端小管髓袢降支粗段的上皮细胞略矮，微绒毛、侧突和质膜内褶等不如曲部发达。

功能 重吸收肾小球滤过的多种物质。由于近端小管重吸收能力强，吸收量大，重吸收物质种类多，因此，近端小管既能重吸收滤过液中 60%～70%的水以及 Na^+、Cl^- 和 K^+ 等盐类物质，也能吸收肾小球滤过的大量的葡萄糖、氨基酸及水溶性维生素等有机营养物质。其中，近端小管对葡萄糖的重吸收有一定限度，当血浆葡萄糖浓度超过 180mg/100ml 时，部分肾小管对其吸收已到极限，尿中开始出现葡萄糖，此时的血浆葡萄糖浓度称为肾糖阈。近端小管对葡萄糖的重吸收为继发性主动转运形式，是与 Na^+ 的重吸收相伴随进行的。而对于氨基酸的吸收来说，由于机体氨基酸种类较多，小管液中的氨基酸的重吸收过程与葡萄糖的重吸收机制相类似，氨基酸也需在 Na^+ 伴随下，结合各自的转运系统进入细胞。此外，正常情况下肾小管滤液中还含有少量蛋白质，近端小管能重吸收滤液中的大量小分子蛋白和多肽类物质，因此尿中基本无蛋白的存在。上述这些物质在近端小管的重吸收，使得小管液的渗透压降低，组织液的渗透压升高，在小管细胞两侧继而产生渗透压差。小管液中的水在这一渗透压差作用下，通过跨上皮细胞途径和上皮细胞紧密连接处细胞旁途径进入细胞间隙，转而进入肾小管管周毛细血管血液中被重吸收。近端小管重吸收的关键结构是位于基膜上的钠泵，包括水在内的各种物质的重吸收基本都与此酶有关。

（谷瑞民）

suǐpàn xìduàn

髓袢细段（thin limb of medullary loop） 位于近端小管和远端小管之间，属于肾小管髓袢的一部分。

直径为 10～15μm，因较肾小管其他部分直径细，故称为髓袢细段。分为从皮质部向髓质部方向下行的降支细段和与此逆向上行的升支细段两部分。浅表肾单位的髓袢较短，故降支细段和升支细段也较短；而在髓旁肾单位的髓袢较长，因而降支细段和升支细段也较长。降支细段和升支细段管壁均为单层扁平上皮细胞，无刷状缘结构。与降支细段有少量的微绒毛相比，升支细段则无微绒毛，且其上皮细胞侧面膜的侧突和基底侧膜的皱褶之间的交错联系也明显减少。髓袢细段微细结构特点决定了髓袢降支细段对 Na^+、Cl^- 通透性很低，但对水的通透性很高，因此在此处只有水被重吸收，而 Na^+、Cl^- 基本不吸收。故小管液在降支细段流动时，渗透压逐渐增高。与其相反，髓袢升支细段对 Na^+、Cl^- 具有较高的通透性，对水通透性很低，NaCl 顺浓度差扩散进入组织间液，小管液渗透压也逐渐下降。

（谷瑞民）

yuǎnduān xiǎoguǎn

远端小管（distal tubule） 远离肾小囊的一部分肾小管。即肾小管中连接髓袢细段与集合管的部分，包括由髓袢细段延续的髓袢升支粗段和远端小管曲部（即远曲小管）两部分。

髓袢升支粗段 长约 9mm，直径约 30μm，小管壁上皮细胞呈单层立方形。在电子显微镜下，上皮细胞的管腔面有少量短而小的微绒毛、相邻两细胞间有紧密连接、细胞基底部质膜内褶发达等结构特点。此段是小管液中NaCl 在髓袢重吸收的主要部位，小管液中的 NaCl 约 20%在此处被重吸收，其方式是 Na^+、K^+ 和 Cl^- 与此段管腔膜 Na^+-K^+-$2Cl^-$ 同向

转运体结合，形成同向转运体复合物，将 1 分子 Na^+、1 分子 K^+ 及 2 分子 Cl^- 同向转入上皮细胞。进入细胞内的 Na^+ 则被基底侧膜上的钠泵泵至组织液，Cl^- 经该段基底侧膜 Cl^- 通道进入组织液，K^+ 经顶端膜或基底侧膜钾通道返回到小管液或进入组织液中。此段虽然对小管液中 Na^+ 转运能力很强，但对水不通透。因此，小管液在流经此段时，随着升支粗段上皮细胞主动重吸收 NaCl，小管液在向皮质方向流动时，管腔内渗透压会逐渐降低，管腔外渗透压升高，这一作用特点为促使整个肾髓质间质高渗梯度的建立奠定了基础。

远曲小管 长 4.5～5.0mm，直径为 35～45μm。上皮细胞为单层立方形且排列紧密，细胞间界限不清。其超微结构与远端小管直部相似，上皮细胞表面仍有许多微绒毛。细胞的基底膜侧，垂直排列着大量的线粒体，但细胞基底部质膜内褶不如髓袢升支粗段发达。由于上皮细胞排列紧密，细胞间通透阻力大，因此对离子的渗透性较近端小管低。远曲小管上皮细胞的作用主要是重吸收NaCl，远曲小管和集合管重吸收小管液中约 12%的 NaCl，对水的通透性较 NaCl 低，约为 10%。在远曲小管起始段，小管液中的 Na^+、Cl^- 经顶端膜 Na^+-Cl^- 同向转运体，逆电化学梯度主动转运进入上皮细胞；细胞内的 Na^+ 借助于基底侧膜中的钠泵泵出细胞，Cl^- 经基底侧膜中的氯通道重吸收回血；在远曲小管后段，由于基底侧膜上钠泵的作用，Na^+ 泵出细胞致使细胞内 Na^+ 浓度降低，其结果是：小管液中的 Na^+ 顺电化学梯度经顶端膜中的钠通道进入上皮细胞，管腔内小管液呈现负

电位，Cl⁻ 则顺电梯度进入细胞内。在远曲小管，Na^+ 的重吸收主要受醛固酮的调节，水的重吸收主要受血管升压素（抗利尿激素）的调节。由于远曲小管对水的重吸收比对 NaCl 的要低，其他溶质在该段吸收也少，所以管腔和组织液之间可保持很高的渗透梯度。另外，远曲小管还能分泌 H^+ 和 NH_3，重吸收在近端小管未被重吸收的 HCO_3^-。

（谷瑞民）

jíhéguǎn

集合管（collecting duct） 一端通过肾小管连接小管和远曲小管相连，另一端至乳头处汇入乳头管。集合管与肾小管各段相比较长，但差异变化也较大，全长 22~38mm。集合管可分为皮质段、外髓段和内髓段。在皮质、髓段下行途中还会有许多集合管汇入集合管，其管径也由细变粗，最粗处可达 200~300μm。

随着管径增粗，集合管上皮细胞由单层立方逐渐转变为单层柱状，至乳头管处为高柱状上皮。集合管上皮细胞分界清楚，胞质染色浅于远曲小管。电子显微镜下，细胞的超微结构简单，细胞器较少，微绒毛、侧突及质膜内褶相比远曲小管少或小。集合管与远曲小管结构上有所差异，功能上与远曲小管有很多相同点，两者在尿液生成过程中，尤其在尿液的浓缩和稀释环节方面均起到重要作用。对 NaCl 重吸收来讲，集合管和远曲小管共同主动重吸收小管液中 12% 的 NaCl，前者约 2%，后者 10%；对水的重吸收百分率来说，两者重吸收了小管液中 10% 的水。集合管重吸收水可视机体内水分多少而改变，机体缺水时水的重吸收多，这一过程受血管升压素（VP）的调节

及肾小管上皮细胞对水的通透性的影响。VP 的分泌受血浆渗透压和血容量的调控，血浆渗透压的增高及血容量的减少都会刺激 VP 释放。其主要作用是抗利尿效应，通过 VP 受体的介导，增加远端小管和集合管对水的重吸收使尿量减少。此外，在醛固酮的作用下，集合管在分泌 H^+、K^+ 同时伴有 Na^+ 的吸收。

（谷瑞民）

qiú páng fùhétǐ

球旁复合体（juxtaglomerular complex） 位于肾小体血管极处的三角区，由球旁细胞、球外系膜细胞和致密斑组成的特殊结构。又称球旁器。主要分布于浅表肾单位。肾小球出球小动脉、入球小动脉与球旁复合体部分结构在肾小球血管极处大致呈三角状样排列，入球小动脉和出球小动脉分别组成三角形的两个边，致密斑组成三角形的底边，球外系膜细胞位于三角的中心（图）。

（谷瑞民）

qiú páng xìbāo

球旁细胞（juxtaglomerular cell） 入球小动脉在进入肾小体血管极时，由管壁中的平滑肌细胞特殊分化转变而成。球旁细胞体积较大，呈立方形，细胞核大而圆；细胞质丰富，呈弱嗜碱性。电子显微镜下，细胞内肌丝较少，内质网多，高尔基复合体发达，内含直径 5~10nm 的分泌颗

粒，能合成、储存和释放肾素。肾素是血管紧张素生成过程中起关键作用的蛋白水解酶，能使血浆中的血管紧张素原转变成血管紧张素Ⅰ，再经血管内皮细胞分泌的转换酶作用，转变为血管紧张素Ⅱ，可使血管平滑肌收缩，导致血压升高。血管紧张素Ⅱ还刺激肾上腺皮质分泌醛固酮，促进集合管和远曲小管对 Na^+ 和 Cl^- 的重吸收，使血容量增加，血压升高，肾小球滤过率增加。球旁细胞中的分泌颗粒的多少与肾血流量或细胞外液多少呈反比关系，肾血流量或细胞外液增加时，分泌颗粒减少；反之，分泌颗粒增多。一方面肾血流量减少时，肾灌注压降低，入球微动脉内压力感受器受到刺激减少；而另一方面，肾血流量减少必然导致到达致密斑处的 NaCl 流量下降，两者均刺激肾素的释放。球旁细胞对肾素的合成及释放还受交感神经的支配。当交感神经兴奋时，球旁细胞受刺激，肾素分

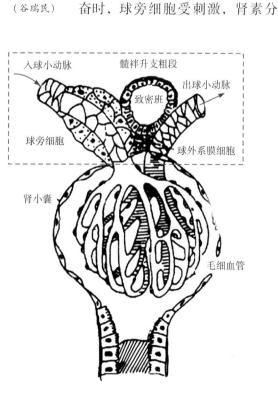

图　球旁复合体示意图

泌增加。

（谷瑞民）

zhìmìbān

致密斑（macula densa）

远端小管靠近肾小体血管极的小管上皮细胞增高、变窄，形成的椭圆形斑状隆起。它与球旁细胞毗邻，并有细小的突起与其连接。除此之外，致密斑还与肾小球出、入球小动脉相接触。致密斑直径为 $40\sim70\mu m$，细胞呈柱状排列紧密，细胞核为椭圆形，位于细胞近顶部。致密斑从功能来讲是离子感受器装置，它能敏锐的感受远端小管内滤液中的 Na^+ 含量的变化，并将信息传递给球旁细胞，调节肾素的释放，调控远端小管和集合管对 Na^+ 的重吸收。

（谷瑞民）

qiú wài xìmó xìbāo

球外系膜细胞（extraglomerular mesangial cell）

致密斑、入球小动脉及出球小动脉围成的三角区内的一群细胞。又称极垫细胞。该细胞体积较小，有分支和突起，聚集在一起，底面朝向致密斑，与球内系膜细胞相连，结构与肾小球内系膜细胞相似。在电子显微镜下可见，球外系膜细胞内存在弹性纤维成分，球外系膜细胞与致密斑相互连接，可感受间质内的溶质成分和浓度的变化，并将其感受的信息传递给球旁细胞，调节肾素分泌。由于系膜细胞内存在弹性纤维，细胞可有收缩功能；能分泌细胞外基质并具有吞噬功能；可分泌前列腺素及致炎细胞因子。

（谷瑞民）

lǜguò píngzhàng

滤过屏障（filtration barrier）

肾小球毛细血管内的血浆在肾有效滤过压的动力作用下，经滤过作用进入肾小囊腔形成超滤液的过程中所经过的组织结构。又称滤过膜。

组成 根据血浆滤过的先后分为三层结构，依次为肾小球毛细血管壁内皮细胞、肾小球毛细血管基膜和基膜外的肾小囊脏层足突之间的裂孔膜。①毛细血管内皮细胞：在滤过膜的最内层，为单层扁平细胞。内皮细胞上有大量的 $50\sim100nm$ 的小孔，称为窗孔，窗口的总面积约为内皮细胞总面积的 1/3。小分子溶质和小分子量蛋白质可自由透过窗孔，而血细胞不能。内皮细胞表面覆盖着带有负电荷的糖蛋白，可阻止带负电荷的蛋白质通过。②肾小球毛细血管基膜：位于内皮细胞和肾小囊脏层上皮细胞之间，是肾小球滤过的主要屏障，其主要成分由胶样基质和致密的、具有 $2\sim8nm$ 多角形网孔状的糖蛋白纤维网组成。在电子显微镜下可观察到基膜呈现三层结构，内外透明带及致密层，从内到外的三层结构厚度分别为 $20\sim40nm$、$220\sim240nm$ 及 $30\sim50nm$。中央层电子密度较高，内外两层电子密度低。③肾小囊脏层足突之间的裂孔膜：是滤过膜的最后一道屏障。在电镜下可观察到，肾小囊脏层上皮细胞似章鱼样伸出很多长的突起，形成足细胞的足突，足突上还会有突起继续伸出，伸出的足突相互交错，在突起之间形成有小孔的滤过裂隙膜，小孔直径为 $4\sim14nm$。如同内皮细胞一样，肾小囊脏层上皮细胞及足突上也覆盖着一层带有负电荷的糖蛋白，厚 $20\sim60nm$。

功能 由于滤过膜的三层组织结构中存有大小不一的孔隙，且还有厚度不一的蛋白覆盖，因此，肾毛细血管中的血浆通过滤过膜形成超滤液时，滤过膜对血浆滤过起到了机械屏障作用和电学屏障作用。①滤过膜机械屏障作用：其通透性主要取决于物质分子的大小。一般情况下，分子量 70kD 以下，直径在 4nm 以下的物质可通过滤过膜。具体来讲，被滤过物质分子有效半径小于 2.0nm，分子量在 1kD 以下的小分子物质可被自由滤过，如葡萄糖可完全被滤过。分子有效半径大于 4.0nm，分子量大于 70kD 大分子物质则不能滤过，如血浆球蛋白。有效半径介于两者之间的物质，随着有效半径的逐步增加，滤过的量逐渐减少。②滤过膜电屏障作用：通透性还和被滤过物质分子所带电荷性质有关。带正电荷的物质分子可通过滤过膜，带负电荷的物质分子则被滤过膜拒绝通过，这是因为组成滤过膜的各层组织中均含有带负电荷的蛋白质，它可促进带正电荷、排斥带负电荷物质分子通过滤过膜。

正常情况下，根据肾滤过膜对被滤过物质分子的两屏障作用，血浆中的水、电解质、氨基酸、葡萄糖及尿素等物质分子可自由通过滤过膜；分子量相对较小的蛋白质和极少数的多肽也可通过滤过膜，但大分子的蛋白质、脂质以及血细胞不能透过。正常人体内，两肾全部肾小球的总滤过面积约达 $1.5m^2$，而且保持相对稳定。病理情况下，滤过膜的面积和通透性都可发生改变，肾小球的滤过作用受到影响。

（谷瑞民）

shèn de xuèyè xúnhuán

肾的血液循环（blood circulation of kidney）

血液经肾动脉流入，再经肾静脉流出的血液循环。其为体循环中多个并联的血液循环之一。

组成 肾的血液供应来自于

腹主动脉。腹主动脉发出左、右肾动脉分别供血给左、右肾。肾动脉入肾门后分成前后两支，分布于肾腹侧的前支较粗，它发出的分支供血区域很大，包括肾的上、下端，肾前面的上部、中部、下部及肾后面外缘；分布于肾背侧的后支较细，供血于肾后面的中间区域。走行在肾柱中的分支称为叶间动脉，叶间动脉在髓质与皮质交界处形成与肾表面平行走行的弓状动脉，其分支呈放射状进入皮质迷路形成小叶间动脉。小叶间动脉走向被膜时，沿途不断向周围分出侧支形成入球小动脉，在肾小体内形成血管球毛细血管袢，后又汇集成出球小动脉。出球小动脉出肾小体后，再次形成毛细血管网缠绕在肾小管和集合管周围，形成球后的毛细血管网。毛细血管网依次汇合成小叶间静脉、弓状静脉和叶间静脉，与相应动脉伴行，汇合成肾静脉出肾，注入下腔静脉。髓旁肾单位的出球小动脉还发出一些直小动脉进入髓质，并在髓质不同深度折返上升为直小静脉。直小动静脉共同构成了 U 形血管袢与肾髓袢伴行，利于肾小管和集合管的重吸收和尿液浓缩。

特征 ①肾血流量较大：肾是人体内血液供应最为丰富的器官，如此充沛的血流量并非肾代谢所需，而是出于肾对全身血液的及时清理及维持内环境恒定的需要。较大的肾血流量，不仅可供应肾所需要的氧、激素和营养物质，更重要的是通过影响肾小球的滤过和肾小管、集合管对水、溶质等物质的重吸收及分泌过程，影响尿的生成过程。②肾动脉的血液流经两段毛细血管网，分别为肾小球毛细血管网和管周毛细血管网。由于肾动脉由腹主动脉

垂直分出且较短，阻力消耗较少，而且浅表肾单位的入球小动脉与出球小动脉的口径之比为 2 : 1，因此，肾小球毛细血管血压较高。人肾小球毛细血管血压为 60 ～ 65mmHg，相当于正常平均动脉压的 60% 左右，因而称肾小球毛细血管床为高压床。这种高压有利于血浆中的水分和溶质等成分由肾小球滤入肾小囊。肾小管周围毛细血管来自于出球小动脉，血液从出球小动脉流向肾小管周围毛细血管的过程中，由于血量减少，又伴有克服阻力消耗了能量，故肾小管周围毛细血管中的血压大为降低，约下降 47mmHg，仅剩约 13mmHg，因此称肾小管周围毛细血管床为低压床。加之，血液在肾小球滤过时水分的滤出而蛋白质保留，使低压床的血浆胶体渗透压升高，两者均利于将肾小管中的液体重新吸收回毛细血管中。

生理意义 肾各区域血管的分布、血流量及各段血管功能都存在差异。皮质中、外层肾单位的入球小动脉较出球小动脉口径粗，使肾小球毛细血管球内压力较大，血流量丰富流速快，与皮质主要完成滤过功能有关。而旁髓肾单位的入球和出球小动脉管径无明显差异，因而这部分肾小球毛细血管球内压力较小，血流量小，血流速度缓慢，有利于保

持肾髓质间质的高渗透浓度，对尿的浓缩有重要意义。

（谷瑞民）

shèn xuèliúliàng

肾血流量（renal blood flow） 单位时间内流经双侧肾的血量。安静状态下，正常成年人两肾总血流量为 1000 ～ 1200ml/min。若将机体各组织器官每 100g 组织每分钟血流量进行比较，肾约为 400ml，肝约为 100ml，脑约为 55ml，表明肾在各器官中血流量较大。女性肾血流量略低于男性，儿童血流量随年龄增长而逐渐增加，30 岁后开始下降。肾内血流量分配不均匀，全肾血流量约 94% 分布在皮质，5% 分布在髓质，约 1% 供应内髓。血流量从皮质到髓质逐渐递减，髓质血流量减少的原因主要为髓质内带直小血管长且细，管的起始部的平滑肌受交感神经支配，血流阻力较大。虽然肾髓质血流量远远低于肾皮质，但肾髓质外层肾单位的血流

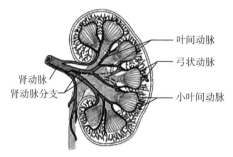

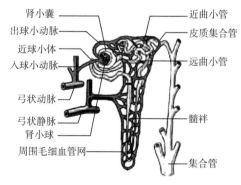

图 肾血液循环示意图

量也超过肝的血流量，内层也相当于静息骨骼肌的血流量。这对维持肾髓质间质高渗梯度和髓祥逆流倍增、实现尿的浓缩及稀释具有重要意义。肾在尿生成过程中的耗氧量也较高，占全身基础耗氧量的 6%~8%。肾的耗氧量与肾血流量及肾小管重吸收钠有关，肾血流量增大时，随着肾小球滤过的增加，肾小管对钠的重吸收亦增强，肾的耗氧量亦增多。肾血流动力学经常变化，但肾可通过自身、神经及体液调节实现对肾血流量的调控。一般情况下，肾主要依靠自身调节来维持血流量基本稳定。

（谷瑞民）

shèn xuèliúliàng de zìshēn tiáojié

肾血流量的自身调节（auto-regulation of renal blood flow）

肾不依赖于神经或体液因素，为保持肾血流量恒定，对周围环境变化发生适应性反应的调节方式。表现为动脉血压在一定范围内变动时，肾血流量仍然保持相对恒定。排除神经和血液中各种激素影响的实验证实，在离体肾动脉的灌注压由 20mmHg 提高到 80mmHg 的过程中，肾血流量将随灌注压的升高而成比例地增加；而当灌注压在 80~180mmHg 内变动时，肾血流量保持基本稳定。一般认为，自身调节只涉及肾皮质的血流量。肾血流量自身调节机制主要是肌源性机制和管球反馈机制。

肌源性机制 血管平滑肌对血管内压力改变产生反应，血管跨膜压力的增大和减小可引起血管相应收缩和舒张。此反应在动脉、静脉和淋巴管上都有所表现，尤其以小动脉的表现最为明显，在机体不同组织血管床的自身调节下都得到了充分体现。当肾灌注压急剧升高时，入球小动脉平滑肌受牵拉刺激而收缩，肾小球毛细血管血压及肾小球滤过率改变不大。一定范围内肾灌注压发生的急剧变化在改变入球小动脉平滑肌紧张度的肌源性反应中，一方面会引起平滑肌细胞膜的去极化达到电压门控 Ca^{2+} 阈值时，电压门控钙通道开放，增加细胞外 Ca^{2+} 的内流；另一方面跨膜压力的增加还可使细胞内钙库释放 Ca^{2+} 的能力增强。细胞内 Ca^{2+} 浓度升高，激活收缩蛋白，使平滑肌收缩。

管球反馈机制 小管液流量的变化及流经致密斑小管液中 NaCl 浓度的改变，可影响肾血流量并与肾小球滤过率存在相反关系的现象称为管球反馈。球旁复合体的致密斑在此机制中起到了传感器作用，主要感受小管液中 NaCl 含量，并发出信息影响入球小动脉和出球小动脉的舒缩，影响肾血流量和肾小球滤过率。肾血流量及肾小球滤过率较少时，流经远端小管致密斑处的小管液流量亦相应减小，小管液中的 NaCl 浓度降低对致密斑的刺激，致使入球小动脉收缩减弱并降低其阻力，升高毛细血管静水压；刺激颗粒细胞释放肾素，导致局部血管紧张素 II 生成，引起出球小动脉收缩，使肾血流量和肾小球滤过率恢复至正常。相反，当肾血流量和肾小球滤过率增加时，流经致密斑的小管液流量增多，血管紧张素 II 生成减少，出球小动脉、入球小动脉舒缩相应改变，肾血流量恢复至正常水平。

（谷瑞民）

shèn xuèliúliàng de shénjīng tiáojié

肾血流量的神经调节（neurore-gulation of renal blood flow） 主要通过神经系统实现对肾血流量进行调节的方式。肾受交感神经支配，其节前神经纤维进入腹腔神经节和主动脉肾神经节，节后神经纤维与肾动脉伴行，支配肾入球小动脉和出球小动脉血管平滑肌以及球旁细胞，其中分布在入球小动脉的去甲肾上腺素能神经纤维密度高于出球小动脉。交感神经末梢释放的去甲肾上腺素主要作用于血管平滑肌的 α_1 肾上腺素受体。从肾上腺髓质分泌的去甲肾上腺素，进入血液循环到达肾间质，同样作用于肾血管的 α_1 肾上腺素受体。去甲肾上腺素激活 α_1 受体后，可使细胞外 Ca^{2+} 通过电压门控钙通道内流，Ca^{2+} 也可从细胞内对 IP_3 敏感的 Ca^{2+} 储存库释放，使细胞内的 Ca^{2+} 浓度升高，Ca^{2+} 和钙调蛋白结合，增强血管平滑肌收缩。在生理条件下，肾交感神经使血管平滑肌有一定程度的收缩，对肾血流量影响不大。在直接或反射性刺激肾交感神经时，肾血管收缩，肾血流量的减少与交感神经兴奋增强成正比。

支配肾入球小动脉的交感神经受刺激时，球旁细胞分泌肾素增多；反之，肾交感神经活动减弱时，球旁细胞分泌肾素减少。肾素分泌后入血，可使血浆中的血管紧张素原水解，生成血管紧张素 I，血管紧张素 I 在血管紧张素转换酶的作用下转变为血管紧张素 II，血管紧张素 II 能使肾血管平滑肌收缩，通过对入球小动脉和出球小动脉口径的调节，影响肾小球毛细血管血压和肾血浆流量。

（谷瑞民）

shèn xuèliúliàng de tǐyè tiáojié

肾血流量的体液调节（humoral regulation of renal blood flow） 在一些激素类活性物质的作用下，

通过缩血管或舒血管效应调节肾血流量的方式。

血管紧张素Ⅱ 是缩血管物质，由肾素作用于血管紧张素原而生成。血管紧张素Ⅱ主要是通过与血管紧张素受体（AT）结合而发挥作用，与之结合的受体主要有 AT$_1$ 受体及 AT$_2$ 受体。血管紧张素Ⅱ的缩血管生理作用主要是通过结合 AT$_1$ 受体而实现的，在肾可作用于肾动脉、入球小动脉及出球小动脉的 A$_1$ 受体，使之收缩，进而降低肾血流量及肾小球滤过率。

内皮素 内皮素（ET）可由机体的多种组织细胞产生，包括脑、骨髓、肠道及肾。在肾，主要是由肾血管内皮细胞及系膜细胞产生，在血管受到牵拉及体内的其他激素类物质（如血管紧张素Ⅱ、胰岛素、凝血酶）的刺激都可产生。ET 是强有力的缩血管物质，也是通过作用于它的受体产生效应，收缩肾血管，使肾血流量减少。

血管升压素 又称抗利尿激素，在下丘脑视上核和视旁核合成，随后在运载蛋白的协助下，经过神经轴突内的轴浆运输并储存于神经垂体，当需要时释放到血液中。主要作用于肾的远端小管和集合管，促进水的吸收，产生"抗利尿"作用；另一方面，增加肾血管阻力，减少肾血流量，对于肾髓质高渗透压的维持起重要作用。

腺苷 是体内重要的局部活性物质，在心肌、骨骼肌和肾血流量的调节中发挥重要作用。腺苷主要有 A$_1$、A$_{2a}$、A$_{2b}$ 和 A$_3$ 四种受体，在肾内广泛存在。而腺苷与其相应受体的亲和力则根据腺苷浓度的高低而不同，产生不同甚至相反的生理效应。例如，低浓度的腺苷（为 50~200nmol/L）通过与 A$_1$ 受体结合，导致肾血管收缩，使肾血流量减少；而高浓度的腺苷（1μmol/L）则通过与 A$_2$ 受体结合，导致肾血管舒张，使肾血流量增多。

一氧化氮（NO） 是内皮源性的血管舒张因子，由 L-精氨酸在 NO 合酶的作用下生成，当小动脉内皮受到牵拉或一定量组胺、缓激肽及乙酰胆碱等存在的条件下，能产生 NO，通过强烈的平滑肌舒张作用使血管显著舒张，对肾血流量及全身动脉血压具有重要的调节作用。NO 一方面通过鸟苷酸环化酶降低细胞内钙的释放，另一方面通过抑制肾素的释放而起到舒血管的作用。

前列腺素 肾内很多细胞，如内皮细胞、血管平滑肌细胞、肾髓质中的肾小管及肾间质细胞，其细胞膜中的花生四烯酸都可在环加氧酶的作用下产生前列腺素。在生理条件下，前列腺素对肾血流量并无影响，而当机体缺血导致血流量减少时，就可对抗过量的缩血管效应，以保证肾血流量的正常。

组胺 由局部肾组织产生并释放，在生理或病理情况下（如炎症或受伤）都能调节肾血流量。组胺通过激活腺苷酸环化酶或增加 NO 的生成而产生舒血管作用，使肾血流量增加。但是，组胺并不影响入球小动脉和出球小动脉的阻力，也不改变肾小球滤过率。组胺的选择性舒血管作用可精确地调节肾血流量。

缓激肽 舒血管物质，通过增加 NO 和前列腺素的生成而起作用。在肾，它能增加肾血流量和肾小球滤过率；是由循环血中的激肽原经蛋白水解酶的作用在肾产生。

多巴胺 舒血管物质，由肾近端小管产生，通过作用于肾血管上的多巴胺受体而起作用。多巴胺能增加肾血流量，一方面它能舒张血管；另一方面它还能抑制肾素的释放。

(谷瑞民)

shèn gōngnéng

肾功能（function of kidney）

肾具有排泄与调节功能。肾是人体主要的排泄器官，其作用对机体组织的生命活动至关重要，它通过调节体内水以及多种物质的排出，维持机体水、电解质及酸碱的平衡，对机体内环境的稳态发挥了关键性作用。肾依据机体代谢情况的变化，通过尿的生成和排出，随时调整尿量和尿液中的成分。由此可见，肾既是排泄器官，也是调节器官。

代谢产物排泄 肾在泌尿过程中，通过肾小球的滤过作用和肾小管的分泌作用将体内多余、无用或有害的各种代谢物清除到体外。例如，体内蛋白质、脂肪和糖类经代谢产生的多种产物均由肾通过尿液形式排出，包括含氮类物质如尿素（来自氨基酸）、肌酐（来自肌酸）、尿酸（来自核酸），以及非含氮类物质如电解质、水等。肾能根据体内不同物质产生的情况来加以清除，保证它们在体液中的浓度维持在恒定的水平。肾发生病变时，体内代谢产生的葡萄糖、氨基酸及部分小分子蛋白质会出现在尿液中，临床上表现为肾性糖尿、蛋白尿等。若肾功能遭到严重损害，一些代谢废物的排出就会受阻，在体内堆积，最终可导致机体内环境的破坏或紊乱。因此，肾功能不全患者，为了维持生命活动，必须依靠血液透析等替代疗法清除体内堆积的代谢废物。除通过尿液排出代谢产物外，肾还可主动分泌各种电解质及排泄一些有害物质。此外，进入人体的一些外来物质如农药、药物和其他化学物质也可通过肾排出。

水平衡调节 包括水摄入和水排出两方面，同时涉及维持机体体液渗透压的恒定。正常人体内水的含量相对恒定，摄水量和排水量经常保持动态平衡。大量饮水时，体液渗透压降低，尿液稀释及尿量增加。相反，当摄入的水很少时，体液渗透压增加，尿液高度浓缩及尿量减少。因此，机体处于生理状态下，无论饮水过多还是过少，通过肾对尿液的稀释和浓缩功能，体内的水分和渗透压仍可维持在正常水平。肾每天产生和排出的尿量变化很大，尿量的多少与摄水量及食物性质等因素有关。维持体内水平衡主要通过两种途径：一种是改变血浆晶体渗透压，另一种是改变循环血量。

机体长期缺水会造成血浆晶体渗透压升高，位于下丘脑的渗透压感受器受到刺激，同时机体循环血量的减少也会减弱容量感受器（心肺感受器）对下丘脑的抑制作用，其结果均会引起血管升压素的分泌，导致肾小管和集合管对水的重吸收增强，肾生成的尿液明显减少并且相对高渗，保留体内的水分并产生渴觉；相反，当人体一次性饮入大量清水时，血浆晶体渗透压降低，反射性的减少血管升压素的分泌，尿生成明显增加，此现象称为水利尿。同样，循环血量的增加也会刺激容量感受器，抑制下丘脑分泌血管升压素，导致产生大量稀释的尿液即低渗尿。两者尿量相差可达数倍。

电解质平衡调节 肾参与调节体内多种重要的无机离子的平衡，包括 Na^+、K^+、Cl^-、HCO_3^-、H^+、Ca^{2+} 等。人体每天电解质的摄入量与排泄量大致相等，以维持体内电解质适度的平衡。对于许多电解质，肾是体内唯一的也是最主要的排泄途径。肾既可通过调节水的排泄来调节体内 Na^+ 的浓度，也可通过改变肾小球的滤过、肾小管重吸收及肾小管和集合管分泌来调节 Na^+ 排泄量，肾对 Na^+ 的分泌及重吸收进行调节的同时也对 Mg^{2+}、Ca^{2+} 和 PO_4^{3-} 的代谢进行调节。肾对 K^+ 的排出与肾排 Na^+ 相似，取决于肾小球滤过量、肾小管对 K^+ 的重吸收量和肾小管和集合管对 K^+ 的分泌量，但决定尿 K^+ 排出量的最重要因素是远端小管和集合管 K^+ 的分泌量。远端小管和集合管对 K^+ 的分泌量又受肾上腺皮质球状带细胞合成和释放醛固酮、细胞外液量及酸碱平衡等多种因素的调节。体内电解质平衡除了受到肾的调节，也受到体内产生的各种激素调节。此外，肾也参与维持有机离子的平衡。例如，排泄三羧酸循环过程中的中间代谢物如柠檬酸盐、琥珀酸盐等。

酸碱平衡调节 保持机体内环境的酸碱平衡对于维系人正常生命活动来说至关重要。机体的酸碱平衡是通过控制细胞外液中 H^+ 的浓度来实现的。正常情况下，机体的细胞外液 pH 值为 $7.35 \sim 7.45$，波动范围仅为 0.1。参与维持酸碱平衡的器官主要包括肺、肝、肾及体内的缓冲系统，通过器官之间的相互协调、共同作用，使饮食摄入和代谢产生的酸碱量与酸碱排泄量达到平衡，维持机体体液的酸碱平衡。人体代谢产生的大量酸性和碱性产物多数经肾排出。在一般膳食情况下，每日代谢产生的酸性产物多于碱性产物，前者中的挥发性酸以二氧化碳形式肺经肺呼出，非挥发性酸几乎全部经肾排出。肾在排酸的同时会重吸收等量的碱性物质 HCO_3^-，以此来维持体内酸碱缓冲物质的储备。此外，肾能够消除来自体内通过蛋白质代谢产生的特定类型酸，如磷酸。肾在酸碱平衡调节中的作用主要表现为肾小管和集合管能够重吸收 Na^+ 和 HCO_3^- 及分泌 H^+ 和 NH_3，使血液中酸碱物质的比值保持恒定。在机体不同代谢情况下，肾通过排出酸性或碱性尿液（pH 值范围在 $4.5 \sim 8.0$）来控制细胞外液中的酸碱量，从而参与酸碱平衡的调节。机体还可通过调节，改变肾重吸收和滤过来维持体液的酸碱平衡。另外，肾对酸碱平衡的调节还受到体内多种激素的影响，如血管紧张素促进近端小管和髓袢升支粗段管腔膜 Na^+-H^+ 反向转运体的活性，促进该处肾小管 H^+ 的分泌；醛固酮可促进远端小管 H^+ 的分泌，而甲状旁腺激素则被认为与近端小管 H^+ 的排泄有一定的关系。

内分泌功能 肾可分泌产生多种激素，主要包括肾素、血管紧张素、前列腺素、活性维生素 D 及促红细胞生成素等。这些激素有的作用于肾本身，有的通过血液循环作用于全身各处，参与局部或全身血管的调节活动、骨骼生长发育和红细胞生成等多种机体生理活动。其中，肾素-血管紧张素-醛固酮系统尤为重要，它在调节机体血压、肾血流动力学及水盐代谢中起关键作用。肾还可作为肾外激素，如血管升压素、醛固酮、儿茶酚胺及胰岛素等作用的靶器官，参与肾功能的调节。肾对多肽类激素如甲状旁腺激素、胰岛素、胰高血糖素、生长激素等还具有降解作用。

（谷瑞民）

shènsù-xuèguǎnjǐnzhāngsù-quángùtóng xìtǒng

肾素-血管紧张素-醛固酮系统（renin-angiotensin-aldosterone system，RAAS）

人体重要的体液调节系统，广泛存在于肾、脑、心肌、血管平滑肌、骨骼肌、性腺等多种器官组织中，对血压、肾血流动力学及血 K^+、血 Na^+ 浓度均起重要的调节作用。肾素是由位于肾入球小动脉和出球小动脉处的球旁细胞分泌的酸性蛋白水解酶，它能够激活 RAAS。

肾素的分泌与肾入球小动脉处的牵张感受器和致密斑化学感受器受刺激的程度有关。当动脉血压降低时，入球小动脉血压也随之降低，对动脉壁的牵张刺激减弱，于是激活牵张感受器，使肾素分泌量增加；同时，动脉血压降低，肾血流量和肾小球滤过率也降低，到达致密斑的 NaCl 流量减少，同样可激活致密斑化学感受器，使肾素释放增加。另外，动脉血压降低，可引起肾交感神经兴奋，肾神经直接支配球旁细胞，兴奋时可刺激后者释放肾素。肾上腺素和去甲肾上腺素也可直接刺激球旁细胞，促使肾素释放增加。

肾素能够水解血浆中的血管紧张素原变为血管紧张素 I，进而依次在血管紧张素转换酶和氨基肽酶的作用下分别生成血管紧张素 II 和血管紧张素 III，最后在血浆中被血管紧张素酶降解失去生物活性。血管紧张素 II、III 都可刺激肾上腺皮质球状带细胞合成和分泌醛固酮，其中，血管紧张素 II 的缩血管作用最为显著。在肾，血管紧张素 II 能够通过促进近端小管对 Na^+ 的重吸收来影响肾小管的重吸收功能，通过收缩入球、出球小动脉来改变肾小球滤过率，通过影响醛固酮的分泌参与尿生成的调节。

醛固酮是肾上腺皮质球状带细胞合成和分泌的盐皮质激素。它对肾的作用是促进远曲小管和集合管上皮细胞主动重吸收 Na^+，同时促进 K^+ 的分泌。Na^+ 的重吸收增加，使水的重吸收也增加，导致细胞外液量增多，所以醛固酮具有保 Na^+、保水和排 K^+ 的作用。醛固酮的分泌主要受血管紧张素 II、III 和血 K^+、血 Na^+ 浓度的调节。血 K^+ 浓度升高或血 Na^+ 浓度降低时，可直接刺激肾上腺皮质球状带分泌醛固酮，促进肾保 Na^+ 排 K^+，维持血 Na^+、血 K^+ 浓度的稳定。反之，血 K^+ 浓度降低或血 Na^+ 度升高，则抑制醛固酮的分泌。其中，血 K^+ 浓度改变对醛固酮分泌的调节更为敏感。

（谷瑞民）

jītàishìfàngméi-jītài xìtǒng

激肽释放酶-激肽系统（kallikrein-kinin system，KKS）

由激肽释放酶、激肽酶原、激肽和激肽酶组成的具有舒血管作用的系统。激肽释放酶属于丝氨酸蛋白水解酶，主要分布于血浆及肾、小肠、胰腺等组织中，它可使循环血和组织中的激肽原裂解为激肽。激肽是血管舒张因子，参与血压和局部组织血流量的调节。在肾，可使肾小动脉舒张，增加肾小球滤过率和肾血浆流量，同时抑制集合管对 Na^+ 和水的重吸收，导致利钠和利尿作用，影响肾血流动力学和肾小管功能。

（谷瑞民）

niàoshūzhāngtài

尿舒张肽（urodilatin）

来源于肾小管和集合管，具有利钠、利尿和舒血管作用的心房钠尿肽衍生肽。又称肾钠尿肽，是 1988 年在人尿液中提取的。尿舒张肽与心房钠尿肽（ANP）有相同的基因编码，并具有类似的氨基酸序列，由 32 个氨基酸残基组成，与 ANP 的不同之处就在于其氨基端多出四个氨基酸残基。尿舒张肽在体循环血中并未被发现，肾是其合成和发挥作用的唯一部位。升高血压和增加细胞外液量都可刺激尿舒张肽的分泌。尿舒张肽能够作用于肾内的 ANP 受体，抑制髓质集合管顶端膜对 NaCl 和水的重吸收，产生排钠和利尿效应。与 ANP 相比，尿舒张肽的利钠和利尿作用比心房钠尿肽更强，因为进入肾循环血中的 ANP 可被肾皮质金属内肽酶降解，而内肽酶对尿舒张肽却没有作用。

（谷瑞民）

huóxìng wéishēngsù D

活性维生素 D（active vitamin D）

调节人体的钙磷代谢及骨形成的脂溶性维生素。肾能够将生物活性较低的维生素 D 转化为活性较高的维生素 D，即 1,25-二羟胆钙化醇 D_3 [1,25-$(OH)_2$-D_3]（见维生素 D）。

（谷瑞民）

cùhóngxìbāoshēngchéngsù

促红细胞生成素（erythropoietin，EPO）

由肾分泌的调节红系祖细胞生长的细胞因子，是糖蛋白，由 165 个氨基酸残基组成，可刺激骨髓加速红细胞的生成。在正常成年人，EPO 大部分由肾产生并分泌入循环系统，少量由肝产生。在肾，刺激 EPO 分泌的重要因素是组织缺氧，例如，贫血或血氧分压不足。许多慢性肾病患者，常由于肾分泌 EPO 的减少而发生贫血。

（谷瑞民）

niào shēngchéng

尿生成（urine formation）

血浆经肾小球滤过，又经肾小管和集合管重吸收及分泌后生成尿液的过程。肾是人体主要的排泄器官，以生成尿液的方式排出体内的一些代谢废物。尿液的生成部位主要在肾小球、肾小管和集合管（图）。基本过程主要包括：①肾小球滤过：是尿生成的第一步，肾小球毛细血管中的血浆经肾滤过膜滤过进入肾小囊腔，形成超滤液，即原尿。②肾小管和集合管对小管液的选择性重吸收：原尿进入肾小管后改称为小管液，在其流经肾小管和集合管时，小管液中的部分物质可被肾小管和集合管小管壁上皮细胞重吸收，如葡萄糖和氨基酸全部被重吸收，Na^+、K^+、Ca^{2+} 和尿素不同程度被重吸收，被吸收的物质进入管周围毛细血管血液中，以供机体的循环再利用。③肾小管和集合管的物质分泌：在肾小管和集合管，某些由管腔上皮细胞代谢产生的或血液中的物质，通过分泌和排泄的方式进入小管液中，使小管液最终变为终尿，排出体外。尿的生成和排出对保持机体内环境的稳态起到重要作用。

（谷瑞民）

shènxiǎoqiú lǜguò

肾小球滤过（glomerular filtration）

血液流经肾小球毛细血管时，除了血浆蛋白外，血浆中大部分物质通过肾小球滤过膜进入肾小囊腔形成超滤液（原尿）的过程。此为尿生成的第一步骤，其动力是有效滤过压。在滤过进程中，肾小球如同一个强大的滤过器，每分钟可滤过 125ml 血浆，每日滤过量可达 180L。血液流经肾时，约有 20% 血浆经滤过进入肾小囊腔形成超滤液，其滤过速率的大小还可依据机体的需要而改变。将血浆与用微穿刺法获得的肾小囊内液进行对比分析表明，囊内液中除了无蛋白质和血细胞外，其中各种晶体物质（如 Na^+、K^+、Cl^-、葡萄糖、无机磷酸、氯化物、尿酸和尿素）浓度、渗透压及酸碱度均与血浆相似，说明肾小囊内液的确是血浆的超滤液。①决定肾小球有效滤过压的因素：跨肾小球滤过膜两侧的静水压差、胶体渗透压梯度及肾小球滤过膜的通透性和通透面积。跨毛细血管的静水压差系肾小球毛细血管静水压与肾小囊内静水压之差，胶体渗透压梯度系肾小球毛细血管胶体渗透压与肾小囊内胶体渗透压之差，而肾小球滤过膜通透性则由肾小球毛细血管内皮、基膜及肾小囊脏层上皮细胞足突裂孔三部分决定。②影响肾小球滤过的因素：主要包括肾血浆流量、跨毛细血管静水压、胶体渗透压的改变及肾小球滤过系数（肾小球滤过能力）的改变。③其他因素：体液中的许多激素、血管活性物质及生长因子也对肾小球滤过功能发挥调节作用，通过调节出球小动脉、入球小动脉血流量，调控肾血浆流量、肾小球毛细血管静水压及肾小囊内静水压，继而影响肾小球滤过率。自身调节也对肾小球滤过有很重要的作用。当机体动脉血压变动在正常范围内，借助于肾小球滤过的自身调节作用，入球小动脉、出球小动脉的舒缩就保证了肾血流量和肾小球滤过率。

（谷瑞民）

shènxiǎoqiú lǜguòlǜ

肾小球滤过率（glomerular filtration rate，GFR）

人左右两肾在单位时间内（每分钟）由肾小球滤过的超滤液量或生成的原尿量。体表面积为 $1.73m^2$ 的个体，其 GFR 平均为每分钟 125ml，两肾一昼夜的肾小球滤液总量可达 180L，女性略低于男性。GFR 的大小决定于肾小球有效滤过压、滤过膜的面积和通透性。此外，肾小球血浆流量对 GFR 也有很大影响。正常情况下，GFR 保持相对恒定，这有赖于肾血流量的自身调节、神经调节和体液调节。GFR 保持相对恒定，在很大程度上依靠自身调节，主要通过调节入球小动脉平滑肌的紧张度实现。入球小动脉的血管平滑肌收缩，除受肾交感神经（末梢释放的递质为去甲肾上腺素）的支配外，

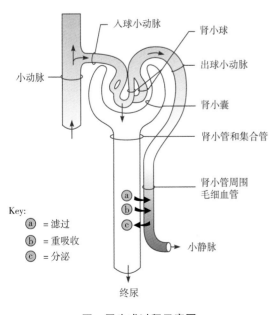

图　尿生成过程示意图

还受到许多体液因素（如血管紧张素Ⅱ、前列腺素及一氧化氮等）的调节。GFR下降是肾病的重要检测指标之一，因此GFR数值的改变在临床上常被用于评价肾功能的高低。菊粉分子（分子量5000D）可完全通过肾小球滤过膜且不被肾小管上皮细胞重吸收或分泌，临床测定上常用菊粉清除率来代表GFR。机体成年后，随着年龄的增加，GFR测定值逐渐降低，表明肾功能逐渐减退。

（谷瑞民）

lǜguò fēnshù

滤过分数（filtration fraction，FF）

肾小球滤过率与肾血浆流量的比值。即：FF=肾小球滤过率（GFR）/肾血浆流量（RPF）。该值通常用百分数（%）来表示。正常成年人FF值为15%～20%，可理解为当血液流经肾小球毛细血管时，并不是进入到肾的所有血浆都被滤过，只有15%～20%的血浆经过肾小球滤过作用进入肾小囊腔；80%～85%经过出球小动脉进入管周毛细血管中，最终经肾静脉返回到体循环血液中。流经肾的血浆约有1/5由肾小球滤出到囊腔中形成原尿，影响滤过致使FF改变的因素主要是肾小球入球及出球小动脉的舒缩程度、肾小球有效滤过压和肾小球毛细血管对水的通透程度。入球小动脉舒张时，肾血流量增加，肾小球毛细血管静水压及GFR加大，FF增加。出球小动脉轻度收缩时，导致肾小球毛细血管静水压增强，GFR加大，FF增加；而出球小动脉收缩较强烈时，肾血流量减少，FF也相应减少。临床上心力衰竭时，GFR相对改变不大，而肾血流量则明显降低，FF升高。相反，急性肾小球肾炎时，肾血流量相对改变不大，但GFR明显降低，FF下降。

（谷瑞民）

yǒuxiào lǜguòyā

有效滤过压（effective filtration pressure）

肾小球滤过进程中，促进滤过的动力和对抗滤过的阻力的差值。是引发肾小球滤过的动力。

计算方法 促进滤过的动力由肾小球毛细血管内静水压和肾小囊内液体的胶体渗透压组成，对抗滤过的阻力则由肾小球毛细血管内血浆胶体渗透压和肾小囊内静水压组成（图1）。因此，肾小球有效滤过压=（肾小球毛细血管血压+囊内胶体渗透压）-（血浆胶体渗透压+肾小囊内静水压）。由于形成胶体渗透压的主要物质是蛋白质，而生理状态下肾小囊内超滤液中几乎不含蛋白质，因此，肾小囊内超滤液的胶体渗透压接近零，可忽略不计。这样公式可简写为：肾小球有效滤过压=肾小球毛细血管血压-（血浆胶体渗透压+肾小囊内静水压）。生理状态下，假定人的肾小球毛细血管血压为45mmHg，肾小球毛细血管入球端的血浆胶体渗透压约为25mmHg，出球端的血浆胶体渗透压约为35mmHg，肾小囊内压力基本不变，维持在10mmHg左右。将数据代入公式，则肾小球入球端的有效滤过压=45-（25+10）=10mmHg，出球端的有效滤过压=45-（35+10）=0mmHg。从入球端到出球端有效

滤过压逐渐降低，是因为血液在流经肾小球毛细血管网时，不断生成超滤液，而血浆蛋白又不能被滤过，导致血管内蛋白浓度逐渐升高，血浆胶体渗透压也随之升高，对抗滤过的压强也逐渐增加，有效滤过压逐渐减少。

生理意义 正常情况下，有效滤过压总是正值，因为肾小球毛细血管血压要比血浆胶体渗透压和肾小囊内压的总和大。然而当血浆胶体渗透压和肾小囊内压的总和与肾小球毛细血管血压相等时，即滤过阻力与动力相等时，有效滤过压为零，即达到滤过平衡，滤过便停止了，称为滤过平衡点。由此可见，肾小球毛细血管全段并不是都参与滤过，只有从肾小球入球小动脉端到滤过平衡点这一段才参与滤过。其余部分虽然不参与滤过，但仍具备滤过能力，可作为滤过的储备段，在机体需要时参与滤过。滤过平衡点越靠近肾小球的入球小动脉端，发生滤过的毛细血管长度就越短，肾小球滤过率就越低。相反，滤过平衡点越靠近肾小球的出球小动脉端，参与滤过的毛细

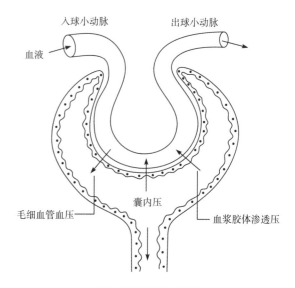

图1 有效滤过压示意

血管长度就越长，肾小球滤过率就越高。如果血液在流经全段肾小球毛细血管时都没有达到滤过平衡，则全段肾小球毛细血管都有滤过作用。在肾小球滤过的过程中，除了肾小球滤过膜面积、滤过膜通透性及肾血流量外，能够影响到有效滤过压的因素都也可影响肾小球滤过功能。肾小球毛细血管血压、血浆胶体渗透压和肾小囊内压，三者任何一个受到影响，均可通过影响肾小球滤过率改变肾小球的滤过功能（图2）。

（谷瑞民）

shènxiǎoqiú máoxìxuèguǎn xuèyā
肾小球毛细血管血压（glomerular capillary hydrostatic pressure）

肾小球毛细血管内的血压。在生理状态下，肾小球毛细血管的血压改变是影响有效滤过压的重要因素。增加肾小球毛细血管血压能增加肾小球滤过率（GFR）。

肾小球毛细血管血压的大小由三个因素决定：①动脉血压：动脉血压增高可使肾小球毛细血管血压增加。但在正常情况下，肾血流量可通过自身调节维持相对恒定，即动脉血压于 80～

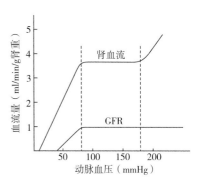

图 肾小球毛细血管血压示意图

180mmHg 内波动时，肾小球毛细血管血压也能保持相对恒定，使有效滤过压无明显改变，GFR 变化不大。但若超出此范围，肾小球毛细血管血压、有效滤过压、GFR 及尿量就会发生相应的改变。如当动脉血压低于 80mmHg 以下时，超出了肾血流自身调节的范围，肾小球毛细血管血压将相应下降，有效滤过压也随之降低，因而 GFR 也减少，尿量也会减少。当动脉血压降至 40～50mmHg 以下时，GFR 将降到零，尿生成停止。②入球小动脉阻力：当入球小动脉收缩时，入球小动脉阻力增加，肾毛细血管血流量相应减少，肾小球毛细血管血压降低，GFR 降低。如高血压病晚期，由于入球小动脉因硬化而缩小，肾小球毛细血管血压可明显降低，于是 GFR 减少而导致少尿。反之，入球小动脉阻力的降低可使肾小球毛细血管血压增加，GFR 增加，如入球小动脉舒张。③出球小动脉阻力：出球小动脉收缩对 GFR 的影响是双向的。出球小动脉的小幅度收缩能使肾小球毛细血管内血液外流的阻力增加，导致有效滤过压的增加，GFR 轻微增加，尿量增多。而出球小动脉大幅度收缩就会使肾血流量下降，GFR 降低，尿量减少（图）。

（谷瑞民）

shènxiǎonángnèiyā
肾小囊内压（intracapsular pressure）

肾小囊内超滤液对囊壁的压力。正常情况下是比较

稳定的，约为 10mmHg。但当某些原因引起输尿管阻塞如结石、肿瘤压迫肾盂或输尿管时，小管液流出不畅或尿液不能顺利排出，可引起逆向性压力升高，最终导致肾小囊内压升高，致使有效滤过压降低，肾小球滤过率降低。某些临床疾病，如溶血过多，血红蛋白可阻塞肾小管；某些药物如磺胺药浓度过高，可在肾小管的酸性环境中析出结晶，都会导致肾小囊内压升高而影响肾小球滤过率。

（谷瑞民）

xuèjiāng jiāotǐ shèntòuyā
血浆胶体渗透压（plasma capillary colloid osmotic pressure）

由血浆蛋白形成的渗透压。是肾小球滤过的阻力，其大小主要取决于血浆蛋白的浓度。肾小球毛细血管中的血浆胶体渗透压在入球小动脉端为 25mmHg，到出球小动脉端已达 35mmHg。正常情况下，血浆胶体渗透压不会有明显的变化。若快速向静脉注入大量生理盐水，或病理情况下肝功能严重受损，或因毛细血管通透性增大时，都会导致血浆蛋白浓度降低，血浆胶体渗透压下降，肾小球有效滤过压升高，肾小球滤过率升高，尿量增多。

（谷瑞民）

图2 肾小球毛细血管血压、胶体渗透压和囊内压对肾小球滤过率的影响

shèn xuèjiāng liúliàng

肾血浆流量（renal plasma flow）

单位时间里流经肾的血浆量。肾血浆流量主要是通过肾小球毛细血管中血浆胶体渗透压的变化来影响肾小球的滤过。当血液流经肾小球毛细血管时，随着超滤液的不断形成，毛细血管内血浆胶体渗透压也逐渐增加，肾小球的滤过作用逐渐减弱。若肾血浆流量增大且滤过速率不变，肾小球毛细血管内血浆胶体渗透压的上升速度减慢，滤过平衡点向出球小动脉端平移，生成超滤液的肾小球毛细血管有效长度加大，甚至肾小球毛细血管的全长都有滤过作用发生，肾小球滤过率随之增加。相反，当肾血浆流量减少时，血浆胶体渗透压的上升速度将加快，滤过平衡点靠近入球小动脉端，有效滤过压和滤过面积减少，肾小球滤过率将减少。例如，剧烈运动、失血、严重缺氧、中毒性休克等情况下，由于交感神经兴奋，肾血流量和血浆流量显著减少，肾小球滤过率也因而显著减少。

（谷瑞民　王明晓）

lǜguò xìshù

滤过系数（filtration coefficient, K_f）

在单位有效滤过压下、单位时间内，经肾小球滤过膜滤过的液体量。K_f 是滤过膜的有效通透系数（k）和滤过膜的面积（s）的乘积。在一定范围内，增加 K_f 能使肾小球滤过率上升，反之下降。凡能影响滤过膜通透系数和滤过膜面积的因素都将影响肾小球滤过率。

肾小球滤过膜对物质的选择性通透取决于滤过膜的机械屏障和电荷屏障。在正常情况下，肾小球滤过膜的通透性比较稳定，但在病理情况下，会有较大的变化。例如，肾小球肾炎时，由于滤过膜的基膜层损伤，肾小球滤过膜的孔径变小，机械屏障有所增强，但此时上皮细胞层带负电荷的唾液蛋白常减少，因此电屏障作用减弱，原来不易通过的带负电荷的血浆白蛋白，此时能通过肾小球滤过膜进入肾小囊形成蛋白尿。当炎症引起肾小球滤过膜损伤时，则红细胞也能滤过形成血尿。

正常成年人肾滤过膜的总面积可达 $1.5m^2$ 以上，一般认为，由于肾小球经常处于活动状态，肾滤过面积改变不大，不会影响滤过作用。但在病理情况下，如急性肾小球肾炎时，由于肾小球毛细血管管腔狭窄或完全阻塞，活动的肾小球数量减少，有效滤过面积也因而减小，导致肾小球滤过率降低，出现少尿以至无尿。

（谷瑞民　王明晓）

shènxiǎoguǎn yǔ jíhéguǎn wùzhì zhuǎnyùn

肾小管与集合管物质转运（transport of renal tubule and collecting duct）

肾小管与集合管对流经其中的小管液离子、葡萄糖和氨基酸等物质的选择性重吸收过程，以及小管上皮细胞将其本身代谢产生的物质或将血液中某些物质分泌、排入到小管液中的过程。尿液的生成包括肾小球滤过、肾小管和集合管重吸收及分泌三个基本过程，其中的重吸收和分泌在肾小管和集合管的物质转运中发挥了重要的作用。血液流经肾时，血浆经滤过进入肾小囊腔形成超滤液即原尿，进入肾小管后的原尿改称为小管液。流经肾小管和集合管时，经过肾小管和集合管重吸收及分泌作用，同原尿相比，质和量均发生了明显的变化。正常情况下，原尿中99%的水在流经肾小管和集合管时被重吸收。电解质、葡萄糖、氨基酸和碳酸氢根被重吸收入血液。大量的 K^+、H^+、肌酐、有机酸和有机碱等被分泌到肾小管液中。最终，滤过液中对机体有用的物质被保留在体内，而过剩的或有害的物质被排出体外，对保持体内水、电解质和酸碱平衡起到重要作用（表）。

转运方式 包括被动转运、主动转运等方式。①被动转运：是指小管液中被转运的物质顺浓度梯度或电位梯度，通过肾小管上皮细胞从管腔移至管周组织液的过程。被动转运主要是以单纯扩散和异化扩散两种方式进行，前者是指溶质和水通过可通透的多孔膜进行转运，后者则是在膜蛋白的参与下进行的，具有特异

表　水、电解质及溶质滤过、排泄及重吸收情况

溶质	单位	滤过量	分泌量	重吸收量	重吸收量占滤过量（%）
水	L/d	180	1.0	179	99.4
Na^+	mmol/d	26 000	150	25 850	99.4
K^+	mmol/d	720	100	620	86.1
Ca^{2+}	mmol/d	540	10	530	98.2
HCO_3^-	mmol/d	4 320	2	4 318	99.9
Cl^-	mmol/d	18 000	150	17 850	99.2
葡萄糖	mmol/d	800	0	800	100
尿素	mmol/d	870	410	460	53

性、饱和性和竞争性。水的转运是以渗透压差为动力，从渗透压低的一侧通过细胞膜进入渗透压高的一侧。当水分子通过渗透被动重吸收时，有些溶质可随着水分子一起被转运，这种转运方式称为溶剂拖曳。②主动转运：是指小管液中的溶质逆浓度梯度或电位梯度通过肾小管上皮细胞的过程，需消耗能量。根据转运过程中消耗能量来源的不同，又分为原发性主动转运和继发性主动转运。原发性主动转运所消耗的能量由 ATP 分解直接提供，如钠泵、质子泵和钙泵等。继发性主动转运所需的能量不是直接来自钠泵，而是来自其他溶质顺电化学梯度转运时释放的能量，包括 Na^+-葡萄糖、Na^+-氨基酸同向转运，K^+-Na^+-$2Cl^-$ 同向转运，Na^+-H^+ 和 Na^+-K^+ 反向转运等。另外，肾小管上皮细胞还可通过胞吞吸收少量小管液中的小分子蛋白质。

转运途径 一般可分为两种：①跨细胞转运途径：即物质的转运需通过细胞来完成。近端小管 Na^+ 的重吸收为典型的跨细胞途径，Na^+ 通过顶端膜进入小管上皮细胞内，再由基底侧膜上的钠泵泵出，进入到组织液内。②细胞旁途径：即物质的转运无需通过细胞而是直接通过细胞间的紧密连接来完成，如小管液中的水分子和 Cl^-、Na^+ 等可直接通过小管上皮细胞间的紧密连接进入细胞间隙而被重吸收。

（谷瑞民 王明晓）

shènxiǎoguǎn yǔ jíhéguǎn chóngxīshōu

肾小管与集合管重吸收（reabsorption of renal tubule and collecting duct） 肾小管和集合管上皮细胞将小管液中的水分和某些溶质，部分（或全部）转运到血液

的过程。肾小球每天滤过的 Na^+ 量约有 500g，原尿生成量约为 180L，而每天终尿量仅约 1.5L，随尿排出的 Na^+ 量 3～5g，表明滤过的 Na^+ 中约 99% 被肾小管和集合管重吸收，99% 以上的液体量被重吸收回血液。①由于肾小管和集合管结构上的差异，重吸收是极其复杂的过程，其各节段的重吸收物质成分、重吸收过程和机制也各不相同。近端小管吸收物质种类多且吸收量大，其吸收能力强，是物质重吸收的主要部位；远曲小管和集合管重吸收量虽少，但受多种因素的调节，因此在机体的对水盐平衡的调节中具有重要作用。②重吸收具有选择性：正常情况下，小管液中全部葡萄糖、氨基酸，约 70% 的 Na^+、Cl^- 和水在近曲小管被重吸收，尿素在近曲小管和内髓集合管被部分重吸收，肌酐几乎完全不被重吸收。③重吸收还具有极限性：肾小管和集合管对某物质的重吸收常有一定的限度，称为转运极限。某物质的转运极限与该物质转运的膜载体有关，如果膜载体被转运的物质完全占据后，则该物质剩余的部分就不再被转运而从尿中排出。当尿中开始出现某物质时，血浆中该物质的浓度称为该物质的肾阈值。葡萄糖的肾阈值（肾糖阈）为 8.88～9.99mmol/L。其他物质也有各自的肾阈值。

（谷瑞民 王明晓）

lǜhuànà chóngxīshōu

氯化钠重吸收（reabsorption of sodium chloride） 肾小管和集合管上皮细胞将小管液中的氯化钠转运到血液的过程。血浆经肾小球滤过生成的滤液中含有大量 Na^+、Cl^- 和 HCO_3^- 离子，而滤液中 Na^+、Cl^- 只有少部分经尿液排

出，每日经尿液排出的 Na^+ 量仅为肾小球滤过量的近 1/100，大量 Na^+、Cl^- 在流经肾小管和集合管时被重吸收。各段肾小管和集合管对 Na^+ 的重吸收率不同，其机制也不一样。小管液中 65%～70% 的 Na^+、Cl^- 及水在近端小管、12% 的 Na^+、Cl^- 及不等量的水沿远端小管和集合管被重吸收，其余在髓袢升支细段、升支粗段重吸收。肾小管对氯化钠重吸收除髓袢降支细段外，其余各段和集合管对 Na^+ 均具有重吸收的能力，并以主动重吸收形式为主。Na^+ 重吸收情况的改变可影响体液中钠平衡的维持，亦可直接影响水的重吸收，又和葡萄糖及氨基酸等有机物、Cl^- 及磷酸盐等无机物重吸收相关联，因此钠的重吸收对细胞外液容积及渗透压的维持具有重要作用。

近端小管 近端小管管腔侧排列的大量微绒毛使其吸收面积极大的增加，它所吸收的 NaCl 可占滤液总量的 60%～70%，其中约 2/3 在近端小管前半段主要通过跨细胞转运途径被重吸收，约 1/3 在近端小管后半段则主要经细胞旁途径被重吸收。

在近端小管前半段，部分 Na^+ 与葡萄糖、氨基酸的转运及 H^+ 的分泌相偶联被重吸收进入上皮细胞内。由于上皮细胞内 Na^+ 经基底侧膜钠泵的作用泵至组织液，其结果使细胞内 Na^+ 浓度较低，细胞内电位较负。因此，小管液中的 Na^+ 和葡萄糖通过与顶端膜 Na^+-葡萄糖同向转运体的结合，Na^+ 和氨基酸通过与 Na^+-氨基酸同向转运体的结合，Na^+ 顺其顶端膜两侧的电化学梯度进入细胞内。随着小管液中的 Na^+、葡萄糖和氨基酸不断转运进入细胞内，细胞内的葡萄糖和氨基酸由

易化扩散通过细胞基底侧膜离开细胞回到血液中，而细胞内的 Na$^+$ 主要通过以下途径离开细胞：Na$^+$ 经基底侧膜钠泵泵出细胞进入组织间隙；Na$^+$ 和 HCO$_3^-$ 与 Na$^+$-HCO$_3^-$ 转运体结合转运出细胞进入血液；Na$^+$ 转运至细胞间隙，致使间隙内渗透压升高，水通过渗透作用进入间隙并提高了间隙内的静水压。增高的静水压一方面使间隙内的 Na$^+$ 和水进入管周毛细血管，另一方面可撑开紧密连接，使部分 Na$^+$ 和水再返回到小管内，此现象被称为"回漏"。因此，Na$^+$ 的实际重吸收量等于钠的重吸收量减去钠的回漏量，这种方式被称为 Na$^+$ 的泵-漏模式。Na$^+$ 还可通过 Na$^+$-H$^+$ 交换体而重吸收，小管液中的 Na$^+$ 和细胞内的 H$^+$ 与顶端膜上的转换体结合进行逆向转运，小管液中的 Na$^+$ 顺浓度梯度通过顶端膜进入细胞的同时，将细胞内的 H$^+$ 分泌到小管液中；进入细胞内的 Na$^+$ 随即被基底侧膜上钠泵泵至细胞间隙。分泌到小管液中的 H$^+$ 将有利于小管液中的 HCO$_3^-$ 的重吸收。

在近端小管后半段，小管液中的 Cl$^-$ 浓度比组织液高 20%～40%，Cl$^-$ 顺其浓度梯度通过紧密连接进入细胞间隙，经细胞旁途径重吸收入血。Cl$^-$ 的重吸收是生电性的，Cl$^-$ 被重吸收后的小管液中正离子相对较多，造成管腔内正电电位、管腔外负电电位即管内外电位梯度的出现，Na$^+$ 顺这一电位梯度通过细胞旁途径被动重吸收。另外，由于近端小管后半段顶端膜存在 Na$^+$-H$^+$ 交换体和 Cl$^-$-HCO$_3^-$ 反向转运体，Na$^+$ 由 Na$^+$-H$^+$ 转运体作用进入细胞内，再由基底侧膜钠泵泵至细胞间隙；Cl$^-$ 通过 Cl$^-$-HCO$_3^-$ 反向转运体进入细胞内，进入细胞内的 Cl$^-$ 由管周膜上

的 K$^+$-Cl$^-$ 同向转运体转运至细胞间隙。在近端小管后半段，NaCl 的重吸收是以被动重吸收方式进行的（图1）。

髓袢 小管液流经髓袢过程中，髓袢各段重吸收的 NaCl 占滤液总量的 20%～30%，但各段对 NaCl 的重吸收方式不同。由于髓袢降支细段基底侧膜钠泵的活性很低，降支细段对 Na$^+$ 和 Cl$^-$ 通透性低，小管液中 NaCl 基本上不被重吸收，但此段对 H$_2$O 的通透性高，H$_2$O 在该处被重吸收导致流向髓袢返折处小管液中的 NaCl 浓度逐渐增加，渗透压逐渐升高，在髓袢返折处达到最高。髓袢升支细段对 H$_2$O 不通透，但对 Na$^+$、Cl$^-$ 有极高的通透性，Na$^+$、Cl$^-$ 顺其浓度梯度被动扩散入组织液，小管液在流经髓袢升支细段时渗透压逐渐下降。髓袢升支粗段是 NaCl 在髓袢重吸收的主要部位，钠泵的活动造成上皮细胞内 Na$^+$ 浓度降低，小管液与细胞内间形成明显的 Na$^+$ 浓度梯度。小管液流经升支粗段时，其中的 Na$^+$、K$^+$ 及 Cl$^-$ 与 Na$^+$-K$^+$-2Cl$^-$ 同向转运体结合，形成 Na$^+$-K$^+$-2Cl$^-$ 转运体复合物，将小管液中的 1 个 Na$^+$、1 个 K$^+$ 和 2 个 Cl$^-$ 转运至上皮细胞内。在细胞基底侧膜，进入细胞内的 Na$^+$ 通过钠泵泵入组织液；Cl$^-$ 顺浓度梯度通过氯通道进入组织液；而一部分 K$^+$ 则通过基底侧膜钾通道进入组织液，另

一部分则顺浓度梯度经顶端膜钾通道返回小管液，参与 K$^+$ 的再循环，维持 Na$^+$-K$^+$-2Cl$^-$ 同向转运体的活性。由于顶端膜对 K$^+$ 的通透性高，基底侧膜对 Cl$^-$ 的通透性高，K$^+$、Cl$^-$ 离子的扩散可使小管液呈正电位，高于组织液内的电位，其差值约为 +6mV，这一电位梯度又可使小管液中的阳离子 Na$^+$、K$^+$、和 Ca^{2+} 等正离子经细胞旁途径而被动重吸收。钠泵和 Na$^+$-K$^+$-2Cl$^-$ 同向转运体是影响髓袢升支粗段重吸收 NaCl 的关键位点，抑制二者均会影响 NaCl 的重吸收。例如，加入哇巴因抑制钠泵的活性，间接地抑制顶端膜上 Na$^+$-K$^+$-2Cl$^-$ 同向转运体的电中性转运，使 Na$^+$ 和 Cl$^-$ 的重吸收极大地减少。另外，若直接抑制 Na$^+$-K$^+$-2Cl$^-$ 同向转运体亦可影响 NaCl 的重吸收。利尿剂呋塞米，可特异性地结合 Na$^+$-K$^+$-2Cl$^-$ 同向转运体上的 Cl$^-$ 结合位点，抑制 Na$^+$、Cl$^-$、K$^+$ 的协同转运，使得 Na$^+$ 和 Cl$^-$ 的重吸收极大地减少，产生利尿作用（图2）。

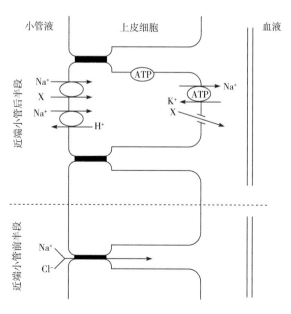

图 1 近端小管氯化钠重吸收示意图

远端小管与集合管 肾小球滤过的 NaCl 约 10% 在此处被重吸收。位于远端小管始段顶端膜 Na^+-Cl^- 同向转运体,可将小管液中的 Na^+ 和 Cl^- 主动转运至细胞内,细胞内的 Na^+ 由钠泵转运出细胞,Cl^- 则经氯通道被重吸收回血液。噻嗪类利尿剂可抑制此处的 Na^+-Cl^- 同向转运体的活性产生利尿作用。

远端小管后段和集合管对 NaCl 的重吸收与前段有所不同,此处存在两类不同的上皮细胞,即主细胞和闰细胞。其中主细胞对 NaCl 的重吸收与 K^+ 的分泌有关,而闰细胞则与 H^+ 的分泌有关。主细胞基底侧膜的钠泵可将细胞内的 Na^+ 泵出,造成细胞内低钠状态,小管液中的 Na^+ 顺电化学梯度,通过顶端膜上的钠通道进入细胞内。Na^+ 的重吸收又导致小管液呈负电位,小管液这一电位变化即可使小管液中的 Cl^- 顺电梯度经细胞旁途径被动重吸收,又可成为 K^+ 从细胞内经钾通道分泌到小管腔的动力。阿米洛利可抑制远端小管和集合管上皮细胞顶端膜钠通道,减少 NaCl 的重吸收(图 3)。

远端小管和集合管对 NaCl 的重吸收可根据机体的水、盐状况进行调节。若机体缺盐时或缺水时,远曲小管和集合管可增加水、盐的重吸收;相反,水、盐重吸收减少。因此,远曲小管和集合管对水、盐的重吸收是可调节的。水的重吸收主要受血管升压素的调节,而 Na^+ 的转运主要受激素醛固酮的调节。

(谷瑞民 王明晓)

shuǐ chóngxīshōu

水重吸收 (reabsorption of water) 肾小管和集合管上皮细胞将小管液中的水转运到血液的过程。人体两肾经过肾小球滤过作用每日形成 180L 原尿,其中近 99% 的水分被肾小管和集合管重吸收回血液,而每日尿量排出不足 1%。肾小管和集合管各段对水的重吸收百分率不同,近端小管为 65%~70%、髓袢 15%、远端小管 10% 及集合管 10%。肾小管和集合管对 NaCl 重吸收产生的渗透压,是驱动水在肾小管及集合管被重吸收的动力,水在肾小管不同节段重吸收速率还与对水的通透性有关。近端小管在渗透压作用下重吸收超滤液中的水,是伴随着溶质的吸收而重吸收。小管液中的 Na^+、Cl^-、HCO_3^-、葡萄糖和氨基酸等溶质,在近端小管被上皮细胞重吸收后,经基底侧膜进入组织液使之渗透压升高,小管液渗透压下降,小管液中的水可顺此渗透压梯度通过跨细胞和细胞旁两条途径进入组织液,造成组织液静水压升高,加上管周毛细血管内静水压较低,胶体渗透压较高,水便通过周围组织间隙进入毛细血管而被重吸收。在近端小管,水的重吸收量和机体是否缺水无关,它不随机体的需要而调节,故其对终尿量的影响不大。

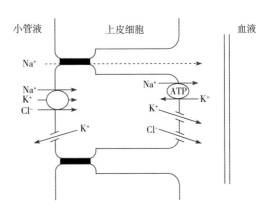

图 2 髓袢升支粗段氯化钠的重吸收示意图

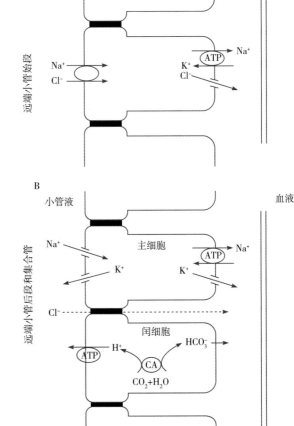

图 3 远端小管和集合管的物质转运示意图

注:A. 远端小管始段 NaCl 的重吸收机制;B. 远端小管后段和集合管的物质转运

髓袢各段对水的通透性不同，只有降支细段对水的通透性较高，而在升支细段及升支粗段对水均不通透。因此髓袢处水分重吸收的部位仅发生在降支细段，是通过渗透作用被重吸收的。

远曲小管始段上皮细胞对水不通透，滤液中的水不被重吸收。集合管对水的重吸收是因其顶端膜胞质的囊泡内含有水孔蛋白-2（AQP-2），基底侧膜上则有水孔蛋白 AQP-3 和 AQP-4 表达。小管液中的水在管内、外渗透压差的作用下通过 AQP-2 水通道进入上皮细胞内，再经基底侧膜的 AQP-3 和 AQP-4 进入细胞间隙而被重吸收。上皮细胞对水的通透性大小，取决于含有水孔蛋白的囊泡与上皮细胞顶端膜的融合程度，继而在膜上产生的 AQP-2 的数量多少有关，这一过程主要受血管升压素（VP）的控制。VP 分泌增加，可与集合管上皮细胞基底侧膜上的 V_2 受体结合，活化腺苷酸环化酶，经 cAMP-PKA 途径，使含有 AQP-2 的囊泡从胞质向顶端膜融合，最终使顶端膜对水的通透性明显增加，促进对水的重吸收，减少尿量；相反，VP 分泌减少，对水的重吸收亦减少，尿量则增加。

（谷瑞民　王明晓）

jiǎlízǐ chóngxīshōu

钾离子重吸收（reabsorption of potassium ion）

肾小管各段和集合管将 K^+ 转运到血液的过程。小管液中的 K^+ 有 65%~70% 在近端小管被重吸收，25%~30% 在髓袢被重吸收，而远端小管和集合管可重吸收亦能分泌 K^+。近端小管对 K^+ 重吸收的机制包括溶剂拖曳及扩散两种，小管液中的 K^+ 大部分是通过细胞旁途径重吸收的，也可通过跨细胞途径。髓袢重吸收 K^+ 的部位主要是髓袢升支细段及髓袢升支粗段，对 K^+ 转运的机制又有所不同，升支细段以被动扩散重吸收进行，而升支粗段既存在主动重吸收又有 K^+ 的分泌。在升支粗段，K^+ 通过顶端膜上的 Na^+-K^+-$2Cl^-$ 同向转运体主动重吸收进入细胞内，一部分 K^+ 又返回小管腔参与 K^+ 的再循环；而另一部分 K^+ 则通过基底侧膜上的钾通道及与 Cl^- 或 HCO_3^- 同向转运离开细胞。另外，小管液内的正电位差也可促进 K^+ 经细胞旁途径而被动重吸收。低钾饮食刺激、高钾饮食抑制髓袢升支粗段对 K^+ 的重吸收。花生四烯酸可通过影响顶端膜钾通道而抑制 K^+ 的重吸收。远端小管和集合管主要是分泌 K^+，但在机体处于低钾状态时，也可重吸收钾。该段对 K^+ 的重吸收主要由 H^+-K^+-ATP 酶（钾激活 ATP 酶）介导，酸中毒或低血钾时促进 K^+ 的重吸收。

（谷瑞民　王明晓）

gàilízǐ chóngxīshōu

钙离子重吸收（reabsorption of calcium ion）

肾小管和集合管上皮细胞将小管液中的 Ca^{2+} 转运到血液的过程。血浆钙以游离型和结合型两种形式存在，约 50% 的血浆钙呈游离状态，由肾小球滤过的钙主要是游离型的。小管液在流经肾小管和集合管时，通常超滤液中 99% 的钙被重吸收，约 70% 的 Ca^{2+} 在近端小管、20% 在髓袢及 9% 在远端小管和集合管被重吸收，不足 1% 的 Ca^{2+} 随尿排出，每日排出约 200mg。①近端小管对 Ca^{2+} 的重吸收：主要通过跨细胞和细胞旁两条途径，其中约 20% 为跨细胞途径重吸收，约 80% 经细胞旁途径重吸收。在钙的跨细胞途径重吸收方式中，小管液中 Ca^{2+} 的浓度远高于上皮细胞内 Ca^{2+} 的浓度，由此产生的细胞内电位低于管腔内电位，故 Ca^{2+} 经钙通道顺电化学梯度扩散进入细胞；经细胞旁途径重吸收的 Ca^{2+} 是以溶剂拖曳方式进行的。进入细胞内的 Ca^{2+} 是通过逆电化学梯度转运出细胞的，其中一种借助于 Na^+-Ca^{2+} 反向转运体转运出胞，另一种则经 Ca^{2+}-ATP 酶泵出细胞。②髓袢降支细段和升支细段对 Ca^{2+} 均不通透：故仅有髓袢升支粗段可重吸收 Ca^{2+}。在升支粗段跨膜电压梯度地推动下，Ca^{2+} 经细胞旁途径被重吸收。此外，在跨细胞途径中，髓袢升支粗段中 Ca^{2+} 与 Na^+ 的重吸收相偶联，故髓袢利尿剂既可抑制该处 Na^+ 的重吸收又可抑制 Ca^{2+} 的重吸收。③远端小管和集合管小管液呈负电位：此段 Ca^{2+} 的重吸收是逆电梯度进行的主动转运，并且是通过跨细胞途径进行的。Ca^{2+} 由顶端膜中的钙通道进入上皮细胞，进入细胞后的 Ca^{2+} 由基底侧膜中的 Na^+-Ca^{2+} 反向转运体转运出胞。

肾内 Ca^{2+} 的重吸收可受多种因素调节，例如，甲状旁腺素（PTH）和 $1,25(OH)_2D_3$ 可促进远端小管对 Ca^{2+} 的重吸收；而降钙素则抑制肾小管对 Ca^{2+} 的重吸收。高磷饮食可增加血磷水平，通过刺激 PTH 分泌而增加 Ca^{2+} 的重吸收。高镁血症可抑制近端小管和髓袢升支粗段对 Ca^{2+} 的重吸收，胰岛素可抑制近端小管对 Ca^{2+} 的重吸收。

（谷瑞民　王明晓）

měilízǐ chóngxīshōu

镁离子重吸收（reabsorption of magnesium ion）

肾小管上皮细胞将小管液中的 Mg^{2+} 转运到血液的过程。正常血浆 Mg^{2+} 浓度为

1.1mmol/L，其中约 60% 的呈游离状态，15% 主要与碳酸盐结合，25% 与白蛋白结合在一起。非蛋白结合的 Mg^{2+} 可从肾小球滤过，滤过液中 95% 的 Mg^{2+} 被重吸收。其中近端小管重吸收约 30%，髓袢升支粗段重吸收约 60%，远端小管仅重吸收 2%～5%，髓袢升支粗段为 Mg^{2+} 重吸收的主要部位。在髓袢升支粗段的顶端膜，Na^+-K^+-$2Cl^-$ 协同转运造成管腔内呈正电位，促进 Mg^{2+} 经细胞旁途径重吸收。肾内 Mg^{2+} 的重吸收可受多种因素影响，如低 Mg^{2+} 饮食可增加髓袢升支粗段对 Mg^{2+} 的重吸收；高钙血症可减少近端小管及髓袢升支粗段对 Mg^{2+} 的重吸收；利尿剂呋塞米等可通过抑制 Na^+-K^+-$2Cl^-$ 协同转运而减少髓袢升支粗段对 Mg^{2+} 的转运；而甲状腺素、降钙素等均可降低肾小管对 Mg^{2+} 的重吸收。

（谷瑞民　王明晓）

pútáotáng chóngxīshōu
葡萄糖重吸收（reabsorption of glucose）

肾小管将小管液中葡萄糖转运血液的过程。正常情况下，肾小囊腔超滤液中与血浆中的葡萄糖浓度相同，但终尿中几乎不含葡萄糖，尿糖检测时为阴性，表明超滤液中的葡萄糖全部被重吸收。葡萄糖的重吸收部位仅限于近端小管前半段，当血浆中的葡萄糖浓度达到 10.08mmol/L 时，部分近端小管上皮细胞吸收葡萄糖能力已达极限，小管液中的葡萄糖就不能被全部重吸收，尿中开始出现葡萄糖。尿中开始出现葡萄糖时的最低血浆糖浓度，称为肾糖阈。当血糖浓度达 16.8mmol/L 时，近端小管转运葡萄糖的转体与葡萄糖的结合达到饱和，小管液中不能与其结合的葡萄糖分子会随尿排出，即肾

小管上皮细胞对葡萄糖的吸收已达到极限。人的两肾全部近端小管在单位时间内能重吸收葡萄糖的最大量，称为葡萄糖的吸收极限量。在这种情况下，随着血糖的升高，尿中排出的葡萄糖呈平行性增加。正常成年人双肾葡萄糖的吸收极限量，男性平均为 375mg/min，女性为 300mg/min。

葡萄糖的重吸收是与 Na^+ 伴随进行的，属于继发性主动重吸收。小管液中的葡萄糖和 Na^+ 与上皮细胞顶端膜中的 Na^+-葡萄糖同向转运体结合后，引起转运体的构象改变，使 Na^+ 顺电化学梯度进入细胞，而葡萄糖则逆浓度差伴随 Na^+ 进入细胞内。葡萄糖进入细胞所需的能量，由 Na^+ 顺电化学梯度进入细胞的势能供给。Na^+、葡萄糖在进入细胞后，转运体解体并恢复原构型，Na^+、葡萄糖分离，Na^+ 被基底侧膜上的钠泵泵入组织液，葡萄糖则经由基底侧膜上的葡萄糖载体被易化扩散至组织液后回收入血。

在糖尿病患者，由于肾小囊腔超滤液中的葡萄糖超出肾小管的重吸收能力，因而在尿中出现葡萄糖；妊娠时，肾小球滤过率增加，使得葡萄糖滤过量也超出了肾小管的重吸收能力，出现尿糖；顶端膜上的 Na^+-葡萄糖同向转运体或基底侧膜上的葡萄糖载体出现先天性异常时，肾小管对葡萄糖的转运能力下降，因而，即便是血糖浓度正常的情况下也会出现尿糖。

（谷瑞民　王明晓）

ānjīsuān chóngxīshōu
氨基酸重吸收（reabsorption of amino acid）

肾小管将小管液中氨基酸转运到血液的过程。重吸收在近端小管完成，其重吸收机制与葡萄糖的重吸收相似。氨基

酸也和 Na^+ 与上皮细胞膜中的同向转运蛋白结合，只是转运葡萄糖的和转运氨基酸的转运蛋白有所不同，但都属于继发性主动转运。小管液中的氨基酸和 Na^+ 与上皮细胞顶端膜上的 Na^+-氨基酸同向转运体结合后，同时转运至细胞内。进入胞内 Na^+ 依旧被基底侧膜中的钠泵泵入组织液中，而氨基酸则和基底侧膜中的氨基酸载体结合，通过易化扩散至组织间液后回收入血。

机体内氨基酸的种类繁多，其结合的转运蛋白种类也很多，将氨基酸转运蛋白按其转运的氨基酸电荷不同可分为三大类：①中性氨基酸转运蛋白：该转运蛋白又可分为两类，一类仅能转运甘氨酸，另一类可同时转运甘氨酸、脯氨酸和羟脯氨酸。②酸性氨基酸转运蛋白：用来转运门冬氨酸和谷氨酰胺。③碱性氨基酸转运蛋白：可转运赖氨酸和精氨酸。除以上三种外，还有一种转运蛋白为二碱性氨基酸转运蛋白，它不仅转运赖氨酸和精氨酸，还可以转运中性氨基酸胱氨酸，因此，当该转运蛋白发生基因异常时，尿中会同时出现胱氨酸、赖氨酸和精氨酸。

（谷瑞民　王明晓）

tànsuānqīnggēn lízǐ chóngxīshōu
碳酸氢根离子重吸收（reabsorption of bicarbonateion）

肾小管和集合管将小管液中的 HCO_3^- 转运到血液的过程。正常情况下，HCO_3^- 可自由通过肾小球滤过膜，因此肾小囊腔内 HCO_3^- 的浓度与血浆相同。体内处于正常酸碱平衡条件下，小管液中的 HCO_3^- 除极少量被排出，其余几乎全部被肾小管和集合管重吸收，其中约 80% 在近端小管被重吸收，剩余 20% 在髓袢、远端小管和集合管被重

吸收。HCO_3^- 在血液中以 $NaHCO_3$ 的形式存在，进入肾小囊后解离为 HCO_3^- 和 Na^+。在近端小管，小管液中的 Na^+ 主要通过上皮细胞顶端膜 Na^+-H^+ 交换体的介导进入上皮细胞，而细胞内的 H^+ 则逆向进入小管液，另有小部分 H^+ 通过顶端膜 H^+-ATP 酶的作用分泌入小管液。

髓袢处可重吸收 HCO_3^- 主要发生在升支粗段，其吸收机制同近端小管。小管液中最终残余的 5% HCO_3^- 可在远端小管和集合管被重吸收，此段 HCO_3^- 的重吸收所需的 H^+ 不再依赖 Na^+-H^+ 交换，而是源于其他两种机制：一种是借助于顶端膜上的 H^+ 泵，另一种则是与 K^+ 重吸收相偶联的质子泵，通过这两种机制 H^+ 被分泌入小管液中。小管液中的 H^+ 与 HCO_3^- 结合生成 H_2CO_3，后者在顶端膜表面碳酸酐酶的作用下迅速分解为 CO_2 和 H_2O，CO_2 和 H_2O 随后重吸收进入细胞内。在小管上皮细胞内，CO_2 和 H_2O 经碳酸酐酶催化生成 H_2CO_3，H_2CO_3 解离为 H^+ 和 HCO_3^-。H^+ 通过顶端膜 Na^+-H^+ 交换体或 H^+-ATP 酶进入小管液，与 HCO_3^- 再次结合形成 H_2CO_3 被循环使用。在近端小管，细胞内 HCO_3^- 主要与 Na^+ 结合，以 Na^+/HCO_3^- 同向转运方式经基底侧膜进入组织液；而在集合管，细胞内 HCO_3^- 主要通过 Cl^-/HCO_3^- 逆向交换体转运出集合管至组织液。碳酸酐酶在 HCO_3^- 重吸收过程中至关重要，若用乙酰唑胺抑制碳酸酐酶的活性，减少 H^+ 的分泌，抑制 Na^+ 和 HCO_3^- 的重吸收，$NaHCO_3$、$NaCl$ 和水的排出增加，可引起利尿（图）。

（谷瑞民　王明晓）

niàosù chóngxīshōu

尿素重吸收（reabsorption of urea）

肾小管将小管液中的尿素转运到血液的过程。肝由含氮氨基分解代谢的终产物 NH_4^+ 中产生尿素，尿素的主要排泄途径是尿液，也有少部分是通过汗液和粪便排出。血浆尿素浓度范围为 $2.5 \sim 6$ mmol/L，其高低和蛋白摄入量的多少直接相关。血浆尿素可从肾小球滤过膜自由滤过，形成滤液后部分尿素主要在集合管被重吸收，未被重吸收的尿素则随尿排出。肾小管管腔膜对尿素的通透性远低于对水和 Cl^- 的通透，在近曲小管只有 30%～40% 的尿素通过单纯扩散形式随水的重吸收而被动重吸收。肾对尿素的排泄量与尿量密切相关。尿量减少时，小管液中 80% 尿素被重吸收，20% 被排出；相反，尿量增多时，40% 尿素被重吸收，60% 被排出。在肾对尿的浓缩功能中，尿素有重

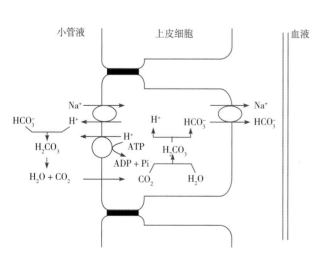

图　近端小管 HCO_3^- 重吸收示意图

要作用。

（谷瑞民　王明晓）

shènxiǎoguǎn hé jíhéguǎn de fēnmì

肾小管和集合管的分泌（secretion by renal tubular and collection duct）

肾小管和集合管上皮细胞分泌部分物质到小管液的过程。分泌是指小管细胞将自身通过新陈代谢所产生的物质或者血液中的物质转运到小管液中，如肌酐、H^+ 和 K^+ 等都是经过小管上皮细胞分泌到小管液中而排出体外的。肾小管上皮细胞分泌物质的途径有扩散和跨细胞转运两种方式，分泌的物质种类和数量随机体代谢的需求会相应调整，对维持体液化学组成的相对恒定、保证组织新陈代谢的正常进行起重要作用。肾小管和集合管细胞可分泌多种物质，其中最重要的是 H^+、K^+ 和 NH_3。

（谷瑞民　王明晓）

jiǎlízǐ fēnmì

钾离子分泌（secretion of potassium ion）

肾小管和集合管上皮细胞分泌 K^+ 到尿液中的过程。K^+ 是机体细胞内最重要的阳离子，参与机体代谢反应的一些酶类必须在细胞内处于 K^+ 高浓度的环境中才可发挥作用。对于细胞静息电位的形成、细胞内外渗透压及酸碱平衡的维持，K^+ 都是不可或缺的。机体细胞内的 K^+ 浓度相对是比较恒定的，K^+ 的摄入量和排出量处于动态平衡状态。若摄入过多或排出受阻，血 K^+ 浓度升高，将产生高血钾症；相反，则会发生低血钾症。肾是机体维持 K^+ 平衡的重要器官，通过肾小球的滤过、肾小管和集合管的重吸收及分泌过程来保持体内的 K^+ 平衡。一般情况下，肾小管液中的 K^+ 90%～95% 在近端小管和髓袢部位被重吸收，并且无论机体

K⁺过多或者过少，此吸收比例是恒定的。当人体过量摄入含钾盐丰富的食物时，尿 K⁺ 排出的主要调节部位是远端小管和集合管。

在远端小管和集合管，分泌 K⁺ 的细胞是主细胞，它对 K⁺ 的分泌方式有主动转运和被动扩散两类。主细胞基底侧膜中的 Na⁺-K⁺ 泵将 Na⁺ 泵入组织液，同时将组织液中的 K⁺ 泵到细胞内，此为主动转运的过程。小管液中的 Na⁺ 可经小管上皮细胞顶端膜中的钠通道进入上皮细胞。K⁺ 或 Na⁺ 的进入使细胞内呈正电位，而小管液为负电位。此电位差是 K⁺ 分泌的动力，驱使 K⁺ 顺电化学梯度由细胞内扩散到小管液中。K⁺ 的分泌和 Na⁺ 重吸收密切相关，分泌 1 分子 K⁺ 就重吸收 1 分子 Na⁺，这称为 Na⁺-K⁺ 交换。

影响主细胞分泌 K⁺ 的因素：①电位梯度的形成和主细胞基底侧膜中的 Na⁺-K⁺ 泵活性以及顶端膜对 Na⁺、K⁺ 的通透性密切相关；因此，凡是影响这三者的因素均可影响主细胞分泌 K⁺ 的量。例如，细胞外液 K⁺ 浓度升高时，醛固酮分泌增加，可使 Na⁺-K⁺ 泵活性升高，并增加主细胞顶端膜对 K⁺ 的通透性，促进 K⁺ 分泌。②机体 H⁺ 的浓度也影响 K⁺ 分泌：Na⁺-K⁺ 交换和 Na⁺-H⁺ 有相互竞争作用，即一种交换的增多将抑制另一种交换。例如，机体发生酸中毒时，H⁺ 浓度升高，Na⁺-H⁺ 交换增加，Na⁺-K⁺ 交换则减少，K⁺ 分泌减少，血液中 K⁺ 浓度升高，造成高钾血症。③小管液流速也是影响 K⁺ 分泌的因素：当小管液流速增加时，可将由小管细胞分泌的 K⁺ 迅速移走，小管液 K⁺ 浓度降低，促进 K⁺ 的进一步分泌；相反，当流速减慢时，K⁺ 分泌将减少（图）。

（谷瑞民　王明晓）

qīnglízǐ fēnmì

氢离子分泌（secretion of hydrogenion ion）肾小管和集合管上皮细胞分泌 H⁺ 到小管液中的过程。机体的器官、组织、细胞必须在酸碱平衡的体液中才能进行正常的生理活动，为此需要机体体液的酸碱缓冲系统、肺及肾发挥各自的调节功能，使血浆 pH 稳定在正常范围内。机体依靠细胞外液中的缓冲系统不断地缓冲过量的酸性或碱性物质；利用肺的调节功能将大部分挥发性酸（如 CO_2）排出体外；机体排出组织代谢产生的非挥发性酸如硫酸、磷酸及一些有机酸等，则通过肾小管细胞分泌 H⁺ 及氨，同时重吸收肾小球超滤液中的 HCO_3^- 来完成。肾小管各段通过 Na⁺-H⁺ 交换、生电性质子泵或者 H⁺-K⁺ 交换等过程向小管液内分泌 H⁺。

Na⁺-H⁺ 交换是通过 Na⁺-H⁺ 交换体实现的 H⁺ 分泌的主要机制。Na⁺-H⁺ 交换体分布在近端小管、髓袢以及远端小管，以 1∶1 的比例将胞外的 Na⁺ 与胞内的 H⁺ 进行跨膜转运。已知的 Na⁺-H⁺ 交换体有 9 种亚型，其中 Na⁺-H⁺ 交换体 3 主要分布在顶端膜上皮细胞，参与 H⁺ 的分泌和 Na⁺ 的重吸收。基底侧膜钠泵的活动所形成的细胞顶端膜内、外 Na⁺ 浓度梯度，是细胞内 H⁺ 经顶端膜分泌到小管液中的原动力，依赖于 Na⁺-H⁺ 交换进行的 H⁺ 分泌为继发性主动转运。Na⁺-H⁺ 交换体的羧基末端具有多种蛋白激酶的磷酸化位点。蛋白激酶 C（PKC）可以使所有亚型的 Na⁺-H⁺ 交换体发生磷酸化，但 PKA 只能使顶端膜 Na⁺-H⁺ 交换体 3 磷酸化。在近端小管，PKC 可以激活顶端膜的 Na⁺-H⁺ 交换体，蛋白激酶 A（PKA）则起抑制作用。例如，甲状旁腺激素可以通过 PKA 途径抑制 Na⁺-H⁺ 交换体 3。

生电性质子泵即 H⁺-ATP 酶主要分布在集合管，在近端小管、髓袢、远端小管也有分布。质子泵在 ATP 分解的驱动下，可以逆浓度梯度将胞内的 H⁺ 直接泵入小管腔中，属于原发性主动转运。这一作用使得小管内液酸化，可使尿液的 pH 值降低到 4.5～5.0。虽然质子泵只负责一小部分 H⁺ 的分泌，但是编码质子泵的基因发生突变时可以导致代谢性酸中毒的发生。质子泵的活动主要受以下几项因素的调控：跨膜电位差改变可以影响质子泵活性；醛固酮作用下皮质集合管对 Na⁺ 的重吸收增加，导致管腔内负电位增加，可激活质子泵；醛固酮自身也可以激活质子泵。质子泵活动还与小管液酸碱度有关，酸中毒能

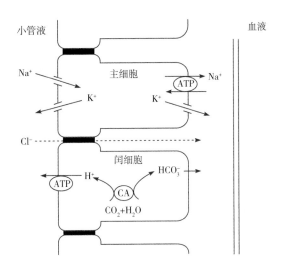

图　钾离子分泌示意图

够增加集合管 α 闰细胞顶端膜侧 H^+ 泵的分子数目，从而使 H^+ 分泌增加，而碱中毒则产生相反效应。

H^+-K^+ 交换完成 H^+ 的分泌，是通过集合管闰细胞顶端膜质子泵的作用完成的。质子泵可直接消耗 ATP 将细胞内的 H^+ 转运至小管腔，分泌 1 个 H^+ 将交换 1 个 K^+ 进入上皮细胞。质子泵的几种亚型在肾均有表达，且对抑制剂奥美拉唑、哇巴因等敏感性不同。质子泵可以提高低钾饮食动物上皮细胞内的 K^+ 浓度，同时使 H^+ 分泌增加，可导致代谢性碱中毒。

进入到小管液 H^+ 通过三条途径降低其在小管液中的浓度：H^+ 和 HCO_3^- 结合形成 H_2CO_3 后分解为 CO_2 和 H_2O 进入细胞；H^+ 和小管液中的 HPO_4^{2-} 结合生成 $H_2PO_4^-$；H^+ 和 NH_3 反应生成 NH_4^+。H^+ 在小管液中的三条去路也是肾酸排泄的三种形式，其中小管液中 $H_2PO_4^-$ 和 NH_4^+ 不易透过顶端膜进入细胞，保留在小管液中可成为决定尿液酸碱度高低的主要因素。

（谷瑞民）

ǎn fēnmì

铵分泌 (secretion of ammonium)

肾小管和集合管上皮细胞分泌铵到小管液中的过程，肾小管中几乎各段，包括近端小管、髓袢升支粗段和远端小管均具有生成 NH_4^+ 的能力。体内多种因素，如酸碱状态及钾的水平等均可调节铵的产生。

近端小管 是 NH_4^+ 生成的最主要部位（图），其上皮细胞内的谷氨酰胺在谷氨酰胺酶作用下脱氨，生成谷氨酸根和 NH_4^+，谷氨酸根在谷氨酸脱氢酶作用下生成 α-酮戊二酸和 NH_4^+，酮戊二酸在代谢过程中生成 2 分子的 HCO_3^-。为了酸化尿液，NH_4^+ 转运到小管腔，而 HCO_3^- 则返回血液中。在近端小管细胞内，NH_4^+ 和 NH_3+H^+（NH_3+H^+ = NH_4^+）两种形式处于动态平衡，NH_3/NH_4^+ 必须转运到尿中才能很好地发挥酸化作用。NH_3/NH_4^+ 在跨上皮细胞的转运中包括非离子扩散和离子转运两种形式，非离子扩散是指 NH_3 的转运过程，NH_4^+ 则以离子形式转运。NH_3 是脂溶性物质，具有极高的通透上皮细胞的能力，可自由地以单纯扩散方式通过小管细胞顶端膜进入小管液中，也可以跨基底侧膜入细胞间隙。小管液中 NH_3 可和管腔中的 H^+ 结合生成 NH_4^+，因此当小管液 pH 降低时，更多的 NH_3 在管腔内转化成 NH_4^+，促进小管细胞分泌 NH_3；NH_4^+ 以离子形式转运和顶端膜 Na^+-H^+ 交换有关，它可代替 Na^+-H^+ 逆向转运中的 H^+，通过和 Na^+ 交换，跨顶端膜由细胞内转运到小管液中。顶端膜的 Na^+-H^+ 逆向转运体一方面通过分泌 H^+，促进小管液中的 NH_3 转变成 NH_4^+；另一方面以离子形式转运 NH_4^+。因此，Na^+-H^+ 逆向转运体在 NH_3/NH_4^+ 的转运方面起了重要的作用。

髓袢 对 NH_4^+ 有重吸收作用，经小管液输送到髓袢的 NH_4^+ 有 40% ~ 80% 被重吸收。在髓袢升支粗段，由于离子 NH_4^+ 转运速度大于 NH_3 非离子扩散形式，因此小管腔的 NH_4^+ 通过顶端膜转运入细胞内。NH_4^+ 的转运重吸收主要是通过 Na^+/K^+/2Cl^- 同向转运体和对 Ba^{2+} 敏感的 K^+ 通道的介导完成，正常状态下以前者为主。进入细胞内 NH_4^+ 迅速分离为 NH_3+H^+，铵盐以 NH_3 的形式离开细胞，NH_4^+ 还可能经 Na^+-H^+ 交换体的介导进入细胞间隙，致 NH_4^+ 在肾髓质的堆积。积聚在髓质间隙的 NH_4^+ 有三条去路：首先，NH_4^+ 分解为 H^+ 和 NH_3，NH_3 被近端小管以非离子扩散的方式摄取后再与 H^+ 结合生成 NH_4^+，由此形成了近端小管与髓袢之间的 NH_4^+ 循环；另一部分 NH_4^+ 分解为 H^+ 和 NH_3，后者以非离子扩散方式进入皮质和髓质集合管管腔内；此外，NH_4^+ 还可以替代 K^+ 通过 Na^+-K^+ 泵作用进入集合管上皮细胞。进入小管液的 NH_3 和 H^+ 结合成 NH_4^+，NH_4^+ 可和小管液中的许多由强酸盐解离出的负离子如 Cl^- 结合，生成铵盐 NH_4Cl 随尿排出。小管液中游离的 H^+ 也随时可被结合随尿排出。生理情况下，肾分泌的 H^+，除了与 HCO_3^- 结合，大部分被 NH_3 所缓冲。因此，NH_4^+/NH_3 的分泌对于血浆中 $NaHCO_3$ 浓度的维持、实现肾 H^+ 的分泌，以及对肾的排

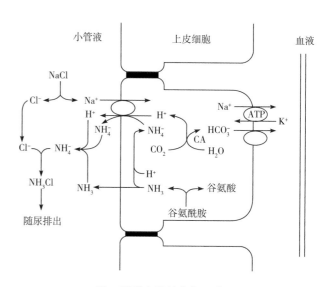

图 近端小管铵分泌示意图

酸功能都具有重要的作用。最后一小部分 NH_4^+ 经血液循环转运到肝进行转化处理。

髓袢细段是铵跨膜转运的高通透部位，在外髓部降支细段，NH_4^+ 和 NH_3 均具有极高的通透性；在内髓降支细段，膜对 NH_3 的通透性强于 NH_4^+ 通透性；髓袢升支细段对 NH_4^+ 和 NH_3 也有很高的通透性。在髓袢降、升支细段铵的转运的过程中，铵从间质进入管腔液中，到达髓袢升支粗段被重吸收，形成铵的循环，肾小管髓袢降、升支细段在逆流倍增过程中扮演着重要的角色。

集合管 近 80% 铵由集合管上皮细胞分泌重新进入管腔液中，集合管各段 NH_4^+ 通透性很低，但对 NH_3 有很高的通透性。非离子 NH_3 分泌的主要部分发生在皮质集合管，其小管液中的 NH_3 与 H^+ 结合形成 NH_4^+，随尿排出体外。在内髓集合管，NH_4^+ 可直接进入集合管，作为 H^+ 的供体产生净酸分泌。

（谷瑞民）

zhōngniào

终尿（final urine） 原尿经肾小管和集合管的重吸收、分泌和排泄作用，最后形成的尿。血浆在肾小球毛细血管发生滤过，其超滤液进入肾小管后称为小管液。连续不断的小管液流经肾小管各段，其成分不断发生变化，最后经由集合管进入肾盏、肾盂，此后其成分不再发生改变，故称为终尿，一般简称为尿。尿量和尿渗透浓度可受多种因素影响而发生很大变化。正常成年人排出的尿量约 1.5L/24h，如果 24 小时尿量超过 2.5L，称为多尿；24 小时尿量少于 400ml，称为少尿；24 小时尿量少于 100ml，则称为无尿。

（林默君）

zhōngniào shèntòu nóngdù

终尿渗透浓度（osmotic concentration of final urine） 终尿中溶质粒子（分子及离子）量与终尿体积的比值。终尿的浓缩或稀释是根据终尿渗透浓度与血浆渗透浓度相比较而确定的，可受多种因素影响而发生很大变化。肾浓缩和稀释功能通过调控终尿渗透浓度，在维持体液平衡和渗透浓度恒定中具有重要的作用；终尿渗透浓度可在 50~1200mOsm/（kg·H_2O）内变动。临床上，可根据终尿渗透浓度了解肾的浓缩和稀释能力。

（林默君）

nóngsuōniào

浓缩尿（concentrated urine） 体内缺水时，终尿渗透浓度大于血浆渗透浓度时的尿液。又称高渗尿。失水、禁水等情况下，血浆晶体渗透压升高，可引起尿量减少，尿液浓缩，尿的渗透浓度可高达 1200mOsm/（kg·H_2O）。

（林默君）

xīshìniào

稀释尿（dilute urine） 体内水过剩时，终尿渗透浓度小于血浆渗透浓度时的尿液。又称为低渗尿。最低可至 50mOsm/（kg·H_2O）。如饮大量清水后，血浆渗透浓度降低，血管升压素释放减少，尿液稀释，引起多尿现象；如血管升压素完全缺乏或肾小管和集合管缺乏血管升压素受体时，可出现尿崩症，每天可排出高达 20 L 的稀释尿。

（林默君）

děngshènniào

等渗尿（isotonic urine） 终尿渗透浓度几乎等于血浆渗透浓度时的尿液。如果不论机体缺水或水过剩，终尿始终为等渗尿，表明肾尿的浓缩和稀释功能减退。肾

尿的浓缩和稀释功能的机制是由于在肾髓质渗透浓度梯度的持续作用下，随着肾远曲小管和集合管上皮细胞对水通透性的增加或减小，导致肾远曲小管和集合管对水重吸收量发生变化使尿得以浓缩或稀释。

（林默君）

nìliú bèizēng

逆流倍增（countercurrent multiplication） 逆流系统中，U 形管中的溶质浓度沿管的长轴出现成倍增加的现象。在物理学上，两个下端相连通的并列管道（U 形管）液体流动的方向相反，称为逆流。若此两管内的液体存在溶质浓度差或温度差，且管壁又具有通透性或导热性，则液体在逆流过程中，其溶质或热量可以在两管间进行交换，称为逆流交换。液体从一管流入（降支），经 U 形管的折返处流向另一管（升支），并流出（升支）；液体流经 U 形管的折返处经过热源。可以看出，降支中的液体经过 U 形管的弯曲部时，可从热源带走一定量的热量。而升、降两管之间可进行热量交换，升支中的液体在流动过程中将热量不断传导给降支而逐步降温，而降支中的液体应不断从升支获得热量而温度逐渐升高，因此液体在流经热源时带走的热量较少，热源的温度不易降低而得以保持。

在逆流系统中，如果 U 形管管壁由细胞构成，且这些细胞能主动将升支中的溶质单方向转入降支，则降支溶液中的溶质浓度由上而下逐渐升高，到 U 形管返折处达最高值；而升支中的溶液则因失去溶质，使其溶质浓度由下而上逐渐降低。于是 U 形管中的溶质浓度沿管的长轴出现成倍增加的现象。逆流的速度越慢，

管道越长，其逆流交换的效率越高，逆流倍增的作用也越强。

（林默君）

肾逆流倍增模型（renal model of countercurrent multiplication）

shèn nìliú bèizēng móxíng

用于解释肾髓质逆流倍增现象的模型（图）。并列甲、乙、丙三个管，甲管下端与乙管相连。液体由甲管流进，通过甲、乙管的连接部又折返经乙管流出，构成逆流系统。如果甲、乙管之间的膜 M_1 能主动从乙管中将 NaCl 不断泵入甲管，而 M_1 对水又不通透，当含 NaCl 的水溶液在甲管中向下流动时，M_1 膜不断将乙管中的 NaCl 泵入甲管，结果，甲管液中的 NaCl 浓度自上而下越来越高，至甲乙管连接的弯曲部达到最大值。当液体折返从乙管下部向上流动时，NaCl 浓度却越来越低。可见，不论是甲管还是乙管，从上而下，溶液的浓度梯度逐渐升高而形成浓度梯度，即出现逆流倍增现象。丙管中液体的渗透浓度低于乙管中的液体，而丙管与乙管之间的膜 M_2 对水通透，当丙管中的水溶液由上向下流动时，水可通过渗透作用不断进入乙管，而其溶质浓度则从上至下逐渐增加。从丙管流出的液体溶质浓度要比流入时高，其最大值取决于乙管液的渗透浓度和 M_2 膜对水通

透性的大小。

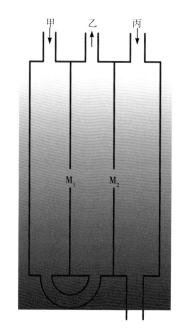

图　肾逆流倍增模型

肾小管各段对水和溶质的通透性不同（表）和逆流倍增现象可用来解释肾髓质高渗的形成。髓袢的形态和功能特性是形成肾髓质渗透浓度梯度的重要条件。髓袢和集合管的结构排列与上述逆流倍增模型很相似。超滤液从近端小管经髓袢降支向下流动，折返后经髓袢升支向相反方向流动，再经集合管向下流动，最后进入肾小盏。髓袢各段对水和溶质的通透性和重吸收机制不同。小管液在髓袢的 U 形结构流动过

程中，可通过逆流倍增机制建立起从外髓部至内髓部的渗透浓度梯度。

（林默君）

肾髓质渗透浓度梯度（osmotic gradient of renal medullary）

shèn suǐzhì shèntòu nóngdù tīdù

肾髓质由外向内各部分组织液浓度与血浆浓度之比出现递增。用冰点降低法测定鼠肾的渗透浓度，观察到肾皮质部的组织液的渗透浓度与血浆的渗透浓度之比为 1.0，说明皮质部组织液与血浆是等渗的。而髓质部组织液与血浆的渗透浓度之比随着由髓质外层向乳头部深入而逐渐升高，分别为 2.0、3.0、4.0（图 1），这表明肾髓质的渗透浓度由外向内逐步升高，具有明确的渗透浓度梯度。髓袢是形成髓质渗透浓度梯度的重要结构，髓袢愈长，所形成的髓质渗透浓度梯度就愈高。例如，沙鼠的肾髓质内层特别厚，其肾乳头部侧髓质渗透浓度梯度可达血浆渗透浓度的 20 倍；人的

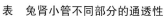

图 1　肾髓质渗透浓度梯度

表　兔肾小管不同部分的通透性

肾小管部分	水	Na⁺	尿素
髓袢降支细段	易通透	不易通透*	不易通透*
髓袢升支粗段	不易通透	Na⁺主动重吸收 Cl⁻继发性主动重吸收	不易通透
髓袢升支细段	不易通透	易通透	中等通透
远曲小管	有 VP 时水易通透	Na⁺主动重吸收	不易通透*
集合管	有 VP 时水易通透	Na⁺主动重吸收	皮质和外髓部不易通透，内部易通透

注：VP 为血管升压素；*不同动物中的通透性不同

髓袢具有中等长度，肾乳头部侧髓质渗透浓度梯度最多为血浆渗透浓度的 4～5 倍；猪的髓袢较短，肾乳头部侧髓质渗透浓度梯度只有血浆渗透浓度的 1.5 倍。

作用 肾小球超滤液在流经肾小管各段时，小管液的渗透浓度发生变化，在近端小管和髓袢中，渗透浓度的变化是相对固定的，但是经过远端小管后段和集合管时，小管渗透浓度可随体内缺水或水过多等不同情况出现大幅度的变动。近端小管为等渗透浓度重吸收，故小管液流至近端小管末端，其渗透浓度仍与血浆相等。小管液在流经髓袢降支细段时，渗透浓度逐渐升高；而在流经髓袢升支细段、髓袢升支粗段时，渗透浓度逐渐下降，流至升支粗段末端，小管液为低渗透浓度。

由于髓袢的形态特征、远曲小管、集合管和直小血管的功能特点，使肾髓质部高渗透浓度状态得以形成和维持，在此基础上，集合管对水的通透性降低和升高可分别使肾排泄稀释尿和浓缩尿。若机体内水过多，血管升压素（VP）分泌减少，集合管对水的通透性降低，水重吸收减少，而肾小管液中的 NaCl 继续被重吸收，故小管液的渗透浓度进一步降低，形成稀释尿；若机体缺水，VP 分泌增多，则发生相反的变化，集合管对水的通透性增大、水重吸收增加，尿量减少，尿渗透浓度升高，形成浓缩尿（图 2）。

形成 肾小管各部渗透浓度梯度的形成机制不同。

肾外髓部渗透浓度梯度 髓袢升支粗段位于外髓部，小管液经髓袢升支粗段向皮质方向流动时，由于髓袢升支粗段能通过 Na^+-K^+-$2Cl^-$ 同向转运体重吸收 NaCl，而对水不通透，故小管液

向皮质方向流动时，管内 NaCl 浓度逐渐降低，小管液渗透浓度逐渐下降；而小管周围组织中由于 NaCl 的堆积，渗透浓度升高，形成髓质高渗透浓度。越靠近皮质部，渗透浓度越低；越靠近内髓部，渗透浓度越高。故外髓部组织液高渗透浓度是 Na^+、K^+ 和 Cl^- 的主动重吸收而形成的，但该段膜对水不通透亦是形成外髓质高渗的重要条件。呋塞米可抑制髓袢升支粗段的 Na^+-K^+-$2Cl^-$ 同向转运体，故可降低外髓组织的高渗程度，降低管内、外渗透浓度梯度，使水重吸收减少，产生利尿效应。

肾内髓部渗透浓度梯度 在内髓部，渗透浓度梯度的形成与髓袢升支细段对 NaCl 重吸收和尿素再循环有密切关系。

髓袢降支细段（内髓段）和髓袢升支细段所构成的逆流倍增系统对 NaCl 的重吸收过程：①由于髓袢降支细段对水具有高度通透性，但对 NaCl 等溶质不易通透。降支细段进入内髓部，在渗透浓度梯度（由尿素重吸收形成）的作用下，小管液中的水不断向

外渗透，小管液的 NaCl 浓度逐渐升高，渗透浓度也逐渐升高，到髓袢顶端达最大值。②当小管液绕过髓袢顶端折返而逆向流入髓袢升支细段后，与降支细段相反，升支细段对水不通透，而对 NaCl 有较大的通透性。小管液内的高浓度的 NaCl 顺着化学梯度不断透出管壁，水则留在管内。随着升支细段上行，小管液渗透浓度逐渐降低，产生逆流倍增现象，而扩散出来的 NaCl 则参与形成内髓部渗透浓度梯度。

集合管内髓部与髓袢升支细段的尿素再循环：①尿素浓缩过程：髓袢升支粗段、远曲小管、皮质和外髓部集合管对尿素都不通透，在 VP 参与下，皮质和外髓质集合管对水的通透性增加。在外髓高渗透浓度的作用下，小管液中的水不断重吸收，致使小管内的尿素浓度不断升高，当小管液流到内髓质集合管时，尿素浓度已达到很高水平。②尿素扩散过程：内髓质集合管对尿素有高通透性，在 VP 作用下，对尿素通透性增加，内髓质集合管的小管液内中，高浓度尿素顺化学

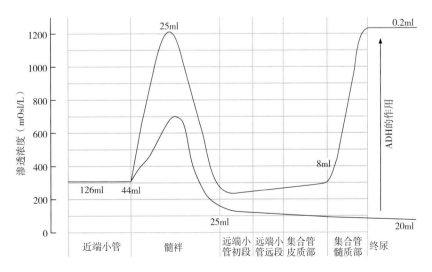

图 2　肾小管各段小管液渗透浓度和流量的变化

浓度梯度从集合管内扩散到内髓质组织间液，形成内髓部高渗透浓度。③尿素的再循环：髓袢升支细段对尿素具有中等程度的通透，从内髓质集合管透出的尿素可以进入升支细段，随小管液流经升支粗段、远曲小管等，回到内髓质集合管时又重复上述过程，形成了尿素的再循环（图3）。

从髓质渗透浓度梯度形成的全过程来看，髓袢结构及其功能特性是形成肾髓质渗透浓度梯度的重要结构基础；髓袢升支粗段Na^+、K^+和Cl^-的主动转运是肾髓质渗透浓度梯度建立的主要动力；NaCl和尿素是建立肾髓质渗透浓度梯度的主要溶质。

维持——直小血管作用 肾

髓质NaCl和尿素能持续滞留在该部位而不被血液循环带走，维持肾髓质的高渗环境，与直小血管所起的逆流交换器作用密切相关。直小血管的降支和升支是并行的血管，与髓袢相似，在髓质中形成袢。直小血管壁对水和溶质都有高度通透性。在直小血管降支进入髓质处，血浆的渗透浓度约$300mOsm/(kg \cdot H_2O)$，当血液经直小血管降支向髓质深部流动时，在任一平面的组织液渗透浓度均比直小血管内血浆的高，即组织液中的溶质浓度比血浆中的高，故组织液中的溶质不断向直小血管内扩散，而血液中的水则进入组织液，使直小血管内血浆渗透浓度与组织液趋向平衡。愈向内

髓部深入，直小血管中血浆的渗透浓度越高，在折返处，其渗透浓度达最高值，约$1200mOsm/(kg \cdot H_2O)$。

直小血管的这一作用与血流量有关。直小管的血流量增加时，可使带走的肾髓质溶质有所增加，因而髓质部的渗透梯度将变小；当直小血管血流量减少时，肾髓质供氧量降低，肾小管特别是髓袢升支粗段主动重吸收NaCl的功能减弱，髓质部的高渗透浓度梯度也就不能维持。

尿浓缩和稀释功能的实现
主要依赖VP的调节。渗透浓度变化取决于小管液中水与溶质重吸收的比例，主要由远曲小管后半段和集合管控制。髓质高渗透浓度是小管液中水重吸收的动力，但重吸收的量又取决于远曲小管和集合管对水的通透性。集合管上皮细胞对水的通透性增加时，水的重吸收量就增加，小管液的渗透浓度就升高，尿液即浓缩。远曲小管和集合管对水的通透性降低时，水的重吸收就减少，远曲小管近端的低渗透浓度的小管液得不到浓缩，尿液则为低渗。同时，集合管还主动重吸收NaCl，使尿液的渗透浓度进一步降低，可低至$50mOsm/(kg \cdot H_2O)$。

任何能影响肾髓质高渗的形成与维持和影响集合管对水通透性的因素，都将影响肾对尿液的浓缩过程，使尿量和渗透浓度发生改变。VP是决定远曲小管和集合管上皮细胞对水通透性的最重要的激素。VP作用于肾远端小管后段和集合管上皮细胞的V_2受体，通过兴奋性G蛋白激活腺苷酸环化酶，使细胞内cAMP增加，cAMP再激活蛋白激酶A，使上皮细胞内含水孔蛋白（AQP）-2的小泡镶嵌在上皮细胞的顶端膜上，

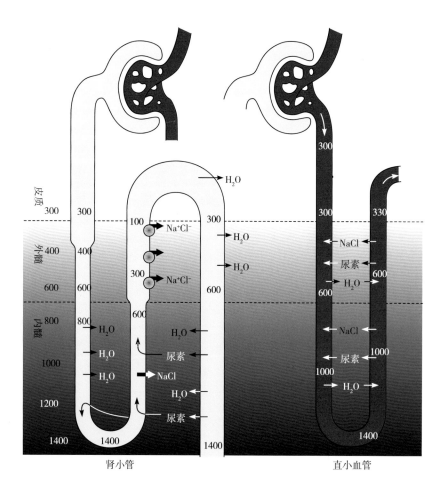

图3 尿液浓缩机制示意图

注：粗箭头表示升支粗段主动重吸收Na^+和Cl^-。Xs表示未被重吸收的溶质。图中各数字表示该处的渗透浓度，单位：$mOsm/(kg \cdot H_2O)$

形成水通道，增加顶端膜对水的通透性（图4）。小管液中的水在管内外渗透浓度梯度的作用下，通过水通道而被重吸收。通过顶端膜水孔进入上皮细胞内的水再经基底侧膜的水孔蛋白（AQP-3和AQP-4）进入细胞间隙而被重吸收。VP通过调节远曲小管和集合管上皮细胞膜上的水通道而调节顶端膜对水的通透性，对尿量产生明显影响。当缺乏VP时，细胞内cAMP浓度下降，顶端膜上含水通道的小泡内移，进入上皮细胞胞质，上皮对水的通透性下降或不通透，水的重吸收就减少，尿量明显增加。

（林默君）

niào shēngchéng tiáojié

尿生成调节（regulation of urine formation）

尿液的生成过程中受到的自身、神经和体液的调节。尿液生成有赖于肾小球的滤过，肾小管、集合管的重吸收和分泌功能。机体通过对滤过、重吸收和分泌过程的调节，以改变尿液

的成分和量，使内环境保持相对稳定。肾内自身调节形式多样，如肾血流量自身调节和肾管球反馈。肾主要接受交感神经支配，交感神经分布于肾血管，主要是入球动脉和出球动脉，也支配肾小管和近球小体。肾功能也受到多种体液因素的调节，如醛固酮、心房钠尿肽、缓激肽、内皮素、一氧化氮、儿茶酚胺和前列腺素等。各种因素并不是孤立地产生调节作用，而是相互联系、相互配合，对保证体内水和电解质的动态平衡、血浆渗透浓度及细胞外液容量的相对稳定均有非常重要的意义。

（林默君）

shèn nèi zìshēn tiáojié

肾内自身调节（renal autoregulation）

肾在不依赖于外来神经或体液调节下，自身对刺激发生的适应性反应的调节方式。形式多样，在尿生成调节起重要作用。肾血流量自身调节对肾小球滤过和肾小管重吸收与分泌

过程均有影响。有效滤过压、滤过系数和滤过平衡的血管长度等主要影响肾小球滤过，小管液在肾小管和集合管处的重吸收和分泌过程也受到多种肾内自身调节的影响。

（林默君）

shèn guǎn-qiú fǎnkuì

肾管球反馈（renal tubulogomerular feedback）

小管液流量变化影响肾小球滤过率和肾血流量的现象。是肾血流量自身调节的一种机制。当肾血流量和肾小球滤过率增加时，到达远曲小管致密斑的小管液流量增加，Na^+、K^+、Cl^-的转运速率也就增加，致密斑将该信息反馈至肾小球，使入球小动脉和出球小动脉收缩，肾血流量和肾小球滤过率将恢复正常；反之，当肾血流量和肾小球滤过率减少时，流经致密斑的小管液流量减少，致密斑又将此信息反馈至肾小球，使肾血流量和肾小球滤过率增加至正常水平。

管球反馈的机制与肾局部的肾素-血管紧张素系统有关。当肾血流量增加时，肾小球滤过率也增加，流经远曲小管的小管液量也增加，致密斑部位NaCl含量升高，致密斑发出信息刺激球旁细胞释放肾素，导致局部生成血管紧张素Ⅱ，血管紧张素Ⅱ引起入球小动脉收缩，口径缩小，阻力增加，使肾血流量和肾小球滤过率恢复至原来水平。相反，当肾血流量减少时，产生相反的变化过程。此外，肾局部产生的腺苷、一氧化氮和前列腺素等也可能参与管球反馈的调节过程。

（林默君）

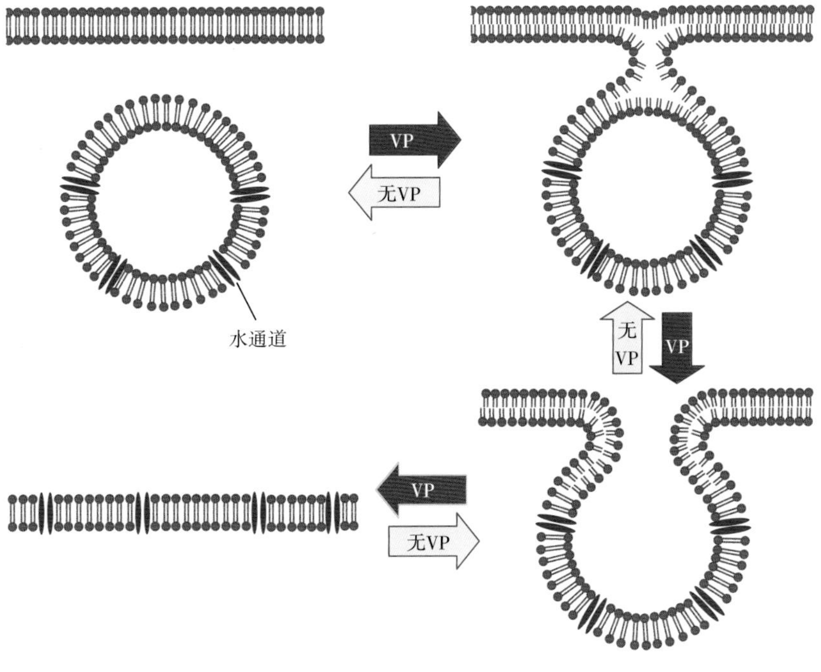

shèn qiú-guǎn pínghéng

肾球管平衡（renal glomerulotubular balance）

肾小球滤过率变

图4　血管升压素的作用机制示意图

化影响肾小管对水和钠的重吸收的现象。肾近曲小管对溶质（Na$^+$）和水的重吸收可随肾小球滤过率的变化而改变，即当肾小球滤过率增大时，近曲小管对 Na$^+$ 和水的重吸收率也增大；反之，肾小球滤过率减少时，近端小管对 Na$^+$ 和水的重吸收也减少。

定比重吸收 实验证明，近曲小管中 Na$^+$ 和水的重吸收率总是占肾小球滤过率的 65%~70%，称为近曲小管的定比重吸收，其形成机制主要与肾小管周围毛细血管的血浆胶体渗透浓度变化有关。如果肾血流量不变而肾小球滤过率增加（如出球小动脉阻力增加而入球小动脉阻力不变），则进入近曲小管旁毛细血管网的血流量就会减少，毛细血管血压下降，而血浆胶体渗透浓度升高，有利于近曲小管 Na$^+$ 和水的重吸收；当肾小球滤过率减少时，近曲小管旁毛细血管网的血压和血浆胶体渗透浓度将发生相反的变化，故 Na$^+$ 和水的重吸收量减少。在此两种情况下，近曲小管对 Na$^+$ 和水重吸收的百分率仍保持在 65%~70%。

生理意义 在于使尿中排出的 Na$^+$ 和水不会随肾小球滤过率的增减而出现大幅度的变化，保持尿量和尿钠的相对稳定。例如，在正常情况下，肾小球滤过率为 125ml/min，近曲小管的重吸收率为 87.5ml/min（占 70%），流到肾小管远侧部分的量为 37.5ml/min。如果滤过率增加到 150ml/min，近曲小管的重吸收率变化为 105ml/min（仍占 70%），而流到肾小管远侧部分的量为 45ml/min，此时肾小球滤过率虽然增加了 25ml/min，但流到肾小管远侧部分的量仅增加 7.5ml/min，随着肾小管远侧部分重吸收

的相应增加，排出尿量的变化不大。反之，当肾小球滤过率减少时，将产生相反的变化过程。

球管平衡在某些情况下可被破坏，如发生渗透性利尿时，虽然肾小球滤过率不变，但由于小管液渗透浓度的增高使得其在近曲小管重吸收减少，尿量和尿 Na$^+$ 的排出将明显增多。此外，球管平衡障碍也与临床上某些水肿的形成机制有关。在充血性心力衰竭时，肾灌注压和肾血流量可明显下降，但由于出球小动脉发生代偿性收缩，使得肾小球滤过率仍能保持正常水平（滤过分数变大），近曲小管旁毛细血管血压下降而血浆胶体渗透压增高，两者改变的幅度都大于正常水平，导致 Na$^+$ 和水的重吸收增加，重吸收百分率将超过 65%~70%，体内钠盐潴留和细胞外液量增多而发生水肿。

（林默君）

渗透性利尿（osmotic diuresis）

shèntòuxìng lìniào

肾小管液渗透压增高阻止肾小管对水分重吸收而出现的利尿。表现为由肾小管内溶质浓度显著增加而引起溶质和水的排出的增加。小管液中溶质浓度升高是对抗肾小管水重吸收的力量，因为小管内、外的渗透浓度梯度是水重吸收的动力。在近端小管，小管液呈等渗性重吸收，水伴随溶质的吸收而吸收。

任何从肾小球滤过而不易为肾小管重吸收的溶质增多，均可抑制水的重吸收，并继发 Na$^+$ 的吸

收障碍。甘露醇是强的渗透性利尿剂，肾小管对它的通透性很低，几乎不能被重吸收，给缺水的正常人静脉注射 100ml 甘露醇，几分钟后尿量即增加，在 1 小时内尿量可达 8~10ml/min，利尿高峰时的尿量和 Na$^+$ 排出量分别可达滤液的 20%~30% 和 15%。在蛋白质分解率增加或具有滤过功能的肾小球数目减少时，血中的尿素浓度升高，由于尿素在近端小管的重吸收有一定的限度，无法被重新收的尿素可引起轻度的渗透性利尿。糖尿病患者肾小球滤过的葡萄糖量可超过近端小管对糖的最大转运率，造成小管液渗透浓度升高，结果将阻碍水和 NaCl 的重吸收，不仅尿中出现葡萄糖，而且尿量也增加，也能引起渗透性利尿。

（林默君）

水利尿（water diuresis）

shuǐ lìniào

饮用大量清水引起尿量增多的现象。仅表现为水排出增多，很少或不伴有溶质排出的增加。常见于过多的水摄入或集合管对水的重吸收的抑制，通常是由于大量饮清水后（图），体液被稀释，血浆晶体渗透浓度降低，引起血浆中血管升压素水平下降。此时，尽管

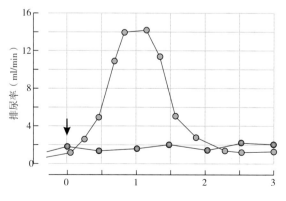

图 一次饮 1L 清水（红）和饮 1L 等渗盐水（蓝）后排尿率比较

存在跨膜的渗透浓度梯度，但是远端小管及集合管对水通透性明显降低，小管液中的水不能被重吸收；由于溶质的重吸收仍然继续存在，故形成大量的低渗尿。引起水利尿。发生水利尿时，最大尿量可超过肾小球滤过率的8%~10%。每天可达20L。

（林默君）

niào shēngchéng shénjīng tiáojié

尿生成神经调节（nerve regulation on urine formation）

通过肾交感神经的活动调节尿生成的方式。肾交感神经不仅支配肾血管，还支配肾小管上皮细胞和球旁复合体，对肾小管的支配以近端小管、髓袢升支粗段和远端小管为主。

肾交感神经兴奋通过其末梢释放去甲肾上腺素影响尿液生成。①去甲肾上腺素与血管平滑肌肾上腺素 α 受体结合，使入球小动脉和出球小动脉收缩，而前者血管收缩比后者更明显，因此，肾小球毛细血管的血浆流量减少，肾小球毛细血管压下降，引起肾小球的有效滤过压下降，肾小球滤过率减少，尿 Na^+ 和水排出减少。②去甲肾上腺素与肾小管上皮细胞肾上腺素 α 受体结合，增加近曲小管和髓袢上皮细胞重吸收 Na^+，减少尿中 Na^+ 排出。③去甲肾上腺素与球旁复合体肾上腺素 β 受体结合，刺激其中的颗粒细胞释放肾素，导致循环中的血管紧张素 II 和醛固酮含量增加，血管紧张素 II 可直接促进近端小管重吸收 Na^+，醛固酮可使远球小管和集合管重吸收 Na^+，并促进 K^+ 的分泌；抑制肾交感神经活动则有相反的作用，肾交感神经活动减弱，肾小球滤过率增加，肾小管重吸收 Na^+ 减少，尿 Na^+ 排出增多。

肾交感神经活动对肾功能的调节是通过多种反射实现的。心肺感受器、动脉压力感受器和渗透压感受器受刺激时可引起肾交感神经活动的抑制，增加尿 Na^+ 的排出。①心肺感受器反射：循环血量增加，对容量感受器（心肺感受器）刺激增加，抑制肾交感神经活动。②动脉压力感受器反射：动脉血压升高，通过压力感受器反射抑制肾交感神经活动。③渗透压感受器反射：细胞外液渗透浓度升高，对下丘脑第三脑室前部渗透压感受器的刺激增加，引起交感神经系统活动改变，抑制肾交感神经活动，增加尿 Na^+ 的排出，维持细胞外液 Na^+ 浓度的稳态。另外，在动物实验中发现，电刺激一侧肾神经的传入端，可引起对侧肾交感神经传出活动增强，降低对侧肾尿 Na^+ 和水排出。此刺激一侧肾传入神经纤维，可反射性地改变对侧肾交感神经活动，改变肾功能的过程，称为肾-肾反射。

（林默君）

niào shēngchéng tǐyè tiáojié

尿生成体液调节（humoral regulation on urine formation）

在激素类活性物质的作用下，通过缩血管或扩血管效应调节尿生成的方式。①许多激素和血管活性物质等可影响肾小球滤过状态，可调节弓状动脉、小叶间动脉、入球小动脉及出球小动脉口径，影响肾小球前、后阻力血管张力，控制肾血浆流量及肾小球毛细血管静水压。②此类物质亦作用于系膜细胞，系膜细胞收缩可导致肾小球毛细血管内皮的基膜也发生收缩，基膜面积减小，从而减小肾小球滤过率。同时，系膜细胞又是许多这些物质的产生地。许多生长因子可促进系膜细胞增生和系膜基质的扩大，导致肾小

球毛细血管祥塌陷和滤过系数（K_f）下降。另外，由于肾小球内皮细胞含有纤维状肌动蛋白，收缩后可降低滤过裂孔数目和孔径，改变肾小球滤过膜静水通透性，降低 K_f。③肾小管和集合管上皮细胞对水和 Na^+ 重吸收、K^+ 的分泌及钠泵的活性等功能也受到多种体液因素的调节。④各种体液因素并不是孤立地产生调节作用，而是相互联系、相互配合，并与神经调节相关联，这对保证体内水和电解质的动态平衡、血浆渗透浓度及细胞外液容量的相对稳定均有非常重要的意义。研究发现，许多具有相反相应的物质会同时释放，同一物质高、低浓度下具有不同甚至相反的作用，而单独阻断某一特定体液因素的信号传导途径对尿生成过程的作用相对有限。

（林默君）

quángùtóng

醛固酮（aldosterone）

肾上腺皮质球状带细胞合成和分泌的盐皮质激素。可促进远曲小管和集合管的主细胞对 Na^+ 重吸收，同时促进 K^+ 的分泌，所以醛固酮有保 Na^+ 排 K^+ 作用。其作用机制是：醛固酮进入远曲小管和集合管的上皮细胞后，与胞质受体结合，形成激素-受体复合物，之后过核膜，与核中的 DNA 特异性结合位点相互作用，调节特异性 mRNA 转录，最后合成多种的醛固酮诱导蛋白（图）。

醛固酮诱导蛋白可能：①顶端膜 Na^+ 通道蛋白，顶端膜的钠通道，促进小管液中 Na^+ 进入细胞；由于 Na^+ 被重吸收，引起小管腔内负电位（绝对值）加大，间接促进 K^+ 的分泌和 Cl^- 重吸收。②基底侧膜的钠泵，促进细胞内的 Na^+ 泵出血液和将 K^+ 泵入细胞，

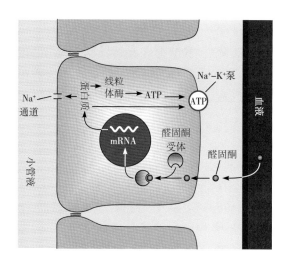

图 醛固酮作用机制示意图

降低胞内 Na$^+$ 浓度，提高胞内的 K$^+$ 浓度，有利于 Na$^+$ 的重吸收和 K$^+$ 分泌。③顶端膜上钾通道，增强 K$^+$ 分泌。④线粒体中 ATP 的合成酶，为基底侧膜上钠泵转运功能提供更多的能量。

调节醛固酮分泌的主要因素：①肾素-血管紧张素-醛固酮系统：肾素分泌增多时，血管紧张素Ⅱ、Ⅲ生成增多，刺激醛固酮分泌，因此影响肾素分泌的因素均可影响醛固酮的分泌。②血 K$^+$ 浓度升高和血 Na$^+$ 浓度降低，可直接刺激肾上腺皮质球状带增加醛固酮的分泌，导致保 Na$^+$ 排 K$^+$，维持了血 K$^+$ 和血 Na$^+$ 浓度的平衡；反之，血 K$^+$ 浓度降低，或血 Na$^+$ 浓度升高，则醛固酮分泌减少。醛固酮的分泌对血 K$^+$ 浓度升高十分敏感，血 K$^+$ 仅增加 0.5mmol/L 就能引起醛固酮分泌。而血 Na$^+$ 浓度必须降低很多才能引起同样的反应。

(林默君)

xīnfáng nàniàotài

心房钠尿肽（atrial natriuretic peptide，ANP） 由心房肌细胞合成并释放的肽类激素。人血液循环中的 ANP 由 28 个氨基酸残基组成。当心房壁受牵拉（如血量过多、头低足高位、中心静脉压升高和身体浸入水中等）均可刺激心房肌细胞释放 ANP。此外，乙酰胆碱、去甲肾上腺素、降钙素基因相关肽、血管升压素和高血钾也能刺激 ANP 的释放。主要作用是使血管平滑肌舒张和促进肾排钠、排水。ANP 对肾的作用主要有三方面：①对肾小球滤过率的影响：ANP 使血管平滑肌细胞质中的 Ca^{2+} 浓度下降，使入球小动脉舒张，并可肾小球滤过率增大；使系膜细胞收缩，导致滤过系数增大。②对集合管的影响：ANP 通过第二信使 cGMP 使集合管上皮细胞管腔膜上的钠通道关闭，抑制 NaCl 的重吸收，因而水的重吸收也减少；对抗血管升压素的作用，抑制集合管对水的重吸。③对其他激素的影响：ANP 主要是拮抗肾素-血管紧张素-醛固酮系统，一是抑制肾素分泌，进而抑制血管紧张素Ⅱ分泌，二是直接抑制肾上腺球状带醛固酮分泌；抑制垂体部血管升压素分泌及血管升压素对集合管效应，降低水重吸收，增加水排泄。

(林默君)

huǎnjītài

缓激肽（bradykinin） 肾中的激肽释放酶作用于底物激肽原，生成血管舒张素，血管舒张素在氨基肽酶作用下生成缓激肽。缓激肽是能引起血管扩张并改变血管渗透性的九肽。在肾中存在激肽释放酶-激肽系统，合成缓激肽。缓激肽可使肾小动脉舒张，促进肾一氧化氮和前列环素的合成，引起肾血流量和肾小球滤过率增加；抑制肾小管上皮细胞对 Na$^+$ 和水的重吸收，并对抗血管升压素的作用，产生排钠和排水作用。肾素-血管紧张素系统与激肽释放酶-激肽系统在功能上互相制约，互相协调，又密切联系。血管紧张素转换酶是血管紧张素Ⅰ转化成血管紧张素Ⅱ的酶，同时也是降解缓激肽的酶。在培养的系膜细胞和肾小球上皮细胞，缓激肽可增加细胞内游离 Ca^{2+} 活性，缓激肽亦会激活 Ca^{2+} 依赖性钾通道，引起肾小球上皮细胞和血管内皮细胞一过性超极化，随后激活氯通道，引起细胞膜长时间去极化。

(林默君)

nèipísù

内皮素（endothelin，ET） 主要由血管内皮细胞合成、释放的一族肽类物质。含有 21 个氨基酸残基，是最强烈的缩血管物质，其半衰期极短。弓形动脉和静脉、入球小动脉和出球小动脉、肾小管周毛细血管、肾小球内皮细胞及肾小球系膜细胞均可合成 ET。肾源性 ET 可通过旁分泌方式发挥作用，在调节血管张力和细胞外体液平衡中发挥着重要作用。

在培养的血管平滑肌细胞、大鼠和人类肾小球、人类肾小球足细胞及人类和大鼠系膜细胞上均发现有特异性、高亲和性的 ET 受体（ET-R），已知有 ET-R$_A$ 和 ET-R$_B$ 两种。大鼠血管平滑肌细胞仅存 ET-R$_A$ 受体，主要与 ET$_1$ 和 ET$_2$ 结合，与 ET$_3$ 亲和力比 ET$_1$ 和 ET$_2$ 低 100 倍。大鼠系膜细胞上则分布有 ET-R$_B$、ET-R$_A$ 受体，它与 ET$_1$、ET$_2$ 和 ET$_3$ 亲和力相同。

在肾起作用的内皮素是 ET$_1$，

ET 的主要作用是收缩肾小球系膜细胞、入球小动脉和出球小动脉。特别是出球小动脉敏感性大约是其他血管的 10 倍，且不依赖于血管紧张素Ⅱ。静脉注射 ET 可刺激局部舒张因子释放，掩盖 ET 缩血管效应。低剂量 ET 注射时不改变滤过系数（K_f），而大剂量注射可使 K_f 值减少，肾小球滤过率降低。ET 还能轻度抑制集合管上皮的钠泵的活性。故当肾小球滤过率变化不大时，Na^+ 的重新收减少，因此给予小剂量 ET_1 可产生利尿 Na^+ 和利尿的效应。此外，ET 还可刺激心房细胞释放心房钠尿肽，间接引起尿 Na^+ 排出增多。ET 也可抑制球旁细胞释放肾素。

ET 在内皮细胞内合成后不能储存，而是立即被释放。血管内皮所受的切应力增加时，ET 释放增多。此外若干体液因素，如血管紧张素Ⅱ、缓激肽、凝血酶等，也可刺激 ET 释放；而一氧化氮、心房钠尿肽、前列腺素 E_2 和前列环素等则能抑制其释放。

（林默君）

yīyǎnghuàdàn
一氧化氮（nitric oxide，NO）

由一氧化氮合酶催化精氨酸脱氨产生的气体。属细胞内信使。在生理情况下，血管内皮释放的 NO 可使血管平滑肌舒张，并能对抗血管紧张素Ⅱ和去甲肾上腺素等的收缩作用，对血管的紧张性进行精细的调节。在肾，入球小动脉内皮生成的 NO 可使入球小动脉舒张，使肾小球毛细血管压升高，肾小球滤过率增高。一些体液因素，如乙酰胆碱、缓激肽、组胺、ATP 等也能促使内皮细胞生成 NO，导致入球小动脉舒张。NO 舒张血管作用主要通过鸟苷酸环化酶，增加细胞环鸟苷酸（cGMP）、降低 Ca^{2+} 内流和细胞内

Ca^{2+} 释放，cGMP 增加亦可抑制磷酸酰肌醇水解。此外，cGMP 依赖蛋白激酶磷酸化可激活钙泵、降低 Ca^{2+} 浓度，cGMP 可诱导肌动蛋白轻链去磷酸化，进一步促进血管舒张。NO 抑制肾素释放亦增加了其舒张血管效应。

（林默君）

ércháfēn'àn
儿茶酚胺（catecholamine）

神经系统内含有儿茶酚结构的胺类化合物。包括多巴、多巴胺、肾上腺素或去甲肾上腺素等。循环血液中的肾上腺素和去甲肾上腺素对肾的作用和交感神经的作用一致，能使肾小动脉的阻力增加，减少肾血流量，并能促进近端小管和髓袢升支粗段等部位对 Na^+ 和水的重吸收。肾中存在 α_1 和 β 两型肾上腺素受体。选择性阻断 β 受体，去甲肾上腺素仍能收缩入球小动脉和出球小动脉，提示其收缩效应主要通过 α_1 受体。但去甲肾上腺素、肾上腺素和选择性 β-拟似剂通过 β 受体可刺激肾素释放，引发继发效应。另外，肾的近端小管上皮细胞可合成多巴胺，其对肾的作用和肾上腺素、去甲肾上腺素的作用不同。多巴胺能抑制钠泵的活性和抑制 Na^+-H^+ 交换，因此，能减少肾小管对 Na^+ 的重吸收，同时也减少对水的重吸收，使肾排钠、排水增加。

（林默君）

shèn qīngchúlǜ
肾清除率（clearance rate，C）

两肾在单位时间内能将一定毫升血浆中所含有的某种物质完全清除，这种被完全清除某种物质的血浆毫升数称为该物质的清除率。又称血浆清除率。由于肾对各种物质的排出是通过肾小球滤过、肾小管与集合管的重吸收和分泌而完成的，而各种物质的重吸收

量和分泌量也不尽相同，故不同物质的清除率是不同的。计算某种物质 X 的清除率 C_X，需要测定 3 个数值：①尿中该物质的浓度：U_X，单位为 mg/100ml。②每分钟尿量：V，单位为 ml/min。③血浆中该物质的浓度：P_X，单位为 mg/100ml。因为尿中的物质均来自血浆（滤过或分泌），故公式如下：

$$U_X \times V = P_X \times C_X$$

亦即：

$$C_X = (U_X \times V) / P_X$$

通过肾小球滤过率以及其他物质清除率的测定，可推测哪些物质能被肾小管净重吸收，哪些物质能被肾小管净分泌，推论肾小管对不同物质的转运功能。以菊糖清除率（C_{In}）值代表肾小球的滤过率，某一物质的清除率为 C_X，根据 C_X/C_{In} 比值推测肾小管对该物质的转运过程。$C_X/C_{In}=1$，提示肾小管内分泌和重吸收均为零；若 $C_X/C_{In}>1$，则肾小管存在有净分泌；$C_X/C_{In}<1$，说明肾小管内有净重吸收（图）。例如，葡萄糖可自由通过肾小球滤过，但其清除率几近于零，表明葡萄糖可全部被肾小管重吸收。尿素清除率小于肾小球滤过率，表明它被滤过之后，又被肾小管和集合管净重吸收。若某一物质的清除率小于肾小球滤过率，该物质一定在肾小管被重吸收，但不能排除该物质也被肾小管分泌的可能性，因为当重吸收量大于分泌量时，其清除率仍可小于肾小球滤过率；若某种物质的清除率大于肾小球滤过率，则表明肾小管必定能分泌该物质，但不能排除该物质也被肾小管重吸收的可能性，因为当其分泌量大于重吸收量时，

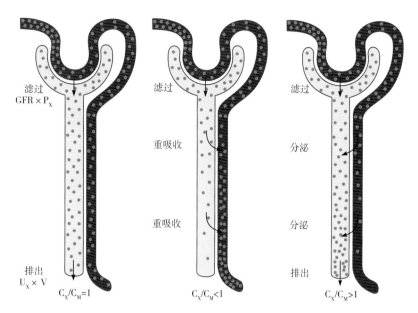

图 肾小管对不同物质的处理示意图

（左列）滤过 GFR×P$_X$　重吸收　重吸收　排出 U$_X$×V　C$_X$/C$_M$=1

（中列）滤过　重吸收　C$_X$/C$_M$<1

（右列）滤过　分泌　分泌　排出　C$_X$/C$_M$>1

清除率仍可高于肾小球滤过率。

（林默君）

zìyóushuǐ qīngchúlǜ

自由水清除率（free-water clearance，C$_{H2O}$）

单位时间内肾排水量。用清除率的方法定量测定肾排水情况的指标。即对肾产生无溶质水（又称自由水）能力进行定量分析的一项指标。在肾生理学中，无溶质水是指尿液在被浓缩的过程中肾小管每分钟从小管液中重吸收的纯水量，亦即从尿中除去的那部分纯水量；或指尿液在被稀释的过程中，体内有一定量的纯水被肾排出到尿液中去，亦即在尿中加入的那部分纯水量，否则尿液的渗透浓度将不可能成为高渗或低渗，而将与血浆相等。

计算自由水清除率时，须先算出肾对血浆全部溶质的清除率。由于血浆中的全部溶质形成血浆的渗透浓度，故可用渗透清除率（C$_{osm}$）来反映血浆全部溶质的清除率。C$_{osm}$可用一般的清除率测定方法测得，即分别测定血浆渗透浓度（P$_{osm}$）、尿液渗透浓度（U$_{osm}$）和单位时间内的尿量

（V），然后用清除率的算式计算：

$$C_{osm} = \frac{U_{osm} \times V}{P_{osm}}$$

单位时间内生成的尿量等于渗透单位清除率和自由水清除率之和，即

$$V = C_{osm} + C_{H_2O}$$

所以

$$C_{H_2O} = V - C_{osm} = V - \frac{U_{osm} \times V}{P_{osm}}$$
$$= (1 - \frac{U_{osm}}{P_{osm}}) \cdot V$$

式中，当 U$_{osm}$/P$_{osm}$<1，即尿液低渗时，C$_{H_2O}$ 为正值；而当 U$_{osm}$/P$_{osm}$>1，即尿液高渗时，C$_{H_2O}$ 则为负值。在肾生理学中，C$_{H_2O}$ 为负值时可称之为自由水重吸收量，用 TC$_{H_2O}$ 来表示，可作为肾小管保留水分的能力的指标。例如，机体在高渗性脱水时，血管升压素分泌增加，肾小管将重吸收更多的无溶质水，结果使 C$_{H_2O}$ 值降低而出现高渗尿。当血管升压素发挥最大抗利尿作用时，C$_{H_2O}$ 值可降

至−1.3ml/min；而在水过多或缺乏血管升压素时，C$_{H_2O}$ 值可高达14.3ml/min（20.9 L/d）。

（林默君）

shènxiǎoqiú lǜguòlǜ cèdìng

肾小球滤过率测定（measurement of glomerular filtration rate）

检测物质清除率间接反映肾小球滤过率的方法。从尿生成过程可知，肾每分钟排出某物质的量（尿中该物质的浓度 U$_X$ 与尿量 V 的乘积）应为等于小球滤过量与肾小管、集合管的重吸收量和分泌量的代数和。设肾小球滤过率为 GFR；肾小囊囊腔超滤液中能自由滤过的物质的浓度，应与其血浆中的浓度一致，假设为 P$_X$；重吸收量为 R$_X$；分泌量为 E$_X$。则：U$_X$×V = P$_X$×GFR−R$_X$+E$_X$

经整理得下式：

$$GFR = \frac{U_X \times V + R_X - E_X}{P_X}$$

（林默君）

jútáng qīngchúlǜ

菊糖清除率（inulin clearance）

两肾在单位时间内将菊糖从血浆中完全清除的血浆毫升数。如果某种物质可自由通过肾小球滤过膜，则该物质在肾小囊超滤液中的浓度与血浆浓度相同（P$_X$），同时，如果该物质在肾小管和集合管中既不被重吸收（R$_X$ = 0）又不被分泌（E$_X$ = 0），则单位时间内该物质在肾小球处滤过的量（GFR×P$_X$）应等于从尿中排出该物质的量（尿中该物质的浓度 U$_X$ 与尿量 V 的乘积），因此该物质的清除率就等于肾小球滤过率（GFP），则：

$$GFP = \frac{U_X \times V + R_X - E_X}{P_X} = \frac{U_X \times V}{P_X}$$

菊糖（In）是符合这个条件的

物质，所以菊糖清除率（C_{In}）可用来代表 GFP，则上式可变化为：

$$GFP = C_{In} = \frac{U_{In} \times V}{P_{In}}$$

式中 U_{In} 和 P_{In} 分别代表尿中和血浆中菊糖的浓度。在测定 C_{In} 时，给被测者静脉滴注一定量菊糖以保持血浆中的浓度恒定，然后测定单位时间内的尿量和尿中菊糖浓度。若血浆菊糖浓度维持在 1mg/100ml，测得尿量为 1ml/min，尿中菊糖浓度为 125mg/100ml，则 C_{In} 为：$C_{In} = \frac{U_{In} \times V}{P_{In}} = \frac{125mg/100ml \times 1ml/min}{1mg/ml} = 125ml/min$。故 GFR 为 125ml/min（图）。

（林默君）

nèishēng jīgān qīngchúlǜ

内生肌酐清除率（endogenous creatinine clearance rate）

两肾在单位时间内将内生肌酐从血浆中完全清除的血浆毫升数。内生肌酐是指体内组织代谢所产生的肌酐。试验前 2~3 天，受试者禁食肉类，以免从食物中摄入过多的外来肌酐；其他饮食照常，可从事一般工作，但要避免剧烈运动或体力劳动，以免肌肉代谢产生的肌酐增多。在这种情况下，受试者血浆中的肌酐浓度以及在一昼夜内肌酐的尿中排出总量都比较稳定。在进行此试验时，只需从第二天清晨起收集 24 小时的尿量，并测定混合尿中的肌酐浓度。抽取少量静脉血，测定血浆中的肌酐浓度，按下式可算出 24 小时的肌酐清除率：

内生肌酐清除率＝

$$\frac{尿肌酐浓度（mg/L）\times 24h\ 尿量（L/24h）}{血浆肌酐浓度（mg/L）}$$

肌酐能自由通过肾小球滤过，

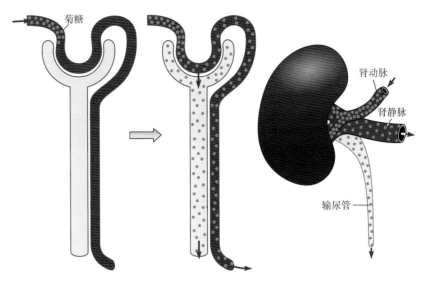

图 菊糖的肾清除示意图

在肾小管中很少被重吸收，但有少量是由近曲小管分泌的。由于内生肌酐在血浆中的浓度相当低（0.1 mg/100 ml），近曲小管分泌的肌酐量可忽略不计。内生肌酐清除率略小于菊糖清除率，也即略小于肾小球滤过率。由于菊糖清除率试验操作繁杂，临床上改用较为简便的内生肌酐清除率试验，也能较准确地测得肾小球滤过率。

（林默君）

duì'ānjīmǎniàosuān qīngchúlǜ

对氨基马尿酸清除率（paraaminohippurate clearance）

两肾在单位时间内将对氨基马尿酸从血浆中完全清除的血浆毫升数。如静脉滴注对氨基马尿酸（PAH）的钠盐，使其血浆浓度维持在 1~3mg/100ml，当血液流经肾一次后，血浆中 PAH 可几近完全（约 90%）被肾清除，因此 PAH 的清除率可用来代表有效肾血浆流量（图），即每分钟流经左右

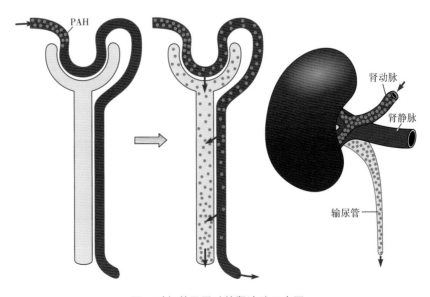

图 对氨基马尿酸的肾清除示意图

两肾全部肾单位的血浆量。因肾动脉的血液有一部分是供应肾单位以外的组织，这部分血液不被肾小球滤过，也不被肾小管分泌，故实际肾静脉血中PAH的浓度并不等于零。通过测定PAH清除率可计算出肾血浆流量（RPF）。如测得C_{PAH}为594ml/min，假定肾动脉血中的PAH有90%被肾清除，则：

$$RPF = \frac{C_{PAH}}{0.90} = \frac{594ml/min}{0.90}$$
$$= 660ml/min$$

若已知肾小球滤过率（GFR）为125 ml/min，就可进一步计算出滤过分数（FF），即：

$$FF = \frac{GFR}{RPF} = \frac{125ml/min}{660ml/min} \times 100\%$$
$$= 19\%$$

根据肾血浆流量和红细胞比容（若测得受试者红细胞比容为45%），按下式推算出肾血流量（RBF），占心输出量的1/5~1/4。

$$RBF = \frac{660ml/min}{100-45} \times 100$$
$$= 1200ml/min$$

（林默君）

shèn xuèliúliàng cèdìng

肾血流量测定（measurement of renal blood flow）

测定单位时间内流经两侧肾血量的方法。若血浆中某一物质，经过肾循环1周后可被完全清除掉（通过滤过和分泌），亦即在肾动脉中该物质有一定浓度，但在肾静脉中其浓度接近于0，则该物质每分钟的尿中排出量（$U_X \times V$），应等于每分钟通过肾的血浆中所含的量。设每分钟通过肾的血浆流量为RPF，血浆中该物质浓度为P_X，则该物质的清除率（C_X）即为每分钟通过肾的血浆流量。即：

$$U_X \times V = C_X \times P_X = RPF \times P_X$$

根据肾血浆流量和红细胞比容，可计算出肾血流量（RBF）。若测得受试者的红细胞比容为45%，肾血流量为：

$$RBF = \frac{RPF}{100-45} \times 100$$

（林默君）

páiniào shénjīng tiáojié

排尿神经调节（nerve regulation of micturition）

中枢和外周神经系统对排尿过程的调节。肾连续不断生成的尿液，由集合管、肾盏、肾盂经输尿管进入膀胱，积累储存到一定量后，一次性地通过尿道排出体外。排尿是受中枢神经系统控制的复杂反射活动。膀胱逼尿肌和内括约肌受副交感和交感神经的双重支配（图）。副交感神经节前神经元的胞体位于脊神经骶2~骶4节段，节前纤维行走于盆神经中，在膀胱壁内换元后，节后纤维分布于逼尿肌和内括约肌，其末梢释放乙酰胆碱，能激活逼尿肌上的M受体，使逼尿肌收缩。盆神经中也含感觉纤维，能感受膀胱壁被牵拉的程度。后尿道的牵张刺激是诱发排尿反射的主要信号。除盆神经外，阴部神经支配膀胱外括约肌。阴部神经为躯体运动神经，故膀胱外括约肌的活动可随意控制。阴部神经兴奋时，外括约肌收缩；反之，舒张。排尿反射时可反射性抑制阴部神经的活动。支配膀胱的交感神经起自腰段脊髓，经腹下神经到达膀胱。刺激交感神经可使膀胱逼尿肌松弛，内括约肌收缩（通过α受体）和血管收缩。交感神经亦含感觉传入纤维，可将引起痛觉的信号传入中枢。

（林默君）

páiniào fǎnshè

排尿反射（micturition reflex）

尿液在膀胱内储存达一定量时，膀胱内压升高，即可反射性引起尿意，在条件许可下，启动排尿过程，尿液遂经尿道排出体外。排尿反射是脊髓反射，但脑的高级中枢可抑制或加强其反射过程。膀胱内无尿时，膀胱内压为零，膀胱内尿液在30~50ml时，其压

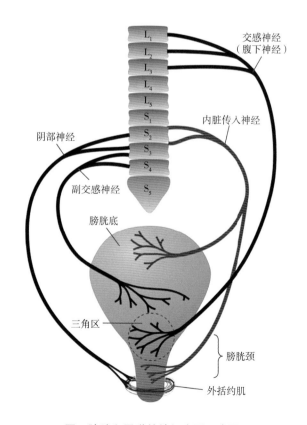

图 膀胱和尿道的神经支配示意图

力可升至 5~10cmH₂O（1cmH₂O = 98Pa），到膀胱内尿量为 200~300ml 时，膀胱内压仅稍有升高。膀胱平滑肌和其他平滑肌具有相同的特性，当被牵拉时，起初平滑肌张力加大，以后平滑肌松弛，张力恢复到原先水平，称为应力舒张。膀胱的容积大于 300~400ml 时，膀胱内压才明显升高，在此基础上，尿量稍有增加就会引起膀胱内压迅速升高（图）。

当膀胱内尿量达到一定充盈度（400~500ml）时，膀胱壁上，特别是后尿道的感受器受牵张刺激而兴奋，冲动沿盆神经传入纤维传至脊髓骶段的排尿反射初级中枢，同时，冲动也上传到达脑干（脑桥）和大脑皮质的排尿反射高位中枢，并产生尿意。高位中枢可发出强烈抑制或兴奋冲动控制骶髓初级排尿中枢。脑桥可产生抑制和兴奋冲动；大脑皮质中枢主要产生抑制性冲动。

在发生排尿反射时，骶段脊髓排尿中枢的传出信号经盆神经传出，引起逼尿肌收缩，尿道内括约肌舒张，于是尿液被压向后尿道。进入后尿道的尿液又刺激尿道的感受器，冲动沿传入神经再次传至骶段脊髓，进一步加强其活动，此为正反馈过程，使逼尿肌收缩更强，尿道外括约肌开放，于是尿液被强大的膀胱内压（可高达 150cmH₂O）驱出。此过程可反复进行，直至膀胱内的尿液被排完为止。排尿后残留在尿道内的尿液，在男性可通过球海绵体肌的收缩将其排尽；而在女性则依靠尿液的重力而排尽。若膀胱充盈后引起尿意，而条件不许可排尿时，人可有意识地通过高级中枢的活动来抑制排尿。随着膀胱的进一步充盈，引起排尿的传入信号越来越强烈，尿意也越来越强烈。

（林默君）

páiniào yìcháng

排尿异常（abnormality of micturition）

排尿器官和支配神经发生病变会引起排尿异常。排尿是一个反射过程，但受高位中枢的随意控制。若排尿反射弧的任何一个部位受损，或骶段脊髓排尿中枢与高位中枢失去联系，都将导致排尿异常。例如，膀胱的传入神经受损，膀胱充盈的传入信号不能传至骶段脊髓，则膀胱充盈时不能反射性引起张力增加，故膀胱充盈膨胀，膀胱壁张力下降，称无张力膀胱。当膀胱过度充盈时，可发生溢流性滴流，即从尿道溢出数滴尿液，称为充溢性尿失禁。如果支配膀胱的传出神经（盆神经）或骶段脊髓受损，排尿反射也不能发生，膀胱变得松弛扩张，大量尿液滞留在膀胱内，导致尿潴留。若高位脊髓受损，骶部排尿中枢的活动不能得到高位中枢的控制，虽然脊髓排尿反射的反射弧完好，此时可出现尿失禁，这种情况主要发生在脊休克恢复后。在脊休克期间，由于骶段脊髓排尿中枢处于休克状态，排尿反射消失，可发生充溢性尿失禁。

（林默君）

nèifēnmì xìtǒng

内分泌系统（endocrine system）

由内分泌腺以及分散于机体某些器官（或组织）中内分泌细胞组成的信息系统。包括垂体、甲状腺、肾上腺、胰岛、甲状旁腺、性腺、松果体，以及散在胃肠道、下丘脑、心、血管、肺、肾、胎盘等组织器官中的内分泌细胞。骨骼肌、脂肪组织和骨骼等，也具有内分泌功能，被认为是机体重要的内分泌器官。

内分泌系统感受内外环境刺激，以分泌激素的方式发布调节信息，使机体适应环境的变化，维持自身的生存状态。内分泌系统对机体的调节功能主要有：①维持内环境的稳态：激素参与水电解质、酸碱平衡、体温、血压等调节过程，还参与应激反应，全面整合机体功能，维持内环境稳态，与神经系统、免疫系统共同维护机体对生存环境变化的适应能力。②调节新陈代谢：多数激素都参与组织细胞的物质中间代谢及能量代谢，维持机体的营养和能量平衡，为机体的各种生命活动奠定基础。③维持生长发育：促进组织细胞的生长、增殖、分化和成熟，参与细胞凋亡过程等，确保并影响各系统器官的正常生长发育和功能活动。④调控

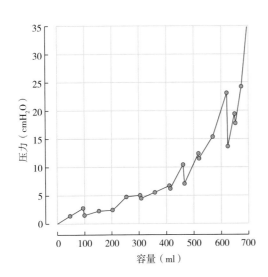

图　人膀胱充盈过程中膀胱容量与膀胱内压力的关系

生殖过程：调节生殖器官的成熟发育和生殖的全过程，维持生殖细胞的生成直到妊娠和哺乳过程，在维持个体生命绵延和种系繁衍中具有关键作用。

随着生物化学和分子生物学技术以及免疫学的发展，人们发现内分泌、神经和免疫系统均可分泌激素、神经递质、神经肽和细胞因子，而且细胞表面都分布有相应的受体。如大部分在脑内发现的神经肽和激素同时也存在于外周免疫细胞中，且结构和功能与神经、内分泌细胞完全相同。1977年，瑞士学者贝塞多夫斯基（Besedovsky）提出了神经-内分泌-免疫网络的概念：三个系统不仅各自具有独立的调节机体的功能，且相互交联、相互作用，形成完整而精密的调节网络，感受内外环境的各种变化，全面加工、处理、储存信息，共同整合机体功能，维持内环境稳态，确保机体生命活动的运行（图）。例如，

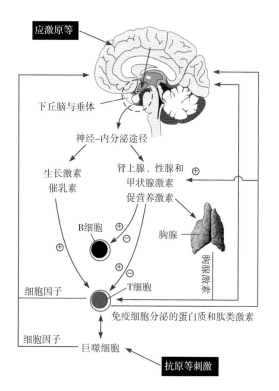

图 神经、内分泌与免疫系统间关系

内外环境中的应激原存在时，机体发生的应激过程中，神经、内分泌、免疫系统共同参与机体非特异性防御性机制的动员。

（唐朝枢 齐永芬）

jīsù

激素（hormone） 由内分泌腺或散在内分泌细胞所分泌的高效能的生物活性物质。经组织或血液传送到靶细胞或靶组织、靶器官而发挥生物学效应。激素可由垂体、甲状腺、肾上腺等内分泌腺体分泌，也可由散在于组织器官中的内分泌细胞分泌，如消化道黏膜、胎盘等组织中的内分泌细胞，通常认为非内分泌腺的某些器官如肾、肝、心、血管、脂肪组织、骨骼肌、骨骼中的细胞液均可合成和分泌激素；中枢神经系统如下丘脑内存在具有内分泌功能的神经元。广义的激素概念包括：①循环激素：如胰岛素和甲状腺激素等。②组织激素：如前列腺素和激肽等。③局部激素：如生长抑素等。

传送方式

①远距分泌：由内分泌腺体和具有内分泌功能的组织细胞产生的特殊化学物质，经血液循环到达远隔的或邻近的特定器官、组织或细胞，影响并改变其生理功能的调节方式。如胰岛素由胰岛 B 细胞合成分泌后进入血液循环，随血液循环到达远隔的靶器官、组织如肝、肌肉和脂肪组织等与

胰岛素受体结合后发挥其调节血糖水平、血液氨基酸和脂肪酸及其他激素水平的作用。②自分泌：由细胞合成的激素或激素样活性物质释放到细胞外，弥散到细胞间隙，作用于同一细胞或同类细胞膜上的相应受体而发挥效应。如由血管内皮细胞合成和分泌的内皮素-1（ET-1）可作用于内皮细胞膜上 ET_B 受体产生效应。③旁分泌：激素或激素样活性物质释放后不经过血液循环，仅通过组织间液弥散至邻近的靶细胞或靶组织产生效应。如由血管内皮细胞合成和释放的一氧化氮和 ET-1 等，经组织间隙扩散至邻旁的血管平滑肌细胞发挥效应。④胞内分泌：激素或激素样活性物质在细胞内合成后，与存在于胞质中相应受体结合，产生效应。如血管紧张素Ⅱ在细胞内合成后，可直接作用于核受体，调节细胞增殖。

结构和分类 根据激素分子的化学结构将其分为胺类激素、多肽与蛋白质类激素和脂类激素；根据激素分子的溶解性分为亲水激素和亲脂激素。多肽与蛋白质类激素及儿茶酚胺类激素等为亲水激素；类固醇激素和甲状腺激素等为亲脂激素。①胺类激素：多为氨基酸衍生物。儿茶酚胺类激素以酪氨酸为原料合成，主要为肾上腺素与去甲肾上腺素；甲状腺激素为甲状腺球蛋白裂解的含碘酪氨酸缩合物，褪黑素由色氨酸原料等合成。②多肽与蛋白质类激素：多由 3~200 个氨基酸残基组成，种类繁多，分布广泛，其合成遵循蛋白质合成的一般规律，最后经高尔基复合体进行加工、包装，如对肽链的糖基化处理等。储存在细胞内分泌颗粒（囊泡）中的可以是前激素原、激

素原或激素等形式。③脂类激素：以脂类为原料合成的激素。类固醇激素的共同前体为胆固醇，其中具有生物活性的六种典型代表物为黄体酮、醛固酮、皮质醇、睾酮、雌二醇和胆钙化醇。另一类脂肪酸衍生物，包括花生四烯酸及其衍生的前列腺素族、血栓烷类和白三烯类等。

作用特点　各种激素对靶器官和靶细胞的调节作用所产生的效应不同，但在发挥调节作用的过程中可表现出共同的作用特性。

特异性　激素只能对识别它的器官、组织和细胞发挥调节作用，表现激素作用的特异性。被激素选择作用的特定部位犹如"靶"，故相应的器官、组织和细胞，分别称为该激素的靶器官、靶组织和靶细胞。激素选择作用的特定内分泌腺体，则为该激素的靶腺。激素作用的特异性与靶细胞的相应受体有关，主要取决于靶细胞的特异性受体与激素的结合能力，即亲和力。靶细胞的激素受体能够从体液中所含多种体液因子中辨识出特定的激素，并与之相结合，引起生物效应。各种激素的作用范围存在很大的差异，有些激素仅限于作用于较少的特定目标，如促甲状腺激素只作用于甲状腺；有些激素作用范围广泛，如生长激素、甲状腺激素和性激素等，这主要取决于相应激素受体在体内分布的范围。激素作用特异性的本质是激素与受体的特异结合。

信使作用　激素自身并不直接参与细胞的物质与能量代谢过程，只是将自身携带的信息转化为多种细胞内信号，通过与靶细胞受体特异结合而改变受体蛋白的构象，调节细胞的功能。激素只是在细胞间传递信息的信使。

在特定的条件下，内分泌细胞发出的调节信息以激素的形式传输给靶细胞，作为信使的激素与靶细胞上相应的受体结合后，再通过细胞内的信号传导途径诱导、激发与细胞固有反应相联系的一条或多条信号传导途径，调节靶细胞的生理、生化过程。在发挥作用的过程中，激素对其所作用的靶细胞既不提供额外能量，也不添加新功能，而只是在细胞之间传递生物信息。与胞膜受体结合的激素，通常作为第一信使，先与细胞膜受体结合，导致下游胞质中第二信使等一系列信号传导分子浓度和活性的变化，使细胞产生生物效应。激素或胞质中的第二信使也可首先激活某些快反应基因（即刻早期基因）并通过其表达蛋白质（转录因子）在细胞核内选择性的作用于次级靶基因并使其表达，产生生物效应。

生物放大效应　在生理状态下，血中各种激素的浓度很低，多在 $(10^{-12} \sim 10^{-7})$ mol/L 的数量级。激素与受体结合后，引发细胞内一系列酶促反应，并逐级放大，形成效能极高的生物放大系统，这一过程称为激素的放大效应。虽然体液中激素的含量极低，但其作用却十分显著。例如，在下丘脑-垂体-肾上腺皮质轴系统中，0.1μg 促肾上腺皮质素释放素可使腺垂体释放 1μg 促肾上腺皮质激素，后者再进一步引起肾上腺皮质分泌 40μg 糖皮质激素，生物效能可放大 400 倍。一旦体内激素偏离生理水平，势必导致机体产生一系列功能活动的异常变化。正常生理情况下，体内各种激素的浓度和活性均处于严密的调控之下，保持各自的稳态。

相互作用　各种内分泌腺体和内分泌细胞虽然散在分布于全

身，其分泌的激素均以体液为基本媒介，并相互联系。每种激素可产生独立的生理生化效应，也与其他激素相互影响。两种或以上激素独立作用时生理效应低，但同时作用时生理效应显著增强，常表现为不同激素的协同作用；一种激素抑制或拮抗另一种激素的生理效应时表现为拮抗作用。激素之间还存在允许作用，即一种激素自身对特定的器官、组织或细胞没有直接作用，但其存在可使另一种激素发挥生理效应。例如，糖皮质激素对心肌和血管平滑肌并无直接收缩作用，但只有在糖皮质激素存在的情况下，儿茶酚胺类激素才能充分发挥对心血管活动的调节作用，这可能是由于糖皮质激素能够调节儿茶酚胺类激素靶细胞膜上肾上腺素能受体的数量，或者调节受体后信号传导通路的活动实现（图1）。

作用的机制　激素在机体内发挥调节作用大致通过以下几种机制实现：①细胞膜受体介导的激素调节机制：细胞膜受体为镶嵌在细胞膜上的蛋白质分子，也称细胞表面受体。细胞膜受体可分为 G 蛋白偶联受体与酶联受体。前者是蛇形结构的细胞膜受体大家族，由于肽链中含有 7 个间断排列的疏水性氨基酸序列，所以受体的 α 螺旋肽链形成 7 次跨膜折叠的基本结构，镶嵌在细胞膜中，分布最为广泛，涉及机体的各个器官组织。后者只有一个跨膜结构域，细胞内的结构域或者自身具有酶活性位点，如酪氨酸激酶型受体和鸟苷酸环化酶型受体，或者受体本身虽无酶活性位点，但可吸附胞质内具有酶活性的成分以补足受体。②细胞内受体介导的激素调节机制：细胞内受

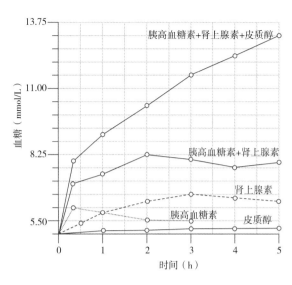

图1 胰高血糖素、肾上腺素与糖皮质激素升高血糖的协同效应

体包括胞质受体和核受体，分别定位在细胞质和细胞核，主要有类固醇激素受体家族和甲状腺激素受体家族的受体。与膜受体的作用机制不同，脂溶性的类固醇激素和甲状腺激素等进入细胞后，形成的激素-受体复合物在细胞核内与DNA分子结合，通过调节基因转录过程，诱导靶细胞内酶或结构蛋白质的合成，实现激素的生物效应。③激素作用的终止：激素在靶细胞膜上或靶细胞内发挥作用后，激素信号的及时终止是激素精确传递代谢调节信号的基本要求。持续释放的信号和信号传导使靶细胞形成"适应"，不再对信号表现出反应。激素作用的终止是多种因素共同作用的结果，主要表现在内分泌细胞能够适时地终止分泌激素；激素与受体分离，后续的一系列信号传导过程也即终止；激素在肝、循环血液中被降解，通过氧化还原、脱氨、脱羧等方式被清除，也可通过甲基化或其他方式灭活。

作用的调控　激素作用的调节机制包括激素反应调节机制、分级传递与调控机制和激素整体调控机制。这些调节机制使激素实现其自身生理效应，以及与其他激素间的协同效应，调控细胞的生理生化功能，维持机体稳态。

激素反应调节机制　①激素的脉冲式分泌与生物节律：体内大多数激素都表现出节律性分泌的特征，短者两次分泌高峰之间的时间为几分钟或几小时的脉冲式释放，长者则在脉冲式释放基础上表现为日、月、季节的周期性分泌波动，标明生物钟可以影响激素的分泌。如生长激素分泌与睡眠直接相关，下丘脑的视交叉上核（SCN）可充当激素分泌节律的生物钟，其活动受脑内多种神经递质及神经肽的影响，而松果体分泌的褪黑色素对昼夜节律则具有关键的中枢性作用。如皮质醇等表现日周期性分泌；女性生殖周期中相关激素的月周期性分泌等。有的激素还表现有季节性的周期波动，如冬季甲状腺激素分泌水平较高。②激素受体的调节：靶细胞对激素的反应受到激素与受体结合情况及血液中激素水平的影响，表现为激素与受体亲和力的改变和受体数量的增减。靶细胞对激素反应性的调节最常见的是受体被磷酸化从而活性降低，另一种方式是激素诱导细胞的内吞作用。受体磷酸化后可被磷酸酶逆转，内吞的受体亦可在循环到质膜上。受体长时间暴露于高浓度激素的情况下可导致受体数量的减少，即受体的下调。

分级传递与调控机制　多数内分泌激素信号受大脑特异区的调控。下丘脑-腺垂体-靶腺轴调节系统是体内激素分泌相互影响的典型例子，表现为三级水平的反馈调节模式（图2），并受到更高级的中枢如海马和大脑皮质等部位的调节。来自更高级中枢的传出神经冲动到达时，下丘脑某系核团的神经元分泌下丘脑调节多肽（一级激素）；经血液运送至垂体，刺激或抑制垂体分泌多种促激素（二级激素）；后者经血液传送到全身，使外周靶腺分泌外周激素（三级激素）。正常情况下，高位内分泌腺体分泌的激素对下位内分泌腺体或细胞分泌活动有促进作用，下位内分泌腺体或细胞分泌的激素对高位内分泌腺体或细胞分泌活动表现为反馈调节作用，多数为抑制效应；也偶有正反馈式的调节，如雌激素在排卵前对腺垂体促性腺激素的作用。这种闭合调节环路可维持血液中各种效应激素水平的相对稳定，如甲状腺、肾上腺和性腺等的内分泌活动调节均以此为基础，分别形成下丘脑-腺垂体-甲状腺轴、下丘脑-腺垂体-肾上腺轴和下丘脑-腺垂体-性腺轴。

整体调控机制　不同激素之间以及不同激素反应系统之间存在广泛的相互作用，构成多层次、网络化的激素作用调控模式。激素与激素间在基因表达、蛋白合成、释放间相互协同或拮抗。激素作用的受体及受体后信号通路间亦存在相互调控作用。几乎所有内分泌腺都受自主神经支配，自主神经既可直接调节内分泌细胞的分泌活动，也可通过调节内分泌腺的血流量而间接地影响腺

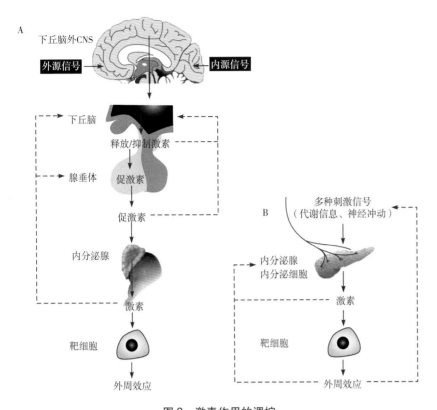

图2　激素作用的调控

注：A. 下丘脑-垂体-靶腺轴多级反馈调节系统；B. 外周效应的直接反馈调节

⟶：促进作用途径；----▶：反馈作用途径

细胞的功能。而激素在神经系统的发育过程中起重要调节作用，也能影响中枢神经系统的功能，如行为、情绪、欲望等。激素可作用于中枢和周围神经系统上相应的受体而参与调制神经信息的传输，使神经调节更加精确和完善。内分泌系统的激素可在不同水平直接或间接调制免疫功能。多数激素具有免疫抑制作用，能使淋巴细胞的增殖力减弱、减少抗体生成和抑制吞噬功能等，如生长抑素、糖皮质激素等。

（唐朝枢　齐永芬）

xiàqiūnǎo

下丘脑（hypothalamus）　位于丘脑腹侧的脑组织。被第三脑室分为左右两半，平均4g重，约占全脑重量的1%，是调控内脏活动、内分泌功能和情绪行为等活动的神经中枢。下丘脑的一些神经元能分泌肽类物质，总称为肽能神经元。其中有些神经元分泌的肽进入血液，到达远隔靶器官或组织发挥效应，这些神经元被视为神经内分泌细胞。其特点是能将所接受的神经信号转变为化学信号，即合成并分泌神经激素，兼有神经元与内分泌细胞的双重特征，因此称为神经内分泌细胞。依照形态特征，可分为小细胞神经分泌系统和大细胞神经分泌系统。下丘脑存在感受血液中激素浓度变化的神经元，称监视细胞，主要起联络作用。下丘脑接受大脑或中枢神经系统其他部位传来的神经信息，并将其转变为调控垂体激素释放的化学信息，通过调节垂体以及外周靶腺激素的释放，使神经调节与体液调节紧密联系起来，共同整合机体的各种功能活动，维护内环境的稳态。所以，下丘脑不仅是重要的神经中枢，还是重要的内分泌调节中枢，是机体神经调节与体液调节方式紧密联系的重要枢纽。在下丘脑与腺垂体之间存在一种独特的血管联系通路——垂体门静脉系统。垂体上动脉的分支先进入正中隆起出的初级毛细血管网，然后再汇集成几条垂体门微静脉血管下行，与腺垂体内的次级毛细血管网沟通。因此，在腺垂体与下丘脑之间可通过局部血流直接实现信息的双向交流，而不需通过体循环。下丘脑视前区、室周核、弓状核、视上核和室旁核及其邻近区域分布的神经内分泌细胞分别分泌多种神经激素，这些神经激素中除了催乳素抑制激素为多巴胺外，其余均为多肽，同时大多具有调节垂体的作用，因此又将这些神经元胞体所在的下丘脑区域称为下丘脑促垂体区，这些激素常统称为下丘脑调节肽；其中直接调节腺垂体分泌的释放激素和抑制激素，通常又共称为促垂体激素，分别从促进与抑制两方面调节腺垂体相关细胞的内分泌活动。腺垂体分泌的促激素可再刺激下位外周靶腺的活动组成下丘脑-腺垂体-靶腺轴。

生理效应　在小细胞神经分泌系统中，具有比较重要意义的下丘脑激素主要有：生长激素释放激素（GHRH）、生长激素抑制激素/生长抑素（GHIH/SS）、促肾上腺皮质素释放素（CRH）、促性腺激素释放激素（GnRH）、催乳素释放因子（PRF）与催乳素抑制因子（PRIF）等。近年来陆续发现一些新的神经肽。哈里斯（Harris）假说中所涉及的调节腺垂体的下丘脑激素都已基本明确。各种下丘脑激素除了可特异性的调节腺垂体细胞的活动外，有的还具有相同的作用。如促甲状腺激素释放素（TRH）和 PRF 均可刺激催乳素（PRL）的分泌，而 SS 则广泛抑制腺垂体细胞内分泌活动（表）。

分泌调节　主要通过两方面进行调节。

直接受中枢神经系统调控　下丘脑存在复杂的神经联系，所分布的肽能神经元既接受来自其他脑区的神经纤维，也接受来自外周感觉神经传入的信息，同时可向其他部位发出调控信息。内外环境的各种刺激均可以经中枢神经系统影响下丘脑的活动，通过一系列的机制调节下丘脑激素的分泌。例如，在大量出血、接受手术或精神紧张等应激原的作用下，脑桥蓝斑核投射到下丘脑的去甲肾上腺素能纤维可促进室旁核分泌 CRH，增强下丘脑-垂体-肾上腺皮质轴的活动。神经调节的作用最终通过各种神经递质实现。下丘脑神经递质的分布也比较复杂，包括乙酰胆碱、单胺类多巴胺、去甲肾上腺素、5-羟色胺、氨基酸递质 γ-氨基丁酸（GABA）和谷氨酸等、肽类递质脑啡肽、β-内啡肽、神经降压素、P 物质、血管活性肠肽及缩胆囊素等。神经递质对下丘脑神经分泌细胞分泌神经激素的调节作用比较复杂，例如，单胺类神经元可直接或间接与释放调节肽的肽能神经元发生突触联系，通过释放单胺类递质调节肽能神经元的活动；注射脑啡肽或者 β-内啡肽可以抑制 CRH、GHRH 的释放，但能促进 TRH 等的释放。

反馈机制　分泌调节肽的下丘脑肽能神经元从功能上与相关的下级内分泌腺体和靶组织之间多构成严密的下丘脑-腺垂体-靶腺轴三级轴系调节环路，以维持各种激素的稳态，保持机体功能活动的正常进行。在反馈调节机制中，肾上腺皮质激素和性激素的反馈作用部位以下丘脑为主，而甲状腺激素则主要影响腺垂体。在调节环路中，下级腺体或靶组织的终末激素多以负反馈的形式调节下丘脑调节肽的经常性分泌活动。如在下丘脑-腺垂体-肾上腺皮质轴中，ACTH 可抑制下丘脑分泌的 CRH，血中皮质醇水平升高则通过负反馈机制抑制下丘脑和腺垂体的内分泌活动，维持日常功能所需的皮质醇分泌的稳态。但在某些情况下，也可出现正反馈性调节，典型的例子就是卵巢排卵前雌激素促进 GnRH 的分泌，并形成 LH 分泌的高峰。

此外，血液中代谢产物水平的变化也可直接影响下丘脑激素的释放，如血糖水平升高可促进 SS 的分泌和抑制 GHRH 的分泌。

（唐朝枢　齐永芬）

xiànchuítǐ

腺垂体（adenohypophysis）　脑垂体的重要组成部分，由拉司克囊衍化而来，是体内最重要的内分泌腺，主要由腺细胞构成，其内分泌功能涉及机体的生长、发育、行为、生殖、泌乳和蛋白质、脂肪、糖类及水盐代谢等多个方面，并协调体内多种内分泌腺的活动。腺垂体激素可分为由共同前体衍生的单肽链、含有双硫键的单肽链与糖蛋白激素三族。促甲状腺激素、促卵泡激素与促黄体素都是糖蛋白，其余都是单肽链。除此之外，腺垂体释放的活性物质还有许多种，如促甲状腺激素释放素、黄体生成素释放激素、乙酰胆碱、甘丙肽、激活素、促卵泡激素抑释素以及一些细胞因子等，多为小分子肽，分别担当神经激素、神经肽和神经递质的角色。

（唐朝枢　齐永芬）

shēngzhǎng jīsù

生长激素（growth hormone，GH）　由腺垂体分泌的刺激机体生长

表　下丘脑合成的释放激素与抑制激素

下丘脑激素	缩写	化学本质	主要作用
生长激素释放激素	GHRH	44 肽	促进生长激素（GH）分泌
生长素		28 肽	促进 GH 分泌
生长激素抑制激素/生长抑素	GHIH/SS	14 肽或 28 肽	抑制 GH 分泌
催乳素释放肽	PrRP	31 肽	促进 PRL 分泌
多巴胺		儿茶酚胺	抑制 PRL 分泌，促进 GH 分泌
促甲状腺激素释放素	TRH	3 肽	促进 TSH 与 PRL 分泌
促性腺激素释放激素/黄体生成素释放激素	GnRH/LHRH	10 肽	促进促黄体素（LH）与促卵泡激素（FSH）分泌
促肾上腺皮质素释放激素	CRH	41 肽	促进促肾上腺皮质激素（ACTH）分泌
垂体腺苷酸环化酶激活肽	PACAP	27 肽或 38 肽	促进 LH、PRL、GH 及 ACTH 分泌

并且影响多种代谢的激素。是由191个氨基酸残基组成的单链蛋白质，含2个二硫键。人生长激素（hGH）与催乳素（PRL）、人绒毛膜生长素（HCS；或人胎盘催乳素 HPL）具有同源性，特别是与 HCS 的氨基酸序列同源性达到85%，同属一个激素家族。GH 是腺垂体中含量最多的激素，浓度远高于其他激素，为 5~15mg/g。虽然哺乳动物的 GH 具有很高的序列同源性，但只有人类和其他灵长类动物的 GH 有生物活性，可见 GH 具有很强的种属特异性。循环血液中75%的 hGH 分子量为22 650D，也称 22 000 hGH。此外，垂体和血液循环中还存在 hGH 的其他形式，但它们的生理意义还不清楚。成年人 hGH 分泌量为（1~2）mg/d，由于是脉冲式分泌，血浆浓度波动较大。GH 分泌虽呈昼夜节律，但并非昼夜的明暗所致，而是与睡眠有关，通常在慢波睡眠期间血中 GH 水平较高，在入睡后 45~95 分钟达高峰，血清水平最高可达（50~60）μg/L。而基础血清水平仅<3μg/L。hGH 的代谢快，主要在肝和肾内降解，半衰期 6~20 分钟。血浆中的 GH 主要以与特异性高亲和力的生长激素结合蛋白（GHBP）结合的形式存在，其中 45% 为 22 000 hGH，25%为20 000 hGH。生长激素受体（GHR）同属 PRL/红细胞生成素/细胞因子受体超家族，是由 620 个氨基酸残基构成的跨膜单链糖蛋白，分子量约100kD。GHR 的第 43 位精氨酸为灵长类所特有，决定了 GH 的种属特异性。GH 分子具有两个与受体结合的位点，分别能与两个受体亚单位结合，使受体二聚化。当 1 分子 GH 先与 GHR 亚单位结合后，另一位点再吸引另一亚单位而成

为同二聚体。受体二聚化是 GHR 活化所必需的环节。已知的 GHR 膜内结构胞质片段含酪氨酸的不同节段可能各具特定的功能。GHR 二聚化后随即吸附胞质中的一些成分，并相互作用而活化。随后再通过 JAK2-STATs、JAK2-SHC、磷脂酶 C（PLC）等多条信号转导途径（图1），介导靶细胞的多种生物效应，包括调节基因转录、代谢物的转运、胞膜钙通道与胞质内某些蛋白激酶活性的变化等，改变细胞的生长和代谢活动。GHR 广泛分布在肝、软骨、骨、脑、骨骼肌、心、肾、肺、胃肠、胰、脾、睾丸、前列腺、卵巢、子宫，以及脂肪细胞、淋巴细胞、成纤维细胞等。胎儿和新生儿各种细胞 GHR 的分布数量多，对 GH 反应十分敏感。GH 等的核转位现象，GH 与 GHR 结合后，经胞吞进入胞质，并进入核内，作用于核染色体所存在

的 GHBP 或 GH 结合位点。利用重组人生长激素（rhGH）以及胚胎垂体细胞移植，在临床治疗生长激素缺乏症（如侏儒症）取得成功。

作用　主要有促进生长和调节物质代谢两方面的作用。

促进生长　决定机体生长的因素十分复杂，是遗传因素和外界环境因素综合作用和调节的结果，外部因素又涉及营养状况、生活环境、心理变化，甚至社会、经济等诸多方面。GH 是调节机体生长的关键激素。人出生后有两次生长激增，此时 GH 的分泌显著增加，一次在初生至 2 岁；另一次在青春期，男性在 15 岁，女性在 12 岁左右。生长的意义在于不断补充生命过程中衰老、损伤和凋亡的细胞。GH 对软骨生长没有直接的促进作用，而需血浆中存在的某种因子介导，最初曾称这些活性物质为硫酸因子。GH 分

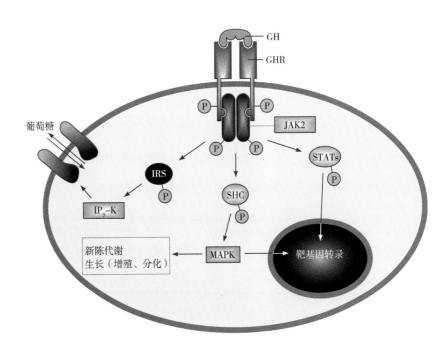

图 1　生长激素受体介导的信号转导途径

注：GHR. 生长激素受体；IRS. 胰岛素受体底物；JAK2. Janus 激酶 2；MAPK. 丝裂素原激活蛋白激酶 C；PI3K. 磷脂酰肌醇-3-激酶；SHC. SH2 结合域辅蛋白；STAT. 信号转导与转录激活因子

泌异常，可导致机体生长发育障碍。在长骨骨骺闭合之前，GH 可使长骨生长，长度和直径均增加，身材增高。在幼年时如缺乏 GH，则生长发育迟缓、身材矮小，可发生垂体性侏儒症。成年期前，若因垂体肿瘤等原因，GH 分泌过多，可患巨人症。而成年期，因为骨骺已闭合，长骨已不能再继续生长，GH 分泌过多则引起肢端肥大症，主要表现为骨生长改变和软组织增生，由于结缔组织中透明质酸和硫酸软骨素的聚集，患者肢体末端的短骨和颌面骨异常生长，导致的手足粗大和下颌突出等体貌，肝、肾等器官软组织也增大。内分泌腺体和附性器官的生长可能并不需要 GH，但因 GH 与多种激素的协同作用，使它们也受累。GH 与促肾上腺皮质激素的协同作用可导致肾上腺皮质增生，GH 与雄激素的协同作用可导致子宫、前列腺、精囊等附性器官增大。GH 的促生长作用也与胰岛素有协同作用。GH 对胰岛 B 细胞无直接的刺激作用，但可通过血糖水平的变化刺激胰岛素分泌，促进蛋白质合成，与 GH 的促生长效应协同一致；而胰岛素则可诱导肝细胞 GHR 的生成。

促进代谢 ①蛋白质代谢：给予 GH 可使动物出现正氮平衡，反映了蛋白质合成的增加及血液中氨基酸和尿素减少，因此可将 GH 视为蛋白质同化激素。GH 促进氨基酸向组织细胞内转运，加速 DNA 和 RNA 的合成，使软骨、骨、肌肉、肝、肾、肺、肠、脑及皮肤等器官的蛋白质合成增强，与 GH 的促生长作用相匹配。GH 对蛋白质代谢的作用与胰岛素类似。②脂肪代谢：GH 属于脂解激素，能动员脂肪组织，促进脂肪酸和甘油的释放，血液中游离脂

肪酸水平升高，脂肪酸在肝内氧化增加。GH 对脂肪代谢的作用与胰岛素抗衡，使体脂含量减少，呼吸商减小，酮体增加，脂肪氧化利用增多，以提供有效能源物质。③糖代谢：作用表现为抗胰岛素和类胰岛素两种作用。给予 GH 后出现高血糖效应，是因为抑制了外周组织特别是肌肉和脂肪组织摄取与利用葡萄糖，同时肝的糖异生作用增强，葡萄糖消耗减少，所以 GH 分泌过多的患者常伴高血糖和糖尿等症状。另外，GH 还能维持甚至增加骨骼肌和心肌内的糖原储备。

分泌调节 主要包括下列方面的调节。

下丘脑激素的调节 GH 的分泌受下丘脑生长激素释放激素（GHRH）和生长激素抑制激素/生长抑素（GHIH/SS）的双重控制。GHRH 与 GHIH 分别由位于弓状核等处和室周区前部的一些神经元释放，通过垂体门静脉系统进入腺垂体，分别促进和抑制 GH 的分泌。通常 GHRH 作用占优势，而 GHIH 只是在应激状态下 GH 分泌过多时发挥抑制性调节作用（图 2）。下丘脑 GHRH 的脉冲式释放造成了 GH 的脉冲式分泌。GHRH 与 GHIH 的拮抗作用，使到达下丘脑并影响腺垂体分泌 GH 的各种信息实现最后整

合。GHIH 是抑制腺垂体分泌 GH 主要的下丘脑激素。GHIH 不但抑制 GH 的基础分泌，而且抑制 GH 对生理性和药理性物刺激的反应，如运动、精氨酸、低血糖和 GH-RH 等因素引起的 GH 分泌反应等。下丘脑生成的促甲状腺激素释放素、血管升压素等也具有促进 GH 分泌的作用。此外，1999 年发现胃黏膜内分泌细胞和下丘脑弓状核等部位可产生由 28 个氨基酸残基构成的一种脑-肠肽（Ghrelin），具有与 GHRH 类似的促进腺垂体 GH 细胞分泌 GH 的作用，但其作用机制可能不同于 GHRH；还能促进食欲和生长发育，因此可能在机体能量平衡的调节中具有一定的意义。

神经活动的影响 在应激、运动、睡眠等状态时 GH 的分泌增加。GH 的分泌表现为节律性，其分泌与睡眠时相关，夜间分泌

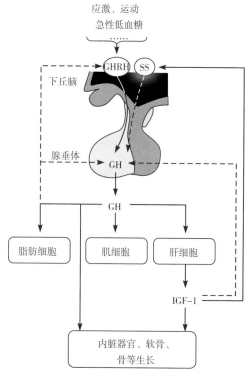

图2　生长激素的基本作用与分泌的调节

注：——▶：促进作用；----▶：抑制作用

量约占 70%。觉醒状态时血液中 GH 浓度较低，进入慢波睡眠后，GH 分泌明显增加，分泌高峰出现在入睡后 1~4 小时。转入快波睡眠后，GH 分泌又减少。此现象在儿童、青春期尤为显著。由此可见，慢波睡眠对促进生长和体力恢复是有利的。50 岁以后，GH 的此分泌峰消失。

代谢因素的影响　所有能量物质都能影响 GH 的分泌，而以血糖浓度变化产生的影响最显著。当给予胰岛素，使血糖水平降至 500mg/L 以下 30~60 分钟，可使血中 GH 水平升高 2~10 倍。反之，血糖升高可使血浆 GH 浓度降低。血糖降低时，下丘脑 GH-RH 神经元兴奋，释放 GHRH 增多，故 GH 分泌增加，可减少外周组织对葡萄糖的利用。此对于保证脑组织对葡萄糖的基本需求具有生理意义。高蛋白饮食和血中氨基酸（特别是精氨酸和亮氨酸）与脂肪酸的增多，可刺激 GH 分泌，有利于机体对此类物质的代谢与利用。

其他激素的影响　胰高血糖素、雌激素、雄激素及甲状腺激素均可促进 GH 分泌，皮质醇则抑制 GH 分泌。在青春期，血中雌激素或睾酮水平增高，可使 GH 分泌增加，有利于机体的生长发育。胰岛素样生长因子（IGF-Ⅰ）可刺激下丘脑释放 GHIH，抑制 GH 的分泌。在体外培养的腺垂体细胞，IGF-Ⅰ还能直接抑制 GH 的基础分泌和由 GHRH 引起的 GH 分泌。可见，IGF-Ⅰ可能分别通过下丘脑和腺垂体对 GH 分泌进行负反馈性调节。

（唐朝枢　齐永芬）

yídǎosùyàng shēngzhǎng yīnzǐ

胰岛素样生长因子（insulin-like growth factor，IGF）　氨基酸序列

与胰岛素类似的蛋白质或多肽生长因子，是 1978 年从人的血浆中分离纯化的由 70 个氨基酸残基组成的单链碱性多肽。人体内多个组织和器官都表达 IGF 基因，局部组织 IGF 以自分泌或旁分泌形式产生；血浆 IGF 主要由肝生成；也有少量骨组织合成 IGF 分泌到血液。对其结构进行分析，发现它与胰岛素原的分子相似，故名胰岛素样生长因子。根据其生理功能，称为生长激素介质，已知的有 IGF-Ⅰ 和 IGF-Ⅱ。

生物学效应　①促进生长发育：人类出生后 IGF-Ⅰ 的表达在青春期前升高，随年龄的增长有所下降，主要作用可能是通过自分泌和旁分泌机制促进局部组织的生长。在局部组织过量表达 IGF-Ⅰ 的转基因动物中，IGF-Ⅰ 特异地促进组织生长的作用却很明显，如 IGF-Ⅰ 可促进皮肤、阑尾、结肠、子宫、胸腺、肾、脾、睾丸及肾上腺等多种器官的生长。②促物质代谢作用：IGF 通过与其受体结合，在肝细胞、肌细胞等多种细胞中促进氨基酸和葡萄糖的摄取及蛋白质的合成。IGF-Ⅰ 能促进肌细胞摄取葡萄糖和氨基酸，使糖原合成增多，分解减少，降低血糖。对心血管系统，IGF-Ⅰ 参与多种心脏生理和病理过程，可刺激心肌细胞生长，影响心脏离子通道，增加心输出量，提高射血功能。心肌梗死发生时，IGF-Ⅰ 还能促进心肌修复和组织重构、增强心肌收缩力。此外，IGF-Ⅰ 能促进糖代谢，降低血胰岛素水平，增加胰岛素敏感性、改善血脂状况，对心脏起着积极保护作用。③促进细胞增殖、分化：IGF 是有丝分裂原，是细胞从 G1 期向 S 期转变所必需的因子。IGF 通过自分泌和旁分泌机

制对许多组织细胞的增殖、分化起调节作用，如对骨组织的正常生长和成熟、肌母细胞的分化、皮肤组织的正常生长和分化都有重要的调节作用。

生成和活性调节　激素、其他生长因子、细胞因子、年龄、营养状态、体重指数等都能影响血 IGF-Ⅰ 的浓度和活性。①胰岛素样生长因子结合蛋白（IG-FBP）：在血液中与胰岛素样生长因子结合形成复合物。血液中有六种，不同的结合蛋白在组织和血液中的分布不同；浓度的变化能直接改变 IGF-Ⅰ 的转运；IG-FBP 蛋白酶的活力对调整 IGF-Ⅰ 与 IGFBP 或 IGF-Ⅰ 受体的结合、维持三者的内在平衡起着重要作用。②激素：生长激素对血 IGF-Ⅰ 调节十分重要。营养不良患者常伴血生长激素和 IGF-Ⅰ 浓度降低，衰老也会导致生长激素诱导的肝 IGF-Ⅰ 合成减少。糖皮质激素能抑制 IGF-Ⅰ 的自分泌和（或）旁分泌，减少 IGFBP5 的合成，并通过影响软骨细胞及外周组织细胞生长激素与 IGF-Ⅰ 发生协同作用，共同促进生长。另外，骨骼和骨骼肌也可分泌胰岛素样生长因子。

（唐朝枢　齐永芬）

cuīrǔsù

催乳素（prolactin，PRL）　腺垂体分泌的有刺激乳腺泌乳作用的蛋白质激素。又称泌乳素、生乳素。是由 199 个氨基酸残基构成的单链糖蛋白，与人生长激素的氨基酸序列十分相似，具有 92% 的同源性，分子量约为 23kD，含有 3 个二硫键。在妊娠期，合成 PRL 的垂体催乳素细胞数目和体积均增加。成年人垂体中的 PRL 含量极少，只有生长激素（GH）的 1/100。成年人血清中 PRL 的

基础浓度为 0.23～0.36nmol/L，女性高于男性，青春期、排卵期均升高，在妊娠期末可达 9.1～22.75nmol/L。PRL 的半衰期约为 20 分钟，主要经肝及肾清除。

作用 生理作用十分广泛，且与分泌量和种属等都有关系。在人类，PRL 的基本作用就是发动和维持泌乳活动。①对乳腺的作用：对乳腺的作用，即乳腺生长、泌乳启动和乳液生成。乳腺生长是多种激素共同作用的结果。雌激素与孕激素起基础作用，PRL 与 GH、糖皮质激素、胰岛素、甲状腺激素等在促进和维持乳腺的基础发育方面起协同作用。在青春期女性乳腺发育过程中，GH、雌激素、孕激素、糖皮质激素、甲状腺激素和催乳素共同作用调节乳腺的发育。在妊娠过程中，雌激素、孕激素与 PRL 分泌增加，使乳腺组织进一步发育，但虽具备泌乳能力却并不泌乳，而且一直维持到分娩，这是因为妊娠期血中高水平的雌激素与孕激素可抑制 PRL 发动泌乳的作用。妊娠晚期，PRL 分泌显著增加，到分娩前可达最高峰（约 9.1nmol/L），与雌激素刺激腺垂体的 PRL 细胞分泌有关。分娩时，雌激素与孕激素水平降低，PRL 即能启动泌乳机制，随着分娩的完成而开始泌乳；多巴胺（DA，即催乳素释放抑制因子）则可阻断这一作用环节。分娩时，糖皮质激素在启动泌乳机制中也具有重要的作用。此时，乳腺中 PRL 受体的数目增加约 20 倍 PRL，通过刺激 mRNA 的转录，促进乳液生成相关的酶和蛋白成分的合成，促进乳汁中酪蛋白、乳白蛋白、乳糖和脂肪等主要成分的形成；还可促进淋巴细胞进入乳腺，并释出免疫球蛋白。

②对性腺的调节作用：较复杂。例如，PRL 对卵巢活动有双重调节作用：小量 PRL 促进卵巢雌激素与孕激素的合成，大量 PRL 则有抑制作用。PRL 能减少促性腺激素释放激素（GnRH）的释放，减少促性腺激素如促黄体素（LH）的作用，其意义在于使哺乳期女性不发生排卵；对男子附性腺的活动也有影响，在存在睾酮的情况下，PRL 能促进前列腺及精囊的生长，还可增加 LH 受体，增强 IH 对间质细胞的作用，有助于睾酮的合成；对生精过程也有调节作用，过多的 PRL 对男、女性的生殖功能却有抑制作用。③参与应激反应：在应激状态下，血中促肾上腺皮质激素和 GH 等浓度增加的同时，PRL 水平也升高，至应激刺激停止后数小时才逐渐恢复到正常水平。PRL 是应激反应中腺垂体分泌的三种主要激素之一。④免疫调节作用：人的 B 淋巴细胞和 T 淋巴细胞都存在 PRL 受体，PRL 协同一些细胞因子促进淋巴细胞的增殖，影响免疫相关细胞的功能，促进 B 淋巴细胞分泌抗体；免疫细胞也可产生 PRL，以自分泌或旁分泌的方式发挥作用。

分泌调节
下丘脑通过分泌催乳素释放因子（PRF）与催乳素抑制激素（PIH）分别促进和抑制腺垂体分泌 PRL，但通常 PIH 的抑制作用

占优势。现认为 PIH 就是多巴胺，但并非唯一。研究表明，生长抑素、γ-氨基丁酸（GABA）等也具有抑制 PRL 分泌的作用。在妊娠期间，血液中 PRL 水平显著升高，直至分娩后才下降，这可能与大量雌激素对腺垂体 PRL 细胞的正反馈作用有关。促甲状腺激素释放素（TRH）对于刺激 PRL 分泌有很强的效应，此外，血管升压素、5-羟色胺、内源性阿片肽等都能刺激 PRL 分泌。哺乳期间，婴儿吸吮母亲乳头的刺激可通过脊髓上传至下丘脑，导致 PRF 释放增多，促使腺垂体分泌 PRL。哺乳开始后，血中 PRL 水平可上升 25 倍，哺乳后 PRL 恢复至原先水平，此为典型的神经-内分泌反射。PRL 在与催产素（OXT）的共同作用下完成哺乳（图）。影响 PRL 分泌的因素还有很多，TRH 以及雌激素等也能促进 PRL 的分泌，紧张、剧烈运动、睡眠时 PRL 分泌增加；胸部

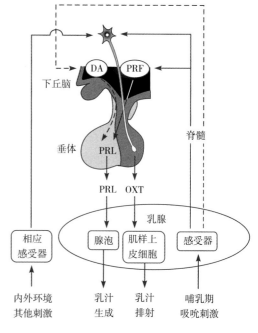

图 催乳素分泌的调节与射乳反射途径
注：——→：促进作用；------→：反馈作用

创伤、大手术、麻醉等情况下也会出现 PRL 水平升高的现象。

（唐朝枢　齐永芬）

shénjīng chuítǐ

神经垂体（endocrine of neurohypophysis）

下丘脑组织向下延伸的部分，脑垂体的重要组成部分，由第四脑室底衍化而来，不含腺细胞。神经垂体激素实际上都来自下丘脑，主要有血管升压素和催产素两种，均为含二硫键的环状 9 肽激素，两者的区别在第 3 位与第 8 位的氨基酸残基，人血管升压素的第 8 位为精氨酸，故称为精氨酸升压素。当视上核或室旁核神经元受到刺激发生兴奋时，神经冲动下行到达位于神经垂体的轴突末梢，促使末梢将储存的激素及其运载蛋白一起释放到血液中。血管升压素和催产素的半衰期约 10 分钟，主要在肝、肾内降解，也可在靶组织通过相应的酶灭活。此外，神经垂体可能还分泌多巴胺和催乳素释放素，经垂体门静脉系统影响腺垂体催乳素细胞的分泌。

（唐朝枢　齐永芬）

xuèguǎnshēngyāsù

血管升压素（vasopressin，VP）

由下丘脑视上核和室旁核的神经细胞分泌的九肽激素。是维持机体水平衡的重要激素之一。由于有抗利尿作用，又称抗利尿激素。在生理情况下，血浆中 VP 的浓度为 $0\sim4pg/ml$。血管升压素受体（VP-R）至少有 V_{1A}、V_{1B}（也有称 Vs 受体）和 V_2 3 种亚型，均为 G 蛋白偶联受体。VP-R 亚型多样化决定了它多方面的生理功能。如在腺垂体，VP 通过 V_{1B} 受体刺激 ACTH 的分泌；V_{1A} 受体可以促进肝糖原分解，也可使血管平滑肌收缩。此外，VP 还作为神经递质，通过脑和脊髓神经元的 V_{1A} 受体发挥作用。在生理条件下，VP 可以与肾集合管主细胞膜上的 V_2 受体结合，通过 Gs 激活 PKA，使胞质中的水孔蛋白 2（AQP-2）嵌入主细胞膜，增强上皮细胞顶端膜对水的通透性，有助于水的重吸收。若下丘脑或神经垂体受损，VP 分泌障碍，将导致尿崩症，排出大量低渗尿，体液丢失，引发口渴。虽然离体实验证明 VP 有强烈的缩血管作用，但在整体条件下，VP 可明显增强动脉压力感受器的敏感性，因此并不表现升血压效应。在机体大量失血、血容量减少、血压降低、血浆晶体渗透压升高等情况下，VP 释放量明显增加，可发挥缩血管、升血压、抗利尿等作用。

血浆晶体渗透压与血容量改变是引起 VP 分泌改变的主要刺激因素，但机体很多变化都能影响它的分泌。此外，VP 除了参与体液平衡的调控外，对心血管功能也有调节作用。在神经系统，VP 还有增强记忆、加强镇痛等效应。位于下丘脑室周器的渗透压感受性神经元轴突支配视上核与室旁核的大细胞神经元。渗透压感受性神经元可因细胞外液渗透浓度的改变而发生皱缩或肿胀，然后改变视上核与室旁核大细胞神经元对 VP 的分泌。血浆渗透浓度改变 1%，即可通过这个途径改变 VP 分泌。例如，体液渗透浓度升高 $3mOsm/kg$，VP 分泌即可增加 $1pg/ml$。有效血容量降低时也可通过心肺感受器反射引起 VP 的分泌。血容量等因素对 VP 分泌的刺激作用不如渗透浓度升高的作用明显，需要血容量减低达 $5\%\sim10\%$ 甚至更大程度时才显著影响其分泌。动脉血氧分压低于 60mmHg 或二氧化碳分压升高到一定程度时，才可增加 VP 的释放量。当实验中应用麻醉剂处理颈动脉后，这一效应不再出现，表明缺氧可能通过颈动脉化学感受器反射性促进 VP 的分泌。VP 的分泌还受生物节律的控制，清晨最高，以后逐渐降低，至傍晚最低。

（唐朝枢　齐永芬）

cuīchǎnsù

催产素（oxytocin，OXT）

由神经垂体分泌的主要有兴奋子宫作用的环九肽激素。又称缩宫素。与血管升压素（VP）化学结构相似，区别只是肽链第 3 位与第 8 位的氨基酸残基不同，因此两者生理作用有一定程度的重叠。如 OXT 对狗的抗利尿作用相当于 VP 的 1/200，而 VP 对大鼠离体子宫的收缩作用为 OXT 的 1/500 左右。与 VP 不同，人体 OXT 没有明显的基础分泌。催产素受体（OTR）与 VP 受体高度同源，分布在子宫、卵巢和乳腺。

生理效应　①促进子宫收缩：此作用与子宫状态和雌激素有关。OXT 对非孕子宫肌的作用较弱，而对妊娠子宫作用较强。低剂量 OXT 引起子宫的节律性收缩，高剂量则导致强直收缩。孕激素降低子宫肌对 OXT 的敏感性，有助于维持胎儿"安静"的生存环境。这可能是孕激素使子宫肌细胞超级化、兴奋和传导能力降低所致；而雌激素则相反，可提高子宫对 OXT 的敏感性，因雌激素对 OXT 具有允许作用，促进 OXT 与 OTR 结合。妊娠后期子宫肌 OTR 的表达增加，到分娩早期可为非妊娠子宫的 200 倍，子宫对 OXT 的敏感性增强。分娩后子宫肌 OTR 减少，即使在授乳时，血中高水平的 OXT 也不会引起子宫强烈收缩。OXT 虽然能刺激子宫收缩，但不是发动分娩的决定性因素。在分娩过程中，胎儿刺激子宫颈等可反射性地引起神经垂体 OXT 的释放，以正反馈方式促使子宫收缩力度增强，因而具有催产作用。OXT 对非妊娠子宫也有一定的作用。在性交过程中，子宫颈及阴道受到的机械扩张性刺激，可反射性的使神经垂体释放 OXT，后者可促进子宫肌收缩，因此有助于精子向输卵管的方向运行。②刺激乳腺排乳：乳腺的生长发育至具备泌乳的功能，是有关激素共同作用的结果，但 OXT 是分娩后刺激乳腺排乳的关键激素。分娩后，子宫肌 OTR 减少，但乳腺内 OTR 明显增加。OXT 可促进乳腺腺泡周围肌上皮细胞收缩，使腺泡内压增高，乳汁由腺泡腔通过输乳管经乳头射出；对乳腺还具有营养作用，使哺乳期乳腺不萎缩。此外，OXT 在体液渗透压的调节、心血管活动调节、学习记忆（遗忘效应）、消化（促进胃液分泌）、体温调节、痛觉调节（提高痛阈）等方面也有一定的作用。

分泌调节 OXT 的分泌受下丘脑调控，属于典型的神经内分泌调节。婴儿吮吸乳头及触觉等刺激可作用于分布在乳头和乳晕的感觉神经末梢，感觉信息经传入神经传至下丘脑，神经冲动沿下丘脑-垂体束下行抵达神经垂体，使 OXT 释放入血，引起乳腺肌上皮细胞等发生收缩，乳腺排乳，即射乳反射。在大鼠实验中可看到，刺激乳头引起乳腺管内压增高并排乳前 12~18 秒，视上核和室旁核分泌 OXT 的神经元呈现爆发性放电，动作电位的频率显著增加，而分泌 VP 的神经元则无此变化。OXT 还具有类似催乳素释放因子的作用，能够刺激垂体分泌催乳素，因此在射乳时泌乳功能也同步增强。在哺乳过程中，OXT 的释放对加速产后子宫的复原也有一定的作用。因此，母乳喂养对母婴健康有积极意义。除上述刺激 OXT 分泌的因素外，许多能刺激 VP 分泌的因素以及雌激素也可促进 OXT 分泌；而忧虑、恐惧、剧痛、高温、噪声及肾上腺素等则抑制 OXT 分泌。

(唐朝枢　齐永芬)

jiǎzhuàngxiàn

甲状腺（thyroid gland） 位于气管上端的两侧，分左右两叶，两叶之间以峡部相连，是人体最大的内分泌腺体。正常成年人的甲状腺重 20~30g，女性的稍重。甲状腺由大约 300 万个 $15~500\mu m$ 直径的滤泡构成，腺泡上皮一般为单层立方上皮，是甲状腺激素合成和释放的部位，滤泡腔内充满以胶状质形式储存的甲状腺激素。腺泡上皮细胞的形态及胶质的含量随甲状腺的功能状态不同而发生相应改变。甲状腺是唯一将激素储存在细胞外的内分泌腺，丰富的激素储备可保证机体代谢长时间（50~120 天）的需求；血液供应十分丰富，每百克组织血流量可达 400~600ml/min。甲状腺分泌甲状腺激素和降钙素。

甲状腺同时受交感神经和副交感神经纤维的支配。交感神经的活动能促进甲状腺激素分泌，副交感神经的作用尚不清楚。自主神经的调节与下丘脑垂体-甲状腺轴的调节互相协调，下丘脑-腺垂体-甲状腺轴的活动可维持各级效应激素的稳态，交感神经对甲状腺活动的控制是在内外环境急剧变化时确保机体在应急状态下对甲状腺激素的需要。支配甲状腺血管的肾上腺素能神经可通过调节对甲状腺的血液供应而影响甲状腺的分泌活动。甲状腺活动还受免疫系统调节。如 B 淋巴细胞可合成促甲状腺激素（TSH）受体抗体，表现出类似 TSH 阻断或者激活的效应。自身免疫性甲状腺功能亢进的患者，体内存在激活 TSH 受体的抗体；而因萎缩性甲状腺炎引起甲状腺功能减低的患者，体内存在阻断 TSH 受体的抗体。TSH 受体也可发生突变而引起 TSH 受体的自发性激活，产生甲状腺功能亢进等症。

(唐朝枢　齐永芬)

jiǎzhuàngxiàn jīsù

甲状腺激素（thyroid hormone, TH） 由甲状腺滤泡细胞合成的含碘酪氨酸分子缩合而成的激素。主要由甲状腺素（又称四碘甲腺原氨酸，T_4）和三碘甲腺原氨酸（T_3）组成，分别占甲状腺分泌物总量的 90% 和 9%。T_3 的生物活性约为 T_4 的 5 倍，引起生物效应所需的潜伏期也较短。

合成 主要是滤泡腔胶质内甲状腺球蛋白分子中酪氨酸残基的碘化和缩合过程。合成和分泌过程可归纳为四个基本环节（图 1）。

腺泡细胞聚碘 甲状腺内分泌功能与机体碘代谢密切相关。人体合成 TH 所需要的碘中，80%~90% 来源于食物，10%~20% 来源于自饮水。进入体内的碘化物以碘离子（I^-）形式存在，经肠黏膜吸收，约 1/3 被甲状腺摄取。在稳定的情况下，甲状腺分泌的激素含碘总量约 $75\mu g/d$，其中 90% 为 T_4。碘的转运分为两步，在细胞底部先逆碘的电化学梯度将碘聚集于细胞内，再顺碘的电化学梯度经细胞顶部进入滤泡腔。碘进入滤泡细胞的过程属于继发性主动转运，由位于滤泡

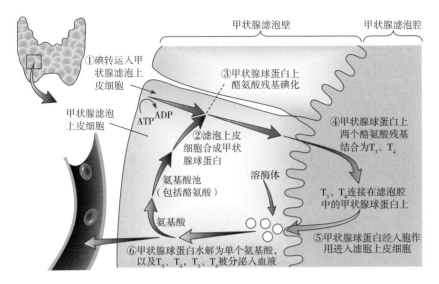

①碘转运入甲状腺滤泡上皮细胞

甲状腺滤泡上皮细胞

ATP ADP

②滤泡上皮细胞合成甲状腺球蛋白

氨基酸池（包括酪氨酸）

氨基酸

溶酶体

③甲状腺球蛋白上酪氨酸残基碘化

甲状腺滤泡壁

甲状腺滤泡腔

④甲状腺球蛋白上两个酪氨酸残基结合为T_3、T_4

T_3、T_4连接在滤泡腔中的甲状腺球蛋白上

⑤甲状腺球蛋白经入胞作用进入滤泡上皮细胞

⑥甲状腺球蛋白水解为单个氨基酸以及T_4、T_4、T_3、T_3被分泌入血液

图1 甲状腺激素的合成过程

上皮细胞基底部的膜蛋白——钠-碘同向转运体，借助钠泵活动所提供的能量，以1个I⁻和2个Na⁺的协同转运实现I⁻的继发性主动转运。

碘化 TH的合成在甲状腺球蛋白（TG）分子上进行。TG是由5496个氨基酸残基构成的同二聚体糖蛋白，有20~30个酪氨酸作为被碘化的位点。在TH合成的许多环节中都需要甲状腺过氧化物酶（TPO）催化。TPO由甲状腺滤泡细胞合成，含933个氨基酸残基，其C末端位于滤泡细胞膜的顶部，在滤泡腔面的微绒毛处分布最为丰富。TPO以过氧化氢（H_2O_2）为氧化剂。在有H_2O_2的条件下，TPO催化I⁻迅速成为活化碘。在TPO催化下，活化碘迅即"攻击"TG中的酪氨酸残基，瞬间即可取代其苯环3,5位上的氧，生成一碘酪氨酸残基（MIT）和二碘酪氨酸残基（DIT），完成碘化过程。

碘化酪氨酸偶联和TH的合成 碘化的酪氨酸与TH始终与TG结合，直至分泌入血液之前。因此认为，TG是T_4和T_3的前体。

碘化酪氨酸的偶联或缩合是指同1分子TG内的MIT和DIT在TPO催化下发生的反应，即分别偶联成T_4和T_3。1个分子MIT与1个分子DIT缩合生成T_3，2个分子DIT缩合生成T_4。上述过程说明TG是合成TH的"载体"，甲状腺中90%~95%的碘都用于TG上酪氨酸残基的碘化。在1个TG分子上，T_4和T_3之比约20∶1，此比值可受碘含量的影响。缺碘时MIT增多，T_3含量增加；反之，T_4含量随DIT的生成增多而增加。TPO缺乏、H_2O_2生成障碍、TG异常等情况下，均能影响TH的合成。硫脲类物质能抑制TPO的活性，因而可抑制TH的合成，常用作治疗甲状腺功能亢进的药物。

TH的分泌 TH的合成和分泌都由促甲状腺激素（TSH）调控。在TSH作用下，甲状腺滤泡细胞顶部的微绒毛伸出伪足，以吞饮的方式将含有多种碘化酪氨酸的TG胶质小滴移入滤泡细胞内，并形成胶质小泡。胶质小泡随即与溶酶体融合成吞噬泡，在蛋白水解酶的作用下水解TG的肽键，释出游离的T_4、T_3及MIT和

DIT等。甲状腺分泌的TH中，90%以上是T_4形式。已脱去碘化酪氨酸的TG不再进入血液。

运输和降解 ①运输：体内甲状腺激素的1/2~2/3主要以结合形式存在于循环血液中。血清T_4浓度为65~155nmol/L，T_3为0.12~0.19μg/dl。呈游离形式运输的T_4约占0.03%，T_3占0.3%。结合形式的TH为储运形式，而只有游离的TH才有生物活性，两者之间保持动态平衡状态。血浆中与TH结合的蛋白质有甲状腺素结合球蛋白、甲状腺素结合前白蛋白和白蛋白三种。TH与血浆蛋白结合的主要生理意义在于：在循环血液中形成T_4的储备库，可缓冲甲状腺分泌活动的急剧变化。②降解：TH主要在肝、肾、骨骼肌等部位降解。T_4半衰期长达6~7天，T_3半衰期不足1天。T_3的生物活性最强；T_4可脱碘转化为T_3，脱碘转化的产物取决于机体状态。血液中约87%的T_3来源于T_4脱碘，其余由甲状腺直接分泌。

生理作用 机体生长发育的不同阶段，机体未完全分化和已分化的组织对TH的反应不同。成年后，不同组织对TH的敏感性也有差别，因为TH的一般作用是激活靶细胞核内的大量基因转录，促进酶蛋白、结构蛋白、转运蛋白和其他物质的合成，因此基础性调节作用广泛存在。

促进生长发育 TH是维持正常人体生长发育不可缺少的激素，具有全面促进组织分化、生长发育及成熟的作用，特别是对脑和骨骼的发育尤其重要。先天性甲状腺功能低下或分泌不足的儿童表现为智力迟钝和身材矮小的特征，即克汀病或呆小病。甲状腺功能减退的患儿常表现为青春期

滞后，甚至缺乏。TH 是胎儿和新生儿脑发育的关键激素。在胚胎期，TH 促进神经元增殖分化、突起和突触形成，促进胶质细胞生长和髓鞘形成，诱导神经生长因子和某些酶的合成，促进神经元骨架的发育等。在儿童期，TH 可刺激骨化中心的发育成熟，软骨骨化，促进长骨和牙齿生长。在生长、发育过程中，TH 和生长激素（GH）具有协同作用，TH 缺乏将影响 GH 正常发挥作用，导致长骨生长缓慢和骨骺愈合延迟。TH 对胚胎期骨的生长并非必需，因此先天性甲状腺发育不全的患儿出生时身长可基本正常，然而脑的发育已经受到一定程度的影响。一般在出生数周至 3 个月后才表现出明显的智力迟钝和长骨生长迟缓。T_3 和糖皮质激素可增强 GH 的基因转录，使 GH 生成增加。TH 还能提高机体对胰岛素样生长因子 1 的反应性。

能量代谢　增加机体基础代谢率是 TH 最显著的生理效应。除脑、脾和性腺（睾丸）等少数器官组织外，TH 可使全身绝大多数组织的基础氧消耗量增加，产热量增大，体温也因此而相应升高。TH 对不同组织代谢率的效应有差别，这可能与不同组织中 TH 受体分布量有关，成年人的脑、脾和睾丸等组织的线粒体缺乏 TH 受体，对 TH 也缺乏反应。TH 的产热效应是多种作用综合的结果。TH 促使线粒体增大和数量增加，加速线粒体的呼吸过程，氧化磷酸化加强。机体某些细胞的线粒体内存在解偶联蛋白，在被 T3 激活后可造成生物氧化磷酸化反应中释放出的化学能不易转化为 ATP 储存，而以热的形式释放。TH 增多时，常因刺激同一代谢途径的合成酶与分解酶的活性，导

致无益能量消耗。TH 对许多器官系统的作用常继发于其产热、耗氧效应。例如，TH 的产热效应使体温升高，转而启动体温调节机制，使皮肤等外周血管舒张，皮肤血流量增加，增加体表散热，以维持正常体温，但同时又导致体循环系统的外周阻力降低。

物质代谢　TH 几乎刺激所有的代谢途径，包括合成代谢和分解代谢，因此对代谢的影响十分复杂。生理水平的 TH 对蛋白质、糖、脂肪的合成和分解代谢均有促进作用，而大量的 TH 则促进分解代谢作用更明显：①糖代谢：TH 增加肠黏膜对葡萄糖的吸收和肝糖原的分解，糖异生增加。同时 TH 能增强肾上腺素、胰高血糖素、皮质醇和 GH 的生糖作用。T_4 与 T_3 也可加强外周组织对糖的利用，也能降低血糖。②脂类代谢：TH 能刺激脂肪分解，促进脂肪酸氧化，并增强对激素（如儿茶酚胺激素与胰高血糖素等）敏感酯酶的活性；可同时加速胆固醇的合成和降解，但对脂肪降解的影响大于对合成的影响。③蛋白质代谢：TH 对蛋白质代谢的基本作用是加强基础蛋白质合成，表现正氮平衡。在生理情况下，TH 能影响 DNA 的转录过程和 mRNA 的形成，促使结构蛋白质的合成增加，有利于机体的生长和发育。TH 也能刺激蛋白质降解，其实际效应取决于 TH 的量。高浓度的 T_3 可抑制蛋白质合成，引起负氮平衡。TH 分泌过多时，以骨骼肌为主的外周组织蛋白质分解加速，尿酸含量增加，尿氮排泄增加，肌肉收缩无力；骨骼蛋白质分解，血钙升高，骨质疏松。TH 分泌减少时，蛋白质合成障碍，组织间黏蛋白沉积，使水分子滞留皮下，引起特征性的黏

液性水肿。

调节器官系统功能活动　TH 对机体各器官系统的活动几乎都有不同程度的影响，但多数是继发于其促进机体代谢和耗氧。①神经系统：TH 不但影响胚胎期中枢神经系统的发育，对已分化成熟的成年人的神经系统的活动也有作用；通过允许作用易化儿茶酚胺对神经系统的效应，提高中枢神经系统的兴奋性，使交感神经活动亢进。TH 对外周神经系统的活动也有影响，例如，甲状腺功能亢进时跟腱反射的反应时间缩短。此外，TH 也影响学习和记忆的过程。②心血管系统：TH 可使心率增快，心肌收缩力增强，心输出量及心肌耗氧量增加。T_3 增加心肌细胞膜上肾上腺素 β 受体的数量和亲和力，提高心肌对儿茶酚胺的敏感性。TH 生热效应引起的热负荷增加，使外周血管舒张，有利于输送更多的热量至体表散失。③其他系统：TH 可促进消化道的运动和消化腺的分泌。甲状腺功能亢进时，胃肠蠕动加速，胃排空加快，甚至出现顽固性吸收不良腹泻；甲状腺功能减退时，可出现腹胀和便秘。TH 对生殖功能的影响也很明显。甲状腺功能减退的女性患者月经不规则，甚至发生闭经、不育，即使受孕也容易发生流产。

作用机制　TH 为亲脂性激素，其作用主要通过定位于细胞核内的 TH 受体（TH-R）介导。TH-R 可由 401 ~ 514 个氨基酸残基构成。TH-R 与其他核转录因子家族的成员相同，可继续与其他核转录因子结合，调节靶细胞的基因表达，但它又与一些类固醇激素的受体有所不同。TH-R 只存在于核内，而且即使尚未与 T_3 结合，也保持与 DNA 分子局部的 TH

应答元件呈结合状态。进入核内的 TH 与 TH-R 结合后，即与另一 TH-TH-R 形成同二聚体而活化（图 2），TH-R 与 T_3 的亲和力约为 T_4 的 10 倍。TH 与核受体结合后，与其他转录因子启动特异性 TH 应答基因的转录，并产生一系列生物学效应，诸如增加产热和氧耗，组织器官生长、发育等。

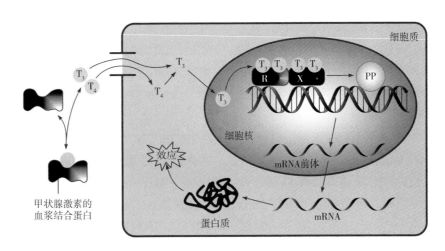

图 2 甲状腺激素的作用机制
注：R. 甲状腺激素受体；X. 视黄酸；PP. RNA 聚合酶

分泌调节 下丘脑-腺垂体-甲状腺轴调节系统中，下丘脑释放的促甲状腺激素释放激素（TRH）通过垂体门静脉系统作用于腺垂体，刺激 TSH 分泌，TSH 能刺激甲状腺滤泡增生、TH 合成与分泌；当血液中游离的 T_3 和 T_4 达到一定水平时，又产生负反馈效应，抑制 TSH 和 TRH 的分泌，如此形成闭合的反馈自动控制系统（图 3）。

下丘脑 TRH 的调节 TRH 主要是由下丘脑室旁核以及视前区的肽能神经元合成的 3 肽神经激素，在正中隆起处储存，经垂体门静脉系统沿垂体柄运送至腺垂体，通过作用于腺垂体促甲状腺细胞膜，促进储存的 TSH 释放以及激活靶基因促进 TSH 合成。TRH 经 G 蛋白偶联受体激活磷脂酰肌醇信号转导系统，增加细胞内 Ca^{2+} 的浓度，激活蛋白激酶 C，也增强基因转录，可引起 TSH 的快速、持久的释放。下丘脑 TRH 神经元的活动可受神经系统其他部位传来信息的影响。下丘脑神经元能控制 TRH 的分泌，使其分泌呈脉冲式释放。寒冷环境等外界刺激以及某些激素、药物等也能影响 TRH 的合成和分泌过程。血液中 T_3 水平是 TRH 分泌最主要的反馈调节因素。高水平的 T_3 可直接抑制 TRH 前体基因的转录，进而抑制下丘脑合成 TRH。在体和离体实验都证实，T_3 可通过调节垂体促甲状腺激素细胞膜上 TRH 受体的数量，控制 TRH 对垂体细胞的作用。下丘脑还可通过生长抑素减少或终止 TRH 的合成与分泌。TRH 还可与腺垂体催乳素（PRL）细胞的相应受体结合，调节 PRL 的合成与释放。

腺垂体 TSH 的调节 TSH 为直接调节甲状腺功能的最重要激素。TSH 是腺垂体促甲状腺细胞合成的糖蛋白激素，含 201 个氨基酸残基，由 α 和 β 两个亚单位组成异二聚体。虽然 TSH 的生物活性取决于 β 亚单位，但只有与 α 亚单位结合时才能显示其全部活性。TSH 有种属差异，但其他动物的 TSH 对人类也有作用。在 TRH 影响下，TSH 的分泌也呈脉冲式，同时具有日周期变化，在睡眠后开始升高，午夜时达高峰，日间降低。TSH 的分泌量约 $110\mu g/d$，血中半衰期约 60 分钟。TSH 能全面促进甲状腺的功能活动：①刺激甲状腺滤泡细胞增长，腺体体积增大，血管分布发生变化，血流量增加。TSH 长期分泌过多，可导致甲状腺腺体增生，重量增加。②增加碘的摄入和 TH 的合成和分泌，加速碘捕获、转运和 TG 的

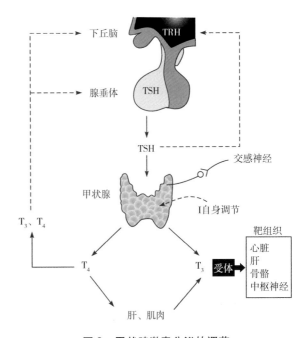

图 3 甲状腺激素分泌的调节
注：——：促进作用；----：抑制作用

碘化过程；增加 TPO mRNA 含量，促进 MIT、DIT、T_3 和 T_4 的生成过程；刺激 TG 基因转录；促进滤泡细胞伸出伪足，吞饮胶质中的 TG；刺激溶酶体内 TG 水解酶的活性，加速 TH 由 TG 分子水解，使游离 T_3 和 T_4 释放增加。TRH 对腺垂体的刺激作用与血中 T_4、T_3 对腺垂体的反馈抑制作用相互抗衡，决定腺垂体 TSH 的分泌水平，维持外周血液中 TH 的稳态。

TH 的反馈作用　TH 对腺垂体 TSH 分泌的负反馈作用主要是调节垂体对 TRH 的敏感性。T_3 高浓度时，TRH 受体下调，垂体促甲状腺细胞对 TRH 的敏感性降低；T_3 浓度低时 TRH 受体上调，垂体促甲状腺细胞对 TRH 的敏感性增强。

碘对 TH 分泌的自身调节　甲状腺活动的自身调节不受 TSH 的影响，在无 TSH 和其他循环激素的情况下，甲状腺组织能根据碘的供应量对无机碘的摄取及 TH 的合成与分泌进行调节。血碘开始增加时即可诱导碘的活化和 TH 合成；但当血碘增加到一定水平后，反而抑制碘的活化过程，使 TH 合成减少。此过量的碘能抑制 TH 合成的效应称为沃尔夫－柴科夫（wolff-Chaikoff）效应。

（唐朝枢　齐永芬）

gài-lín dàixiè tiáojié jīsù
钙磷代谢调节激素（hormone regulating the metabolism of calcium and phosphorus）
对机体内钙、磷的摄取、利用、储存、排泄过程有调节作用的激素。钙和磷是保证机体功能活动正常进行的重要元素。血清钙的稳态对于骨生长、膜电位的稳定、神经元兴奋性及传递、腺细胞分泌、血液凝固、肌肉收缩、酶活性，

特别是普遍存在的信号转导过程等，都有极为重要的作用。磷是骨盐中的主要成分，参与能量的储备（ATP、肌酸）、酶的磷酸化、DNA 和 RNA 的生成等。

（唐朝枢　齐永芬）

jiǎzhuàngpángxiàn jīsù
甲状旁腺激素（parathyroid hormone，PTH）
由甲状旁腺合成的调节骨中矿物质平衡的 84 个氨基酸残基的直链肽激素。甲状旁腺是位于甲状腺背面两侧的四个小腺体，主要由主细胞和嗜酸性细胞组成。主细胞合成和分泌 PTH，嗜酸性细胞的功能尚不清楚。PTH 的生物活性取决于第 1~27 氨基酸的残基。正常人血浆 PTH 浓度为 10~50ng/L，半衰期为 20~30 分钟。PTH 分泌入血后，迅速在肝和肾内水解为有活性的氨基端和无活性的羧基端，其代谢产物经肾排出。甲状旁腺激素相关肽（PTHrP）是从鳞状上皮细胞癌伴发高血钙患者的癌组织中分离出的在化学结构上类似 PTH 的肽，存在于正常组织如皮肤、乳腺、血管平滑肌以及胎儿甲状旁腺中，是由 144 个氨基酸残基构成的多肽，与 PTH 从来源上看是同族的，尤其两者的 N 端第 1~13 位氨基酸残基中有 8 位完全相同，均可与 PTH/PTHrP 受体结合。在 PTH 的靶细胞上已至少发现三种受体，其中可与 PTH 和 PTHrP 结合的 PTH/PTHrP 受体最为重要。

作用　PTH 通过直接作用于靶器官骨和肾以及间接作用于肠黏膜，调节血中钙和磷的水平，其基本生物效应是升高血钙，降低血磷。切除甲状旁腺导致 PTH 缺乏，可引起严重、持久的低钙血症，患者发生以手足搐搦为特征的肌肉痉挛性收缩，严重时可

引起呼吸肌痉挛而造成窒息，危及生命。甲状旁腺功能亢进时，PTH 分泌过多，可因高血钙而引起神经、肌肉兴奋性降低。长期 PTH 分泌过多将造成过度溶骨，骨组织被纤维组织取代，发生骨变形、骨折及疼痛，导致囊状纤维性骨炎；同时尿钙排出过多，易发生钙沉积，形成肾结石。

对骨的作用　表现为快速效应和延缓效应两个时相，两种效应相互配合，既可在急需血钙时做出迅速反应，也能持续维持血钙水平。①快速效应：在 PTH 作用后几分钟即能出现，即分布在骨细胞之间骨液中的 Ca^{2+} 被转运至血液中。骨液中所含 Ca^{2+} 的量约为细胞外液的 1/3。PTH 可迅速提高骨细胞膜对 Ca^{2+} 的通透性，先使骨液中的 Ca^{2+} 进入细胞内，并刺激骨细胞膜上钙泵的活性，通过钙泵将 Ca^{2+} 转运到细胞外液中。②延缓效应：在 PTH 作用后 12~14 小时出现，常在几天甚至几周后才达到高峰，此效应是通过刺激破骨细胞的活动实现的。PTH 不仅使破骨细胞的溶骨活动增强，还能促进破骨细胞的生成过程。破骨细胞向周围骨释放蛋白水解酶等，使骨组织吸收、溶解，骨钙大量入血，可使血钙水平长时间升高。

对肾的作用　与 Na^+ 的重吸收类似，大部分 Ca^{2+} 在近球小管被重吸收，而 PTH 对 Ca^{2+} 重吸收的精细调节过程主要发生在髓袢升支粗段和远曲小管。PTH 促进远曲小管对 Ca^{2+} 的重吸收，使尿钙排出减少，作用机制尚不清楚。PTH 对肾的另一个重要作用是可激活 1α-羟化酶，催化 25-羟胆钙化醇转变为活性更高的 1,25-二羟胆钙化醇 $[1,25-(OH)_2-D_3]$，即骨化三醇。$1,25-(OH)_2-D_3$ 可刺激

小肠细胞钙结合蛋白的形成，促进钙、镁、磷等在小肠的吸收。PTH 可通过降低钠-磷酸盐转运蛋白的运转能力抑制近球小管磷酸盐的重吸收，经尿排出的磷酸盐增加，使血磷水平降低。PTH 还能抑制肾小管上皮细胞的 Na^+-H^+ 交换过程，所以甲状旁腺功能亢进时 HCO_3^- 的重吸收发生障碍。由于同时涉及 Cl^- 的重吸收，也可能同时出现高氯性酸中毒血症，又可加重骨组织的脱盐作用。

分泌调节 主要是血钙水平对 PTH 分泌的调节。

血钙水平 血清 Ca^{2+} 水平是直接调节 PTH 分泌的关键因素。血钙水平与 PTH 分泌的关系形成一个负反馈调节环路。血清 Ca^{2+} 稍降低，就能有效地刺激甲状旁腺主细胞分泌 PTH，通过作用于靶器官使血钙水平迅速回升。反之，血钙上升则抑制甲状旁腺活动。长期的低血钙刺激可使甲状旁腺增生、肥大；而长期高血钙，甲状旁腺则发生萎缩。血清中 Ca^{2+} 对甲状旁腺分泌的调节作用是通过细胞膜上的钙受体实现的。钙受体是典型具有 7 次跨膜结构的 G 蛋白偶联受体。当细胞外液 Ca^{2+} 浓度升高时，Ca^{2+} 与钙受体的胞外结构域结合，可活化 Gq 蛋白，激活磷脂酶 C（PLC），产生三磷酸肌醇（IP3），使内质网钙库中的 Ca^{2+} 动员释放，胞质中的 Ca^{2+} 浓度迅速升高；同时，Ca^{2+} 通过细胞膜上的钙通道持续内流。细胞内 Ca^{2+} 浓度可有效地抑制 PTH 释放。这种因 Ca^{2+} 浓度升高而引起 PTH 分泌抑制现象，是体内的少数特例之一。通常分泌细胞内 Ca^{2+} 浓度升高时，一般都是通过兴奋-分泌偶联机制增强分泌活动。此外，细胞内 Ca^{2+} 浓度的变化还可调节 PTH 的基因转录过程，甲状旁腺的钙受体对细胞内 cAMP 的集聚、Ca^{2+} 依赖钾通道的活化、PTH 的分泌等有作用。血钙浓度升高时，可通过钙受体活化某种信号传递通路，抑制 PTH 的分泌，但其机制仍不明；PLC、蛋白激酶 C 及磷酸酶 A2 都可参与。Ca^{2+} 浓度调节 PTH 分泌的调定点约在血清 Ca^{2+} 浓度为 90mg/L 的水平。血清 Ca^{2+} 降低至 80mg/L 时，PTH 的分泌达到最高峰；血清 Ca^{2+} 水平升高至 100mg/L 时，PTH 分泌停止。除了负反馈调节机制外，维生素 D_3 浓度升高可降低 $1α$-羟化酶的基因转录，也降低 PTH 基因的转录。因此，维生素 D_3 不仅可调节其自身的生成，也调节 PTH 的分泌。

其他因素 PTH 的分泌也受其他因素的影响。血磷升高引起的血钙降低以及儿茶酚胺等可刺激 PTH 的分泌，血 Mg^{2+} 水平升高、生长抑素等可抑制 PTH 的分泌。高水平的胆钙化醇可抑制前甲状旁腺激素原基因的转录，使其 mRNA 减少。

（唐朝枢 齐永芬）

wéishēngsù D

维生素 D（vitamin D）

能呈现胆钙化固醇（维生素 D_3）生物活性的所有类固醇。是脂溶性维生素，是维持机体血钙稳态的重要激素。维生素 D 缺乏将导致儿童患维生素 D 缺乏病（维生素 D 缺乏性佝偻病）和成年人患骨质疏松症。

生物合成与活化 维生素 D 是类固醇激素，实际是维生素 D_2（麦角钙化醇）与维生素 D_3（胆钙化醇）的总称，只有活化后才具有激素的生物活性。体内的维生素 D 生成来源皮肤中的 7-脱氢胆固醇转化和由食物直接供应。皮肤中的 7-脱氢胆固醇在波长为 290～310nm 的紫外光及热的作用下打开其环戊烷多氢菲结构中的 B 环，转化成维生素 D_3。此反应不需酶催化，日光能促进体内维生素 D_3 的生成。维生素 D_3 的亲脂性高，与血浆中的维生素 D 结合蛋白结合后，再转运到肝和肾。维生素 D_3 无生物活性，只有经过羟化才具有生物活性，首先须在肝内 25-羟化酶的作用下被羟化成 25-羟胆钙化醇 [25-（OH）-D_3]，然后在肾近端小管内的 $1α$-羟化酶作用下进一步羟化成具有更高活性的 1,25-二羟胆钙化醇 D_3 [1,25-（OH）$_2$-D_3]。1,25-（OH）$_2$-D_3 也可由皮肤、胎盘、巨噬细胞等组织、细胞合成。活化的维生素 D_3 主要包括 25-（OH）-D_3、1,25-（OH）$_2$-D_3 及 24,25-（OH）$_2$-D_3，其中以 1,25-（OH）$_2$-D_3 生物活性为最强。成年人血清 1,25-（OH）$_2$-D_3 的水平为 48～120pmol/L，99% 的 1,25-（OH）$_2$-D_3 以与血浆钙化醇转运蛋白结合的形式运输，其半衰期在 5～24 小时。活化的维生素 D_3 通过进一步羟化或氧化而降解。肝是其进行代谢的主要部位。维生素 D_3 除了转化为 25-（OH）-D_3 并经胆汁排泄外，还可与葡萄糖醛酸或硫酸结合，经肾随尿排出体外。

作用 主要包括下列方面。

促进肠黏膜对钙的吸收 这一作用发生的速度快，仅需数分钟，是非基因效应。在维生素 D 受体（VD-R）基因突变的个体，发生钙吸收不良和维生素 D 缺乏病。肠黏膜对钙的吸收主要包括三个环节：①顺电化学梯度，即肠腔内 Ca^{2+} 经上皮细胞顶端膜中特异的钙通道顺电化学梯度进入细胞内。②进入胞质内的 Ca^{2+} 迅速与钙结合蛋白结合，以维持胞质中低水平的游离钙浓度，避免扰乱细胞内的信号转导和其他功能。③逆电化学梯度，在细胞基底侧被转运出细胞，即与钙结合蛋白结合的 Ca^{2+} 在被运送到基底侧膜处时，与钙结合蛋白分离，通过基底膜侧膜中的钙泵（即 Ca^{2+}-ATP 酶）以及 Na^+-Ca^{2+} 交换体被运出细胞，进入血液。阻断钙结合蛋白的合成，或剔除小鼠 VD-R 基因，都可显著减弱肠黏膜对钙的吸收。上述参与钙吸收环节的特异钙通道、钙结合蛋白、钙泵以及 Na^+-Ca^{2+} 交换体均受到 $1,25$-$(OH)_2$-D_3 的调控，其调控主要是通过影响基因表达促进上述功能蛋白的合成而实现。

对骨的作用　对成骨细胞和破骨细胞都有作用。维生素 D 与成骨细胞的 VD-R 结合，可刺激成骨细胞的活动，促进骨盐沉积、骨形成、骨钙化，有降低血钙的趋势。$1,25$-$(OH)_2$-D_3 可间接刺激膜结合蛋白——破骨细胞分化因子的生成和活性，加速破骨细胞活动，促进骨质的溶解吸收，升高血钙。维生素 D 缺乏时，甲状旁腺激素（PTH）对骨的作用很弱，表明维生素 D 与 PTH 具有协同作用。$24,25$-$(OH)_2$-D_3 可减少骨吸收，增加骨量，调节软骨钙化。缺乏 $24,25$-$(OH)_2$-D_3 可导致维生素 D 缺乏病。

对肾的作用　肾也有 VD-R 的表达。$1,25$-$(OH)_2$-D_3 能刺激肾远端小管的钙结合蛋白和 Ca^{2+}-ATP 酶的活性。对维生素 D 在调节钙和磷跨肾小管上皮转运中的作用，有学者认为，25-(OH)-D_3 刺激肾小管对钙、磷重吸收的作用可能比 $1,25$-$(OH)_2$-D_3 更重要。

生成调节　维生素 D 边生成边释放，因此调节其活化的过程就能改变其释放量。维生素 D 在肾内的活化过程可受调控。PTH 通过刺激 1α-羟化酶的活性，可促进 $1,25$-$(OH)_2$-D_3 的生成、释放增加。高血钙、高血磷除了有直接抑制 1α-羟化酶的作用外，还能起间接的调节作用。例如，血钙浓度改变可通过影响 PTH 的分泌，血磷浓度改变通过影响垂体生长激素（GH）的分泌，调节 $1,25$-$(OH)_2$-D_3 的生成；雌激素、GH、降钙素与催乳素等，能促进 $1,25$-$(OH)_2$-D_3 的生成。此外，$1,25$-$(OH)_2$-D_3 生成的增加可降低 1α-羟化酶的活性，反馈性地减少 $1,25$-$(OH)_2$-D_3 的生成。

（唐朝枢　齐永芬）

jiànggàisù

降钙素（calcitonin，CT）　甲状腺 C 细胞（或滤泡旁细胞）分泌的调节钙磷代谢的 32 个氨基酸残基组成的多肽。分子量为 3.4kD，其分子的完整性为激素的生物活性所必需。正常人血清中的 CT 水平为 $10\sim50$ng/L，血中半衰期不足 1 小时，主要在肾降解排出。此外，在神经组织也有 CT；人的循环血液中还存在降钙素基因相关肽，可能来自外周的神经末梢的释放。降钙素基因相关肽具有强烈的舒血管作用。

作用　降钙素的靶器官主要是骨和肾。在人类，其主要作用是抑制骨吸收，降低血钙和血磷的水平，与甲状旁腺激素（PTH）的作用抗衡。至今尚未发现因 CT 缺乏或过多而引起的病理表现和临床症状，而且 CT 降低血钙和血磷的效应只在大量应用时才出现。因此认为，CT 在人类生理情况下的作用尚难确定。在破骨细胞和近端肾小管上皮细胞发现降钙素受体（CT-R），也是 G 蛋白偶联受体，能通过 Gs 蛋白激活腺苷酸环化酶，也能通过 Gq 蛋白激活磷脂酶 C 的信号转导途径发挥作用。

CT-R 胞内区还具有酪氨酸蛋白激酶的活性。CT 通过 cAMP-蛋白激酶 A 途径抑制破骨细胞的活动和蛋白水解酶的释放；通过肌醇三磷酸/二酰甘油－蛋白激酶 C（IP_3/DG-PKC）途径增加破骨细胞内的 Ca^{2+}，诱发微丝、微管重新排列、细胞缩小，破骨细胞伪足缩回，减少其与骨质的接触面积。可见 CT 通过抑制破骨细胞的溶骨作用，减少骨钙释放，使钙和磷的沉积增加，因此血钙和血磷水平下降。CT 促进溶骨的作用可很快出现，应用大量 CT 后的 15 分钟内，破骨细胞的活动即减弱 70%。在给予 CT 后 1 小时左右，成骨细胞的活动增强，骨组织释放的钙、磷减少，而且可持续数天之久。CT 还可提高碱性磷酸酶的活性，促进骨的形成和钙化过程。CT 作用于肾小管，减少肾小管对 Ca^{2+}、$H_2PO_4^-$、Mg^{2+}、Na^+ 及 Cl^- 等离子的重吸收，导致它们从尿中的排出增多。但这一作用是短暂的，其生理意义尚不清楚。

分泌调节　CT 的分泌主要受血清 Ca^{2+} 水平的控制。甲状腺 C 细胞上也分布与甲状旁腺细胞上相同的钙受体，当血钙升高时，通过钙受体的激动使 CT 分泌增加；血钙降低时则 CT 分泌减少或停止。CT 对高钙饮食所致血钙升高的快速恢复可能起一定作用。进食后，可通过胃肠激素的分泌再刺激 CT 的分泌。促胃液素、缩胆囊素、胰高血糖素及促胰液素等都有促进 CT 分泌的作用，其中促胃液素的作用最强。在机体钙稳态的调节方面，CT 与 PTH 可能在一定程度上相互抗衡，但两者相比，PTH 的升血钙作用稍强。在体内，PTH、$1,25$-$(OH)_2$-D_3 和降钙素共同对钙、磷代谢进行调节，维持体内钙、磷水平的稳态。

（唐朝枢　齐永芬）

gŭgé

骨骼（skeleton）　由骨组织构成，外被骨膜，内含骨髓。骨组织由骨细胞及细胞间质组成。骨细胞主要由骨细胞、成骨细胞及破骨细胞组成。骨细胞参与骨骼结构的形成与维持。成骨细胞及破骨细胞调节血钙，分别参与成骨和骨的再吸收。细胞间质主要含无机碱性磷酸钙和有机胶原纤维。骨髓内富含血管、淋巴管及神经，主要功能是造血和维持机体免疫。既往认为骨骼是支撑机体的基本结构和参与钙磷代谢，属于惰性器官，与骨骼肌共同实现机体的运动功能。研究发现骨骼是具有生物活性的器官，能合成和分泌多种生物活性因子，参与多器官功能稳态的维持，也是机体内活跃的内分泌器官。

分泌的生物活性物质　主要包括下列活性物质。

骨调节蛋白　①骨钙蛋白（OC）：又称骨γ谷氨酸蛋白，其中的谷氨酸残基被维生素 K 依赖的 γ 羧基化修饰，是骨细胞特异性非胶原蛋白。OC 是成骨细胞合成并分泌的，在骨矿化峰期之后才出现积聚，比较稳定，不受骨吸收因素的影响。1,25-二羟胆钙化醇［1,25-(OH)$_2$-D$_3$］可促进 OC 的合成。OC 与羟基磷灰石结晶结合储存于骨基质中，少部分入血，血清 OC 是反映成骨细胞活性的敏感而特异的指标。研究提示 OC 参与机体血糖的调节，可能在糖尿病和代谢综合征的发生发展中具有重要作用。②护骨因子（OPG）：又称为破骨细胞生成抑制因子，是肿瘤坏死因子受体超家族成员，主要通过其核因子 κB 受体活化因子配体的结合来调节破骨细胞的功能；可与肿瘤坏死因子相关凋亡诱导配体（TRAIL）结合，抑制 TRAIL 与功能性死亡受体结合而促进细胞存活。OPG 受多种因素的调控，如炎症因子（肿瘤坏死因子-α、白介素）、激素（甲状旁腺激素、糖皮质激素、雌激素）、转录因子等。OPG 不仅是骨代谢的重要调节因子，还是重要的血管调节因子，能够保护血管内皮细胞，抑制血管钙化和动脉粥样硬化。③骨形态发生蛋白（BMP）：是一组确切的具有诱导成骨活性的生长因子，属于转化生长因子（TGF）-β 超家族成员，由骨骼细胞合成的，但并不只限于骨中，在各种非骨细胞也有表达；作为唯一能够单独刺激间充质细胞向软骨细胞和成骨细胞方向分化的生长因子，与硬组织的形成和改建有密切的关系。研究较多的有 BMP-2、BMP-4、BMP-7 和 BMP-9。BMP-2 表达于初始软骨形成区域的周边，也表达于骨膜，主要招募间充质细胞包绕在初始软骨形成区域确定其向软骨方向分化，还可通过其下游的转录因子 Runx2-Msx2-Wnt 信号通路介导血管钙化的发生发展；BMP-4 主要表达于软骨膜，通过招募软骨膜细胞确定其向软骨方向分化，其可介导雏鸡后脑神经管嵴细胞的凋亡；BMP-7 是从牛成骨蛋白提取物中分离出新的蛋白，有诱导间质细胞成骨、维持软骨动态平衡、基层完整及维持关节软骨蛋白多糖、诱导软骨和韧带细胞分化等作用，还参与骨、神经、血液、内分泌、泌尿、生殖等系统的生理功能及病理过程，如调控纤维蛋白酶原激活物抑制剂-1 在小鼠成骨细胞中的表达、预防与输尿管阻塞有关的纤维化，还可能参与面神经损伤后的早期应激活动；BMP-9 既可通过减少肝细胞中磷酸烯醇丙酮酸羧基激酶的表达，亦可抑制肝葡萄糖的产生并促进脂肪代谢来调节血糖浓度。④骨桥蛋白（OPN）：是从骨基质中分离出来的富含唾液酸的分泌型非胶原磷酸糖蛋白。具有趋化因子和细胞因子的双重属性，并能抑制异位钙化；是破骨细胞在骨修复过程中产生的自分泌因子，可通过结合羟基磷灰石，诱导 II 型碳酸酐酶合成促进骨质的再吸收而抑制血管钙化，磷酸化的 OPN 具有强的抗血管钙化作用。OPN 在抗动脉粥样硬化的发展、血管重塑、血管术后再狭窄过程中、胰岛素抵抗和脂肪肝的形成等病理过程中都具有重要意义。⑤骨唾液蛋白（BSP）：是骨骼和牙齿所特异分泌的非胶原蛋白，经糖基化、磷酸化或硫酸化修饰形成有功能的 BSP，具有精氨酸-甘氨酸-天冬氨酸（Arg-Gly-Asp，RGD）细胞黏附序列，其能识别 V3 整合素受体，介导细胞黏附作用。研究发现 BSP 与 I 型胶原的相互作用促进骨组织羟基磷灰石结晶体形成，在骨骼、牙本质和牙骨质的矿化起始阶段起重要作用；在乳腺、肺、甲状腺以及前列腺癌中也有少量表达，且是肿瘤细胞侵袭性的阳性标志物；还可增强骨髓细胞碱性磷酸酶活性和 OC 的合成，促使其向成骨细胞方向分化；在糖尿病和终末期肾病等代谢性疾病中也可发挥一定作用。⑥骨睾丸蛋白酪氨酸磷酸酶：是由表达在成骨细胞和睾丸上的 Esp 基因编码的蛋白酪氨酸磷酸酶，主要参与成骨细胞和男性生殖细胞的分化。研究提示成骨细胞特异性基因 Esp 通过调节胰岛素的分泌而参与糖代谢稳态的调节。⑦骨泌素：是托马斯（Thomas G）等2003年从成骨细胞中分离出的分泌性蛋白，在腹部的白色脂肪组织和肌肉组织中均有表达。骨泌素羧基端有两个与钠尿肽（NP）同源的结构域，协助钠尿肽与其受体结合，介导利钠、利尿和扩张血管等多种效应；可促进CNP在软骨细胞生长面发挥促进长骨生长的作用；尚能降低C2C12肌细胞葡萄糖的转运和肝糖原的合成。

生长因子 ①成纤维细胞生长因子23（FGF-23）：是FGF超家族成员，为内分泌因子。由山下（Yamashita T）于2000年从常染色体显性的家族性低磷酸血症佝偻病患者基因中克隆获得。与经典的FGF配体通过旁/自分泌方式发挥作用不同。骨细胞分泌的FGF-23作用于肾抑制1α维生素D的羟基化作用以及促进无机磷的分泌，该作用不依赖于维生素D和甲状旁腺激素的水平。FGF-23的生物学效应需要Klotho蛋白参与。*Klotho*基因是抗衰老新基因，主要表达在肾和脑组织。骨源性FGF-23作用于肾产生的Klotho蛋白，增加肾近曲小管刷状缘细胞膜二型钠磷共转运体的表达，促进肾磷的分泌。②胰岛素样生长因子（IGF）：包括IGF-Ⅰ、IGF-Ⅱ和胰岛素，均为具有相似二级结构的单链多肽。在骨骼系统，软骨细胞和成骨细胞均可产生IGF-Ⅰ。③血管内皮生长因子（VEGF）：是内皮细胞的特异性丝裂原，作用于血管内皮细胞上的血管内皮生长因子受体（VEGFR），介导血管新生和促进血管内皮细胞增殖。在骨骼，VEGF主要表达于生长板区域肥大的软骨细胞。刺激成骨细胞自身的增殖和分化，还可趋化原代成

骨细胞和骨髓来源的间充质祖细胞，参与软骨内成骨作用和骨的重塑过程。④转化生长因子-β（TGF-β）：哺乳动物有TGF-β1、TGF-β2和TGF-β3，其中TGF-β1在细胞分化的所有阶段和多种组织中均有表达，调节细胞的生长、分化、凋亡、黏附、细胞外基质合成与沉积、胚胎发生和组织修复、炎症反应及纤维化，还可影响细胞的表型转化，与恶性肿瘤的生物学行为及预后密切相关。成骨细胞和破骨细胞都可合成和分泌TGF-β。TGF-β1尚能趋化成骨细胞促进骨的形成，破骨细胞分泌的TGF-β1却能以自分泌的方式诱导破骨细胞的活性，增加骨的再吸收作用。

细胞因子 ①白介素-1（IL-1）和TNF-α：主要由单核巨噬细胞分泌，参与免疫调节、炎症反应、促使T细胞增殖等。研究表明成骨细胞、破骨细胞甚至破骨细胞前体（OCPs）都可表达IL-1和TNF-α，自分泌的IL-1可使OCPs分化为破骨细胞，且骨基质中的BSP和OPN具有刺激OCPs表达IL-1和向破骨细胞分化的作用。②IL-6：主要由单核-巨噬细胞、中性粒细胞和活化的B、T淋巴细胞分泌，促进B细胞增殖分化和分泌抗体；在IL-2辅助下促使T细胞分化为细胞毒性T细胞，促进肝合成急性期蛋白。在骨组织，成骨细胞和间充质细胞是IL-6的主要来源，成骨细胞分泌的IL-6可刺激破骨细胞的骨再吸收作用，同时IL-6亦可抑制成骨细胞的骨形成作用。大剂量IL-6对胰岛B细胞产生直接的细胞毒作用，加速糖尿病的发生，IL-6水平升高被认为是糖尿病的独立危险因素。③IL-18：主要由巨噬细胞产生，也可在成骨细胞和软骨细胞中表

达，并能通过粒细胞-巨噬细胞集落刺激因子抑制破骨细胞的形成。IL-18不影响骨再吸收的作用和原代成骨细胞中干扰素（IFN-γ）的产生，但可作用于IFN-γ抑制原代成骨细胞的增殖，其作用不依赖于IFN-γ；结构上与IL-1相似，而功能上却与IL-12相似，其与IL-12相互作用共同调节IFN-γ活性，参与T细胞的发育过程，具有抗病原微生物感染和调节免疫等作用，参与糖尿病和动脉粥样硬化等的发病。

活性多肽 ①降钙素基因相关肽超家族：降钙素超家族的成员包括降钙素（CT）、降钙素基因相关肽（CGRP）、肾上腺髓质肽（ADM）、肾上腺髓质肽2/垂体中间叶激素（ADM2/IMD）和胰岛淀粉样多肽，因其结构相似，作用于G蛋白偶联受体，且均能影响骨的代谢而得名。CGRP是含37个氨基酸残基的多肽，骨组织含有CGRP及其受体；能以cAMP依赖的方式抑制破骨细胞的活性和骨的再吸收，亦能刺激成骨细胞增殖。ADM是由52个氨基酸残基组成的多肽，体内几乎所有的组织均有其分布；参与机体血压、糖代谢和水盐代谢的调节，具有强大的心血管保护作用；ADM降解的无血管舒张作用的片段ADM27-52可刺激成骨细胞增殖，增加成骨细胞活性，增加骨小梁体积和骨的矿化，提示ADM家系成员之间的相互作用对骨代谢起重要作用。胰岛淀粉样多肽主要是由胰岛B细胞分泌的多肽，能抑制胰岛素的分泌和葡萄糖向骨骼肌的转运；能抑制破骨细胞的活性和骨的再吸收，亦能刺激成骨细胞的增殖而诱导成骨作用。②Apelin：是孤儿G蛋白偶联受体血管紧张素Ⅱ受体-1的天然配

体。Apelin 及其受体在体内广泛分布，在人成骨细胞上有 Apelin 及其受体表达。Apelin 可通过 PI3K 信号通路刺激成骨细胞增殖，但不能增强碱性磷酸酶活性和 I 型胶原或 OC 分泌，还可通过 APJ/PI-3 激酶/AKT 途径抑制无血清饥饿所诱导的成骨细胞凋亡；具有增强心肌收缩力、舒张血管、降低血压、利尿、调节摄食、摄水、垂体激素释放和生物节律等多种生物学效应。③C 型钠尿肽（CNP）：钠尿肽家族的成员包括 ANP、BNP 及 CNP。ANP、BNP 在心房和血管中大量表达，主要是作为心脏激素发挥作用。CNP 主要作为神经递质在大脑中分布，还表达于血管内皮细胞上，其受体在血管平滑肌细胞上有分布，以旁分泌作用调节血管平滑肌细胞生理功能。多项研究表明，骨骼可能是循环 CNP 的主要来源，CNP 可以旁/自分泌方式刺激肥大的软骨细胞生长，通过 cGMP 通路调节成骨细胞分化。④甲状旁腺激素相关肽（PTHrP）：是马丁（Martin TJ）在 1989 年从致高钙血症的恶性肿瘤组织中提取出来的含 141 个氨基酸残基的活性肽。PTHrP 与 PTH 受体结合后升高血钙，降低血磷，参与骨与软骨的生长和分化调节。PTHrP 及其不同裂解片段以旁/自分泌的方式通过对成骨细胞和破骨细胞增殖的促进或抑制作用维持骨骼系统的发育与功能稳态。

激素 骨骼还可分泌维生素 D、促甲状腺激素（TSH）、前列腺素 E_2（PGE_2）及雌激素、雄激素、激活素 A、抑制素等激素。激活素属于 TGF-β 超家族，共有六种不同的亚基形成多种二聚体，参与神经存活、红细胞分化、胚胎形成、骨形成等生理过程的调节，其中激活素 A 的生理作用更为广泛。抑制素最初是从卵泡液中分离出的性激素，主要由睾丸支持细胞合成和分泌，由两种亚基形成两种二聚体形式：抑制素 A 和抑制素 B，对腺垂体促卵泡激素的分泌有选择性的抑制作用，但不影响促黄体素的分泌；均能抑制小鼠骨髓成骨细胞和破骨细胞的发育。抑制素是激活素的结合蛋白，可与激活素不可逆结合，间接抑制促卵泡激素的合成与分泌。激活素-抑制素的相互作用参与骨折愈合中新骨的形成和重塑。

生理效应 活性物质以旁/自分泌方式调节骨骼系统的发育和代谢，还可通过循环系统以远距分泌的方式调节机体远隔器官组织的代谢和功能，参与多器官功能稳态的维持。

对骨自身的作用 骨骼可分泌多种骨调节蛋白如 OC、OPG、BMP 等广泛参与成骨过程，促进骨骼的发育和生长。骨骼也能合成和旁/自分泌脂肪因子（如脂连蛋白）、生长因子（如 IGF-I）、心血管活性多肽（如 ADM、Apelin、CNP、PTHrP）和一些激素类活性物质（如 TSH），具有不同程度诱导骨形成的作用，参与成骨细胞增殖、分化和骨骼的生长。破骨作用与成骨作用相互协调共同维持骨骼系统的稳态。一旦破骨作用亢进和（或）成骨作用不足便会引起以骨量减少、骨脆性增加及骨折发生率增高为特征的退行性改变——骨质疏松症。骨骼所分泌的 OPN 及上述一些炎症因子（如 IL-1、IL-6、TNF-α、VEGF 等）参与主要由破骨细胞介导的骨的再吸收过程，其分泌亢进可引起不同程度的骨质疏松。

对糖代谢的影响 骨骼分泌多种参与糖代谢稳态维持的活性因子，如 OPG、OPN 和骨泌素等。病理情况下，VEGF、IL-6、IL-18、TGF-β1、瘦蛋白等均参与糖尿病发病过程，更有意义的是 BMP-9、IGF-I、脂连蛋白、ADM 等却可通过不同机制增加外周组织对葡萄糖的摄取、增强胰岛素的敏感性、改善胰岛素抵抗状态。成骨细胞特异分泌的 OC 主要通过血液循环以远距分泌方式作用于胰岛细胞，促进其存活并分泌胰岛素而抑制糖尿病的发生发展。

对脂代谢的影响 成骨细胞分泌的 OC 能增加脂质的利用而减少内脏脂肪的堆积，OPN 与脂肪肝的形成有显著相关性。骨骼分泌活性物质可调节机体的脂肪代谢，其极有可能参与肥胖、脂肪肝等脂稳态紊乱所导致的各种病理过程。

对钙磷代谢的影响 骨骼自身分泌的 OC、BSP 具有促进无机钙磷以羟基磷灰石结晶的形式沉积于骨组织；PTHrP 具有升高血钙，降低血磷的活性，且骨组织局部来源的 $1,25\text{-}(OH)_2\text{-}D_3$ 也参与骨骼系统和循环钙磷稳态的维持。新发现的骨细胞所特异分泌的 FGF-23 通过抑制肾 1α 维生素 D 的羟基化作用，促进无机磷的分泌来调节机体磷的稳态。研究发现，常染色体隐性遗传的低磷酸盐血症佝偻病就是由于血浆中 FGF-23 水平降低所致。相反由于 FGF-23 的活性增强使近曲小管对磷的重吸收增加，则可引起家族性高血磷瘤样钙化症，提示骨骼主动地对肾进行内分泌调控，共同维持机体的钙磷稳态。

对心血管代谢的影响 已知 OPN、VEGF、IL-18 等活性物质分别参与动脉粥样硬化、冠心病、血管术后再狭窄等病理过程，

ADM、IGF-Ⅰ具有抗动脉粥样硬化、抑制慢性心力衰竭等广泛的心血管保护作用。至于骨源性的活性物质起多大作用，尚有待进一步研究。

（唐朝枢　齐永芬）

gǔgéjī

骨骼肌（skeletal muscle）运动系统的动力部分，多数附着于骨骼，其运动和代谢功能主要受神经和体液因素的调节，是神经系统和内分泌系统调控的重要靶器官。骨骼肌约占人体体重的40%，也可被视为人体最大的分泌器官。

分泌的活性物质　骨骼肌能表达、合成和分泌多种生物信号分子，包括调节肽、细胞因子和生长因子等。

细胞因子　①白介素-6（IL-6）：运动时血浆IL-6水平的升高是由收缩的骨骼肌产生的。骨骼肌合成、分泌的IL-6参与了机体能量代谢，生理剂量时对机体糖代谢的影响不显著，但运动诱导的IL-6的大量表达对运动时机体糖代谢稳态的调节有积极意义。IL-6还有强大的促脂肪分解作用；运动诱导的IL-6的高表达也是运动发挥抗炎作用的主要介质；抑制肿瘤坏死因子-α的表达，同时促进其他抗炎因子IL-1a和IL-10的作用，在与慢性炎症相关的疾病如动脉粥样硬化、糖尿病等的发生中有重要的防治意义。②肿瘤坏死因子-α（TNF-α）：是前炎症因子，已有研究表明脂肪细胞和骨骼肌也表达TNF-α。TNF-α不仅是炎症介质，且以自分泌方式在骨骼肌的胰岛素抵抗中发挥重要作用，在机体能量代谢中也有重要意义。③胰岛素样生长因子（IGF-Ⅰ）：主要由肝合成、分泌，能有效地刺激肌肉体积的增大。骨骼肌自身合成的IGF-Ⅰ对

肌原纤维的肥大有实质性的作用。IGF-Ⅰ通过延长肌肉干细胞的复制寿命、保护衰老骨骼肌的肥大和再生能力、促进骨骼肌蛋白质的合成、抑制蛋白质的降解等多种途径来促进骨骼肌的肥大。④其他：还表达IL-1和IL-15等多种细胞因子。此类物质不仅参与了运动对健康的多种有益效应，并且在与慢性炎症相关的疾病如动脉粥样硬化、糖尿病等的发生中可能也有重要的防治作用。

肌肉因子　①肌生成抑制蛋白：是转化生长因子-β（TGF）-β超家族中的成员，最初由麦克弗伦（McPherron）于1997年在小鼠骨骼肌内发现。肌生成抑制蛋白是骨骼肌生长的负调控因子，对发育过程中肌纤维的最终数目及出生后肌纤维的生长有直接调节作用；抑制其功能，可明显改善血糖水平、胰岛素敏感性；对脂代谢及脂肪组织的功能也有强大的调节作用。②肌肉素：是日本学者西泽（Nishizawa）于2004年利用信号序列捕获技术在小鼠骨骼肌中新发现的小分子蛋白质。Northern印迹法结果表明肌肉素的mRNA仅特异表达于骨骼肌，其生理意义尚不清楚，可能参与了骨骼肌的糖代谢调节。

心血管活性物质　①血管紧张素Ⅱ（AngⅡ）：骨骼肌能合成和分泌AngⅡ。AngⅡ是缩血管物质，并且对心室重塑和血管平滑肌的增殖均有促进作用。在骨骼肌，AngⅡ具有促进细胞肥大、增殖和增强肌力的作用；在骨骼肌糖摄取中也有重要调节作用，不管是其受体拮抗剂，还是血管紧张素转换酶抑制剂（ACEI）均能有效地增强骨骼肌对胰岛素的敏感性。研究发现，ACEI能有效促进胰岛素抵抗大鼠骨骼肌葡萄糖

的摄取，ACEI一方面可抑制AngⅡ的生成；另一方面激活缓激肽，通过其2型受体，促进NO生成，增强骨骼肌对葡萄糖的转运能力。AngⅡ在骨骼肌还具有抑制脂肪分解的作用。AngⅡ对骨骼肌肥大、骨骼肌糖脂代谢均有显著的调节作用，但对全身机体的作用还不明确。②Apelin：是日本学者Tatemoto利用反向药理学的方法从牛胃的分泌物中提取并纯化出的G蛋白偶联受体APJ的天然配体，其前体为含77个氨基酸残基的多肽。Apelin及其受体在体内分布广泛，如胃、肺、心、肾、卵巢、脑、脂肪细胞等。在骨骼肌有Apelin及其受体APJ的高表达。Apelin具有增强心肌收缩力、舒张血管、降低血压、利尿、调节摄食、摄水、垂体激素释放和生物节律等多种生物学效应。Apelin也是代谢激素，在脂肪细胞有Apelin的表达，并且在肥胖、胰岛素抵抗等代谢性疾病时，Apelin水平发生了很大的变化。Apelin还是免疫调节肽，可通过与其受体APJ结合抵抗病毒的入侵，抑制淋巴细胞胆碱能活性，参与免疫缺陷疾病和获得性免疫缺陷综合征（艾滋病，AIDS）的免疫反应。骨骼肌表达Apelin及其受体APJ的意义尚未见报道，推测对骨骼肌脂代谢及炎症反应可能有调节作用。③生长素：是生长素促分泌素受体（GHS-R）的内源性配体，能刺激垂体分泌生长激素；也是心血管调节肽，具有维持动脉血压稳定、改善心功能和保护心肌细胞等作用。骨骼肌是否表达生长素还未见明确报道，但骨骼肌高表达其受体GHS-R是生长素作用的靶器官。生长素能促进肌肉蛋白质的合成，增加萎缩肌肉的体积，改善肌肉

功能等；能减少机体脂肪的利用，促进肥胖；但生长素对骨骼肌脂质代谢却有相反的调节作用。④内皮素（ET）：是心血管活性多肽，由血管内皮合成，具有缩血管、促进细胞增殖等心血管效应。内皮素是否表达于骨骼肌还没有很明确的报道，但文献报道内皮素受体-A（ET-A）在骨骼肌有高表达。研究提示，ET-1 可诱导胰岛素抵抗症状，显著降低骨骼肌细胞对葡萄糖的转运能力，此作用与胰岛素受体的级联反应效应减低显著相关。⑤尾紧张肽 Ⅱ（UⅡ）：含 12 个氨基酸残基，在体内分布广泛，在脑、脾、小肠、心血管系统均有表达，是强大的缩血管物质。小鼠及猴的骨骼肌均有 UⅡ 及其受体的表达，并且骨骼肌表达的 UⅡ 受体与^{125}I 标记的 UⅡ 呈高亲和力结合。但骨骼肌表达 UⅡ 的意义并不清楚。在糖尿病患者血浆中 UⅡ 水平显著升高，是否与骨骼肌胰岛素抵抗有关，还需进一步证实。

生理效应 骨骼肌分泌的活性物质不仅以旁/自分泌的方式作用于肌肉自身、调节骨骼肌功能，还可通过血液循环作用于远隔器官组织，调节机体功能。

对骨骼肌自身的作用 骨骼肌分泌的多种促肥大因子最终都通过上调 IGF-Ⅰ 的表达刺激骨骼肌肥大。肌生成抑制蛋白是骨骼肌特异分泌的生长负调节因子，在艾滋病、肿瘤等恶病质等状况时，其表达和水平均升高；而在运动诱导的骨骼肌肥大时，表达则显著下调。IGF-Ⅰ 与肌生成抑制蛋白间的平衡决定了骨骼肌生长状态，研究表明，胰岛素诱导的机体糖的摄取有 75% 由骨骼肌完成，因此骨骼肌对糖的摄取异常会直接导致机体胰岛素抵抗的

发生。骨骼肌 IL-6 表达上调促进肌葡萄糖的摄取，且可抑制 TNF-α 的作用，改善骨骼肌胰岛素抵抗。反之，肌肉素则抑制胰岛素促进的骨骼肌葡萄糖的摄取及糖原的合成。此外 AngⅡ、内皮素也参与糖代谢的调节，但它们通过旁/自分泌的途径直接调节骨骼肌糖代谢的意义还需进一步证实。对骨骼肌脂肪构成及含量的研究表明，筋膜下脂肪、肌间隙脂肪及肌细胞内脂质均受骨骼肌分泌因子的调控，并与肥胖及胰岛素抵抗等代谢性疾病相关。骨骼肌脂质分布与含量异常，即骨骼肌异位脂肪的过多沉积（主要是沉积于肌间隙与肌细胞内的脂肪），被认为是发生胰岛素抵抗的关键因素之一。骨骼肌源的 IL-6 是强大的促脂肪分解因子，生长素在骨骼肌能促进三酰甘油的分解，瘦蛋白促进骨骼肌脂肪酸氧化；反之，TNF-α、AngⅡ 对骨骼肌脂肪的异位沉积具有促进作用。骨骼肌存在一个调节骨骼肌脂质代谢的平衡体系，纠正和维持这个体系的动态平衡可能对骨骼肌脂代谢异常有积极的意义。

对心血管功能的影响 骨骼肌分泌多种具有心血管调节作用的活性物质，生理情况下，表达处在较低的水平；但病理情况下，表达有显著地改变，除对局部微血管作用外，对心脏和全身血管的调节作用还未见报道，尚需进一步研究。

对脂肪组织脂质代谢的影响 骨骼肌分泌的活性物质参与了脂肪组织的脂质代谢调节。费尔南德兹－里尔（Fernandez-Real）等人认为在骨骼肌和脂肪组织间存在"对话"，细胞因子 IL-6、TNF-α 等在其对话中起主导作用。此外，Apelin、脂连蛋白等既是脂

肪因子，又在骨骼肌表达，在对话中也发挥作用。骨骼肌分泌因子和脂肪因子作为这两种组织间对话的信使，共同调节这两种组织间代谢的稳态。

对骨质疏松的影响 IGF-Ⅰ 对骨骼的生长发育及维持骨量和骨密度具有十分重要的作用，而 IGF-Ⅰ 水平下降是导致骨质疏松的机制之一。动物实验和临床研究发现应用 IGF-Ⅰ 可以改善骨密度、有利于促进骨折愈合。骨骼肌与骨骼相互依存，骨骼肌分泌的活性物质是否可通过旁分泌的方式作用于骨骼，尚未见报道。

（唐朝枢 齐永芬）

yíxiàn

胰腺（pancreas） 由外分泌部和内分泌部构成的器官。外分泌腺分泌胰液，内分泌腺由大小不同的细胞团——胰岛所组成，分泌胰岛素等多种激素。应用免疫组织化学、免疫荧光及细胞微观技术，在胰岛内识别出四种不同的内分泌细胞：①A 细胞：又称 α 细胞，体积较大，多分布在胰岛周边部，产生胰高血糖素，占胰岛细胞总量的 20%。②B 细胞：又称 β 细胞，产生胰岛素和胰岛淀粉样肽，占胰岛细胞总量的 75%，主要位于胰岛的中央部。③D 细胞：又称 δ 细胞，产生生长抑素，占胰岛细胞总量的 5%，散在于 A、B 细胞之间，并与 A、B 细胞紧密相贴，细胞间有缝隙连接。④PP 细胞：又称 F 细胞，产生胰多肽，占胰岛细胞总量的 3%～5%。此四种细胞占胰岛细胞的 95%～98%。后来发现产生生长素的 ε 细胞存在于胰岛。

（朱 毅）

yídǎosù

胰岛素（insulin） 胰腺分泌的含 51 个氨基酸残基的蛋白质激素。

是小分子蛋白质，由 A（21 个氨基酸残基）、B（30 个氨基酸残基）两条多肽链以二硫键互相结合组成（图 1），分子量 5.7kD。1921 年，加拿大弗雷德里克·格兰特·班廷（Frederick Grant Banting）与其同事从胰腺中提取出一种物质，可改善糖尿病症状。此提取物后被命名为胰岛素。1923 年，班廷和英国约翰·麦克劳德（John Macleod）因发现胰岛素获得医学和生理学诺贝尔奖。1953 年，英国弗雷德里克·桑格（Frederick Sanger）确定了胰岛素的一级结构，因此获得 1958 年诺贝尔化学奖。1965 年 9 月 17 日，中国在世界上首次用人工方法合成了结晶牛胰岛素，开辟了人工合成蛋白质的时代。1975 年，美国罗莎琳·苏斯曼·亚洛（Rosalyn Sussman Yalow）证实了胰岛素抗体的存在，发明了放射免疫分析法，使检测血中胰岛素成为可能，因此获得 1977 年诺贝尔生理学或医学奖。胰岛素在机体内的合成首先是将 mRNA 翻译为 105 肽的前胰岛素原，然后迅速被加工为 86 肽的胰岛素原。胰岛素原在高尔基体内被裂解成为胰岛素和没有活性的 C 肽。胰岛素与 C 肽共同释放入血，也有少量胰岛素原释放入血，生物活性仅有胰岛素的 5%。C 肽因胰岛素同时合成，在血中含量与胰岛素平行，故可用来反映接受外源性胰岛素治疗的患者的 B 细胞功能。空腹时，血浆胰岛素浓度是 5～15mU/L；进餐后血浆胰岛素水平可增加 5～10 倍。胰岛素半衰期为 5～15 分钟。在肝，先将胰岛素分子中的二硫键还原，产生游离的 A、B 链，再在胰岛素酶作用下水解成为氨基酸而灭活。肾与肌肉组织也能使胰岛素失活。

生物学作用 促进合成代谢、营养物质储存，对糖、脂肪、蛋白质代谢都发挥重要的调节作用。

对糖代谢的调节 能促进组织细胞对葡萄糖的摄取和利用，促进糖原合成，并抑制糖原分解和糖异生，因此，胰岛素有降低血糖的作用。体内胰岛素含量过高时，血糖下降迅速，脑组织受影响最大，可出现惊厥、昏迷，甚至引起胰岛素休克。相反，胰岛素分泌不足或受体缺乏常导致血糖升高；若超过肾糖阈，则糖从尿中排出，引起糖尿。胰岛素降血糖是多方面作用的结果：①胰岛素可增加葡萄糖转运载体的表达与膜转位，促进向肌肉、脂肪等摄取葡萄糖。②通过共价修饰增强磷酸二酯酶活性、降低 cAMP 水平，使蛋白激酶 A 对下游靶蛋白的磷酸化作用减低，使糖原合成酶活性增加、磷酸化酶活性降低；通过非 cAMP 依赖性的方式使糖原合成酶表达增加；加速糖原合成、抑制糖原分解。③胰岛素使丙酮酸激酶表达增加，丙酮酸脱氢酶磷酸化表达减少，通过以非 cAMP 依赖性的方式使丙酮酸脱氢酶去磷酸化而激活，加速葡萄糖的有氧氧化。④通过以非 cAMP 依赖性的方式抑制磷酸烯醇式丙酮酸羧激酶的转录，抑制糖异生。⑤抑制脂肪组织内的激素敏感性脂肪酶，减缓脂动员，使组织利用葡萄糖增加。

对脂肪代谢的调节 能促进脂肪的合成与储存：①胰岛素诱导乙酰 CoA 羧化酶、脂肪酸合成酶、ATP-柠檬酸裂解酶的转录，促进脂肪酸的合成。②加强磷脂酸合成，增加脂肪的合成。③加强脂蛋白脂肪酶的活性，促进脂肪酸进入脂肪组织，再加速合成脂肪的储存。④抑制激素敏感性脂肪酶的活性，抑制脂动员。⑤通过调节肉碱脂酰转移酶 I 的表达和活性，增强脂肪酸的 β-氧化。⑥饱食后胰岛素分泌增加，酮体合成减少。胰岛素缺乏可造成脂肪代谢紊乱，脂肪储存减少，分解加强，导致消瘦，严重时可产生酮症酸中毒。

调节蛋白质代谢 胰岛素促进蛋白质的合成，抑制蛋白质分

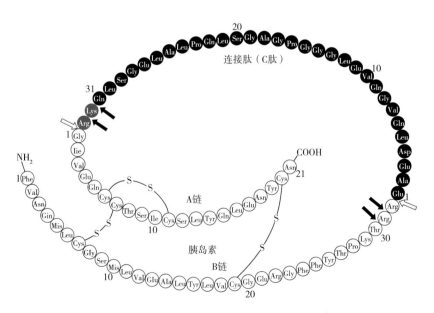

图 1 胰岛素肽链氨基酸序列

解，因而有利于生长。而且生长激素促蛋白质合成作用，也需要有胰岛素的存在。因此，对于生长来说，胰岛素也是非常重要的激素。①胰岛素促进氨基酸通过膜转运进入细胞。②加快核的复制和转录过程，增加 DNA 和 RNA 的生成。③作用于核糖体，加速翻译过程，促进蛋白质合成。④抑制蛋白质分解和糖异生。

其他作用 ①胰岛素可促进 K^+ 和 Mg^{2+} 穿过细胞膜进入细胞内。②抑制自噬，减少损伤细胞器降解。③使血管平滑肌舒张，增加血管，尤其是大动脉的血流。④增加胃黏膜腺体 HCl 的分泌。⑤肾钠排泌减少。胰岛素的生理作用非常广泛而且复杂，在机体不同部位的生物学功能也不尽相同（表）。

胰岛素受体及胞内信号转导

胰岛素在细胞水平的生物作用是通过与靶细胞膜上的特异受体结合而启动的。胰岛素受体属于酪氨酸蛋白激酶受体家族，仅可与胰岛素或含有胰岛素分子的胰岛素原结合，具有高度的特异性，且分布非常广泛，几乎所有细胞上都有胰岛素受体。每个受体是由 2 个 α 亚单位和 2 个 β 亚单位组成四聚体。α 亚单位完全在细胞膜外，是结合胰岛素的主要部位。β 亚单位穿过细胞膜，N 端暴露在细胞膜表面，与 α 亚单位相连接；C 端伸入胞质，此段含有多个酪氨酸残基，并具有酪氨酸蛋白激酶活性。胰岛素与胰岛素受体结合后，激活 β 亚单位上的酪氨酸蛋白激酶，使自身的酪氨酸残基磷酸化，导致 β 亚单位的活化。活化的胰岛素受体与胰岛素受体底物（IRS）结合，并使后者激活。IRS 是参与胰岛素及其他细胞因子信号转导的磷酸化蛋白，在胰岛素信号转导系统中

是关键的中介分子。IRS 在被胰岛素受体磷酸化以后，与那些具有同源 SH2 结构域的蛋白结合，并起蛋白锚定作用。活化的 IRS 与细胞内多种下游信号蛋白发生作用，引发细胞内级联反应，介导胰岛素各种生理调节作用。IRS 家族已发现有四个成员 IRS-1～IRS-4，在组织分布、亚细胞定位发育过程的表达时序、与胰岛素的结合及与含 SH2 蛋白质的相互作用方面有所差异。IRS-1、IRS-2 和 IRS-4 在结构上基本相似，而 IRS-3 大约短 50%，且酪氨酸磷酸化位点上也不相同。2 型糖尿病患者的脂肪细胞中，IRS-1 mRNA

的含量降低。IRS-2 的作用与 IRS-1 相似，但其磷酸化与激活所需的胰岛素远较 IRS-1 为多。IRS 的酪氨酸被磷酸化后能够同磷脂酰肌醇-3-羟激酶（PI3K）结合，将该酶激活。PI3K 激活的结果是在质膜上产生第二信使磷脂酰肌醇-3,4,5-三磷酸（PIP3），PIP3 与细胞内含有 PH 结构域的信号蛋白激酶 B（AKT）和磷酸肌醇依赖性激酶 1（PDK1）结合，促使 PDK1 磷酸化 AKT 蛋白的 Ser308 导致 AKT 的活化。活化的 AKT 通过磷酸化作用激活或抑制其下游靶蛋白，调节细胞的增殖、分化、凋亡及迁移等，并影响代谢（图 2）。

表 胰岛素的生理功能

部位	功能
肌肉	葡萄糖摄取增加；糖原合成增加；氨基酸摄取增加；蛋白质合成增加；酮体摄取增加；K^+ 摄取增加；蛋白质分解减少
脂肪	葡萄糖摄取增加；脂肪酸合成增加；磷酸甘油合成增加；三酰甘油蓄积增加；K^+ 摄取增加；脂蛋白脂肪酶激活；激素敏感脂肪酶抑制
肝	酮体生成减少；蛋白质合成增加；脂质合成增加；糖原合成增加；糖异生减少
全身	促进细胞生长

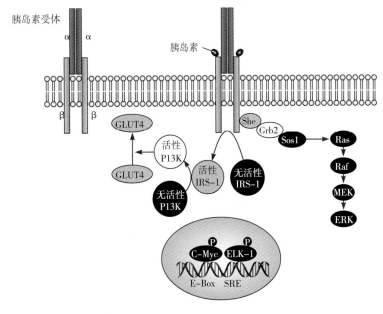

图 2 胰岛素作用机制

分泌调节 受多种因素调节。

血糖的作用 血糖浓度是调节胰岛素分泌的最重要因素，当血糖浓度升高时，胰岛素分泌明显增加，促进血糖降低。当血糖浓度下降至正常水平时，胰岛素分泌也迅速恢复到基础水平。在持续高血糖的刺激下，胰岛素的分泌可分为三个阶段：血糖升高 5 分钟内，胰岛素的分泌可增加约 10 倍，主要来源于 B 细胞储存的激素释放，因此持续时间不长，5～10 分钟后胰岛素的分泌便下降 50%；血糖升高 15 分钟后，出现胰岛素分泌的第二次增多，在 2～3 小时达高峰，并持续较长的时间，分泌速率也远大于第一相，这主要是激活了 B 细胞胰岛素合成酶系，促进了合成与释放；倘若高血糖持续 1 周左右，胰岛素的分泌可进一步增加，这是由于长时间的高血糖刺激 B 细胞增殖引起的。

氨基酸和脂肪酸的作用 许多氨基酸都有刺激胰岛素分泌的作用，其中以精氨酸和赖氨酸的作用最强。在血糖浓度正常时，血中氨基酸含量增加，只能对胰岛素的分泌有轻微的刺激作用，但若在血糖升高的情况下，过量的氨基酸则可使血糖引起的胰岛素分泌加倍增多。脂肪酸和酮体大量增加时，也可以促进胰岛素分泌。

激素的作用 ①胃肠激素：如促胃液素、促胰液素、缩胆囊素都有促胰岛素分泌的作用，但这三者是在药理剂量时才有促胰岛素分泌作用。在生理条件下，胃肠激素中只有肠降血糖素才可能对胰岛素的分泌起调节作用。人体内主要有两种肠降血糖素：第一个被发现的是从猪小肠提取物中分离出来并具有葡萄糖依赖性的刺激胰岛素分泌作用的物质，称为抑胃肽（GIP）；随后，发现第二个肠降血糖素，即胰高血糖素样肽 1（GLP-1）。GIP 是由十二指肠和空肠黏膜分泌的，由 43 个氨基酸残基组成的直链多肽。实验证明，GIP 刺激胰岛素分泌的作用具有依赖葡萄糖的特性。口服葡萄糖引起的高血糖和 GIP 的分泌是平行的，导致胰岛素的迅速而明显的分泌，超过了静脉注射葡萄糖所引起的胰岛素分泌反应。除了葡萄糖外，小肠吸收氨基酸、脂肪酸及盐酸等也能刺激 GIP 的释放。有人将胃肠激素与胰岛素分泌之间的关系称为肠-胰岛轴，此调节作用具有重要的生理意义，使食物尚在肠道中时，胰岛素的分泌便已增多，为即将从小肠吸收的糖、氨基酸和脂肪酸的利用做好准备。GLP-1 分泌的主要生理刺激物为富含脂肪和碳水化合物的食物，外周血中检测到的 GLP-1 绝大部分是在分布于远端回肠和升结肠的 L 细胞中合成，并存储于分泌颗粒中，进餐后在食物刺激下分泌释放入血，发挥促进胰岛素的分泌和合成、抑制胰升糖素分泌、促进 B 细胞增殖并抑制凋亡、减少食物摄取、延缓胃排空等生理作用。在离体胰岛、胰腺、动物和人类中进行的研究一致表明，GLP-l 可刺激葡萄糖诱导的胰岛素分泌；其促分泌作用具有很强的葡萄糖浓度依赖性。②生长素、糖皮质激素、甲状腺激素及胰高血糖素可通过升高血糖浓度而间接刺激胰岛素分泌，因此长期大剂量应用，有可能使 B 细胞衰竭而导致糖尿病。③胰岛 A 细胞分泌的胰高血糖素和胰岛 D 细胞分泌的生长抑素可通过旁分泌作用，分别刺激和抑制胰岛素的分泌。

神经调节 胰岛受迷走神经与交感神经支配。刺激右侧迷走神经，可通过乙酰胆碱作用于 M 受体，直接促进胰岛素的分泌；迷走神经还可通过刺激胃肠激素的释放，间接促进胰岛素的分泌。交感神经兴奋时，则通过去甲肾上腺素作用于 B 细胞上的 α_2 受体，抑制胰岛素的分泌。虽然也可通过 β_2 受体使胰岛素分泌增加，但还是以 α 受体的抑制作用为主。

胰岛素类似物 指对人胰岛素的两条肽链进行某些修饰，如改变某些氨基酸的排列顺序，或者对肽链末端进行修饰等，使其聚合特性发生改变，改变药物的药代动力学，或吸收更快，或吸收缓慢平稳，但这些变化并未改变人胰岛素主要的生物学功能，并较重组人胰岛素能更好地模拟内源性胰岛素的分泌模式。常见的胰岛素类似物主要有下列几种：①赖脯胰岛素：经过对人胰岛素 B 链 C 端 28 位的脯氨酸和 29 位的赖氨酸进行顺序交换，减少了二聚体内单体间的非极性接触，使胰岛素多聚体易于解离。其特点是注射后能很快分解，在皮下吸收迅速，起效快，作用持续时间短。②门冬胰岛素：人胰岛素 B 链 28 位脯氨酸被门冬氨酸取代，由于电荷的排斥作用阻止了胰岛素单体或二聚体的自我聚集。与人胰岛素相比，其分子间结合强度减弱，聚合减少，能迅速地解离为单体。因此也具有皮下吸收迅速、起效快、作用持续时间短的特点。③甘精胰岛素：在人胰岛素 B 链 C 端增加 2 个精氨酸残基，且 A 链 21 位的门冬氨酸被甘氨酸取代。其产物蛋白分子的等电点向酸性偏移。在生理 pH 值条件下，其六聚体的稳定性增加。因此，注射到皮下后，形成微沉淀，以后缓慢持续地溶解吸收。④地特胰岛素：通过去掉人胰岛素 B 链 30 位的氨基酸残基，并在 29 位上连接一个 14 碳的脂肪酸长链而形成，这个脂肪酸的加入使其更容易与血白蛋白结合。因此，当期进入血循环后，大部分与血浆白蛋白结合，减慢作用速率，作用时间延长。

（朱 毅）

yígāoxuètángsù
胰高血糖素（glucagon）

胰岛分泌的含有 29 个氨基酸残基的多肽类激素。分子量为 3485D，血中浓度为 50～100ng/L，半衰期为 5～10 分钟，主要在肝降解失活，部分在肾内降解。在胰岛 A 细胞中首先合成大分子的前体胰高血糖素原，然后裂解形成胰高血糖素和肠高血糖素-相关肽。但是在小肠中，同一个翻译形成的前体经过不同处理，形成肠高血糖素、GRPP 和 GLP-2 等。

生物学作用 ①生理作用：胰高血糖素是促进分解代谢的激素，是体内主要升高血糖的激素，最主要的作用是促进肝糖原分解和糖异生，使肝等器官糖输出增加，血糖明显升高，1mol/L 的激素可使 3×10^6 mol/L 的葡萄糖迅速从糖原分解出来。具体机制包括抑制糖原合成酶和激活磷酸化酶，抑制 6-磷酸果糖激酶-2，促进磷酸烯醇丙酮酸羧基酶的合成，抑制丙酮酸激酶等。胰高血糖素还可激活激素敏感性脂肪酶，促进脂肪分解，同时又能加强脂肪酸氧化，使酮体生成增多；抑制肝蛋白质合成。②调节多种激素的分泌：胰高血糖素可促进胰岛素分泌，但其作用与血糖浓度相关，在血糖偏低时此作用较弱；可促进肾上腺皮质激素的分泌，增强心肌收缩、加快心率、增加

Ca^{2+} 内流和氧的摄取；可使血管舒张，增加肝、肾、肺和肠的血流量。③胰高血糖素可抑制胃肠蠕动和消化液分泌，减少胃黏膜血流量。

胰高血糖素受体为 7 次跨膜的 G 蛋白耦联受体，与配体结合后激活腺苷酸环化酶使 cAMP 增多，进而激活蛋白激酶 A，后者磷酸化糖原合成酶、蛋白磷酸酶抑制物和磷酸化酶 b 激酶，最终激活肝细胞的磷酸化酶，抑制糖原合成酶，加速糖原分解，激活脂肪细胞的激素敏感性脂肪酶，促进脂肪分解。此外，cAMP 可通过 cAMP 反应元件结合蛋白质（CREB）蛋白诱导磷酸烯醇丙酮酸羧基酶等代谢调节酶的表达。

分泌调节 影响胰高血糖素分泌的因素很多：①血糖与氨基酸水平作用：血糖浓度是重要的因素。血糖降低时，胰高血糖素分泌增加；血糖升高时，则胰高血糖素分泌减少。饥饿可促进胰高血糖素的分泌，这对维持血糖水平，保证脑的代谢和能量供应具有重要意义。氨基酸的作用与葡萄糖相反，能促进胰高血糖素的分泌。高蛋白饮食或静脉注射氨基酸均可使胰高血糖素分泌增多。血中氨基酸增多一方面促进胰岛素释放，可使血糖降低；另一方面还能同时刺激胰高血糖素分泌而使血糖升高。②激素调节：胰岛内的其他激素可以通过旁分泌作用调节胰高血糖素的分泌。例如，B 细胞分泌的胰岛素和 D 细胞分泌的生长抑素可直接作用于邻近的 A 细胞，抑制胰高血糖素的分泌。但胰岛素可通过降低血糖间接刺激胰高血糖素的分泌。胰岛素与胰高血糖素是一对作用相反的激素，它们都与血糖水平之间构成负反馈调节环路。

某些胃肠激素如缩胆囊素和促胃液素可促进胰高血糖素的分泌，而促胰液素作用相反。由于这些胃肠激素的影响，使得口服氨基酸比静脉注射氨基酸引起的促胰高血糖素分泌效应更强。③神经调节：交感神经通过 β 受体促进胰高血糖素的分泌；而迷走神经通过 M 受体抑制其分泌。

（朱 毅）

shènshàngxiàn
肾上腺（adrenal gland）

人肾上腺位于两侧肾的上方，总重量为 8～10g，分皮质和髓质两部分，分别占总重量的 90% 与 10%，周围部分是皮质，内部是髓质。两者在发生、结构与功能上均不相同，实际上是两种全然不同的腺体。但由于髓质的血液供应来自于皮质，两者在功能上有一定程度的联系。肾上腺皮质与髓质均有内分泌功能，但分泌激素的种类完全不同。皮质分泌三类激素，均为类固醇激素，统称为肾上腺皮质激素。髓质分泌两种激素，均为儿茶酚胺类激素，统称为肾上腺髓质激素。

（朱 毅）

shènshàngxiàn pízhì jīsù
肾上腺皮质激素（adrenal cortical hormone）

由肾上腺皮质分泌的一组类固醇激素。简称皮质激素。包括糖皮质激素、盐皮质激素和少量性激素。①盐皮质激素：由皮质最外层的球状带分泌，有醛固酮和去氧皮质酮等。②糖皮质激素：由皮质最厚的中间层——束状带和网状带合成和分泌，有皮质醇和皮质酮。③性激素：由束状带和网状带所分泌。其基本结构为环戊烷多氢菲。其合成原料是胆固醇，大部分来自食物，少量由细胞合成。有六种细胞色素 P450 酶在皮质激素的合成过程

中发挥重要作用。

（朱 毅）

tángpízhìjīsù

糖皮质激素（glucocorticoids，GC）

由肾上腺皮质束状带细胞分泌的含 21 个碳原子的类固醇激素。是亲脂性激素，主要经细胞质内的高亲和力糖皮质激素受体（GR）介导而发挥作用。人的 GR 是由 777 个氨基酸残基组成的蛋白质，肽链中含有激素结合、DNA 结合和二聚化结构域等功能区。正常人血浆中的糖皮质激素主要为皮质醇，其次为皮质酮。GC 一进入细胞，GR 即与"伴侣蛋白"解离，并与 GC 结合形成 GC-GR 复合物。复合物二聚化后于 DNA 分子上称为糖皮质激素反应元件（GRE）的特定区域结合，调节 GRE 下游的一系列反应。例如，激活 RNA 聚合酶，使 RNA 合成增加，最终完成 DNA 的转录程序，形成新的功能蛋白质。

生理作用 GC 作用广泛而又复杂，在维持代谢平衡和对机体功能的全面调节方面都极其重要。GC 常被认为是"允许作用"激素，因为其并不总是直接引起某些反应，而是通过酶的激活、诱导或者对其他激素作用环节的增强或抑制起作用。

调节物质代谢 GC 因能显著升高血糖效应而得名。对于糖代谢，GC 能对抗胰岛素的作用，通过抑制葡萄糖转运体（GLUT）4 而减少外周组织摄取葡萄糖，并能减少细胞对糖的利用。GC 可增强肝糖异生和糖原合成过程中所需酶的活性，利用肌肉等外周器官动员出的氨基酸，加速糖异生，增加肝糖的生成和输出速度。GC 能促进脂肪分解和脂肪酸在肝内的氧化。但 GC 引起的高血糖可继发引起胰岛素分泌增加，反而

加强成脂作用，增加脂肪沉积。GC 对不同部位脂肪细胞代谢的影响存在差异，因此，分泌过多时可引起躯体脂肪的异常分布，如项背分布增加，而四肢减少，呈现特殊的"水牛背"和"满月脸"等现象。GC 对肝内和肝外组织的蛋白质代谢有所不同。一般而言，GC 能抑制肝外组织的 DNA 合成，使肝外多数组织 RNA 与蛋白质合成均受到抑制，同时蛋白质分解加速，如肌肉、骨骼、结缔组织及淋巴等器官组织；动员氨基酸转运至肝，为糖异生提供原料。而在肝内 GC 却可加速 RNA 和蛋白质合成。

影响水盐代谢 因结构的相似性，GC 也有一定的醛固酮作用，但其对肾的保钠排钾作用远弱于醛固酮。此外，皮质醇还可减小肾小球入球小动脉对血流的阻力，增加肾血浆流量，使肾小球滤过率增加；抑制血管升压素分泌，总效应是有利于水的排出。因此，肾上腺皮质功能严重缺陷时，患者排水能力明显下降，可出现水中毒，应用 GC 治疗后即能纠正。

影响器官系统功能 对机体整体和组织器官活动的影响广泛而又复杂。GC 可降低肾小球入球小动脉的阻力，增加肾血流量，增加肾小球滤过率，利于水的排出；对血液系统则可刺激骨髓的造血功能，使血液中红细胞和血小板数量增加；对循环系统，虽不能直接引起血管收缩，但必须有少量 GC 存在才能使儿茶酚胺发挥缩血管作用。GC 还可以促进胎儿肺泡的发育和肺表面活性物质的释放；使小肠对钙的吸收减少、抑制骨生成；抑制纤维细胞增生和胶原合成，使皮肤变薄等。

参与应激 机体遭受来自内、

外环境和社会、心理等因素一定程度的伤害性刺激时，除引起机体与刺激直接相关的特异性变化外，还引起一系列与刺激性质无直接关系的非特异性适应反应，这种非特异性反应称为应激反应。引起应激反应的刺激因子统称为应激源。可认为应激反应是机体遭受伤害刺激时所发生的适应性和抵抗性变化的总称，也称普遍性适应综合征。应激发生时血液中的促肾上腺皮质激素（ACTH）与 GC 迅速增加，可达基础分泌量的 10 倍。肾上腺皮质激素与髓质激素共同参与机体的应激反应过程，皮质激素在于增强机体对伤害性刺激的基础耐受性和抵抗力，而髓质激素则提高机体的警觉性和应变力，并与应激过程中特殊的情绪反应和行为活动有关。因此，将机体遭遇紧急情况时交感-肾上腺髓质系统活动的紧急动员过程称为应急反应，而将下丘脑-腺垂体-肾上腺皮质轴活动的改变称为应激反应。实际上，引起应急反应的各种刺激也同时引起应激反应。应激发生时，血液中生长激素、催乳素、血管升压素、β-内啡肽、胰高血糖素和醛固酮等激素水平也同时升高。

分泌调节 与甲状腺分泌的轴系调节相似，下丘脑-腺垂体-肾上腺皮质轴系调节 GC 分泌稳态。在下丘脑促肾上腺皮质素释放素（CRH）节律性分泌控制下，腺垂体 ACTH 和肾上腺皮质 GC 分泌表现为昼夜节律波动。生理状态下，GC 的分泌又在昼夜节律基础上呈脉冲式，一般在清晨觉醒前达到分泌高峰，随后减少，白天维持较低水平，夜间入睡到午夜降至最低，凌晨又逐渐升高。

ACTH 的作用 ACTH 为腺垂体 ACTH 细胞合成的 39 肽，分

子量为 4.5kD。ACTH 受体通过 AC-cAMP 途径实现其生物效应。ACTH 与肾上腺皮质细胞膜上高亲和力受体结合后，主要促进肾上腺皮质细胞内核酸（DNA、RNA）和蛋白质的合成，且能促使肾上腺皮质增生、肥大。ACTH 能增大线粒体膜对孕烯醇酮的通透性，使其易于透出，并激活细胞内的磷酸蛋白激酶和一系列相关酶系活性，加速胆固醇转化为孕烯醇酮所需侧链裂解酶的活性，进一步促进皮质醇等合成。ACTH 作用于肾上腺皮质 1~2 分钟后便可刺激皮质醇合成，加速分泌速率。ACTH 分泌增加时，15 分钟内皮质醇可达到分泌高峰。ACTH 对肾上腺皮质正常的结构和功能具有支持作用，分泌减少时肾上腺皮质萎缩；对肾上腺皮质束状带与网状带细胞 GC 分泌调节作用最强，是球状带细胞的 20 倍；分泌具有日周期节律，血浆浓度波动于 2~11pmol/L，在紧张状态下分泌增加。半衰期为 10~25 分钟，主要在血液中被氧化或通过酶解灭活。CRH 经 Gq 蛋白信号转导途径促进垂体 ACTH 的分泌，并使 ACTH 和 GC 的分泌随之表现为昼夜节律性分泌。VP 可经神经垂体与腺垂体之间的短门静脉血管刺激 ACTH 分泌；皮质醇等对 ACTH 分泌具有快速的负反馈调节作用。但在某些剧烈、高度紧张状态下，即使血液中有高浓度的 GC，ACTH 分泌也保持增加。

GC 反馈调节　血浆中 GC 水平升高可通过负反馈机制调节下丘脑 CRH 和腺垂体 ACTH 的分泌，这是血中 GC 水平保持相对稳定的重要环节。血中 GC 水平升高仅数分钟即可产生快速反馈抑制，主要取决于 GC 增加的速率，而且可能是通过 GC 的膜受体实现的。延迟性反馈抑制是 GC 水平的持续升高，并经 GC 的胞内受体使 ACTH 水平不断下降。长时间应用人工合成的皮质激素制剂的最终结果是腺垂体 ACTH 分泌的抑制，以及因 ACTH 不足而致的肾上腺皮质束状带和网状带的萎缩，久之，受抑制的下丘脑-腺垂体-肾上腺轴将失去对刺激的反应。故临床上给患者长期应用外源性的皮质激素制剂过程中，若突然撤除此类药物，将引起急性肾上腺皮质功能减退的危急症状。

应激反应性调节　应激发生时，下丘脑 CRH 神经元分泌增强，刺激腺垂体分泌促肾上腺皮质激素（ACTH），最后引起 GC 大量分泌，血液中 GC 含量迅速增加，可达基础分泌量的 10 倍，以提高机体对伤害性刺激的耐受性。在应激刺激作用下，由中枢神经系统通过增强 CRH-ACTH-GC 系统的活动，可使 ACTH 和 GC 分泌量明显增加，完全不受上述轴系的负反馈调节。应激时 ACTH 分泌增加几乎全部受控于下丘脑室旁核所释放的 CRH，若损伤正中隆起，可阻断各种应激原刺激导致的 ACTH 分泌增加。

（朱　毅）

yánpízhìjīsù
盐皮质激素（mineralocorticoid）

由肾上腺皮质球状带细胞分泌的类固醇激素。包括醛固酮、11-去氧皮质酮和 11-去氧皮质醇。其中醛固酮最主要，占盐皮质激素总生物学作用的 50%。11-去氧皮质酮是醛固酮合成的中间产物，其效应仅为醛固酮的 1/15，而且分泌量少，故生理意义不大。

生物学作用　主要包括下列几方面。

调节水盐代谢　醛固酮是人体内调节循环血量的激素，主要作用部位在肾。通过调节肾对钠的重吸收，维持水平衡。醛固酮促进肾远曲小管后段和集合管上皮细胞重吸收管内尿液中的钠离子，通过管周面进入细胞间隙，进入组织液再进入毛细血管血液，结果尿排出钠离子量减少，而细胞外液的重要阳离子——钠离子得以保存。盐皮质激素的主要生理作用是促进肾小管重吸收钠而保留水，并排泄钾。它与下丘脑分泌的血管升压素相互协调，共同维持体内水、电解质的平衡。研究表明，醛固酮既可能通过膜受体，又可能通过核受体发挥快速非基因组作用。非基因组作用可以激活细胞内多种信号转导通路。另外，非基因组作用与基因组作用之间还存在整合和交互对话的途径。韦林（Wehling）等人提出醛固酮的非基因组作用是通过不同于经典的盐皮质激素受体（MR）的新的膜受体实现的；而另一些研究则提示经典 MR 也可介导醛固酮的非基因组作用。

对汗腺、唾液腺和肠道的影响　汗腺、唾液腺和肠道均有外分泌作用，分泌出的液体中含有大量 Na^+，而醛固酮促进这些 Na^+ 的重吸收，也促进 K^+ 通过这些液体排出体外。

对心血管系统的影响　研究证明，在小动脉壁上也存在醛固酮受体，因此醛固酮可以与受体结合，发挥直接作用，收缩血管，进而引起血压升高。由于醛固酮分泌增多时导致钠、水潴留，细胞外液及循环血量增加，间接引起血压升高。

分泌调节　①肾素-血管紧张素系统调节作用：醛固酮的合成和分泌主要受血管紧张素的调节，特别是血管紧张素Ⅱ。虽然血管紧张素Ⅲ是醛固酮合成的强力刺激物，但它在血液中的浓度只有血管紧张素Ⅱ的1/4。血管紧张素可通过 Gq 蛋白偶联受体途径促使球状带细胞生长、提高 P450scc（醛固酮合酶）的活性、促进醛固酮的合成和分泌。②血 K^+ 的调节效应：血 K^+ 是调节醛固酮分泌的重要刺激物。血 K^+ 水平较正常时升高仅 0.1mol/L，就可直接刺激球状带细胞分泌醛固酮。血 Na^+ 降低 10% 以上时，也能刺激醛固酮分泌，通过保钠排钾作用，调节细胞外液和血 K^+、血 Na^+ 水平的稳态。此外，在应激情况下促肾上腺皮质激素（ACTH）对醛固酮的分泌也有一定的调节和支持作用。

相关疾病　原发性醛固酮增多症是肾上腺皮质增生或肿瘤，致醛固酮自主性的分泌增多，引起潴钠排钾，体液容量扩张而抑制了肾素-血管紧张素系统的活性，临床表现为高血压和低血钾；可利用手术或醛固酮受体拮抗剂——螺内酯等药物进行治疗。传统认为醛固酮由肾上腺皮质球状带细胞分泌并参与水盐代谢，现发现肾上腺外组织（血管、心脏和脑组织）也可分泌醛固酮并同时存在盐皮质激素受体。在心血管系统，醛固酮参与氧化应激，诱导心肌纤维化，参与心肌重构，影响心肌离子流和心肌复极从而与异位电活动有关。而盐皮质激素受体阻断剂可明显改善严重心力衰竭和急性心肌梗死后左室功能障碍患者的预后，且对原发性高血压患者有靶器官保护作用。

（朱　毅）

shènshàngxiàn xióngjīsù

肾上腺雄激素（adrenal androgens）　由肾上腺皮质网状带细胞分泌的类固醇激素。主要有脱氢表雄酮、雄烯二酮和硫酸脱氢表雄酮。与性腺不同，肾上腺皮质可终生合成雄激素，而不仅在性腺发育以后。肾上腺雄激素生物学活性很弱，主要在外周组织转化为活性更强的形式而产生效应。肾上腺雄激素对两性不同：对于性腺功能正常的男性，其作用甚微，即使分泌过多也不表现出临床体征，但对男童却能引起性早熟性阴茎增大和第二性征过早出现；对于女性，肾上腺雄激素是体内雄激素来源的基础，在女性的一生中都发挥作用，其中 40%～65% 在外周器官组织进一步活化的激素可促进女性腋毛和阴毛生长等，维持性欲和性行为。肾上腺雄激素分泌过量（如库欣综合征）的女性患者可表现痤疮、多毛和一些男性化变化。成年人肾上腺雄激素的分泌主要受腺垂体促肾上腺皮质激素（ACTH）的调节。此外，垂体提取物中也已发现除 ACTH 以外调节肾上腺雄激素分泌的因子。

（朱　毅）

shènshàngxiàn suǐzhì jīsù

肾上腺髓质激素（adrenal medullary hormone）　肾上腺髓质嗜铬细胞分泌的儿茶酚胺类激素。包括肾上腺素和去甲肾上腺素。髓质主要由排列成索或团的髓质细胞组成，其间为窦状毛细血管和少量结缔组织。髓质细胞呈多边形，如用含铬盐的固定液固定标本，胞质内呈现出黄褐色的嗜铬颗粒，因而髓质细胞又称为嗜铬细胞。嗜铬细胞内含有许多直径为 100～300nm 大小的颗粒，颗粒中含有儿茶酚胺类激素（肾上腺素、去甲肾上腺素），还有腺苷三磷酸（ATP）、核苷酸、蛋白质和脂类等。

合成与代谢　合成的原料为酪氨酸，合成过程为酪氨酸→多巴→多巴胺→去甲肾上腺素→肾上腺素。催化合成步骤的酶分别是酪氨酸羟化酶、多巴脱羟酶、多巴胺 β-羟化酶及苯基乙醇胺-N-甲基转移酶。而酪氨酸是苯丙氨酸在肝苯丙氨酸羟化酶的作用下形成的。肾上腺素、去甲肾上腺素与皮质激素不同，不是一经合成即释放入血。髓质激素储存在髓质细胞的囊泡里内，以待释放。囊泡中还有 Ca^{2+}、Mg^{2+} 依赖性 ATP 酶及肾上腺素与 ATP 和蛋白质结合形成的复合物。在受到刺激时，髓质激素以胞吐的方式释放出来。髓质中肾上腺素与去甲肾上腺素的比例大约为 4:1，以肾上腺素为主。在血液中去甲肾上腺素除由髓质分泌外，主要来自肾上腺素能神经纤维末梢，而血中肾上腺素主要来自肾上腺髓质。在体内的肾上腺素与去甲肾上腺素通过单胺氧化酶与儿茶酚-O-甲基转移酶的作用而灭活。它们代谢的终末产物香草酸、扁桃酸或中间产物均可从尿中排出。

生物学作用　肾上腺素和去甲肾上腺素在生物学作用上基本相似，但在作用的强弱及某些细节方面不相同。①肾上腺素和去甲肾上腺素都抑制肌肉和脂肪组织对葡萄糖的利用，促进葡萄糖的生成，但肾上腺素主要促进糖原分解，而去甲肾上腺素主要促进糖异生。它们还促进胰高血糖素的分泌，抑制胰岛素的分泌。②肾上腺素激活激素敏感性脂肪酶，促进脂肪水解，增加血中游离脂肪酸水平，同时也增加肌肉和脂肪组织的 β 氧化，使酮体生成增多。③肾上腺素增强心肌收缩力，加快心率和心肌传导速度，增加心输出量，提高收缩压。而去甲肾上腺素主要与血管平滑肌

α 受体结合也能与心肌 $β_1$ 受体结合，而与血管平滑肌细胞 $β_2$ 受体结合的能力较弱。NE 可使全身血管广泛收缩，外周阻力增加，动脉血压升高；升高的血压使压力感受器反射活动增强，由于压力感受性反射对心脏的效应超过 NE 对心脏直接效应，结果导致心率减慢。肾上腺素使心脏和骨骼肌的血管扩张，而皮肤和内脏血管收缩，对总的外周阻力影响不大；去甲肾上腺素则对除冠状动脉外的全身血管起强烈的收缩作用，使外周阻力增加，导致舒张压、收缩压均明显增高。④肾上腺素具有使支气管、胃肠道等内脏平滑肌松弛，及使瞳孔放大，竖毛肌收缩等作用；去甲肾上腺素也有此类作用，但不如肾上腺素作用强。⑤肾上腺髓质激素在机体处于静息状态时分泌很少，紧急情况时分泌增加，参与应急反应。肾上腺素和去甲肾上腺素通过膜受体来发挥生物学作用。按照药理学特性及分子克隆情况，它们的受体可分成 $α_1$、$α_2$ 与 β 亚型，每型又至少可分成三种亚型。这些受体的分子结构均符合 G 蛋白耦联膜表面受体的一般特征。采用分子突变技术，已基本明确受体各部分结构的功能。决定与配基结合特性的部位在跨膜区域内，而决定与 G 蛋白偶联进而引起信号传递的部位主要存在于第三细胞内环。各种亚型受体之间存在着广泛的交互作用。肾上腺素和去甲肾上腺素在生物学作用上的差异是因为它们与不同的肾上腺素能受体结合能力不同所致。去甲肾上腺素主要激动 α 受体，对 β 受体激动作用较弱；而 α、β 受体均能被肾上腺素激动，产生强烈快速而短暂的兴奋 α 和 β 型效应。

（朱　毅）

jiāogǎn-shènshàngxiànsuǐzhì xìtǒng

交感-肾上腺髓质系统（sympathetic adrenomedullary system）

由交感神经与肾上腺髓质及其分泌的激素组成的系统。交感节前纤维可直接刺激髓质嗜铬细胞释放肾上腺素和去甲肾上腺素，通过血液循环到全身许多组织、器官。交感神经属于自主神经系统，其节后纤维末梢广泛分布于全身众多组织器官。交感神经兴奋时，节后纤维释放去甲肾上腺素作用于靶组织，引起的生物学作用与肾上腺髓质激素释放相似。血液中的去甲肾上腺素主要来自交感节后纤维，肾上腺素主要来自肾上腺髓质。去甲肾上腺素和肾上腺素都作用于肾上腺素能受体，两者生理功能基本相同，并且互相补充和配合，使交感神经的生理效应得到延续和加强，扩大和增强机体适应环境的能力。主要生理作用：①调节物质代谢：各型肾上腺素受体对新陈代谢的调节各具特征。$α_1$ 受体可增强肝糖异生；$α_2$ 受体能抑制胰岛素分泌；$β_2$ 受体可促进糖原分解，并减少葡萄糖利用等，都能导致血糖升高；$β_1$ 受体具有促进脂肪分解，酮体生成的作用；$β_3$ 受体则通过动员脂肪增加机体的耗氧量和产热量，提高基础代谢率。总之，肾上腺髓质激素基本属于促分解代谢的激素。②参与应激整合：肾上腺髓质的内分泌活动与交感神经系统关系密切，不同的是，肾上腺髓质主要在机体处于某些特殊紧急状态下或内环境稳态显著失衡时发挥作用，而交感神经系统随时对机体器官系统的功能活动进行微细的调节。在整体功能调节方面，该系统协同下丘脑垂体-肾上腺轴系统，与迷走-胰岛系统作用相抗衡。

（朱　毅）

yìngjí xuéshuō

应急学说（fight-or-flight hypothesis）

针对机体受到有害刺激时出现应急反应的假说。由坎农（Cannon）对交感-肾上腺髓质系统进行全面研究后提出：当机体遭遇特殊紧急情况时，如剧烈运动、缺氧、剧痛、畏惧、焦虑、失血、脱水、暴冷、暴热等，交感-肾上腺髓质系统即刻调动，儿茶酚胺类物质大量分泌并作用于中枢神经系统，使机体处于反应机敏、高度警觉的状态。在这种状态下，肾上腺髓质激素水平急剧升高，甚至是基础状态的上千倍。肾上腺素大量释放引起中枢神经系统兴奋性增强，机体反应机敏，处于高度警觉状态，如心跳加快、呼吸加深、皮肤血管收缩、竖毛肌收缩等，机体各器官系统的功能活动和代谢也随之明显加强以应对紧急情况，有利于整体功能活动全面"动员"，即时调整机体的各种应对能力。坎农提出的"应急"与塞里（Seyle）的"应激"实际上都是机体在受到伤害刺激时，通过中枢神经系统整合，同时出现的保护性反应，以应对并适应环境突变而确保生存。前者提高机体的应变力，而后者则重在增强机体的耐受力。

（朱　毅）

shènshàngxiànsuǐzhìtài

肾上腺髓质肽（adrenomedullin, ADM）

降钙素家族肽之一，具有降血压作用的肽激素。由 52 个氨基酸残基组成，一级结构中第 16 和 21 位为半胱氨酸，形成一个二硫键组成的环状结构，C 端含有一个酰胺基团。已克隆出人和大鼠 ADM 的 cDNA 片段，共 1293 个 bp，可编码 185 个氨基酸残基组成的 ADM 原前体（prepro-ADM）。其 N 端为 21 个氨基酸残基组成的信号肽，去除信号肽后，形成 164 个氨基酸残基组成的 ADM 原（pro-ADM）。体内 pro-ADM 经水解可产生 pro-ADM$_{22~41}$、pro-ADM$_{45~92}$、pro-ADM$_{95~146}$、pro-ADM$_{153~185}$ 四个水解片段。其中 pro-ADM$_{22~41}$ 为 pro-ADM N 端的 20 个氨基酸残基肽链，又称为肾上腺髓质肽 N 端 20 肽（PAMP）。pro-ADM$_{95~146}$ 即为 ADM。1994 年，日本学者 Ishimitsu 从人类肝细胞基因组 DNA 文库中分离出了编码 ADM 的基因片段，此基因含 4 个外显子和 3 个内含子。其中第四个外显子编码成熟的 ADM，编码区 5 端上游的侧翼序列有转录调控元件，包括 TATA 盒、CATT 盒以及 GC 盒，同时也有激活蛋白 A2（AP-2）及 cAMP 调控元件提示蛋白激酶 C 和 cAMP 可调控 ADM 的转录。

合成与代谢　ADM 及其 mR-NA 广泛分布在外周组织、中枢神经系统和血液中。在外周，ADM 存在于肾上腺、心、肺、胃肠道、肾和生殖系统等器官和组织中。除肾上腺髓质外，心血管系统的心肌细胞、内皮细胞、血管平滑肌细胞等也是 ADM 的重要来源，尤其是内皮细胞的 ADM mRNA 含量较肾上腺高 20~40 倍。血管平滑肌细胞 ADM mRNA 水平是内皮细胞的 1/10~1/5，但仍是肾上腺髓质的数倍。ADM 也存在于中枢神经系统，如大鼠的大脑皮质、脑室旁组织、下丘脑、中脑、延髓和小脑等。血液中 ADM 的浓度也很高，为 1~10pmol/L，ADM 在循环血液中的形式是 C 端为甘氨酸的肽，称为 ADM 的早期形式（iADM），生物学活性很微弱；然后 C 端被酰胺化，变成其成熟形

式 mADM。细胞内合成 ADM 后，并不储存于细胞内，而是立即分泌。白介素（IL）-1、肿瘤坏死因子（TNF）、脂多糖、肾上腺皮质激素和视黄酸能均显著促进 ADM 的合成和分泌，其中 IL-1β 和 TNF-α 的作用最强。成纤维细胞生长因子、血管内皮生长因子、血小板衍生生长因子、血管紧张素 II、内皮素-I、缓激肽及 P 物质的作用稍弱。而 γ-干扰素、血栓素、8-溴 cAMP、血管活性肠肽和腺苷酸环化酶激活剂佛司可林（Forskolin）等则可抑制血管平滑肌产生 ADM，以佛司可林和血栓素作用最强，可减少 70% 的 ADM 产量。ADM 可由机体的多数组织合成和分泌，而全身普遍的血管内皮是血浆 ADM 的主要来源。血浆中 ADM 的半衰期是 22 分钟，ADM 首先由金属蛋白酶降解为 ADM$_{2~52}$、ADM$_{27~52}$ 和 ADM$_{28~52}$，接着被氨基肽酶降解为 ADM$_{8~52}$、ADM$_{26~52}$ 和 ADM$_{33~52}$，这些片段各有自己特异的生物学效应。ADM 主要在肺内进行清除。

生物学效应　ADM 是对身体各器官系统都具有广泛生物学效应的多功因子。①心血管系统：ADM 外周应用在多种属动物都产生强而持久的降压作用，与降钙素基因相关肽（CGRP）作用相似，心率和心输出量均显著增加，每搏容量、最大主动脉血流量和左心室内压最大上升速率轻度增加。ADM 舒张血管作用的可能机制包括：直接作用于血管平滑肌细胞，与其特异受体结合后经 G 蛋白的信号转导，增加细胞内 cAMP 浓度，扩张血管；激活内皮细胞释放一氧化氮（NO）；抑制血管平滑肌细胞内皮素（ET）-1 的生成；降低血管平滑肌细胞内 Ca^{2+} 浓度和对 Ca^{2+} 的敏感性等。

ADM 显著抑制丝裂原诱导的血管平滑肌细胞迁移和增殖，其作用与增加细胞内 cAMP 和抑制丝裂素原激活蛋白激酶活性有关。②利钠、利尿：对正常犬给予 ADM 能显著增加尿钠排泄量和尿钠排泄分数，降低远端肾小管对钠的重吸收，增加肾小球滤过率、肾血流量和近端肾小管对钠的重吸收，同时伴有 NO 合成增加。而 ADM 的排钠利尿作用可全部或部分被 NO 合酶抑制剂阻断，故 ADM 对肾的上述效应可能是通过 NO 系统介导的。③其他作用：ADM 可剂量依赖性的抑制胃排空，减弱 KCl 诱导的结肠平滑肌收缩。ADM 扩张肺动脉，降低肺动脉压，拮抗组胺或乙酰胆碱诱导的支气管收缩。ADM 增加骨的形成，并能通过其相应受体促进软骨细胞增殖，表现为骨骺端软骨细胞数目增多，软骨板增厚。ADM 及其受体在正常妇女垂体后叶、卵巢、子宫中均有表达，对子宫内膜的生长、子宫平滑肌的收缩、卵巢颗粒细胞分化、卵子的成熟和释放等具有重要的调节作用，参与月经周期、体外受精周期、妊娠等重要的生理过程，与子痫前期、妊娠期糖尿病、胎儿生长受限等病理妊娠关系密切。另外，ADM 还有较强的扩张支气管的作用，且不伴有心率的增加。

相关激素　肾上腺髓质肽 2 或称垂体中间叶激素（IMD）是罗（Roh J）用系统进化分析法以 CGRP 超家族成员特异的一、二级结构检索基因库得到的一个新成员。IMD 氨基酸序列在不同种属间相对保守，人与啮齿类动物的同源性大于 87%，而大鼠与小鼠间只有一个氨基酸的差异，人 IMD 基因编码由 148 个氨基酸残基组成的 IMD 前体蛋白，后者进

一步在体内剪切为含 47、40 及 3 个氨基酸残基的 $IMD_{1\sim47}$、$IMD_{8\sim47}$ 和 $IMD_{1\sim53}$ 等活性片段。IMD 主要表达在颌下腺、肾、胃、肠系膜上动脉、卵巢、淋巴结、胰腺等组织中，亦是通过 CGRP 家族共同的受体系统——降钙素受体样受体/受体活性修饰蛋白系统发挥其生物学效应：IMD 刺激促肾上腺皮质激素（ACTH）、催乳素和催产素的释放，但抑制生长激素的释放。在心血管系统具有与 CGRP 和 ADM 相似甚至更强的舒张血管、降低血压等效应；在中枢则升高血压、增加心率。IMD 具有类似或更强于 ADM 和 CGRP 的心血管保护性作用，如增加冠状动脉灌流量从而减轻心肌缺血再灌性损伤等；此外，在胃肠功能紊乱以及体内能量稳态失平衡所致的肥胖中也具有重要病理生理学意义。

（朱　毅）

lèihuāshēngsuān

类花生酸（eicosanoid）

花生四烯酸及所有源于该物质的化合物的总称。花生四烯酸是二十碳-5, 8, 11, 14-四烯酸的简称，属于 n-6 系列，简记为 20：4（n-6）；是生物体内分布最广泛而且具有重要生物功能的多不饱和脂肪酸，是很多生物活性物质合成的前体。在细胞内，花生四烯酸主要以磷脂化形式存在于细胞膜内表面。当细胞受到某种刺激时，在磷脂酶 A2（PLA2）的作用下被分解成游离形式释放到细胞液中，进而在一系列代谢酶的作用下形成大量的具有较强生物活性的代谢物。至少有三类酶包括环加氧酶（COX）、脂加氧酶（LOX）和细胞色素 P450 酶（CYP）参与了花生四烯酸的代谢，形成近百种具有不同生物活性的二十碳衍生物。COX 和 LOX 是分别形成包括前列腺素（如前列环素和血栓烷 A2）、羟基二十碳四烯酸（HETE）、白三烯（LT）和脂氧素等的双氧化酶。CYP 酶是单氧化酶，包括表氧化酶和 ω-羟化酶，表氧化酶分解花生四烯酸生成多种表氧化二十碳三烯酸（EET），而 ω-羟化酶则将花生四烯酸代谢产生 19-HETE、20-HETE 等小分子活性物质（图）。

（朱　毅）

qiánlièxiànsù

前列腺素（prostaglandin, PG）

花生四烯酸环加氧酶代谢产物，为含一个五元环的二十碳不饱和脂肪酸。1936 年，戈德布拉特（Goldblatt）和冯·奥伊勒（von Euler）分别发现人精液中含有一种可以引起平滑肌及血管收缩的液体成分。当时以为这一物质是由前列腺释放的，因而定名为前列腺素。后来证明在机体的很多器官，如心、肺、肾、胸腺、脑、子宫及精囊均能产生这种脂溶性化合物。而精液中的化合物也主要来自于精囊。已发现的 10 余种前列腺素，其功能各异。它们在局部产生和释放，通过旁分泌、自分泌作用，调节产生前列腺素的细胞本身或对邻近细胞的生理活动。前列腺素对内分泌、生殖、消化、血液呼吸、心血管、泌尿和神经系统均有作用。现在不但所有天然前列腺素已能用全合成法制取，还合成出许多前列腺素类似物，这些化合物已广泛应用于临床实践。

（朱　毅）

xuèshuānwán

血栓烷（thromboxane）

花生四烯酸环加氧酶代谢产物，主要有两种类型，即血栓烷 A_2（TXA_2）和血栓烷 B_2（TXB_2）。TXA_2 主要在血小板中产生，促进血小板凝聚和平滑肌收缩。TXB_2 是 TXA_2 的代谢产物，不具有 TXA_2 的生物活性。

生物合成与代谢　血栓烷由花生四烯酸经一系列的酶促反应生成，而参与这些反应的酶大多存在于微粒体中。合成前列腺素的花生四烯酸来自膜磷脂水解，该反应由磷脂酶 A_2 催化产生。然后，花生四烯酸可经三条途径代谢。第一条是脂加氧酶（LOX）途径，产物为 5-氢过氧酸（5-HPETE），经进一步代谢可形成羟化二十烷四烯酸（HETE）和白三烯；第二条是细胞色素 P450 单加氧酶途径，产物为表氧化二十碳三烯酸（EET），后者可以降解为 DHET；产生各型前列腺素和血栓素的是环加氧酶（COX）途径（图）。在该酶的作用下花生四烯酸首先转变为 PGG2，然后再还原

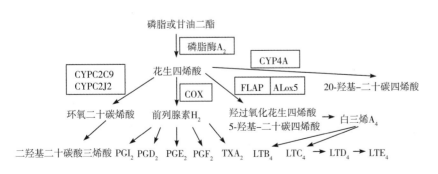

图　花生四烯酸与类花生酸

图　体内主要前列腺素的合成途径

为 PGH$_2$。已知的有三个 COX 同工酶：COX-1、COX-2 和 COX-3。COX-1 通常为组成性表达，存在于大多数哺乳动物细胞中。COX-2 为诱导性的表达，在多数正常组织中表达量较低，而炎症等状态时表达明显增加。而 COX-3 则是一个 COX-1 的遗传变异体。PGH$_2$ 形成后又在不同酶的催化下生成 PGF$_2$、PGE$_2$、PGD$_2$、PGI$_2$、TXA$_2$。在血管内皮细胞等部位存在前列环素合成酶，因此这些组织细胞生成多量 PGI$_2$；而在血小板等处存在血栓烷合成酶，因此生成多量 TXA$_2$。前列腺素其半衰期大约为几分钟，合成后又迅速被代谢为无活性物质。多数前列腺素在肺代谢，而 PGI$_2$ 在血管代谢为无活性的二酮-PGF$_{2\alpha}$。

生理作用及机制　TXA$_2$ 可收缩冠状动脉，亦可收缩肺血管导致肺动脉高压。血液中 TXA$_2$ 主要由血小板分泌，增加血小板内 cAMP 含量和钙离子浓度，促进血小板聚集，是非常重要的内源性致聚剂。

（朱　毅）

biǎoyǎnghuà'èrshítànsānxīsuān

表氧化二十碳三烯酸（epoxyeicosatrienoic acid，EET）

二十碳必需脂肪酸——花生四烯酸的代谢产物。非经典的花生四烯酸衍生物，可通过旁分泌和自分泌方式，在心血管及排泄系统中发挥舒血管、抗炎、促进纤维化等作用，血管、血浆、肝及肾等多种组织器官中都有 EET 的存在，大量 EET 是以酯化形式存在于磷脂中。在大鼠血浆中，90%以上的 EET 存在于低密度脂蛋白的磷脂中；组织磷脂中也有 EET 的存在，人肾皮质及大鼠肝中主要存在于磷脂酰胆碱、磷脂酰乙醇胺、磷脂酰肌醇等磷脂的 Sn2 位。提示 EET 参与组成膜磷脂结构并在其中发挥作用。也有一部分 EET 是以非酯化形式存在的，但可与胞内的一些蛋白质结合，如脂肪酸结合蛋白质等。测定在细胞内 EET 的含量极为困难，有研究报道在激活的血小板中其浓度大约为 1μmol/L。

合成与降解　①合成：合成 EET 的表氧化酶属于细胞色素 P450 单氧化酶（CYP）2C 和 2J 家族，定位于内质网，以花生四烯酸作为原料，而花生四烯酸则来自于磷脂的水解。当 Ca^{2+} 依赖的磷脂酶 A2 激活后，此酶从胞质转位至细胞内膜系统，发挥水解作用。EET 通常被看作是一个整体，但实际上是由八种性质和功能上并不完全相同的化合物组成。花生四烯酸有四个双键，CYP 表氧化酶将一个表氧化基团加在其中的一个双键上。由于所加表氧化基团位置的不同，会形成四种不同类型的产物，即 5,6-EET、8,9-EET、11,12-EET 和 14,15-EET（图），其产物互为位置同分异构体。由于表氧化基团连接时形成的空间构象不同，每种位置同分异构体又有两种镜像立体异构体，即 R/S 型与 S/R 型。催化同一位置同分异构体产生不同光学异构体的酶可完全不同。82%的 R/S 型 11,12-EET 由 CYP2C10 催化产生，而 69%S/R 型-EET 由 CYP2C10 产生。例如，CYP2J2 可催化产生 11,12-EET 与 14,15-EET。其中 11,12-EET 为外消旋

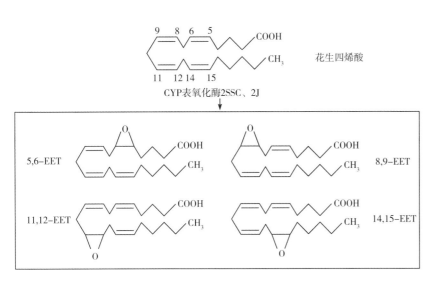

图 4 种不同表氧化二十碳三烯酸的化学结构

混合物，而 14,15-EET 中 76% 属于 R/S 型。R/S 型与 S/R 型在生物学活性上也可能不同。去氧肾上腺素诱发肾小动脉收缩，而 11 (R)，12 (S)-EET 可使其舒张，但是 11 (S)，12 (R)-EET 无此活性。再如，11 (R)，12 (S)-EET 增强肾血管平滑肌细胞上大电导钙离子激活的钾离子（BKCa）通道的活性，而 11 (S)，12 (R)-EET 无此活性。14 (R)，15 (S)-EET 能更好地结合豚鼠的单个核细胞，而 14 (S)，15 (R)-EET 则对 BKCa 通道有更强的激活作用，对牛冠状动脉的舒张作用也更强。②降解：主要的代谢途径是由可溶性表氧化物水解酶（sEH）降解为双羟二十碳三烯酸（DHET）。sEH 的主要底物是 8,9-EET、11,12-EET 和 14,15-EET，该酶对 5,6-EET 的催化作用较弱。第二条代谢途径是 β 氧化。11,12-EET 或 14,15-EET 会被部分 β 氧化，产生大量 16 碳的表氧脂肪酸及少量 14 及 18 碳的表氧脂肪酸。Fang 认为在培养的人内皮细胞、平滑肌细胞和成纤维细胞中，β 氧化是 EET 代谢的主要途径，但

是在体状态下的情况似乎与之不同。11,12-EET 或 14,15-EET 还可经历碳链延长反应，产生 22 碳的产物。但是有研究表明，只有在细胞内 sEH 先天缺乏或使用抑制剂时，β 氧化和碳链延长才会作为 EET 主要的代谢途径。对于 8,9-EET、11,12-EET 和 14,15-EET 而言，CYPω 氧合酶可对它们发挥催化作用，在甲基末端插入羟基。谷胱甘肽-S-转移酶也可作用于 EET，使其与谷胱甘肽连接在一起。环加氧酶（COX）也参与 EET 的代谢，但是在所有 4 种 EET 中只有 5,6-EET 和 8,9-EET 才能作为 COX 的底物。5,6-EET 在 COX 的作用下转变为前列腺素的类似物——5,6-表氧前列腺素 E1，此化合物有舒张肾血管的功能。8 (S)，9 (R)-EET 只经历部分环氧化反应，生成 11-羟-8,9-EET，此化合物有收缩肾血管和促进肾小球系膜细胞有丝分裂的功能。

生物学作用机制 ①受体：EET 的功能是通过自分泌与旁分泌作用发挥出来的，但是其作用机制的初始步骤尚不清楚。EET

可能通过两种方式发挥作用。一是 EET 首先结合于细胞膜表面受体，而这些受体与胞内信号分子偶联；二是胞内的与磷脂结合的 EET 或非酯化的 EET 直接与胞内信号分子相互作用，并将其激活。EET 的膜受体尚未确定，但是 EET 是一种核受体——PPARγ 的配体。②胞内信号转导通路：Gαs-cAMP-PKA 是 EET 胞内信号转导的经典通路。尽管 EET 膜受体尚未鉴定出来，但在人 U937 及豚鼠单个核细胞表面存在能与 EET 结合的蛋白质。11,12-EET 与 14,15-EET 可使胞内环腺苷酸（cAMP）水平上升，PKA 激活。这两种效应由 Gαs 介导。Ras-MAPK 和 PI3K/AKT 通路可促进细胞分裂、迁移，参与应激反应等。在内皮细胞、动脉平滑肌细胞、肾小球系膜细胞、肾小管上皮细胞和心肌细胞中，EET 可通过 Src 激酶、MAPK、PI3K/AKT 等通路发挥各种生物学作用。而 11,12-EET 在内皮细胞中的抗炎作用则是通过抑制 NF-κB 通路来实现的。③EET 可对多种离子通道进行调节。EET 可激活钙敏感性钾通道，比如 8,9-EET 和 11,12-EET 均能提高钾通道的开放频率及平均开放时间。EET 还可调节心肌 L 型钙通道、钠通道和气道平滑肌氯通道的活性。

生理功能及相关疾病 ①舒张血管的作用：Chen 研究了乙酰胆碱所致离体平滑肌舒张机制，发现内皮细胞可释放一种未明物质，可使平滑肌细胞膜超极化，此内皮依赖性超极化物质，不同于 NO 和 PGI2，称其为内皮衍生性超极化因子（EDHF），后来证实 EET 即为 EDHF。②抑制炎症反应、平滑肌细胞迁移和血小板聚集，因而在高血压、缺血再灌

注损伤等多种心血管疾病中发挥保护作用。③抑制凋亡、促进增殖及血管新生，因而增加肿瘤的发病风险。EETs 的功能十分广泛，对肾、肝、肺等器官及内分泌系统也有调节作用。

（朱　毅）

kěróngxìng biǎoyǎnghuàwù shuǐjiěméi

可溶性表氧化物水解酶（soluble epoxide hydrolase，sEH）

表氧化物水解酶家族中的一员。表氧化物水解酶是可水解表氧化物，将其转化为相应二醇的一类酶，降低表氧化物的化学反应性，增加其水溶性，改变它们的生物活性。由细胞色素 P450 酶（CYP）催化生成的表氧化脂肪酸是 sEH C 端的内源性底物，具有舒张血管和抗炎等功能，在调节心血管、肾、炎症等活动中发挥重要作用。表氧化脂肪酸被水解后将失去上述保护作用，影响疾病的发生。

组织分布和亚细胞定位　哺乳动物中，肝内 sEH 的表达最高，肾其次，很多组织中也能够检测出其活性，如肺、心、脑、胎盘、膀胱、前列腺、睾丸、脾、皮肤、肾上腺、卵巢、小肠、血管内皮和一些平滑肌。sEH 在肝内呈弥散性分布，在很多其他的组织中其与 CYP2C9 共同集中分布。在肾皮质和肺内的血管组织中，sEH 的分布也比较集中，而在垂体中分布是弥散的。虽然其分布和组织表达已较明确，但 sEH 的调节机制还不清楚。哺乳动物 sEH 的亚细胞定位主要在胞质，在微粒体和过氧化物酶体中也有存在。其活性在所有研究的脊椎动物中都得到证实，并且在不同种属中 sEH 基因的转录序列高度保守。已明确人类与小鼠 sEH 的氨基酸序列中 73% 具有同源性。

生物学结构　sEH 的生物活性形式是由两个 62.5kD 的亚单位构成的同型二聚体，等电点为 pH 5~6。其每个亚单位都包含 2 个独立催化活性的结构域。35kD 的 C 端结构域有一个 α/β 水解酶折叠区，具有表氧化物水解酶的活性。25kD 的 N 端结构域有一个不同的 α/β 折叠区，此酶为盐酸脱卤化酶（HAD）超家族的一员，具有磷酸酶的活性。sEH N 端磷酸酶有 4 个保守的序列。序列 I（DXDXT/V）包括参与催化反应的亲核基团 D9，在所有 HAD 成员中是最保守的位点。序列 II 含有丝氨酸或苏氨酸的残基，序列 III 含有氨基酸残基，这是所有的 HAD 成员都具备的 2 个保守位点。而保守性最低的序列 IV（G/SDXXN/TD）则包含 2 个天冬氨酸，在活性位点结合二价的阳离子。

生理作用　C 端与 N 端有不同的作用。

C 端水解酶活性　具有表氧化物水解酶活性，倾向于水解反式构象的表氧化物，但饱和及非饱和的顺式表氧化脂肪酸同样是 sEH 作用的底物。研究较多的是表氧化二十碳三烯酸（EET）。sEH 对不同 EET 具有不同的催化效率，纯化的鼠源重组 sEH 蛋白对 14, 15-EET 催化的最大反应速率最高，而对 5, 6-EET 最低。除 EET 外，许多其他表氧化脂质也是 sEH 的底物，如 omega-3 类多不饱和脂肪酸 DHA、二十碳五烯酸（EPA）、α-亚麻酸的表氧化产物等，而此类底物具有广泛的心血管保护作用，参与机体的功能调节。见表氧化二十碳三烯酸。

N 端磷酸酶活性　sEH 的 N 端可水解一些磷酸化的脂质，二羟磷酸脂质（如单磷酸二羟硬脂酸）是其内源性底物。动力学研究证实，类异戊二烯单磷酸和焦磷酸盐也是 sEH 的磷酸酶底物。sEH 对异戊烯单磷酸（IMP）和异戊烯焦磷酸（IPP）及牻牛儿焦磷酸（GPP）催化能力差，运用浓度梯度无法检测其动力学数值。酶代谢速率最高的底物是法尼基单磷酸（FMP），而反应最大速率最高的是牻牛儿基单磷酸（GMP）。反应中酶的活性依赖于 Mg^{2+} 的浓度（100μmol/L 时速率最大），与 sEH N 端磷酸酶结构催化位点的特性相匹配。在哺乳动物细胞的过氧化物酶体中，类异戊二烯是胆固醇生物合成和蛋白质类异戊二烯化的前体，其生物合成路径包含一些磷酸化脂质的代谢。故 sEH 可由此途径参与类异戊二烯/固醇的生物合成，调节胆固醇的水平。并且，sEH 磷酸酶的活性在人和大鼠中是不同的。对于 GMP、FMP 和 IMP 来说，大鼠 sEH（rsEH）活性约为人 sEH（hsEH）活性的 2~3 倍。hsEH 对 IMP 的作用很弱，但 rsEH 对 IMP 拥有高特异性的活性。虽然 sEH N 端结构域具有磷酸酶的活性，但并不能被常规的磷酸酶抑制剂所抑制，研究发现，脂质硫酸酯和磺酸酯是 sEH N 端酶活性的变构抑制剂。

磷酸脂质在 sEH N 端作用下，产生二羟脂肪酸，这与 C 端表氧化物水解酶的产物类似，或可能相同，只是两者的底物来源不同，由此推断，sEH 两端的关系可能为 C 端的水解产物被磷酸化后又作为 N 端磷酸酶的底物。但是，又有研究表明 sEH N 端与 C 端酶活性是相互独立的，使用抑制剂抑制 C 端水解酶活性后，并不影响其 N 端磷酸酶的活性。

sEH 相关疾病　①高血压：sEH 可水解 EET 使其活性降低或

丧失。而 EET 是内皮衍生的超级化因子的主要成分，可激活钙活化的钾通道（BK 通路）后，经 Gas 蛋白与膜受体相偶联产生扩血管和降压作用，故抑制 sEH 可能是治疗高血压的新的有效方法。在自发性高血压大鼠、血管紧张素 Ⅱ（Ang Ⅱ）型高血压大鼠及醋酸去氧皮质酮二盐高血压大鼠模型中应用药物抑制 sEH，均可降低大鼠的血压。而 Ai 发现，Ang Ⅱ 通过上调转录激活蛋白（AP）1 来增加 sEH 的表达，并证实在 sEH 基因启动子上具有 AP1 的结合原件。但是 sEH 对肺循环血压的调节效应与体循环明显不同。②心肌肥厚：在 Ang Ⅱ 诱导的心肌肥厚模型中应用药物抑制 sEH，可明显减低左室肥厚程度，减小心肌细胞面积，下调心肌标志物表达水平。但上述现象没有在运动和去甲肾上腺素诱导的心肌肥厚模型中观察到。离体细胞实验和基因敲除动物实验也支持 sEH 在心肌肥厚病变中发挥了重要作用。③缺血/再灌注损伤：在小鼠离体心脏，佐伊贝特（Seubert）发现与野生型小鼠相比，sEH 基因敲除小鼠心肌保护性 EET 的利用率增加，缺血/再灌注损伤后的心肌功能提高，心肌梗死的形成减少。通过使用不同浓度的 EET 拮抗剂（EEZE）灌注心肌后发现，上述作用完全被终止，且呈浓度依赖性关系，进一步证实上述功能恢复是由 EET 所介导的。④血脂紊乱与动脉粥样硬化：sEH 抑制剂可减轻动脉粥样硬化斑块的形成。动脉粥样硬化的发生发展离不开脂质代谢紊乱，血脂流行病学研究已经证实 sEH 多态性。*EPXH2* 基因多态性与血浆胆固醇和三酰甘油稳态及血管疾病有关。调查家族

性高胆固醇血症 *EPXH2* 基因的 Ar9287Glu 多态性发生率发现，人群中最常见的等位基因表型 Ar9287/Ar9287 在家族性高胆固醇血症患者中完全没有检测到；Glu287/Glu287 表型的个体具有正常的血浆三酰甘油水平，而 Ar9287/Glu287 表型的患者与 Glu287/Glu287 患者相比具有较高的血浆胆固醇水平和血浆三酰甘油的水平。因此，两条染色体上 Ar9287Glu 多态性对于家族性高胆固醇血症患者具有保护作用。⑤炎症与疼痛：给予小鼠 sEH 抑制剂后可减轻脂多糖诱导的炎症反应，降低血浆中前列腺素 E_2（PGE_2）水平。但是，如果给予正常小鼠 sEH 抑制剂，并不会影响血浆中的 PGE_2 水平。基于这些实验现象，人们推断 sEH 抑制剂和 EET 可明显减轻炎症相关的疼痛。角又胶可诱导动物发生疼痛过敏，外源性给予 sEH 抑制剂也可对此起到缓解作用。

（朱 毅）

báisānxī

白三烯（leukotriene，LT） 由花生四烯酸或其他多不饱和脂肪酸经脂加氧酶途径代谢产生的一组具有共轭三烯结构的二十碳不饱和酸。最初，费尔德贝格（Feldberg）与凯拉韦（Kellaway）从蛇毒或组胺刺激过的肺组织中提取出一种"慢反应物质"。1979 年，瑞典生物化学家本特·萨穆埃尔松（Bengt Samuelsson）首次报道了"慢反应物质"为花生四烯酸衍生物，由于它们在白细胞中发现，并且有三个共轭双键，故命名为白三烯。

分类与合成 可按取代基性质分为 A、B、C、D、E、F 六类，数字下标代表碳链中双键总数。常见的有 LTA_4、LTB_4、LTC_4、

LTD_4、LTE_4 及 LTF_4。LTA_4 为 5,6-环氧-7,9,11,14-二十碳四烯酸；LTB_4 为 5,12-二羟基-6,8,10,14-二十碳四烯酸；LTC_4 为 5-羟基-6-S-谷胱甘基-7,9,11,14-二十碳四烯酸；LTD_4、LTE_4、LTF_4 与 LTC_4 类似，只是 6 位取代基 LTD_4 不含谷氨酸，LTF_4 不含甘氨酸，LTE_4 只有半胱氨酸，其他 LT 命名法类似。其中 LTC_4、LTD_4 和 LTE_4 由于在第六位碳原子上含半胱氨酸侧链而被统称为半胱氨酰白三烯（CysLT）。5-脂加氧酶是合成 LT 的关键酶，它存在于嗜酸性粒细胞、中性粒细胞、嗜碱性粒细胞、单核细胞、淋巴细胞、肥大细胞、内皮细胞、平滑肌细胞、成纤维细胞等多种细胞中。当细胞受到刺激被激活后，细胞膜中的磷脂酶 A2 裂解膜磷脂为花生四烯酸，后者在 5-脂加氧酶活化蛋白协助下被 5-脂加氧酶催化生成 5-过氧羟基二十四碳四烯酸（HPETE），而又自发还原为 5-HETE，最终转化为 LTA_4。LTA_4 很不稳定，在含有 LTA_4 水解酶的细胞（如中性粒细胞、单核细胞）中水解为 LTB_4，LTB_4 对中性粒细胞有很强的趋化活性。在具有 LTC_4 合成酶的细胞（如嗜酸性粒细胞、肥大细胞）中，LTA_4 与谷胱甘肽结合形成 LTC_4，后者在细胞外转化为具有生物活性的 LTD_4 和 LTE_4。

生物学作用 LT 通过与特异性受体结合发挥生物学作用。已发现两类 LT 受体：BLT 受体和 CysLT 受体。BLT 受体与 LTB_4 作用，分为 BLT_1、BLT_2 两型；CysLT 受体与 CysLT 作用，包括 CysLT$_1$、CysLT$_2$ 两型。也有报道称，LT 可作用于过氧化物酶增殖体激活受体。作为炎症介质，LT 可刺激平滑肌收缩、趋化白细胞。LT 在多种急慢性炎性疾病

中的重要作用早已得到广泛证实，其受体拮抗剂已经作为抗哮喘药物在临床上得到应用。而 LT 及 5-脂加氧酶在心血管疾病中的作用也在不断研究中。LT 通过趋化白细胞、增加血管通透性、加快细胞外基质降解、增强血管炎症，对动脉粥样硬化、腹主动脉瘤、心肌缺血再灌注损伤发挥促进作用。

(朱 毅)

qiǎnghuà'èrshíwánsìxīsuān

羟化二十烷四烯酸（hydroxyeicosatetraenoic acid，HETE）

全部由花生四烯酸代谢产生的一组具有 4 个双键及 1 个羟基的二十碳不饱和酸。

分类与合成 根据羟基所在位置不同，HETE 可分为多种类型，包括 5-、8-、9-、12-、11-、15-、16-、17-、18-、19-和 20-HETE 等。这些同分异构体由脂加氧酶（LOX）和细胞色素 P450 酶（CYP）混合功能加氧酶催化产生。LOX 是以铁离子为辅基的一组同工酶，具有双加氧酶和氢过氧化物酶的双重活性；作用于底物时有区域特异性，根据氧分子加在花生四烯酸的碳原子上的位置不同，分为 5-、8-、12-、15-等类型。花生四烯酸经 LOX 催化后，初级产物为 5-、8-、12-、15-等类型的氢过氧二十碳四烯酸（HPETE），再进一步由谷胱甘肽过氧化物酶还原为羟基化形式，即相应的 HETE（图）。在不同的组织中 LOX 各同分异构体分布不同，如 5-、12-、15-LOX 在血管组织内分布较多，而 8-LOX 分布较少。此外，同种 LOX 在不同类型细胞中亚细胞定位也不同，如 5-LOX 在外周血中性粒细胞、单核细胞中主要分布于胞质中，而在人部分肺泡巨噬细胞中主要分布于核内。CYP 混合功能加氧酶催化花生四烯酸碳链上加入一个氧原子形成羟基，即形成 HETE。4A、3A、4F 家族的 CYP 加氧酶可催化 ω/ω1 羟化反应，生成 19-、20-HETE。此外，也有报道 CYP1A1、CYP2C19、CYP2E1 可催化 ω1 羟化反应而生成 HETE。

生物学作用 不同类型的 HETE 的生物活性不完全相同，对于 20-HETE 的研究最多。对于肾、脑、肠系膜动脉，20-HETE 被证实是很强的血管收缩剂，其缩血管作用是通过多种途径实现的。在其作用下，血管平滑肌细胞的蛋白激酶 C、丝裂素原激活蛋白激酶 C 会被激活，而 Ca^{2+} 激活的钾通道被抑制，L 型钙通道开放，因而胞内 Ca^{2+} 浓度增加；促进平滑肌细胞迁移；在肾可抑制电解质的重吸收；在肺调节支气管的舒缩；还促进内皮细胞增殖与血管新生。与 20-HETE 相似，15-HETE 也具有收缩血管的作用。妊娠高血压综合征以及缺氧诱导的肺动脉高压则由 15-HETE 介导。而且，12-HETE 也促进平滑肌细胞 L 型钙通道开放，增加胞内 Ca^{2+} 浓度，因而促进血管收缩；在单核细胞，增加组织因子活性，促进血栓形成；促进血管新生，其作用由 RhoA 介导。

(朱 毅)

zhīfáng zǔzhī

脂肪组织（adipose tissue）

主要由大量群集的脂肪细胞构成，聚集成团的脂肪细胞由薄层疏松结缔组织分隔成小叶，储存的脂肪，在需要时可迅速分解成甘油和脂肪酸，经血液输送到各组织以供利用。脂肪细胞内分泌功能的发现是内分泌学科领域的突破性进展。长期以来，脂肪组织一直被认为是脂肪储存库，仅供能量储备的终末分化器官。1994 年，研究发现脂肪组织中有瘦蛋白 mRNA 的表达，脂肪组织活跃的内分泌功能亦逐渐为人们所认识，脂肪组织作为一个内分泌器官已成为学术界的共识。已知由脂肪组织特异性分泌的激素有瘦蛋白、脂连蛋白、抗胰岛素蛋白、网膜素、内脏脂肪素等。脂肪组织是高度活跃的内分泌器官，分泌许多脂肪细胞因子和蛋白质因子，发挥局部（自分泌、旁分泌）和远处（内分泌）的作用。脂肪细胞通过其所分泌的诸多信号分子在调节机体代谢、生殖、心血管功能和免疫方面发挥重要作用。

(朱 毅)

shòudànbái

瘦蛋白（leptin，LP）

脂肪细胞的 ob 基因表达分泌的蛋白质激素。又称瘦素。1994 年，弗里德曼（Friedman）领导的实验室成员 Zhang 应用定位克隆法首次克

图 部分羟化二十烷四烯酸合成过程

隆出了小鼠的肥胖相关基因（Ob基因）及人类的同源序列。该基因产物是一种脂肪激素，因其具有降低体内脂肪沉积的作用，故被称为瘦蛋白。人类肥胖相关基因位于染色体7q31.3，表达产物是一条由167个氨基酸残基组成的多肽链，其中包括2个内含子、3个外显子和N端的含有21个氨基酸残基的信号肽。当翻译完成后，被分泌出来时信号肽段被切去。因此，人类血液循环中的LP含有146个氨基酸残基，分子量为16kD，无糖基化、硫酸化等修饰。LP分子内部可形成二硫键，使其成球形。肥胖相关基因在种属间具有高度的保守性，大鼠与小鼠间同源性高达96%，而人与大鼠、小鼠三者间同源性达83%。

合成与分泌 主要由白色脂肪组织合成、分泌。表达LP的脂肪细胞主要分布于大网膜、腹膜后、肠系膜及皮下脂肪组织。此外，骨骼肌、胃黏膜、胎盘、胎儿的软骨、骨骼、心等部位均可产生和分泌。康西丁（Considine）对人血清LP浓度进行了检测，在正常体重者体内约为7.5 μg/L。女性血清LP水平高于男性，年轻人高于老年人，肥胖者多高于正常体重者。LP分泌具有明显的昼夜节律，夜晚至清晨较高，而后下降，下午最低。此现象可能与夜间摄食抑制有关。1995年，塔尔塔利亚（Tartaglia）在小鼠及人脑内发现了LP受体（Ob-R），并克隆了编码该受体的基因（*db*基因）。人类Ob-R位于染色体1p31，基因长度超过70kb，由20个外显子和10个内含子组成。主要分布在与摄食密切相关的下丘脑的一些区域，包括下丘脑弓状核、腹内侧核、背内侧核、室旁核和下丘脑外侧区；也可在心、

肝、肺、肾、胃、胰、脾、肌肉、脂肪组织、胎盘、胸腺、淋巴结、肾上腺髓质、前列腺、睾丸、卵巢、小肠、结肠、血管内皮细胞、巨噬细胞、血小板中表达，可见Ob-R分布范围较Ob基因广泛得多。Ob-R属于Ⅰ类细胞因子受体家族，已知至少有六种不同类型（a、b、c、d、e、f），其中Ob-Rb是最主要的功能受体。Ob-Re与其他异构体不同，是缺失跨膜区和胞内区的受体，被称为可溶性受体，可结合循环血中LP，并调节游离LP水平。其他五型Ob-R具有相同的胞外区，但胞内区的长短不同。根据胞内区长度可分为长型、短型两种。而Ob-Rb属于长型，具有一段长的胞内结构域，此型受体介导了LP多数生物学效应。短型受体的胞内段无信号转导功能，Ob-Ra、Ob-Rc、Ob-Re、Ob-Rf属于此型。人们通过改变Ob-Rb基因3'端的终止密码子使小鼠体内缺失Ob-Rb，称为db/db小鼠。人们又将LP受体胞外区的谷氨酸转换为脯氨酸，产生所有Ob-R都缺失的大鼠，称为朱克（Zucker）大鼠。LP与其受体结合后主要通过Janus激酶-信号转导及转录激活因子（JAK-STAT）、丝裂原激活蛋白激酶（MAPK）、胰岛素受体底物（IRS）三条途径产生生物学效应。其中JAK-STAT途径最为主要，而STAT3在其中发挥主要作用。研究表明，Ob-Rb可结合JAK2，使其发生自身磷酸化，JAK2反过来使Ob-Rb的Tyr985、Tyr1077、Tyr1138位点磷酸化。Tyr1138位点磷酸化可使STAT3募集在Ob-Rb/JAK2复合物上，继而磷酸化激活，入核调节细胞因子信号传送阻抑物（SOCS3）等靶基因转录。而SOCS3可结合在Tyr985等

位点上，负反馈调节LP信号。Tyr985位点磷酸化还促进SHP-2和Grb-2的磷酸化，进而激活胞外信号调节激酶（ERK）1/2途径。此外，LP可使P38 MAPK激活；自身磷酸化的JAK可激活IRS/磷脂酰肌醇-3-激酶（PI3K）途径。

生物学作用 主要功能是减少脂肪沉积，它通过三条途径来发挥作用：①抑制食欲，减少对外界能量的摄入。②动员体内储存能量的转化和释放，增加能量消耗。③直接作用于脂肪细胞，抑制脂肪合成。LP还可调节糖代谢，抑制胰岛素分泌，促进细胞增殖，抑制凋亡，增加炎症因子释放，调控适应性免疫应答。LP与人体内代谢、心血管、肿瘤、免疫等多种疾病相关。与胰岛素抵抗及2型糖尿病关系密切：LP能够抑制胰岛B细胞生物合成和分泌胰岛素；反过来，胰岛素又能刺激脂肪组织分泌LP，这样就形成了一个激素调节反馈通路。在2型糖尿病时，多数患者体内LP水平正常甚至偏高，但是由于LP血-脑屏障转运障碍或胞内信号转导障碍导致LP抵抗。而此类患者常有伴有胰岛素抵抗。LP抵抗引起胰岛素抵抗，另一方面胰岛素抵抗可进一步加重LP抵抗。此外，LP与动脉粥样硬化也有很密切的关系：诱导内皮细胞的氧化应激、促进其增殖；促进血管平滑肌细胞的增殖、迁移和肥大；促进血管钙化和血栓形成。高瘦素血症与2型糖尿病患者的冠脉粥样硬化密切相关，而此相关性独立于胰岛素抵抗。

（朱 毅）

zhīliándànbái

脂连蛋白（adiponectin） 由脂肪细胞分泌的肽类激素。又称脂

联素。占血浆总蛋白的 0.01%。又称为 Acrp30、apM1、AdipoQ、GBP28，最初被四个独立的研究小组使用不同的方法鉴定出来。小鼠的 cDNAs 从 3T3-L1 细胞和 3T3-F442A 细胞克隆出来。人脂连蛋白的 cDNA 来自于人脂肪细胞 cDNA 文库，其蛋白从人血纯化出来；编码基因位于染色体 3q27，长约 16kb，由 3 个外显子和 2 个内含子组成。人、鼠及猪等哺乳动物的脂连蛋白基因同源性较高，达 80% 以上，均由 3 个外显子和 2 个内含子构成。

合成与分泌 表达产物是一条由 244 个氨基酸残基组成的前体蛋白（约 30 kD），分泌过程中切去 14 个氨基酸残基形成成熟蛋白质分子。脂连蛋白在结构上属于补体 C1q 家族成员，与胶原 X、Ⅷ同源，一级结构 N 端的胶原结构域，C 端球形结构域。激活的单核细胞和（或）中性粒细胞会分泌出一种白细胞弹性蛋白酶，后者将脂连蛋白球形片段裂解出来。该片段由羧基端 137 个氨基酸残基组成，与脂连蛋白生物学功能密切相关。脂连蛋白可以全长或球形片段形式存在，但血浆中多数以全长片段存在的。全长脂连蛋白在血液中通过其胶原结构域形成低分子质量（三聚体）、中分子质量（六聚体）及高分子质量（十二至三十六聚体）3 种主要聚合物形态，不同组成形式在不同组织发挥不同作用。与许多激素的作用机制一样，脂连蛋白也是通过靶细胞受体发挥作用的。在扫描球形脂联素结合蛋白时，山内（Yamauchi）从人骨骼肌 cDNA 文库中找到了脂连蛋白受体，分为两型：脂连蛋白受体 1（AdipoR1）和脂连蛋白受体 2（AdipoR2）。*AdipoR1* 基因定位于

染色体 1p36.13-q41，广泛分布于多种组织和器官，主要表达于骨骼肌，主要与球形脂连蛋白结合。而 *AdipoR2* 基因定位于染色体 12p13.31，主要在肝表达，主要与全长脂连蛋白结合。两种受体的氨基酸序列同源性达 66.7%，均为包含 7 个跨膜区域的蛋白质，但与其他 G 蛋白偶联受体不同的是其 N 端位于膜内，C 端位于膜外。两种受体均可形成同源或异源多聚体。脂连蛋白受体在饥饿是表达增加，进食后恢复。2 型糖尿病、肥胖时，脂连蛋白受体表达减少，造成脂连蛋白抵抗。此外，胰岛素、高脂等因素抑制脂连蛋白受体表达，而生长激素上调 AdipoR2 表达。2004 年，胡克（Hug）报道 T-钙黏素可作为受体与球形或全长脂连蛋白的六聚体或多聚体结合。

生物学作用 脂连蛋白与其受体结合后可通过 AMP 激活的蛋白激酶（AMPK）、SIRT、过氧化物酶体增殖物激活受体 γ（PPARγ）、过氧化物酶体增殖物激活受体 γ 辅助活化因子 1（PGC-1）、PPARα、固醇应答元件结合蛋白（SREBP）等通路发挥生物学效应（图）。脂连蛋白具有调节体内能量平衡、糖脂代谢、抗炎、抗动脉粥样硬化和抗纤维化等多种作用。正常人血浆中脂连蛋白浓度为 3 ~ 30μg/ml，而胰岛素抵抗、2 型糖尿病、代谢综合征、高血压及动脉粥样硬化等

疾病的患者血中脂连蛋白水平明显减低。尽管尚不能确定其因果关系，但可以肯定脂连蛋白在这些疾病进程中发挥重要作用。Yamauchi 联合给予小鼠脂连蛋白及瘦蛋白治疗，发现胰岛素抵抗情况明显改善。因此，他们认为脂连蛋白与瘦蛋白是机体内两种主要的改善胰岛素敏感性的激素。上述作用由 AdipoR1 和 AdipoR2 介导，可能与 AMPK 及 PPARα 途径有关。因为这两种信号通路激活后可引起葡萄糖转运体（GLUT）4 向细胞膜转位，促进葡萄糖的摄取；磷酸果糖激酶磷酸化，加强糖酵解；脂酰辅酶 A 羧基酶磷酸化，使脂肪酸氧化增加；促进 PI3K 的磷酸化，使胰岛素信号转导较强。脂连蛋白的抗动脉粥样硬化作用也得到了广泛认可。脂连蛋白被证实可通过抑制内皮细胞内 IκB 磷酸化来抑制细胞间黏附分子 1、血管细胞黏附分子 1 和 E-选择素的表达，减少白细胞在内皮表面的黏附。脂连蛋白还抑制巨噬细胞氧化低密度脂蛋白受体——A 型清道夫受体 1

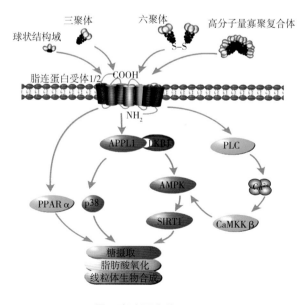

图 脂连蛋白作用机制

的表达，减少泡沫细胞的形成。脂连蛋白对血管平滑肌细胞的增殖、迁移也有抑制作用；可改善内皮功能，而低脂连蛋白血症会损害内皮功能。乌奇（Ouchi）发现血脂连蛋白水平与血管舒张功能密切相关，脂连蛋白敲除小鼠 NO 产生明显减少。Chen 发现球形及全长脂连蛋白均可使内皮细胞 NO 的产生明显增加，作用之一是由 eNOS 丝氨酸1179 位点磷酸化介导的。球形脂连蛋白还可增加 eNOS mRNA 的稳定性。由于脂连蛋白可通过 AMPK 抑制促细胞生长作用，因此它对心肌肥厚也有保护作用。脂连蛋白与 AdipoR1 和 AdipoR2 结合后激活 AMPK，抑制 p70S6 和 eEF 磷酸化，使心肌细胞蛋白质合成减少。脂连蛋白敲除小鼠在血管紧张素Ⅱ诱导下，心肌肥厚明显重于野生型。脂连蛋白对缺血/再灌注损伤也发挥保护作用；除了激活 AMPK 抑制凋亡外，还激活了环加氧酶乙（COX-2），使前列腺素 E_2 产生增加，后者可抑制炎症反应介质的产生。

（朱　毅）

shēngzhí

生殖（reproduction）

生物体生长发育成熟后，能够产生与自己相似的子代个体的功能。一切生物都是通过产生新个体来延续种系的。通过生殖，新的个体得以产生，遗传密码得以代代相传。所以，生殖活动是维持生物绵延和种系繁殖的重要生命活动，是生命的基本特征。生殖可以分为：①无性生殖：最原始的生物不分性别，仅依靠细胞分裂来繁衍后代的方式。②有性生殖（又称两性生殖）：随着生物的进化，在较高级的生物体内出现专门行使生殖功能的细胞和器官，通过两性

生殖细胞的结合产生新的个体，此过程包括生殖细胞（卵子和精子）发生和发育、交配、受精、着床以及胚胎发育（妊娠）等多个重要环节，此方式即为有性生殖。有性生殖所产生的后代携带两个亲代随机组合的遗传密码，因此，子代基因总是带有新的遗传特性。从生物学的角度，生殖不仅仅是繁衍种族，还可使种群得以进化。

在高等动物，生殖是通过生殖系统的活动来实现的。生殖系统与其他系统相比具有两个特点：①生殖系统直到青春期才具有生理功能，而其他系统一般在个体出生时即具有生理功能。②生殖系统的结构存在着很大的性别差异，而其他系统的性别差异较小。生殖系统包括主性器官和附性器官。主性器官也称为性腺，在男性为睾丸，在女性为卵巢，具有产生生殖细胞和性激素的双重生理功能。

（倪　鑫）

nánxìng shēngzhí xìtǒng

男性生殖系统（male reproduction system）

繁衍后代、分泌激素、形成并保持男性第二性征的系统。由生殖器官组成，按器官所在部位，分为内生殖器和外生殖器两个部分（图）。内生殖器由生殖腺（睾丸）、输精管道（附睾、输精管、射精管和尿道）和附属腺（精囊、前列腺和尿道球腺）组成。外生殖器包括阴茎和阴囊。此系统具备维系人类种系生存繁衍所必需的两种功能：一是连续产生、营养和储存男性配子（精子）；二是合成、分泌男性性分化和性功能所必需的雄激素。睾丸是男性生殖的主性器官，产生精子并分泌男性激素。睾丸产生的精子储存于附睾和输精管内，

当射精时经射精管和尿道排出体外。附属腺分泌的液体与精子相混合，构成精液。

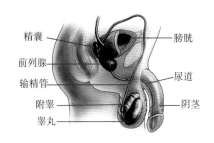

图　男性生殖系统剖面图

精囊　膀胱
前列腺　尿道
输精管　阴茎
附睾
睾丸

（倪　鑫）

gāowán

睾丸（testis）

产生精子、分泌雄性激素的男性生殖腺。起源于中胚层。成年人睾丸呈扁椭圆形，表面光滑，借精索悬于阴囊内，左右各一。阴囊不仅对睾丸起保护作用，还能保持其温度低于腹腔内 2℃。睾丸的前缘和下端游离，后缘与附睾相邻，上部是血管、神经、淋巴管进出睾丸的部位。睾丸动脉为其供血，在睾丸小叶形成毛细血管网。睾丸静脉则形成蔓状静脉丛，静脉丛相连形成精索静脉。睾丸表面有两层膜包裹，外层为睾丸鞘膜，是胎儿期随睾丸由腹腔下降进入阴囊的腹膜；内层为白膜，呈放射状深入至睾丸内部，将睾丸实质分隔成 200～300 个锥体形小叶，即睾丸小叶。从组织学来看，睾丸由精曲小管与间质组成，睾丸实质的 80%～90% 都是由精曲小管组成的。精曲小管是精子产生的主要场所，睾丸间质细胞（Leydig 细胞）能合成分泌雄激素（图）。

（倪　鑫）

jīngzǐ fāshēng

精子发生（spermatogenesis）

睾丸中精原细胞发育为成熟精子

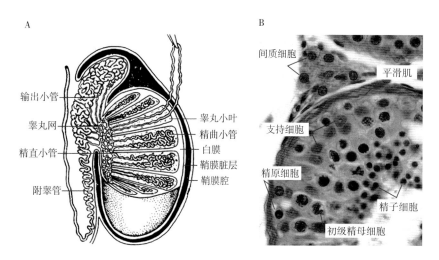

图　睾丸的组织结构图（HE×400）

A图标注：输出小管、睾丸网、精直小管、附睾管、睾丸小叶、精曲小管、白膜、鞘膜脏层、鞘膜腔

B图标注：间质细胞、平滑肌、支持细胞、精原细胞、精子细胞、初级精母细胞

的过程。从青春期开始，睾丸就具备了生成精子的能力。精曲小管是精子产生的场所，它由基膜和生精上皮所组成。生精上皮则由睾丸支持细胞和生精细胞组成。支持细胞之间通过紧密连接相互结合，将精曲小管分隔成基底室和近腔室（图1）。生精上皮是产生精子的最基本结构。在精曲小管的管壁中，各种不同发育阶段的生精细胞排列有序，由基膜至管腔，分别为精原细胞、初级精母细胞、次级精母细胞、精子细胞、精子，成熟的精子脱离支持细胞进入管腔。睾丸的生精作用就是指紧贴于精曲小管的基膜处的精原细胞依次历经初级精母细胞、次级精母细胞和精子细胞各个发育阶段，最终分化成为成熟的精子的过程。在人类，从精原细胞发育为精子需65~74天。

精原细胞　在胚胎形成过程中，大约有1500个干细胞自卵黄囊迁移至胚胎睾丸，成为精原细胞，是精子发生过程中最早的干细胞。精原细胞紧贴于精曲小管的基膜，呈圆形或卵圆形，直径约12μm，可分为A、B两型。A型精原细胞的细胞核染色质少，核仁靠近核膜，是生精细胞中的干细胞，能不断分裂增殖。分裂产生的一部分子细胞继续作为干细胞，另一部分则分化为B型精原细胞。B型精原细胞的特点是核膜内具有粗大的异染色质粒，核仁位于中央，经数次分裂后，体积增大，形成初级精母细胞。

精子生成　是一个连续而复杂的过程，经过了一系列的有丝分裂和减数分裂，可归纳为三个阶段（图2）。

精原细胞有丝分裂增殖期　在青春发育期，处于分裂间期的A型精原细胞（又称精原干细胞）被启动进入有丝分裂，在增殖过程中形成两种精原细胞：一种是与精原干细胞完全相同的细胞，以保持其自身数量稳定；另一种则分化成B型精原细胞，后者再

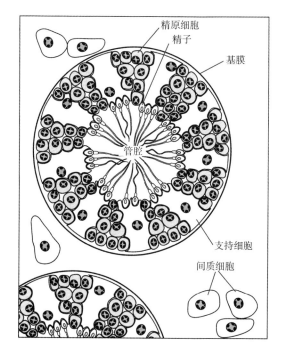

图1　精曲小管的模式图

标注：精原细胞、精子、基膜、管腔、支持细胞、间质细胞

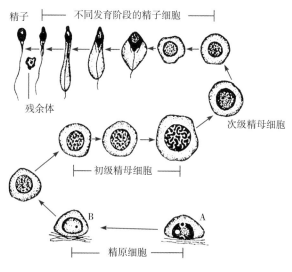

图2　精子生成各阶段模式图

标注：精子、不同发育阶段的精子细胞、残余体、初级精母细胞、次级精母细胞、精原细胞、A、B

经有丝分裂形成初级精母细胞。1个精原细胞经过6次有丝分裂后增殖为64个初级精母细胞。精原细胞染色体组型为46, XY。

精母细胞减数分裂期 在雄激素和促卵泡激素（FSH）的影响下，由B型精原细胞分裂而来的初级精母细胞离开基膜，移到精原细胞内侧，细胞迅速增大，其体积是精原细胞的2倍。初级精母细胞进行第一次减数分裂或成熟分裂，形成2个体积较小的次级精母细胞，染色体数目减少一半（23, X或23, Y）。次级精母细胞的间期很短，随即进行第二次减数分裂，但这次分裂染色体数目并不再减半，所形成的是2个均等的精子细胞。初级精母细胞离开基膜，并越过血-睾屏障，进入近腔室并1个初级精母细胞形成2个含有23条染色体的次级精母细胞，后者再经过第二次减数分裂形成4个精子细胞，此次分裂染色体数目没有减半，即此时1个精子细胞仅含有23条染色体。而对于性染色体来说，精子细胞仅含有X或Y染色体。如果卵子与含X染色体的精子结合就是女胎，与含Y染色体的精子结合就是男胎。这样，64个初级精母细胞就变成了256个精子细胞。

精子形成 靠近管腔的精子细胞经过复杂的加工、修饰，形态发生显著变化，最后发育成蝌蚪状的精子，该过程主要包括顶体发生、细胞核伸长浓缩、尾的形成及多余的胞质脱落等。在精子形成过程中，由高尔基复合体形成顶体；中心体移到顶体的相对侧形成鞭毛；细胞核移向细胞一侧，浓缩变长，构成精子的头部；线粒体集中在鞭毛的近端，排列成螺旋状，形成线粒体鞘；多余的胞质丢失，形成残余体。

成熟的精子形如蝌蚪，长约60μm，分头尾两部分。头部只保留极少的细胞质，主要由核、顶体及后顶体鞘组成，核高度浓缩，没有核糖体、粗面内质网和高尔基复合体等细胞器；尾部又称鞭毛，是精子的运动装置。精子从支持细胞的顶端脱落下来，进入精曲小管的管腔。此时，精子在睾丸内的发育过程才宣告完成。

精子的成熟 睾丸内产生的精子只在形态上发育成熟，但在功能方面，精子还需转运至附睾停留2~3周，才能最终获得运动和受精能力，成为真正意义上的成熟精子。在此期间，精子吸收和利用了附睾管中的多种营养物质，其体积略变小，含水量减少。同时，精子先出现原地摆动，然后有转圈式运动，最后获得了成熟精子特有的摆动式向前运动的能力。附睾中精子成熟的标志是：获得向前运动的能力、固着于透明带的能力和受精能力。在动物，精子获得运动能力的部位是附睾的头部和体部的交界处。精子获得受精的能力大多是在附睾体部的远端和尾部的近端。

成年人每克睾丸组织一天约产生1000万个精子，一般来说，两侧睾丸重30~40g，因此每天产生的精子达数亿个。附睾尾部是储存精子的主要场所。人类的精子可在附睾尾部储存42~60天并保持其活动性。正常男子每次射出精液3~6ml，每毫升精液含2000万~4亿个精子，少于每毫升2000万个精子，则不易使卵子受精。如果没有射精，生成的精子则逐渐退化，并在体内吸收。

精子的生成受环境因素的影响尤其是污染物的影响最大。例如，长期广泛用于农业的有机氯杀虫剂、某些合成洗涤剂、消毒剂、防腐剂等，经水源或食物链进入人体，或直接被人体吸收。由于这些物质化学结构稳定，不易降解，易在体内蓄积，会直接影响生精作用。精子成长时的一系列新陈代谢过程，尤其是蛋白质的合成代谢，都要求阴囊内的温度比体温低至少1~1.5℃。如果睾丸的温度太高，精子易发生夭折。在胚胎发育期间，由于某种原因致使睾丸不降入阴囊而停留在腹腔内或腹股沟内，称为隐睾症，在此情况下精曲小管不能正常发育，精子也不能正常形成。

睾丸支持细胞 是恩里科·塞托利（Enrico Sertoli）在1865年首次对睾丸中的支持细胞进行描述而将此类细胞亦称为塞托利细胞。每个精曲小管的横断面上有8~11个支持细胞。支持细胞呈不规则长锥形，滑面内质网丰富，高尔基复合体发达，细胞核呈三角形或不规则形，染色浅，核仁明显。在青春期前，支持细胞是精曲小管上皮内的主要细胞，青春期开始后，随着生精细胞的增殖，支持细胞所占的比例降至10%。其功能包括下列方面。

参与血-睾屏障的形成 血-睾屏障是由支持细胞之间的紧密连接、精曲小管的基膜以及毛细血管内皮细胞和外围的成纤维细胞所组成。由于血-睾屏障的存在，精曲小管的管腔具有与间质不同的微环境，使精子的形成在比较稳定的微环境中进行。

分泌功能 该细胞能分泌100多种蛋白质，在营养和支持生精细胞中发挥极为重要的作用。①雄激素结合蛋白（ABP）：最先被证实的蛋白质，是糖蛋白，促卵泡激素（FSH）对其生成具有促进作用。ABP生成后，80%进入精曲小管管腔，20%由支持细胞分泌进入血液循环；对双氢睾酮和睾酮有高度亲和力；与雄激素结合后转运至精曲小管和附睾，促进生精细胞的增殖分化和精子在附睾内进一步发育成熟，以保证生精小管内有较高的雄激素水平，促进精子发生。②抑制素：能够选择性抑制 FSH。支持细胞内存在芳香化酶，可把雄激素转化为雌激素，参与调节间质细胞睾酮的合成。③各种细胞因子：调节睾丸的局部免疫功能，如白介素 1（IL-1）、IL-6、肿瘤坏死因子、转化生长因子-β 等。

对生精细胞的营养和支持作用 在生精上皮中，该细胞对各级生精细胞起着支架作用，形态和位置可影响精曲小管生精上皮细胞的排列。支持细胞通过分泌多种蛋白质对近腔室的生精细胞具有营养作用。在精子发生的不同阶段，支持细胞的形态出现不同的变化，如细胞核的核孔数目有明显的改变，由此推测在精子发生的不同阶段需要支持细胞的不同代谢；通过微丝和微管的收缩，促使不断成熟的精子向腔面移动，并释放入管腔。

吞噬作用 在精子的发生过程中，多数的生精细胞在不同的发育阶段发生凋亡和退化，晚期的精子细胞会脱落大部分的细胞碎片。支持细胞可对这些死亡的细胞和碎片进行吞噬和清理。

血-睾屏障 精曲小管与血液之间存在着血-睾屏障，相邻支持细胞之间形成紧密连接，此紧密连接发生在细胞的侧面靠近基底部的细胞膜，这是构成血-睾屏障的主要结构基础（图3）。在电子显微镜下可见相邻的两个支持细胞在精原细胞上方形成紧密连接。由于紧密连接的存在，把生精细胞分别置于两个空间中。基部室

位于精曲小管基膜与支持细胞紧密连接之间，其内有精原细胞；近腔小室是在紧密连接上方，与管腔相连，其中有精母细胞及精子细胞，精子插在支持细胞顶部的胞质陷窝内。精曲小管外间质中来自于血浆的物质可经弥散作用通过基膜，但是只有精原细胞和支持细胞才能与这些物质接触，其他生精细胞被紧密连接屏障隔绝，只有通过支持细胞才能获取这些物质。

血-睾屏障主要功能：①具有识别能力，能允许某些物质通过，又将某些物质屏蔽在外，如糖、氨基酸和乳酸及无机盐、睾酮和其他激素（如黄体酮、雌激素和皮质醇）及蛋白质激素（如 FSH 及促黄体生成素）等易于通过，而铁蛋白、血浆白蛋白及胆固醇等不能通过，保证生精细胞的正常发育。②防止生精细胞成熟过程中产生的抗原物质进入血液，避免引起自身免疫反应。③生精过程的减数分裂和有丝分裂的发生需不同的局部环境。血-睾屏障的紧密连接形成并维持着精曲小管近腔部和基底部高度特化的微环境，保证近腔部的体液环境含有高浓度的谷氨酸、谷氨酰胺、其他氨基酸及多肽类物质等，有利于细胞分化的成分，为精子的发育和生成提供必需的代谢底物。

血-睾屏障可因睾丸创伤（包括扭曲和冲击）、外科手术或作为输精管结扎的结果而损坏。当血-睾屏障破损时，精子进入血液循环，使免疫系统做出针对精子

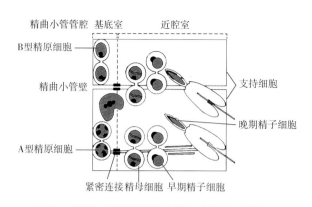

图3 支持细胞的连接与生精细胞的关系模式图

的自身免疫反应，即引起自身免疫性睾丸炎。免疫系统产生的抗精子抗体会结合精子表面的不同抗原位点。若结合到精子头部，精子令卵细胞受精的能力可能会被削弱；若结合在尾部，精子的活动能力可能会被削弱。

睾丸间质细胞 位于睾丸间质组织中靠近血管和淋巴管道，约占成年睾丸体积的20%。呈圆形或多边形，核圆，胞质嗜酸性，具有类固醇激素分泌细胞的超微结构特征，即胞质内含有脂滴、线粒体、丰富且发育良好的滑面内质网。主要功能是分泌睾酮，约95%的血清睾酮来源于间质细胞的合成。男性一生中存在的三个睾酮分泌峰（胎儿期、新生儿期和青春期）与功能性间质细胞群的大小以及下丘脑-垂体-睾丸轴的调控密切相关。在胎儿期，间质细胞的类固醇激素生成活动时期为第 8～18 周，第一个睾酮分泌峰就出现在妊娠第12～14 周，此期分泌的睾酮对男性生殖器官的发育至关重要。此后，胚胎间质细胞逐渐退化，睾酮水平下降。至胎儿出生后 2～3 个月，出现第二个睾酮分泌峰，胎儿期的间质细胞重新开始增殖，再次发生退化，雄激素持续维持于低水平直

至青春期前。从青春期开始，间质细胞在黄体生成素刺激下，分泌雄激素，第三次雄激素分泌峰出现。成年期睾酮水平维持稳定，之后随年龄增长逐步下降。

（倪鑫 唐晓露 盛慧）

gāowán nèifēnmì

睾丸内分泌（endocrine function of testis）

睾丸具有分泌雄激素的内分泌功能。睾丸间质细胞合成和分泌雄激素，睾丸支持细胞分泌抑制素。

雄激素 是一类由 19 个碳原子组成的类固醇激素，其分子中第 3 位的酮基及第 17 位上的羟基对其生物活性是最重要的。人类的睾丸、卵巢、肾上腺皮质等器官都能以胆固醇为原料合成雄激素。在男性，雄激素主要来源于睾丸间质细胞，主要包括睾酮、脱氢表雄酮、雄烯二酮和雄酮等几种。当睾酮进入靶器官，如生殖组织、前列腺和皮肤等后，可在 5α-还原酶的作用下转变为活性更强的双氢睾酮（DHT）。一般认为，DHT 与青春期男性外生殖器、前列腺和皮肤毛发的生长关系密切，而睾酮则与肌肉的发育和性欲的维持关系密切。DHT 生物活性最强，睾酮次之，其余的雄激素活性都很弱。

睾酮又称睾丸素或睾丸酮，男子血浆中 95% 是由睾丸分泌的，由肾上腺皮质分泌的甚少。和其他类固醇激素相同，睾酮的前身是胆固醇。睾丸间质细胞利用醋酸盐合成胆固醇的能力很强，在其滑面内质网内，先合成胆固醇，后将胆固醇转运到线粒体，先是羟化、侧链裂解形成了孕烯醇酮。孕烯醇酮合成睾酮可通过 Δ^4 和 Δ^5 两条途径，但 Δ^4 途径是睾丸合成雄激素的主要途径（图）。Δ^4 途径是：孕烯醇酮→17α-孕烯醇酮→脱氢表雄酮→雄烯二醇→睾酮。睾丸和肾上腺皮质虽然都能经 Δ^4 途径合成雄激素，但在肾上腺皮质由于 17β-羟基类固醇脱氢酶的活性较弱而 11β-羟化酶的活性很强，因而由雄烯二酮主要形成活性较弱的 11β-羟雄烯二酮；而在睾丸内 17β-羟基类固醇脱氢酶的活性很强而没有 11β-羟化酶，而形成大量活性强的睾酮。尽管肾上腺皮质能合成雄激素，但切除睾丸后，肾上腺皮质并不能代替睾丸的内分泌功能。

正常男性在 20～50 岁时血中睾酮含量最高，为 19～24nmol/L，50 岁以后，随年龄增长会逐渐减少。成年男性血中睾酮水平表现有年节律、昼夜节律及脉冲式分泌的现象，且个体差异较大。血液中约 98% 的睾酮与血浆蛋白结合，其中 65% 的睾酮结合的是性激素结合球蛋白，只有约 2% 是游离的。结合与游离形式的睾酮处于动态平衡状态，游离态具有生物活性，结合态则作为血浆中的储存库。睾酮主要在肝内灭活，经还原、氧化及侧链裂解转变成 17-酮类固醇而随尿液排出，少数代谢产物经粪便排出。睾酮通过细胞内受体发挥作用。睾酮进入细胞后首先与细胞内受体结合，

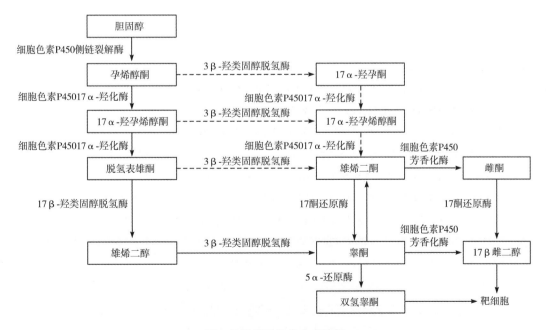

图 性激素的生物合成途径

注：——→：Δ^4 合成途径；- - - →：Δ^5 合成途径

所形成的睾酮-受体复合物进入细胞核后，与受其调节的靶基因结合，参与调节靶基因转录。DHT与睾酮都作用于雄激素受体，且DHT与受体的亲和力远大于睾酮，所以DHT是体内活性最强的雄激素。

睾酮的作用比较广泛，主要包括下列几个方面：①维持生精作用：睾酮自间质细胞分泌后，可经血-睾屏障进入精曲小管，可直接与生精细胞内的睾酮受体结合，或先转变为DHT再与受体结合，促进生精细胞的分化和精子的生成。②促进男性第二性征的出现并维持性欲：睾酮能刺激附性器官的生长发育，也能促进男性喉结、体毛生长和肌肉发达等男性第二性征的出现。在人类，若在青春期前切除睾丸，成年时生殖器呈幼稚状态，体貌、体态近似女性，且性欲极低；若在成年后切除睾丸，其附性器官和第二性征也会逐渐退化，性欲显著降低。③促进蛋白质合成和骨骼生长：睾酮能促进蛋白质合成，抑制蛋白质降解，尤其是促进肌肉和生殖器官的蛋白质合成，同时还能促进骨骼生长与钙、磷沉积，刺激红细胞生成。④促进性分化：睾酮可诱导含有Y染色体的胚胎向男性分化，促进胚胎期男性内生殖器的发育。

抑制素　精曲小管萎缩的患者，血清睾酮的分泌大多维持正常水平并伴随有血浆促卵泡激素（FSH）水平升高，而促黄体生成素（LH）则没有变化。若用X线选择性的破坏精曲小管，也会引起血中FSH水平的升高，而LH仍处于正常水平。此类现象都提示FSH的分泌可能受到精曲小管分泌的某种物质的调节，后证明此物质为抑制素，是由睾丸支持

细胞分泌的分子量为31~32kD的糖蛋白激素，由α和β两个亚单位组成的二聚体，由二硫键连接，耐热性差，加热至45℃时可灭活。根据β亚单位的不同，抑制素可分为抑制素A和抑制素B。抑制素可选择性抑制腺垂体合成与分泌FSH。切除动物的睾丸，可使血中FSH含量增加，注射抑制素后则使血中FSH浓度降低。给成年雄性大鼠注射抑制素抗体，以中和体内的抑制素，也可使血中FSH水平上升数倍。离体实验表明，低剂量的抑制素能选择性地抑制培养的腺垂体FSH的合成与分泌，对LH的分泌并无影响；高剂量的抑制素对FSH和LH的分泌均有抑制作用。在整体条件下，生理剂量的抑制素只对FSH的分泌有抑制作用，而对LH的分泌无明显影响。而抑制素的分泌主要受FSH的调控，FSH可刺激支持细胞分泌抑制素。抑制素和FSH之间形成反馈环路，以调节垂体FSH的分泌。

除抑制素外，还存在与抑制素作用相反的物质——激活素。激活素是由抑制素的两个β亚单位组成的二聚体，由两个βA或βB组成的同种二聚体，分别称为激活素A或B，由βA与βB组成的异种二聚体，称为激活素AB。激活素的作用与抑制素相反，可刺激FSH的分泌。

（倪鑫 唐晓露 盛慧）

xiàqiūnǎo-chuítǐ-gāowánzhóu

下丘脑-垂体-睾丸轴 （hypothalamic-pituitary-testicular axis）　下丘脑、垂体与睾丸在功能上形成密切相关的轴系。下丘脑和垂体共同参与调控睾丸的功能即激素合成与精子发生，而睾丸通过激素对下丘脑-垂体具有负反馈调节作用，三者在功能上联系密切，

构成下丘脑-垂体-睾丸轴。下丘脑主要通过产生促性腺激素释放激素（GnRH）参与睾丸功能的调节。GnRH以脉冲形式从下丘脑弓状核等部位分泌，通过垂体门静脉系统到达腺垂体，引起腺垂体促性腺细胞合成的促黄体生成素（LH）脉冲式分泌以及较少程度的促卵泡激素（FSH）的分泌。垂体分泌的LH和FSH既可影响雄激素的生成也可以影响精子的生成。

对睾酮分泌的调节　垂体分泌的LH促进间质细胞合成与分泌睾酮，所以LH也称为间质细胞刺激素。间质细胞有LH受体，是G蛋白偶联的受体，LH与间质细胞膜上的受体结合后，激活腺苷酸环化酶，使细胞内环腺苷酸（cAMP）生成增加，蛋白激酶A活性增强，促进胆固醇进入线粒体内。LH与其受体结合后还可增强类固醇类生成相关酶的基因转录，使这些酶的产量增加，促进睾酮的合成；还可促进睾酮的分泌。FSH具有增强LH刺激睾酮分泌的作用，此作用不是直接作用于间质细胞促进睾酮生成，而是诱导该细胞表达LH受体而间接发挥作用。

对生精作用的影响　精子生成过程的调节机制仍不十分清楚，FSH、LH和睾酮对精子生成过程有密切关系。LH并非直接对生精细胞发挥影响，而是刺激睾丸间质细胞分泌睾酮，通过睾酮而起作用的。睾酮是精子生成必不可少的，FSH缺乏在精子生成过程中的具体作用和睾酮的相互关系，尚缺乏一致的意见。如果生精过程已经开始，只要给予适量的睾酮，生精过程便可维持；如生精过程尚未开始，或因某种原因中断，仅有睾酮则难以使生精过程

启动，或使生精过程恢复，必须有 FSH 的作用。由此可见，FSH 对生精过程有启动作用，而睾酮则对生精过程有维持效应，两种激素协同控制生精过程。研究表明，生精细胞并没有 FSH 和睾酮受体，而支持细胞存在 FSH 和睾酮受体，因此，FSH 和睾酮可能是通过作用于支持细胞，生成雄激素结合蛋白（ABP）。FSH 促进支持细胞 ABP 的生成，睾酮对 ABP 的生成有增强作用。ABP 与睾酮结合，维持精曲小管局部睾酮的高浓度，促进生精过程。

睾丸激素的反馈调节　下丘脑促性腺激素释放激素（GnRH）调节腺垂体 FSH 和 LH 的分泌，FSH 和 LH 控制睾丸的活动，而睾丸通过雄激素和抑制素对下丘脑-垂体具有负反馈调节作用（图）。睾酮抑制下丘脑 GnRH 的合成和垂体 LH 的分泌，以维持血中 LH 水平的相对稳定。垂体 LH 分泌增多时，血中睾酮随之增加，后者可抑制垂体 LH 的分泌，防止 LH 的过高。相反，血中睾酮减少，则反馈抑制作用减弱，LH 的分泌将增多，使血中睾酮的

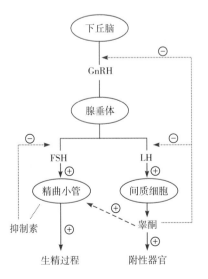

图　下丘脑-垂体-睾丸轴

浓度有所恢复。睾酮对垂体的反馈调节并不影响 FSH 的分泌。抑制素可抑制垂体 FSH 的合成和分泌，而 FSH 则促进支持细胞产生抑制素，抑制素与 FSH 之间存在着负反馈作用。

（倪　鑫）

gāowán júbù tiáojié

睾丸局部调节（local regulation of testis）　睾丸局部，特别是在支持细胞、间质细胞和生精细胞之间，存在着复杂的局部调节机制。如睾丸精曲小管支持细胞内存在芳香化酶，可把睾酮转化为雌二醇。而雌二醇可与间质细胞中的雌激素受体结合，抑制睾酮的合成，同时也可对下丘脑-垂体进行反馈调节。睾丸间质细胞可产生多种肽类物质，如胰岛素样生长因子-1、转化生长因子、成纤维细胞生长因子等，尽管此类物质对生精细胞的作用并不明确，但近年来已在睾丸间质细胞上发现多种生长因子或细胞因子的受体，提示睾丸局部产生的此类细胞因子或生长因子可能通过旁分泌或自分泌的方式参与睾丸功能的局部调节。

（倪　鑫　唐晓露　盛　慧）

nǚxìng shēngzhí xìtǒng

女性生殖系统（female reproduction system）　繁衍后代、分泌激素、形成并保持女性第二性征的系统。由生殖器官组成，按器官所在部位分为内生殖器和外生殖器（图）。内生殖器由生殖腺（卵巢）、输卵管道（输卵管、子宫和阴道）和附属腺（前庭大腺）组成。外生殖器即女阴。卵巢是女性的主性器官，主要作用为产生卵细胞，并分泌女性激素。输卵管、子宫、阴道和乳腺等为副性器官。成熟的卵细胞从卵巢表面排出，经腹膜腔进入输卵管，

在管内受精后移至子宫内膜发育生长，成熟的胎儿于分娩时经阴道娩出。乳腺产生乳汁，哺育婴儿。女性生殖的生理过程主要包括卵巢的功能及妊娠、分娩等。与男性相比，女性生殖功能最大的区别是女性在进入青春期后，卵巢的形态和功能发生周期性变化，即卵巢周期，子宫内膜也会发生相应的周期性脱落和阴道出血，即月经。

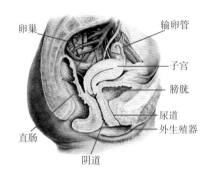

图　女性生殖系统剖面图

（倪　鑫　唐晓露　盛　慧）

luǎncháo

卵巢（ovary）　女性或雌性哺乳动物有产生卵子并分泌雌性激素功能的生殖腺。卵巢位于子宫底的后外侧，输卵管的后下方，与盆腔侧壁相接，左右各一，灰红色，质较韧硬，呈扁平的椭圆形，表面凸隆。卵巢为实质性器官。卵巢实质分为周围的皮质和中央的髓质，二者无明显界限。卵巢皮质较厚，含有卵泡、黄体和白体等；髓质较小，为疏松的结缔组织，主要由弹性纤维和大血管组成。卵巢的形状、大小在不同年龄时期，差异明显。青春期前，卵巢小且表面光滑；青春期开始排卵后，卵巢表面逐渐凹凸不平，并呈现灰白色；生育年龄的妇女卵巢增大，为 4cm×3cm×1cm，重

5~6g；35~45 岁后，卵巢开始逐渐缩小，到绝经期以后，卵巢可逐渐缩小到原体积的 1/2，并由于卵巢屡次排卵，卵泡破裂萎缩，由结缔组织取代，故其实质逐渐变硬。生育年龄的卵巢皮质占卵巢的 1/3~1/2，由不同发育阶段的卵泡组成，而卵泡则由位于中央的卵细胞和周边的颗粒细胞组成（图）。

卵泡作为卵巢中最主要的内分泌和生殖单位，其数量决定了生殖潜能和生育期限。卵子的生成是在卵泡内进行的，卵泡为卵子的发生提供最佳的微环境，使卵子逐渐发育并成熟。卵泡的发育始于胚胎时期，女性通常在胚胎时期 3~6 孕周时即已形成卵巢的雏形；到出生时，卵巢中约含有 200 万个原始卵泡；到青春期时，卵巢所含的原始卵泡降至 30 万~40 万个；青春期后，每个月经周期有一批卵泡发育，其中有一个发育成熟并排出。通常左右卵巢交替排卵。随着年龄的增长，储存在卵巢中的卵泡越来越少，45~50 岁后，卵巢的周期性的排卵将逐渐消失，即进入更年期。

（倪 鑫 唐晓露 盛 慧）

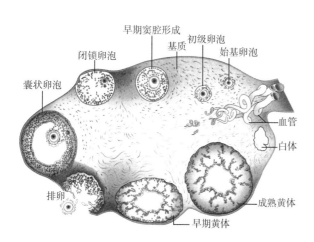

早期窦腔形成
基质
初级卵泡
始基卵泡
闭锁卵泡
囊状卵泡
血管
白体
排卵
成熟黄体
早期黄体

图 卵巢的结构

luǎnzǐ fāshēng

卵子发生（oogenesis）

卵原细胞经过初级卵母细胞和次级卵母细胞而生成卵子的过程。卵巢的生卵作用是成熟女性最基本的生殖功能。卵子的发生是在卵泡中进行的，而卵泡的发育受性激素控制。青春期开始，在腺垂体促性腺激素的作用下，卵泡的发育呈现月周期性变化，一般分为卵泡期、排卵期和黄体期，卵泡期和黄体期又分别称为排卵前期和排卵后期。卵泡期是卵泡发育并成熟的阶段。通常，卵泡期的长短因人而异，但黄体期固定约为 14±2 天。卵泡在发育过程中，历经初级卵泡、次级卵泡的不同发育阶段，最终成为成熟卵泡。排卵后，残留的卵泡壁塌陷，血液进入卵泡腔、凝固，形成血体。随着血液被吸收，卵泡的膜细胞和颗粒细胞迅速增殖，形成一个体积较大而又富有血管的内分泌腺细胞团，进入黄体期。如果卵子受精，胎盘分泌的人绒毛膜促性腺激素（HCG）使黄体继续发育为妊娠黄体，直到妊娠 3~4 个月后，退化为无血管的瘢痕——白体。如果卵子未受精，黄体则在排卵后第 9~10 天开始变性，并逐渐被结缔组织所取代，成为白体而萎缩溶解。黄体衰退后月经来潮，卵巢又有新的卵泡发育，开始新的周期。

原始卵泡

卵泡的发育始于原始卵泡。原始卵泡位于皮质浅层，数量多、体积小，是处于静止状态的卵泡，不随着年龄的增长而发生变化。是由初级卵母细胞及围绕它的单层梭状的前颗粒细胞所组成，其外有基膜。原始卵泡中的初级卵母细胞在胚胎期间开始发育，在出生后 6 个月，全部的卵原细胞发育成为初级卵母细胞，处于第一次减数分裂前的间期。原始卵泡是女性的基本生殖单位，也是卵细胞储备的唯一形式。在妊娠 20 周时原始卵泡数量达到高峰，两侧卵巢共含 600 万~700 万个。从妊娠中期开始，原始卵泡数量迅速减少，至新生儿期卵巢内仅有 200 万个，到青春期进一步减少到 30 万~40 万个，更年期时仅存几百个。原始卵泡自胚胎形成后即进入自主发育和闭锁的轨道，此过程不依赖于促性腺激素，其机制尚不清楚。进入青春期后，原始卵泡由自主发育推进至发育成熟的过程则依赖于促性腺激素的刺激。原始卵泡可在卵巢中休眠数十年，而当原始卵泡进入生长轨道，其大小、结构及在卵巢皮质中的位置都发生显著变化。

初级卵泡

从青春期开始，在促卵泡激素（FSH）的作用下，原始卵泡陆续发育为初级卵泡。卵泡起始生长的形态学改变特征包括：颗粒细胞形状从扁平变为立方形、颗粒细胞增殖、卵母细胞增大以及透明带的形成。在此过程中，初级卵母细胞逐渐增大，核糖体、粗面内质网等增多；在靠近质膜的胞质中出现电子致密的溶酶体，称为皮质颗粒，为圆形分泌性囊泡，其数量随卵泡的生长而增多。颗粒细胞也不断增殖，由梭形或扁平的单层细胞分化成立方形的颗粒细胞，由单层变为多层；最里面的一层颗粒细胞为柱状，称为放射冠。颗粒细胞可合成与分泌黏多糖，形成一层透明的物质围绕在卵子周围，称为透明带，对精子与卵细胞间的相互识别和特异性结合具有重要意义。在受精过程中，皮质颗粒以外排的方式释放，能引起透明带结构变化，形成受精膜，阻止其他精子进入。卵母细胞的营养依赖于颗粒细胞，颗粒细胞的突起可穿过透明带与初级卵母细胞外层浆膜的间隙相接触，运输营养给卵母细胞。在初级卵泡生长的过程中，尚未形成窦腔，所以又称为窦前卵泡。从原始卵泡到初级卵泡的阶段是非促性腺激素依赖的生长，生长缓慢，可达数月。因为缺乏激素，卵泡只生长至窦前。

次级卵泡 次级卵泡由初级卵泡继续发育形成。其颗粒细胞增至 6～12 层，其中的小腔隙逐渐融合成一个大腔，称为卵泡腔，腔内充满卵泡液。卵泡液是由卵泡细胞分泌液和卵泡膜血管渗出液组成，其中含有营养成分、雌激素和多种生物活性物质，与卵泡的发育密切相关。随着卵泡液增多，卵泡腔扩大，初级卵母细胞、透明带、放射冠及部分颗粒细胞突入卵泡腔内形成卵丘；卵泡腔周围的数层颗粒细胞形成卵泡壁。因这时的卵泡已经有了卵泡腔，所以又称为窦状卵泡。也可称作窦状卵泡生长期。伴随卵泡的生长，周围的基质细胞向卵泡聚集，形成卵泡膜。在卵泡生长过程中，卵泡膜逐渐分化为内、外两层。内膜层含有较多的多边形或梭形的膜细胞及丰富的毛细血管，膜细胞具有分泌类固醇激素细胞的结构特征，可合成雄激素，雄激素透过基膜，在颗粒细胞内转化为雌激素；外膜层主要由结缔组织构成，胶原纤维较多，并含有平滑肌纤维。

卵母细胞的分化和生长是次级卵泡生长期的一个重要部分。①生长中的卵母细胞是代谢活跃的细胞，在胚胎植入前的阶段，合成支持生长和发育的 mRNA 和蛋白的过程持续进行着。事实上，卵母细胞将给发育中的胚胎提供大部分的胞质和胞核成分。②形态也在此期发生改变，其中包括活跃的生产、装配以及分泌成分蛋白，透明带的结构进一步精微化。③几种胞质细胞器的数量，尤其是线粒体的数量显著增加。④具备了使减数分裂成熟的能力：相关的分子基础尚未完全了解，但研究发现，这种能力的获得仅在卵母细胞达到某种临界大小之后方才发生；某些细胞周期蛋白的表达水平会显著升高；对染色体的正确分离尤为重要。⑤生长中的卵母细胞还开始获得支持胚胎植入母体前的胚胎发育以及维持植入胚胎发育至足月的能力，也称为"发育能力"。

成熟卵泡 随着卵泡的进一步发育成熟，颗粒细胞合成分泌的黏多糖和血浆成分进入卵泡形成卵泡液和卵泡腔，将覆盖有多层颗粒细胞的卵细胞推向一侧形成卵丘，最后转变为成熟卵泡。成熟卵泡是卵泡发育的最后阶段，卵泡体积很大，直径可达 20mm，卵泡腔很大，颗粒层甚薄，颗粒细胞也不再增殖。此时，成熟卵泡的初级卵母细胞又恢复成熟分裂，在排卵前 36～48 小时完成第一次成熟分裂，产生 1 个次级卵母细胞和 1 个很小的第一极体。第一极体位于次级卵母细胞和透明带之间的卵周间隙内。次级卵母细胞随即进入第二次成熟分裂，停止于分裂中期。直到排卵后受精时，精子的激活使第二次成熟分裂完成，排出第二个极体，形成含有 23 个染色体的成熟卵子。

优势卵泡 生育期中，每个卵巢周期有 15～20 个卵泡生长发育，但通常只有一个优势卵泡可达完全成熟，并排出其中的卵细胞，其余的卵泡均在不同发育阶段通过细胞凋亡机制而自行退化，形成闭锁卵泡。此过程包括卵泡的募集、选择和优势化、生长和闭锁。

募集 可分为两种情况，即启动募集和周期募集。原始卵泡脱离原始卵泡库开始缓慢生长的过程称为启动募集。周期募集是指每个卵巢周期中，都有部分启动募集后的卵泡（主要是有腔卵泡）对促性腺激素的变化做出应答，开始加快生长的过程。通常所说的募集指的是周期募集。在卵泡募集期间，一群卵泡对促性腺激素变得敏感并依赖于促性腺激素继续生长发育。如果用抑制素降低 FSH 的浓度，可阻碍卵泡募集并推迟下一个卵泡波的出现；而人为地提高 FSH 的浓度可使更多的卵泡参与周期募集。说明引起卵泡募集的主要激素是 FSH，卵泡能否被募集可能与其自身的 FSH 受体水平有关。虽然在募集过程中，也需要有基础水平的促黄体生成素（LH）分泌，但 LH 脉冲在募集中并没有作用。募集的结果使部分卵泡避免了闭锁的命运。

选择和优势化 参与周期募集的卵泡只有少数发育较快，成为该卵泡波中体积最大的卵泡，即所谓的优势卵泡，此过程称为卵泡的选择。未被选择的卵泡称为从属卵泡。关于卵泡的选择机制，目前认为是其对促性腺激素的敏感性所决定的。每个卵泡都有自己的发育轨迹，在同一个时间点，每个卵泡所表达的 FSH 受体可能不同，导致对 FSH 的敏感性不同。在卵泡期开始时，由于 FSH 水平的升高，常能够达到使一群卵泡继续生长所需要的最低 FSH 值，使这一群卵泡继续生长。随着卵泡的生长，其产生雌激素增多，可反馈抑制 FSH 的分泌。血中 FSH 的水平已经开始下降，这时只有那些发育较快的卵泡，由于能产生较多的雌激素，促进卵泡表达更多的 FSH 和 LH 受体，能够对这时血中 FSH 有反应。FSH 的降低导致其他较小卵泡因 FSH 受体不足，而不能充分接受 LH，LH 受体表达较少，生长受到抑制。当 FSH 浓度降低到维持其他较小卵泡生长所需的阈值以下时，大卵泡因为表达了 LH 受体转而接受 LH 刺激，并在 LH 的作用下继续生长发育，而较小的卵泡逐渐停止生长，进而闭锁。

生长和闭锁　优势卵泡在雌激素和促性腺激素的作用下继续生长。FSH 在优势卵泡的生长过程中起着基础的作用。FSH 能促进卵泡液的分泌，颗粒细胞的增殖，雌激素的合成，LH 受体的表达和抑制素的产生。膜细胞中 LH 受体的激活能导致雄激素的合成。而雄激素是合成雌激素的重要前体物质，因而雌激素的浓度会大量增加。雌激素在优势卵泡的发生过程中起着决定性作用。雌激素通过正反馈作用于下丘脑，促进促性腺激素的释放。雌激素与 FSH 协同，一方面增加颗粒细胞中 LH 受体分化，同时又促进颗粒细胞芳香化酶的合成，而后者进一步促进颗粒细胞对雌激素的合成，形成良性循环。优势卵泡出现在哪侧卵巢上并无明显规律，其生长速度和最大体积不受是否与黄体相邻（即与黄体位于同侧卵巢上）的影响；黄体可连续两

次出现在同一侧卵巢上。优势卵泡的命运有两个，即排卵或闭锁。优势化的卵泡最后能否排卵，取决于 LH 脉冲模式。而 LH 脉冲模式与黄体的存在有关。在有功能性黄体存在时，由于缺乏适当的 LH 脉冲模式以刺激雌激素产生，导致雌激素产量不够，不能引起排卵前 LH 峰，这些优势卵泡最终闭锁。而黄体退化时，LH 脉冲频率增加，可刺激卵泡产生足量的雌激素使卵泡最后成熟，因而这些优势卵泡能够排卵。

从原始卵泡到优势卵泡的成熟，需要大约 1 年的时间。一般认为在这段漫长的时期中，大约 90% 的时间，卵泡是以促性腺激素非依赖的方式生长，真正受到促性腺激素影响的只有卵泡成熟的最后 50 天。当优势卵泡释放大量的雌激素激发 LH 峰以及较小幅度的 FSH 峰的发生，也就触发了减数分裂的再启动、排卵以及黄素化。

排卵　成熟卵泡逐渐向卵巢表面移动，同时卵丘膨胀，卵泡壁破裂，出现排卵孔，卵细胞及包围它的透明带和放射冠一起随卵泡液排出，此过程称为排卵。排出的卵子旋即被输卵管伞捕获，并送入输卵管。导致排卵的主要因素是 LH 峰。LH 峰的出现促使了卵巢合成蛋白多糖酶、透明质酸酶和胶原酶等；LH 还可诱导颗粒细胞合成前列腺素，后者可激活胶原酶，并使溶酶体膜变得不稳定，导致溶酶体酶的释放；LH 峰出现还可诱导颗粒细胞产生黄体酮，将进一步调节金属蛋白酶的表达。均可促使卵泡壁的破裂、卵泡液和卵子的流出。

黄体　排卵后卵泡液流出，卵泡腔内压下降，卵泡壁塌陷，形成许多皱襞，卵泡壁的卵泡颗

粒细胞和卵泡膜细胞向内侵入，并在 LH 排卵峰的作用下进一步黄素化，分别形成颗粒黄体细胞和卵泡膜黄体细胞。两种细胞的胞质内出现大量含有胡萝卜素的黄色颗粒和脂滴，使细胞整体呈现黄色，故名黄体，其颜色的深浅则取决于细胞中胡萝卜素含量的多寡。排出的卵子若未受精，则形成月经黄体，维持 10～14 天后退化；若受精，则形成妊娠黄体，于妊娠 3 个月功能逐渐减退，功能由胎盘取代。

月经黄体　月经黄体的形成和退化分为四期：①增生充血期：相当于月经周期中 14～15 天，即排卵后 2 天。排卵后，卵泡顶部破裂处被成纤维细胞和巨噬细胞修复，卵泡膜内层充血，颗粒细胞增生。②血管形成期：相当于月经周期中的第 16～18 天。在 LH 的作用下，黄体内形成丰富的毛细血管网，颗粒细胞增大，变为粒黄体细胞，胞质中有脂滴。这类细胞分布在黄体的中央部，卵泡的膜细胞转变为膜黄体细胞分布在黄体的周边部。③成熟期：相当于月经周期的 19～22 天。这时的黄体稀薄，分泌旺盛。孕激素主要由粒黄体合成，雌激素则是在膜黄体和粒黄体细胞共同作用下生成。④退化期：在月经周期的第 23 天开始，黄体开始退化。这时因为黄体产生的孕激素和雌激素抑制下丘脑促性腺激素释放激素神经元的活动，使 LH 的分泌减少，使得黄体细胞缺少了 LH 的支持，出现退化。退化分为 2 个阶段，先出现黄体酮分泌功能下降的功能性退化，随后产生细胞凋亡的结构性黄体退化。黄体退化时，结缔组织增生，毛细血管退变，成纤维细胞增多，最后黄体转变为纤维组织，继而

发生透明样变,成为白体。

妊娠黄体 妊娠后,胚泡产生的 HCG 可促进黄体继续发育增大。在妊娠 3 个月时,黄体的直径可达 4～5cm。黄体功能最活跃是在妊娠第 7～8 周,其产生大量的雌激素和孕激素,以维持妊娠。妊娠 12 周后,胎盘产生大量的雌激素和孕激素,同时 HCG 的分泌量减少,导致妊娠黄体的退化。

(倪鑫 唐晓露 盛慧)

luǎncháo nèifēnmì

卵巢内分泌 (endocrine function of ovary)

卵巢具有分泌雌激素、孕激素等激素的内分泌功能。卵巢主要分泌两种类固醇激素,即雌激素和孕激素,卵泡期主要由颗粒细胞和膜细胞分泌雌激素,黄体期则由黄体细胞分泌孕激素和雌激素。卵巢还分泌抑制素、少量雄激素及多肽类激素。

雌激素 正常未妊娠的女子,雌激素主要由卵巢分泌的,来源于肾上腺皮质分泌的量很少。妊娠时,胎盘亦可分泌大量的雌激素,其分泌量比卵巢在正常月经周期时的分泌量高 50 倍。从人类女性的血浆内至少已分离出六种不同的天然雌激素,但是由卵巢大量分泌的只有三种,即雌二醇、雌酮和雌三醇。其中,雌二醇的雌激素效能是雌酮的 12 倍,是雌三醇的 80 倍,因此,β-雌二醇被认为是主要的雌激素。卵巢雌激素的合成与雄激素相同,可从乙酸开始,先合成胆固醇,也可直接从血中摄取胆固醇作为原料。事实上,雌激素是由雄激素转化而来。雄激素在芳香化酶作用下去甲基,而生成雌酮或者雌二醇。雌酮可进一步转化而生成雌二醇。雌二醇在体内与雌酮可相互转化。

雌激素在排卵前主要由卵泡膜细胞和颗粒细胞共同合成的,在排卵后则由黄体的膜细胞和颗粒细胞合成。在合成过程中需要有促卵泡激素 (FSH) 和促黄体生成素 (LH) 共同的刺激,即两细胞-两促性腺激素学说。卵巢的膜细胞在 LH 的作用下,以胆固醇为原料,合成为黄体酮,再生成雄烯二酮。由于膜细胞中缺乏芳香化酶,不能将自身合成的雄激素转变为雌激素,雄烯二酮由膜细胞扩散至颗粒细胞,在 FSH 的作用下,颗粒细胞内的芳香化酶活性增强,将雄烯二酮转变为雌二醇。由颗粒细胞形成的雌二醇主要进入卵泡液。分泌到血液中的雌二醇只有 2% 以游离状态存在,其余 98% 则与血液中的蛋白质结合,其中 60% 结合于白蛋白,38% 结合于性激素结合蛋白。雌激素主要有下列功能。

对生殖器官的影响 青春发育期,雌激素促进卵巢、输卵管、子宫及阴道等部位细胞蛋白质的合成和细胞的分裂与生长,促进这些靶器官的生长发育,并维持其正常功能。如青春期前雌激素过少,则生殖器官不能正常发育;雌激素过多则出现早熟现象。月经周期中,雌激素可协同 FSH 促进卵泡发育,诱导排卵前 LH 峰的出现,间接诱发排卵,雌激素是卵泡发育、成熟、排卵不可缺少的调节因素。雌激素还能引发月经周期中子宫内膜、子宫颈和阴道的周期性变化,如子宫内膜增生、子宫颈分泌大量清亮的液体、阴道上皮细胞增生、阴道表浅细胞角质化等。妊娠早期,雌激素与孕激素共同维持妊娠;妊娠晚期,雌激素能促进子宫平滑肌收缩蛋白的表达,使子宫平滑肌的收缩阈值降低,有利于缩宫素等发挥促进子宫收缩的作用。

对女性第二性征和性欲的影响 雌激素是青春期促进乳腺发育的主要激素,促进乳腺导管和结缔组织的增生,促进乳房发育并产生乳晕;促进女性第二性征,如音调较高、肩膀窄、骨盆宽、脂肪在乳房和臀部等部位堆积等的产生和维持;还能增强女性的性欲,这被认为与雌激素对下丘脑神经元的直接作用有关。

对代谢的影响 雌激素广泛影响代谢过程,促进骨骼的生长和钙盐的沉积,促进骨骺的闭合;降低血液的胆固醇水平,抑制动脉粥样硬化的形成;促进体液向组织间隙转移,导致血容量减少,引发醛固酮的分泌。

对骨骼的影响 雌激素能对抗甲状旁腺素的骨吸收作用,维持和促进骨基质代谢,能促进肠道钙的吸收,肾脏钙的重吸收及钙盐和磷盐在骨质中的沉积,以维持正常骨质。青春期雌激素和生长激素协同作用,共同加速骨骼发育,绝经后由于雌激素缺乏导致骨吸收大于骨生成,而发生骨质疏松症。

对心血管的影响 雌激素改善血脂成分,抑制动脉粥样硬化,扩张血管,改善血供,维持血管张力,保持血流稳定。

对皮肤的影响 雌激素可使表皮增殖,真皮增厚,结缔组织内胶原分解减慢,改善皮肤弹性和血液供应。

孕激素 主要作用形式是黄体酮,主要来源于卵巢的黄体,黄体膜细胞是合成孕激素主要细胞。此外,肾上腺、卵泡颗粒细胞、胎盘、中枢神经元等也是孕激素的来源。黄体酮是活性最高的孕激素,也是雌激素和雄激素的共同前体。未妊娠的女子,几乎所有的黄体酮都是在每个卵巢周期的后半期分泌的。妊娠期间,胎盘可合成分泌非常大量的黄体酮，大约是正常卵巢周期分泌量的10倍，尤其在妊娠后的第4个月，其分泌量最多。分泌到血液中的黄体酮只有2%以游离状态存在，80%则与血液中白蛋白相结合，另外约18%则与皮质激素结合蛋白结合。孕激素主要的靶器官为子宫、输卵管、乳腺和脑，与相应的细胞内受体结合，通过基因组机制发挥其生理功能，主要包括下列方面。

对子宫和输卵管的影响 黄体酮最重要的功能是促进子宫内膜发生分泌性的变化，为妊娠的开始做准备。①黄体期早期或妊娠初期，在雌激素的协同作用下，孕激素使增生期的子宫内膜进一步增厚，腺体发育、功能增强并进入分泌期，这些变化有利于胚泡的植入。同时，黄体酮也促进输卵管被覆着的内膜发生分泌性的变化。这些分泌物能向受精卵提供植入以及胚泡分裂所需的营养，以保证受精卵顺利着床。②妊娠期间，黄体酮主要起到安宫保胎的作用。它能使子宫平滑肌细胞发生超极化，降低子宫肌细胞膜的兴奋性，并降低子宫肌对缩宫素的敏感性，抑制子宫的自发活动。同时，黄体酮还抑制雌二醇诱导的输卵管分泌蛋白产生，使输卵管上皮分泌活性退化和停止。这些都有利于胎盘的发育，正常妊娠的维持。

对乳腺的影响 在雌激素作用的基础上，黄体酮促使乳腺的小叶和腺泡发育，使腺泡细胞增生、增大，为分娩后泌乳作准备。但黄体酮并不能使腺泡真正分泌乳汁，只有在垂体催乳素的进一步刺激时，乳汁才能分泌。

对基础体温的影响 孕激素可作用于下丘脑的体温调节中枢，影响机体产热过程，使排卵后的体温升高0.5℃左右。女性的基础体温随月经周期而发生变动，在卵泡期较低，排卵日最低，排卵后升高0.5℃，并一直持续到下次月经开始。临床上常将基础体温的变化作为判断排卵的标志。

对代谢的影响 孕激素能促进水、钠排泄。

（倪 鑫 唐晓露 盛 慧）

xiàqiūnǎo-chuítǐ-luǎncháozhóu

下丘脑-垂体-卵巢轴 (hypothalamic-pituitary-ovaries axis)

下丘脑、垂体和卵巢激素之间在功能上构成联系密切的轴系。下丘脑分泌的促性腺激素释放激素（GnRH）经垂体门静脉系统到达腺垂体，调节腺垂体促性腺细胞合成和分泌促卵泡激素（FSH）和促黄体素（LH），控制卵泡的发育和性激素释放。而卵巢分泌的激素对下丘脑GnRH、腺垂体FSH和LH分泌的反馈调节作用，而使循环中FSH和LH的水平呈周期性变化，相应的卵巢功能也呈周期性变化。

卵巢的周期性活动始于青春期。青春期前，下丘脑GnRH神经元尚未发育成熟，同时此类神经元对卵巢所分泌少量激素的反馈抑制作用比较敏感，所以GnRH分泌很少，使垂体FSH和LH分泌也极少，卵巢功能活动处于低水平。青春期后，下丘脑GnRH神经元发育成熟，GnRH分泌增加，FSH和LH分泌也相应增加，促进卵泡发育，使卵巢雌激素浓度升高，雌激素促进膜细胞分化和生长、LH受体增加，使卵巢对LH的敏感性增加，卵泡进一步发育，并产生更多的雌激素。雌激素的第一高峰对下丘脑GnRH神经元起正反馈作用，导致LH峰的出现，并引起排卵。排卵

后，黄体在LH作用下分泌孕激素和雌激素，形成雌激素第二个高峰及孕激素分泌峰。在雌激素和孕激素的作用下，子宫内膜增厚，血液供应更加丰富，腺体开始分泌含糖原的黏液，使子宫内膜进入子宫周期的分泌期。此后孕激素和雌激素峰又对下丘脑和腺垂体发挥负反馈作用，使FSH、LH水平降低，黄体缺乏了足够LH的支持，分泌雌激素、孕激素水平减少，致使子宫内膜失去雌、孕激素的支持而萎陷、坏死，引起子宫内膜脱落和出血。而雌激素水平降低后对下丘脑和垂体的反馈抑制减弱，GnRH分泌将再次增多，而进入下一个卵巢周期性活动。可见，下丘脑-垂体-卵巢轴分泌的激素的相互作用导致卵巢功能呈现周期性变化。

（倪 鑫 唐晓露 盛 慧）

yuèjīng zhōuqī

月经周期 (menstrual cycle)

女子从青春期开始子宫内膜呈现的周期性变化。女性在性成熟后，其卵巢的功能呈现明显的周期性变化，称为卵巢周期。随着卵泡发育、排卵以及黄体形成等，子宫内膜也出现周期性增殖、分泌和脱落，并出现每月一次的出血现象，即月经，子宫内膜的这种周期性变化被称为月经周期（图）。卵巢与子宫的周期性变化，都是在下丘脑-垂体-卵巢轴的调控下完成的。卵巢的周期性变化是月经周期形成的基础。第一次来月经也称为初潮，初潮的年龄多数在13～15岁。初潮的早晚和气候、遗传及健康状况有关，如果女孩到18岁还未来月经，应考虑为病态，需进行查治。初潮标志着青春期的开始。青春期卵巢的功能还不稳定，月经周期也不规则，初潮后，常相隔数月、半

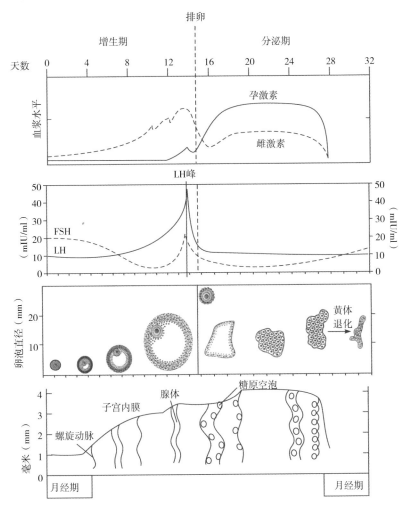

图　月经周期中激素、卵巢、子宫内膜变化示意图

萎缩，卵巢分泌的雌、孕激素明显下降至较低水平。当雌、孕激素下降至不能维持子宫内膜的完整性时，子宫内膜变薄，供应子宫内膜血液的螺旋动脉发生收缩、痉挛、断裂，造成子宫内膜缺血、缺氧，子宫内膜的功能层失去营养而剥离、出血，经阴道流出，形成月经。月经期一般持续 3~5 天。因为雌、孕激素水平较低，对下丘脑促性腺激素释放激素（GnRH）和垂体促性腺激素抑制作用减弱，因此 FSH 在血中浓度开始上升，1~2 天后 LH 水平也开始微量上升。这时由于 FSH 分泌增多，可使卵泡颗粒细胞表达 FSH 受体，同时刺激颗粒细胞的增殖，并促进雌激素的生成，使血中雌激素水平逐渐升高。雌激素又进一步促进卵泡表达 FSH 和 LH 受体，促进其进一步发育和逐渐成熟，这段时期相当于卵泡晚期。在这个时间段内，在雌激素的作用下，子宫内膜增生变厚、腺体增多并变长，进入增生期。血中雌激素分泌达到一定水平时，雌激素与卵泡颗粒细胞分泌的抑制素都能负反馈抑制腺垂体促性腺激素的分泌，其中抑制素选择性地抑制 FSH 的分泌，而不影响 LH 分泌，血中 FSH 水平有所下降，致使多数卵泡停止发育，只有原来发育较大的优势卵泡在 LH 作用下可继续发育形成成熟卵泡，并持续分泌雌激素。由于抑制素选择性抑制 FSH，可使 LH 进一步升高，并形成 LH 峰。

排卵期　当出现 LH 峰后 16~24 小时，使 1 个或 2 个成熟的优势卵泡破裂，卵子与周围卵丘的细胞一并排出，即排卵。排卵一般发生在雌激素峰（第一峰）后 36 小时左右，LH 峰是导致排卵的关键因素。

年甚至更长的时间才再来月经，以后就逐渐接近 28~30 天行经一次。规律月经周期的建立是生殖系统功能成熟的主要标志。有规律的月经周期，其两次月经间隔的时间平均为 28 天，一般不少于 20 天或不多于 45 天；正常月经持续的时间为 2~7 天，多数为 3~5 天。第 6~14 天为增生期，排卵日发生在第 14 天，第 15~28 天为分泌期。前两期处于卵巢周期的卵泡期，而分泌期则与黄体期对应。为方便起见，一般以流血的第一天作为月经周期的开始。部分女性在经前一周和经期出现精神不振、头痛疲倦、乳房胀痛、小腹胀坠或疼痛、腹泻或便秘等症状，严重的甚至会出现面色苍白、手脚冰冷、冷汗淋漓等，并伴随月经周期反复发作。此种在经期出现一系列精神和躯体症状，随经来潮而消失的现象，称为经期综合征，多见于未婚或未孕的女性，常在生育后会减轻或消失。其发生原因主要与月经周期中垂体促性腺激素和性激素的波动相关。根据子宫内膜的组织学变化可将月经周期分为增生期、分泌期和月经期；根据卵泡活动可将卵巢周期分为卵泡期、排卵期与黄体期。

卵泡期　为月经周期的第 1~14 天，又可分为卵泡早期（月经周期的第 1~7 天）与卵泡晚期（月经周期的第 8~14 天）。卵泡早期时，前一个月经周期黄体期

黄体期 排卵后，卵泡颗粒细胞转变为颗粒黄体细胞，卵泡膜细胞转变为膜黄体细胞，大约在 LH 峰后 8 小时，开始产生大量黄体酮，在 8 天后达高峰。黄体分泌雌二醇，其峰值比雌激素的第一峰值小，但持续时间较长。因为雌、孕激素值同时升高，对垂体 LH 与 FSH 则起抑制作用，所以黄体期的 LH 与 FSH 一直处在较低的水平。卵子如不受精，黄体的寿命约有 12～15 天。这时，子宫内膜在大量雌激素和孕激素的作用下，内膜进一步增厚，同时内膜的腺体变得更加迂回弯曲，内膜分泌含糖原的黏液，即子宫内膜进入了分泌期。分泌期的子宫内膜可为受精卵的植入提供适宜的环境。若卵子受精，受精卵的滋养层开始分泌人绒毛膜促性腺激素，后者可延长黄体寿命，并使之转化为妊娠黄体。此后不再出现卵巢和子宫的周期性变化，直至分娩。

黄体寿命的终止是因为 LH 分泌量不足的缘故。黄体萎缩与溶解后，血中雌激素与孕激素浓度下降，月经来潮，同时解除了它们对腺垂体促性腺激素的负反馈作用，腺垂体又开始分泌 FSH 与 LH，进入了下一个周期。

（倪　鑫　唐晓露　盛　慧）

rènshēn

妊娠（pregnancy） 卵子受精后，受精卵在母体子宫内生长发育形成胎儿，直到胎儿分娩的过程。成熟的卵子受精是妊娠的开始，胎儿及其附属物娩出是妊娠的终止。妊娠时间一般以最后一次月经来潮的第一天开始算起，人类妊娠全程一般为 280 天，28 天为 1 个妊娠月，故全程为 10 个妊娠月或 40 周；如果以排卵日开始计算，则为 266 天（38 周）。由于

卵子受精的日期不易准确确定，故称预产期。推算预产期的方法是：从末次月经的第一日算起，月份减 3 加 9，日数加 7；或者月份、日数加 7（农历则加 14）。遇有月经周期延长或缩短时，预产期应相应增减，实际分娩日期与推算的预产期可有 1～2 周的出入。妊娠期分为 3 个时期：妊娠 12 周末以前称早期妊娠，第 13～27 周末称中期妊娠，第 28 周及其后称晚期妊娠。妊娠期间胎儿及其附属组织在孕妇体内发育，母体各器官系统也发生一系列变化，主要是由于在体内新增加的器官-胎盘所分泌的激素作用的结果。妊娠是非常复杂且变化极为协调的生理过程，包括受精、着床、妊娠的维持及分娩 4 个阶段。

（倪　鑫　唐晓露　盛　慧）

shòujīng

受精（fertilization） 成熟获能后的精子穿入卵子并与卵子相互融合的过程。通常发生在输卵管的壶腹部。卵巢排出的卵子经 8～10 分钟进入输卵管，经输卵管伞部到达并停留在壶腹部。精子则经过子宫颈、子宫腔、输卵管到达输卵管壶腹部，与卵子相遇。通常，一个卵子排出后约可存活 48 小时，若由于多种原因不能与精子相遇形成受精卵，便在 48～72 小时后自然死亡。若与精子相遇且条件适宜，则精子头部钻入卵细胞，使各带 23 条染色体的雄性原核与雌性原核相结合，组成含有 23 对染色体、携带双亲遗传特征的受精卵。之后，受精卵在输卵管的蠕动和纤毛的作用下，沿输卵管向子宫方向运行，同时进行细胞分裂，经胚球和桑葚期阶段，发育为早期胚泡。在受精后的第 4～5 天，桑葚胚或早期胚泡进入子宫腔，并继续分裂而变为

胚泡。胚泡在子宫腔内停留 2～3 天，胚泡外面的透明带变薄直至消失，使胚泡可直接从子宫内膜分泌的液体中吸收营养。在受精过程中，射入阴道的精子进入输卵管与卵子相遇的过程比较复杂，包括精子的运行、精子获能及顶体反应等多个环节。每一环节的顺利进行，都与精子的活动性及女性生殖道的生理条件密切相关。

精子运行 除依靠其自身的运动外，还需子宫颈、子宫体及输卵管等生理屏障的配合；还受到激素的调节，排卵前期的雌激素、精液中的前列腺素均有利于精子的运行，而黄体期的黄体酮则可阻止精子的运行。正常情况下，阴道内环境呈酸性，不利于精子的活动和生存。但由附睾、精囊、前列腺和尿道球腺分泌液混合而成的精浆呈碱性，可对阴道的酸性液体进行稀释与中和。性交时呈碱性的子宫颈分泌液增多，可使宫颈口周围变为中性或碱性。这些都为精子在阴道内生存和活动创造了条件。

宫颈对精子起到了一个筛选的作用，通常只有那些形态正常、活力旺盛的精子才能顺利通过宫颈。而精子能否穿过宫颈，与宫颈黏液的生化性质密切相关。宫颈黏液的分泌直接受卵巢分泌的雌激素和孕激素水平的影响。排卵前期，成熟卵泡分泌大量雌激素，使宫颈黏液变得丰富，稀薄，清澈透明如蛋清，其中的黏液蛋白呈纵行排列，有利于精子的穿行。同时，此期的宫颈液中还含有糖、维生素和盐类等营养物质，为精子活动提供能量。但若受精发生在黄体期，孕激素的作用使宫颈黏液变得黏稠，黏液蛋白卷曲，交织成网，使精子难以通过，受精也难以顺利进行。当精子进

入输卵管后，在其中的运行主要受输卵管蠕动的影响。排卵前期，在雌激素的作用下，输卵管的蠕动由子宫向卵巢方向移行，推动精子由峡部运动至壶腹部。而黄体期分泌的大量黄体酮则能抑制输卵管的蠕动。因此，虽然射精时进入阴道的精子可达（2~5）×10^8个，但最后只有极少数活动力强的精子（<200 个）能顺利到达受精部位，到达的时间在性交后 30~90 分钟。而一般最终只有一个精子可使卵子受精。

精子获能 是精子在受精前必须经历的一个重要阶段。虽然精子在附睾中成熟并获得了运动能力，但由于附睾和精液中存在着被称为去获能因子的抑制性物质（可能是糖蛋白），它可与精子的顶体帽结合，抑制精子使卵子受精的能力。精子需在女性生殖道内停留一定时间才能获得使卵子受精的能力，此过程称为精子获能，约需 7 小时。获能的主要场所是子宫，其次是输卵管和子宫颈。当精子进入女性生殖道后，子宫腔和输卵管中存在的 β-淀粉酶、β-葡萄糖苷酸酶、胰蛋白酶和唾液酸酶等均可消除去获能因子的影响，暴露出精子表面识别卵子的位点，增加膜对 Ca^{2+} 的通透性，使精子重新获得使卵子受精的能力。

顶体反应 由于卵子周围卵丘、放射冠和透明带等屏障的存在，精子获能后仍不能立即与卵子结合，必须经过顶体反应，方能与卵子结合。顶体反应是继精子获能之后所发生的重大结构和功能的改变，是受精的必经步骤。顶体是覆盖于精子头部细胞核前方、介于核与质膜间的囊状细胞器。其邻近细胞核一侧的膜称为顶体内膜；对侧与质膜相邻的则

称为顶体外膜。顶体内膜与外膜在顶体后缘相连，顶体内含有顶体酶系统，包括多种蛋白水解酶（如透明质酸酶、顶体酶和酸性磷酸酶）。在顶体反应中，放射冠穿透酶可使放射冠的颗粒细胞松解，脱离卵细胞外围。颗粒细胞脱落后，在透明带周围仍残存着一层放射冠基质。在透明质酸酶的作用下，这些基质被水解，暴露出透明带。透明带为糖蛋白，在顶体蛋白酶的作用下，使透明带发生部分水解，促使精子能突破透明带的一个局限区到达并进入卵细胞内。顶体蛋白酶也称为顶体素，在精子获能前，顶体素以酶原形式存在于顶体内，称为前顶体素。精子获能时，前顶体素遂被激活，转化为有活性的顶体素，发挥作用。

顶体反应过程较长。一般认为，卵丘细胞和透明带是诱发顶体反应产生的主要因素。Ca^{2+}、Na^+、K^+ 及血管紧张素转换酶等可能都参与了诱导顶体反应的产生。顶体反应是受精的先决条件。只有发生顶体反应的精子才能穿越放射冠和透明带，与次级卵母胞融合。一旦精子穿越过透明带与卵细胞接触后，即激发卵细胞

发生反应，主要是位于卵细胞周边部的皮质颗粒包膜与卵细胞膜逐渐融合、破裂，并向卵周隙释放其内容物，引起透明带结构发生改变，起到封锁透明带的作用，阻止其他精子的进入。此反应被称为透明带反应，能够保证正常的单卵受精。精子进入卵母细胞后，诱发卵细胞完成第二次减数分裂，使卵母细胞中期染色体一分为二，形成单倍体的雌性原核，同时排出第二极体。而进入的精子也在卵母细胞内某些因子的影响下，尾部迅速退化，细胞核膨大，核染色质解聚，形成雄性原核。两原核相互靠拢直至融合为一个新的细胞核，恢复二倍体，这样形成的新细胞即受精卵，也称合子。

（倪鑫 唐晓露 盛慧）

zhuóchuáng

着床（implantation） 胚泡通过与子宫内膜相互作用而种植于子宫壁内的过程。又称植入。是个体早期发育阶段的重要转折点，胚泡从漂浮于母体生殖道的状态，转为与母体结合的状态，进而建立直接的血液联系，胚胎开始生长和发育。着床的过程包括受精卵的运送和胚泡植入子宫壁（图）。

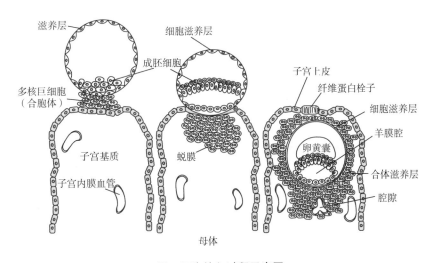

图 胚泡植入过程示意图

受精卵的发育与运行是同时进行的。在输卵管管壁肌肉的蠕动及输卵管黏膜纤毛的摆动共同作用下，受精卵逐渐向子宫腔方向移动，与此同时，有丝分裂也在进行。当受精卵到达输卵管子宫端时，已成为一个实心细胞团，状如桑葚，称为桑葚胚。桑葚胚一面前进，一面继续进行细胞分裂，在受精后3~4天抵达宫腔。桑葚胚的外层细胞分裂较快，形成囊壁，也称为滋养层，是受精卵接触母体的部分，它将形成胎盘及其他胚外结构；内层细胞分裂较慢，形成内细胞团，是以后胚胎发育的基础。此时的受精卵被称为囊胚或胚泡。胚泡进入宫腔后，先在宫腔内缓慢移动1~2天后，脱去透明带，靠近子宫内膜。并进一步黏着固定。随即，滋养层细胞开始分泌蛋白酶，水解子宫内膜上皮细胞之间的连接而造成隙缝，胚泡便逐渐从这个隙缝进入内膜的基层中。胚泡再缓慢向内侵蚀，直至破坏微血管的内皮细胞，与母体血液循环产生联系，着床即初步完成。之后，滋养层细胞迅速增殖，并侵入到子宫的螺旋动脉内，最后建立母体和胎儿间物质交换的专门器官——胎盘。成功的着床有赖于胚泡与母体相互识别、胚泡发育和母体子宫内膜变化的同步、母体排斥反应的抑制和母体接受性等条件的完善。就子宫内膜而言，子宫内膜在时间和空间上都需要具备某些特征才能允许着床的发生。而胚泡与子宫内膜的发育必须同时到达特定的成熟程度，着床才能成功。

子宫内膜的蜕膜化　月经周期中，卵巢雌激素和黄体酮诱导子宫内膜发生结构和功能的改变，是着床和建立妊娠的基本前提。

其中最明显的改变就是子宫内膜的蜕膜化。蜕膜化是指子宫内膜的间质细胞转变成蜕膜细胞的过程。主要表现为血管分布增加、腺体增加、内膜间质细胞变大、变圆等。蜕膜细胞体积较大，胞质富含糖原颗粒，为着床前后的胚泡提供营养物质，并分泌促胚泡生长的催乳素。着床时，蜕膜细胞能限制滋养层细胞的过度侵蚀，保护母体组织。在蜕膜化过程中，子宫内膜中各种细胞的DNA、RNA和蛋白质合成也十分活跃，毛细血管的通透性增强。月经周期的黄体期阶段，子宫内膜也出现类似蜕膜的改变，称为前蜕膜。如果卵子未受精，前蜕膜在月经期剥落，随经血排出；若受精，则在着床前后进一步蜕膜化而转变为蜕膜。蜕膜化与胚泡发育的同步，一方面需母体黄体激素作用使子宫内膜转变前蜕膜作为基础；另一方面需胚泡提供的信息诱导妊娠黄体进一步分泌激素，导致前蜕膜转变为蜕膜。两方面的因素缺一不可，两者必须同步，否则不能发生着床。

子宫内膜的容受性　子宫内膜只在有限的时间段即"着床窗口期"，对胚胎具有接受性，这也被称为子宫内膜的容受性。在窗口期之前，胚泡不能植入子宫。因此，胚泡只有适时进入具有容受性的子宫才能成功着床。通常情况下，在月经周期的第20~24天内着床，继续妊娠的成功率较高，约为85%；而在周期的第25天以后着床，则继续妊娠的成功率就会降低至11%。雌激素和孕激素是影响子宫内膜容受性最主要的因素，两者彼此协调使子宫内膜和胚泡发育能够同步。孕激素能刺激子宫内膜上皮细胞表达特定的基因使子宫内膜的接受性

增加。雌激素决定内膜着床窗口期开放的时间长短。小剂量的雌激素可延长着床窗口期，而大剂量雌激素则使着床窗口期迅速关闭。还有研究显示，促性腺激素也可影响子宫内膜接受性，促黄体生成素（LH）峰可促进子宫内膜的生长，并增加着床窗口期子宫内膜的接受性。如内源性LH较低，在排卵前注射人绒毛膜促性腺激素（HCG）也可促进子宫内膜的生长并增加着床窗口期子宫内膜的接受性。

从形态上看，处于着床窗口期的子宫内膜上皮细胞膜顶端出现大而平滑的膜性突起，这种膜性突起因其具有胞饮功能而被称为胞饮突，它一般出现在排卵后第6~9天，48小时即消退。目前认为胞饮突是子宫内膜容受性建立和着床窗口期开放的重要标志。血清孕激素水平在胞饮突的形成中有重要作用。如果血清孕激素水平过早上升，可使子宫内膜胞饮突提前出现，子宫内膜着床窗口期提前开放也提前关闭，使胚泡与子宫内膜不能同步化发育。在着床窗口期的子宫内膜上皮细胞可表达一些分子，是识别胚泡的关键。这些分子主要有细胞黏附分子和细胞因子。在黏附分子中，整合素分子的表达对子宫的功能性改变发挥重要作用。整合素是由 α、β 亚单位组成的异二聚体跨膜糖蛋白。在月经周期的第20~24天，整合素 $\alpha1\beta1$、$\alpha4\beta1$、$\alpha v\beta3$ 都表达于子宫内膜腺上皮，这与着床窗口期一致。研究发现，由胚胎着床失败引起的不孕患者，其子宫内膜均存在整合素的表达异常。经治疗后最终成功妊娠的患者在分泌期的整合素 $\alpha v\beta3$ 的表达显著增高。整合素 $\alpha v\beta3$ 是子宫内膜容受性的重要衡量指标。与

着床相关的细胞因子有白血病抑制因子（LIF）、白介素1（IL-1）、表皮生长因子、集落刺激因子、前列腺素等。LIF是影响子宫内膜容受性最关键的细胞因子。正常时LIF和LIF受体在分泌期中、晚期的子宫内膜上皮表达量达到高峰。若子宫内膜没有LIF的表达，则胚胎不能着床。因此，LIF也是判断内膜对胚泡是否具有接受性或胚泡能否着床的重要标志。IL-1及其Ⅰ型受体在整个月经周期的子宫内膜也呈规律性表达，在分泌中期的高表达与着床窗口期的开放一致，提示IL-1及其受体的表达与子宫内膜的容受性有一定的关系。

（倪 鑫 唐晓露 盛 慧）

rènshēn wéichí

妊娠维持（pregnancy maintenance）

正常妊娠有赖于垂体、卵巢和胎盘分泌的各种激素相互配合得以维持。胚泡着床后，自蜕膜中获取大量的营养物质迅速发育生长，在妊娠10周以内由妊娠黄体分泌的孕激素和雌激素维持妊娠。与此同时，滋养细胞侵入子宫，形成迁徙柱，穿透进入子宫肌层的内1/3，形成妊娠的特殊器官——胎盘。一旦胎盘形成后，妊娠黄体则逐渐退化。妊娠期间，胎盘不仅是胎儿与母体间进行物质交换的场所，还是一个非常重要的内分泌器官，通过产生多种激素参与了胎儿发育以及母体适应性反应。所以，胎盘的形成才使妊娠得以维持。

（倪 鑫 唐晓露 盛 慧）

tāipán

胎盘（placenta）

由底蜕膜、叶状绒毛膜和羊膜组成的胎儿重要的附属器官。胎儿出生后分娩出的胎儿体外附属组织包括胎盘、胎膜和脐带。胎盘是由母体和胚胎组织构成的复合体。

结构　妊娠足月的胎盘通常呈圆形或椭圆形，重量为500～600g，约为出生儿重量的1/6，直径15～20cm，厚度1～2.5cm，中央厚，边缘薄。胎盘的主要结构特点是有两个各自独立的循环系统——胎儿和母体的血液循环。母体血和胎儿血均流经胎盘，并在此通过胎盘屏障将母体血液和胎儿血液隔开，使其不相互混合又能进行选择性物质交换。人类胎盘属于血液-绒毛膜型胎盘。根据胎盘在子宫内的朝向，可将胎盘分为胎儿面和母体面。胎儿面覆盖有光滑的、半透明的羊膜，脐带附着于中央，脐动脉和脐静脉从脐带附着处向四周呈放射性分布，直达胎盘边缘。脐带动、静脉分支穿过绒毛膜板，进入绒毛干及其分支。胎盘母体面的表面呈暗红色，由18～20个胎盘小叶组成，其表面通常附着有少量底蜕膜。胎盘的组织学结构自胎儿面到母体面依次为羊膜、绒毛膜板、胎盘实质部分及蜕膜板四部分（图）。

发生　是与胚泡与子宫内膜的附着和着床同时进行的。胚泡植入端的滋养层细胞首先分化增殖，形成两层滋养层细胞。其中外滋养层细胞相互融合分化成为多核的合体滋养层，直接与母体组织接触。内层滋养层细胞则是尚未融合的细胞滋养层细胞。随着胚泡植入的深入，与母体相接触的胚泡壁其他滋养层细胞也开始融合，植入端的合体滋养层细胞进一步增生变厚，面积增大，其表面开始呈现绒毛状突起，侵入到子宫内膜的深处。丧失了增生能力的合体滋养层细胞依靠细胞滋养层细胞的持续增生、融合，逐渐形成连续的结构。这亦即是胎盘形成的初期，通常发生于受精后的7～8天。随后，当植入端的合体滋养层达到一定的厚度，合体滋养层内开始出现空泡，空泡迅速增大融合，形成腔隙，腔隙之间有小梁间隔。合体滋养层的腔隙由植入端开始出现，并逐渐向整个胚泡表面扩展。直至整个胚泡完全包埋于子宫内膜中，合体滋养层覆盖了整个胚泡表面，腔隙也很快扩展到整个胚泡表面。由于植入端滋养层的增殖和融合是最先开始的，因此植入端的滋养层始终厚于另外一侧的滋养层。植入端的滋养层逐渐演变为胎盘，而对侧滋养层则慢慢蜕化为没有

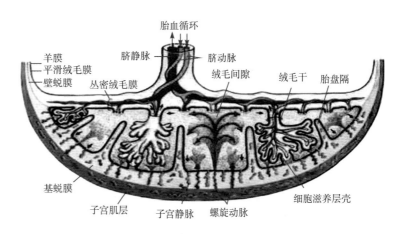

图　胎盘结构示意图

突起的平滑绒毛膜。同时，随着滋养层的侵入，子宫内膜的血管壁开始崩溃，母体血液进入合体滋养层形成的腔隙中。到受精后第 5 周时，胎儿和胎盘血液循环系统已完全建立。

功能 胎盘作为妊娠期的特殊器官，几乎承担了除运动和中枢神经系统以外的未成熟胎儿的所有器官的功能。例如，肺的气体转运功能、肾的水电解质和体液酸碱度调节功能、肠道的吸收功能、内分泌系统的激素分泌功能、肝的代谢功能、骨髓的造血功能、皮肤的散热功能、免疫系统的免疫功能等。其最主要的功能有：①物质转运和交换功能：胎盘可供给胎儿所需的氧气和营养物质，排泄胎儿的代谢产物及二氧化碳。母体血中的水分、电解质、氧及各种营养物质均能通过胎盘提供给胎儿，同时排出二氧化碳和代谢产物。②内分泌功能：胎盘是体内最大的内分泌器官，所分泌的激素及其代谢酶常是妊娠或分娩过程中必需的物质，同时也会影响孕妇的生理变化和胎儿的生长发育。③免疫功能：胎盘是重要的免疫器官。滋养层外层的合体滋养细胞无组织相容性抗原；滋养层细胞介质可阻止胎儿抗原进入母胎循环；滋养层表面覆盖有硅酸黏糖蛋白类，掩盖了胎盘的抗原性；胎盘可吸附抗父系组织相容性抗原复合物的抗体。④胎儿血和母体血液间由胎盘屏障相隔，对胎儿具有保护功能，但此功能并不完善。

（倪 鑫 唐晓露 盛 慧）

tāipán píngzhàng

胎盘屏障（placenta barrier） 由绒毛血管壁、绒毛间质、基膜和绒毛上皮组成的屏障结构。胎盘的血液循环由母体侧循环和胎儿

侧循环组成，两者间相隔胎盘组织屏障。不同种属动物胚泡的植入方式和植入深度不一，决定了胎盘血液循环方式和胎盘屏障的层次的不同。人类胎盘属于血液-绒毛膜型胎盘，母体的血液经过绒毛的滋养层细胞、基膜、结缔组织及胎儿血管内皮细胞等几层组织，与胎儿血液进行物质交换。不同妊娠期的胎盘屏障层次不同，妊娠早期，胎盘屏障的滋养层细胞由两层细胞组成，分别为合体滋养层及其下方的细胞滋养层；妊娠足月时，滋养层只有一层合体滋养层。胎盘屏障具有物质交换功能。一般认为，滋养层细胞朝向母体血液侧具有微绒毛的细胞膜和朝向胎儿侧的基膜是构成胎盘屏障的关键结构，滋养层细胞这两侧的胞膜所具有的不同特性决定了胎盘物质净转运的方向，是从母体侧向胎儿侧（如氨基酸）还是从胎儿侧向母体侧（如胆酸）。因此，胎盘屏障可选择性的转运一些胎儿生长发育需要的物质。但是，胎盘屏障的层次并不是决定母体与胎儿之间物质交换的唯一因素。物质交换还取决于被转运物质是经过何种方式通过胎盘屏障的。一般认为，氧、二氧化碳和许多小分子依靠扩散与渗透；大分子如蛋白质、抗体、激素等则依靠主动转运和吞饮转运；一些更大的分子（如 Rh 阳性抗原）一般不能转运，但在缺氧、创伤、特殊分娩的情况下，也可能发生转运的复杂情况。多数的药物都能通过胎盘屏障，尤其是磺胺类、抗生素类更易通过胎盘，对胎儿造成不良影响。大部分药物透过胎盘的机制仍是被动扩散，一般弱酸、弱碱性药物易于通过；脂溶性大的药物也易通过；相对分子质量 600 以下

的药物易通过，而相对分子质量 1000 以上时则通过困难；给药量大时，由于蛋白结合率降低，游离药的浓度增多，脂溶性低的一些药也能通过胎盘。随着妊娠时间的延长，绒毛表面积增加，膜厚度下降，药的通透性也会增加。此外，胎盘屏障还具有防御功能，可阻止部分病原体通过胎盘进入胎儿体内，但这种防御功能也有限，某些细菌、病毒等可通过胎盘屏障进入胎儿血液循环，危害胎儿健康。

（倪 鑫 唐晓露 盛 慧）

tāipán nèifēnmì

胎盘内分泌（endocrine function of placenta） 胎盘具有分泌体内几乎所有激素的内分泌功能。胎盘中内分泌细胞的数量很多，所分泌的激素及其代谢酶在种类和数量上甚至超过了体内其他的内分泌腺，几乎可合成和分泌所有已知的激素，并按照一定的时空顺序依次分泌，对妊娠期间的胎儿和胎盘发育起到重要的作用：①类固醇激素：如雌激素、孕激素等。②蛋白类激素：如人绒毛膜促性腺激素（HCG）、人胎盘催乳素（HPL）、促肾上腺皮质激素释放激素（CRH）、胰岛素样生长因子（IGF）。③前列腺素：包括 PGE_2、$PGF_{2\alpha}$ 以及 PGI_2 等。

人绒毛膜促性腺激素 由 α 和 β 两个亚基组成，分子量为 45～50kD，属于糖蛋白激素家族成员。HCG 是妊娠期胎盘最早分泌的激素之一，卵子受精后第 6 天左右，胚泡形成滋养层细胞，开始分泌 HCG。受精后第 10 天即可在母体血液中检测到。妊娠 6 周以前，HCG 由胎盘的细胞滋养层细胞合成和分泌。第 6 周以后，则主要由合体滋养层细胞合成和分泌。母体血液中 HCG 的浓度呈

指数增加，至妊娠 8~10 周时达高峰（10~15）μg/ml，随后逐渐减少，并于第 18 周以后逐渐稳定在较低水平，直至足月妊娠。由于 HCG 在妊娠早期即出现，临床上常将其作为检测早孕的指标。

HCG 具有促黄体生成素（LH）样作用，是强有力的促黄体激素。HCG 最重要的生物作用就是促进并维持卵巢黄体合成和分泌黄体酮，延长黄体的功能性寿命，使月经黄体转变为妊娠黄体，满足了妊娠的需要。若胚胎存在缺陷，就不能合成大量的 HCG，也失去了对黄体的调控，妊娠因此也不会发生。在妊娠初期，当垂体来源的 LH 逐渐减少时，逐渐增多的胎盘 HCG 取代垂体 LH 的作用，继续维持卵巢黄体的存在和功能，使卵巢黄体继续分泌孕激素和雌激素，并维持 4 周左右，直到胎盘本身具有合成孕激素和雌激素的能力。因此，HCG 是妊娠早期维持黄体功能的主要激素。此外，胎盘 HCG 还具有促进母体甲状腺素的合成和分泌的作用。

人胎盘催乳素 又称人绒毛膜生长素（HCS），是胎盘合体滋养层细胞分泌的单链多肽激素，含 191 个氨基酸残基。结构中 96% 与人生长素相同，与生长激素受体存在交叉结合，具有类生长激素样的作用，可促进细胞的增生、调节母体与胎儿的能量代谢及保证胎儿对营养物质的需求等。如 HCS 使母体对胰岛素的敏感性下降，同时抑制母体对葡萄糖的利用，使得大量的葡萄糖供给胎儿应用，而胎儿的能量主要来源于葡萄糖。同时，HCS 还促进母体脂肪组织释放游离脂肪酸，作为母体能量来源。而在对蛋白质代谢的影响，HCS 与人生长激

素作用相同。虽然其活性仅为生长激素的 1/200~1/100，但分泌量大。影响 HCS 合成和分泌的因素很多，其中包括胎盘合成 HCS 的细胞数目、能量代谢产物、多种激素和生长因子等。

胎盘每日分泌 0.3~1.0g 的 HCS，足月时 HCS mRNA 占胎盘总量的 5%。妊娠第 6 周的母体血中可测出 HCS，以后稳步增多，到第 3 个月时开始维持在高水平，直至分娩。它的分泌量与胎盘的重量成正比，可作为监测胎盘功能的指标。HCS 是体内分泌量最多的蛋白激素，妊娠晚期时高达 1g/d。它的作用在妊娠中、晚期比早期更为重要。

人变异生长激素（hGH-V） 为胎盘分泌的，与 HCS 同属生长激素家族，但其结构不同于垂体分泌的生长激素。在妊娠第 9 周时即可检测到 hGH-V 的 mRNA，其在母体血浆中的水平从妊娠第 21~26 周开始升高，并持续到第 36 周，稳定在这个水平直到足月妊娠，目前胎儿血液和羊水中均未检测到 hGH-V，说明胎盘变异生长激素主要分泌进入母体血液循环。其生物作用尚不清楚，可能具有一定的促胎儿生长作用。在大鼠 hGH-V 具有生长激素和催乳素的双重作用，既可促进大鼠淋巴肿瘤细胞的分裂，又可与大鼠肝的催乳素受体结合，但与催乳素受体的亲和力和促细胞分裂作用均弱于垂体生长激素。

蜕膜催乳素 羊水中的催乳素来源于蜕膜，称为蜕膜催乳素（dPRL），与垂体催乳素的氨基酸组成完全一致。妊娠第 9 周时羊水开始出现 dPRL，但水平一直很低，直到妊娠第 14 周才开始显著升高。妊娠第 18~20 周，升到最高水平，达 4mg/L，28 周后开

始下降，34 周时下降到 0.5mg/L，以后维持在这个水平并直到妊娠足月。半衰期为 4.2 小时。dPRL 在妊娠中的作用尚不清楚，可能与羊水体积和成分的调节、胎儿肺、消化道和免疫系统的成熟等有关。

前列腺素 除了胎盘，子宫肌也可合成和分泌前列腺素（PG）。细胞膜磷脂是 PG 合成的前体，在胞质型磷脂酶 A2 的催化下，细胞膜磷脂释放花生四烯酸，环加氧酶则将花生四烯酸转化为环内过氧化物，后者又在 PG 不同异构酶作用下，生成不同的 PG，其中 PGE 合酶可催化生成包括 PGE_2 在内的前列腺素，PGF 合酶则催化包括 $PGF_{2\alpha}$ 在内的前列腺素，PGE_2 又可在 PG-9-酮还原酶转化为 $PGF_{2\alpha}$。PG 的代谢首先是在 NAD 依赖的 15-羟基前列腺素脱氢酶（PGDH）的作用下，第 15 位的羟基发生氧化反应，后再发生一系列的 β 氧化反应，最后被逐渐降解。胎膜中的绒毛膜可高表达 PGDH，构成 PG 的代谢屏障，以控制进入子宫内的前列腺素的量。在妊娠期间，PG 可维持子宫和胎盘的血流；临近分娩时，可促进宫颈成熟、诱发破膜及促使子宫收缩。另一方面，PG 可通过抑制胎儿的呼吸运动和外周化学感受器的活性，减少胎儿能量消耗等，使其适应宫内生长环境；还可通过调节胎儿下丘脑-垂体-肾上腺轴的功能，促进胎儿的发育和成熟。

（倪鑫 唐晓露 盛慧）

fēnmiǎn

分娩（parturition） 妊娠满 28 周及以后，胎儿及其附属物，从临产发动到通过母体子宫、阴道排出体外的过程。人类的孕期一般约为 266 天（由末次月经第一天

算起为 280 天），共 40 周。妊娠满 28 周至不满 37 足周（196～258 日）期间分娩称为早产；妊娠 37 周至不满 42 足周（259～293 日）期间分娩称为足月产；妊娠满 42 周及其后（294 日以上）期间分娩称为过期产。

分娩过程 妊娠末期，子宫收缩越趋频繁，同时子宫颈发生软化成熟。胎儿的娩出需要子宫颈变软和开放完全。子宫颈的结缔组织以糖蛋白为基质并含有大量胶原纤维束。子宫颈变软与前列腺素的作用有关。前列腺素可使子宫颈氨基多糖增加，减少胶原纤维的聚集而使宫颈软化。最后，子宫肌会出现有节律的阵发性收缩，使子宫颈充分开大，并迫使胎儿挤向子宫颈，一旦子宫开始了强有力的阵发性收缩，从产道来的刺激还可通过脊髓的神经反射引起腹壁肌肉和膈肌收缩，协助胎儿的娩出。在分娩过程中，胎儿对子宫颈部的刺激可激发两个正反馈环路：①引起子宫底部收缩增强，进一步迫使胎儿前进，胎儿对子宫颈部的进一步刺激又导致子宫底部更加强烈的收缩。②引起母体神经垂体催产素的释放，催产素使子宫进一步收缩，胎儿前进时对子宫颈部的刺激更强，引起催产素进一步释放。这两个反馈环路的增益均大于 1，因此每一次新的收缩都比前一次收缩的力量强，直至胎儿完全娩出为止。最后，再将胎盘娩出，分娩过程结束。

分娩启动 动因和机制仍未阐明。一般认为，分娩的发生不是由某个单一因素引起的，启动因素是多方面的，可能是由胎盘、胎儿及母体之间不断信息交流，激素、神经和机械等多种因素相互协调，共同完成。有关分娩启动的机制，有多种假说。

胎儿信号在分娩启动中的作用 很多学者认为，分娩启动的信号来源于胎儿。在对羊等动物分娩启动的研究发现，胎儿成熟的时间决定分娩启动的时间。在妊娠末期胎儿快速生长对子宫肌的机械性扩张，可促进子宫肌缝隙连接蛋白、前列腺素合成酶、缩宫素等收缩相关蛋白的表达，促进子宫激活。同时在妊娠末期时，胎儿下丘脑-垂体-肾上腺轴的将发育成熟，胎儿肾上腺合成较多的糖皮质激素，后者可促进胎盘 17α 羟化裂解酶的大量表达，使孕激素转化成为雄激素的量显著增加，而胎盘转化雄激素成为雌激素的能力很强，因此，使妊娠末期母体血中孕激素的水平明显下降而雌激素水平明显升高。此时，维持子宫静息的孕激素减少，而雌激素又可刺激子宫肌表达收缩相关蛋白，促进子宫的激活，启动分娩。

孕激素功能性撤退的学说 在大多数哺乳类动物，妊娠末期时母体血中孕激素水平急剧下降（即孕激素撤退），同时雌激素增加（即雌激素激活），而促使分娩启动。但在人类妊娠中却没有出现孕激素的撤退，孕激素在妊娠末期仍然维持较高水平，甚至在分娩启动后，子宫肌阵发性收缩中也仍然处于高水平。虽然在人类妊娠中没有出现孕激素的撤退，但子宫肌在妊娠末期对孕激素的反应性发生了变化。两型孕激素受体 PRA 和 PRB 表达比例发生了改变。临产前，子宫肌中 PRB 的表达量高而 PRA 表达量低，但临产后 PRA 的表达量大幅度升高，使得 PRA/PRB 的值显著升高。PRA 具有拮抗 PRB 的作用，故临产后子宫肌对孕激素的反应性将下降。人类孕激素功能撤退的原因，是与子宫肌所表达孕激素受体的共调节因子下降所致。孕激素受体要促进基因的表达需招募一组共调节因子，若共调节因子的表达减少，也将导致子宫肌对孕激素的反应性下降。

胎盘激素在分娩中的作用 除了雌激素和孕激素外，胎盘产生其他激素也参与了分娩的启动。在人类，胎盘可产生促肾上腺皮质素释放素（CRH），且随着妊娠，胎盘产生 CRH 的量明显增加，在妊娠后期，胎盘 CRH 产生量呈指数升高，导致母体血中 CRH 水平急剧上升，在分娩时达到高峰。早产者，血中 CRH 升高峰提前，而过期产者，血中 CRH 升高缓慢，峰值滞后；母体 CRH 水平是与妊娠长短呈正相关。这些提示了 CRH 是触发人类分娩的关键因子。CRH 启动分娩可能通过以下列方面：①进入胎儿体内，刺激胎儿肾上腺的发育和成熟，产生糖皮质激素和硫酸脱氢表雄酮（DHEAS），糖皮质激素可促进胎儿器官成熟，DHEAS 则是胎盘合成雌激素的前体，雌激素再促进子宫肌激活。②直接作用于胎盘，促进雌激素合成。③促进胎盘产生前列腺素。

炎症诱导分娩的学说 人类的分娩是一个炎症过程。在分娩时，子宫肌呈现为炎症状态，子宫肌组织内有大量白细胞浸润、黏附分子和炎性因子明显增加等。事实上炎症贯穿于分娩的各个阶段，在分娩发动前，子宫肌局部炎症所产生的炎症介质可促进子宫肌表达收缩相关蛋白并产生缩宫因子，产生前列腺素，导致分娩启动。之后，炎症介质通过进一步增强子宫局部收缩因子的水平、子宫肌对收缩因子的反应性及炎症介质如白介素 1（IL-1）等，对子宫肌直接收缩作用参与了子宫肌的阵发性收缩。另外，还有研究提示，孕激素维持子宫静息的机制之一就是抑制子宫的炎症反应，因为孕激素可抑制NF-κB 的活性和表达；而炎症所产生的介质又可通过改变子宫肌对孕激素的反应性，促进分娩。因此，有学者提出，分娩的启动实际上是子宫肌由促妊娠及抗炎症状态转化成了促分娩及促炎性状态的过程。但是炎症是如何激发的，尚不清楚。

催产素 是九肽神经内分泌激素，主要是由下丘脑的室旁核和视上核等神经元所合成，沿其轴突运输并暂时储存到神经垂体，在适当的刺激下以脉冲式释放，对机体发挥多种生理效应。分娩时，催产素能引发子宫强烈收缩，因而又称缩宫素。早在 1911 年，天然催产素就开始应用于临床治疗滞产；1927 年则在临床上广泛用于引产，直至 1953 年，催产素的结构被精确测定并第一次进行了人工合成。催产素在临床上主要用于催生引产、产后止血和缩短第三产程（见催产素）。

（倪 鑫 唐晓露 盛 慧）

shòurǔ

授乳 （lactation） 给婴儿喂奶。

婴儿出生后 24 小时，母体的乳腺即可分泌富含免疫球蛋白的初乳。这是因为胎盘的娩出导致产妇血中雌激素和孕激素水平降低，对乳汁分泌的抑制作用减弱，而促进乳汁分泌的催乳素的作用逐渐增强，使乳腺开始泌乳。分娩后第 1 周，由于雌激素和孕激素的抑制作用突然解除，初乳分泌量达到约 40ml/d，其中的电解质和脂溶性维生素也增多，但水溶性维生素很少。之后，血中高浓度

的催乳素（PRL）与腺泡细胞膜上的受体结合，充分发挥其促进乳汁合成和分泌的作用，使得分娩 2~3 周后乳腺开始大量分泌成熟乳汁。乳汁的分泌量约为500ml/d，最高可达 2000ml/d。母乳中含有百余种营养物质，其中的蛋白质激素和生长因子等既可直接作用于婴儿的胃肠道，促进婴儿消化系统的生长发育，也可被吸收进入婴儿的血液循环，作用于其他组织器官，保证婴儿生长和发育。

（倪 鑫 唐晓露 盛 慧）

rǔxiàn fāyù

乳腺发育 （mammogenesis） 青

春期开始，在雌激素和孕激素的作用下，乳腺导管和乳腺小叶开始发育的过程。乳腺发育始于青春期。糖皮质激素、甲状腺激素和催乳素等也具有协同作用。青春期的乳腺腺体不发达，仅有少量小的腺泡和导管，脂肪组织和结缔组织丰富。在每个月经周期的分泌期，在雌激素和孕激素的刺激下，腺泡和导管略有增生，乳腺稍微肿大。但青春期的乳腺并不处于分泌状态，不能产生乳汁，因此也称为静止期乳腺。妊娠期，乳腺在大量雌激素作用下，导管进一步发育，孕激素则是促进导管末端形成腺泡，妊娠期血中催乳素水平的升高，将促使乳腺进一步增生，使乳腺逐渐发育成结构复杂的管泡腺，到妊娠末期，腺泡膨大，为泌乳做好准备。但此时血中高水平的雌激素和孕激素抑制了催乳素的泌乳作用，使已具备泌乳能力的乳腺并不分泌乳汁。直至分娩后，乳腺催乳素受体数目增加约 20 倍；血中雌激素和孕激素水平明显降低，对催乳素的抑制作用解除，催乳素开始发挥其始动和维持泌乳的作

用，使乳腺泡分泌乳汁；而催产素有排乳作用，使乳腺泡外的肌上皮细胞收缩，而使乳汁排出。催乳素还可促进乳汁成分中酪蛋白、乳糖和脂肪等重要成分的合成。停止哺乳后，催乳素水平下降，乳腺分泌活动停止，腺组织萎缩，乳腺逐渐回复到静止期。

（倪 鑫 唐晓露 盛 慧）

páirǔ fǎnshè

排乳反射 （milk ejection reflex）

引起乳汁由腺泡排入乳池的反射过程。又称射乳反射。是典型的神经-内分泌反射。哺乳期乳腺可不断分泌乳汁，并储存于腺泡中。当婴儿吸吮乳头时，分布于乳头的感觉神经末梢感受到吸吮的刺激，感觉信息经传入神经到达下丘脑，使分泌催产素的神经元兴奋，神经冲动沿下丘脑-垂体束传递至神经垂体，使神经垂体内储存的催产素释放入血。在催产素的作用下，乳腺腺泡周围的肌上皮细胞发生收缩，腺泡内压力增高，腺泡中的乳汁即通过输乳管由乳头射出。排乳反射很容易建立条件反射，如母亲见到婴儿或听到其哭声均可引起条件反射性排乳。催产素除引起排乳反射外，还对哺乳期乳腺起到维持作用，使之不会发生萎缩。

（倪 鑫 唐晓露 盛 慧）

mìrǔ fǎnshè

泌乳反射 （lactation reflex） 婴

儿吸吮乳头促使乳汁分泌的反射过程。雌激素和孕激素对乳腺发育起着关键作用，但同时也对乳汁的分泌起抑制作用，与其对抗的催乳素（PRL）则促进乳汁的分泌。产妇分娩后因故不能哺乳时，常用雌激素来制止乳汁的分泌。分娩后，因为胎盘娩出，产妇血中雌激素和孕激素水平降低，使乳腺开始泌乳。母体垂体分泌

的 PRL 从妊娠第 5 周开始递增，直至分娩，血中 PRL 的水平可高出非妊娠状态的 10 倍。分娩后，PRL 的基础分泌在几周内回到非妊娠水平，但每次母亲喂哺婴儿时，吸吮乳头的神经信号传到下丘脑，都能使 PRL 释放量增加 10 倍，并持续 1 小时。这一 PRL 高峰作用于乳腺，使其为下一次喂哺准备乳汁，是典型的神经-内分泌反射。吸吮乳头引起的神经冲动沿传入神经，经脊髓、脑干而达到下丘脑的结节漏斗区多巴胺神经元，使 PRL 释放抑制因子减少而增加 PRL 的分泌。若 PRL 的反射性分泌被阻断或喂哺中断，乳腺在几天内即丧失泌乳的能力；反之，倘若喂哺坚持进行，乳汁的分泌也可随之持续几年，只是乳汁形成的速度和质量自 7~9 个月后便会明显减低。

（倪鑫 唐晓露 盛慧）

zhěnghé shēnglǐxué

整合生理学（integrative physiology）

基于机体整体、动态、联系的观点，综合利用现代跨学科研究方法，从分子、细胞、组织、器官到整体等不同层次和水平分析阐明机体功能活动的发生规律、调控及机制，揭示其与环境及行为等因素的关系及在疾病发生、发展中的作用的学科。整合生理学是对各种生理学的再次整合，它强调生理学之整合本质，强调自上而下、由宏（观）至微（观）的整体观，重视在机体内环境中分子、细胞、器官同层次和不同层次之间的相互联系及其与机体功能的关系，以揭示复杂的生命现象。

简史 1977 年，美国物理学家伊伯罗尔（Iberall AS）在《美国生理学杂志》连续发表系列文章，提出整合生理学概念及其研究方法。著名生理学家、美国生物医学工程学会创始人耶茨（Yates FE）随后在该刊发表了题为"Integrative physiology as physical biology"的述评，在肯定这一理念的同时提出了该领域存在的一些重要问题。由于生理学是一门实验性学科，在当时背景下提出的这一概念还只是尝试用物理学等基于非生命系统的研究方法研究复杂生命系统，希望通过对机体低层次各构成单元功能的阐释来认识和推知整个系统的功能，解释生命有机体的复杂现象。这种"整合"主要是还原论的思维方式，将机体的各种活动"分解"成相对低级、简单的集合体，通过对低级、基本形式的研究进一步理解和阐释高级运动形式的规律。

生命科学进入 20 世纪 80 年代后期，随着分子生物学等大量新技术和方法的出现，尤其是转基因技术及各种模式动物的应用，受还原论的影响，生命科学的研究主要聚焦于基因、分子水平的微观研究。其间令人惊叹的新发现层出不穷，尤其是破解"基因天书"作为标志性的成就，加深了对生命本质的认识。科学家设想通过检测某人携带的遗传基因缺陷，就可能预测其将来可能罹患何种疾病；而疾病的治疗过程似可简化为确定受损基因-修复该基因-治愈疾病这一新的"中心法则"。但令人遗憾的是，至今除极个别基因治疗成功案例外，大部分类似尝试都以失败告终；即便是单基因突变所致疾病，似也难以用单纯基因疗法治愈。反思得失，科学家们意识到细胞、分子、基因水平的微观、离体、孤立的研究脱离了机体内部的生理大环境以及心理、外环境等的影响因素，忽视了机体的整合功能，使之看似探究到了生命本质，实则管中窥豹；似乎揭示了疾病的发病机制，但仍离解决疾病问题相距甚远。2006 年，国际生理科学联合会（IUPS）主席、英国牛津大学生理学系主任丹尼斯·诺布尔（Denis Noble）教授在其《生命的乐章-后基因组时代的生物学》一书中写道：还原论的观点让我们错误地认为只要了解生物机体的最低层次的元素，就能推演出高层次的功能。实际上基因与机体功能之间并无一一对应关系；基因无法独立完成任何事情，他们只不过是生物机体使用的数据库而已，生命体不可能被还原成只是数据库的集合体。

在此背景下，以诺布尔教授为代表的生理学家在 20 世纪 90 年代中期进一步提出了生理组概念，其本质即整合生理学研究理念：强调整合思维和研究方式，强调分析和阐述某一基因或细胞功能活动在整个机体中的作用、发生规律、影响因素及同其他功能间的联系、互调机制等，强调只有回归到整体情况下阐明机体功能活动才是真实、有意义的。这实际上正是生理学研究的实质所在，即生理学一直强调的整体性、调控性和功能性。使用整合生理学这一概念，是传达延续生理学传统精髓但并非简单回归传统的理念。现今的整合生理学也不可能囿于传统的技术和方法，而是寻求跨学科并与其他学科的相互借鉴，是基于对机体各个层次及层次之间的整合研究，是螺旋式的上升。

研究对象 包括人体、动物和微生物，从分子、细胞、组织、器官、系统到整体等不同层次，研究整体或其某一部分的生理活动如何通过自身内部的调节而完成功能活动，并使机体与环境变化相适应。

研究方法 应用现代跨学科研究方法，包括生理学、分子生物学、基因组学、蛋白质组学、代谢组学及计算机科学、生物信息学等；研究思路强调整合不同层次观察到的现象与整体功能之间的联系。

同邻近学科的关系 2008年，IUPS给予生理学新的定义：生理学是从分子到整体的各个水平研究机体功能及生命整合过程的科学，涉及所有生命体功能与进化、环境、生态以及行为的关系，旨在综合利用现代跨学科研究方法，并转化应用相关知识以裨益人类、动物健康及良好生态体系。这实际上就是整合生理学之另一表述。这样看来，整合生理学与现代生理学的概念实乃异曲同工，它并非一个新的领域或学科，只是针对近年来生命科学研究过于聚焦微观之局限，强调机体的整合特性。整合生理学概念的提出使经典生理学扩展到与细胞生物学、基因组学、代谢组学等多学科交叉融合认识生命现象，理解生命活动的网络调节机制，使生理学通过功能研究在各种组学和医学之间搭起一座桥梁，是后基因组时代生理学的拓展与延伸。

与整合生理学相似的理念亦有其他表述，如IUPS 2008年在其长期规划报告中，就采用了系统生物学术语，而将整合生理学作为其替代词。对此生理学界尚存异议，认为系统生物学虽然强调以整合的思维和研究方法研究机体的复杂性及各层次间的相互联系，但缺乏生理学在更高层次上对生命现象、生命基本生理特征（如内环境、稳态）的理解。

应用和有待解决的重要课题 生理学作为生命科学的基石之一，与医学的发展密不可分，并曾经对近代、现代医学做出过巨大贡献。生理学的整体思维观可能是当今生命科学研究突破瓶颈、解决疾病问题的提挈，并将继续对未来医学研究和发展产生至关重要的影响。从当前各种组学研究越来越关注组学内部整合及组学之间交融的趋势中，不难看出整合生理学在后基因组时代的重要意义。以整合生理学研究思路融合相关学科及各种组学知识解决生命科学问题，是当今生理学的发展方向，也是21世纪生理学面临的挑战之一。

（高峰 范明）

wěntài

稳态（homeostasis） 机体维持内环境理化特性相对恒定，以及体内细胞、器官及系统不同层次生理活动维持相对稳定和相互协调的状态。是机体内细胞生存的前提，是各器官发挥功能的基础，是机体维持正常生命活动的必要条件。19世纪，法国生理学家克劳德·贝尔纳（Claude Bernard）首先提出内环境的概念。他认为机体生存在两个环境中，一个是不断变化的外环境；另一个是相对稳定的内环境。内环境是细胞生存并直接接触的体内环境，即细胞外液，其1/4分布在心血管系统的管腔内，也就是血浆，其余3/4分布在全身的组织间隙中，即组织液、淋巴液、脑脊液等。生物之所以可在迥异的外环境中得以生存取决于机体维持相对恒定内环境的能力，如哺乳动物可通过生理及行为调节使体温维持恒定，以在不同气候环境下得以生存。稳态是内环境恒定概念的引伸与发展，由美国沃尔特·布

拉德福德·坎农（Walter Bradford Cannon）于1926年首先提出。坎农在其《躯体的智慧》一书中对稳态概念作了系统的论述。他认为生命体内的生理过程非常复杂，是不断变化、但总状态又是相对稳定的，这完全不同于"平衡"概念所指的系统内较为简单的理化稳定状态。他将稳态定义为"一种可变而又保持相对恒定的状态"。20世纪40年代，美国诺伯特·威纳（Norbert Wiener）从控制论角度对稳态的调节机制作了进一步阐释，指出机体是以各种生理指标的特定"目标值"为中心，主要依靠负反馈调节方式对环境变化进行应答及纠偏，维持机体内环境稳定状态。

需要强调的是稳态是相对稳定的动态平衡，而非稳定不变。机体内环境是随外环境改变而不断变化的，但始终保持在生理范围内（如体温维持在37℃左右，血液pH值维持在7.4±0.5等），这是受到精细调节的动态平衡过程。稳态的概念已经扩展，不仅指内环境理化特性的动态平衡，也指细胞、器官、系统功能活动维持相对稳定的状态。机体稳态调节系统涉及神经-内分泌-免疫调节网络及自身调节等，其中维持稳态的最主要调控机制为负反馈调节。

生理意义 机体生命活动的基本目的就是维持内环境稳态使生命延续，在此基础上才谈得上各器官和机体功能的发挥。机体有很强的维持稳态的能力，使机体在不同的环境及不同的状态下维持并良好发挥各器官的功能。通常某一生理功能或指标越重要，维持其稳态的调节机制就越复杂。如动脉血压及血氧含量的稳定对于器官生理功能，尤其对于心、

脑两个生命攸关的器官的正常功能至关重要，于是，除了全身性神经、体液调节外，心肌收缩力、脑血管舒缩活动还具有自身调节能力；不仅如此，在心、脑血流入口处的主动脉弓和颈动脉分叉处还有压力和化学感受器，以更精细地调控动脉血压和心、脑血氧供给，保证心、脑活动正常并适应特殊情况下的功能需要。而一旦机体稳态遭破坏，将导致疾病甚或死亡。

成年个体组织的细胞类型、数目、相互关系和功能亦维持在稳定状态，称为组织稳态。组织受到外界刺激时通过调节组织细胞的增殖、分化、凋亡和自噬以维持组织的结构和功能处于动态平衡。组织稳态具有动态性和非线性特点，涉及复杂的调控系统，其维持依赖于组织器官中不同类型的细胞对各种信号系统做出精细和协调的反应（如，转化生长因子-β/Smad 和 PTEN/AKT 等重要信号通路参与组织稳态维持）。研究表明，自噬在细胞器更新、组织发育及组织营养和能量稳态的维持中发挥重要作用。细胞增殖、分化和凋亡、自噬的异常可破坏组织稳态，导致组织器官的结构和功能改变以至疾病发生。组织稳态的失衡参与心血管疾病、肿瘤及神经退行性病变的发生、发展，是多种疾病的共同表现和病理机制之一。

中医与稳态　中国传统医学的重要特点，是强调机体的平衡和整体性。整体观是中医理论的指导思想，其间蕴含有丰富的稳态内容。如中医理论认为，阴阳平衡是人体保持健康的基础，此"阴阳平衡"即为中医的稳态概念，"阴平阳秘"便是机体的最佳稳定态。这种状态一旦被打破而

阴阳失调，则导致疾病，表现为各具特征的疾病功能态"证"。治疗疾病就是应用各种方法使机体恢复阴阳平衡，达到稳态。此外，中医还认为，机体自身存在一种自趋稳态机制，如《伤寒论》中所云："阴阳自和者，必自愈"；而"天人合一"则是在更高层次强调人的机体和精神与大自然的和谐统一，是健康的至高境界。

(高　峰)

shìwěntài

适稳态（allostasis）　机体在内环境和外环境持续改变情况下，通过生理或行为的动态变化和主动适应而达到一个新稳态的调节过程。1988 年，斯特林（Sterling）和艾尔（Eyer）用此术语来说明在持续应激情况下，机体通过动态变化维持内环境稳态及健康的反应机制。适稳态是生物个体积极、主动应对外界环境改变或生命进程不同阶段自身改变而重新建立内环境稳态的适应性调节过程，其主要特点是"以动维稳，变中求稳"，最终建立并维持新的稳态平衡。其最终目的是通过自身调节以适应新的环境，并维持机体在新环境下内环境稳定和健康。因此，也有学者将此称为应变稳态。

与稳态的关系　两者既相互联系又有所区别。首先，两者都是维持机体内环境稳定的基本而又重要的内源性调节过程；其次，从机制来看，稳态通常是指以某个生理调定点（如血液 pH、体温）为基准，主要通过反馈调节使机体处于生理平衡和稳定状态，通常是在相对较短时间及较小范围内的负反馈调节，是维持生存的基本调节机制；适稳态是机体为适应持续的环境变化或应激，通过主动适应和调节而达到一个

新稳态的调节过程，并不是通过简单的反馈调节实现的，而是涉及神经、内分泌调节（尤其是下丘脑-垂体-肾上腺轴）及代偿等一系列适应性改变，是机体适应新环境并维持稳态和健康的一种更复杂和高级的调节方式。

例如，高血压患者动脉血压的重调定就是适稳态的一个范例。生理情况下动脉血压是以正常压力感受器反射的调定点为基准，通过一系列负反馈调节机制维持动脉血压的稳态。若一个人进行高度紧张的工作，机体会通过调节提高交感神经系统兴奋性、升高血压以增加大脑供血及维持神经系统警觉性；若此人长期处于高度精神紧张状态，则机体会发生适应性调节，上调动脉血压调定点（重调定），使动脉血压在一个稍高于正常的水平维持稳定，并使心血管及相关系统的活动与之适应，维持一个新的稳态，亦即适稳态。类似的还有移居高原时血氧含量的适稳态调节、血糖随增龄变化而轻度升高的适稳态调节等。

生理意义　适稳态强调环境改变或应激刺激持续时，机体主动适应并形成新调定点及稳定状态的调节过程，是机体的一种适应及保护性调节机制。在应激反复或持续存在状况下，机体通过精密复杂的功能调节达到一个新的稳定状态，但此新状态已非原来的生理水平。通常机体年轻、功能状态佳时，机体较易通过有效的适稳态调节应对各种应激挑战；随着增龄改变或适稳态受到过度刺激，可导致适稳态超负荷，若此状态持续，将导致适稳态失衡而致疾病（尤其是慢性非传染性疾病）。如高血压适稳态调节本身是适应及保护性调节机制，但

若致血压升高的应激刺激过强过久，则会造成适稳态超负荷，最终导致高血压病及相应并发症（心、脑、肾等损害）。

适稳态是对经典稳态概念的补充和扩展，将经典的生理稳态外延至机体适应环境改变、维系健康的新层次及新调节机制，并将生理稳态与病理性适稳态超负荷及疾病联系在一起。

（高 峰）

shēnglǐzǔxué

生理组学（physiomics）

综合运用生物、数理与计算机技术，整合基因及蛋白质等分子生物学信息，构建量化数学模型，用于定量描述机体在细胞、器官及系统等各个层次的功能、调控机制及相互联系，以期更精准阐明机体功能调控及其与环境变化相适应的机制的学科。

简史 1993 年，在英国格拉斯哥举行的国际生理科学联合会（IUPS）第 32 届国际大会上，以英国丹尼斯·诺布尔（Denis Noble）为首的生理学家提出了生理组研究计划，旨在提供一个整体研究框架及定量分析模型，吸纳基因组学及蛋白质组学等的研究成果和信息进行生理学角度的整合，希望在更高层次对生命体的生理变化和功能现象提供定量描述。2001 年，在第 34 届 IUPS 大会上，生理组学研究议题被正式提出，并计划开发人体的所有 12 个器官系统的模型；2005 年，在美国圣迪戈举行的第三十五届 IUPS 大会上，又进一步明确提出了生理组学研究的"路线图"。此后，生理组学研究发展迅速，成为生命科学的研究热点之一。2006 年，欧盟提出并开展了"虚拟生理人计划"，极大地推动了生理组学研究。近来不断发展的生物信息学及大数据处理技术、日趋成熟的计算生物学方法及先进的计算机建模技术使得整合各层次数据信息，并将其量化、数位化及模式化成为可能，生理组学就是在这样的背景下产生和逐步发展的。

研究对象和方法 生理组学是一门多学科交叉的研究领域，旨在用数学的语言描述、解释生物体的各成分间如何相互作用和协调，致力建立一组完善的人体生理模型系统，并应用于生理学及临床医学的仿真与模拟，为医学及实验生物学研究提供重要、有效的模拟与分析手段。其中，分层构建人体生理学模型是生理组学中的一个重要概念，也是系统生物学研究的主要思路。生物组织的层次，从基因到整个有机体依次为：基因及其调控网络、蛋白质与蛋白质相互作用及分子信号网络、细胞、组织、器官及系统，最后到机体的结构及功能。生理组学研究将每个层次的结构及生理学信息运用标准化的计算机建模语言进行描述和存储，并通过生物学计算平台来管理各个层次间数据信息的交互及显示，实现对生物体生理过程的模拟、分析及预测。

生理组学的研究进展主要集中在四个方面：①开展了人体生理组计划研究。②正在建立多层次体系人体生理学模型。③建立了若干器官及组织的生理学模型（如虚拟心脏）。④开展了基于计算生物学的人体解剖-生理系统集成及相关应用研发。

同邻近学科的关系 相比于经典生理学，生理组学的主要特征是引入现代交叉学科相关技术和成果，将机体器官视为一非线性系统，对其解剖结构可视化、生理活动建模量化，并基于此量化模型对器官功能具有了一定的"预测"分析能力。生理组学研究不仅为生理学带来了新的技术和思路，还促进了生理学与当今生命科学相关学科的交叉融合，为传统的生理学增添了新的活力。

（高 峰）

dàixièzǔxué

代谢组学（metabonomics）

通过组群指标分析，进行高通量检测和数据处理，研究生物整体、器官或组织细胞的代谢产物种类、数量及其动态代谢变化规律，寻找代谢物与机体生理及病理功能变化关系的学科。

简史 代谢组学始于 20 世纪 80 年代，英国杰里米·尼科尔森（Jeremy Nicholson）的研究小组利用磁共振技术分析大鼠尿液，并对多组分代谢产物进行检测、用生物统计学方法及相关数据库对大量复杂代谢物数据进行解释和分类。1999 年，他们明确提出了代谢组学（metabonomics）概念；几乎同时，美国奥利弗·菲恩（Oliver Fiehn）于 2000 年也提出了"metabolomics"研究思路。一般认为，metabonomics 是定量研究机体在病理生理刺激或基因修饰下其所有代谢物质在不同时间的动态变化规律，是对生物系统进行的整体和动态的认识，主要应用磁共振技术，多以动物的体液和组织为研究对象。而 metabolomics 是指生物系统内细胞在给定时间和条件下所有低分子量代谢产物的定性和定量分析，是静态认识的概念，主要应用质谱技术，一般以细胞为研究对象，因此也有学者将 metabolomics 译作"代谢物组学"。从这个意义上讲，metabolomics 是 metabonomics 的组成部分。之后，美国国立卫生研究院（NIH）还提出了动态代谢物组学（dynamic metabolomics），标志两个领域的进一步融合。中国学者已达成共识，用 metabonomics 一词来表示"代谢组学"。

研究方法 先进分析检测技术结合模式识别和专家系统等计算分析方法是代谢组学研究的基本方法。代谢组学分析流程包括样品采集和预处理、数据采集和数据分析及解释。其研究平台主要由技术分析和数据分析平台构成。常用的分析技术为磁共振技术和质谱技术，数据分析平台主要是依靠各种分析仪器建立起来的数据提取、峰对齐和去噪技术、代谢化合物谱库和生物信息学上的多、单维数据统计方法等。

同邻近学科的关系 代谢组学是继基因组学和蛋白质组学之后发展起来的一门学科，与基因组学和蛋白组学之间紧密联系、相互补充，为揭示生命科学的奥秘提供了一个新的平台，是系统生物学的重要分支。基因组学和蛋白质组学分别从基因和蛋白质层面探寻生命的活动，而实际上细胞内许多生命活动是发生在代谢物层面且不断变化的，如细胞信号释放，能量传递，细胞间通信等都是受代谢物调控的。基因与蛋白质的表达紧密相连，而代谢物则更多地反映了细胞所处的环境与状态，这又与细胞的营养状态，药物和环境污染物的作用以及其他外界因素的影响密切相关。与基因组学和蛋白组学相比，代谢组学更能反映表型及功能状态，基因表达的变化引起蛋白表达的变化，最终以代谢过程的变化产生效应；且基因和蛋白表达的微小变化还会在代谢物上得到放大。因此，代谢组学与生理学的联系更加紧密。

应用 代谢组学作为系统生物学研究领域中最为活跃的分支学科之一，在疾病诊断、药物开发、新药毒性评价以及植物和微生物的研究中已经得到成功应用。疾病导致的机体病理生理变化会引起代谢产物发生相应的改变，通过对某些代谢产物进行代谢组学分析，不仅可更好地理解病变过程及机体内物质的代谢途径，还有助于发现疾病的生物标记物，用于辅助临床诊断。借助代谢组学还可以揭示外界干扰因素（药物、毒物、环境、饮食、生活方式等）对机体的影响，为药效评价和疾病病因的筛查提供基础数据。近年来，代谢组学已成功应用于中药的作用机制和效应物质基础研究，对中药现代化起到了重要的推动作用。

（高 峰）

dànbáizhìzǔxué

蛋白质组学（proteomics） 研究基因组编码的全部蛋白质的结构、性质和功能的学科。在大规模水平上研究由一个基因组，或一个细胞、组织表达的所有蛋白质的特征，包括蛋白质的表达水平、翻译后的修饰、蛋白与蛋白相互作用等，由此获得在蛋白质水平上关于疾病发生、细胞代谢等过程的全面信息。蛋白质组学的研究是生命科学进入后基因时代的特征。

简史 蛋白质组的概念最先由澳大利亚遗传学家马克·威尔金斯（Marc Wilkins）于 1994 年提出，指由一个基因组，或一个细胞、组织表达的所有蛋白质。蛋白质组随着组织甚至环境状态的不同而改变。在转录时，一个基因可以多种 mRNA 形式剪接，并且同一蛋白可能以许多形式进行翻译后的修饰。故一个蛋白质组不是一个基因组的直接产物，蛋白质组中蛋白质的数目有时可以超过基因组的数目。

随着人类基因组计划的实施和推进，生命科学研究进入到后基因组时代，其主要研究对象是功能基因组学，包括结构基因组研究和蛋白质组研究等。功能基因组中所采用的策略，如基因芯片、基因表达序列分析等，都是从细胞中 mRNA 的角度来考虑的，其前提是细胞中 mRNA 的水平反映了蛋白质表达的水平。但事实并不完全如此，从 DNA-mRNA 到蛋白质存在三个层次的调控，即转录水平调控、翻译水平调控、翻译后水平调控。从 mRNA 角度考虑，实际上仅包括了转录水平调控，并不能全面代表蛋白质表达水平。更重要的是，蛋白质复杂的翻译后修饰、蛋白质的亚细胞定位或迁移、蛋白质-蛋白质相互作用等则几乎无法从 mRNA 水平来判断。虽然蛋白质的可变性和多样性等特殊性质导致了蛋白质研究技术比核酸技术要复杂和困难得多，但正是这些特性参与和影响着整个生命过程。传统的对单个蛋白质进行研究的方式已无法满足后基因组时代的要求。于是蛋白质组学应运而生，它是以细胞内全部蛋白质的存在及其活动方式为研究对象。可以说蛋白质组研究不仅是生命科学研究进入后基因组时代的里程碑，也是后基因组时代生命科学研究的核心内容之一。

蛋白质组的研究不仅能为揭示生命活动规律提供理论基础，也能为多种疾病发病机制的阐明及治疗提供理论依据和解决途径。如通过对正常个体及病理个体间的蛋白质组比较分析，可找到某些疾病特异性的蛋白质分子，后者可成为新药物设计的分子靶点或疾病诊断的分子标志。

研究内容和方法 ①蛋白质分离和鉴定：可利用一维电泳和二维电泳并结合蛋白质印迹法、蛋白质芯片、抗体芯片及免疫共沉淀等技术进行。其中二维电泳和质谱技术的"黄金组合"是最经典、常用的手段。②翻译后修饰：很多 mRNA 表达产生的蛋白质要经过翻译后修饰如磷酸化、糖基化、酶原激活等才具有活性。翻译后修饰是蛋白质功能调节的重要方式，对阐明蛋白质的功能具有重要意义。可利用蛋白质印迹法等检测。③蛋白质功能确定：如分析酶活性和确定酶底物，配基-受体结合分析等。可利用基因敲除和反义技术分析特定基因表达的蛋白质的功能。④蛋白质组学的研究最终要服务于人类的健康，如寻找药物的靶分子。很多药物本身就是蛋白质，而很多药物的靶分子也是蛋白质，此类研究可能找到直接与特定生理或病理状态相关的分子，进一步为设计作用于特定靶分子的药物奠定基础。近年来蛋白质组学技术（尤其是质谱和电泳技术）发展迅速，并已成为现代生物技术发展的重要支撑。

应用和有待解决的重要课题 蛋白质是生命活动的功能执行体，人类基因组中绝大部分基因及其功能有待于在蛋白质水平上的揭示与阐述。蛋白质组学的研究常需比较细胞在不同生理或病理条件下蛋白质表达的异同，并对相关蛋白质进行分类和鉴定，分析蛋白质间相互作用和特点蛋白质的功能。2001 年，国际人类蛋白质组组织（HUPO）成立，同时提出了"人类蛋白质组计划（HPP）"。2003 年，国际人类蛋白质组计划正式启动，其中首个人类器官的蛋白质组计划研究——"人类肝脏蛋白质组计划"由中国科学家领导执行，这是中国科学家首次领导执行重大国际科技协作计划，承担人类蛋白质组计划 20% 以上的研究任务。该计划的实施和完成，不仅对于深入认识人类肝脏具有重要的理论意义，还将促进和提高肝病的诊断、防治和新药研发水平。蛋白质组学的兴起对相关生物技术有了新的需求和挑战。蛋白质组的研究实质上是在细胞水平上对蛋白质进行大规模的平行分离和分析，常要同时处理成千上万种蛋白质。因此，发展高通量、高灵敏度、高准确性的研究技术平台是现在乃至相当一段时间内蛋白质组研究中的主要任务。生物信息学的发展已给蛋白质组研究提供了更方便有效的计算机分析软件。蛋白质组数据库是蛋白质组研究水平的标志和基础，其中瑞士的 SWISS-PROT 拥有目前世界上最大、种类最多的蛋白质组数据库。

基础研究方面，蛋白质组研究技术已被应用到生命科学各领域，如细胞生物学、神经生物学等。在研究对象上，覆盖了原核微生物、真核微生物、植物和动物等范围；涉及各种重要的生物学现象，如信号转导、细胞分化、蛋白质折叠等。在应用研究方面，蛋白质组学将成为寻找疾病分子标记和药物靶标最有效的方法之一，尤其在对癌症、阿尔茨海默病等人类重大疾病的诊治和新药研发具有重要意义。在未来的发展中，蛋白质组学的研究领域将更加广泛。在技术发展方面，蛋白质组学的研究方法将难以像基因组研究那样形成比较一致的技术方法，而是会呈现多种技术并存，各有优势和局限的特点。因而更强调多种方法间的整合和互补。另外，蛋白质组学与其他学科的交叉也将日益显著和重要，这种交叉是新技术新方法的活水之源，特别是蛋白质组学与基因组学、代谢组学、生物信息学等领域的交叉，构成组学生物技术研究方法，所呈现出的系统生物学研究模式，将成为未来生命科学研究和创新发现的新前沿。

（高　峰　闫文利）

索　引

条 目 标 题 汉 字 笔 画 索 引

说　明

一、本索引供读者按条目标题的汉字笔画查检条目。

二、条目标题按第一字的笔画由少到多的顺序排列，按画数和起笔笔形横（一）、竖（丨）、撇（丿）、点（丶）、折（乛，包括丁乚〈等）的顺序排列。笔画数和起笔笔形相同的字，按字形结构排列，先左右形字，再上下形字，后整体字。第一字相同的，依次按后面各字的笔画数和起笔笔形顺序排列。

三、以拉丁字母、希腊字母和阿拉伯数字、罗马数字开头的条目标题，依次排在汉字条目标题的后面。

五　画

六　画

八　画

九　画

拉丁字母

条 目 外 文 标 题 索 引

内 容 索 引

X

拉丁字母

本卷主要编辑、出版人员

执行总编　谢　阳

编　　审　张之生

责任编辑　孙文欣

索引编辑　张　安　王　莹

名词术语编辑　王　霞

汉语拼音编辑　王　颖

外文编辑　顾良军

参见编辑　李元君

绘　　图　北京心合文化有限公司

责任校对　李爱平

责任印制　陈　楠

装帧设计　雅昌设计中心·北京